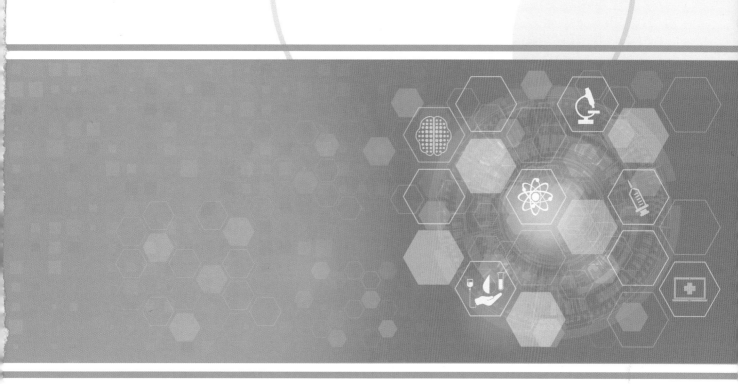

智能化患者自控镇痛

ARTIFICIAL INTELLIGENCE
PATIENT CONTROLLED ANALGESIA

◎ 主　　审　黄宇光　佘守章

◎ 主　　编　黄文起　王　强

◎ 主编助理　贺秋兰　王韶双

人民卫生出版社
·北　京·

图书在版编目（CIP）数据

智能化患者自控镇痛 / 黄文起，王强主编 . —北京：
人民卫生出版社，2023.4
ISBN 978-7-117-34645-0

Ⅰ . ①智… Ⅱ . ①黄…②王… Ⅲ . ①疼痛－治疗
Ⅳ . ①R441.1

中国国家版本馆 CIP 数据核字（2023）第 050908 号

| 人卫智网 | www.ipmph.com | 医学教育、学术、考试、健康，购书智慧智能综合服务平台 |
| 人卫官网 | www.pmph.com | 人卫官方资讯发布平台 |

智能化患者自控镇痛

Zhinenghua Huanzhe Zikong Zhentong

主　　编：黄文起　　王　强
出版发行：人民卫生出版社（中继线 010-59780011）
地　　址：北京市朝阳区潘家园南里 19 号
邮　　编：100021
E - mail：pmph @ pmph.com
购书热线：010-59787592　010-59787584　010-65264830
印　　刷：北京顶佳世纪印刷有限公司
经　　销：新华书店
开　　本：889×1194　1/16　　印张：33
字　　数：888 千字
版　　次：2023 年 4 月第 1 版
印　　次：2023 年 5 月第 1 次印刷
标准书号：ISBN 978-7-117-34645-0
定　　价：298.00 元

打击盗版举报电话：**010-59787491**　　E-mail：WQ @ pmph.com
质量问题联系电话：**010-59787234**　　E-mail：zhiliang @ pmph.com
数字融合服务电话：**4001118166**　　E-mail：zengzhi @ pmph.com

一起唱七
together &
stronger

黄羿光

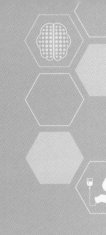

编委会名单

主　审　黄宇光　佘守章
主　编　黄文起　王　强
主编助理　贺秋兰　王韶双

编　委（以姓氏笔画为序）

王　强　冯　霞　朱　涛　刘　进　安建雄　李天佐　杨建军　佘守章　张加强
张建文　陈世彪　罗　艳　郑晓春　赵高峰　俞卫锋　徐军美　黄文起　黄宇光
曹汉忠　曹铭辉

编　者（以姓氏笔画为序）

于莎莎	广州泰和肿瘤医院	刘志恒	深圳市第二人民医院
王　永	航空总医院	刘鹏飞	首都医科大学附属北京世纪坛医院
王　迪	南通大学附属肿瘤医院	安建雄	航空总医院
王　莹	郑州大学第一附属医院	许立新	广州市第一人民医院
王　强	西安交通大学第一附属医院	许学兵	香港大学深圳医院
王　瑞	西安交通大学第一附属医院	阮祥才	中山大学附属第六医院
王寿平	广州医科大学附属第三医院	苏　健	广州市第一人民医院
王志萍	徐州医科大学附属医院	杜海亮	西安交通大学第一附属医院
王钟兴	中山大学附属第一医院	李　恒	广州医科大学附属第六医院
王益敏	广东省第二人民医院	李　鑫	中南大学湘雅二医院
王韶双	西安交通大学第一附属医院	李天佐	首都医科大学附属北京世纪坛医院
文新灵	西安交通大学第一附属医院	李伟超	广州医科大学附属第六医院
卢呈祥	广州市第一人民医院	李颖源	中山大学附属第一医院
叶　飞	广东省中医院	李毅豪	广州医科大学附属第二医院
申　乐	中国医学科学院北京协和医院	杨　远	南通大学附属肿瘤医院
史晓勇	香港大学深圳医院	杨　波	中山大学附属第一医院
包程蓉	上海交通大学医学院附属瑞金医院	杨建军	郑州大学第一附属医院
冯　霞	中山大学附属第一医院	吴沛艳	南通大学附属肿瘤医院
朱　波	中国医学科学院北京协和医院	何路遥	广东省人民医院
朱　涛	四川大学华西医院	佘守章	广州市第一人民医院
刘　进	四川大学华西医院	应彦璐	广州市第一人民医院
刘　辉	江苏省肿瘤医院	沈月坤	中山大学附属第一医院
刘友坦	南方医科大学深圳医院	宋丽霞	河南省人民医院

张　辉　广东省第二人民医院
张加强　河南省人民医院
张建文　山西白求恩医院
张建峰　中国科学院大学
陈小红　南通大学附属肿瘤医院
陈世彪　南昌大学第一附属医院
陈冬婷　中山大学附属第六医院
陈羽青　中山大学孙逸仙纪念医院
罗　艳　上海交通大学医学院附属瑞金医院
罗洁荣　广州市第一人民医院
周　毛　中山大学孙逸仙纪念医院
周成茂　湛江中心人民医院
郑　彬　广州市第一人民医院
郑晓春　福建省立医院
赵　昭　深圳市第二人民医院
赵倩男　航空总医院
赵高峰　广东省中医院
胡　渤　中国人民解放军南部战区总医院
胡　榕　中山大学附属第一医院
柯博文　四川大学华西医院
俞卫锋　上海交通大学附属仁济医院
洪俊鹏　南方医科大学深圳医院
贺秋兰　中山大学附属第一医院

贾　佳　河南省人民医院
贾　济　中国人民解放军南部战区总医院
贾梦醒　徐州医科大学附属医院
顾连兵　江苏省肿瘤医院
钱晓焱　航空总医院
徐　波　中国人民解放军南部战区总医院
徐军美　中南大学湘雅二医院
郭明炎　中山大学孙逸仙纪念医院
黄文起　中山大学附属第一医院
黄宇光　中国医学科学院北京协和医院
黄焕森　广州医科大学附属第二医院
曹　林　中山大学孙逸仙纪念医院
曹汉忠　南通大学附属肿瘤医院
曹铭辉　中山大学孙逸仙纪念医院
章　扬　南昌大学第一附属医院
彭书峻　中山大学孙逸仙纪念医院
舒海华　广东省人民医院
曾彦茹　广州市第一人民医院
谢敬敦　中山大学肿瘤医院
靳三庆　中山大学附属第六医院
蔡孟杰　广州医科大学附属第三医院
廖燕凌　福建省立医院
薄存菊　广东省第二人民医院

5

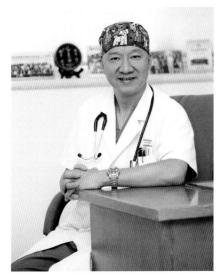

黄宇光

中国医学科学院北京协和医院教授、主任医师、博士研究生导师，北京协和医学院麻醉学系主任，北京协和医院教育委员会主任委员。现任中华医学会麻醉学分会主任委员、国家麻醉专业质控中心主任、中国医师培训学院麻醉专业委员会主任委员、世界麻醉医师学会联盟常务理事、爱尔兰国立麻醉医师学院荣誉院士，曾任国际麻醉药理学会主席。

现任《临床麻醉学杂志》总编辑、《麻醉安全与质控》杂志主编、《协和医学》杂志副主编兼执行主编、*Anesthesia & Analgesia*（中文版）主编及 *European Journal of Anaesthesiology*（中文版）主编。

研究领域：临床质量控制与安全管理、慢性疼痛的机制与干预、输血及血液风险控制、麻醉药物机制研究和转化创新、麻醉多学科加速术后康复研究等。先后承担国家自然科学基金 6 项和卫生行业专项基金 2 项，获创造发明专利和实用新型专利 4 项。以第一作者和通信作者在 *Lancet* 等杂志发表 SCI 论文 100 余篇，从事医学临床和高等教育工作 40 年，主编、主译麻醉学专著 25 部。1998 年获吴阶平医学研究奖 - 保罗·杨森药学研究奖二等奖、原卫生部科学技术进步奖二等奖、教育部科学技术进步奖二等奖、中国医师奖、第六届"全国优秀科技工作者"等奖项；国家卫生健康突出贡献中青年专家，享受国务院政府特殊津贴；第十三届全国政协委员、第十四届全国政协常务委员；中央统战部党外知识分子建言献策专家组成员、中华海外联谊会常务理事。

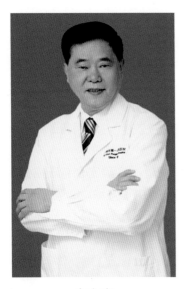

佘守章

广州市第一人民医院主任医师、教授、博士研究生导师,享受国务院政府特殊津贴专家。现任广州市麻醉医疗质量控制中心主任。担任第一届《中华生物医学工程学杂志》编委、第四届至第九届《临床醉学杂志》编委、第九届《中华麻醉学杂志》编委,第十届至第十一届《中华麻醉学杂志》栏目编委、第二届至第五届《中国疼痛医学杂志》、第二届《实用疼痛学杂志》编委、第一届《中华疼痛学杂志》顾问、第五届至第九届《广东医学》编委/常委、第一届《广州医科大学学报》编委、第一届 Anesthesiology(中文版)和第一届 Anaesthesia(中文版)等杂志编委等。

1997—2003 年任第三、四届广东省医学会麻醉学分会副主任委员、2003—2009 年任第五、六届广东省疼痛学分会副主任委员、2006—2009 年任第二届广东省麻醉科医师分会副主任委员、1998—2017 年任第八届至第十届广州市医学会麻醉学分会主任委员、2006—2009 年任第二届中国医师协会麻醉学医师分会常委。

曾任广东省"十一五"医学特色专科带头人、广州市重点学科带头人、广州市第一人民医院麻醉科主任和疼痛科主任,广东省和广州市干部医疗保健专家组成员。主持和参与了国家、省市级重点科研项目 12 项,主持的省"五个一"工程,重点科研项目"不同药物病人自控镇痛药代学与药效学的研究"达国内领先水平。1998—2007 年曾获广东省和广州市科学技术进步奖二、三等奖 9 项,2019 年获广州市第一人民医院杰出贡献奖,2020 年获广东省医师协会麻醉分会岭南麻醉终身成就奖。在国内外学术刊物上发表论文 300 余篇;先后主编《临床监测学》《微创手术麻醉学》《围术期临床监测手册》,主译《胃肠手术麻醉学》均由人民卫生出版社出版,参编专著 15 部;2010—2022 年 5 次执笔或共同执笔完成《临床麻醉监测指南》第 1 版和修改版。培养博士研究生 5 名、硕士研究生 38 名。

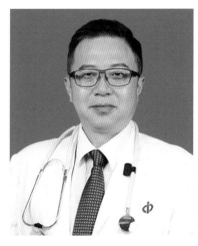

黄文起

中山大学附属第一医院麻醉科学科带头人、主任医师、教授、博士研究生导师。中山大学名医，中国人民政治协商会议第十、第十一届广东省委员会委员、第十二届广东省委员会常务委员。现任全国卫生专业技术资格考试专家委员会委员、全国继续医学教育委员会学科组成员，中华医学会麻醉学分会常务委员、中华医学会麻醉学分会器官移植麻醉学组组长，广东省医学会麻醉学分会前主任委员、中国研究型医院学会麻醉学分会副主任委员、中国老年医学学会麻醉学分会副主任委员、海峡两岸医药卫生交流协会麻醉分会副主任委员。兼任《中华麻醉学杂志》常委编委、《临床麻醉学杂志》常务编委，美国 *Anesthesia and Analgesia*，*Anesthesiology* 编委。荣获"2019 年度推动行业前行的力量十大医学影响力专家"。亲自安全完成超过 10 000 例各种麻醉，历练成为优秀麻醉科医师及麻醉学学者。主持完成亚洲首例多器官簇移植麻醉；主持完成国际第 8 例 52 小时联头婴分离治疗麻醉；主持完成中国首例体外血液循环高温（血液温度 42℃，持续 2 小时）治疗肿瘤和血液疾病的麻醉管理。临床麻醉尤其是疑难病例、危重病例麻醉能力已达到国内领先水平、部分达到国际先进水平。发表署名论文超过 200 篇。从 2000 年负责人获得国家自然科学基金面上项目以来，已获得多项国家重点研发计划项目。2002 年《原位肝移植围手术期麻醉管理探索》获广州市科学技术进步奖三等奖、2008 年中华医学科技奖三等奖；2009 年《液体治疗和毛细血管漏的系列研究》获高等学校科学研究优秀成果奖自然科学二等奖。主编或主审麻醉学专著 4 部。至今担任中山大学麻醉系教授，主持负责中山大学精品课程《临床麻醉学》；培养 28 名医学科学博士和长学制博士。所在的中山大学附属第一医院麻醉科获国家临床重点专科（全国排名第 8 名），并顺利完成验收。2011—2015 年度复旦大学医院管理研究所发布最佳专科排行榜，连续 5 年处于全国麻醉科排名第 9 名。

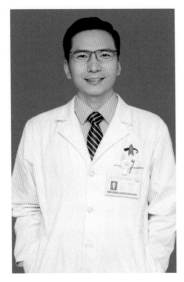

王　强

西安交通大学第一附属医院主任医师、教授、博士研究生导师，西安交通大学第一附属医院麻醉科和麻醉学系主任，学科带头人，担任陕西省科技创新团队负责人与陕西省中医药管理局重点研究室主任，现任中华医学会麻醉学分会委员、中国医师协会麻醉学医师分会委员、中国中西医结合学会麻醉学分会副主任委员、中国老年医学学会麻醉学分会副会长等；《中华麻醉学杂志》和《国际麻醉学与复苏杂志》常委编委等。

致力于围术期脑功能障碍机制及针刺转化研究，主持国家自然科学基金 8 项、国家科技支撑计划项目 1 项，以第一作者或通信作者在 *J Adv Res*，*Biomaterials*，*Stroke* 等杂志发表 SCI 论文 85 篇，2011 年获国家科学技术进步奖一等奖 1 项，2005 年、2008 年和 2016 年获陕西省科学技术进步奖一等奖各 1 项，2022 年获中国中西医结合学会科学技术一等奖 1 项。2021 年带领西安交通大学第一附属医院麻醉科获国家临床重点专科项目，2020 年中国医院科技量值（STEM）——麻醉学，处于全国麻醉科排名第 17 名。

序

疼痛是一种自我情感体验,世界卫生组织将疼痛列为第5生命体征,是社会极为关注的热门话题。现代麻醉科学与镇痛医学经历170多年的发展,急性疼痛治疗取得标志性的成果。现代医学的进步体现在当机体遇到创伤性刺激时,患者疼痛能得到精准治疗,应激反应得到有效控制。疼痛可分为急性疼痛和慢性疼痛,是影响人们生活质量的一个严重问题,及时完善的疼痛治疗是现代医学发展不可忽视的刚性需求。麻醉学科正是对人体急性和慢性疼痛具有丰富治疗经验和熟练镇痛技巧的优势学科。1999年,北京医科大学中国协和医科大学联合出版社出版发行了罗爱伦教授主编的中国第一部《病人自控镇痛——镇痛治疗新概念》专著,深受业界好评。

患者自控镇痛(patient controlled analgesia,PCA)是使用专门设计的多功能、具有安全控制系统的微电脑输液泵给药,麻醉科医师预先设定给药方案和剂量,患者感觉疼痛时通过按压给药按钮自行给药,以满足镇痛治疗个体化需要的镇痛方法。手术后PCA技术可解决不同患者、不同时刻、不同疼痛强度下的镇痛要求,成为减少疼痛个体化差异的有效手段,是临床上行之有效和成本效益比良好的治疗方法,符合循证医学的要求,符合社会发展的要求,符合保持健康的要求。

20世纪90年代初,PCA理念和实践在临床普及,一次性和电子镇痛泵随之用于临床。PCA由医师预先设置电子镇痛泵的各项参数,如负荷剂量、持续剂量、追加量、锁定时间、4h单位时间内安全限定剂量等,还有防止误按的安全保险锁盖。术后镇痛效果的好坏直接影响着患者术后舒适程度与康复质量,PCA与传统镇痛方式比较有了很大进步。1995年之后国内开展了大量的科普宣教、讲习班、学术活动等,介绍镇痛领域的新理论、新技术、新进展、新观念、新方法、新动态,传播新信息,努力推动中国PCA不断前行。1998年中国掀起PCA热潮。在PCA临床研究中证实:硬膜外PCA镇痛效应优于静脉PCA、腰麻与硬膜外联合麻醉后硬膜外PCA安全有效、术后硬膜外持续输注低浓度局部麻醉药+小剂量阿片类药物联合用药可提高镇痛疗效。PCA在改善术后镇痛效应方面虽然有其优点,但也存在不足,如PCA泵信息反馈不全等。上述问题迫使临床医师想办法寻求医学创新与转化,借助人工智能和无线网络新技术,一种智能化患者镇痛(artificial intelligent PCA,Ai-PCA)新技术产品应运而生。2017年Ai-PCA镇痛系统启动。2018年发布《术后智能化病人自控镇痛管理专家共识》。随着新型镇痛药物与5G技术不断发展,Ai-PCA对改善与提高围手术期的镇痛质量,更好地服务于广大患者发挥了重要作用,提升人民群众的就医获得感,让患者享有更加安全、舒适和高质量的医疗服务。

1989年5月,卫生部颁布卫医字〔89〕第12号文件规定麻醉科由医技科室改变为临床科室,并明确了其业务范围。2018年8月国家卫生健康委员会等七部委联合颁布《关于印发加强和完善麻醉医疗服务意见的通知》,2019年12月国家卫生健康委员会办公厅颁布《关于印发麻醉科医疗服务能力建设指南(试行)的通知》,标志着麻醉学科的业务范围正式拓展到手术室外,深入到众多领域中,包括危重医学、急救复苏、疼痛治疗等,这些重要文件推动了新时代麻醉学科和患者自控镇痛医疗服务质量的跨越式发展。

我们也清醒地认识到，在医学科学技术飞速发展的今天，医疗镇痛不全仍常有发生，如何解决是我们面临的重大挑战。Ai-PCA 就是为患者提供精准的镇痛和 / 或镇静，做到精准给药和调控，使得镇痛操作更为准确方便；5G 全场景智能和无线智能技术逐步应用，使得实施精确 Ai-PCA 个体化的效果更好，患者并发症更少，镇痛更安全。

此次《智能化患者自控镇痛》由人民卫生出版社出版发行，由黄文起教授和王强教授担任主编，两位主编在前辈杰出工作的基础上，接过"自控镇痛金棒"传承下去，做了大量的创新拓展。全书分为总论和各论，共 48 章。本书内容丰富、系统全面、新颖实用，从患者自控镇痛的发展、围手术期镇痛方案的选择、治疗药物优选、急性疼痛服务（acute pain survice，APS）小组的组建、智能化的管理、镇痛 MDT 策略、不良反应的处理及 Ai-PCA 加速术后患者康复等方面做了较为系统的介绍和阐述，具有较高的学术价值。

本专著邀请了全国在人工智能和镇痛领域具有丰富临床实践经验的专家教授参加编写工作，使专著的实用性和可操作性进一步加强，能更好地体现当今围手术期智能化镇痛领域的新技术和新成果。相信本专著的问世将有力推动我国临床 Ai-PCA 的进步，提升人民群众就医的舒适度和安全感，让患者享有更加高质量的医疗服务，改善围麻醉手术期的整体镇痛水平。故而作序予以推荐。

中国医学科学院北京协和医院

黄宇光

2022 年 1 月 18 日

前　言

中国麻醉与镇痛的发展，从华佗时期开始算起，已经有 1 800 多年的历史。西方则是在 1846 年 10 月 16 日 Dr.Morton 在美国麻省总医院圆形阶梯教室首次公开乙醚麻醉演示成功，拉开了现代麻醉科学发展的序幕。现代麻醉与镇痛医学已经历 170 多年的发展，取得了巨大的进步。但是，当前我国麻醉镇痛医疗服务能力的不足和广大患者对麻醉医疗的刚性需求之间存在的矛盾日益突显，我们清醒地认识到学科面临的挑战。

1999 年罗爱伦教授主编《病人自控镇痛——镇痛治疗新概念》专著由北京医科大学中国协和医科大学联合出版社出版发行。发行后受到广泛欢迎和赞誉，极大地促进了国内急性疼痛治疗的发展。

1986 年国际疼痛研究协会（International Association for the Study of Pain，IASP）把疼痛定义为：与实际或潜在组织损伤相关的一种不愉快的感受和情感体验。2001 年世界卫生组织（World Health Organization，WHO）将疼痛列为第 5 生命体征。

2020 年 IASP 对"疼痛"（pain）定义进行了修改，新版英文原文为："pain is an unpleasant sensory and emotional experience associated with, or resembling that associated with, actual or potential tissue damage"，中文译为"疼痛是一种与实际或潜在的组织损伤相关的不愉快的感觉和情绪情感体验，或与此相似的经历"。疼痛可分为急性疼痛和慢性疼痛，是影响人们生活质量的一个严重问题。谁不怕痛，尤其是手术创伤性应激反应增高的刀割样疼痛。疼痛是魔鬼，疼痛摧毁灵魂。术后急性疼痛早期不能充分控制，则可变为慢性术后疼痛（chronic post-surgical pain，CPSP）。Dolin 等指出，41% 手术患者在术后存在中重度的疼痛，24% 的手术患者没有得到充分缓解。不同的手术 CPSP 发生率为 3%～80%，差异很大。围手术期产生的疼痛对患者而言不仅是一种生理创伤，也是一种重要的心理应激源。术后 24h 内严重疼痛时间每增加 10% 会导致术后 CPSP 发生率增加 30%。合理有效的镇痛可减轻或防止疼痛对身体和心理造成的一系列不利影响，多学科合力可促进加速康复外科（enhanced recovery after surgery，ERAS）的康复进程。完善的围手术期镇痛能预防中枢、外周敏化，短期能减轻术后疼痛、缩短住院时间、减少住院费用、加快患者快速康复、改善患者预后，远期能减少慢性疼痛的发生，改善患者心理状况等。由于疼痛个体差异大，患者利用 PCA 技术根据自身疼痛程度，可自己间断按压追加键给予医师预设剂量的镇痛药物。理论上说术后患者自控镇痛（patient controlled analgesia，PCA）有其优点，对改善术后镇痛效应有所提升。但是，PCA 也存在许多缺点，如 PCA 泵信息反馈不全、镇痛不全发生率高等。由于 PCA 存在上述问题，迫使临床医师想办法医学创新与转化，借助大工智能和无线网络新技术，一种智能化患者自控镇痛（artificial intelligent PCA，Ai-PCA）技术应运而生。新型智能化镇痛系统能够解决理念策略、流程策略、制度策略、医疗技术策略、设备策略等问题，有利于术后无线镇痛管理系统（wireless analgesia management system，WAMS）智能化、信息化、联网远程控制及云数据处理分析、PCA 药物配比、参数设置等优化处理措施，可提高镇痛质量，实现患者安全、舒适精准镇痛治疗效果。

研究机构 Gartner 给出大数据的定义，"大数据"是需要新处理模式，具有更强的决策力、洞察发现力和流程优化能力，能获取海量、高增长率和多样化的信息资产。"大数据"具有 5V 特点：Volume（大量）、Velocity（高速）、Variety（多样）、Veracity（真实性）、Value（价值性）。加强临床研究与大数据的分析是解决临床未知问题最直接、最有效的方法，研究成果可以指导临床实践，比一般临床经验更切实可靠。智能患者自控镇痛收集的大数据则更具有重要的临床价值。

本专著通过全方位 Ai-PCA 大数据和文献资料荟萃，有利于人们对人工智能和镇痛药物药代动力学药效学研究有更深的认识，有利于促进舒适化医疗的进步，有利于促进精准化镇痛的前行。加强智能化术后患者自控镇痛和分娩镇痛的医疗服务能力建设，增强麻醉学科的凝聚力，提升人民群众的就医获得感、舒适感、安全感，让患者享有更加安全、舒适、高质量的医疗服务至关重要。《智能化患者自控镇痛》是系统全面、深入浅出，秉承简明实用的专著，从患者自控镇痛的发展、镇痛方案的选择、治疗药物优选、急性疼痛服务（acute pain survice，APS）小组的组建、智能化管理、围手术期镇痛多学科诊疗（multi-disciplinary treatment，MDT）策略、围手术期镇痛不良反应的处理及 Ai-PCA 加速术后患者康复等方面都做了较为系统的介绍和阐述。

《智能化患者自控镇痛》可切实指导麻醉科、疼痛科、ICU 各级临床医师，以及进修医师、研究生的急性疼痛治疗实践。为了有一个良好的传承，编写组邀请了在临床镇痛技术或智能化领域具有丰富经验的专家和著名的教授参加编写工作，保证了其实用性和可操作性。根据时代的发展增加丰富了智能化章节内容，使之更加贴近临床。本书共 48 章，理论联系实际，使本书具有临床实用意义。本书由知识渊博、临床经验丰富的黄宇光教授和佘守章教授担任主审，使本书更具权威性和更强的理论指导价值。相信通过本版《智能化患者自控镇痛》最新进展的介绍，将有益于临床自控镇痛技术向智能化、信息化、现代化发展。

在本书出版筹备期间得到国家卫生健康委员会、中华医学会麻醉学分会、中华医学会疼痛学分会领导的关心，同时得到人民卫生出版社的大力支持，在此我们表示衷心的感谢！由于医学智能化镇痛技术仍在不断发展，本书难以包容全貌，但已尽力展示最新的现状。期望本书有益于加速我国智能化患者自控镇痛现代化的进程。

2022 年 1 月 16 日

目　录

第一章 绪 论

目录

第一节 麻醉学的发展

在漫长的人类历史中,外科手术就像一道"鬼门关"。在麻醉、止血术和抗生素发明之前的古代社会,外科手术几乎与酷刑无异,这使得人们一直在寻找解决疼痛的方法。麻醉(anesthesia)一词最早来源于希腊文 narcosis,麻醉的含义是指用药物或其他方法使患者整体或局部暂时失去感觉,以达到无痛的目的,进而为手术或创伤性操作建立条件。现代麻醉学是在医学和科学技术的基础上发展起来的临床学科。

一、药物的发现与改进

中国古代医书很早就有关于麻醉药物的记载,公元 2 世纪我国伟大的医学家华佗发明了"麻沸散"。据史书《三国志》记载,"若病结积在内,针药所不能及,当须刳割者,便饮其麻沸散,须臾便如醉死无所知"。关于神医华佗的麻沸散中的成分至今仍众说纷纭,一般认为是白芷、草乌、当归、乌头等中草药熬制而成,其药物配比近乎失传,这也限制了后人对麻沸散的使用和改进,加之中国古代外科多以中医骨伤为主,对镇痛和麻醉药物需求较少,最终麻沸散只停留于史书之中。古代的蒙汗药是最符合传统认知的麻醉药物,一般是用曼陀罗花的花朵晒干后,磨成细粉制成。西方史书也有将罂粟作为麻醉药物的记载。不过,这些药品并不安全,也并不能使人完全失去意识,松弛肌肉,从而安全地进行手术。受限于古代社会落后的生产技术条件,这些麻醉药物的发现最终都没有使得无痛外科手术真正发展起来。

18 世纪随着近代化学的发展,人类获得了大量相对纯净的化学物质。1772 年,英国化学家 Joseph Priestley 发现了氧化亚氮。不久,英国化学家 Humphry Davy 意外发现了氧化亚氮具有镇痛作用,因此氧化亚氮有了"笑气"的别名。此后,氧化亚氮在美国逐渐被用于医用麻醉剂,用于牙科拔牙,成为了早期使用的麻醉药物之一。在"笑气"之后,乙醚也走入人们的视野。1846 年 10 月 16 日,美国医师 Dr.Morton 第一次在公众场合向世人展示了乙醚的麻醉作用。乙醚是一种无色透明液体,有特殊刺激气味,带甜味,极易挥发,麻醉效能高。但由于乙醚不易进入脑组织,故存在诱导期和苏醒期长、兴奋期明显等缺点,目前已经极少用于麻醉,但临床上仍然会使用经典的乙醚麻醉分期来评估麻醉深度。1847 年,英国医师 Simpson 成为第一个使用氯仿实施全身麻醉和无痛分娩的人。此后,氯仿麻醉在欧洲的应用迅速扩大。不过,由于氯仿的毒性,进入 20 世纪以后基本被其他药物所替代。乙醚、"笑气"和氯仿成功的临床应用是化学家和医学家开始寻求更高效麻醉药物的开始。此后,麻醉学在现代化工业技术的加持下迅速发展起来,麻醉药物也不停被研发出来,并迅速专业化。

19 世纪 50 年代以后,随着医学和化学技术进一步的发展,人们对于麻醉药物和镇痛药物的认识越来越深入,麻醉学也越来越精准。其中,全身麻醉药作用于中枢神经系统,使中枢神经的功能受到可逆性的抑制,从而使得意识、感觉,特别是痛感消失,便于进行外科手术。局部麻醉药则通过抑制神经细胞膜上的电位,从而可逆性地阻断神经冲动向神经中枢的传导。目前,临床麻醉学中最常使用的全身麻醉药主要分为吸入式麻醉药和静脉麻醉药,这些药品几乎都是石油化工行业的杰作。除了"笑气"外,吸入式麻醉药大致可分为三类,即醚类、脂肪烃类和卤代烃类。目前,最常见的吸入式麻醉剂是卤代烃,氯仿就是卤代脂肪烃类的代表。卤代烃有良好的全身麻醉作用和肌肉松弛作用,但有一定肝肾毒性。近年来,随着氟化学的发展,氟代烃逐渐成为吸入麻醉药物的首选。静脉麻醉药需要通过静脉注射随血液循环进入中枢神经后从而产生全身麻醉作用。根据药物的分子结构不同,静脉麻醉药可分为巴比妥类和非巴比妥类两种。其中,巴比妥类药物是最早使用的静脉麻醉药,如硫喷妥钠等。非巴比妥类的静脉麻醉药物中典型药物是羟丁酸钠、丙泊酚等。局部麻醉药方面,最早的局部麻醉药是可卡因。而第一种人工合成的局部麻醉药是苯佐卡因。按结构类型,目前使用的局部麻醉药可分为对氨基苯甲酸酯类、酰胺类、氨基酮类、氨基醚类、氨基甲酸酯类,常用的局部麻醉药如布比卡因、利多卡因和罗哌卡因等也都是化学合成的药物。

可以说,今天的麻醉药物是医学与化学的完美结合。但也需要注意,多数麻醉药物具有毒性和成瘾性,需要在具备监护设备的条件下由专业人员才能够使用。

二、技术的迭代与进步

麻醉越来越安全、精准、高效,主要依赖于监护设备和输送技术的进步。智能化、自动化在麻醉学的发展中发挥越来越重要的作用。目前,人工智能(artificial intelligence, AI)伴随着信息革命正在给整个世界带来翻天覆地的变化。在包括麻醉和围手术期管理在内的智慧医疗方面,AI 技术的应用前景可谓前途无量。

麻醉学是最早应用自动化控制和 AI 的临床科室之一。20 世纪,麻醉科医师大多使用工具和机器完成麻醉药物的输送。其中,闭环控制麻醉输送系统(closed-loop anesthesia delivery system, CLADS)就是利用自动化控制系统中的"反馈控制"研制的,通过调整相应的参数以达到人为设定的目标。例如:调节静脉麻醉药输注速度使 BIS 值达到理想范围,调节分钟通气量使呼末二氧化碳达到设定值。随着 AI 技术的发展,未来可能使用人工智能调节装置来适应各种复杂的状况,真正实现 CLADS 的智能化,取代麻醉科医师的部分工作。尽管仍然没有真正的商业性产品被批准用于临床,但随着麻醉工作站、输液泵、超声和监测仪的不断发展,这些复杂的机器最终会成为"开放"的反馈回路。

以往像生命体征、输液情况和镇静程度等信息都是麻醉科医师通过直接观察、监护仪或麻醉工作站来获取的。电子病历和麻醉信息管理系统充当信息中心,收集医师、监护仪和麻醉工作站提供的信息。随着麻醉记录成为患者实时信息的综合存储库,临床决策支持(clinical decision support, CDS)系统随之诞生。由人工智能和信息技术基础设施改善所带来的自动化、非侵入性监测、远程监测和管理以及 CDS 的趋势在麻醉领域已经非常明显。利用不断积累的临床数据,通过 AI 的算法和模型可以建立 CDS 系统,协助临床诊疗工作,甚至超过人类智能限制,能够有效地对不良结局做出预警。有效的 CDS 需要实时地处理大量的临床数据,这就需要将这种需求转移到低延迟网络,从而使设备的便携性增加并降低维护和运营成本。预计消费者级别的低延迟网络(例如 5G 通信网络)的出现将极大地推进这一进程。既能够节约麻醉科医师的时间和精力,减轻麻醉科医师的疲劳和最大限度地减少错误的发生,也能够为更多的患者争取更好的治疗结果,同时耗费更少的资源。因此,有人提出"在不久的将来会出现麻醉机器人"。《麻醉学》杂志 2020 年 2 月刊登的社论也认为"在不久的将来,机器人可实施麻醉操作"。

此外,追求新的更有价值的患者数据不仅仅局限于手术中的使用。为消费者开发的具有低延迟率和稳定性不断增强的无线技术,能够使麻醉工作站清理掉纠缠的数据线。远程医疗,高级视频传输产品及其在围手术期家庭诊疗模式中的应用,可能是当前最能够体现出消费技术革新麻醉实践的例子。这类产品可以用于术前检查、远程 ICU 护理、术中监测和术后评估。随着技术的进步,较低的费用和持续的患者满意度将继续推动远程医疗的扩展。

三、麻醉学科的发展与进步

1842年3月30日，Dr.Long实施了世界上第一例乙醚全身麻醉。1846年10月16日，Dr.Morton首次向公众演示了吸入麻醉。这是人类具有划时代意义的里程碑事件，从这一刻开始，科学战胜了疼痛，手术不再是酷刑。为此，美国将1842年3月30日人类首次在乙醚麻醉下施行手术的那一天定为美国医师节。此后，麻醉学的蓬勃发展，保证并支撑了医学的不断进步，并且为外科手术的发展提供了更加宽广的空间，推动了医学乃至人类社会的进步。1847年，苏格兰医师Simpson发明了分娩镇痛，并于1853年用于英国维多利亚女王的分娩镇痛。1933年，美国麻醉科医师John Lundy建立了第一个人类血库，保证了外科手术患者的用血需求。1950年，美国麻醉科医师Peter Safer发明了徒手人工心肺复苏技术，随着这项技术的积极推广，挽救了无数的生命。1951年，美国麻醉科医师Laborut及Huguenard发明了"人工冬眠"技术。1952年，美国产科麻醉科医师Virginia Apgar发明了Apgar评分，成为新生儿评价和救治的经典指标。1952年，丹麦麻醉科医师Bjrn Aage Ibsen通过给脊髓灰质炎患者气管插管实施持续正压通气，使脊髓灰质炎患者的病死率从95%降低到25%。1973年，美国麻醉科医师John Bonica建立了世界上第一个疼痛诊所，开创了疼痛医学，同时将硬膜外阻滞技术应用于分娩镇痛，让"可行走的麻醉"成为可能。

麻醉学经过180年的发展，其业务范围逐渐从临床麻醉发展成为集疼痛诊疗、危重病监护治疗、急救复苏为一体的临床专科。近年来，随着医学人文理念的发展，人们也更加关注在就医全过程中的轻松愉悦、没有痛苦、没有恐惧。"舒适化医疗"是未来医学的发展方向之一。现代麻醉学的发展也使得麻醉科医师已经走出手术室，在疼痛治疗、无痛胃肠镜、无痛人流、分娩镇痛等领域，发挥了举足轻重的作用。因此，随着舒适化诊疗、日间病房和麻醉重症监护病房（AICU）的建设，麻醉科医师在临床工作中有力保障了医疗安全，满足了日益增长的医疗需求。麻醉学科也从过去的围麻醉学科发展成为围手术期医学科。

目前推崇的新型医疗模式，诸如"促进术后快速康复"以及"快速康复外科"等，都是将麻醉科与外科进行有机组合，在整个围手术期对患者进行针对性的强化治疗，以达到保障安全、提高医疗质量的目的。这对临床安全和患者无痛、舒适提出了高标准的要求，这也离不开麻醉科医师的参与。新型的医疗模式强调了麻醉科医师参与整个围手术期管理的重要性，促进麻醉与相关学科的交叉融合，促使麻醉学向以麻醉学为主导的围手术期医学发展。麻醉学也必将成为保障医疗安全的关键学科、提高医院工作效率的枢纽学科、协调各科关系的中心学科和社会熟知和认可的品牌学科。

第二节 镇痛方法与技术

疼痛是患者术后主要的应激反应，也是导致患者术后早期下床活动受限、出院时间延迟的主要原因。有效减轻和消除术后疼痛既有利于患者康复与预后，也能显著提高患者术后的生活质量。临床开展术后镇痛的近几十年，提出了包括患者自控镇痛，又称病人自控镇痛（patient controlled analgesia，PCA）、多模式镇痛、预防性镇痛等新概念、新技术和新方法。

一、多模式镇痛技术

多模式镇痛通常指通过使用作用于不同时相及靶位的镇痛药物和/或镇痛方法位来获得最佳

镇痛效果,同时减少单一镇痛药物和镇痛方法所引起的不良反应。术后疼痛控制为多模式镇痛核心。多模式镇痛的目标是:使得运动疼痛得到有效控制(活动 VAS 评分≤3 分)。采用多模式镇痛理念能够降低术后的病理生理过激反应和促进康复,缩短住院时间。多模式镇痛可以提高术后镇痛效果并减少镇痛药物用量,镇痛技术与镇痛药物的发展是多模式镇痛质量和快速康复外科的核心。

二、超前镇痛

超前镇痛(preemptive analgesia)指的是伤害性刺激作用在机体之前给予镇痛治疗,其镇痛干预的时机特指在手术开始(更确切地说是在切皮)之前,在手术创伤导致的疼痛信息传导达到中枢神经系统之前采取一定措施包括物理治疗以及镇痛药物治疗,从而防止中枢神经痛觉敏化。临床实践也表明,急性疼痛与慢性疼痛病理机制相互交叉、互相重叠,治疗慢性疼痛的药物术前使用能够改善术后疼痛。

三、预防性镇痛

2006 年由 Pogatzki 等提出了预防性镇痛(preventive analgesia)以取代超前镇痛的概念。预防性镇痛指手术开始前的镇痛措施,包括麻醉、镇痛技术和镇痛药等,并且不限定给药的时机,能够有效地预防痛觉过敏(包括外周敏化和中枢敏化)、提高术中抗伤害反应和术后镇痛效果、节约术中和术后阿片类药物等抗伤害或镇痛类药物的使用量。而成功的预防性镇痛可以减轻或阻断术后长时间疼痛症状,这种镇痛新概念提倡将镇痛治疗时间拓展到术前、术中和术后,采用持续镇痛方式覆盖整个围手术期,以彻底消除手术应激创伤引起的疼痛,并防止和抑制中枢及外周的敏化从而使得疗效持续时间相较于传统疗法更为持久。

四、去阿片化镇痛技术

阿片类药物是一把双刃剑,在带来有效镇痛作用的同时,也不可避免地带来其他不良反应,如呼吸抑制、恶心呕吐、痛觉过敏、免疫抑制、皮肤瘙痒、肌阵挛等。麻醉科医师希望可以在有效镇痛下,尽量避免或降低不良反应的发生。去阿片化镇痛技术(opioid-free anesthesia, OFA)是一种结合多种非阿片类药物和 / 或技术的多模式镇痛策略,在不使用阿片类药物的情况下获得高质量镇痛效果。其理论依据为:抗伤害性感觉传导可以通过干扰各种神经介质来获得,并非只通过阿片类药物来实现,如静脉注射利多卡因、非甾体抗炎药(nonsteroidal antiinflammatory drugs, NSAIDs)、氯胺酮、α_2 受体激动剂(可乐定、右美托咪定)以及神经阻滞、针刺、局部麻醉药局部浸润等技术都可提供镇痛作用。

OFA 可减少呼吸抑制、恶心呕吐等不良反应的发生率、减少术后阿片类镇痛药的使用量、降低阿片类药物滥用和成瘾风险,还可改善患者预后,促进患者康复和功能恢复、缩短住院时间,从而减轻患者经济负担,提高医疗满意度,提高医疗资源利用率,降低医疗保健成本等。易患呼吸抑制的病态肥胖患者,阿片类药物诱发 PONV 的高风险患者、产后患者或阿片类药物诱发的谵妄患者均可以受益于此项技术。此外,OFA 还可能减少肿瘤患者术后复发与转移,降低病死率,以及其对肿瘤细胞负性调节的机制从而促进肿瘤患者的长期预后。需要注意的是,OFA 可能与高血压等不良血流动力学事件发生率较高或有毒血浆水平引起的不良反应有关。去甲肾上腺素和抗高血压药的使用有增加的趋势。

五、新兴的镇痛技术

广义的多模式镇痛包括完善的术中麻醉镇痛技术,其中超声技术的快速发展给神经阻滞技术锦上添花。通过不同的镇痛方式的联合应用,能够达到最大的镇痛效果与最少的不良反应,起到消除手术疼痛,加强术后镇痛的效果。麻醉镇痛技术大体分为 5 种:局部麻醉或神经阻滞、筋膜间隙阻滞、椎管内镇痛、计算机辅助目标浓度靶控输注技术(TCI)和术中联合麻醉/镇痛技术。

其中,PCA 是 20 世纪 70 年代由 Sechzer 提出的一种镇痛方法。包括经静脉自控镇痛、硬膜外自控镇痛、皮下自控镇痛等方式。较之传统电子自控镇痛泵,无线镇痛泵系统更能实现人工智能化。通过中央信息处理设备进行分析和处理,及时向值班人员提供无线镇痛泵运行相关信息,能方便、安全地进行信息化管理,从而实现大数据物联互通和人工智能辅助术后镇痛技术。自控镇痛联合现代计算机技术应用领域越来越广泛,这也是本书后续章节重点介绍的内容之一。

六、围手术期目标导向全程镇痛

围手术期目标导向全程镇痛(comprehensive goal-directed perioperative analgesia, CGPA)是基于多模式镇痛和预防性镇痛理念提出的对镇痛过程的整合,其内容包括:①术前预防性镇痛,术中伤害控制和麻醉优化,苏醒期早期镇痛(停止麻醉用药至患者完全清醒时、出手术室或 PACU 期间的镇痛),术后镇痛和撤泵后镇痛 5 个时段;②全程除了时间概念,应包含并关注这期间影响疼痛和镇痛疗效的种种医疗干预及服务措施;③目标导向是指导者在此期间的疼痛程度至少控制在患者虽感知疼痛但能很好地耐受或依从(即 VAS 评分控制在 3 分以下),实现真实意义上的个体化镇痛。CGPA 的实现需多学科参与,医院层面介入的团队管理,至少成立以麻醉科为主导的术后急性疼痛服务(acute pain survice, APS)小组。CGPA 目的是通过提高术后镇痛率,降低中重度疼痛发生率,减少疼痛或镇痛相关并发症,以持续提升围手术期镇痛满意度和医疗服务满意度。CGPA 的目标旨在利用信息化手段、互联网平台、智能化镇痛和重要生命体征远程监控技术,及持续引入围手术期镇痛的新技术、新药物、新理念,不仅实现了围手术期全程镇痛,还实现了全时段、全区域远程监控的个体化镇痛,形成围手术期镇痛的大数据,以持续改进围手术期镇痛质量和安全性,使患者术后安全、舒适、快速康复。应用信息化、智能化、移动医疗等手段对疼痛进行管理是一种趋势。使用具有通信功能的无线镇痛泵可减轻医务人员工作量,收集积累形成术后镇痛大数据,有利于质量控制和并发症的减少、镇痛满意度的提升,并促进镇痛管理规范化。相比传统的 PCA 镇痛泵,术后镇痛智能化管理系统可实现院内镇痛泵信息化管理,并使用移动终端进行监控、查房、随访评价和记录等,显著节省人力,快捷高效。中国进入“互联网 +”时代,信息化技术在医疗领域的应用快速发展,未来可能有更多的智能化技术应用于镇痛服务。

综上所述,多模式镇痛在快速康复外科中的应用离不开精准镇痛,个体化疼痛管理。随着人工智能与计算机广泛应用与发展,自控镇痛在信息化为基础的术后患者自控镇痛系统解决方案(PCASS)中可提升 ERAS 镇痛质量,将术后无线镇痛管理系统(wireless analgesia management system, WAMS)智能化,可优化疼痛处理措施,提高镇痛质量,达到精准镇痛的医疗效果,让舒适化医疗实施不再是奢望;随着药理学的深入研究和靶控输注(target-controlled infusion, TCI)设备的不断更新,TCI-PCA 技术在临床应用得到逐步发展,例如 Schraag 等人将瑞芬太尼 TCI-PCA 用于整形外科患者镇痛,取得良好效果。超声技术的发展将多模式镇痛推上新台阶,如筋膜间隙阻滞、神经干、神经根、神经丛阻滞越来越多用于精准麻醉和术后镇痛,比如髂筋膜间隙阻滞对于髋部及股骨手术均有较好的术前和术后镇痛作用；另外，随着超长效局部麻醉药布比卡因脂质体问世，围手术期区域神经阻滞技术也能够为术后疼痛管理开拓新纪元。

第三节　患者自控镇痛与智能化患者自控镇痛

一、PCA 的产生与发展

缓解疼痛是手术患者最关心的问题，也是麻醉科医师最关心的问题之一。尽管过去的几十年里新型镇痛药和镇痛技术的发展取得了巨大的进步，但术后镇痛的效果并未体现出明显的提升，美国每 10 年的调查显示甚至有恶化的趋势。这表明镇痛的实施方式可能是提升镇痛效果和满意度的关键。

目前用于术后镇痛的药物仍然以不同种类的阿片类药物为首选，随着对阿片类药物镇痛机制的研究，临床上不断涌现新型的药物（μ 受体激动拮抗剂和 κ 受体激动剂），使阿片类药物在镇痛效果增加的同时副作用也能够降低。此外，非甾体药物可以减轻手术创伤导致的炎性疼痛，一定程度上避免创伤产生的"瀑布"样持续性疼痛，也成为了围手术期有效的基础镇痛药物。需要注意的是，强效的镇痛药物往往伴随着严重的副作用，例如阿片类药物会导致恶心呕吐，需要减少阿片类药物的用量或联合使用具有止吐作用的药物，这也说明临床实践中需要更加精准的输注技术来调节镇痛效果和副作用之间的平衡。

PCA 发明之前的镇痛方法主要为间断肌内注射或静脉单次用药。药物剂量很难精准掌握，从患者提出镇痛需求到药物起效的周期长、环节多，这些都是传统镇痛方式面临的问题。患者自控镇痛是 20 世纪 70 年代初由 Sechzer 等人提出的一种镇痛技术。1976 年随着第 1 台 PCA 泵的问世，PCA 治疗才逐渐开展。至 20 世纪 90 年代随着电脑芯片技术的发展，程控形式的电子 PCA 泵才在临床广泛应用，我国最初在 1994 年开始在临床应用 PCA 技术进行镇痛。PCA 是目前术后镇痛最常用和最理想的方法，适用于手术之后的中到重度疼痛。近年来 PCA 的临床应用越来越广泛，并随着医疗技术、耗材的研究和发明，PCA 泵的输注方式不仅可以通过静脉内 PCA 的控制和给药，也可以通过黏膜外、蛛网膜下腔、区域神经阻滞或皮下持续泵注，通过患者自己控制给药的方式能够最大程度地控制患者的疼痛。PCA 的出现，将疼痛管理带入了一个新的时代，使术后镇痛从预订和要求模式转变为自我管理模式，使疼痛控制成为患者的自主行为。PCA 技术一方面能够满足预先给药、超前镇痛，术中的伤害控制，以及手术结束前的预处理到后期镇痛的要求，另一方面也符合个体化用药的特征，使镇痛与患者的年龄，手术的大小，手术的部位，与呼吸运动、与腹部运动相匹配，通过设置不同的运行参数进而达到个体化给药。

传统的 PCA 泵大致可分为两类，第一类是目前临床上使用最为广泛的电子 PCA 泵，患者可以自己控制，根据疼痛调节给药量，但是总体上遵守麻醉科医师设置好的参数运行，能够减少超量、过量导致的一些不良反应。第二类为一次性的镇痛泵，一般使用固定速度（2ml/h 等）进行持续输注，使用方便，但普遍缺少镇痛实施以来的运行数据，无法形成完整镇痛记录。然而最新的系统综述发现，这两类传统的 PCA 泵相比于之前仅显示出轻微的优势，并未显示出期望的高镇痛效能。传统镇痛泵的一个不可忽视的缺陷是它分散在各个外科病房里，与医务人员没有直接或及时的联系。患者必须在医务人员的简短指导下掌握 PCA 的多项操作，这在一切运行正常时往往不会发生问题。但如果在机械运行出现故障或者患者的镇痛需求需要调整时，医务人员往往不能立即作出反应，镇痛效果就会大打折扣。此外，报警声甚至可能引发患者不必要的紧张或恐慌情绪。

二、智能化患者自控镇痛的研发与进步

近年来借助互联网、物联网研发的智能 PCA，能够破解传统 PCA 镇痛的瓶颈：患者分散，术后随访消耗大量人力与时间，APS 小组成员无法做到及时评估、动态调整药物剂量；缺乏优良设备，未实现多学科协作，多种镇痛问题得不到及时响应和处理，镇痛管理过程中的关键数据得不到及时、准确记录，无法保证镇痛安全；医患、医护、医医之间缺乏有效沟通，对医护、设备、管理等缺乏高效规范化的质量控制。因此建立健全围手术期智能化患者自控镇痛（artificial Intelligence-assisted patient controlled analgesia, Ai-PCA）新理论和规范镇痛管理内容，通过智能 PCA 实现高效全面的质量控制，使患者达到更好的镇痛效果，更高的患者满意度和更低的不良事件频率是近年来镇痛的主要发展方向。智能化镇痛系统也在术后疼痛管理、分娩镇痛和晚期癌症等方面展现出良好的应用前景。此外，智能化的 PCA 泵依托于医院信息系统和手术麻醉系统能够在镇痛的同时能将患者有效的信息及镇痛泵的运行信息记录下来。使用带有镇痛管理平台的智能 PCA 泵能够方便地借助现在的网络如局域网、物联网等技术手段，建立起疼痛数据库。随着镇痛数据持续不断的完善和进行改进，智能 PCA 泵的自动化程度会越来越高，患者采集的信息数据也会越来越多，形成规模化的数据库和共享平台。

1989 年 5 月，国家卫生部颁布文件（卫医字〔89〕12 号）规定麻醉科由医技科室改变为临床科室，并明确了其业务范围。2018 年 8 月国家七部委颁布《加强和完善麻醉医疗服务的意见》（国医卫发〔2018〕21 号），2019 年 12 月国家颁布《麻醉科医疗服务能力建设指南（试行）的通知》（国卫办医函〔2019〕884 号），标志着麻醉学科的业务范围正式拓展到手术室外，深入到众多领域中，包括危重医学、急救复苏、疼痛治疗等，这些重要文件推动了新时代麻醉学科和患者自控镇痛医疗服务质量的跨越式发展。在不远的将来，随着 5G 手机智能化发展，基于手机软件运行的 Ai-PCA 在镇痛管理中会更加高质高效，最大优势是不受地域限制的远程监控和数据库的建立，方便科室进行质控管理和科研工作。此外，其他适用于患者自控给药治疗的领域，例如用于治疗慢性失眠的患者自控睡眠（patient-controlled sleep, PCSL），同样也可使用该类型智能无线管理系统。Ai-PCA 是集镇痛、管理、质控、科研于一体的新型镇痛管理平台，革新了镇痛管理模式，改善了疼痛管理局面。这是镇痛治疗及管理的开创性进步，是互联网＋及大数据在麻醉学科中的探索，更是人文关怀及舒适化医疗理念的具体践行。

（王 强 黄文起）

参 考 文 献

[1] 邓小明，姚尚龙，于布为，等. 现代麻醉学 [M]. 5 版. 北京：人民卫生出版社，2020.

[2] 佘守章. 努力推动自控镇痛新技术不断发展 [J]. 广东医学，2001，22（10）：873-874.

[3] 佘守章. 加强新型长效局麻药在麻醉和镇痛中的应用研究 [J]. 广东医学，2006，27（11）：1595-1996.

[4] 佘守章. 急性疼痛治疗体系的规范化建设 [J]. 中国疼痛医学杂志，2006，12（2）：68.

[5] 王强，曹汉忠，熊利泽. PCA 智能化与提升术后镇痛质量 [J]. 中华麻醉学杂志，2018，38（3）：257-258.

[6] 黄文起，佘守章. 让疼痛治疗朝着精准医疗的方向发展 [J]. 广东医学，2018，38（1）：1-5.

[7] 黄文起，黄宇光. 加速智能化术后病人自控镇痛和分娩镇痛的临床研究 [J]. 广东医学，2020，41（11）：1081-1084.

[8] 佘守章，许学兵. 预先镇痛有效性的争议及预防性镇痛的研究现状 [J]. 实用疼痛学杂志，2007，14（2）：101-103.

[9] 张晓光，郄文斌，屠伟峰，等. 围手术期目标导向全程镇痛管理中国专家共识（2021 版）[J]. 中华疼痛学杂志，2021，17（2）：119-125.

[10] 薛庆生，罗艳，于布为. 现代麻醉学的发展与展望 [J]. 健康管理，2014（5）：5-6.

[11] 阮剑辉，甘国胜，宋晓阳. 多模式镇痛药物和技术在快速康复外科临床应用进展 [J]. 广东医学，2020，41（23）：2402-2406.

[12] 陈烨，王迪，刘敏，等. 临床智能化疼痛管理的研究进展 [J]. 中华麻醉学杂志，2020，40（11）：1405-1408.

[13] 中华医学会外科学分会，中华医学会麻醉学分会. 中国加速康复外科临床实践指南（2021 版）[J]. 中华麻醉学杂志，2021，41（9）：1031-1053.

[14] 王天龙，黄宇光，熊利泽. 推动我国加速康复外科临床实践的创新与发展 [J]. 中华麻醉学杂志，2021，41（9）：1025-1029.

[15] 佘守章，黄文起，王强，等. 加速病人自控镇痛智能化临床应用研究的进程 [J]. 中华麻醉学杂志，2022，42（4）：385-3389.

[16] 佘守章. 我国由患者自控镇痛到自主创新智能化产品临床应用研究的发展历程 [J]. 中华疼痛学杂志，2023，19（1）：167-172.

第二章 患者自控镇痛的发展

目录

第一节　患者自控镇痛

1846 年 10 月 16 日，Dr.Morton 在美国麻省总医院圆形阶梯教室首次公开演示乙醚麻醉成功，拉开了现代麻醉科学发展的序幕，标志着现代麻醉学的开始。疼痛是一种自我感觉和情感体验，疼痛最大特点就是个体差异大。疼痛是人们关注的热点，谁都怕痛，尤其是创伤性手术后应激反应明显增高的情况下，疼痛更加明显。在现代麻醉学 170 多年的发展历史中，急性疼痛治疗——患者自控镇痛，又称病人自控镇痛（patient controlled analgesia，PCA）也取得了标志性的成果。

PCA 是 20 世纪 70 年代初提出的一种疼痛治疗技术。随着计算机技术与医学的紧密结合，20 世纪 90 年代初微电脑 PCA 泵才在临床逐渐推广应用。标准 PCA 是指患者感觉疼痛时按压启动键，通过由计算机控制的微量泵向体内注射设定剂量的药物，其特点是在医师设置的范围内，患者自己按需调控注射止痛药的时机和剂量，满足不同患者、不同时刻、不同疼痛强度下的镇痛要求。

一、患者自控镇痛的由来

PCA 的设计思路来自定时、定量肌内注射止痛法和持续静脉滴注止痛法的客观评议。肌内注射止痛法是临床一直沿用的经典方法，它是按患者的体重计算出所需止痛药的剂量。现已证实即使是同一患者，在不同时刻和不同疼痛强度下对止痛药的需求也存在很大差异。单次肌内注射止痛法给药时对于药物需求量较大的患者难以达到满意的止痛效果，而对需求量较小的患者，又可导致药物过量。持续静脉滴注止痛法可克服肌内注射止痛法的某些缺陷，临床上可获得迅速止痛，但患者对药物需求量的个体差异问题仍未得到圆满解决。但由于不同个体对疼痛反应及各种止痛药物的敏感程度不同，按传统的方法使用常规剂量进行疼痛治疗常常造成药量不足或过大的危险。一般认为硬膜外注射 2mg 吗啡亦可能使部分患者出现嗜睡、恶心呕吐、呼吸抑制等副作用，症状严重的患者甚至需用纳洛酮拮抗；相反，有的患者硬膜外注入 5mg 吗啡仍达不到完善的止痛效果。有人报道吗啡在不同个体的有效镇痛剂量可相差 4 倍之多。

为了解决上述问题 Sechzer 提出了按需止痛的用药原则，即根据患者自身的疼痛程度和镇痛需求由医务人员设置并注射镇痛药物，借以解决盲目用药的问题。按需镇痛在一定程度上避免了临床用药的盲目性，但与传统的经验性给药方法相比，医务人员工作量明显增加；且由于多种原因，按需镇痛也无法满足所有患者的镇痛需求，同时频繁地要求用药也增加了患者的心理压力和精神负担。1976 年，英国佳士比公司生产了第 1 台 PCA 泵。PCA 是指患者感觉疼痛时通过由计算机控制的微量泵向体内注射预定剂量的药物，在遵循"按需止痛"原则的前提下，减少了医务人员操作，减轻了患者的心理负担。这种给药方案在疼痛药理和疼痛心理学方面都有一定的优越性。标准的 PCA 泵由镇痛医师设置多项指标，电脑限定，患者自控（即需要治疗时患者自己按压启动键）。在一定的范围内，微泵自动给药，而微泵的计算机控制系统受到外罩或锁定装置的保护，患者无法改动医师原来的设置。

二、患者自控镇痛的心理学基础

疼痛感觉首先是机体自我保护、逃避伤害的生理功能。去大脑的蛙，腹部受到盐酸等腐蚀性物质刺激时，即可出现扒抓反射，以排除伤害性物质。电刺激猫中枢疼痛感受区杏核时，随着刺激电流的增加,实验动物依次出现扭头、躲避、攻击乃至逃跑的反应。因此有人认为疼痛与新鲜事物所诱发的新鲜感觉之间的唯一区别是所受刺激的强度不同。因此帮助患者用类似进食和饮水解决饥饿或干渴所造成的不适感觉一样,通过简单的方法使其有效地自行解除疼痛,必将明显减轻其焦虑、抑郁等不良情绪,改善临床治疗效果。从心理学角度讲疼痛所引起的情绪变化对记忆具有暗示效应。伤害性刺激所造成的痛苦会引起患者对某些类似经历的回忆,从而加重其抑郁心情。同时,患者所处的环境和发病前的经历及精神状态直接影响患者术后抗病情绪,减轻其痛苦感觉。另外,疼痛作为一恶性刺激,机体应激反应增高,心脏做功、心肌耗氧、机体代谢均明显增加,若不及时得到控制,对机体亦有极大的伤害。PCA 的镇痛方法迎合了患者的心理,在解决疼痛的同时进行了心理治疗。

三、患者自控镇痛药理学基础

不同途径 PCA 的镇痛机制不同,不同个体在不同条件下,所需最低有效止痛药剂量和最低有效血药浓度不同。使用常规剂量的止痛药物存在着剂量不足和用药过量的双重危险。同时,有许多报道证实,间断注射或口服止痛药物难于保证患者血液中稳定的药物浓度。间断肌内注射吗啡后患者血中吗啡浓度峰谷浓度波动极大。静脉持续滴注过程中血浆吗啡浓度逐渐增加,有过量中毒的危险。由此可知,间断注射镇痛药物,患者血浆药物浓度波动较大,或低于有效浓度或接近中毒水平;持续静脉注射过程中,血药浓度逐渐升高难以维持在恒定水平。只有 PCA 治疗可维持血药浓度持续接近最低有效镇痛浓度(minimum local analgesic concentration, MLAC),若超过正常的 MLAC 范围,患者可表现为镇静、嗜睡、甚至中毒(图 2-1)。

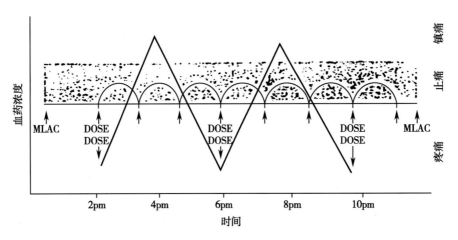

图 2-1 PCA 与间断肌内注射阿片药物时血药浓度和镇痛效应的比较

局部麻醉药也一样,当单位时间内给药剂量过多或持续给药剂量过大,血药浓度持续增高时可出现心脏毒性。因此,合理选择用药的剂量与模式极为重要,如用 1% 利多卡因硬膜外 LCP[负荷剂量 1mg/kg+持续剂量 0.2mg/(kg·h)+PCA10mg/ 次]模式给药,其峰值血浓度(C_{max})出现的时间(T_{max})为 15min, C_{max} 为(1.006±0.305 3)μg/ml, 24h 的稳态血药浓度(Css)为(0.446±0.224)μg/ml,每按一次 PCA 利多卡因的血药浓度在原基础水平上升 21%~23%, 45min 降回原水平;证实此方法安全可靠,有利于维持 MLAC 达到满意的止痛效果(图 2-2)。另外静脉注射阿片类药物(如哌替啶),其血药浓度和止痛效应之间个体差异很大(图 2-3)。患者严重疼痛时最高血药浓度和无痛时 MLAC 不同，并且严重疼痛时最高血药浓度与 MLAC 两者之间有效区域很狭窄，其线形斜率是陡峭的。

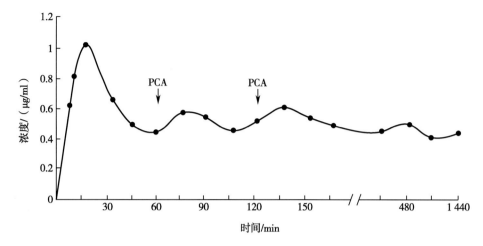

图 2-2　硬膜外 LCP 模式用药时利多卡因血药浓度 - 时间曲线

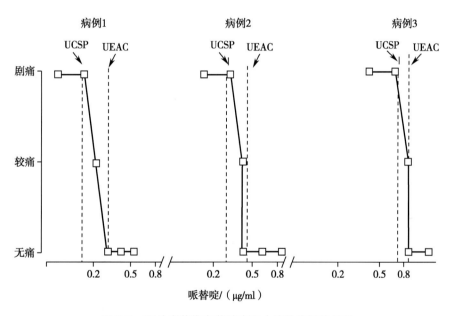

图 2-3　阿片类药物血药浓度和止痛效应间的关系

四、患者自控镇痛临床分类

PCA 可经静脉（PCIA）、硬膜外腔（PCEA）、皮下（PCSA）、蛛网膜下腔（S-PCA）、靶控输注（TCI-PCA）或外周神经阻滞（PCNA）进行，其中采用超声引导下的神经阻滞，联合不同种类镇痛镇静药物的多模式镇痛是目前镇痛的方向，临床最为常用。

1. PCIA　操作简单，适用药物较多。阿片类药、非甾体抗炎药、具有镇痛作用的麻醉药如氯胺酮等均可使用。PCIA 起效快、效果可靠、适应证广泛，如癌痛、术后痛、创伤痛、烧伤后疼痛、炎症疼痛等。但其用药针对性差，对全身影响较大。临床上 PCIA 经常选择不同种类的镇痛镇静药物进行联合用药，如芬太尼、舒芬太尼、氢吗啡酮、地佐辛、布托啡诺、纳布啡、丁丙诺啡、艾司氯氨酮、右旋美托咪啶和非甾体抗炎药(nonsteroidal antiinflammatorydrugs, NSAIDs)。超声引导下的神经阻滞、术前单次局部麻醉药物神经阻滞或者术后留置导管连续输注低浓度的局部麻醉药物神经阻滞联合不同类型的阿片类药物和 NSAIDs 静脉 PCA。

2. PCEA 适用于胸背以下区域性疼痛的治疗。硬膜外腔阻滞最早使用的局部麻醉药包括利多卡因或布比卡因,后者作用时间长、止痛效果确切。目前多选用 0.125%~0.25% 局部麻醉药与阿片类药物联合。临床研究证明局部麻醉药与阿片类药物联合使用可降低两种药物用量,减少药物的毒性和副作用。近期有用新型长效局部麻醉药罗哌卡因行 PCEA 镇痛的报道。PCEA 用药量小,止痛效果可靠,持续时间长久,且作用范围局限,对全身影响相对较小,可用于分娩痛、胸腹部、下肢等术后或此类部位的癌痛治疗。但其操作相对复杂,无菌要求较高;阿片类药物,尤其吗啡硬膜外腔注射可发生延迟性呼吸抑制。因而,PCEA 的应用具有较高的选择性。其锁定时间也要相应延长。临床常用的 PCEA 用药方案包括新型长效局部麻醉药罗哌卡因、右旋布比卡因等联合不同类型的阿片类药物。

3. PCSA 皮下置管可行 PCSA,药物可采用吗啡、丁丙诺啡等;氯胺酮行 PCSA 的报道亦引起了临床关注。

4. S-PCA 术前蛛网膜下腔穿刺留置导管麻醉,术后留置导管行 S-PCA,分别采用低浓度的新型长效局部麻醉药罗哌卡因联合不同类型的阿片类药物进行 S-PCA 多模式镇痛多。适合治疗下腹部手术后疼痛与下肢肿瘤患者的顽固性癌痛。

5. TCI-PCA 靶控输注 PCA 泵,采用瑞芬太尼静脉 TCI-PCA,可以在产妇宫缩发动时按压追加键(Bolus),取得较好的镇痛效果。适合于术后患者镇痛及产妇分娩静脉镇痛。

五、患者自控镇痛专用设备指标的设定

PCA 需要专用设备,即 PCA 泵。20 多年来 PCA 泵的研制不断地发展更新换代,随着计算机技术在临床医学中的普遍应用,1990 年微电脑 PCA 泵问世,PCA 治疗的精确性、可靠性及安全性得到很大提高。

1. PCA 泵多项指标的设定

(1)药物浓度:在配制 PCA 的镇痛药时,以其中一种药物的浓度作为设置标准,其单位为 mg/ml 或 μg/ml。

(2)负荷量:负荷量指 PCA 开始时首次用药剂量。PCA 原则上由患者根据自己的感觉自行用药。但为了减少操作、迅速止痛,负荷量多由临床医务人员给予。其用药方法及药物代谢规律与普通单次用药相似,但以较小剂量为宜,如硬膜外注射 0.125% 罗哌卡因 5ml + 芬太尼 10μg/ml 或 0.125% 罗哌卡因 5ml + 丁丙诺啡 15μg/ml 或静脉注射哌替啶 10~20mg 等。临床椎管内麻醉的术后患者,其术中所用麻醉药亦可视为负荷量。

(3)PCA 剂量或追加量或指令量:PCA 开始后,患者疼痛未能消除或疼痛复发时所追加的药物剂量称为 PCA 追加量。理论上追加量应等于从血中或中央室的清除量,从而使中央室或血中止痛药物浓度维持在最低有效水平。因此,追加量不可过大,以免造成血药浓度骤然升高,但剂量过小,必然会增加用药次数;以吗啡为例,其在硬膜外止痛中最适宜的追加量为每次 0.1~0.5mg。

(4)锁定时间:即两次用药的时间间隔。设置锁定时间的目的在于防止在前一次所用药物完全起效之前重复用药而造成药物过量。锁定时间的长短应根据所用药物的性质和使用途径而定,如吗啡静脉注射自控止痛的锁定时间多定为 5~10min,而硬膜外注射的锁定时间应延至 10~30min,利多卡因和罗哌卡因硬膜外 PCA 的锁定时间分别为 10min 和 20min。

（5）持续给药或背景剂量：为减轻患者的操作负担，有人试行 PCA 在一定基础上进行，即在持续用药的基础上由患者酌情自行加药。然而实践证明即不设置基础剂量，长时间使用亦可引起某些敏感患者镇痛药物过量中毒，所以这种方法在某种意义上违反了 PCA 基本原则。但是在一些特殊情况下，通过计算将此剂量控制在最低水平（0.5ml/h）或夜间睡眠时参照日间用量设定基础剂量有利于保证患者良好的睡眠。

（6）单位时间最大剂量：由于患者之间个体差异较大，为防止反复用药造成过量中毒，PCA 间期多以 1h 或 4h 为间隔限定单位时间的最大使用量，如国外吗啡静脉注射最大剂量为 10～30mg/4h，哌替啶 100～300mg/4h 或 PCEA 丁丙诺啡 0.12～0.2mg/h。本项可由医师自己选择 1h 或 4h 的药物限量。

（7）PCA 的泵药速度：每次 PCA 药物的甭药速度可依药物剂量、浓度、患者的实际需要进行设计调整，最快为 100ml/h，也可调至于 1～15ml/h；每次按压有效的 PCA 时，机器可经倒计数方式显示注药的百分数。

2．异常情况的显示与报警　使用 PCA 泵时注意观察下列提示，并给予处理：①输液管闭塞，请检查输注管道；②药盒没有装上；③输液管有空气或已注射完毕，请排气或交换药盒；④电池不足，低电压，请更换电池；⑤ PCA 手键没有接上；⑥药盒没装药液或空药盒，请更换新药盒；⑦药量设定过低重新设定；⑧药物剂量设定不相符，请检查；⑨ PCA 泵在静止状态，开启后没有工作；⑩镇痛溶液注射即将完毕。

3．使用中的实时记录

（1）患者总按压数与实际进药数：PCA 泵中记录患者按压追加键的总次数和实际进药次数。PCA 期间总按压次数可以反映患者用药需求的欲望，即镇痛越不满意的患者想改变这种痛苦愿望就越强烈，按压的次数就会越多，反之亦然。D1/D2 比值可作为评价镇痛效果的一项客观指标，其比值小于 2 的患者中，镇痛效果优良率（VAS＜3）占 97%，提示 D1/D2 比值是一项评定镇痛效果有价值的参考指标。

（2）所进药物的总量：在 PCA 泵的显示窗上，可随时显示治疗药物所进入机体的剂量（mg 或 ml），有利于了解和评价 PCA 效果。

（3）所剩药液的容量：长时间 PCA 治疗后，泵盒中所剩余药液的容量（ml），为继续进行 PCA 可维持多长时间提供参考。

（4）所有记录可清除：第 2 个病例启用 PCA 泵时，应清除前一患者应用所记录的有关数据，重新开始。

（5）查阅与打印：PCA 治疗整个过程中，泵的运行情况、治疗参数、异常现象、报警原因、暂停时间、重新启动时间等可查阅和打印，这对 PCA 的整体评定及总结极有价值，为临床科研提供了各种完整的数据。

六、患者自控镇痛的给药模式

1．PCA 给药的模式　①单纯 PCA：患者全程自控，感觉疼痛时自行按压启动键；②持续给药＋PCA：用持续方法给一定剂量的基础药物，感觉疼痛时自行按压启动键；③负荷剂量＋持续剂量＋PCA（简称 LCP）：先给一个负荷剂量，再给持续剂量，患者感觉疼痛时再按压 PCA 启动键；④神经阻滞＋PCA：手术结束时先行区域性神经阻滞，然后使用上述模式的 PCA，这样可明显减少镇痛药物的用量；如开胸手术后，先用 0.25% 丁哌卡因行切口处的肋间神经阻滞，然后再接上 PCA 泵。有研究表明，用负荷剂量组明显优于无负荷剂量组，且更有利于维持患者所需的 MLAC。PCA 使用 LCP 模式给药具有如下优点：①负荷剂量能尽快达到 MLAC，持续用药能使血药浓度更为恒定；②能够改善镇痛效应，尤其便于睡眠期间镇痛效应的维持；③易于通过间断启动 PCA 泵追加药物达到满意的止痛效果。但此方法亦有一定缺点，主要是个体差异难以确定合适的持续给药剂量、速度，尤其睡眠状态时，可能出现用药过量；故在设定 PCA 泵的程序中必须精心构思。最新的研究认为，只要选择适当的负荷剂量和持续剂量，（如 PCEA 用 0.001 5% 丁丙诺啡或 0.005%～0.01% 吗啡溶液负荷剂量 5ml，持续剂量 0.5ml/h）可使血药浓度更易维持在 MLAC 内，各年龄组亦无用药过量的现象。但是对不同药物，不同浓度的镇痛液是否用负荷剂量或持续剂量仍值得研究。

2. **PCA 的用药时机**　①超前镇痛：在手术之前即开始上 PCA 泵，如联合麻醉的患者，先行硬膜外 LCP，然后全身麻醉诱导；②术后镇痛：手术结束时患者未出现疼痛时连接 PCA 泵，或手术结束后间隔一段时间患者疼痛明显时链接 PCA 泵。

七、特殊患者自控镇痛的治疗

1. **分娩镇痛**　为减少镇痛药物对胎儿的影响，分娩镇痛多采用 PCEA，而麻醉平面不得超过 T_{10} 水平，临床可使用低浓度长效局部麻醉药如 0.06%～0.08% 罗哌卡因 +1～2μg/ml 舒芬太尼或加微量肾上腺素或加 6～8mg/ml 曲马多，首次量 4～6ml，追加量 3～5ml，锁定时间 10～15min，并视止痛效果和麻醉平面调整用量，多可取得良好的临床效果。

2. **癌痛治疗**　癌痛患者早期多已口服或皮下注射阿片类药物，如口服无效可改为吗啡 PCNA，负荷量为口服剂量的一半，追加量为全日剂量的 1/10，锁定时间为 30min，PCNA 不能良好止痛可改为 PCEA，其每日最大量为皮下用量的 1/50，追加量为每日药量的 1/10，锁定时间为 30min。癌痛患者多已长期使用阿片类药物，部分患者已成瘾，因而其对阿片类药物敏感性个体差异较大，难以制定统一的用药方案，故应根据患者个体情况进行用药。

3. **小儿 PCA**　多数 5 岁以上小儿能在医护人员或其父母的帮助下成功地进行 PCA 治疗。但应注意：①必须向患儿及其父母强调由患儿根据自身疼痛情况追加药物；②锁定时间可适当延长；③如有头晕、头痛及用药部位疼痛应及时报告；④医护人员应严密观察患儿的呼吸及意识情况；⑤ PCA 不可用于与原发部位无关的疼痛如头痛、咽喉痛等。小儿 PCA 以吗啡和丁丙诺啡最为常用，其最大负荷量、追加量均应小于成人用量。

4. **烧伤患者治疗 PCA**　为避免椎管内感染和减少操作创伤，烧伤患者多选用 PCIA。创面的治疗、换药等操作常可加重患者的疼痛程度，因而同一患者在不同时间用药量即追加量应有较大幅度调整。烧伤患者病情复杂，PCA 过程中应综合考虑其健康状况，治疗方式及既往用药情况，合理制定并适时调整用药方案。

5. **创伤疼痛治疗**　对于创伤如车祸外伤等。疼痛是患者极为痛苦的症状，在诊断明确且行保守治疗的患者，可进行 PCA 治疗，减少痛苦，有利于病员配合医师和护理的其他治疗。

6. **神经灼痛治疗治疗**　典型的特发性或继发性神经痛（如带状疱疹后神经痛、肌肉神经损伤引起的锐痛、周围神经炎所致幻肢灼痛等），可选用 PCNA/PCEA 或超声引导下的联合低浓度的局部麻醉药物神经阻滞 + 不同类型的阿片类药物静脉 PCA。

7. **腰下肢痛**　腰腿痛或腰骶痛的急性发作，尤其是其他疾病合并腰骶痛，如 COPD 严重咳嗽合并腰痛症等，可选用 PCEA。

8. **心绞痛治疗**　持续胸部剧烈疼痛（与体位呼吸无关），如急性心肌梗死的心绞痛，典型胸部疼痛，尤其以胸骨为中心突发性剧烈疼痛，硝酸甘油常对此无效者，可选用 PCEA（T4 硬膜外置管，用 0.5% 利多卡因或 0.25% 罗哌卡因）。

八、患者自控镇痛的管理

1. **APS 的产生**　术后患者约有 50%～80%，有中重度疼痛；Warfield 等调查发现术前 57% 的患者对术后疼痛有所忧虑，42% 的患者迫切关注术后疼痛的程度及康复状况，由此提出术后镇痛之迫切需要，尤其 PCA 术后镇痛是急性疼痛治疗中的重要一部分，它不仅可以改善患者的生活质量，减少并发症，而且可缩短住院天数，降低住院费用；但是，PCA 治疗过程较为复杂可能出现各个环节的差错，因此对镇痛医师的要求较高。从 4 000 例以上患者的 PCA 研究中可以看出未行规范化管理时的缺陷有：①并发症发生率较高，呼吸抑制为 0.1%～0.99%、恶心呕吐 20%～29%、瘙痒 12%～14%、血压过低 0.5%～5.1%；②特殊病例镇痛质量不高，术后 25%～31% 小儿仍有中度以上疼痛，对尿潴留和瘙痒等不良反应以及未成熟儿呼吸抑制等的观察和处理，小儿硬膜外镇痛的护理等问题都较为特殊；③既往已使用阿片类药治疗的慢痛患者（COCP）的术后镇痛和高危患者的个体差异等特点都对术后镇痛的发展和管理提出了挑战。因此，Readg 等于 1988 年首次提出并描述了，APS 管理模式，该模式以麻醉科医师为主体，培训护士并发挥其作用，在 APS 的正规管理和统一运作之下，取得了可喜成绩，并发症亦明显降低。

2. **APS 作用**　Ready 等首次提出 APS 时，总结其作用有：①改善术后镇痛；②麻醉住院医师术后疼痛管理培训；③应用并提高新的镇痛技术；④进行镇痛领域的临床研究；⑤监测和处理镇痛的不良反应及并发症。APS 本身费用较高，目前对于 APS 能否降低 PCA 费用尚有不同观点，但通过 APS 的正规管理降低医疗费用无疑也是 APS 目的之一。随着 APS 的优化组合其优越性越来越明显。

3. **APS 管理**　APS 采用 24h 负责制，每天 12 时交接班，所有接受疼痛治疗的患者由当天值班 APS 医师管理，处理报警及其他问题。APS 有专门的申请单、登记表和常规护理记录单。镇痛医师开出医嘱，病房护士对 PCA 的患者每 1h 测呼吸一次；PCA 后每 15～30min，测血压和心率各一次，连续 4～8 次都显示平稳后改每 6 小时 1 次；APS 医师每天定时巡视 4 次，巡视时进行 VAS 评分、BCS 舒适评分、镇静评级和用掌式仪测定 SpO_2，察看 PCA 泵运行情况，了解术后镇痛反应可能出现的并发症、高危或高龄患者特殊处理及有关数据登记。PCA 药液的配制由专门一名护师按协定处方和 / 或科研计划要求随机选择。PCA 患者一般回各自病房，重症患者进入 ICU；心功能 >Ⅲ者则需 24h 连续监测 ECG、Bp、HR、SpO_2。设立专线电话，病房护士与 APS 医师保持密切联系，保证 PCA 的正常运转。PCA 结束时由 APS 医师撤除 PCA 装置及拔出导管。国内 APS 是一项有偿服务，疼痛患者支付了费用得到了服务，深受患者家属的欢迎。

广州市第一人民医院 1997—1998 年应用 Grasby9300 或 Grasby3300PCA 进行急性疼痛 PCA 治疗 4 000 例，PCA 的分布：硬膜外 PCA 占 95%、静脉 PCA 占 4.0%、外周神经阻滞 PCA 和皮下 PCA 各 0.5%。PCEA 患者情况：男 / 女之比例为 1：2.5；年龄 5 个月～93 岁，体重 6.0～90kg，留管时间（2.0±0.8）d。各科 PCA 比例分别为：妇科 90%、产科 88%、泌尿外科 25%、矫形外科 14%、普通外科 20%、其他 3%～10%。PCA 的镇痛评定（VAS）优良率（0～3）为 99%。并发症：恶心呕吐为 2.5%～10%，胸闷感（但 SpO_2>95%）0.1%；呼吸抑制（RR<10 次 /min，SpO_2<90%）0.05%；嗜睡 5.0%；瘙痒 1.0%；血压过低 0.1%；头昏 0.25%；寒战 0.15%；未留置尿管患者其尿潴留的发生率约 20%。

4. **PCA 的优缺点及研究方向**　Kluger 等总结归纳术后 PCA 主要优点有：①止痛药的使用时功能真正做到及时、迅速；②基本解决了患者对止痛药需求的个体差异，获得最佳效果；③降低了并发症发生率；④有利于维持生理功能稳定；⑤有利于患者充分配合治疗，有利于患者咳嗽排痰，有利于肠蠕动,尤以 PCEA 为明显,促进早日康复;⑥显著减轻护士工作量。

PCA 虽已获临床推广,但仍存有某些不足:①人为的失误造成呼吸抑制,如电脑程序设置错误、按钮被意外启动等致用药过量;②PCA 治疗机故障,如按钮失灵、电源中断、注药泵意外破裂等;③单向活瓣性能不佳或安装错误或一次性泵的质量问题均可严重影响 PCA 的效果和安全性;④目前生产经销 PCA 泵的品牌有许多种,必须根据临床需要严格选择。

迄今为止,有关 PCA 的文献对 PCA 药理学基础方面的实验研究较少。各种阿片类药物药代动力学的参数(清除率、分布容积和半衰期)与 PCA 用药参数(负荷剂量、Bolus 剂量、锁定时间)之间的相关性尚不十分清楚,阿片类药在 PCA 中的药代动力学及药效动力学尚有待于深入研究。

第二节 中国患者自控镇痛的发展

一、概述

1. 中国 PCA 启动和早期发展期 1976 年随着第 1 台 PCA 的问世,PCA 治疗才逐渐开展。随着计算机技术快速发展,并与医学的紧密结合,在 20 世纪 90 年代初出现电子 PCA 泵。国内自 1993 年开始,PCA 的理念逐步得到推广,1994 年后一些医疗机构开始应用并采用多种形式推广 PCA 镇痛技术,使得 PCA 技术的应用逐步发展。

1988 年河北医学院附属第四医院张立生教授在河北承德市组织召开第一届全国疼痛学术交流会,当时国内以单次硬膜外注射小剂量的吗啡进行术后镇痛为主。

1993 年国内由罗爱伦、黄宇光和佘守章开始引进 PCA 理念。黄宇光教授在广西报道了《国外 PCA- 机械泵用于术后镇痛》,宣传 PCA 可用于术后镇痛的理念,启发了国内开展 PCA 的设想。

1994 年广州市第一人民医院购进电子泵应用于临床。Grasby3300 输注泵的大小与形状类似于 Grasby3400 输注泵,医师可以预先设置电子镇痛泵的各项参数:负荷剂量、持续剂量、追加量(Bolus)、锁定时间,4h 单位时间里的安全限定剂量,还有安全保险锁盖,防止误按。术后镇痛的好坏直接影响着患者术后舒适度与康复质量,PCA 比传统镇痛方式有所进步。PCA 强调患者自身参与,患者可利用根据自身疼痛程度,自己按压 PCA 追加键给予医师预设剂量的镇痛药物,以达到个体化镇痛治疗的目的。PCA 技术可解决不同患者、不同时刻、不同疼痛强度下的镇痛要求,成为解决疼痛个体化差异的有效手段。

1995 年 5 月佘守章考察了新加坡中央医院,其麻醉科有 20 台 PCA 泵用于术后镇痛工作,并成立专门的 APS 小组,印象深刻。PCA 遵循了疼痛治疗的最低有效浓度原则,满足了患者自我参与的心理需求,是实现连续预防性镇痛的有效手段。与传统的肌内注射、口服给药等镇痛方法相比,PCA 具有用药量小、血药浓度恒定、与剂量相关的药物副作用少、使用方便、镇痛及时、患者镇痛自主性强等特点,可降低不良反应发生率、提高患者满意度、缩短住院时间,降低总体医疗费用。

1995 年 9 月在北京国际会议中心举行的国际麻醉学术交流会,广州报道了《硬膜外 PCA 临床应用研究》,获得广泛好评。有意思的是,当时国外一家企业在北京做了一个调研,结论是 PCA 不适合于中国,其 PCA 产品放弃了中国的市场。

1996 年于《疼痛学杂志》发表《病人自控镇痛进展》综述。1997 年 3 月于《临床麻醉学杂志》发表《术后硬膜外病人自控镇痛的临床研究》论著。1997 年 9 月佘守章在中华医学会麻醉学分会年会(沈阳)卫星会议上作了《PCA 在中国应用的前景》专题报告,会场 500 余人,反映良好。国内应用低龄低体重小儿（0.5岁、6kg）联合麻醉术后硬膜外PCA（PCEA），追加键是由家长控制，患儿镇痛效果良好的经验，在德国慕尼黑工业大学医学院学术交流中，其文稿和图片被图书馆收藏（图2-4）。

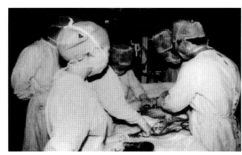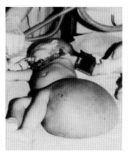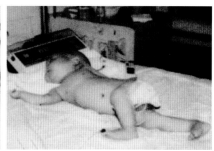

图2-4 低龄低体重小儿（0.5岁、6kg）联合麻醉术后PCEA，由家长追加键控制，术后镇痛效果良好

1998年中华医学会全国疼痛年会（郑州）作《PCA电子泵的设计与应用》专题报告，随后在广东省、湖南省、辽宁省、四川省、河南省、江苏省、北京市和上海市等多地到全国巡讲，为PCA在中国快速发展起到了强劲的助力作用。

2. PCA技术规范和蓬勃发展应用期 随着PCA技术应用研究逐渐增加，国内开展较早的医疗机构和学者逐步通过论文、书籍介绍、会议宣讲等形式规范PCA技术应用，促进了PCA技术在国内的蓬勃发展应用。

1997—2001年广州市第一人民医院在《中华麻醉学杂志》等杂志上发表PCA临床应用研究和管理系统论文10余篇，率先报道PCEA临床镇痛效应优于PCIA、报道腰麻与硬膜外联合麻醉后PCEA镇痛的安全性与有效性研究、报道术后硬膜外持续输注低浓度局部麻醉药＋硬膜外小剂量阿片类药物Bolus联合药用，可提高镇痛疗效。

1999年罗爱伦教授主编《病人自控镇痛——镇痛治疗新概念》专著由北京医科大学中国协和医科大学联合出版社出版发行。

1999—2001年广州市第一人民医院举办急/慢性疼痛治疗讲习班，连续3年黄宇光教授前来广州讲学，并邀请全国内分泌主委唐福林教授，同时，举办学习班时，学员边听演讲、边操作实践，让人真正体会到PCA的优势，并掌握其操作方法，减少PCA设置错误及异常报警，将PCA急性疼痛治疗研究成果推广服务于患者。同期，还分别前往澳大利亚、英国、德国、美国、瑞典、加拿大等国考察交流，增加了PCA应用的信心。

2001年由佘守章组织在《广东医学》杂志发表《努力推动自控镇痛新技术的不断发展》述评和专家笔谈，介绍领域的新理论、新技术、新进展、新观念、新方法、新动态，传播新信息，努力推动中国PCA不断发展。

2005年PCA作为术后疼痛、分娩疼痛、癌性疼痛、慢性疼痛治疗的标准方法，已经得到广泛的临床应用和管理中。其实，PCA是利用药代学和药效学特点为方便医护人员与患者临床应用的典型转化医学实践。因此，PCA的发明对疼痛治疗及其研究具有里程碑意义，是实现围手术期镇痛管理目标——即安全、无痛、舒适地度过整个围手术期的有效手段。

2010年由佘守章发起组织广东12家医院术后PCA镇痛现状多中心调查研究（共收搜集有效数据5245例）。同时，组织筹划撰写在《广东医学》杂志术后PCA及其相关的述评和专家笔谈，促进了中国多模式镇痛临床发展的进程。

不同PCA方式，如静脉（PCIA）、硬膜外（PCEA）、皮下（PCSA）、蛛网膜下腔（S-PCA）、靶控输注（TCI-PCA）、预先镇痛或超前镇痛、预防性镇痛和超声引导下的神经阻滞等；不同种类镇痛镇静药物的选择或组合,如舒芬太尼、氢吗啡酮、地佐辛、布托啡诺、纳布啡、丁丙诺啡、艾司氯氨酮、右旋美托咪啶和非甾体抗炎药,以及新型长效局部麻醉药罗哌卡因、右旋布比卡因等,更加丰富了 PCA 多模式镇痛的内容。新概念提倡将镇痛治疗时间拓展到术前、术中和术后,采用持续、多模式镇痛方式覆盖整个围手术期,以彻底消除手术应激创伤引起的疼痛,并防止和抑制中枢及外周的敏化,从而取得完全、长时间的有效镇痛。

2015 年于《广东医学》杂志疼痛治疗专题发表述评《地佐辛——一个尚待进一步认识的独特镇痛药物》,鼓励医师尝试采用有利于患者安全舒适镇痛的设计方案,加深对阿片类药物进展的了解,规范用药,促进 ERAS 的进步。2016 年黄文起教授又组织广东省术后镇痛现状多中心调查研究(12 家研究单位)收搜集有效数据 4 538 例调查病例,并与 5 年前的广东省术后镇痛现状多中心调查结果进行了对比分析,为完善镇痛措施打下了基础。

3. PCA 滞缓期　PCA 发展并不是一帆风顺的。2012—2016 年期间随着国内不同镇痛泵不断推出,术后镇痛的广泛开展,与此同时术后急性疼痛管理缺位,导致 PCA 技术应用进入滞缓期。

2012 年临床术后疼痛治疗管理出现一些问题。当时 PCA 发展瓶颈,患者分散、效率低、不能掌控全局,PCA 泵信息反馈不全、镇痛管理缺失或欠规范、满意度不高、效率低下、麻醉科医师无奈;镇痛信息搜集不全、有些医疗单位的镇痛管理形同虚设、患者满意度低、外科医师抱怨镇痛不全、镇痛管理缺失、甚至存在镇痛不良反应、镇痛并发症、医疗风险或纠纷的隐患。

2013 年由于器材招标,五花八门的机械泵都参与竞争,出现低质机械泵,严重影响着市场及其治疗质量,加上有一些医院麻醉人员短缺,镇痛管理跟不上,用机械泵代替电子泵失去了患者自控的作用,社会上抱怨的情绪大。APS 建设相对薄弱。

2012—2016 年 PCA 发展滞缓。怎么办？出路在何方？改进器材,走智能化、信息化、专业化的道路才是唯一的出路。

二、患者自控镇痛的未来——智能化患者自控镇痛

1. 智能化患者自控镇痛　智能化患者自控镇痛(artificial intelligence patient controlled analgesia,Ai-PCA)启蒙推广随着信息技术和物联网技术的发展其在医疗领域的应用也越来越多。2013—2017 年在中国麻醉同仁的共同努力下,对传统 PCA 进行改革,结合物联网和人工智能实现了镇痛的信息化和智能化,形成了新型镇痛技术体系——Ai-PCA 系统。

Ai-PCA 系统由具有无线通信功能智能输注装置和一次性专用储液药盒、无线传输设备、移动查房系统、中央管理系统等组成(图 2-5)。

2018 年 1 月黄文起教授于《广东医学》发表《让疼痛治疗朝着精准医疗的方向发展》述评,期望新时代疼痛治疗能够朝着精准化医疗的方向发展,促进精准镇痛的前行。徐军美教授提出围手术期 3W 镇痛理念(即 When,Where,What),显示多模式、多维度、全空间镇痛策略。

2018 年 10 月《中华麻醉学杂志》发布《术后智能化病人自控镇痛管理专家共识》。Ai-PCA 具有远程监控智能报警、智能分析与评估等功能,该技术实现了疼痛主观感受和镇痛需求在医护面前的即时客观表达,克服了 PCA 捕获与响应的技术缺陷,可自动记录并保存医嘱参数、自控键按压频率和报警等信息,显著提高了医嘱执行情况的智能反馈水平,实现了术后镇痛过程的动态管理和实时智能质控,对疼痛学相关研究具有重要意义。人工智能(artificial intelligence, AI)引入麻醉学科领域,开创了大数据预防性镇痛的新时代,如何让患者获得更好的医疗？如何让患者享有安全舒适高质量的麻醉医疗服务？如何加强 Ai-PCA 研究,这已成为医疗领域乃至全社会关注的热点问题。

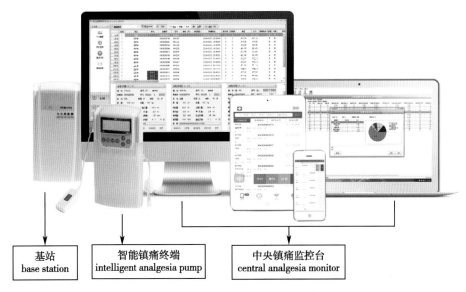

| 基站
base station | 智能镇痛终端
intelligent analgesia pump | 中央镇痛监控台
central analgesia monitor |

图 2-5 无线智能镇痛管理系统（WAMS）组成示意图

2019 年在国内镇痛治疗学界加大力度推广 Ai-PCA 理念、倡导围手术期 Ai-PCA 工作，进一步研究 Ai-PCA 有效的方案，解决 Ai-PCA 临床实践中的难题，加速术后 Ai-PCA 发展来满足人民群众的需求。2019 年 8 月《智能化病人自控镇痛管理关键技术及临床应用》，获得中国抗癌协会科技奖二等奖，值得宣扬。

2. Ai-PCA 加速发展期 2020 年 6 月《广东医学》发表述评《加快智能化术后病人自控镇痛和分娩镇痛的临床应用研究》，专家笔谈《智能化病人自控镇痛系统创新及其遵从的法规与标准》《术后智能化病人自控镇痛管理专家共识解读》，专业论文涉及胸部、腹部手术，分娩镇痛等多个方面。通过"述评 - 专家笔谈 - 论文"方式，促进智能化镇痛技术不断发展，改善舒适化医疗安全进步，遵循以人为本的理念，加速康复外科（ERAS）理念下，优化疼痛处理措施，提高镇痛质量，达到精准镇痛医疗效果，实现患者安全、无痛、舒适，医护人员工作高效、安全、快捷、规范的云数据管理目标，促使围手术期优化镇痛服务精准勇毅前行。

3. Ai-PCA 系统创新期 在 Ai-PCA 泵上增加传感器、信息返馈、评估系统，增加智能"大脑"，不仅能在患者疼痛发生时进行镇痛补救，甚至可能在疼痛即将发生时进行预防性镇痛，建立高质量大数据集成、实时计算运行、高并发处理能力、信息筛选和融合的智慧系统管理，使其形成一个精准诊疗闭环，成为镇痛之"眼"的即时临床决策系统，成为互联互通可穿戴式远程"镇痛云平台"。

从 20 世纪 90 年代 PCA 以来，已经在中国医护人员和手术患者中深入人心，但是在 ERAS 理念的推动下，术后镇痛管理正发生着不断的发展和变革：从"单一患者自控镇痛"向"多模式镇痛"转变、从"阿片类药物主导型镇痛"向"阿片类药物节约型镇痛"、从"麻醉科单独负责"向"麻醉科牵头的多学科协作共管"转变、从"关注术后急性疼痛"向"关注术后急性疼痛慢性化"转变，通过术前疼痛预康复、术中预防性应激控制和术后疼痛治疗，可实现患者术后快速康复 ERAS 的目标。

综上所述，根据中国的 PCA 发展的自身特点，PCA 可分为四个阶段：1993—1998 年 PCA 技术引进启动期，1999—2011 年 PCA 临床应用大发展期，2012—2017 年 PCA 滞缓期，2018—2021 年中国自主创新 Ai-PCA 启蒙推广和加速发展期。呼吁：改变传统观念，契合 ERAS 理念，采取大数据新处理模式，加强围手术期规范化 Ai-PCA 研究，提高 Ai-PCA 质量，提升 Ai-PCA 患者满意度，促使 Ai-PCA 向着智慧化方向发展，更好地服务于广大患者。

（佘守章 黄宇光）

参 考 文 献

[1] SECHZER P H, Study in pain with analgesic demand system[J].AnesthAnalg, 1971, 50(1): 1-3.

[2] BOWER G H. Mood and memory[J]. Am Psychol, 1981, 36(1): 129-132.

[3] 佘守章, 吴晓军, 陈远伟. 术后疼痛时病人超声心动图的改变 [J]. 中华麻醉学杂志, 1989, 9(1): 19-21.

[4] 佘守章, 孙大金. 不同药液硬膜外镇痛时病人心血管功能变化的研究 [J]. 中华麻醉学杂志, 1989, 9(4): 198-200.

[5] CHAPMAN C R. Psychological aspects of postoperative paincontrol[J]. ActaAnesthesiologica Belgica, 1992, 43(1): 41-45.

[6] 黄宇光, 张秀华, 任洪智, 等. 一次性病人自控镇痛用于术后镇痛的临床观察 [J]. 麻醉学论坛, 1995, 2(1): 2-3.

[7] 佘守章. 病人自控镇痛进展 [J]. 疼痛学杂志, 1996, 3(4): 209-211.

[8] 佘守章, 刘继云, 许立新, 等. 不同配伍丁丙诺啡用于硬膜外病人自控镇痛(PCEA)临床效应的观察 [J]. 中国疼痛医学杂志, 1996, 2(2): 203-205.

[9] 佘守章, 刘继云, 王娟, 等. 硬膜外病人自控镇痛时利多卡因药代动力学的研究. 中华麻醉学杂志, 1997, 17(6): 557-559.

[10] 佘守章, 许立新, 刘继云, 等. 不同配伍芬太尼术后硬膜外病人自控镇痛应的比较 [J] 中华麻醉学杂志, 1997, 17(3): 245-246.

[11] 中华医学会麻醉学分会 "智能化病人自控镇痛管理专家共识" 工作小组. 智能化病人自控镇痛管理专家共识 [J]. 中华麻醉学杂志, 2018, 38(10): 1153-1157.

[12] SONG YY, HE QL, HUANG WZ, et al. New insight into the analgesic recipe: A cohort study based on smart patient-controlled analgesia pumps records[J]. Frontiers in Pharmacology, 2022, 13: 988070.

[13] 佘守章. 我国由患者自控镇痛到自主创新智能化产品临床应用研究的发展历程 [J]. 中华疼痛学杂志, 2023, 19(1): 167-172.

第三章　医学创新与转化医学

目录

第一节　转化医学概论

一、什么是转化医学

伴随着新的科学理念和研究技术的飞速发展,在医学领域有越来越多的令人振奋的基础研究成果和工程技术不断涌现。但人们逐渐意识到一个重要且富有挑战的问题:如何实现这些重大的研究成果从实验室走到工业、医院甚至家庭的实际场景?如何将这些研究成果从实验室阶段转移至临床阶段?为了跨越基础医学研究和临床医学需求之间巨大的鸿沟,一个全新的研究领域——转化医学(translational medicine)应运而生。事实上,自转化医学提出以来,围绕这一概念的讨论和争论就从未间断,尤其是对其定义及其学科范围至今尚未达成共识。普遍认为,转化医学是连接基础医学与临床应用之间的桥梁,是基础成果应用于临床实践的"引路人"。但如果我们从更加宏观的角度来解读,转化医学则不仅扮演着一名"引路人"的角色,更是涵盖了"提出问题 - 建立方法 - 基础研究 - 临床验证 - 临床应用"等全流程、多学科,在新药物、新技术开发的过程中协调各方、引领方向、推动进展的"领导者"角色。

实际上,转化医学已经不再代表单一的领域或者学科,更多地被表述为一种转化的状态,甚至应该被定义为一种理念和文化。在转化医学理念出现之前,大量的资源被投入医学基础研究,积累产出了大量的新知识、新方法、新论文。但遗憾的是,大量的投入和产出并没有让临床实践得到明显的改善,人类的实际健康状况也并没有得到显著提升。于是,人们开始反思医学研究的目标和实质,并由此提出转化医学研究的概念。2005 年,美国 NIH 院长 Zerhouni 认为,医学研究应以人的整体为研究对象,以患者需求为导向,从临床中发现问题,总结科学问题并由基础研究人员进行深入研究,再将其科研成果快速转化至临床应用,以提高总体医疗水平。这一思路的转变意味着整个医学模式的转变,也标志着医学研究有了新的道路。在摒弃了传统的单纯追求新颖的研究思路后,转化医学建立了以患者为中心,以改善临床为目的,多学科交叉融合,更经济有效的全流程实践研究体系。

近年来,中国的医学专家学者也越来越多地开始践行转化医学理念。四川大学华西医院长期坚持转化医学研究,提供了许多政策及硬件设施支持。而作为中国国内大学、医院转化医学的先行者,四川大学华西医院麻醉手术中心刘进教授经过 20 余年对麻醉新药开发实践与思考,对转化医学的核心内涵进行了更为清晰和全面地阐述,并总结凝练为转化医学"4B + 4P = 4S"的概念。这一简单的公式包含了转化医学研究的起点、途径和终点,是进一步理解转化医学的内涵与外延的途径。

二、转化医学的任务与进展

"4B + 4P = 4S"的概念公式,体现了转化医学的任务与核心内涵。首先,"4B"的含义是"From bedside to bench, back to bedside with better outcome",即问题来源于临床(bedside),通过实验室研究(bench),迅速把研究结果用于临床(back to bedside),且获得更好的临床效果(better outcome)。这意味着,转化医学应当始终把患者的需求放于首位,坚持医学研究的任务和目标应该是挽救更多患者的生命和延长患者的寿命(save more life)、提高患者的生存质量(save higher quality of life)、提高患者满意度(satisfy more patients)以及节约医疗资源(save more medical resources),即"4S"。

在转化医学研究中达到我们的最终目标,就需要在研究过程中,使用新产品(new product),新的手术、诊断、治疗方式(new procedure),新的指南(new protocol)和新的证据(new proof),即"4P",这也是转化医学研究需要完成的任务。

随着对转化医学理念的践行、国家对于转化医学投入的增加以及对转化成果知识产权保护的重视,转化医学在国内外迅速发展,对于转化医学研究的各项要求、规范、指南也逐渐清晰。经过研究者对转化医学研究不同阶段的梳理,总结出了4个阶段的研究路径,即建立基础研究和临床研究之间紧密的内在关系,进行早期的基础/临床研究,并扩展到大型临床研究,进而进行转化医学研究结果的传播、实施及上市后再评价。不同的研究阶段各自独立又彼此紧密关联,清晰而明确的阶段划分,有利于研究者清楚地定位目前研究所处的节点,进行成果评估、风险控制。同时,随着超声技术、光学成像技术、电生理、磁共振、蛋白质组学等技术手段的广泛应用,进一步推动研究成果的创造和转化,并将深刻地改变现有临床模式。

第二节 疼痛监测治疗技术的转化医学

一、疼痛监测技术创新与转化(基于 EEG 和 / 或 EMG 反应研发的系统监测)

2020 年 7 月,国际疼痛学会(International Association for the Study of Pain, IASP)把疼痛定义为:"疼痛是一种与实际或潜在的组织损伤相关的不愉快的感觉和情绪情感体验,或与此相似的经历"。疼痛也不是一种简单的疾病的伴随症状,2002 年第 10 届 IASP 将"慢性疼痛定义为一种疾病"。疼痛严重影响人们的生理和心理健康。但是由于疼痛感受具有主观性,所以客观评估和科学诊断面临非常大的困难。目前缺乏客观且精确的疼痛定量标准,只有主观性较强的视觉模拟评分(VAS)、疼痛数字评分(NRS)评分等用于疼痛强度的评估。现存疼痛评估方式评估精确度有限,且对认知能力和文化水平有较高要求,并不适用于老年患者以及认知障碍患者。因此,利用医学仪器和技术对疼痛程度进行客观评估是一个亟待解决的问题。

1. 脑电图 脑电波信号是大脑神经活动产生的电场经容积导体传导后在头皮上的电位分布,简称为脑电信号。脑电信号是大脑内部状态变化的反应,其中蕴含了丰富的生理、心理和病理信息。

脑电图(electroencephalogram, EEG)则是通过医学仪器脑电图描记仪将人体脑部产生的微弱生物电放大记录而得到的曲线图。它借助放置于头皮上的电极描记出脑神经细胞的自发生物电活动,再通过脑电图仪对所记录的脑电波加以放大,从而反映脑部的动态活动,以研究大脑功能性变化。既往有文献提出,痛觉信息对脑电信号的频率调制作用非常明显,疼痛强度对频率调制幅度有很大的影响,因此,EEG 有可能提供客观的大脑活动模式的测量,作为疼痛的一种代表测量,它具有便宜、易获得的优点,且因为其高分辨的特点能直接评估神经元的激活,并对疼痛活动成分进行解读,在疼痛的评估和预测中起到重要的作用。

目前主要有两种研究方法应用于 EEG 和疼痛的关系。第一种是采用诱发电位的方法来研究慢性疼痛中疼痛或非疼痛刺激的处理是否异常,有些研究发现神经病理性疼痛中伤害性通路的损害与诱发电位的降低有关。第二种则是根据慢性疼痛患者短暂的静息状态脑电图记录,将持续的大脑活动量化为频率的函数。既往研究发现的神经标志物可反映同一个体痛觉的变异性,但尚无个体间痛觉的比较,因此还未建立起可靠的神经指标解释不同个体间的痛觉差异。

随着舒适化医疗在临床工作中逐步开展,程序化镇静镇痛(procedural sedation and analgesia,

PSA）已经成为有创性诊断和治疗操作中缓解焦虑、不适和疼痛的一种应用广泛的镇静镇痛方式。因此，镇静深度和镇痛深度是评价 PSA 有效性的两个最重要的指标。目前普遍在临床中用于监测镇静深度的可靠指标为脑电双频谱指数（bispectral index，BIS）。在镇痛方面，由于缺乏有效的测量手段，术中镇痛效果的评价往往只能通过评估患者心率、血压等生命体征的变化进行预判，而这种方法的灵敏度并不高。理想的临床医学监测手段应该无创、连续、方便，而且能够实时客观地反映机体生理或病理变化。据文献提示，疼痛指数（pain index，PI）越来越多用于评估患者术中对伤害性刺激的反应程度，从而指导麻醉过程中镇痛药物的合理使用。目前已有研究证明在术中进行 PSA 中，脑电 PI 值与 BIS 值存在相关性，脑电 PI 值可作为评价麻醉有效性的可行性的参考指标。此外，镇痛伤害感受指数（analgesia nociception index，ANI）可利用心率变异性（heart rate variability，HRV）来反映交感张力／副交感张力的平衡，从而反映疼痛水平。ANI 是一个近 10 年发展起来的用于监测镇痛程度及伤害性刺激反应程度的新型监测参数。最初，ANI 用于手术麻醉中的镇痛程度的监测，并且 ANI 在镇痛监测和应激水平监测方面已经取得了广泛的临床验证。有研究发现，对于清醒健康志愿者，ANI 与 VAS 评分呈一定程度的负相关，但相关性并不高，结果容易受到受试者不规律的呼吸动作影响，因此，ANI 用于清醒患者疼痛评估的适用性和准确性有待进一步研究。

2. 肌电　表面肌电图（surface electromyography，sEMG），也称动态肌电图（dynamic electromyography，DEMG），是一种通过在皮肤表面放置电极，从而记录邻近神经肌肉系统活动时生物电信号的测定方法。表面肌电信号代表肌肉功能的特征，能够提供有关肌肉活动的信息。通过对这一信号进行分析可以为医学健康专家提供相关诊断信息，从而制定出合理有效的治疗计划。因 EMG 是一种无创的检查手段，在患者中具有较高的接受度，在运动劳损肌肉功能、关节疼痛、脑卒中肢体障碍、工作相关肌肉功能障碍等的评估中均有广泛应用。

目前已有研究表明，局部组织出现疼痛或不适时，该区域内的肌肉将处于紧张、痉挛状态，此时 EMG 会出现相应的变化。通过对该变化的捕捉与测量，可以较为客观地评估出患者的疼痛程度。目前已有研究表明 sEMG 用于疼痛程度评估有一定的诊疗价值，如 sEMG 可反映常年性变应性鼻炎患者吞咽过程的疼痛程度，在辅助诊断带状疱疹后神经痛效果显著，对于临床用药和预后评估具有重要的指导意义，同时与颈肩部的疼痛程度有一定相关性。但由于有运动障碍的患者与健康人的肌电特征可能有所不同，故在利用 EMG 进行疼痛评估的准确性有待进一步确认。

目前，已进行了多项研究探索 EEG/EMG 与主观性疼痛评分（如 VAS 评分、NRS 评分）之间的关系，但并没有一个明确的公式可将 EEG/EMG 结果与疼痛评分联系起来。近年随着人工智能技术逐渐在社会各界引起广泛关注，基于 EEG/EMG 的人工智能技术可挖掘非侵入性神经成像数据，建立计算机辅助诊断解决方案，以促进疼痛监测及评估。因此今后可通过人工智能大数据，对相关数据进行统计分析，从而推论出相互之间的公式和算法，精准指导临床疼痛管理，优化急、慢性疼痛诊疗的临床路径。

二、疼痛治疗技术的创新与转化

随着科技的日新月异，微创介入治疗已成为目前疼痛科治疗各种慢性疼痛疾病的核心技术。微创介入治疗是指一种应用影像设备和电生理检测（超声、C 形臂、CT、内镜、体表诱发电位仪、三维导航等）引导定位后，以穿刺针取代手术刀，以最小的组织损伤，达到精确治疗体内病灶的治疗方法，目前临床上常用的多为神经阻滞、脊髓电刺激、鞘内药物输注系统等。因为微创介入治疗具有创伤小、安全、有效、并发症少和住院时间短的优点，在临床治疗中被广泛应用。

1. **射频治疗技术**　射频治疗技术是通过专用设备和穿刺针精确输出超高频无线电波作用于局部组织,起到热凝固、切割或神经调节作用,从而治疗疼痛疾病,现已成为治疗多种顽固性疼痛的有效手段。该治疗方法分为标准射频(热凝)模式和脉冲射频模式。

射频热凝是将射频能量传送到病变神经处,使其周围的电离子快速运动,从而产生高热,以达到毁损病变神经的效果。与其他神经毁损方法尤其是化学毁损相比较,射频热凝治疗的毁损范围仅限于射频针裸露端周围2~3mm,因此具有定位更准确、治疗效果更好、炎症反应轻微、并发症少、可重复手术等优点,已经逐渐取代其他方法成为神经毁损的首选。但该方法在治疗的同时也会毁损痛、温觉神经,从而出现一定程度的浅感觉减退。有文献报道如果神经毁损不完全,还易出现二次损伤后神经病理疼痛,加重患者病情。

脉冲射频模式是利用间断发出脉冲式电流在组织周围形成高电压场,能够可逆地阻断无髓鞘神经纤维的神经冲动传导。既往研究证实脉冲射频对神经可能产生损伤作用,但其损伤程度轻、可恢复。因此,脉冲射频治疗不毁损神经,又具有显著疗效,因而在疼痛疾病治疗方面拥有巨大潜力和应用价值,是对传统的射频治疗技术的进一步发展和补充。目前其已成为治疗各种慢性疼痛的有效手段之一。

随着射频治疗技术在临床上的广泛应用,为使治疗效果显著且持久,减少并发症,在对射频治疗的各个参数(如电压、温度以及治疗时长等)进行调整和创新的同时,也出现了多种联合治疗的方式。如,最近研究发现腰椎间盘胶原酶溶解联合射频热凝术治疗青少年腰椎间盘突出症,射频热凝消融联合臭氧治疗颈椎间盘突出,以及射频热凝联合多柔比星毁损治疗舌咽神经痛等,随着疼痛治疗技术的不断发展与创新,将能为疼痛患者带来更多创伤小,成本低,疼痛缓解显著且持久的治疗方式,使更多的疼痛患者从中受益。

2. **神经电刺激技术**　目前临床上使用的神经电刺激方法主要包括脊髓电刺激(spinal cord stimulation,SCS)和经皮神经电刺激(transcutaneous electrical nerve stimulation,TENS)等。SCS是指将电极置入硬膜外腔,影像证实位置确切后,由刺激电极产生的电流直接作用于脊髓后柱的传导束和背角感觉神经元以及脊髓侧角的交感神经中枢,从而有效缓解疼痛。传统的SCS是利用放置在硬膜外腔中的电极将低频(30~50Hz)电刺激传递至脊髓神经纤维。虽然大量临床证据表明,SCS是治疗慢性顽固性神经性疼痛的有效方法之一,但传统SCS技术可能无法完全覆盖疼痛区域,或者无法保持长期有效的镇痛作用。而且,传统SCS常伴随刺激区域的感觉异常,并随体位变化而变化,从而导致突发的刺激强度或刺激部位改变,或持续产生不适感。所以在神经调控方面,SCS技术本身仍有很大的改善空间。近年来,关于SCS刺激模式、频率、部位方面的临床研究取得了较多进展,为SCS在顽固神经病理性疼痛方面的应用提供了更多选择。相信随着SCS设备、植入方式的进步以及临床医师临床经验的积累,在疼痛治疗领域,SCS会有更广阔的应用空间,造福更多的疼痛患者。

TENS是将电极贴在特定皮肤表面并施加脉冲电刺激,根据脉冲频率(刺激频率)、强度和持续时间进行调整的一种疼痛诊疗技术,目前已广泛被用于缓解各种疼痛,如癌痛、术中及术后疼痛、分娩痛以及多种慢性疼痛性疾病,其镇痛机制存在多种理论学说,目前被各界公认的学说,一是Melzack和Wall提出的闸门控制学说,该学说认为该技术是通过特定的低频脉冲电刺激激活周围神经粗纤维,抑制细纤维而减轻疼痛。激活周围神经粗纤维使其兴奋,从而激活胶样质细胞,释放出抑制性的神经递质,从而抑制同节段细纤维传入的伤害感受信号对脊髓背角投射神经元的兴奋作用,即疼痛闸门关闭,上传到中枢的伤害性神经冲动减少。二是内源性吗啡样物质释放假说。研究表明,TENS可使中枢系统释放多种镇痛物质,其中以内源性阿片肽最为重要,包括脑啡肽、内啡肽、强啡肽。这些物质可以明显提高疼痛阈值,从而产生镇痛的作用。

TENS 新机制的探索多源于动物研究,其结果与临床发现互为补充,共同促进、指导临床应用的发展。未来可以进一步探索与疼痛相关的基因信息,明确疼痛患者基因分型,研究遗传变异对个体疼痛敏感及 TENS 镇痛疗效的影响,分析不同基因型患者 TENS 理想参数,并积极探索其相关镇痛通路及机制,以便制定个体化干预措施,最大限度地提高治疗效果。此外,TENS 目前在临床上的使用受到了电池、输入输出电极线路等限制,而近期一项关于超音波驱动的无线毫米级植入式神经刺激器的研究,为 TENS 实现无线化提供技术支持。该无线神经刺激系统包括外部收发器与毫米级植入刺激器,刺激器包括压电陶瓷传感器、储能电容器和集成电路,通过集成电路高效收集超声波功率,解码刺激参数的下行数据,并产生电流控制的刺激脉冲。该系统使用超声作为无线功率载体,通过声 - 电转换实现稳定、精确的可控化神经电刺激。现有的 TENS 设备可以采用该研究的超声波无线技术,将有利于实现 TENS 设备的便携化、无线化。TENS 作为一种经典又颇具潜力的非侵入技术,随着其在疼痛领域的进一步探索和创新,将造福更多患者,为临床疼痛诊疗提供新策略。

3. 鞘内药物输注系统　鞘内药物输注系统(intrathecal drug delivery systems,IDDS)是难治性疼痛的首选治疗方案之一。其原理是通过埋藏在患者体内的药物输注泵将泵内阿片类药物输注到患者的蛛网膜下腔,药物在蛛网膜下腔弥散并与脊髓后角及脑组织的阿片受体结合,阻断疼痛信号的传导,从而达到控制疼痛的目的。随着其在临床上的广泛应用,有关鞘内药物输注系统研究的重点也偏向于非癌痛的应用和输注参数。IDDS 这项治疗技术还有待进行更深入的探索和研究,如开发新的药物、设备和更加安全有效的治疗方案,让更多的疼痛患者得到更好的疼痛治疗。

第三节　疼痛管理模式的创新与转化

一、疼痛管理模式研究现状

疼痛常常给患者及社会带来沉重的负担。为解决这一问题,国外学者在 21 世纪初提出应建立一种有效的疼痛管理模式,而不应过度关注镇痛技术本身,因此建议对患者进行疼痛管理而非单纯的疼痛控制。疼痛管理涉及疼痛评估、患者宣教、镇痛方案制定以及持续的效果评价,规范化疼痛治疗管理(standardized management of pain treatment)是近年来不断倡导的一种镇痛管理治疗新技术观念。虽然镇痛技术和镇痛药物的使用已经得到了飞速发展,但研究结果提示仍有 50%~70% 的患者在术后受到疼痛的困扰,且很高的比例为中度和重度疼痛,而有效的疼痛管理可显著缓解患者疼痛,缩短患者康复进程。但是目前我国大部分医院的疼痛管理工作仍处于初级阶段。随着医疗水平不断发展,规范化的疼痛管理改变了传统疼痛处理模式,对患者预后影响中的地位作用愈加明显。

根据国外研究结果,目前发展较为成熟的组织是急性疼痛服务小组(acute pain service,APS)。主要是针对手术、分娩等其他的急性疼痛患者进行管理的组织或机构。在国内,许多医疗机构也对 APS 进行了不断地发展和完善,并在临床实践中取得了较为显著的成果。但对于慢性疼痛患者的管理,目前尚无规范化的疼痛管理模式。

随着疼痛住院专科门诊室的开设,在疼痛控制管理系统发展过程中,逐步由以麻醉科医师为管理主体成型转变成为以专业护士团队为管理主体。在实施疼痛管理时,因护理人员与患者接触最密切,同时可以连续、密切关注患者对疼痛的反应,使患者的疼痛得到及时的关注和处理,从而可协助制定合理的镇痛方案以及进行疼痛管理效果的评价,因其在疼痛管理中的独特优势,许多针对以护理为主体的疼痛管理模式的研究正在不断涌现。

随着疼痛性疾病罹患率的升高，疼痛作为一种不愉快的主观感受，患者对于缓解疼痛的诉求得到了越来越多的关注，同时，个体化的疼痛管理也引起了国内外学者的广泛重视。患者自控镇痛（patient controlled analgesia，PCA），这种由患者"自我管理"的镇痛方法，因其操作简单，镇痛效果好，对术后早期康复有很大帮助，该技术的应用促进了疼痛管理个体化的发展，已成为术后镇痛的重要手段。但目前国内 PCA 管理的发展常常受到麻醉科医师人员不足、术后患者分散及管理难度大的制约，沟通不畅、解决 PCA 故障时间长等的制约。无线镇痛管理系统（wireless analgesia management system，WAMS）作为智能化技术在疼痛领域的一大应用，它的推广逐步实现了患者镇痛管理的信息化、智能化，为规范、高效管理镇痛患者打下了坚实的基础。术后镇痛智能化管理（intelligent management of postoperative analgesia，IMPA）倡导的是 WAMS 作为麻醉科医师、麻醉护士、APS、甚至多学科疼痛管理组织（multiple disciplinary management team for pain management，PMDT）的重要手段，并形成规范的术后患者自控镇痛系统解决方案（postoperative patient controlled analgesia system solutions，PCASS），在正确的理念指导下，不断改进医疗技术、设备技术，同时不断优化工作流程，用相应制度进行保障，达到安全、高效、有序的管理目标，使患者安全、无痛、舒适度过整个围手术期。

随着近年来优质医疗资源水平逐年提升，其空间不平等问题日趋突出，发达地区与不发地区之间存在着巨大的医疗资源分配差异，且差异程度随城市群等级的降低而增大。为改变传统医疗资源的分配格局，互联网医院以用户为核心，通过互联网技术改善了传统医疗体系内信息、资金、物品等的流通方式，以在线方式对用户进行健康管理和医疗诊治，有效地推动了优质医疗资源下沉和区域均衡布局。

目前大量临床研究表明，多学科协作及智能化辅助的全程、系统、规范、个体化阶梯式的疼痛管理能够有效改善患者的不良情绪，缓解患者的疼痛，有效的提高患者的生命质量，提高了临床工作的满意度，随着进一步的研究和实践，逐步构建以患者需求为导向，以麻醉学科为核心的舒适化诊疗中心集群。

二、患者自控镇痛与疼痛管理

近年来，镇痛技术和镇痛药物的使用趋于成熟，但术后疼痛的管理仍然是麻醉科医师、外科医师和患者面对的一大挑战，为缓解术后疼痛，美国疼痛学会推荐使用 PCA。PCA 技术是由患者自行管理带有处理器控制输液泵，通过镇痛药递送系统释放小剂量镇痛药物，从而达到个体化减轻患者疼痛的效果，该技术最早始于 19 世纪 80 年代早期，自问世以来被广泛应用于临床术后疼痛管控领域。但临床上仍有相当比例的患者术后疼痛得不到及时有效缓解，且不良反应发生率高。其原因主要是患者认知有限、术后患者分散、医患沟通不畅、麻醉科医师人员不足等，故应用 PCA 需要医务人员进行充分评估、指导宣教以及有效管理，从而确保达到预期的镇痛效果。然而，我国疼痛管理发展较国外起步晚，目前在 PCA 的管理方面存在着医务人员认知不足，责任分工不明确，医患沟通不畅，管理规范及质量考评标准缺乏等诸多问题，影响了镇痛效果及安全性。如何利用现有的技术提高镇痛效果，并制定相应的临床镇痛管理规范是目前解决镇痛问题的关键。在不断探索和研究后，结合物联网和人工智能创新实现了镇痛的信息化和智能化，形成了新型镇痛技术体系，称为 Ai-PCA 系统。该系统由具有无线通信功能智能输注装置和一次性储液药盒、无线传输设备、移动查房系统、中央管理系统等组成。具有远程监控、智能报警、智能分析与评估等功能，可自动记录并保存自控键按压频率和背景剂量等信息，显著延长了医嘱执行时间，实现了术后镇痛过程的动态管理。研究显示，与传统 PCA 比较，Ai-PCA 可显著降低术后中、重度疼痛和相关不良反应的发生率，缩短术后住院时间，提高患者镇痛满意度等。目前，Ai-PCA 在临床中已逐步应用于分娩镇痛、术后疼痛管理以及晚期癌痛的治疗。

Ai-PCA 系统的质量控制原则为全员参与、全程控制、全面质控，该系统引入了"镇痛质量指数（AQI）"，它是系统对 PCA 使用情况（包括自控键按压频率、评价率、各类报警发生率、重要报警的处理时间、药液利用率、患者信息完整性等）在某区域（如某医院、某地区）任意时间段（如 24h 内）按一定的权重智能打分（百分制）后生成的数据，从而进行实时智能质控，综合量化了镇痛泵的运行状态、报警及处理、患者使用情况、查房及评价信息等镇痛管理中的各类参数，能够反映医护人员镇痛技术水平和管理的规范性等内容，有助于针对性地改进工作流程。

在术后镇痛方面，Ai-PCA 展现出较显著的优势。已有研究表明，对于术后疼痛剧烈的胸科手术患者，Ai-PCA 用于术后镇痛管理能改善镇痛效果，有助于为患者实施个体化镇痛管理，提高了患者及医务人员对镇痛效果的满意度。此外，有研究发现与传统 PCA 管理模式相比，采用 Ai-PCA 进行疼痛管理，镇痛效果更加明显，提高了患者满意度，同时可通过对围手术期患者、智能镇痛监控系统、医务人员主动服务进行综合评价，起到监督、管理作用，加强了对患者自控镇痛的规范化管理，协助医护人员提高了术后急性疼痛管理质量，缩短了护理处理时间，提高了围手术期疼痛管理效率和质量，值得临床推广。

智能化患者自控镇痛系统是集镇痛、管理、质控、科研于一体的新型镇痛管理平台，革新了镇痛管理模式，改善了疼痛管理局面。这是镇痛治疗及管理的开创性进步，是互联网＋及大数据在麻醉学科中的探索，更是人文关怀及舒适化医疗理念的具体践行。在未来应不断创新 Ai-PCA 模式，可跟随手机智能化发展，可进一步将 Ai-PCA 与手机端 App 结合，从而对疼痛患者提供个性化、智能化的管理，不仅可以提醒患者对自身疼痛进行自评，也可以直观观察患者的疼痛评分和不良反应情况，在出现服务需求的时候提供主动服务，有利于居家疼痛管理的建设，使 Ai-PCA 的应用更安全、更有效、更广泛和更智能。

三、信息技术在疼痛管理中的应用

1. **无线镇痛管理系统**（wireless analgesia management system，WAMS） 近年来信息技术在各行各业中展现出蓬勃的活力，在医疗工作中越来越占有举足轻重的地位。互联网技术在医疗行业的普及，改变了既往传统的临床工作模式，为临床工作提供了极大的便利。WAMS 是该技术在疼痛管理中一个具体应用，是一种集信息化、智能化一体的高精度输注、无线远程监控镇痛管理系统。WAMS 是应用工效学设计原理，遵循以人为本的理念，充分考虑人 - 机 - 环境三者的协调，利用互联网技术的成功经验研发的术后镇痛工具。WAMS 由智能镇痛终端（智能镇痛泵，包括智能输注驱动装置和一次性专用药盒）、基站（传递数据的基础设备）和中央镇痛监控台（安装有镇痛管理软件的电脑、pad、手机）组成。该系统采用无线传输方式实时地发送和接收镇痛泵的状态与报警数据，基站对此信息进行传递并通过串口传输给监测台，麻醉科的中央监测工作站对镇痛泵的数据进行实时分析。除此之外，WAMS 还可实现医院的医院信息管系统（hospital information system，HIS）及手麻系统的无缝对接，将患者的基本信息及镇痛信息同步到监测台，使医护人员可以对使用中的智能镇痛终端进行集中化和实时的监控，因此，WAMS 能有效地对患者在镇痛期间的各项镇痛相关参数、报警信息、患者自控情况进行实时提醒、报警及记录。

WAMS 在实现 PCA 信息化的基础上，也实现了镇痛管理被动服务向有的放矢的主动服务模式转变，更好更及时高效服务患者，同时中央镇痛监测台的实时报警分类使医务人员能够判别轻重缓急,适时处理,方便了医务人员规范化、信息化、安全、高效管理镇痛患者,是实施 IMPA 和实现舒适化医疗及人文关怀的有力工具。同时,WAMS 形成的数据库及其质控分析系统将应用镇痛信息化、智能化形成的 PCA 大数据分析,在镇痛质量分析及实效医学研究中发挥重要作用,把规范的临床工作、培训、质量控制、科研紧密融为一体,推动麻醉学科质量控制及品牌建设,同时也符合等级医院术后镇痛必须建立相应数据库的要求及其质量控制的本质要求。

目前,WAMS 已在全国多家医院广泛应用,其中最早引入 WAMS 的是南通大学附属肿瘤医院,已有多年的使用经验,形成了较成熟管理的规范,并取得了良好的临床效果。有研究总结了南通大学附属肿瘤医院 2014 年 6 月至 2016 年 6 月期间利用 WAMS 进行术镇痛管理的患者,从 5 190 例患者中初步分析发现,术后镇痛不足、恶心呕吐、镇静过度以及其他相关副反应等的发生率均低于既往文献报道。此外,在患者术后自控镇痛(PCSA、PCIA、PCEA)及难治性癌痛的治疗中,通过比较 WAMS 与传统镇痛泵的效果发现,WAMS 能缩短镇痛服务时间,减少疼痛不良反应的发生及医护人员不必要的担心及劳动,提高医护人员及患者的总体满意度,在镇痛中具有明显的优越性,具有良好的临床推广价值。

2. **互联网技术**　在我国日益严重的老龄化趋势中,人民群众的健康意识不断攀升,从而催生了群众对优质医疗资源的迫切需求,但不同地区之间存在着巨大的医疗资源可及性鸿沟。互联网医院的出现改变了传统医疗资源的分配格局,成为了推动优质医疗资源下沉和区域均衡布局的有效手段。互联网医院是以用户为核心,通过互联网技术改善传统医疗体系内信息、资金、物品等的流通方式,以在线方式进行用户健康管理和医疗诊治的服务流程总和。我国互联网医院起步于 20 世纪 90 年代末,历经多年的发展,2019 年进入发展高峰期,2020 年因疫情影响,民众对于线上诊疗的需求急剧增加,在国家多部门推动下进一步发展,互联网医院现已成为我国医疗服务体系的重要组成部分。

在国内一项研究中发现近 80% 的患者对互联网医院这一新型医疗模式持积极态度。主要原因在于互联网医院具有及时性、易获得性、针对性、经济性及互动性等优势,可以满足患者个性化、专业化需求。而部分人群仍然对互联网医院存在质疑。互联网加快了与卫生健康行业的融合,拓展了医疗服务的空间和内容,而其中的关键在于医疗服务资源,底线在于医疗质量及安全。因此要加强信息化建设,完善法律加强监管,同时探索开放互联网首诊,为实现"健康中国"背景下的全民健康伟大战略目标贡献力量。

此外,生物 - 心理 - 社会医学模式的进一步构建,促使人们越来越重视精神心理、社会、环境等对机体健康与疾病的影响。而接纳与承诺疗法(acceptance and commitment therapy,ACT)作为当今主流的治疗方法之一,以接纳、认知解离、体验当下、以自我为背景的察觉、价值观、承诺行动六大核心技术为特点,促成与个人价值保持一致的行为以及促进自我管理行为,增加心理灵活性,从而提高个体的生命质量。目前研究表明,可将互联网技术进一步应用于慢性疼痛领域,对患者进行心理测试、症状跟踪监测、提供心理教育与治疗等。但因当前受到服务受众、技术成熟度的限制,因此,可在现有基础上进行探索和创新,不断提高服务质量和体验,建立起"以患者为中心"更加科学的医疗服务生态体系。

3. **虚拟现实技术**　随着对虚拟现实(virtual reality,VR)技术研究的不断深入,VR 在医学领域的应用优势日益突出,逐步在疼痛管理中发挥了重要作用。近年来,研究者将 VR 技术应用于多种疾病过程中的慢性疼痛控制,如烧伤后、癌症、幻肢痛、强直性脊柱炎、慢性神经病理性疼痛、复杂性区域疼痛综合征、纤维肌痛症等,并对其进行研究探索。

VR 技术是一种构建人造三维仿真环境的计算机技术,主要包括模拟环境、感知、自然技能和传感设备等方面,具有多感知性、存在感、交互性、自主性等特征。神经生理学家 D.Wall 博士等在

20 世纪 60 年代提出疼痛"闸门控制"理论,该理论指出,疼痛具有很强的心理因素,同样的痛感可因患者所想事物不同而感受不同,即心理因素可影响患者对疼痛信号的接收程度,影响进入大脑皮质的疼痛信号数量。人类注意力每次处理的信息数量有限,有意识地进行相应选择,即转移注意力可一定程度上减轻患者疼痛。VR 技术可作为一种分散注意力的疗法,它能有效分散个体对有害性刺激的注意,增加对愉悦感刺激的关注,从而减少疼痛信号传导,达到减轻疼痛感知的目的,在各种急慢性疼痛中有广泛的应用前景,目前有报道,在儿童注射疫苗、拔牙、烧伤清创以及慢性瘙痒等领域,VR 技术可有效缓解患者的疼痛与不适。此外,VR 技术除用于各病种患者外,还可用于健康人群。有研究将 41 名 18～23 岁的大学生分为两组,嘱其浸泡于 1℃的水中,同时干预组使用 VR 设备进行视频游戏,对两组大学生忍耐时长进行测定,结果表明干预组忍耐时间长于对照组,其疼痛耐受度也更强。

目前,VR 技术在疼痛管理领域具有一定效果,但其运用仍处于初级阶段,还存在着研究样本量较小、样本人群局限、客观性评价指标缺失及随访时间较短等诸多不足。故在未来需要进一步研发适用于我国疼痛患者 VR 设备和疼痛评估工具,如加强开发操作系统简单、使用成本较低的 VR 系统,便携式 VR 设备供慢性病患者居家护理使用,在设计 VR 技术系统时贴合患者需求,体现个性化和人文关怀主义色彩,以控制患者疼痛与焦虑,从而提高患者满意度。相信通过后续研究的深入和广泛开展,更多疼痛患者将会受益于 VR 技术。

四、穿戴式监测技术在疼痛管理中的应用

在当今日益严重的老龄化社会和不断增加的生活压力中,各个年龄段的慢性疼痛患者也越来越多,因此,疼痛监测、治疗和管理成为了社会和医学界亟待攻克的难题。以自动化的麻醉为首要目的,对镇痛的监测变得越来越有必要,监测伤害感受成为了一个重要的目标。除了简单地控制血流动力学,它还可以减少术中应激反应。伤害感受监测器可以集成到闭环系统中,用于疼痛治疗,对术后疼痛可能性较高的患者进行识别,可以实现更有针对性地预防性镇痛。尽管在过去的十年里,许多设备已经投入临床应用,且所有设备似乎都比传统使用的参数(如血压或心率)稍微更好地反映术中刺激,研究表明尚无设备显示出常规使用的令人信服的临床相关益处。然而,量化伤害感受 / 镇痛仍然是麻醉监测中的关键,因为它不仅有望显著降低严重术后疼痛的发生率,还能降低阿片类药物相关副作用的发生率。因此,为实现伤害感受及镇痛监测的可视化及智能化,可在此基础上进行进一步的探索和创新。目前针对急慢性疼痛的治疗主要包括药物治疗、物理治疗以及微创介入治疗等。目前在临床上经皮神经电刺激(transcutaneous electrical nerve stimulation, TENS)广泛被用于各个系统慢性疼痛的缓解,取得了较为显著的疗效。然而,临床上 TENS 疗法大多采用体积笨重的多功能电刺激仪,并且电极贴放位置不集中、不明确,不利于患者治疗,需要脱卸衣物,极为不便。在智能化时代与传统镇痛技术的碰撞下,新型穿戴式镇痛装置的出现实现了疼痛治疗的智能化、个体化和便携化。Quell 是一种完全自动化的可穿戴神经刺激技术,是目前最先进的 TENS 设备。Quell 使用 TENS 通过精确的电脉冲刺激腿部的感觉神经,从而达到缓解疼痛的效果。同时,它可通过蓝牙将设备与移动手机相互连接,在为患者提供治疗相关信息的同时,收集有关相关数据(如使用频率和方式、使用者的活动水平和步态、睡眠方式、疼痛特征、疼痛部位和程度等),从而建立起世界上最大的慢性疼痛存储库之一。学者通过对其中数据的整理和分析,可用于评估 TENS 在老年人群对于缓解慢性疼痛的有效性,此外,根据分析结果可进一步校准设备程序,优化工作模式,从而达到个体化疼痛治疗效果。

目前的穿戴式镇痛设备多用于缓解慢性下肢疼痛,随着穿戴式装置的推广应用,可针对不同人

群、不同疼痛部位和程度进行进一步的研发和创新，对患者的生命体征、脑电波进行实时监测，根据不同情况采取不同的提示，指导患者进行治疗和康复，让疼痛控制和管理更加智能、更加便捷。

第四节 疼痛治疗药物的转化医学

一、阿片类镇痛药物的创新与转化

阿片类药物是一类通过作用于阿片受体，消除或减轻疼痛、改变对疼痛情绪反应的麻醉性镇痛药，被广泛应用于手术镇痛、术后镇痛、各种慢性疼痛以及晚期癌痛等的治疗。临床现有阿片药物通常分为天然型、半合成型和合成型三类，分别以吗啡、羟考酮和芬太尼为代表。尽管阿片类药物镇痛效果明显，但常伴随着诸多不良反应，包括呼吸抑制、恶心、呕吐、胃肠道功能下调；长期使用可导致欣快感产生高度心理及生理依赖性；停止使用后则会诱发渴求药物、烦躁不安等戒断症状。目前临床上阿片类药物的应用伴随着治疗风险和法律监管风险，所以，临床医师对于降低阿片类药物的副作用有着突出的需求，针对阿片类药物的创新与转化也主要集中于开发镇痛活性高、副作用小的新型阿片药物。

基于此临床问题，科学家们通过对阿片受体功能、特性的深入细致研究，提出了阿片受体的偏向性激活的概念，成为目前开发新型阿片类药物的重要策略之一。阿片受体属于 G 蛋白偶联受体（G-protein-coupled receptor, GPCR），具有七个跨膜结构域，包含 μ、δ、κ 三个亚型。近年来随着对阿片受体不断深入的认识，人们发现 GPCR 被配体激活后，除了已知的经典的 G 蛋白依赖型信号通路外，还存在另一条由 β-arrestin 介导的平行的下游信号通路。而具有不同结构的配体分子可以不同程度地激活这两条通路，甚至只选择性激活其中一条通路。由于阿片类药物的镇痛作用主要来自于对 G 蛋白依赖型信号通路的激活，胃肠功能紊乱、呼吸抑制等副作用则主要由 β-arrestin 依赖型信号通路介导。因此，如果配体偏向性地只激活 G 蛋白信号通路，而不影响 β-arrestin 信号通路，那么该分子可能实现在保持镇痛活性的同时，大幅降低阿片药物的不良反应。基于偏向性策略，Trevena 的研究人员通过对具有高度多样性的化合物库进行的高通量筛选和化学结构优化，开发了首个阿片受体的偏向性配体：TRV-130。与吗啡等其他经典阿片类药物相比，TRV-130 一个 G 蛋白信号通路的偏向性激动剂。在动物实验中，TRV-130 和同等剂量下的吗啡具有相仿的镇痛效应，但胃肠功能紊乱和呼吸抑制等副作用则明显减弱。2020 年，FDA 批准 TRV-130 上市，用于中、重度急性疼痛的临床治疗。无独有偶，斯坦福大学医学院的研究人员利用已解析的 μ 阿片受体晶体结构，将 300 万个化合物与正构位点进行虚拟筛选研究，重点关注小分子配体与受体结构中关键氨基酸位点 D147 之间的相互作用，并从中发现了一个可以强烈激活 G 蛋白依赖型信号通路而较少招募 β-arrestin 的先导化合物。在该先导化合物的基础上通过进行进一步的结构优化最终获得了优选化合物 PZM-21。与 TRV-130 相比，PZM-21 对 μ 阿片受体显示出更高的亚型选择性；在多种动物疼痛模型中，PZM-21 显示出较吗啡更高的镇痛活性，而便秘和呼吸抑制等不良反应却显著降低。目前，研究人员正在对 PZM-21 开展更加全面的临床前研究。由此我们可以看到，针对阿片副作用较大的这一突出临床问题，科学家们使用最新的基础研究成果，结合具体问题特征，创新性地提出了新的药物开发概念，为获得一款真正"无副作用"的阿片药物迈出了新的一步。

当然，利用转化医学的理念进行基础医学和临床问题的结合思考，会碰撞出更多的火花。除了"偏向性策略"外，基于药物开发的朴素思考，利用多模式、多靶点镇痛策略，在达到相同镇痛强度的前提下，降低阿片类药物的用量，进而减少阿片药物的不良反应。因此，"多功能配体"是近年来另外一种备受关注的降低阿片药物不良反应的热门策略。该策略认为化合物不仅作用于阿片受体,还能通过作用于其他一个或多个靶点协助发挥镇痛作用,并降低阿片受体激动后的副作用,达到"增效减毒"之目的。σ₁ 受体是最近兴起的疼痛治疗新靶点,是一类受体伴侣蛋白,激活后可由最初所在的内质网膜转移至其他质膜及核膜,介导其他受体的生理功能。研究发现,σ₁受体拮抗剂可以增强吗啡的镇痛强度并降低呼吸抑制、便秘等副作用。由此,药物化学家们将 μ 阿片受体和 σ₁ 受体的药效团进行合理设计和结构叠合,挖掘发现了具有全新骨架结构的先导化合物。在此基础上,通过进一步结构改造及取代基修饰,候选化合物 EST-73502 脱颖而出。EST-73502 同时保持了对 μ 阿片受体和 σ₁ 受体的高活性和高选择性。在动物疼痛模型中,该化合物对急、慢性疼痛均显示出良好的镇痛效果;与羟考酮相比,肠转运抑制和停药综合征等阿片类药物常见不良反应显著下降。目前该化合物已进入临床Ⅰ期研究。

从减少不良反应的阿片类创新药物的研究与开发,我们可以清晰地看到基础研究向临床转化的典型过程:首先,从发现现有阿片类药物不良反应的临床问题出发(提出临床问题),推动阿片受体偏向性理论和多靶点配体理论的提出(实验室基础研究),到基于上述发现和策略的镇痛药物研发(临床转化),直至 TRV-130 等新药上市后的临床获益(解决临床问题),并继续研究评价药物疗效,形成新的临床问题并开启新的转化医学研究过程。

二、非阿片类镇痛药物的创新与转化

临床镇痛的需求与日俱增,由于阿片类镇痛药众所周知和不可忽略的不良反应和成瘾问题,阿片类药物在临床应用较为受限。因此,无论是临床的需求还是对药物成瘾的担忧,都促使人们越来越重视开发非阿片类镇痛药物的开发和转化。目前,临床上常用的非阿片类疼痛治疗药物主要包括非甾体抗炎药和离子通道阻滞剂等。

1. **非甾体抗炎药** 非甾体抗炎药(non-steroidal anti-inflammatory drugs,NSAIDs)是一类具有解热、镇痛作用,绝大多数还兼有抗炎和抗风湿作用的药物。由于不具有阿片类药物的成瘾风险,非甾体抗炎药被广泛应用于疼痛,尤其是轻中度疼痛的临床治疗,是目前使用最广泛的非处方药之一。非甾体抗炎药的应用具有非常悠久的历史,古埃及就有使用杨柳树的皮和叶来进行镇痛的记载,其中发挥镇痛作用的正是现代非甾体抗炎药的代表—水杨酸。1898 年,德国化学家霍夫曼(Hoffmann)在水杨酸的基础上成功合成了乙酰水杨酸—也就是药物史上的"常青树"—阿司匹林。阿司匹林被证明是有效的解热镇痛药,具有良好的抗炎、解热、镇痛活性。阿司匹林的合成结束了古人用草根、柳树皮解热镇痛的原始方法,也拉开了非甾体抗炎药物发明和转化的序幕。在此后的一百多年里,大量结构各异的非甾体抗炎药被研究出来并陆续上市。

但在临床应用中,传统的非甾体抗炎药,如阿司匹林等,会引起严重的胃肠道刺激症状,严重的甚至导致胃溃疡、穿孔等。这一严重不良反应引起了科学家们的关注。研究发现,虽然非甾体抗炎药在化学结构上差异较大,但其作用机制大多是通过抑制前列腺合成的环氧合酶(COX)从而抑制机体内前列腺素(PG)的合成。环氧合酶存在着两个亚型:COX-1 和 COX-2。COX-1 在保护胃黏膜,血管收缩和血小板聚集中发挥重要作用;而 COX-2 在炎症和癌症组织中高表达,引起炎症部位 PEG2、PGI2 和 PGE1 含量的增加。研究发现,非甾体抗炎药的抗炎镇痛活性主要是由 COX-2 介导,而其胃肠道副作用则来自于药物对 COX-1 的抑制,这也为下一代非甾体抗炎药的研发与转化提供了新思路。显而易见,从临床药物的不足出发,通过提高药物对靶点 COX-2 的选择性从而解决用药安全性问题,是典型的转化医学思路。在这样的思路指导下,塞来昔布、帕瑞昔布、依托考昔等特异性 COX-2 抑制剂陆续问世,大大改善了传统非甾体抗炎药对胃肠道的影响。

但是，特异性 COX-2 抑制剂的不断问世，依旧不能完全避免药物对胃肠道的副作用。所以，人们逐渐认识到，通过提高药物靶点亚型选择性的单一策略并不足以完全解决问题。与此同时，科学家们注意到具有臭鸡蛋气味的内源性气体信号分子硫化氢（H_2S）在调节炎症、抗氧化、血管调节过程中的重要生理作用。而 H_2S 供体被证实能够增加胃黏膜的损伤抗力，加速修复损伤部位。研究人员设想在不影响 COX 抑制活性的情况下，设计和开发通过硫化氢对胃肠道保护作用减少抑制 COX-1 带来的不良反应。通过将非甾体抗炎药的经典分子结构与具有胃肠道保护功能的硫化氢供体基团进行合理地偶联，目前已有多个硫化氢供体偶联非甾体抗炎药的衍生物被成功设计和转化，其中，代号为 ATB-346 候选化合物正在进行二期临床试验。

随着药物对 COX-2/COX-1 选择性的不断提高，新的临床问题也随之出现：高选择性虽然部分减少了胃肠道的副作用，但另一方面却导致了心血管风险的增加，这让特异性 COX-2 抑制剂的开发转化蒙上了阴影。2000 年，Bombordier 等人在研究罗非昔布的胃肠道副作用时发现该药能引起严重的心血管系统不良反应。该研究通过纳入 8 076 例类风湿关节炎患者，比较了服用选择性 COX-2 抑制剂罗非昔布组和传统 NASIDs 萘普生组患者不良感应的发生率。该研究结果显示，罗非昔布组患者的血栓发生率是萘普生的 4 倍。2004 年默克公司不得不宣布将该药撤市，同一时期 FDA 对伐地昔布也作出了黑框警示而后撤市，这一系列事件引发了人们对 COX-2 抑制剂心血管安全性的担忧。心血管风险驱动了临床对更加安全的非甾体抗炎药物需求。其中，备受关注的一氧化氮供体型的非甾体抗炎药（NO-NSAID）是一类新型非甾体抗炎药。NO-NSAID 是在现有 NSAID 的骨架基础上，与一氧化氮（NO）的供体部分通过化学键（通常是酯键）进行融合而构建的全新化合物。NO-NSAID 能够通过抑制环氧合酶（COX）的活性保持 NSAIDs 的抗炎镇痛作用，同时 NO 在血管舒张、抑制白细胞黏附和抑制半胱天冬酶方面的活性能够帮助改善胃肠道和心血管的安全性。目前已有多种 NO-NSAID 分子正在临床试验中：由法国制药公司 NicOx 开发的萘普生和 NO 供体基团的融合体 NO-naproxen（nitronaproxen）处于治疗骨关节炎的 III 期试验阶段。同时，NicOx 公司目前还在测试其他几种 NO-NSAID 在炎症相关疾病治疗方面的作用。

尽管研究者们在消除现有非甾体抗炎药的副作用的路上取得了令人振奋的进展，但离完全解决这些问题仍有一段距离。关于非甾体抗炎药副作用的发生发展机制仍不明确，人们迫切需要更加安全有效的新型非甾体抗炎药的出现。

2. 离子通道阻滞剂类药物　离子通道阻滞剂类药物应用于疼痛治疗已有多年的历史。1855 年，化学家从植物"古柯叶"中提取出的可卡因，发现其具有麻醉镇痛作用，到后来逐渐发展出利多卡因、普鲁卡因、布比卡因、罗哌卡因等在临床上广泛应用的非选择性电压门控钠离子通道阻滞剂，用于手术的局部麻醉、伤口浸润麻醉，及局部注射缓解各种疼痛。但缺乏选择性意味着所有暴露于阻滞剂的可兴奋神经细胞都会受到影响，并通过对非伤害性神经元活性的抑制而引发不良反应。对电压门控钠离子通道的进一步研究，解释了其复杂的亚型分类和结构特征，同时，随着遗传性 $Na_V1.7$ 缺失引起先天性无痛症的发现，让高选择性钠离子通道阻滞剂的创新开发和转化成为被广泛关注。Biogen 公司开发的 CNV-1014802 目前已完成部分二期临床试验，正在招募患者进行三期临床试验。作为一款特异性靶向 $Na_V1.7$ 通道的抑制剂，在动物和前期临床研究中均表现出了良好的镇痛活性，但也出现了在人体中镇痛效果不尽如人意的问题，目前也有相关研究对其镇痛效果不及预期的原因进行探究。JMKX000623 是我国拥有自主知识产权的高选择性 $Na_V1.8$ 离子通道阻滞剂，其临床试验申请于 2021 年 12 月 30 日获得 CDE 受理。临床前研究结果表明，JMKX000623 显示了较好的透膜特性及代谢稳定性，同时体外安全性和耐受性数据也十分优异，且在多个动物疼痛模型中显示出显著的镇痛作用（图 3-1）。同时由于其具有较高的钠离子通道选择性，可避免目前部分镇痛药物的不良反应，有望在疼痛治疗领域发挥更大的作用。

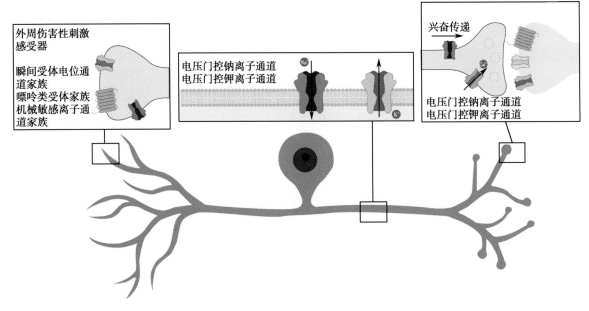

图3-1　离子通道阻滞剂类药物作用靶点概览

目前,JMKX000623已完成国内临床研究计划,快速推进临床 I 期试验。然而,非选择性钠离子通道阻滞剂较大的不良反应和选择性钠离子通道阻滞剂不及预期的镇痛效果,让开发者们开始倾向于利用小分子阻断伤害感受器产生兴奋信号,从而发挥镇痛作用,如 TRPV1 通道,酸敏感离子通道等。其中,TRPV1 通道是一种多模式受体,可以被广泛的物理(热刺激,>43℃)、化学刺激(pH<5.9)、内源性激动剂(如,大麻素)和多种刺激性植物成分(如辣椒素、树脂毒素)激活,并引发大量的阳离子内流,激活神经元产生初始动作电位,并向上传递。由于其通道具有多模式激活和激活后脱敏的特性,TRPV1 的激动剂和拮抗剂都具有潜在的镇痛活性。目前已有诸多 TRPV1 的激动剂和拮抗剂进入各期临床试验研究。Zucapsaicin 是辣椒素的顺式异构体,是 TRPV1 受体较为温和的激动剂,于 2010 年被批准为局部镇痛剂,用以缓解患有膝关节骨性关节炎的成人的剧烈疼痛。Zucapsaicin 的优点是相较于辣椒素,对患者的局部刺激程度较小,如刺痛、灼热和红斑等,同时配合 NSAID 联合使用可以取得良好的效果。对于 TRPV1 通道拮抗剂的研究热度也在近十年逐渐升温,至今已有超过以千计的专利和小分子药物出现。SB705498、JTS-653、NEO-6860 等诸多小分子分别进入到各期临床试验,但都出现了包括高热和局部烧伤在内的一系列不良反应,影响了药物进一步推进开发。虽然在 TRPV1 通道相关药物的开发上遇到了诸多瓶颈,但针对这一靶点及其他伤害感受器离子通道靶点的小分子镇痛药物的开发,仍在积极地推进中。

减少从伤害感受器到背角神经元的突触传递是镇痛药物发挥作用的另一种机制。神经损伤后,背根神经节(DRG)神经元中 $\alpha 2\delta$ 钙通道亚基的表达显著增加,被认为在神经病理性疼痛中枢敏化的发生发展过程中起到了重要的作用,增加了外周神经元向中枢的兴奋性传递。加巴喷丁和普瑞巴林可以阻断电压门控钙通道,减少神经递质的释放,减少了外周向中枢传递伤害性信号。但电压门控钙通道在体内分布广泛,几乎参与了所有的突触间信号传递过程。所以,加巴喷丁和普瑞巴林等药物会导致头晕、嗜睡、共济失调、意识模糊等诸多不良反应。2004 年上市的齐考诺肽,给予了疼痛患者新的选择。这一提取于芋螺毒液中的短肽,通过阻断 $Ca_V 2.2$ 在内的 N 型钙通道,发挥惊人的镇痛活性,效力是阿片类止痛药的 1 000 倍,且并未发现严重的耐受和成瘾性。但其鞘内给药的给药方式和仍存在的钙通道阻滞相关不良反应,仍限制了其在临床上的推广应用,仅用于治疗难治性的严重慢性疼痛患者。目前,陆续有多种抑制 $Ca_V 2.2$ 通道的小分子,被证明在动物模型上可以发挥镇痛作用。其中一些分子，例如 TROX-1、Z-160（也称为 NMED-160 或 NP-118809）和 CNV-2197944 也相继进入了临床试验。可以相信的是，未来针对这一通道和镇痛机制，会有更加有效、安全的小分子进入临床。

第五节　疼痛转化医学的问题与展望

一、疼痛转化医学研究中存在的一些问题

目前，无论是发达国家还是发展中国家，人群中超过 1/5 的人正遭受着疼痛的折磨，疼痛也不再是一种简单的疾病的伴随症状，慢性疼痛已经被定义为一种疾病。在疼痛学科取得快速的发展的同时，转化医学的研究也不断使基础医学的研究成果快速高效地为临床所用，在临床中遇到的问题又及时反馈到实验室，从而进行更深入的研究，如此循环往复，相得益彰。疼痛医学的"转化研究"为实验室和临床架起了一座桥梁，基础研究中发现的疼痛激活靶点、传导通路为临床实践提供新的治疗思路，并在临床中进行不断校正，从而获得更为理想的诊疗方案。

转化医学的模式需要传统的医学研究体系进行改变，存在转化医学的支持机制、基础研究人员与临床人员间的隔阂、规章制度限制、经济效益较低等障碍，以及临床科学家和转化科学家队伍建设困难、工具与方法研究投入过少等挑战和问题。

转化医学理论体系逐渐成形的过程也是建设、调整转化医学机构的过程。因此建设适应当前医学模式的疼痛转化医学机构成为一项亟待解决的问题。有学者提出我国转化医学机构在顶层设计、体制机制等方面尚存在诸多问题，且转化医学机构建设缺乏明确的标准和模。因此，这也同样限制了转化医学在疼痛学科领域的进一步发展。

转化医学的发展、完善及运作都涉及大量人员、机构和部门的协同合作，转化医学的相关创新主体多样而复杂，不同个体间合作机制还未建立起来，如何使这些主体实现有效的协作是一个至关重要的问题。同时，面对转化医学这一新兴的科学领域，无论是资助范围还是经费分配、资助模式等都是重要议题，需要引起更高的关注度。

人才是转化医学发展的核心，优秀疼痛临床医师和疼痛基础研究人才对推动疼痛转化医学有着重要作用。因此，在培养疼痛医学专科医师同时，需要与基础医学、生物学、神经科学等学科紧密合作培养优秀的疼痛基础研究人才，加强疼痛基础与转化医学研究，促进疼痛转化医学发展。

有学者提出，麻醉疼痛学科一直是一个"药物依赖型学科"。因此，刘进教授提出，研究麻醉药的作用部位和机制，并更好地实现新型麻醉药物的创制和上市，必将更好地满足麻醉卒学科的临床需求并显著提高麻醉学科的临床水平。因此，在未来需要投入大量的时间、精力和资金加速新型麻醉药物的研发，从而满足临床工作的需求。

转化医学的提出开启了生命科学领域内一场新的革命。在鼓励创新和成果快速转化的同时，转化医学不可避免地会在医学的求真和求善之间产生矛盾，二者之间即自然科学与道德哲学、事实判断与价值判断之间由于评判标准的分殊而发生碰撞和冲突，引发一系列伦理问题。面对生命科学领域内新的挑战，应当进一步完善相关伦理法规，在保障转化医学高速发展的同时，确保受试者的生命安全、隐私安全、知情同意以及资源分配的公正性，用更有针对性和多元化的管理手段平衡好各方的利益关系，尽力满足各方合理的利益需求，实现转化医学在行为规则与价值体系之间的有机统一。

尽管目前对疼痛进行了大量的基础与临床研究，疼痛的临床治疗效果仍不尽如人意。2015 年

Reuben 等研究显示充足的临床研究并不代表着医师们可以很好地治疗慢性疼痛,还需更加深入研究来指导临床的疼痛治疗,因此,加强疼痛转化医学的研究迫在眉睫。

二、智能化镇痛时代下疼痛转化医学的未来发展趋势

转化医学对于推进各类疾病的预防、诊断、治疗都是非常有效的一种模式,虽然对其概念没有形成一致的认知,但转化医学无论从学术上还是在政策议程上都在快速向前推进。转化医学在疼痛领域将发挥更大的作用,为提升人类健康水平,加快患者康复速度贡献力量。

近年来,人工智能在大数据技术、神经网络算法和并行计算的推动下迅猛发展。近两年,在成果转化率方面还没有权威的统计数字,但是总体看来还是未能达到预期目的,转化率还不是很高。因此,如何借助人工智能技术提升成果转化率,将对临床医学有应用价值的论文成果转化为受医疗机构的医师与患者欢迎并能解决患者痛苦的医学临床实用技术与手段,是今后转化医学发展的关键点。

在这个大数据、互联网和人工智能技术的新时代中,目前医学期刊仅能显示该论文撰写作者的科研水平、研究领域的成果和影响力,因此,可以利用智能技术搭建起临床医学论文成果转化平台,从而使其论文成果转化为医学临床应用,以临床应用需求为导向,由临床医学期刊筛选出满足临床应用所需的论文成果,并借助人工智能技术转化为供临床工作的实际需求所用。此外,互联网技术的发展促进了数据的汇集,为智能化的发展提供大数据的基础平台。有学者提出可利用人工智能技术搭建临床医学论文成果转化平台,进行分类选题、确定选题的论文、论文对比、视频和图文并茂、场景、解决临床实际问题、完善转化过程以及数据共享与保护等工作,从而促进医学期刊论文成果转化成临床应用技术或产品成果。

在今后,转化医学在疼痛学科领域的将逐渐被重视,其发展链条会进一步完善。同时,随着智能化镇痛时代的到来,转化医学的工具体系将不断得到发展和补充,基于此对于转化医学基础设施的需求会更加明确。同时鉴于转化医学在各个系统疾病中都发挥着重要作用,因此在今后需要进行学科交叉、多主体合作的医学实践,从而建设起更有活力的疼痛转化医学创新体系。此外,为保证转化医学的可持续发展,需要获得专项经费资助的同时,还需加强疼痛临床医师和基础研究人才的培养,在不断完善现有的法律法规文件的同时,制定出适用于快速发展的人工智能系统的准入和监管方案是主管部门和有关组织进一步完善相关伦理法规和专项政策,从而引导人工智能技术健康、有序和标准化地发展。

(柯博文 朱 涛 刘 进)

参 考 文 献

[1] 刘进. 研究传统麻醉药创制新型麻醉药 [J]. 药学进展,2017,41(8):561-563.

[2] 刘俐,谢徐萍,李继平,等. 国内首次住院患者疼痛现状调查实施中的护理管理 [J]. 中国疼痛医学杂志,2015,21(8):630-632.

[3] 樊楷,管林,马俊嵩,等. 基于 CNN+LSTM 和脑电信号的疼痛分类的研究 [J]. 现代计算机,2021,(2):3-7.

[4] 朱鸿钰,蔡统强,陈超,等. 疼痛与脑电图的关系研究进展 [J]. 实用医院临床杂志,2021,18(3):201-203.

[5] HU L, IANNETTIG D. Neural indicators of perceptual variability of pain across species[J]. Proc Natl Acad Sci USA, 2019, 116(5): 1782-1791.

[6] 闫琦,安海燕,冯艺. 健康志愿者清醒时疼痛程度与镇痛伤害感受指数相关性研究 [J]. 中国疼痛医学杂志,2020,26(3):185-190.

[7] 王亚薇, 杨阳, 李耀民. 表面肌电图在步态分析中的应用 [J]. 中国中西医结合外科杂志, 2021, 27(3): 538-541.

[8] 金亚琴. 颈肩部疼痛及功能障碍与表面肌电图的关系探讨 [J]. 饮食保健, 2019, 6(14): 268.

[9] 王颖, 吞咽表面肌电图评估常年性变应性鼻炎患者疼痛程度的效果分析 [J]. 川北医学院学报, 2017, 32(1), 109-111.

[10] 李美君, 徐龙生, 黄玥, 等. 肌电图检测在带状疱疹后遗神经痛辅助诊断中的应用 [J]. 浙江医学, 2018, 40(11): 2067-2068.

[11] 公维义, 苏建生, 陈华, 等. 脉冲射频和射频热凝术对臂丛神经损伤的病理学观察 [J]. 中国康复理论与实践, 2011, 17(11): 1003-1006.

[12] 喻燕波, 王志剑, 赵勇, 等. 射频热凝术联合胶原酶化学溶解术治疗青少年腰椎间盘突出症的效果 [J]. 医学信息, 2022, 35(2): 124-126.

[13] 刘海军, 张春辉. 老年多节段颈椎间盘突出患者采用射频热凝消融联合臭氧治疗的临床价值 [J]. 中国老年学杂志 2021, 41(22): 4980-4983.

[14] 徐澄, 王文娟, 姚婷, 等. 超声引导下射频热凝联合多柔比星毁损治疗舌咽神经痛的临床疗效分析 [J]. 重庆医学, 2021, 50(24): 4171-4175.

[15] 神经病理性疼痛诊疗专家组. 神经病理性疼痛诊疗专家共识 [J]. 中国疼痛医学杂志, 2013, 19(12): 705-710.

[16] 吴雨菲, 邹天浩, 杨东. 脊髓电刺激治疗带状疱疹神经痛的应用进展 [J]. 中国疼痛医学杂志, 2022, 28(2): 134-138.

[17] 曹汉忠, 刘存明, 鲍红光, 等. 无线镇痛泵系统临床应用效果观察 [J]. 国际麻醉学与复苏杂志 2010, 31(2): 127-130.

[18] 章沿锋, 杨旖欣, 冯智英. 鞘内药物输注系统植入术适应证和药物选择的进展 [J]. 中国疼痛医学杂志, 2018, 24(10): 723-728.

[19] 张俊峰, 蔡莹莹, 郑可欣, 等. 术后急性疼痛患者自控镇痛管理相关指南的系统评价 [J]. 中华护理杂志, 2021, 56(12): 1868-1875.

[20] 贾宏彬, 宗健, 孙含哲, 等. 远程无线自控鞘内镇痛系统在晚期癌痛患者的疗效观察 [J]. 临床麻醉学杂志, 2013, 29(7): 672-674.

[21] 陈烨, 王迪, 刘敏, 等. 临床智能化疼痛管理的研究进展 [J]. 中华麻醉学杂志, 2020, 40(11): 1405-1408.

[22] 何群辉, 曲华, 于鲁欣, 等. 国内外术后患者自控镇痛护理管理现状与思考 [J]. 航空航天医学杂志, 2017, 28(10): 1270-1272.

[23] 何苗, 冯艺, 陈杰, 等. 无线远程镇痛泵监控系统用于术后患者镇痛管理的可行性及有效性研究 [J]. 中国疼痛医学杂志, 2014, 20(5): 308-313.

[24] 赖志权, 王军军, 陈小红, 等. 基于物联网的无线镇痛监控系统的研制和应用 [J]. 医疗卫生装备, 2016, 37(10): 26-28.

[25] 巩树伟, 刘爱峰, 郎爽, 等. 虚拟现实技术对慢性疼痛治疗的应用进展 [J]. 中国疼痛医学杂志, 2020, 26(6): 438-442.

[26] 谢凌钦, 蔡文杰, 石萍, 等. 基于中医腕踝针的穿戴式全息镇痛治疗系统 [J]. 北京生物医学工程, 2017, 36(4): 408-414.

[27] 于布为. 疼痛医学发展的新模式—"3P 医学"和"转化医学"[J]. 上海医学, 2009, 32(6): 471-472.

[28] 韩济生. 疼痛医学中的转化医学 [J]. 中国疼痛医学杂志, 2011, 17(1): 1.

[29] 李玲, 樊春良. 转化医学的理论演化及其发展的主要问题 [J]. 医学与哲学, 2021, 42(6), 22-27.

[30] 崔银河, 姜海. 我国转化医学科研模式运行管理研究 [J]. 科学管理研究, 2016, 34(5): 25-27, 39.

[31] 程智刚, 郭曲练, 黄长盛. 加强疼痛基础与临床研究. 促进疼痛医学发展 [J]. 中国医师杂志, 2016, 18(4): 481-486.

[32] 张立群. 探讨人工智能技术在临床医学论文成果转化中的应用 [J]. 中华医学科研管理杂志, 2020, 33(6): 438-442.

第四章　互联网与人工智能

目录

第一节 互联网 + 医疗

一、互联网 + 医疗的定义

互联网 + 医疗是互联网在医疗行业的新应用,其包括了以互联网为载体和技术手段的健康教育、医疗信息查询、电子健康档案、疾病风险评估、在线疾病咨询、电子处方、远程会诊,及远程治疗和康复等多种形式的健康医疗服务。"互联网 + 医疗"代表了医疗健康服务业新的发展方向。它涉及面广泛,与信息技术、服务模式、医药产品、商业投资、隐私安全、社会保障、政策体系等多个领域息息相关。通过重构医患生态,优化就医模式、改善就医体验、降低医疗费用。从而改变管理方式,提高服务效率,使居民享受安全便利、优质的诊疗和健康管理服务。

二、我国互联网医疗的发展历程

医疗行业是强监管行业,互联网医疗相关政策的出台对其发展影响巨大。公共政策的制定和出台通常要考虑目标的导向性、内容的务实性、对象的包容性、实施的灵活性、政策的连贯性、影响的广泛性等多方面因素,加之医疗行业的特殊性和严肃性,所以我国互联网医疗相关政策的变动一般都采用渐进调整路线,以使新政策执行时可能出现的问题最小化。我国互联网医疗发展历程按相关政策的演变大致也可以划分为 4 个时期:探索期(2014 年 5 月前),引入期(2014 年 5 月至 2018 年 3 月),互联网医疗正式在国家层面被提出;介入期(2018 年 4 月至 2018 年 7 月),互联网医疗迎来政策确定性;深入期(2018 年 7 月至今),处方流转、医保支付政策获得突破。

1. **探索期** 2005 年前后,医药电商(网上买药)的出现是互联网与医疗的首次融合。但受限于当时网络基础设施及技术水平,便利性和使用量大大受限,其间丁香园论坛、好大夫开通网上问诊服务的积极探索。缺乏相关政策支持。

2. **引入期** 2014 年 5 月,《互联网食品药品经营监督管理办法(征求意见稿)》出台,互联网医疗正式在国家层面被提出,揭开了电商销售处方药的政策口子,尽管最终没有实施。2015 年 7 月国务院发布《关于积极推进"互联网 +"行动的指导意见》,基本放开了除在线诊疗以外的所有医疗关联性服务,这一阶段政策规定互联网在线问诊平台不能开展诊疗活动。同时,传统医疗机构也开始与互联网企业合作,探索医疗服务新模式,出现了最早一批的互联网医院。2016 年 8 月,互联网第三方平台药品网上零售试点工作被国家食品药品监督管理总局叫停。2017 年国家卫生和计划生育委员会在《关于征求互联网诊疗管理办法和关于推进互联网医疗服务发展的意见(征求意见稿)》中提出互联网 + 医院不再直接面向患者,互联网诊疗范围仅包括医疗机构间的远程医疗服务。政策的不确定性使互联网医疗产业发展热度得到一定程度的平抑。

3. **介入期** 2018 年 4 月随着国务院办公厅发布《关于促进"互联网 + 医疗健康"发展的意见》提出健全"互联网 + 医疗健康"服务体系,鼓励实体医疗机构应用互联网等信息技术拓展医疗服务空间和内容。互联网医疗迎来政策利好。同年 7 月国家卫生健康委员会和国家中医药管理局出台了《互联网诊疗管理办法(试行)》《互联网医院管理办法(试行)》《远程医疗服务管理规范(实行)》,明确界定了互联网诊疗、互联网医院、远程医疗服务的概念,允许依托医疗机构发展互联网医院,对开展远程医疗提出明确要求。

4. **深入期** 2019 年 8 月,国家医疗保障局印发《关于完善"互联网 +"医疗服务价格和医保支付政策的指导意见》，放开了医保在线支付的政策入口。互联网医疗在疫情防控中作用突出，线上医疗行为快速普及，2020年初新冠疫情的突然暴发，使互联网医疗的需求井喷式增长，互联网医疗的优势得到极大的凸显。推动了互联网医疗行业多项政策的快速出台和落地。2020年4月，国家发展和改革委员会、中央网信办发布《关于推进"上云用数赋智"行动培育新经济发展实施方案》，提出：以国家数字经济创新发展试验区为载体，在卫生健康领域探索推进互联网医疗医保首诊制和预约分诊制，开展互联网医疗的医保结算、支付标准、药品网售、分级诊疗、远程会诊、多点执业、家庭医师、线上生态圈接诊等改革试点、实践探索和应用推广。2020年7月国务院办公厅发布《关于进一步优化营商环境更好服务市场主体的实施意见》，在保证医疗安全和质量的前提下，进一步放宽互联网诊疗范围，将制定公布全国统一的互联网医疗审批标准，加快创新型医疗器械审评审批标准。2020年11月国家医保局发文明确各地从慢性病、特殊病开始逐步扩大医疗保障对常见病、慢性病"互联网+"医疗服务支付的范围。2021年2月《医疗机构医疗保障定点管理暂行办法》及《零售药店医疗保障定点管理暂行办法》的实施明确提出互联网医院可以与依托的实体定点医疗机构签订协议并报统筹地区医保经办机构备案后，提供服务产生符合规定的相关费用由统筹地区医保经办机构与定点医疗机构结算。

三、我国互联网+医疗分类

2018年国家卫生健康委员会下发的《互联网诊疗管理办法（试行）》《互联网医院管理办法（试行）》《远程医疗服务管理规范（试行）》，对医疗机构利用互联网开展医疗活动提出具体规范意见，我国互联网医疗目前主要包括互联网诊疗、互联网医院、远程医疗三个主要方向。

1. 互联网诊疗 互联网诊疗指医疗机构利用在本机构注册的医师，通过互联网等信息技术开展部分常见病、慢性病复诊和"互联网+"家庭医师签约服务。互联网诊疗突破了空间限制，基于互联网为患者提供医疗核心服务（即诊疗服务），相对于门（急）诊和住院来说是一种新型服务模式。在这些互联网医疗服务中，线上医患交流作为直接链接医患双方并提供针对性医疗建议和解决方案的医疗实践。线上医患交流是基于电脑终端或移动设备的以医师与患者实时或非实时健康咨询和交流为目的的医疗服务。线上医患交流能突破传统就医情景下的时空限制。在医患沟通实践上呈现出新特征与新趋势，患者不仅可以随时随地以隐私性较强的形式与医师进行对话。获取专业化和定制化程度较高的医疗服务与健康信息，同时还能够在专业医疗资源与医学信息的赋能下获得更强的对于医患沟通过程的把控感和参与感。

2. 互联网医院 互联网医院是指信息通信、互联网与医院的深度融合，即医院应用互联网技术开展医疗服务，满足患者就医需求，是一种改进医疗服务模式，延伸医疗服务触角的崭新模式。2020年10月底我国已有900家互联网医院，目前我国互联网医院有3类模式。第一类是实体医院与网络平台合作共建模式，实体医院通过第三方平台借助自己的声誉影响力，开展线上诊疗服务，引导线下就诊，增加线下就诊流量。是目前主流的运营模式。第二类是实体医院独立开设互联网医院，例如西安交通大学第一附属医院互联网医院。可将线下就诊、开药、检查检验申请及结果查看，医学影像学资料等同步至线上进行，还可以进一步开展床位预约，门诊治疗类如透析、换药等业务预约同步至线上，为患者就医提供极大便利。该模式的优势在于患者认可程度较高，容易推广，易于实现线上线下闭环运营，当医患矛盾出现时，权责清晰。国内区域医疗中心等大型三甲医院目前均采用该模式开展互联网医院运营。第三类是第三方平台依托实体医疗机构独立开设互联网医院。平台方通过自身流量优势，开展处方药销售，家庭医师及慢性病管理等业务，与实体医院主导的模式差异化发展。

3. 远程医疗　远程医疗(telemedicine)从广义上讲:使用远程通信技术、全息影像技术、新电子技术和计算机多媒体技术发挥大型医学中心医疗技术和设备优势对医疗卫生条件较差的及特殊环境提供远距离医学信息和服务。它包括远程诊断、远程会诊及护理、远程教育、远程医疗信息服务等所有医学活动。从狭义上讲:是指远程医疗,包括远程影像学、远程诊断及会诊、远程护理等医疗活动。

2018 年颁发的《远程医疗服务管理规范(试行)》对远程医疗提出明确规定:医疗机构(以下简称邀请方)直接向其他医疗机构(以下简称受邀方)发出邀请,受邀方运用通信、计算机及网络技术等信息化技术,为邀请方患者诊疗提供技术支持的医疗活动,双方通过协议明确责权利。邀请方或第三方机构搭建远程医疗服务平台,受邀方以机构身份在该平台注册,邀请方通过该平台发布需求,由平台匹配受邀方或其他医疗机构主动对需求做出应答,运用通信、计算机及网络技术等信息化技术,为邀请方患者诊疗提供技术支持的医疗活动。邀请方、平台建设运营方、受邀方通过协议明确责权利。远程医疗可以使身处偏僻地区和没有良好医疗条件的患者获得良好的诊断和治疗,如农村、山区、野外勘测地、空中、海上、战场等。也可以使医学专家同时对在不同空间位置的患者进行会诊。互联网诊疗和互联网医院是"医师-患者"或"医院-患者"就诊模式,远程医疗更多的是指"医院-医院"协助模式,为患者提供更加优质的医疗服务。相对于互联网诊疗和互联网医院所面临的权责问题,远程医疗"医院-医院"的协助模式的权责更加清晰,医师及患者权益更加有保障。

四、国内互联网医疗发展现状

中国互联网协会发布的《中国互联网发展报告(2021)》(以下简称《报告》)显示,2020 年我国互联网医疗健康市场规模快速扩大,达到 961 亿元,同比增长 47%。《报告》预测,我国互联网医疗健康市场规模 2021 年将达到 2 831 亿元,同比增长 45%,大健康产业整体营收规模达到 7.4 万亿元,同比增长 7.2%。其中我国医疗信息化市场规模突破 650 亿元,同比增长 18.6%。《报告》指出,"互联网+医疗健康"的"1.0 时代",主要是医疗机构通过其网络服务平台为患者提供预约挂号、疾病咨询、风险评估,以及提出诊断建议、院外候诊等医疗服务;"2.0 时代"出现了互联网医院,医疗机构通过网络平台开展互联网诊疗,医师可以线上开具处方。西安即将进入"3.0 时代"。该阶段的主要特征是通过互联网实现医疗、医药、医保"三医"联动,医疗健康大数据、智能化辅助诊疗系统广泛应用,同时形成线上与线下医疗双轨并行的诊疗体系。

五、互联网医疗发展面临的挑战

1. 相关法律及监管有待完善　《医疗机构管理条例实施细则》第八十八条的有关规定,即诊疗活动是指通过各种检查,使用药物,器械及手术等方法,对疾病作出判断和消除疾病,缓解病情,减轻痛苦,改善功能,延长生命,帮助患者恢复健康的活动。简言之,诊疗活动是检查、诊断与治疗的结合。由于互联网医疗中常见的在线问诊经常难以做到检查、诊断和治疗三要素齐备,因此其是否属于诊疗行为在学界尚存争议,目前尚无规范性文件对此进行明确。目前,诊后随访在许多医疗机构及医师中通过互联网平台开展,到底属于诊疗行为还是健康咨询服务无法律依据。此外,随着互联网医疗涉足业务不断拓展,其中,潜藏的医患纠纷风险及法律责任问题不多增加。继续健全相关法律。促进互联网医疗更加合规发展。

医疗是容错率为几乎零的行业,一直以来也是严监管行业。传统线下诊疗活动是在医院的严格的审批和准入条件下开展的,而且医务人员职业资格等均有明确法律准则。诊疗活动有就诊病历、处方等可溯源承载体系。从诞生起,互联网医疗"隔空问诊"的风险就屡被提起,尤其是第三方主导的互联网医疗平台,在线诊疗行为如何安全合规、如何监管是一直没有明确的问题。监管难的问题一定程度上制约了互联网医疗的健康发展,加之互联网医疗项目建设周期长,资金回报周期长,因担心随时发生政策转向的风险,社会资本在投入时会特别谨慎抑或直接划为"禁止涉足行业"。如何实现对互联网诊疗质量和行为进行有效监管是目前互联网医院发展的瓶颈问题。

2. **数据安全问题饱受诟病**　伴随互联网医疗健康服务的蓬勃发展,各类安全风险也接踵而至,木马病毒、黑客侵入、假冒软件等违法犯罪行为所导致的医疗数据泄露等事故频发,据中国信息通信研究院发布的《2020年上半年网络安全态势情况综述》显示:2020年上半年网络安全事件中,医疗服务行业高危漏洞数量与Web攻击事件占比最高,多家医疗服务机构网站遭受到不同类型的攻击,暴力破解达到单日80万次高峰,攻击者可轻易获取到医护人员、患者的敏感信息,如何提升"互联网+医疗"平台的数据安全能力成了亟待解决的重要问题。

值得注意的是,大量的患者个人信息和就诊情况被第三方平台获取,资本的逐利性可能会导致患者信息被泄露给医药供应商或者医疗机构便于其精准筛选潜在患者群体,提高效益。

互联网医疗服务平台搭建过程中,需要第三方企业与监管单位、医院进行数据对接,部分医疗机构缺少完善的信息安全保障机制,在数据管理全生命周期,风险管控意识不强,相应的风险处置措施不完善,存在重事件处置而轻常规管理的现象。其次,部分互联网医疗机构数据备份机制不健全,且缺乏严格的隐私保护机制,存在违规收集个人隐私信息、无用户协议和隐私政策行为,导致医疗服务平台存在较大的安全缺陷,一旦发生信息泄露、丢失等事件,将会带来严重损失。综上所述,互联网医疗数据安全也是制约其进一步推广应用的重要因素。

3. **对分级诊疗政策形成冲击**　分级诊疗指按照疾病的轻重缓急及治疗的难易程度进行分级,不同级别的医疗机构承担不同疾病的治疗,逐步实现从全科到专业化的医疗过程。分级诊疗制度内涵即基层首诊、双向转诊、急慢分治、上下联动。国家层面提出合理配置医疗资源,构建分级诊疗服务体系的要求,为医疗卫生服务体系和基本医疗保障制度改革指明了方向。这是新时期深化医改的一项重要内容,着力于实现人人享有基本医疗卫生服务。分级诊疗制度的建立旨在扭转当前不合理的医疗资源配置格局,解决资源配置不均衡问题,围绕城乡协同医疗卫生服务网络建设,依托广大医院和基层医疗卫生机构,探索合理配置资源、有效盘活存量、提高资源配置使用效率的医疗卫生服务体制架构,推动党和政府为保障人民群众健康所做出承诺的实现。然而目前发现依托实体医院尤其是省级大型三级甲等医院的"互联网+医疗"服务可能在一定程度上冲击我国医药卫生体制改革政策中分级诊疗制度的实施。互联网医院允许开展的诊疗范围(常见病、慢性病的复诊)一定程度上限制了线上医疗场景的进一步创新,依靠慢性病开药支撑互联网医院的发展非长久之策。从医疗风险上看,常见病、慢性病复诊的风险最低,基于医疗安全角度考虑最为妥当,但从疾病属性和用户群体的实际需求角度,这一范围略显保守。常见病、慢性病复诊需求的患者一般年龄较大,对互联网的黏性小。而热衷互联网的年轻群体在线问诊一般以偶发性需求为主,或一些不需要复诊的健康咨询。根据在线问诊平台的统计数据,皮肤科、妇科、儿科一直是问诊量最大的3个科目。从医疗机构的职能定位来看常见病、慢性病的复诊一般定位于一级或二级医疗机构,这类病种不符合分级诊疗对三级医疗机构的定位,三级医疗机构的医师更愿意将碎片时间用于互联网医疗平台的问诊中的疑难杂症。各互联网医院平台线上服务越来越多样化。患者通过省市级医院的线上平台进行预约挂号、在线问诊等更为方便的医疗活动,跨越了基层医疗机构的首诊机制,忽视双向转诊的医疗政策,使得"大医院吃不了,基层医院吃不饱"的现象愈发严重。

六、互联网医疗未来发展趋势

1. 互联网医疗活动范围进一步扩展　我国互联网医疗起步较晚,尚处于初级阶段,美国是互联网医疗发展较为成熟的国家。2015 年,美国 Mercy 医疗中心建成了全美第一家没有病床的互联网医院,通过远程随访管理系统个人终端链接医院信息化系统,实现患者在家庭环境中电子健康监测与电子问诊。2017 年美国得克萨斯州通过了该州的互联网医疗立法法案,是全美最后一个废除了互联网医疗不能进行初诊的规定的州,至此全美均可通过互联网开展首诊。目前,我国互联网诊疗活动范围限定为常见病、慢性病的复诊。随着基础设施不断进步,统一电子病历的建立,线上线下数据融合的进一步提升以及相关法律体系及监管能力的完善。未来的发展趋势是在保证医疗安全的前提下进一步放宽互联网诊疗范围。实现以患者为中心的线上交互型医疗服务模式、提高整体医疗资源配置效率。

2. 互联网 + 人工智能　人工智能(artificial intelligence, AI),它是研究、开发用于模拟、延伸和扩展人的智能的理论、方法、技术及应用系统的一门新的技术科学。大数据是人工智能的基础,随着互联网医疗的发展,会积累超大规模的医疗数据形成医学大数据,最终通过提高人们的生活质量和看病效率。相较于临床医师的漫长培养周期,医疗人工智能一旦实现机器看病就能以较低的成本在社区及医院迅速推广,弥补当前人力资源不足的问题并实现分级诊疗。此外,医疗人工智能可以实现持续监测,从而能够做到早发现、早治疗,提升大众健康。最后,得益于对海量数据处理能力的优越性,人工智能能够提高医疗的准确度,从而能够更好地辅助临床医师进行诊断治疗成为基层医师的智囊,三甲医院的医师秘书。这部分内容将在本章第二节加以阐述。

第二节　人工智能与医疗发展

一、人工智能的定义

人工智能(artificial intelligence, AI),它是研究、开发用于模拟、延伸和扩展人的智能的理论、方法、技术及应用系统的一门新的技术科学。

二、人工智能的发展史

用计算机模拟人的智能行为和批判性思维的概念最早是由艾伦·图灵在 1950 年提出的。在《计算机与智能》一书中,他描述了一个简单的测试(后来被称为"图灵测试"),以确定计算机是否具有人类智能的能力。图灵测试即借用一个游戏作为判断计算机是否具有人类智能的标准,把一个人和一台计算机放在幕后,让测试人员通过提问来判断哪一个是计算机,如果判断错误的话,就认为计算机通过了图灵测试,具有人的智能。后来人工智能学者将图灵这篇论文中描述的计算机称为图灵机。

1956 年的达特茅斯会议上约翰·麦卡锡(John McCarthy)提出了"人工智能"这个概念即"制造智能机器的科学和工程",被称为"人工智能之父"。并将数学逻辑应用到了人工智能的早期形成中。他因在人工智能领域的贡献而在 1971 年获得计算机界的最高奖项图灵奖。1951 年世界上第一台用来对迷宫求解的电子神经网络(snare)由明斯基(Marvin Minsky)和帕尔特(Seymour Papert)

设计诞生,该神经网络包含 40 个电子神经和若干内存是人工智能研究中最早的尝试之一,这一贡献使明斯基被认为是人工神经网络的先驱。

人工智能一开始只是一系列简单的"如果 - 那么规则",几十年来已经发展到包括更复杂的算法,这些算法的表现与人类大脑类似。人工智能有许多子领域,类似于医学专业。其中包括机器学习、深度学习和计算机视觉等。机器学习(machine learning, ML)是使用特定的特征来识别模式,可以用来分析特定的情况。然后,机器可以"学习"这些信息,并将其应用到未来类似的场景中。这个预测工具可以动态地应用到临床决策中,使患者的医疗及护理个性化,而不是遵循一个静态的算法。机器学习已经发展到现在众所周知的深度学习(deep learning, DL),它是由算法组成的,可以创建一个人工神经网络(artificial neural network, ANN),然后可以学习和做出决定,类似于人类的大脑。计算机视觉是计算机从一系列图像或视频中获取信息和理解的过程。

三、人工智能在医学中的应用历程

人工智能在医学中的应用在过去 50 年里经历了巨大的发展。伴随着机器学习和深度学习的出现,人工智能在医学中的应用范围进一步扩大,为个性化医疗创造了机会,而不仅仅只是基于算法或者模式的医疗。人工智能的预测模型可用于疾病诊断、治疗反应及疾病预后的预测和未来可能应用于预防医学。人工智能可以提高诊断的准确性,提高医务人员工作流程和临床操作的效率。

1. **医学领域应用起步较晚** 早期的人工智能专注于开发具有推理或决策能力的机器,而这在以前只有人类才能做出。1961 年,第一台工业机器人手臂(Unimate)加入了通用汽车的装配线,并进行了自动化压铸。Unimate 能够一步一步地执行命令。几年后(1964 年),约瑟夫·魏森鲍姆介绍了伊莱莎(Eliza)。使用自然语言处理(NLP),Eliza 能够使用模式匹配和替代方法来模仿人类的对话(表面交流)进行交流,它是未来聊天机器人的框架。1966 年,第一个电子人 Shakey 诞生了。这是斯坦福研究所发明的第一个能够翻译指令的移动机器人 Shakey 能够处理更复杂的指令并执行适当的动作,而不是简单地一步指令这是机器人和人工智能领域的一个重要里程碑。尽管在工程领域有这些重要的创新,但在医学领域应用人工智能的速度却很慢。然而,这一早期阶段是数字化数据的重要时期,而数字化数据后来成为 AIM 未来增长和利用的基础。20 世纪 60 年代,美国国家医学图书馆(NLM)开发的医学文献分析与检索系统(MEDLARS)和基于网络的搜索引擎 PubMed 成为后来加速生物医学发展的重要数字资源。临床信息数据库和病历系统也在此期间首次开发,并为 AIM 的未来发展奠定了基础。

2. **医学领域应用缓慢推进** 20 世纪 70 年代到 90 年代末被称为"人工智能冬季",这意味着资金和兴趣减少的一段时间,随后重要的发展也减少了许多人承认有两个主要的冬天:第一个是在 20 世纪 70 年代末,原因是人们认为人工智能存在局限性;第二个是在 20 世纪 80 年代末一直延续到 90 年代初,原因是开发和维护专家数字信息数据库的成本过高。尽管在这一时期缺乏普遍的兴趣,但人工智能领域的先驱们仍在继续合作。这促进了 1971 年罗格斯大学的 Saul Amarel 开发的生物医学计算机研究资源。斯坦福大学医学实验人工智能(SUMEX-AIM)是一种分时计算机系统,创建于 1973 年,增强了来自多个机构的临床和生物医学研究人员之间的网络能力。在很大程度上,正是由于这些合作,美国国立卫生研究院主办的第一个医学人工智能研讨会于 1975 年在罗格斯大学举行。这些活动代表了医学人工智能先驱之间的最初合作。

第一个证明人工智能在医学上应用可行性的原型是使用 CASNET 模型开发的青光眼咨询项目。CASNET 系统是一个因果联系的网络,由三个独立的程序组成:模型建立、咨询和由合作者建立和维护的数据库。该模型可以将有关特定疾病的信息应用于个别患者，并为医师提供有关患者治疗的建议。它由罗格斯大学开发，并于 1976 年在内华达州拉斯维加斯举行的眼科学会会议上正式展示。

"反向链"人工智能系统 MYCIN 是在 20 世纪 70 年代早期开发的。根据医师输入的患者信息和大约 600 条规则的知识库，MYCIN 可以提供一个潜在细菌病原体列表，然后根据患者的体重适当调整抗生素治疗方案。MYCIN 成为后来基于规则的系统 EMYCIN.11 INTERNIST-1 的框架，后来使用与 EMYCIN 相同的框架和更大的医学知识库开发，以协助初级保健医师进行诊断。

1986 年，麻州大学发布了一个决策支持系统（DXPLANE），该系统可依据输入的症状自动生成鉴别诊断。它也是一本电子医学教科书，提供疾病的详细描述和额外的参考资料。当它首次发布时，它能够提供大约 500 种疾病的信息。自那时以来，已扩展到 2 400 多种疾病。到了 20 世纪 90 年代末，人们对机器学习的兴趣重新燃起，尤其是在医学界，随着上述技术的发展，机器学习为医学人工智能的现代时代奠定了基础。

3. 医学领域应用突飞猛进　2007 年，IBM 创建了一个开放域问答系统 Watson，它与人类参与者竞争，并在电视游戏节目"Jeopardy"中获得第一名！2011 年，DeepQA 的出现，不同于正向推理（遵循从数据到结论的规则）、反向推理（遵循从结论到数据的规则）或手工制作的 IFTHEN 规则的传统系统，他能使用自然语言处理（NLP）和各种搜索来分析非结构化内容上的数据，以生成可能的答案。该系统更易于使用和维护，更具成本效益。可以应用 DeepQA 技术通过电子病历和其他电子资源中提取信息为作为循证医学的依据。因此，它为循证临床决策提供了新的可能性。2017 年，Bakkar 等人 18 利用 IBM Watson 成功识别了新的 RNA 结合蛋白（RBPs），这些蛋白在肌萎缩侧索硬化症（ALS）中发生了改变。在这种势头下，加上计算机硬件和软件程序的改进，数字化医学变得更加容易获得，医学人工智能开始快速增长。NLP 将聊天机器人从表面的交流（Eliza）转变为有意义的基于对话的界面。这项技术于 2011 年应用于苹果的虚拟助手 Siri，2014 年应用于亚马逊的虚拟助手 Alexa。Pharmabot 是 2015 年开发的聊天机器人，用于协助儿科患者及其家长进行药物教育，Mandy 于 2017 年创建，是一个初级护理的自动患者接收流程。

深度学习（deep learning，DL）标志着医学人工智能领域的一个重要进步。与机器学习（ML）不同的是，ML 使用一组特征，需要人类输入，而 DL 可以训练自己对数据进行分类。尽管 DL 在 20 世纪 50 年代首次被研究，但它在医学上的应用受到了"过拟合"问题的限制。当 ML 过于专注于一个特定的数据集，不能准确地处理新的数据集时，就会出现过拟合，这可能是计算能力不足和缺乏训练数据的结果，随着更大数据集的可用性和计算能力的显著提高，这些限制在 21 世纪初被克服了。

卷积神经网络（CNN）是一种应用于图像处理的 DL 算法，模拟人脑中相互连接的神经元的行为。CNN 由几个层组成，这些层分析输入图像以识别模式并创建特定的过滤器。最终的结果是由完全连接的层将所有特征组合而成。现在有几种 CNN 算法可用，包括 Le NET、AlexNet、VGG、GoogLeNet 和 ResNet。

四、深度学习在医学中的应用

将人工智能应用于医学影像，可以显著提高报告的准确性和一致性，以及报告的效率。Arterys 于 2017 年成为 FDA 批准的首个基于云的临床 DL 应用。Arterys 的第一款产品 CardioAI 能够在几秒钟内分析心脏磁共振图像，提供心脏射血分数等信息。该应用已经扩展到包括肝和肺成像、胸部和肌肉骨骼 X 线图像以及头部 CT 平扫图像。

DL 可用于检测病变、创建鉴别诊断和撰写自动化医疗报告。2017 年，Gargeya 评估 DL 筛查糖尿病视网膜病变，通过 5 倍交叉验证（AUC 0.97）实现了 94% 的敏感性和 98% 的特异性。类似地，Esteva 等人训练 CNN 识别非黑色素瘤和黑色素瘤皮肤癌，结果表明 CNN 的表现与专家相当。CNN 还用于预测队列人群的心血管风险。与美国心脏病学会指南定义的既定算法相比，人工智能可以提高心血管风险预测的准确性。AI 还通过分析淀粉样蛋白成像数据可靠地预测了阿尔茨海默病的进展，并准确地预测了该病的药物治疗反应。

五、人工智能在医学领域目前开展的应用

1. 智能影像　近年来，神经网络直接从原始数据中学习模式的深度学习在图像分类方面取得了显著的成功。因此，医学人工智能研究在放射科、病理学、胃肠病学和眼科等严重依赖图像解读的专业蓬勃发展。

人工智能系统在放射学的准确性方面取得了相当大的提高，包括乳房 X 线摄影解释、心功能评估和肺癌筛查，不仅解决了诊断问题，还解决了风险预测和治疗问题。例如，一个人工智能系统经过培训，可以根据放射科医师的计算机断层扫描（CT）读数和其他临床信息来估计 3 年的肺癌风险。然后，这些预测可以用于安排癌症患者的后续 CT 扫描，以符合当前的筛查指南。在多个临床地点对此类系统进行验证，以及越来越多的前瞻性评估，使人工智能更接近部署，并在放射学领域产生实际影响。

在病理学领域，人工智能在诊断癌症和提供新的疾病见解方面取得了重大进展，主要是通过使用全玻片成像。模型已经能够有效地识别幻灯片中的感兴趣区域，这可能会加快诊断工作流程。除了这一实际影响之外，深层神经网络已经被训练来识别原发肿瘤的起源，并检测结构变异或驱动突变，提供的可靠性甚至超出了专家病理学家的审查。

深度学习在胃肠病方面也取得了进展，尤其是在改进结肠镜检查方面，这是检测结直肠癌的关键步骤。深度学习已被用于自动预测结肠病变是否为恶性，其性能可与熟练的内镜医师媲美。此外，由于息肉和其他可能的疾病体征在检查过程中经常被忽略，人工智能系统可协助内镜医师提高内镜检查人员检测不典型病变的能力，潜在地提高灵敏度，并使结肠镜成为更可靠的诊断工具。

此外，人工智能在眼底病变中的应用也得到广泛认可，尤其是全自动及半自动人工智能分析在糖尿病视网膜病变筛查中得到了很好的应用。

2. 智能健康监测　智能可穿戴设备从日常生活中获取健康信息，从而改善用户健康的设备和服务。2017 年，苹果在其智能手表上安装了一种深度学习算法，可以检测房颤，并获得了 FDA 的批准利用光容积描记仪和加速度计传感器，它可以了解用户在休息和活动时的正常心率，如果与期望值有显著差异，就会发出警告信号。深度学习算法在分析心电图（ECG）方面也表现出良好的准确性。

智能健康监测设备例如智能无创血糖仪可用于重症监护室、手术室、急诊室、康复室等不同医院环境的疾病管理和治疗，并可根据积累的实时信息对疾病进行预测和诊断。美敦力和 IBM 共同开发的智能血糖监测设备（IQ）已被证明可以直接帮助糖尿病患者，减少低血糖和高血糖症状的次数。此外，PhysIQ 的 pinpointIQ 设备最近获得了美国食品和药物管理局（Food and Drug Administration, FDA）的批准，它可以通过可穿戴生物传感器连续测量患者的情况，并通过检测条件的细微变化，帮助应对突然和致命的情况。飞利浦还将通过平板电脑和智能手机，让医护人员在急诊室、康复室、护士站等任何地方都能监视患者情况的 IT 解决方案 "Connected Care Solutions" 进行商用化。与此同时，将机器学习应用于多生物标志物分析，提高了诊断灵敏度和特异性的研

究结果已被用于实际案例的分类癌症相关的生物标志物。此外,机器学习已被应用于肺结核和痴呆等疾病的体外诊断。

3. 医用机器人 医用机器人根据功能不同可以分为护理机器人、康复机器人、手术机器人等不同类型,智能医疗机器人的核心是人工智能与生物智能增强与融合机制,从而实现人机"自然、精准和安全"的交互。当前达·芬奇手术机器人已经在全世界范围内开始应用,并且已经为数以万计的患者提供服务。2014 年,中科院人机智能协同系统实验室与北京积水潭医院合作开发了脊柱手术辅助机器人,是我国首台具有完全自主知识产权的骨科机器人。

4. 临床肿瘤治疗决策 临床决策作为医学的核心原则之一,依赖于多层数据与细微决策的整合。癌症为医疗决策提供了一个独特的背景,不仅因为它的形式随着疾病的演变而变化,而且还需要考虑到患者的个人情况,他们接受治疗的能力,以及他们对治疗的反应。临床智能辅助决策就是将人工智能技术用于辅助诊疗中,让计算机"学习"专家医师的医疗知识,模拟医师的思维和诊断推理,从而给出可靠诊断和治疗方案。智能诊疗场景是人工智能在医疗领域最重要、最核心的应用场景。疾病的放射学评估最常依赖于视觉评估,其解释可通过先进的计算分析加以补充。人工智能在专家临床医师对癌症成像的定性解释方面取得巨大进展,包括肿瘤随时间的体积描绘、从其放射学表型推断肿瘤基因型和生物学进程、预测临床结果、并评估疾病和治疗对邻近器官的影响。人工智能可以将图像的初始解释过程自动化,并改变影像学检测的临床工作流程、是否实施干预的管理决策。腾讯觅影人工智能辅助决策,通过自然语言处理技术理解病历,并运用机器学习技术构建知识图谱,从而实现通过病历辅助诊断 500 种疾病的能力。最为著名的 IBM 正与美国、中国、印度、韩国等多国医院共同开展肿瘤辅助决策探索。从目前进展来看,IBM 与多国医院合作开发的肿瘤辅助决策系统临床智能辅助决策方案 Watson for Onclogy 还在检验机器与专家意见的一致性阶段,尚不能独立诊断疾病。

六、人工智能在医疗领域未来方向

医学人工智能研究通常遵循一个熟悉的模式,解决图像分类问题,对标记数据使用监督学习来训练人工智能系统,然后通过与人类专家进行比较来评估系统。虽然这些研究取得了显著的进展,未来医学人工智能将打破这种模式。一、处理非图像数据源,如文本、化学和基因组序列,可以提供丰富的医学见解。二、超越监督学习的问题公式,通过非监督或半监督学习等范式,从无标签或不完善的数据中获得见解。三、人工智能与人类合作而不是与人类竞争的人工智能系统,这是实现更好性能的途径,而不是人类与人工智能之间二选一。

1. 人工智能处理非图像数据 除了图像数据,深度学习模型还可以从多种输入数据中学习,包括数字、文本甚至多种类型数据的组合。包括分子信息、自然语言、脑电图(EEG)数据和多模态数据等医学信号。

人工智能推动生物化学领域的发展,提高了对生物分子结构和行为的理解。Senior 等人开发的 Alpha Fold 可从蛋白质的化学序列预测蛋白质的 3D 结构代表了人工智能在预测蛋白质折叠方面的突破。蛋白质结构预测的改进有助于许多机制研究,如药物 - 蛋白质相互作用或突变的影响。人工智能在蛋白质分析领域取得了长足的进步,能捕捉蛋白质的关键特性,并帮助神经网络在较少数据的情况下学习,这可能在特定情况下(如糖尿病视网膜病变的检测)节省成本。

人工智能在基因组学领域也是当下研究热点,尽管 3D 基因组相互作用建模非常复杂。当人工智能应用于循环中的细胞游离 DNA 数据时,可以实现非侵入性癌症检测、预后和肿瘤起源识别。深度学习增强了基于 CRISPR 的基因编辑工作,帮助预测指导 RNA 活性和识别抗 CRISPR 蛋白家族。此外,基于人工智能的微生物转录组和基因组数据分析已被用于快速检测病原体的抗生素耐药性。这一进展使医师能够迅速选择最有效的治疗方法,潜在地降低病死率并防止不必要地使用广谱抗生素。

人工智能现在开始加速药物研发的进程。分子分析的深度学习模型已被证明可以通过减少对药物研发对缓慢、昂贵的生物实验的需求来加速新药物的研发。这种模型已被证明对预测相关的物理性质是有用的,如潜在药物的生物活性或毒性。人工智能设计的一种药物在实验模型中被证明可以抑制 DDR1(一种涉及多种疾病,包括纤维化的受体);值得注意的是,它在 21 天内就被发现,在 46 天内进行了实验测试,大大加快了通常需要几年时间的过程。重要的是,深度学习模型可以以有临床意义的方式选择与现有药物不同的有效分子,从而为治疗开辟新的途径,并为对抗耐药病原体提供新的工具。

人工智能应用于来自现实生活中的脑电图(EEG)信号,可以是无反应的脑损伤患者。对于失语症或闭锁综合征患者来说,人工智能直接将脑电波转换为语音或文本的能力是一个最终康复的预测指标。患者可通过使用智能手表等可穿戴传感器,在现实生活中被动收集卒中信息,从而实现远程健康监测。

未来深度学习模型将采用整合多个医疗数据源的方法。例如,一个模型用于诊断呼吸系统疾病以患者咳嗽的音频记录以及症状报告为输入模型,还利用了更复杂的输入,如电子健康记录,其中包含各种数据,如医疗诊断、生命体征、处方和实验室结果。这种模型可以基于不同类型的数据进行预测,就像人类临床医师在实践中做出决策时依赖多种类型的信息一样。尽管有潜力,但这一研究领域似乎相对不发达,部分原因是跨部门或机构持续收集多种类型数据的挑战。尽管如此,我们预计随着时间的推移,多模式的使用会逐步增加。

2. 超越监督学习的问题公式 除了使用新的数据源,最近的研究还尝试了非传统的问题公式。传统上,数据集从真实数据中获取输入和标签,神经网络等模型用于学习从输入到标签的函数映射。然而,由于标签可能昂贵且耗时,包含准确输入和标签的数据集通常很难获得,并且在许多研究中经常重复使用。其他范式,包括无监督学习(特别是自我监督学习)、半监督学习、因果推理和强化学习,已被用于解决数据未标记或其他干扰信息的问题。这些进步拓展了医学人工智能的边界,增强了现有技术,加深了对疾病的理解。

无监督学习涉及从没有任何标签的数据中学习,使模型能够发现新的模式和类别,而不是像监督范式那样局限于现有的标签。例如,聚类算法通过将相似的数据点组合在一起来组织未标记的数据点,已应用于脓毒症、乳腺癌和子宫内膜异位症等疾病,识别具有临床意义的患者亚组。这些分类可以揭示疾病表现的新模式可能最终有助于确定诊断、预后和治疗。

另外,人工智能从干扰信息较多或不完美的数据中提取信息,大大降低了数据收集的成本。例如,Campanella 等人训练了一个弱监督模型,从整张幻灯片图像中诊断几种类型的癌症,只使用最终诊断作为标签,并跳过监督学习设置中预期的像素注释。使用这种方法,即使注释成本降低,他们也能够获得出色的分类结果。非传统的问题公式也被用于增强和重建图像。例如,在创建模型以增强低质量磁共振成像(MRI)图像中的空间细节时,Masutani 等人综合生成了输入数据;他们获取高质量的 MRI 图像,随机添加噪声,然后训练卷积神经网络从模拟的"低质量"输入中恢复原始的高质量 MRI 图像。

3. 人类与人工智能从竞争走向协作 尽管目前大多数研究都集中在人工智能与人类的一致性比较中,但未来的医疗实践更可能涉及人在执行回路的模式,即人类主动与人工智能系统协作并提供监督。这些模式通常以人类接受人工智能帮助为特征,尽管偶尔人工智能和人类会分开工作,并将他们的预测平均或合并。对各种任务的多项研究表明,临床专家和人工智能结合起来比单独的专家取得更好的性能。在胸片上检测恶性结节时，人工智能辅助的临床专家超过了人类和人工智能。人工智能协作的有用性可能取决于任务的具体情况和临床环境。虽然正确的预测被证明是有用的，不正确的预测也会影响临床医师的表现。总之，人工智能建议的准确性会影响其有用性。此外，人工智能预测未来可以以多种方式进行交流，例如，以概率、文本推荐或编辑图像来突出感兴趣的领域。

医疗人工智能领域在大规模部署方面取得了相当大的进展，特别是通过个随机对照试验等前瞻性研究和医学图像分析，但医疗人工智能仍处于验证和实施的早期阶段。迄今为止，使用外部验证，前瞻性评估和多种指标来探索 AI 在真实临床环境中的全面影响的研究数量有限，评估的使用案例范围相对狭窄。人工智能与人类协作的模式必将成为人工智能与人类竞争的替代品，我们希望未来人工智能可以更好为医务人员的工作提供更广泛而深入的帮助，这样可能比单独使用人工智能或人类取得更好的结果，而且更有可能在医疗实践中得到应用。随着技术的进步，人工智能改善医学未来的潜力必将实现。

（杜海亮　王　强）

参 考 文 献

[1]　毛振华. 中国互联网医疗发展报告（2020—2021）: 大数据与健康医疗 [M]. 北京: 社会科学文献出版社, 2021.

[2]　张学高, 周恭伟. 人工智能 + 医疗健康: 应用现状及未来发展概论 [M]. 北京: 电子工业出版社, 2019.

[3]　谭志明. 健康医疗大数据与人工智能 [M]. 广州: 华南理工大学出版社, 2019.

第五章 镇痛大数据收集与质量控制

目录

术后疼痛对机体而言,作为手术后对有害刺激的一种主观感受,主要可以分为伤口痛、躯体痛和内脏痛 3 部分内容。尽管目前已有不少镇痛药物或其他镇痛技术应用于临床,但仍有 50% 以上的患者术后主诉疼痛未得到有效缓解,因此需要迫切开展一些新型的镇痛技术或完善已有镇痛技术来解决这些问题。并且已进入了大数据爆炸时代,同时在围手术期医学期间,也存在着大量镇痛相关的数据。这些沉睡中的镇痛数据有效地挖掘和转化,不仅可能会推动麻醉与围手术期镇痛的大数据化和智能化,还可能促进新型镇痛诊疗技术的诞生与推动麻醉学科的发展与进步。

第一节 镇痛患者的大数据挖掘

一、镇痛患者的大数据平台建设假想

各种围手术期镇痛相关信息组成的平台,从数据的流动与被挖掘处理,是实现精准围手术期镇痛的一个有效闭环。而术后镇痛大数据平台的组成首要条件是建成相关亚专科疾病数据库。围手术期医学中镇痛相关患者的健康数据(包括基本资料、影像病理检查结果、疾病史、麻醉过程和术后情况等)通过一定的处理与整合后,可形成被挖掘和形成结构性的数据,各类型数据之间有相关的索引。这样围手术期多模态的数据被分割成各个片区数据,但这些数据又互联互通,需要时可通过一定的关键词和一定的规则被串联起来,从而形成一个随时可流通和可查询抽取的动态数据。这些数据类型主要可分为以下几种:数字(各种检验指标和生命指标等,处理时可采用机器学习);文字(疼痛病例等),处理时可采用自然语言处理;图像(疼痛表情和谵妄表情等),处理时可采用深度学习;视频(患者步态分析等),处理时可采用计算机视觉技术;标本信息(具有相关并发症时的血液或其他),处理时可采用多组学分析。使用大数据分析和机器学习的这些工具,可以提高我们的临床研究能力和为临床实现精准围手术期镇痛提供策略。

二、不同镇痛患者的大数据挖掘特点

镇痛技术的种类和模式有很多种,例如硬膜外镇痛和静脉自控镇痛等方法。而不同的镇痛技术环境下,所产生的数据也不一致。这些数据不仅可以反映不同镇痛方案的镇痛作用,同时也对应着相关患者在术后康复方面的应用价值。比如,硬膜外镇痛有可能导致尿潴留等并发症,不利于患者术后康复;而镇痛药物可能导致患者出现头晕和恶心呕吐等不良反应,当恶心呕吐严重时有可能导致腹部伤口撕裂。因此,为了更好地挖掘和利用这些镇痛过程中产生的相关数据,镇痛方式和镇痛方案应当结构量化,并关注相关不同亚专科疾病患者的特点和相关术后并发症,并建立患者的不良感受和满意度反馈渠道,以及建立出院后相关的预后跟踪网页 App。不同类型镇痛患者的大数据挖掘特点主要可以分为以下几类:

1. 肿瘤患者在接受不同镇痛方案时的特殊之处 镇痛对于肿瘤患者而言,目前有不少研究表明不同的镇痛方式或镇痛药物可能与不同肿瘤患者的术后预后相关。这方面主要体现在丙泊酚或阿片类药物等,可能的相关机制是这些药物可能会干预肿瘤患者围手术期的免疫调节。同时,有文献表明,尽管手术虽能有效地提高部分肿瘤患者的预后,但术中手术刺激可能会让患者的免疫功能受到不同程度的影响,导致肿瘤扩散、复发或并发其他系统性疾病,从而会严重影响预后,间接会导致术后进行合理疼痛管理的困难。因此,对该类患者进行镇痛大数据量化建设时,应该重点关注各种镇痛的方式或镇痛药物的剂量,并关注其与围手术期免疫功能的关系。

此外,有些肿瘤患者术后疼痛可能会存在中枢致敏作用。伤害感受器的敏感性因外周炎性介质的作用而增强及中枢脊髓后角度功能性重组均可造成患者对有害性刺激的夸大作用、高反应性和痛阈降低,导致术后疼痛感剧烈。因此,对相关癌症患者的镇痛大数据挖掘,应该关注围手术期痛觉过敏,并建设相关的数据库。

2. **老年非肿瘤患者镇痛大数据分析的注意事项** 老年肿瘤患者对药物的解毒能力有所减退,而且肌酐清除率可能会下降 25% 以上,肾小球滤过率也会降低。此外,由于高龄患者会对阿片类药物排泄减慢,从而可能导致术后对其产生蓄积反应而出现呼吸抑制。而且,老年人免疫功能低下,静脉镇痛留置时间长易引发感染。因此,由于老年人机体的特殊性,在建立老年非肿瘤患者的术后镇痛时,应该更加个体化和精准化。老年非肿瘤患者的镇痛大数据建设,需要解决的首要问题是标准量化。需要收集不同亚专科疾病的老年非肿瘤患者相关围手术期信息,并对应相关专科疾病的特点,同时根据近远期预后情况,建立不同麻醉镇痛药物数据库,从而能够更加精准化地得出不同亚专科疾病的老年非肿瘤患者麻醉镇痛药物配方和剂量。

3. **分娩镇痛大数据分析的特点** 分娩疼痛对每位产妇而言,是一种不可避免的复杂生理和心理过程,由于产妇的个体差异巨大,从而可能导致出现产后创伤应激与产后抑郁。尽管目前已有多种分娩镇痛方案,但不同的镇痛方案依旧存在一些缺点。有文献表明,椎管内分娩镇痛容易导致产妇出现恶心呕吐和产间发热等不良反应;也有研究发现分娩镇痛可能会增加阴道助产率和延长第二产程的风险;有文献表明,分娩镇痛后容易导致尿潴留,严重时可致膀胱逼尿肌遭受不可逆转的损伤,进而引发长时间的排尿功能异常。因此,在进行分娩镇痛大数据分析时,需要重点关注不同配方下镇痛药物浓度与产妇的不良反应情况,并且需要重点关注产后抑郁,并建立相关的产后抑郁大数据库。

三、镇痛患者大数据挖掘与转化中的注意事项

在镇痛患者大数据挖掘与转化过程中,有以下几点需要特别注意:①相关的麻醉与镇痛多学科交叉人才的储备和培养是撬动镇痛大数据的关键;②镇痛过程中与患者以及其他相关方面的有效沟通是解决镇痛大数据伦理和隐私的重要环节;③安全和稳定的数据环境是保存镇痛大数据的前提;④适用的和有效的高质量数据以及相关算法是镇痛大数据转化的必要条件。

总之,我们应该积极推动与构建麻醉与围手术期的大数据库,并使之高质量和高标准化,采用相关智能算法对其进行挖掘和处理,以便建成有效的麻醉与围手术期镇痛大数据库。

(周成茂 杨建军)

第二节 镇痛质量管理

一、麻醉质量管理与镇痛质量管理

临床质量是医疗服务的核心。随着社会进步及医疗技术的发展,加强医疗服务质量管理势在必行。麻醉质量管理是整个医疗质量管理的重要组成部分。麻醉学科是临床医疗质量和安全的领先专业。Cooper 等在 20 世纪 70 年代开创基于麻醉学不良事件的错误分析、学习和错误修正的系统性方法,建立综合数据库,以录入和分析不良事件的研究方式直接影响了麻醉学的发展;1984 年,ASA 建立闭合索赔项目(CCS)数据库,旨在改善患者安全,提高麻醉质量;2008 年,ASA

成立麻醉质量研究所(AQI)并建立麻醉临床结果数据库,创立美国麻醉事件报告系统,广泛收集各类麻醉相关不良事件和接近失误事件,据此制订临床建议,改进麻醉管理,从而降低麻醉相关并发症发生率和死亡率,提高麻醉质量安全水平。国内,1989年2月浙江省率先成立临床麻醉质控中心,国家卫生和计划生育委员会麻醉质量控制中心(简称国家麻醉质控中心)于2011年年底正式成立,全国各省、自治区、直辖市相继成立了32个省级麻醉质控中心,并于2015年4月10日正式公布了《麻醉专业医疗质量控制指标》,共计17项,基本覆盖了麻醉安全与质量管理的全部过程,并在2020年进行修订,进一步细化了各项质控指标,指标由17项增加至40项。为更好地全面开展麻醉质控管理,2014年中华医学会麻醉学分会公布了《麻醉科质量控制专家共识》,并于2020年进行修订,该共识适用于具有麻醉科建制的各级医疗机构(包括公立及非公立医疗机构)。

围手术期镇痛是麻醉工作中重要的一部分,随着"舒适化医疗"的发展,围手术期镇痛受到越来越多的关注,镇痛质量直接影响患者的康复及医疗质量。近几十年,临床工作中不断开发出新的镇痛药物和技术,但是镇痛效果仍不尽如人意。国内外调查显示,手术患者中有40%~60%存在术后中、重度疼痛。镇痛管理中影响镇痛效果的核心要素为管理缺乏规范化模式,以及医患、医务人员之间缺乏及时有效的信息反馈和响应。因此,优化术后镇痛管理模式对提高术后镇痛效果有益。Ai-PCA的出现,为围手术期镇痛管理提供了新的管理模式,研究显示,与传统PCA比较,Ai-PCA可显著降低术后中、重度疼痛和相关不良反应的发生率,缩短住院时间,提高患者镇痛满意度。Ai-PCA为加强围手术期镇痛质量管理提供了新的思路。

二、Ai-PCA模式下的镇痛质量管理

《麻醉专业医疗质量控制指标(2020年修订试行)》及《麻醉科质量控制专家共识(2020)》均表明了围手术期镇痛质量管理的重要性,但传统的PCA模式存在效率低下、不便管理的问题,对术后镇痛过程的镇痛泵运行情况、自控键按压频率、报警信息、查房评价等关键信息不能实施获取与反馈,麻醉科医师不能及时评估患者状态并及调整PCA参数,显著影响镇痛质量,不能实时了解镇痛泵报警情况从而难以保证镇痛安全性。Ai-PCA作为一个动态的工作体系,从理念、技术、管理、信息等方面对传统PCA进行了高效持续的改进,可提高镇痛质量管理。目前,国际国内尚无关于Ai-PCA模式下的镇痛质量管理指南或专家共识,遵循《智能化病人自控镇痛管理专家共识》中提出的质量控制原则"全员参与、全程控制、全面质控",结合文献,参考Donabedian的质量管理三联体即"结构管理、过程管理和结果管理",将Ai-PCA模式下的镇痛质量管理指标记录如下,供临床医师参考。

(一)结构管理

结构是提供医疗服务的各种设置,通常指人员、设备及其组织形式。结构管理为过程管理提供基本保证条件。

1. 人员 参与镇痛管理的人员(麻醉科医师、麻醉护士、病房护士、药师)数量、职级、专业方向及相关职责,参与定期组织的培训及考核情况等。

2. 设备 Ai-PCA系统由具有无线通信功能智能输注装置和一次性专用储液药盒、无线传输设备、移动查房系统、中央管理系统等组成。具有远程监控智能报警、智能分析与评估等功能,该技术实现了疼痛主观感受和镇痛需求在医护面前的即时客观表达,克服了PCA捕获与响应的技术缺陷,有利于医护人员及时了解镇痛效果并做出处理,实现了人力物力的效率最大化,提高了医疗工作的效率和质量;有利于持续的质量改进,Ai-PCA相关设备运行情况、设备损耗率等。无

线镇痛管理方式,实现无线远程监控、高精度输注、智能化预警、智能化镇痛管理等,为的工作提供了更加有利的软硬件保障。

3. **组织形式** 急性疼痛服务(acute pain service, APS)小组是伴随着急性疼痛控制指南的实施而产生的,它是一种由多个学科专业人员合作减轻患者疼痛的服务方式。APS以麻醉科医师督导的医师、护士、药师为主体APS团队,以提高疼痛控制的效果和运行工作效率等情况。

(二)过程管理

过程是质量管理中最重要的环节,好的过程管理是获得好结果的必要保证。Ai-PCA模式下的镇痛过程管理指标如下:

1. **基本信息** 患者基本信息完整性包括姓名、性别、年龄、身高、体重、手术名称、ASA分级、术后镇痛方法、镇痛泵配方、参数设置等。

2. **自控按压键** 患者按压自控键情况包括有效按压次数和无效按压次数。患者总按压数与实际进药数(D_1/D_2)比值可作为评价镇痛效果的一项客观指标。

3. **镇痛不足发生率** 镇痛不足是指在一个锁定时间内无效按压自控键次数≥3次。镇痛不足发生率=镇痛不足报警总数/患者总数量。

4. **镇痛欠佳发生率** 镇痛欠佳是指在1h内患者有效按压自控键次数≥4次。镇痛欠佳发生率=镇痛欠佳报警总数/患者总数量。

5. **镇痛不足处理时间** 镇痛不足处理时间是指从镇痛不足报警即刻开始到处理完毕并在系统中记录为止。平均镇痛不足处理时间=镇痛不足处理时间总和/镇痛不足报警总数量。如果在报警接受30min内尚未处理镇痛不足,则不计入镇痛不足报警总数量。

6. **药液利用情况** 每个患者药液利用率=已输入药液量/药液总量。平均药液利用率=药液利用率总和/患者总数量。

7. **镇静评价** 目前较多使用Ramsay镇静评分进行评价,重症患者使用RASS或SAS进行镇静评估。

8. **镇痛泵管路气泡报警率** 气泡报警率=气泡报警总数/患者总数量。

9. **镇痛泵管路堵塞报警率** 堵塞报警率=堵塞报警总数/患者总数量。

10. **离开服务区报警率** 患者端(PCA泵)离开局域网区域,或系统等原因导致出现离开服务区报警,以至于不能实时观察到患者使用PCA泵的情况。离开服务区报警率=离开服务区报警总数/患者总数量。

11. **撤泵后不关机报警率** 在系统中进行撤泵操作后,仍有输液记录的发生,PCA泵仍在运行。撤泵后不关机报警率=撤泵后有输液记录的患者数量/患者总数量。

患者按压自控键情况、镇痛不足发生率、镇痛欠佳发生率、药液利用情况及镇静评价可反映临床镇痛技术水平,患者基本信息完整性、镇痛不足处理时间、镇痛泵管路气泡报警率、镇痛泵管路堵塞报警率、离开服务区报警率及撤泵后不关机报警率则可反映临床镇痛管理的规范性。

(三)结果管理

结果管理是对结果的指标进行测量、分析、评估和比较,并且经过结果反馈,进一步改进结构管理和过程管理中存在的问题。Ai-PCA模式下的镇痛结果管理指标如下:

1. **镇痛质量指数(analgesia quality index, AQI)** 也称为舒适化指数,是指系统对某区域(如某医院、某病区)任意时间段(如24h、48h)的情况,按照一定的权重智能打分(计算方法详见本书),AQI可直观反应镇痛质量,是镇痛质量管理的良好工具,并可通过对AQI显示的问题进行分析,实现镇痛质量持续改进。

2. **患者镇痛评价率及满意率** 即患者对镇痛效果进行评价。

3．**不良事件**　包括恶心呕吐、呼吸抑制、镇静过度（嗜睡）、皮肤瘙痒、便秘、尿潴留、低血压等，使用硬膜外 PCA 的患者，还应记录硬膜外血肿的发生情况。

三、Ai-PCA 模式下镇痛质量的持续改进

使用 Ai-PCA 模式进行镇痛管理，可使临床医师获得大量的镇痛相关数据，基于大数据可进行医疗质量评估和比对，以洞察趋势，但仅依靠数据无法全面、准确地解释原因。合理使用质量管理工具，才能实现医疗质量的持续改进。

充分利用质量控制循环（PDCA），即是计划（Plan）- 执行（Do）- 检查（Check）- 改进（Action）逐渐推进、逐步循环、相互影响。PDCA 循环是实现全面质量管理须遵循的科学程序，是 Ai-PCA 模式下进行镇痛质量持续改进的有力工具。计划（Plan）包括确定方针和目标、制订活动规划。执行（Do）为根据已知信息设计具体方法、方案和布局；再根据设计和布局进行具体运作，实现计划内容。检查（Check）是指总结执行计划的结果，分清对错，明确效果，找出问题。改进（Action）是处理、总结、检查结果，肯定成功经验并予以标准化；同时总结失败教训，引起重视。4 个过程周而复始进行，一个循环解决部分问题，未解决的问题留待下一个循环解决，并根据学习和分析规划下一个周期，形成阶梯式上升。成功的经验可在更大范围推进或扩展，失败的教训则可在修改后再次检验或放弃。

Ai-PCA 模式下进行镇痛质量的持续改进，可选择 AQI 作为分析指标，AQI 可较为直观地反映镇痛质量，可对某时间段内不同医护人员、不同科室甚至不同医院的 AQI 进行分析比较，采用各种针对性改进措施，不断摸索改进措施在临床中实施的情况，通过一个又一个 PDCA 循环不断提高 AQI，促进镇痛质量的持续改进。

（王　莹　杨建军）

参 考 文 献

[1]　NÚÑEZ REIZ A, ARMENGOL DE LA HOZ MA, et al. Big Data Analysis and Machine Learning in Intensive Care Units[J]. Med Intensiva（Engl Ed）, 2019, 43（7）: 416-426.

[2]　WANG Y, ZHU Y, XUE Q, et al. Predicting chronic pain in postoperative breast cancer patients with multiple machine learning and deep learning models[J].J Clin Anesth, 2021, 74: 110423.

[3]　KONG X, AI B, KONG Y, et al. Artificial intelligence: a key to relieve China's insufficient and unequally-distributed medical resources[J]. Am J Transl Res, 2019, 11（5）: 2632-2640.

[4]　DUBOWITZ JA, SLOAN EK, RIEDEL BJ. Implicating anaesthesia and the perioperative period in cancer recurrence and metastasis[J]. Clin Exp Metastasis, 2018, 35（4）: 347-358.

[5]　LUEDI MM, KAUF P, EVERS T, et al. Impact of spinal versus general anesthesia on postoperative pain and long term recurrence after surgery for pilonidal disease[J]. J Clin Anesth, 2016, 33（2）: 236-242.

[6]　COLLINS K, YENTIS SM. Epidurals in the UK: practice and complications over 80 years[J]. Anaesthesia, 2021, 76（3）: 414-416.

[7]　黄文雯, 李沐寒, 王东信. 肿瘤手术常见麻醉方式、药物选择和术中管理对老年患者预后的影响 [J]. 临床麻醉学杂志, 2018, 34（7）: 716-720.

[8]　汪晓强, 施郁淼, 俞卫锋. 麻醉药物通过神经递质受体影响肿瘤发生发展的研究进展 [J]. 中华麻醉学杂志, 2021, 41（9）: 1149-1152.

[9]　CLARK, R M. The quality chasm is even bigger than we thought[J]. Anesthesia and Analgesia: Journal of the International Anesthesia Research Society, 2013, 117（6）: 1273-1274.

[10] 马爽,裴丽坚,黄宇光. 麻醉专业医疗质量管理与控制现状报告 [J]. 麻醉安全与质控,2017,1(1): 3.

[11] 周志强,罗爱林. 麻醉专业质量控制指标(2020 修订试行)解读 [J]. 临床外科杂志,2021,29(1): 3.

[12] 曹汉忠,黄文起,彭书峻,等. 智能化 PCA 管理对患者术后镇痛质量的影响 [J]. 中华麻醉学杂志,2018,38(9): 1077-1081.

[13] 李小华,陈玉兵,赵霞. 移动医疗技术与应用 [M]. 北京: 人民卫生出版社,2015.

[14] 张庆芬,张冉,何苗,等. 我国围手术期疼痛治疗及管理现状调查 [J]. 中华麻醉学杂志,2017,37(12): 1409-1413.

[15] 赖志权,王军军,陈小红,等. 基于物联网的无线镇痛监控系统的研制和应用 [J]. 医疗卫生装备,2016,37(10): 3.

[16] 王强,佘守章.《术后智能化病人自控镇痛管理专家共识》解读 [J]. 广东医学,2020,41(11): 1085-1087.

第六章 智能化镇痛泵的设计与国家标准

目录

第一节 智能化患者自控镇痛系统的创新

一、自控镇痛技术的转化

由于疼痛个体差异大,患者利用自控镇痛技术根据自身疼痛程度,可间断给予自己医师预设剂量的镇痛药物,以实现疼痛的个体化治疗。患者自控镇痛(PCA)遵循了疼痛治疗的最低有效浓度原则,满足了患者自我参与的心理需求,又是实现连续预防性镇痛的有效手段。与传统的肌内注射、口服给药等镇痛方法相比,PCA 具有用药量小、血药浓度恒定、与剂量相关的药物副作用少、使用方便、镇痛及时、镇痛效果好、患者镇痛自主性强等特点,可降低不良反应发生率、提高患者满意度、缩短住院时间,降低总体医疗费用。PCA 作为术后疼痛、分娩疼痛、癌性疼痛、慢性疼痛治疗的常规方法,已经得到了广泛的应用,其实 PCA 是利用药代、药效学转化为方便医护人员与患者临床应用的典型转化医学实践之一。因此,PCA 发明对疼痛治疗及其研究具有里程碑意义,是实现围手术期镇痛管理目标 - 即安全、无痛、舒适地度过整个围手术期的有效手段,而且 PCA 也是麻醉科医师术后查房的重要内容,是参与围手术期管理的切入点和重要平台,在麻醉学科有效落实人文关怀、人才培养、质量控制及品牌建设中发挥重要作用。可以预见,PCA 在麻醉学科走向围手术期医学过程中必将发挥重大推动作用。

二、智能化患者自控镇痛系统转化的基础

Correll 等研究了 1993—2012 年间急性疼痛的临床处理情况,发现新的药物与技术对疼痛治疗的优劣没有差异,究其主要原因是镇痛工具的利用不充分及新技术的镇痛管理不规范。PCA 虽提高了个体化镇痛效果,但临床上仍没有得到有效缓解,且不良反应发生率高,分析其原因可能与镇痛泵运行情况、自控键按压频率、报警提示、查房评价等信息不能实时获取与反馈有关。

1993—1995 年间中国引进了 PCA 泵,患者可利用 PCA 技术根据自身疼痛程度,自己按压追加键(Bolus)给予医师预设剂量的镇痛药物,以达到个体化镇痛治疗的目的。基于个体基因多态性、药物代谢及其反应的差异性,疼痛又是患者受到伤害的主观感受,致使临床疼痛个体差异大。PCA 比传统简单镇痛方式有所进步,其在医师控制下,患者可以自主参与,因此临床广泛应用。

但是,PCA 也存在一些不足之处,如 PCA 泵信息反馈不全、回叫率高、镇痛满意度较低、服务效率难以周全、临床常有抱怨。PCA 治疗的另一不利特点是周期长、量多、分布广、环节多、影响因素复杂,其治疗过程的管理和质量控制必须从整体医学观,人 - 机 - 环境综合考虑。因此,在中国麻醉同仁的共同努力下,在传统 PCA 基础上,结合物联网和人工智能实现了镇痛的信息化和智能化,形成了新型镇痛技术体系,我们称为智能化患者自控镇痛(Ai-PCA)管理系统。

三、智能化患者自控镇痛的创新

Ai-PCA 由具有无线通信功能智能输注装置和一次性专用储液药盒、无线传输设备、移动查房系统、中央管理系统等组成。Ai-PCA 在实现 PCA 信息化的基础上,根据患者临床实际工作及质量控制需要,也进行了智能化创新设计。

1. **远程管路堵塞报警提示** 镇痛过程中的报警约 90% 为管路堵塞报警,主要是患者活动造

成管路打折,处理耗费大量人力。Ai-PCA 发明了当智能镇痛终端输注管路堵塞时,智能镇痛泵自动探测管路是否通畅,一旦管路恢复通畅时,智能镇痛泵会按原参数自动运行,实现了远程管路堵塞等报警智能判断、自动恢复,节约了大量的人力,提高了管理效率。

2. 自动控制按压装置 可装置负荷量(loading dose)、PCA 剂量(PCA bolus dose)、锁定时间(lockout time)、持续给药(continuous infusion)或背景剂量(background dose-rate)。于 Ai-PCA 中创设了锁定时间内出现第 3 次无效按压时,或者 1h 内第 4 次触发有效单次量,中央镇痛监控台会报警提示"镇痛不足"或"镇痛欠佳"的方法,实现了镇痛过程中人文关怀和主动服务的标准化。

3. 终端镇痛评价 Ai-PCA 中首创具有评价功能的镇痛终端,医护人员和患者对镇痛效果、满意度、不良反应等进行双评价,解决了 PCA 治疗过程中的效果及副作用等不能及时收集反馈的问题,为质量控制及真实世界研究提供了依据。

4. 创设远程监测 Ai-PCA 创设了在镇痛治疗过程中同时远程监测患者的血氧、血压等生命体征的方法,实现了对镇痛过程中不良事件的发生提供预警、预测和预防。

5. 实时智能质控 发明了实时智能质控—镇痛质量指数(analgesia quality index, AQI)。利用系统中的自控键按压频率、评价率、各类报警发生率、重要报警的处理时间、药液利用率、患者信息完成性等信息,综合反映了医护人员镇痛技术水平、评估患者的细致度、下达医嘱精准性、管理的规范性等内容。同时结合质量控制进行创新智能算法,并应用于 Ai-PCA 中,对某区域任意时间段的情况,按一定的权重智能打分,生成的数据即为 AQI,实现了医院内及区域质控中心对镇痛治疗的实时智能质控,开创性地解决了医院及质控中心管理效能低下的困境。

6. 网络化管控 创建了疼痛信息化网络化管控平台,实现了疼痛远程治疗信息化、智能化管理。研究显示,Ai-PCA 比对 PCA 可显著降低中、重度疼痛和相关不良反应的发生率,缩短术后住院时间,提高患者满意度等。

第二节 智能化患者自控镇痛系统遵循的法规与标准

一、智能化患者自控镇痛的管理标准

国家食品药品监督管理总局(China Food and Drug Administration, CFDA)制定的医疗器械分类标准是所有标准的基础。医疗器械分类标准是医疗器械监管的法律依据,是对医疗器械行业发展和监督管理具有重大影响力的技术文件,是我国医疗器械行业发展水平的重要标志,在指导医疗器械设计、生产、使用和服务于监管等方面均发挥着重要作用。随着医疗器械产业的飞速发展、人们对医疗需求日渐增长,因此越来越多的医疗企业纷纷注册研发医疗器械。2015 年,国务院印发《国家标准化体系建设发展规划(2016—2020 年)》,明确了标准化体系包括标准化体制机制、标准体系、标准化技术基础以及标准化服务能力等内容。

(一)Ai-PCA 的注册标准

2014 年,中央全面深化改革领导小组第三十七次会议审议通过了《关于深化审评审批制度改革鼓励药品医疗器械创新的意见》。会议指出,药品医疗器械质量安全和创新发展,是建设健康中国的重要保障。要改革完善审评审批制度,激发医药产业创新发展活力,改革临床试验管理,加快上市审评审批,推进仿制药质量和疗效一致性评价,完善食品药品监管体制,推动企业提高创新和研发能力,加快新药好药上市,满足临床用药急需。

1. 我国医疗器械实行分类管理 分类是医疗器械监管的基础,关系研制、生产、流通和使用各环节具体制度的建立。CFDA医疗器械分类目录（第104号）规定，我国医疗器械实行三级分类管理，按照风险程度由低到高分为第Ⅰ类、第Ⅱ类和第Ⅲ类。

2. 医疗器械管理类别确定的主要依据　评价医疗器械风险程度应考虑的因素，包括医疗器械的预期目的、结构特征、使用方法等。具体来说，根据预期目的和结构特征的不同，医疗器械可分为有源医疗器械、无源医疗器械和体外诊断试剂三大类。每一类又分别具有若干种使用形式，如无源医疗器械主要包括药液输送保存器械、改变血液体液器械、医用敷料、外科侵入器械、重复使用外科手术器械、一次性无菌器械、植入器械、避孕和计划生育器械等；有源医疗器械主要包括能量治疗器械、诊断监护器械、电离辐射器械、有源植入器械、实验室仪器设备等；体外诊断试剂则包括试剂盒、校准品、质控品、试剂、微生物培养基、样本处理用产品等。确定医疗器械的分类时，还需考虑医疗器械是否接触人体、接触部位、对人体产生损伤的可能性、对医疗效果的影响、使用时限等使用状态方面的因素。

3. Ai-PCA分类原则　Ai-PCA由电子镇痛泵和镇痛管理系统组成，按国家市场监督管理总局法规，电子镇痛泵的输注装置及其镇痛管理系统均必须符合风险级别最高的Ⅲ类注册标准。即申请注册的Ⅱ类信息管理系统不能用于监控电子镇痛泵。因此临床上只有Ⅲ类镇痛信息化管理系统才能与Ⅲ类注册的具有通信功能的镇痛泵相匹配，才符合CFDA的法规；若违规使用Ⅱ类注册输注装置用于镇痛，甚至改造电子镇痛泵以实现通信功能而未经CFDA重新注册，加剧患者诊疗风险，涉及的企业、经销机构、医疗机构及其医护人员都将被追究相应的法律责任。

（二）Ai-PCA遵循的医用电气设备标准

1. Ai-PCA的规范原则　电子输液泵和输液控制器是目前广泛应用于医院等医疗卫生机构的先进电子医疗设备。Ai-PCA中的输液装置和一次性储液药盒，具备传统重力型输液器所缺乏的对流量准确控制的能力，对需要持续小剂量输液的患者（例如术中、术后镇痛，胰岛素输液等）体现出显著的优势。然而输液泵作为一种医疗器械，它们直接关系到患者的生命安全，因此该类产品的设计、制造应有严格的标准要求，需要进行多项性能及安全性测试。该标准在通用标注的基础上提出了对输液泵和输液控制器的更高要求，包括了标记、随机文件、故障报警、机械危险和输液精度等。

2. Ai-PCA遵循的标准　2012年12月17日，国家食品药品监督管理局发布，医疗器械强制性行业标准YY0505—2012《医用电气设备第1～2部分：安全通用要求并列标准：电磁兼容要求和试验》，并于2014年1月1日实施。该标准等同采用国际标准。GB9706.27—2005《医用电气设备第2～24部分：输液泵和输液控制器安全专用要求》就是在GB9706.1—2007《医用电气设备第1部分：安全通用要求》基础上对输液泵产品作出的专门性安全标准。所以Ai-PCA应严格遵循各类医用电气设备的相关标准。

（三）Ai-PCA的安全管理标准

1. 网络安全标准体系建设　根据2009年发布的国家标准GB/T13016—2009《标准体系表编制原则和要求》，明确了网络安全标准体系研究的基本概念、编制原则和基本方法。GB/T13016—2009提出"标准体系是客观存在的标准有机整体，是标准的集合。标准体系是通过系统地标准化指导行业、机构团体、产品、服务或工程项目等，从而达到整体的最佳效益。标准体系表用以表达标准体系的构思、设想、整体规划，是表达标准体系概念的模型"。我国网络安全标准体系建设，应在研究分析国际国外信息安全标准化现状基础上，结合我国网络安全产业标准化需求。

2. 网络安全标准分类内容　网络安全标准框架共分为4个目录，分别是基础标准、技术与机制标准、管理与服务标准、测评标准。基础标准由安全术语、涉密基础、测评基础、管理基础、物理安全、安全模型、安全体系结构7个部分组成，为网络安全标准的制定提供通用的语言和抽象系统架构。技术与机制标准由密码技术、安全标志、鉴别机制、授权机制、电子签名、公钥基础设施、应用安全机制 7 个部分组成。其中标识、鉴别与授权构成一条技术线索，是安全系统不可或缺的部分。与这条主线的相关标准还包括基础设施标准、电子签名标准等，这些标准与标识、鉴别与授权标准体系互相依存，并贯穿其中。管理与服务标准包括涉密服务、密码管理、安全控制与服务、网络安全管理，行业/领域安全管理 5 个方面，信息安全管理标准就是针对管理方面的规范工作。它主要应用于组织层面，规范组织的信息安全制度，规范治理机制和治理结构，保证信息安全战略与组织业务目标一致。测评标准包括密码产品、通用产品、安全保密产品、通用系统、涉密信息系统、通信安全、政府安全检查、安全能力评估 8 个方面，测评标准同时指导和规范了产品的开发和评估，并且可作为评估机构进行产品检测认可的依据，为在用户、设计者、开发者、供应商以及潜在的评估者之间建立公正的、科学的评估信任体系。

3. 信息安全标准　Ai-PCA 的数据由基站传输至监测台，监测台会实时监控数据的安全性、准确性。同时对传输数据进行分级授权管理，提高数据的安全可控性。智能镇痛泵具有键盘锁、密码锁双重锁定、智能报警功能，数据并可以同步到监测台，这个过程可以对患者的相关信息进行密码加权保护。全程智能监控这一动态过程。智能镇痛管理系统融合医学与电子信息技术的相关知识，交叉学科的建设会推动医疗器械的快速发展，更好地服务社会。

（四）Ai-PCA 的医院实施细则

根据卫生部三级综合医院评审标准实施细则（2011 版）要求，医院评审的主要特点是强调了服务质量的持续改进与"以人为本"为核心的医疗服务宗旨，以"安全、质量、服务、管理、绩效"为核心内容。医院评审是一项系统性工作，医院通过此项工作可使全院员工领会医院管理新理念，落实"以患者为中心"，学习新标准，贯彻持续质量改进，探索循证方法，促进医院管理科学化。医院评审积极引导建立健全全面质量管理（total quality management, TQM）和持续质量改进（continuous quality improvement, CQI）体系。国内外医院评审主要焦点是提高医院管理水平，主要目的是医疗质量和医疗安全持续提升。

根据国家卫生和计划生育委员会 2016 年发布的《医疗质量管理办法》、2017 年 12 月发布的《国家卫生计生委办公厅关于医疗机构麻醉科门诊和护理单元设置管理工作的通知》、2018 年 8 月国家卫生健康委员会等七部委联合发布的 21 号文件关于《印发加强和完善麻醉医疗服务意见的通知》等相关文件内容。对于医疗卫生企业作出以下要求，首先必须建立术后镇痛治疗管理的规范和流程，并能有效执行。Ai-PCA 根据国家医疗器械标准，行业标准的要求，遵从等级医院的评审原则，动态实时采集相关患者的数据信息，进行监测并构建 PCA 数据库，与其他信息技术互联互通、定期进行数据分析、持续改进诊疗方案，实现质控 PDCA 的全过程，显著提升了质控的效率与效能。

二、智能化患者自控镇痛管理遵循的规范

为普及和推广这一先进技术，中华医学会麻醉学分会特组织专家制定"Ai-PCA 管理专家共识"，以推动 Ai-PCA 管理建设，并对其 Ai-PCA 具体临床工作做了具体规范。

（一）临床实施工作流程（图 6-1）

1. 宣教和知情同意　全程多维度宣教到位：患者及家属可通过与机器人对话、登录医院信息化设备、网站或扫描二维码等方式获得镇痛相关知识，签署知情同意书。

2. Ai-PCA 药物配制流程　Ai-PCA 配药流程（图 6-2）：手术前经医护人员商讨、评估患者是否具备使用该系统的条件，制定详细的镇痛方案，开具电子医嘱，打印治疗镇痛单。由医护人员仔

细核对,并进行取药、配制,签字确认后安装镇痛泵。根据患者个体差异来确定设置的相关参数,反复核查无误后签字将镇痛泵运行,并将数据及时提取与上传。

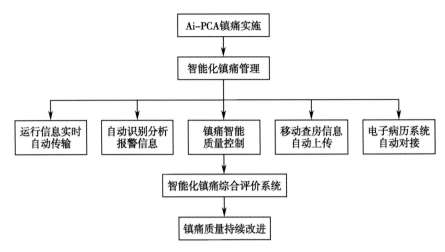

图 6-1　Ai-PCA 管理工作流程图

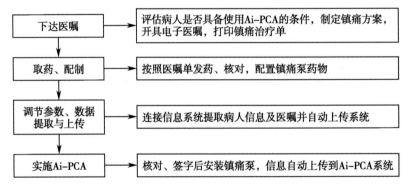

图 6-2　Ai-PCA 镇痛泵药物配制流程

3．查房要求及流程(流程见图 6-3)

(1)术后规范查房,麻醉科医师与护士一起查房,原则上 72h 内,每日至少查房 1 次,根据 Ai-PCA 系统反馈信息,必要时增加查房次数,并在系统中做好相应治疗记录。

(2)病区呼叫时,应查房和查看系统,及时处理相关问题,特殊情况应主动、及时向上级医师及科主任汇报。

(3)次日晨会上汇报查房情况,对疑难疼痛病例作简要讨论;自动生成查房及 Ai-PCA 记录单。

4．查房内容

(1)将常见问题列为查房评价主要项目,制定评价标准,对未列明情况记录于其他栏或备注中。

(2)除常规查房评价外,出现"镇痛不足"报警(锁定时间内出现第 3 次无效按压时,系统报"镇痛不足")、"镇痛欠佳"报警(1h 内第 4 次触发有效单次剂量,系统报"镇痛欠佳")、剧烈疼痛处理后 1h 内(系统自动提醒)也应进行评价。

(3)电子镇痛泵系统将要推出镇痛评分器,采取结构化管理的方式,患者对镇痛效果进行实时评分。疼痛评分、恶心呕吐评分及镇静评分等相关评分标准见附录。

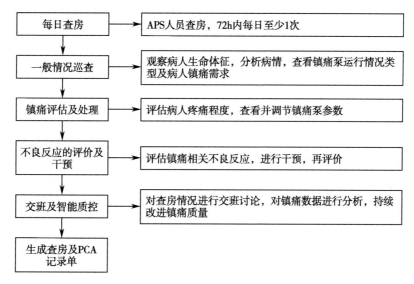

图6-3 镇痛查房流程

Ai-PCA管理专家共识特别强调作为麻醉科的镇痛医嘱,麻醉科必须通过排班轮流去查房,同时加强宣教,体现麻醉学科的人文关怀,规范医疗行为,提升围手术期镇痛的安全与有效性,提高患者舒适度与满意度,促进麻醉学向围手术期医学转化;同时也充分体现从技术创新到管理创新的转化,才能使技术发挥更大的社会价值,进一步提升医护人员和患者的获得感。

（二）管理制度

1. 建立数据管理制度 通过连接医院信息化系统,自动完成患者信息导入及存取,实施镇痛时系统自动记录并保存相关数据。

2. 建立核对制度 系统自动生成并打印镇痛治疗卡,便于交接核对。

3. 建立智能化查房制度 明确查房内容及评价项目,查房周期及人员,根据相关要求及评价标准进行处理及评价。

4. 建立智能质控制度 依据系统数据制定质控方案,患者基本信息、配方、镇痛方式等信息完整,特殊情况备注记录,须符合病历书写标准、质量管理的基本要求。

5. 建立智能考核制度 依据系统提供的"AQI"制定高效的考核方案。

（三）质量控制

1. 原则 全员参与、全程控制、全面质控。

2. 智能工具 系统中的自控键按压频次、评价率、各类报警发生率、重要报警的处理时间、药液利用率、患者信息完整性等,综合反映了医护人员镇痛技术水平、评估患者的细致度、下达医嘱的精准性、管理的规范性等方面。系统对上述信息在某区域(如某医院、某地区)任意时间段(如24h)的情况,按一定的权重智能打分(百分制),生成的数据即为AQI。

3. AQI应用 ①科室通常选择显示24h的AQI来直观反映镇痛质量,并利用PDCA循环对AQI显示出的问题持续改进;②可对某时间段内不同医护人员、不同科室、不同医院的AQI进行分析比较,促进质量持续改进。

（曹汉忠 佘守章）

参 考 文 献

[1] CORRELL DJ, VLASSAKOV KV, KISSIN I. No evidence of real progress in treatment of acute pain, 1993-2012: scientometricanalysis. J Pain Res, 2014, 7: 199-210.

[2] 佘守章,许立新,刘继云,等. 不同配伍芬太尼术后硬膜外病人自控镇痛效应的比较 [J]. 中华麻醉学杂志,1997,17(4):245-247.

[3] 佘守章,刘继云,刘睿,等. 蛛网膜下腔 - 硬膜外联合麻醉后 PCEA 的临床研究 [J]. 中华麻醉学杂志,1998,18(6):378-379.

[4] 佘守章,许学兵,肖建斌,等. 罗哌卡因不同速率硬膜外持续输注对吗啡 PCA 消耗量的影响 [J]. 中华麻醉学杂志,2000,20(9):570-571.

[5] 佘守章,黄宇光. 患者自控镇痛在我国发展的回顾与临床策略前瞻 [J]. 实用疼痛学杂志,2018,4(14):247-249.

[6] 王强,曹汉忠,熊利泽. PCA 智能化与提升术后镇痛质量 [J]. 中华麻醉学杂志,2018,38(3):257-258.

[7] 赵耀. 关于《国家标准化体系建设发展规划(2016—2020 年)》的几点思考 [J]. 核标准计量与质量,2016,123(1):2-6.

[8] 国务院办公厅. 国务院办公厅关于印发国家标准化体系建设发展规划(2016—2020 年)的通知(〔2015〕89号)[A/OL].(2015-12-17). http://www.gov.cn/zhengce/content/2015/12/30/content_10523.htm.

[9] 中共中央办公厅. 中共中央办公厅　国务院办公厅印发《关于深化审评审批制度改革鼓励药品医疗器械创新的意见》[A/OL]. http://www.gov.cn/xinwen/2017-10/08/content_5230105.htm.

[10] 国家食品药品监督管理局. 总局关于发布医疗器械分类目录的公告(2017 年第 104 号)[EB/OL].(2017-09-04)[2020-03-30]. http://www.nmpa.gev.cn/WS04/CL2138/300389.html.

[11] 全国医用电器标准化技术委员会. 医用电气设备第 1~2 部分:安全通用要求并列标准:电磁兼容要求和试验 YY0505—2012[S]. 北京:中国标准出版社,2014.

[12] 全国医用电器标准化技术委员会. 医用电气设备第 2~24 部分:输液泵和输液控制器安全专用要求 GB9706.27—2005[S]. 北京:中国标准出版社,2006.

[13] 李小华,陈玉兵,赵霞. 移动医疗技术与应用 [M]. 北京:人民卫生出版社,2015:333-336.

[14] 李道佩. 对 2011 年版卫生部三级综合医院评审标准实施细则的商榷 [J]. 中国医院药学杂志,2013,33(13):1091-1093.

[15] 中华医学会麻醉学分会 "智能化病人自控镇痛管理专家共识" 工作小组. 智能化病人自控镇痛管理专家共识 [J]. 中华麻醉学杂志,2018,38(10):1153-1156.

[16] 佘守章,黄文起,王强,等. 加速病人自控镇痛智能化临床应用研究的进程 [J]. 中华麻醉学杂志,2022,42(4):385-3389.

[17] 佘守章,黄文起,王强,等. 加速病人自控镇痛智能化临床应用研究的进程 [J]. 中华麻醉学杂志,2022,42(4):385-3389.

第七章 临床应用的智能化患者自控镇痛系统

目录

第一节　临床应用的智能化患者自控镇痛

　　智能化患者自控镇痛系统是新型镇痛管理系统,在传统镇痛管理的基础上融合了物联网技术和人工智能运算,具有远程监控、智能报警、智能分析与评估等功能,实现了镇痛过程的信息化、标准化及规范化的管理。

一、智能化患者自控镇痛系统组成及结构

　　由智能镇痛终端(智能镇痛泵,包括智能输注驱动装置和一次性专用储液药盒)、基站(传递数据的基础设备)和中央镇痛监控台(安装有镇痛管理软件的电脑、pad、手机)组成(图7-1)。

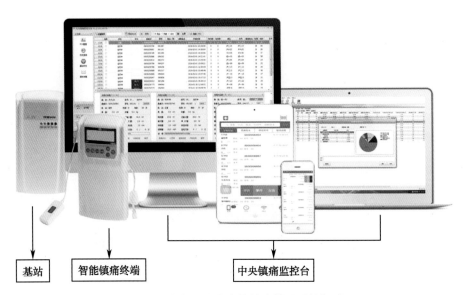

| 基站 | 智能镇痛终端 | 中央镇痛监控台 |

图7-1　智能化患者自控镇痛管理系统组成

　　1. 智能驱动　智能输注驱动装置简称机头,内有无线模块、微电脑控制系统及微电机驱动系统;一次性专用储液药盒是储液、输液至人体的一次性使用装置,经环氧乙烷灭菌、密封包装。智能镇痛终端能在医师设定参数控制下进行持续和/或间断精密给药,运用于术后疼痛、慢性疼痛及癌性疼痛等各种急慢性疼痛,以维持一定的血药浓度的疼痛治疗。

　　2. 基站　基站是进行网络组建及数据接收和传递的基础设备,内部配有无线模块,底部设有RS232串口,外科右侧装有胶棒天线,外壳正面设有状态指示灯。基站为即插即用设备。基站是镇痛信息系统通信网络的基本组成单元,将智能镇痛终端设备发送的信息收集并传递到中央镇痛监控台。

　　3. 监控台　中央镇痛监控台是分析和处理镇痛终端上传信息的设备,操作人员能通过中央镇痛监控台对镇痛终端的使用情况进行监控,自动形成术后随访及患者自控镇痛(PCA)记录单。

（一）智能镇痛终端参数与主要参数范围

智能镇痛终端具有多模式药液输注功能：持续给药、自控给药、持续给药＋自控给药、首次量（负荷量）＋持续给药＋自控给药。能无级调节输注速度，其输液误差≤±5%，能实时无线传输各项数据至中央镇痛监控台，及时向医护人员提供终端设备的运行及报警信息，方便安全规范管理。

1. 智能镇痛终端可设置功能参数

（1）住院号：患者住院编号，提供患者唯一 ID，通过住院号区分不同患者的智能镇痛终端使用情况。

（2）病区床号：使用场所编号，病区和床号各两位数字。当中央镇痛监控台有报警信息时，为医护人员提供报警镇痛终端所在位置。

（3）总量：根据药盒内实际药液量所设定的值，将根据镇痛终端运行时的输注量而相应等额递减，以"ml"为单位。当剩余量≤5ml 时，终端会通过"输液将结束"报警提醒，当剩余量为 0 时，会出现"输液结束"报警。

（4）首次量：为开机运行后一次性输注药液的量，称为负荷剂量。

（5）单次量：为镇痛终端持续量运行过程中按压自控键后所输注的量，以"ml"为单位。其主要作用为满足患者对镇痛药物需求的个体差异。单次量可以重复使用，其间隔时间受锁定时间限制。在锁定时间内（显示屏锁定时间显示不为"0"时），按压自控键无效。

（6）持续量：为镇痛终端运行过程中持续输注的量，以"ml/h"为单位。持续量为"0"时表示不采用持续输注功能，只采用单次量作患者自控镇痛。

（7）锁定时间：为一次按压自控键输注单次量完成后，再次按压自控键发生作用的最短时间，以"min"为单位。是间隔给药之间的最短间隔时间，其作用是为了避免用药过量。

（8）极限量：医护人员设定的 1h 内允许的最大输注量，以"ml/h"为单位。极限量是患者自控给药的一种安全保护设置，由临床医师设定。

（9）已输入量：针对当前住院号的累计输注量，不包括排气功能作用下排出的液量。

2. 主要技术参数范围（表 7-1）

表 7-1　智能镇痛终端主要技术参数

总量	0～300ml	持续量	0～50ml/h
首次量	0～30ml	单次量	0～9.9ml
锁定时间	0～999min	极限量	1～100ml/h

（二）智能化患者自控镇痛系统特点及主要功能

一个智能化患者自控镇痛系统可由若干智能镇痛终端、基站和中央镇痛监控台组成。

1. 基站的功能　基站是智能化患者自控镇痛信息系统通信网络的基本组成单元，与智能镇痛终端一样采用相同的具有低功耗、抗干扰性能强等特点的无线模块。采用网状结构，同楼层间隔分布，不同楼层交错分布，保证在网络覆盖范围内，任意一处至少保持 2 台基站信号覆盖。

其无线通信参数包括：①无线频率，采用免申请和免使用费的 2.4G 的 ISM 频段；②数据传输速率：10～250kB/s；③传输距离：实际测试距离≥1 000m；④数据传输准确率：正常通信环境和传输速率下，数据传输准确率≥99%；⑤接收灵敏度为−94dbm；⑥发射功率为−27～25dbm；⑦发射天线为外置 SMA 天线；⑧调制方式为 DSSS 直序扩频。

智能化患者自控镇痛系统的无线传输可以采用 Wi-Fi、ZigBee 等无线传输方式。其中，ZigBee 技术具有抗干扰能力强、数据安全性好、功耗低和成本低等特点。ZigBee 是短距离射频传输协议，传输距离 30m，传输速率 0.2MB，可同时连接 255 台设备。ZigBee 发射功率极低，特别适用于数据量不大，间隔传输的应用场合。镇痛终端所使用的 ZigBee 发射模块采用了休眠机制，即无通信触发时处于休眠状态，若有通信触发则能在 15ms 内恢复正常状态进行无线通信，每次通信耗时约 30ms，通信完成后自动休眠。

正常情况下，镇痛终端每小时的无线通信频次在 3～8 次之间，此举既大大降低了功耗，也减少了无线设备占用信息通道的时间，即减少无线设备对外辐射时间。此外，临床中应用，未出现智能化患者自控镇痛系统无线通信干扰其他医疗环境内的电气设备（如监护仪、高频电刀、呼吸机、心脏起搏器等），或智能化患者自控镇痛系统受到医疗环境内电气设备干扰的现象。

2. 智能管理软件主要功能

（1）归类显示功能：对镇痛终端的上传信息按住院号对其进行归类，每个住院号对应一个患者信息卡在使用列表中对应一个子条目。

（2）详细信息：显示当前患者使用无线镇痛终端的详细记录，包括运行参数信息、报警明细及镇痛评价。

（3）报警功能：对镇痛终端上传的报警信息能实时显示报警类型并伴随报警提示音，以提醒医护人员及时处理，保证镇痛资料的安全、有效。

（4）历史/实时查询功能：可根据床号、姓名及住院号进行实时查询。还可根据住院号、年龄、病区床号、终端号、开始时间以及结束时间等关键字任意组合进行历史信息的模糊搜索。

（5）统计报表及打印功能：将患者使用镇痛终端的详细信息形成统计报表供分析，并将采集的详细信息自动导入格式报表形成"患者术后随访及 PCA 记录单"，并打印归档。

（6）系统镇痛评分：提示及操作功能：镇痛终端使用超过 24h 且中央监控台未接收到该患者的镇痛评价信息，医护人员可进行疼痛、镇静评分、恶心呕吐、瘙痒和四肢肌力 5 个常规项目的镇痛评分系统自动生成镇痛评分操作记录。

（7）镇痛不足报警功能：患者使用 PCA 功能自控镇痛时如无法达到镇痛需求，系统可产生镇痛不足报警，以提醒医护人员及时处理，保证患者镇痛安全、有效。

（8）短信发送：可将超过设置延时未处理的报警发送到特定医护人员的手机，以供适时处理。

（9）在网设备巡检功能：对在网基站进行工作状态巡测，及时了解在网基站的工作状态，便于系统的维护。

三、智能化患者自控镇痛系统的管理方法

（一）麻醉监护负责配置、维护、管理

专人管理及急性疼痛服务护士负责每日镇痛泵的配置、参数录入、登记、随访、交接，并设置"镇痛泵护理车"，建立"镇痛泵每日清点本""镇痛泵使用登记本"，做好集中放置和登记，及时统计和反馈，以防无线镇痛泵遗失。

（二）手术麻醉科医师决定使用及配方

麻醉科医师术前访视要告知患者关于镇痛的相关内容，患者在知情的情况下选择相应的镇痛方式，若是选择无线镇痛泵的患者，术毕专职护士根据麻醉记录单的镇痛药物种类及数量配置。

（三）麻醉监护负责处理使用问题，病房医护人员辅助

专职麻醉科医师和护士每日下午巡视使用镇痛泵患者的镇痛效果、有无不良反应、解答镇痛的相关知识。巡视中 VAS 评分≤3 分为镇痛良好，若 VAS 评分≥4 分和 / 或出现不良反应需及时对症处理。

（四）麻醉监护负责回收镇痛泵

在每日巡视的过程中取回撤下的镇痛泵。

（五）常见报警问题及处理方法

1. 镇痛不足报警　镇痛不足调整输液参数或依据临床情况作相应处理。
2. 气泡报警　气泡或无液检查药盒是否装配到位或有气泡。
3. 堵塞报警　堵塞后无线镇痛泵没 3min 进行自检，若显示堵塞应及时检查输液管路。
4. 限量报警　极限量核对各参数设置是否到位。
5. 未装药盒报警　未装药盒检查药盒与机头装置是否到位。
6. 机头故障报警　机器故障更换新的机头。
7. 电量不足报警　电量不足更换电池。

四、智能化患者自控镇痛系统的应用效果

智能化患者自控镇痛信息系统交换镇痛终端的操作、报警和数据刷新等运行信息，极端情况下（不停运行和暂停操作）每台终端 5s 通信一次，不到 80 字节，系统能够满足临床千余台镇痛终端同时运行需要。该系统具有无线化、自动化及网络化特点，建立了多模式评价、记录及查询操作的一体化平台，实现了远程实时管理监控镇痛终端，通过无线传输方式全天候动态实时记录信息至数据库，自动生成术后随访及患者 PCA 记录单，使手术麻醉科的 PCA 工作达到安全、高效及有序的管理目标。改变手术麻醉科工作管理模式，减轻了工作量，提高了工作效率，采集的数据可方便麻醉科质量控制和科研。

（一）数据采集规范化

术后随访及患者 PCA 记录单是手术患者病历系统的重要组成部分。在患者的镇痛过程中，医疗数据从源头采集，按照统一格式，做到全面而准确，保证数据的采集、存储、整理、分析、提取以及应用的一致性。PCA 通过结构化表格定义、信息自动导入、输出并打印等方式实现数据的重现。自动绘制生成的电子记录单记录表格式统一、工整清晰、标准规范、其包含的信息更客观全面。

（二）质量控制精准化

系统对术后患者的镇痛信息自动采集，并自动记录生成医疗文件，实现了对患者在整个镇痛过程中的质量控制和实时跟踪，不仅能更客观记录当时的病情变化，避免了麻醉科医师因忙于记录而遗漏一些重要信息影响分析和判断，也避免医师在事情处理后补写记录时出现差错，提高了效率，保障了质量。

（三）信息储存数字化

以往患者的镇痛信息以手工记录及人工统计为主，管理上常存在浪费人力物力、资料易丢失和统计不便等问题。采用计算机的数据库存储技术，实现对患者镇痛过程相关信息的记录、处理和保存。系统的数据库资料可完整再现以前的术后患者的镇痛过程。达到信息储存的无纸化，实现统一的临床信息数字化基础。

智能化患者自控镇痛系统可以实现对医疗相关数据的组合条件的按需检索，信息转存到 SPSS、SAS 等数据挖掘软件中进行宏观分析，开展科学研究，为患者镇痛的医疗行为管理提供有力

的支持、重现 PCA 过程、分析镇痛效果。将积累的信息资源进行统计、分析、综合、归纳和推理，通过多方信息对比、评估，应用到管理决策、科研验证、医疗咨询及服务拓展中，实现特定的目标，从而提高医院的医疗质量，帮助医院管理层制定出管理医院的良好策略，为医院制定竞争策略提供有力的技术支持，更好地为广大患者服务。

第二节　智能化患者自控镇痛的临床应用

麻醉科作为医院的平台与枢纽学科，麻醉安全与质控不仅是学科建设的关键，也是医院综合实力发展的重要组成部分。临床麻醉与疼痛诊疗是麻醉科的主要工作范畴。有效的镇痛工具及管理是各种镇痛有效性和安全性的有力保障。

一、智能化患者自控镇痛系统在术后镇痛中的应用

术后疼痛是机体受到手术创伤或手术创伤并发症的刺激所引起的一系列生理、心理和行为上的复杂应激反应，往往成为患者住院经历中最痛苦的部分。术后疼痛严重影响患者预后。随着加速康复外科在国内的不断推进，术后疼痛管理作为其关键步骤和核心要素备受关注。如何优化术后镇痛质量，提升工作效率，已成为近年来麻醉科和外科医务人员关注和研究的热点问题。

由麻醉科主导的术后镇痛是目前主流模式。术后镇痛是麻醉围手术期医学和加速术后康复的重要一环，更是舒适化医疗的重要组成部分，直接影响患者的康复及医疗的质量。2010 年中华医学会麻醉学分会颁布的《成人术后疼痛处理专家共识》指出急性疼痛管理的目标是：①最大程度地镇痛；②最小的不良反应；③最佳的躯体和心理功能；④最好的生活质量和患者满意度。然而，国内外的术后镇痛调查显示仍有超过 50% 的患者术后疼痛没有得到足够缓解，不良反应频繁发生，其中 20%～40% 发展为慢性疼痛。

许多医院只是以机械镇痛泵和单一功能的电子泵作为镇痛工具，传统的镇痛泵虽提供了连续输注模式，实现了保持体内药物浓度的稳定，但不能随患者疼痛的程度而随时调节，达不到个体化治疗的目的。传统的镇痛模式在管理上仍然以人工和手工操作为主，大部分时间患者镇痛信息处于孤岛状态，监测、反馈和处理严重滞后。即便有统一的管理团队、协定的镇痛处方、电子化的镇痛设备，但由于患者分散在各个病区，患者对镇痛药的需求个体化和表现个体化差异无法实时呈报给决策者，出现反馈处理延迟现象。

智能化患者自控镇痛系统能实现远程监控，不受地域限制实时处理报警，在传统电子镇痛泵的功能基础上进行优化。①实现 24h 中央网络监控。麻醉科医师可在手术室远程查看根据患者按压自控镇痛键次数形成的电子记录单，及时发现问题并为患者提供专业、个体化的镇痛处理。②报警信息分类功能，病区医护人员可根据报警类型，及时主动对患者进行相应处理，减少被回叫次数。③麻醉科医师及医务人员可通过搜索患者姓名、病区住院号或麻醉科医师姓名，进行指定患者的随访和查房，床边实时查看镇痛泵历史运行情况，系统了解患者整体镇痛过程。

智能化患者自控镇痛系统已广泛应用于外科术后镇痛，尤其是开胸手术、骨科手术、剖宫产术等重度创伤手术患者镇痛。此外，现代医学的发展，高龄患者接受外科手术的数量逐年增多，高龄患者的器官储备功能下降，大多伴有合并症，疼痛阈值较高，对疼痛不敏感，同时对疼痛的耐受力相对下降，术后镇痛不良易导增加并发症的发生。良好的术后镇痛是促进术后康复的有效措施。

在临床实践中，智能化患者自控镇痛系统不是一个固定的模式，而是一个动态的工作机制体

系,简要流程及规范包括:

(1)术前多维度宣教:患者是镇痛的接受者,了解一定的镇痛知识,才能让PCA产生更切实的效果。对患者进行术前疼痛知识宣教可以明显减少患者的忧虑,提高镇痛效果和患者满意度。具体方式有:①医护人员直接向患者宣教,麻醉科医师术前访视患者时,向患者解释镇痛的必要性、可选择的镇痛方式等,术后向患者及家属讲解具体应用的镇痛方案、镇痛的使用方式、可能出现的情况及简单的处理方法,如感觉疼痛,即按压自控键;出现不能处理的情况时,及时通知医师护士等;对照数字疼痛评分尺进行疼痛程度评估。②在手术室外及各病房布置疼痛知识宣传栏,发放疼痛知识手册,壁挂播放器循环播放疼痛相关知识的视频等。③制作智能镇痛泵上的"随泵小贴士"或二维码。④与病区医师、护士的口头与书面同步沟通。

(2)配药流程:符合医疗规范,防止差错:术前评估患者,麻醉科医师制定镇痛方案,护士根据医嘱取药、配置镇痛泵药物,设定参数,做好标贴,镇痛开始时护士要与麻醉科医师核对信息。

(3)术后规范化查房:术后查房让麻醉科医师从手术室走向病房,从术中医师转变为围手术期医师,充分了解麻醉方案对患者康复的影响及术后镇痛的效果,是确保镇痛质量、满足患者心理的有力举措。查房要求与内容有:①麻醉科医师与护士一起查房,原则上术后72h内每天至少查房1次,根据系统反馈信息,必要时增加查房次数,并在系统中做好相应治疗记录;②病区呼叫时应查房和查看系统,及时处理相关问题,特殊情况应主动、及时向上级医师及科主任汇报;③将常见问题列为查房评价主要项目,制定统一的标准进行评价,并于次日晨会汇报,对疑难疼痛病例作简要讨论,自动生成查房及镇痛记录单;④保证白班与夜班等各班之间的衔接;⑤除常规查房评价外,"镇痛不足"报警(锁定时间内出现3次无效按压时,系统报"镇痛不足")、"镇痛欠佳"报警(1h内第4次触发有效单次剂量,系统报"镇痛欠佳")和剧烈疼痛处理后1h内(系统自动提醒)应进行评价。

(4)管理核心制度包括:①建立数据管理制度:通过连接医院信息化系统,自动完成患者信息导入及存取,实施镇痛时系统自动记录并保存数据。②建立核对制度:系统自动生成并打印镇痛治疗单,便于交接核对。③建立智能化查房制度:明确查房内容及评价项目、查房周期及人员,根据相关要求及评价标准进行处理及评价。④建立智能质量控制制度:依据系统数据制定质量控制方案,患者基本信息、镇痛药配方、镇痛方式等信息须完整,特殊情况备注记录,须符合病历书写标准和质量管理的基本要求。⑤建立智能考核制度:依据系统提供的镇痛质量指数(analgesic quality index,AQI)制定高效的考核方案。

智能化患者自控镇痛系统融合了物联网技术和人工智能运算,提升了术后镇痛管理效率,具体表现在:①镇痛设备的实时掌控。智能化患者自控镇痛能够实时传输、记录镇痛泵运行的相关参数、报警类型、患者自控键按压情况和随访评价等信息。②镇痛患者的集中管理。基于医院信息化建设,运用智能化患者自控镇痛系统可以建立覆盖整个医院的术后疼痛"云病房",对需要术后镇痛的患者自动收录患者信息,分配责任医师和护士,实行统一管理。智能化患者自控镇痛能够无缝对接医院信息系统(HIS或手术麻醉系统等),将患者的基本信息连同镇痛泵运行信息同步到中央镇痛监控台,便于对运行中的镇痛泵进行统一管理,从而实现PCA的信息化和智能化。③镇痛团队的交流沟通。制作包含二维码和手机号码的桌卡、宣传册和贴条,充分利用镇痛查房APP和微信等即时通信软件,畅通医患和医护沟通渠道。建立麻醉科急性疼痛管理团队(acute pain survice,APS)医师的24h值班制度和跨学科(麻醉科和胸外科、骨科等外科镇痛联络员)管理团队,麻醉科和外科病房联动,能够及时了解患者的疼痛状况,早期实施预防性镇痛和多模式镇痛,使镇痛工作无缝衔接。先进的技术设备保证了医患、医护、医医良好沟通,使术后疼痛"云病房"能够有效运转。

智能化患者自控镇痛系统采用了新型的镇痛装置和创新式的管理方法实现了术后镇痛的信息化,方便了医师管理工作,提高了管理效率,减少了患者等待治疗的时间,提升了术后镇痛质量。同时,拉近了医患服务距离,缩短了相关事件处理时间,增进了麻醉科医师和患者的互动,这种主动介入式管理服务让患者感受到了医务人员的关怀和重视,提升了患者满意度。智能化患者自控镇痛系统建立了以患者为中心的服务模式,是一种高效的质量管理体系。

二、智能化患者自控镇痛系统在癌痛中的应用

研究表明,从 2003 年起至 2020 年全球新增 1 500 万癌症患者。疼痛是癌症患者最常见的症状之一,严重影响癌症患者的生活质量。初诊癌症患者的疼痛发生率约为 25%,晚期癌症患者的疼痛发生率为 60%～80%,其中 1/3 的患者为重度疼痛。癌性疼痛(简称癌痛)如果得不到缓解,患者将感到极度不适,可能会引起或加重患者的焦虑、抑郁、乏力、失眠和食欲减退等症状,严重影响患者日常活动、自理能力、社交能力及整体生活质量,甚至发生自杀等重大社会问题。因此,有效镇痛成为癌症患者治疗的重要内容,甚至成为主要内容。癌症相关疼痛的治疗可能成为全球医疗保健系统的主要问题,其中费用高昂与管理缺失是最主要的难题。

癌痛规范化治疗的目标是将癌痛缓解至患者可接受的生活质量水平。经过合理运用镇痛药物后,可使 80%～90% 以上的癌痛患者疼痛得到缓解,但仍有 10%～20% 合并骨转移、神经压迫的顽固性癌痛患者,使用口服镇痛药物无法缓解。中国抗癌协会癌症康复与姑息治疗专业委员会(CRPC)发布的《难治性癌痛专家共识(2017 年版)》推荐鞘内药物输注系统(intrathecal drug delivery systems,IDDS)为治疗难治性癌痛的重要微创介入技术。近年来 IDDS 在国内癌痛治疗中的应用越来越广泛。

鞘内药物输注系统(IDDS)是将一个导管放置于蛛网膜下腔内,导管连接于一个特制的输注泵,泵内储存镇痛药,泵体埋置于腹部皮下,根据患者评估设置药物输注参数,通过体外遥控装置进行调整的药物输注系统。其基本原理建立在以下两个方面:①鞘内直接给药,即药物直接进入脑脊液,避免药物穿过血脑屏障;②与口服、经皮、静脉或硬膜外给药方法相比,鞘内给药小剂量即可起效。对于晚期癌痛低位脊柱转移的患者,鞘内药物输注系统将阿片类药物、局部麻醉药物持续泵入蛛网膜下腔,直接作用于中枢的相应受体,疗效确切。

20 世纪 80 年代全植入鞘内药物输注系统(IDDS)应用于临床,效果良好,但其价格昂贵,阻碍了其在国内临床的应用。目前,国内 IDDS 大多采用部分内置系统,患者在 DSA 引导下,取侧卧位,选择 $L_{3\sim4}$、$L_{2\sim3}$ 间隙穿刺,置管于蛛网膜下腔,导管另一端经穿刺点皮下疏松结缔组织层打隧道潜行至季肋部平腋前线。导管接药物输注港,妥善连接后一起植入皮下疏松结缔组织层,缝合固定。经蝶翼针外接患者自控镇痛泵(PCA 泵)。

自控鞘内镇痛传统管理存在一些问题,镇痛管理不够严谨与规范,治疗风险仍然存在,对患者安全构成危害。尤其是出院期间,传统因信息不畅、剂量调整不及时、报警不及时响应等因素较为突出,达到有效控制的调整时间延长,致使患者满意度明显下降。将蝶翼针外接具有远程无线监控功能的智能化患者自控镇痛泵,组成远程无线自控鞘内镇痛系统(wireless patient controlled intrathecal analgesia system,WPCIAS),病房采用无线传输系统监控,居家采用 3G 无线网络传输(图 7-2)。

在院期间对患者及家属进行健康教育(包括开、关自控输注泵、更换电池、识别参数、伤口每日观察、门诊更换药盒流程等使用注意事项)。离院以后,实时通过 3G 网络上传数据至服务器,科室专职人员定时进行监控,随时了解患者病情,电话、微信或者 QQ 指导用药。

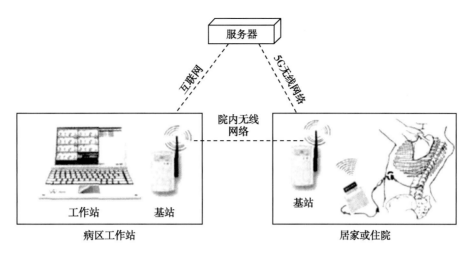

图 7-2 远程无线自控鞘内镇痛系统示意图

远程无线自控鞘内镇痛系统（WPCIAS），可使镇痛泵的镇痛数据、镇痛泵运行情况实时通过无线网络、互联网传输至中央处理器，实时监测运行、患者自控过程及故障报警，远程监测病情，确保镇痛效果并及时预防治疗并发症及各种意外，为医护人员规范化、信息化、安全高效管理镇痛患者提供必要条件，可使医护人员主动及时调整方案，提高镇痛疗效，缩短调整时间，达到最低药物有效浓度安全治疗患者疼痛的原则，最终提高患者满意度（图 7-3）。

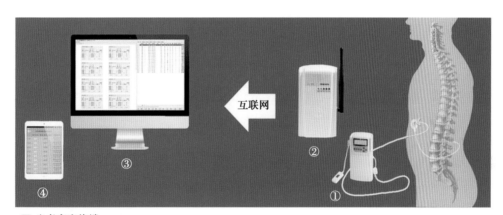

■ 患者家庭终端
■ 医生终端
1. 带有数据发送功能的患者无线自控镇痛泵
2. 带有数据接收和传输功能的无线路由器
3. 医院监控中心
4. 医生的移动监测中心

图 7-3 远程无线自控鞘内镇痛系统（WPCIAS）

对于无法由口服或静脉阿片类药物控制的晚期癌症患者，鞘内给药的优点远远超过了它的缺陷。给药方式的选择对预防感染、减轻患者经济负担也很重要。持续注药及使用大容量镇痛泵，减少了蛛网膜下腔的开放时间，有利于预防感染，提高了耐药发生时药物调整的空间，一次性医用材料的费用明显降低，使患者更愿意接受远程无线自控鞘内镇痛系统（WPCIAS）。同时通过互联网对患者实行实时监控，为进一步调整药物剂量提供依据。远程无线自控鞘内镇痛系统（WPCIAS）是对三阶梯治疗的有效补充，对于经济条件一般、生存时间小于 6 个月、各种方法都无法缓解疼痛而使生活质量大受影响的患者来说，安全有效。

三、智能化患者自控镇痛系统在分娩镇痛中的应用

分娩痛是分娩过程中的自然生理反应,长期以来人们把这种剧烈的痛苦过程视为不可避免的正常过程。每个人对疼痛有不同的感觉,分娩时感到疼痛难忍的产妇占50%,分娩时感到中等疼痛的产妇占35%,只有15%的产妇能够忍受产痛。

分娩时产生剧烈疼痛的原因,主要有3个方面:①子宫阵发性收缩,使子宫纤维拉长或撕裂,子宫血管受压,致组织缺血缺氧,激惹神经末梢,上传至大脑痛觉中枢;②胎儿压迫产道,尤其是子宫下段、宫颈和阴道、会阴部,造成损伤和牵拉,导致疼痛;③产妇紧张、焦虑、惊恐的心理状态,可引起体内一系列神经内分泌反应,使体内儿茶酚胺等疼痛相关物质浓度升高,使疼痛反应加剧。剧烈的分娩痛会对产妇与胎儿产生不利影响,可导致胎儿宫内窘迫,产程延长,子宫收缩乏力。

由于对分娩痛的恐惧,部分女性在生产时选择剖宫产,也致使我国有些地区剖宫产率居高不下。剖宫产手术通常是由产妇患有产科的病理情况而采取的补救措施,是人为的非自然状态的分娩方式。对产妇而言,增加了肠粘连、附件炎症、伤口感染等发生的机会,对新生儿来讲,胎头未经产道的挤压及缺少对外界环境的逐渐适应能力,有可能增加新生儿颅内出血的机会,而且对新生儿的呼吸功能不利。

随着现代医学的发展,减轻产妇分娩期的疼痛,提高产妇分娩质量,是医务工作者追寻的目标。分娩镇痛的意义,不仅在于降低产妇分娩中的痛觉体验,更重要的是,它能够减少产妇不必要的耗氧量和能量消耗,防止母婴代谢性酸中毒的发生,降低产后出血率。同时,它还可以避免子宫胎盘血流减少,从而改善胎儿氧合状态,降低胎儿宫内缺氧及新生儿窒息状况的出现。实施分娩镇痛,是对生命个体的尊重,也是一种生育文明。从2016年3月起,中华医学会麻醉学分会围产医学分会在全国范围内推广分娩镇痛新技术和新理念,提高产妇分娩过程的舒适度,促进自然分娩。2018年11月,国家卫生健康委员会发文,提出2018至2020年在全国开展分娩镇痛试点,并逐步在全国推广分娩镇痛的治疗。

理想的分娩镇痛应具备:能确切完善地解除产妇疼痛;能满足整个产程镇痛的要求;不影响宫缩和产妇的行走;对母婴健康无影响;产妇能清醒配合分娩过程;有异常情况可满足手术麻醉的需要。分娩镇痛的方法有很多,椎管内神经阻滞是目前循证依据最安全、效果最确切可靠的镇痛方法。患者自控硬膜外镇痛模式(patient controlled epidural analgesia, PCEA)模式是目前最常用的分娩镇痛模式,将硬膜外置管外接患者自控镇痛泵(PCA泵)。

产妇的疼痛程度随着产程进展而变化,在传统模式的分娩镇痛期间,产妇在分娩期间若自觉疼痛剧烈,通过麻醉科医师不定期巡视和床旁呼叫助产士、助产士通知麻醉科医师获得补救镇痛。发生这些问题时,麻醉科医师不知情导致处理延时从而影响到镇痛效果,影响患者满意度。将硬膜外导管外接具有远程无线监控功能的智能化患者自控镇痛泵,组成信息化分娩镇痛管理系统。

信息化分娩镇痛管理系统的管理软件的主要功能有:①与医院信息系统和监护仪连接,获得产妇的病史、检验、生命体征监护、胎心监护等各项信息;②显示当前镇痛泵的运行参数信息,包括镇痛时长、已使用药物剂量、镇痛泵按压次数和有效按压次数;③获取产妇通过疼痛评分软件反馈的VAS疼痛评分;④分娩镇痛记录单、分类统计报表等各类电子表单。

信息化分娩镇痛管理系统通过从医院信息系统获取产妇的病史、检验等各种信息,从多功能生命体征监护仪和胎心监护仪获取产妇和胎儿的监护信息,从镇痛泵获取运行状态和患者自控按压次数等信息,并将这些信息集中展示,在此基础上实现了智能化,可通过疼痛评分软件反馈

（VAS 疼痛评分≥4 分或 30min 内镇痛泵自控按压 2 次以上），麻醉科医师收到反馈后补救镇痛。还可对超出设定范围的其他数据以声光报警提示医护人员及时处理。借助智能化患者自控镇痛系统，麻醉科医师可以方便地对多位产妇进行全程监护管理，第一时间了解母婴的安全和产妇的疼痛情况并及时调整治疗，有助于为产妇提供更安全、更舒适的分娩体验。

采用信息化分娩镇痛管理系统改善分娩镇痛的质量，有助于提高产妇分娩期间的满意度。这可能是因为在镇痛效果不佳时，麻醉科医师可及时获得反馈信息，在第一时间发现问题，并迅速进行随访，对于镇痛不足的产妇主动进行补救镇痛，缩短了患者等待的时间。最大优势是可以远程监控每一位患者的镇痛泵使用情况和镇痛效果，及时发现镇痛过程中的问题。通过疼痛管理软件，产妇能与麻醉科医师进行良好的互动，或有助于在一定程度上缓解产妇的紧张焦虑，改善分娩体验。

（王 瑞 王 强）

参 考 文 献

[1] 赵霞,李小华,刘晓辉. 无线镇痛监控系统的原理与应用 [J]. 中国数字医学,2014,9(3):15-17.

[2] 满祎. 基于 Zigbee 技术的无线镇痛泵系统的设计与应用 [J]. 医疗装备,2012,25(12):16-17.

[3] 杨霜英,于京杰,朱四海. 无线镇痛信息系统在麻醉科的应用 [J]. 中国医学装备,2014,11(1):57-59.

[4] 王强,张加强,熊利泽. 智能化病人自控镇痛管理专家共识 [J]. 中华麻醉学杂志,2018,38(10):1161-1165.

[5] 王强,曹汉忠,熊利泽. PCA 智能化与提升术后镇痛质量 [J]. 中华麻醉学杂志,2018,38(3):257-258.

[6] 张丽峰,罗威,李胜华,等. 分娩镇痛信息化管理系统的临床应用效果 [J]. 临床麻醉学杂志,2020,36(12):1153-1156.

[7] 谢磊,黄爱苹,谷桢,等. 信息管理下自控鞘内镇痛治疗晚期癌痛与传统管理的比较 [J]. 中国疼痛医学杂志,2018,24(04):296-300.

[8] 段娜,王韶双,董麦娟,等. 智能化患者自控镇痛改善术后急性疼痛的临床效果观察 [J]. 中国医刊,2019,54(09):1011-1014.

[9] 贾宏彬,宗健,孙含哲,等. 远程无线自控鞘内镇痛系统在晚期癌痛患者的疗效观察 [J]. 临床麻醉学杂志,2013,29(07):672-674.

第八章　静脉自控镇痛与智能化

目录

第一节 静脉自控镇痛

传统按需给药(prescribed as-needed, PRN)的镇痛方式难以弥补个体镇痛需求及血浆药物浓度的差异,同时合并用药延迟等问题,是术后镇痛不足的主要原因之一。为进一步优化镇痛治疗效果,1971 年 Sechzer 首次在临床中使用患者自控镇痛(patient controlled analgesia, PCA)法,且1976 年首个商用 PCA 泵进入临床,将术后镇痛从"计划"和"请求"模式转变为"自我管理"模式,开启现代疼痛治疗新纪元。

一、静脉自控镇痛的定义

PCA 是一种由患者根据自身疼痛的剧烈程度而自己控制给予(医师)预设剂量镇痛药液的镇痛方式,具有给药及时、起效快、血药浓度相对稳定、患者间药代动力学和药效动力学差异少等优点。根据给药途径,PCA 可分为静脉 PCA、硬膜外 PCA、皮下 PCA 和区域 PCA 等。其中静脉 PCA 是指经外周静脉或中心静脉进行全身给药,主要通过患者疼痛负反馈环路进行实现。当患者感到疼痛难以忍受时,通过自控按钮,静脉 PCA 输注镇痛药,产生镇痛效果,可用于缓解急/慢性疼痛、术后疼痛及分娩痛等。

二、静脉自控镇痛的适应证和禁忌证

1. 适应证 静脉 PCA 可以选择的治疗药物种类多,操作简便且起效快。静脉 PCA 适用于:ASA I～Ⅲ级,成人和小儿(年龄>0.6 岁),术前无咳嗽咳痰、心肺、肝肾功能无严重异常者,适用于全身各部位的镇痛。

2. 禁忌证 由于为全身用药,可能出现药物相关的全身不良反应,如镇静、呼吸抑制、恶心、呕吐等。其中,呼吸抑制的发生率及程度可能与患者高龄、背景剂量、同时使用镇静或催眠类药物,以及合并如睡眠呼吸暂停等肺部疾病相关。因此,对于拟使用静脉 PCA 的患者需评估。其禁忌证为:①所使的药物有过敏史的患者;② ASA Ⅳ～Ⅴ级,有未控制的严重高血压、心肌梗死、严重心律失常等严重心脑血管疾病的患者;③急性呼吸道感染、哮喘发作期等呼吸系统疾病,包括支气管痉挛、急性鼻炎、鼻息肉、感冒鼻塞、分泌物较多患者;④急性上消化道出血或梗阻等易引起反流、误吸的患者;⑤重度睡眠呼吸暂停综合征患者;⑥凝血障碍或有鼻出血倾向;⑦病态肥胖、有肝肾功能严重障碍者、无法控制按钮及拒绝接受 PCA 的患者;⑧气管插管困难者以及术中发生严重失血需要输血者;⑨精神异常相对禁忌主要包括睡眠呼吸暂停等。

三、静脉自控镇痛的参数设置

1. 参数设置 PCA 泵是静脉 PCA 治疗过程的重要工具。PCA 参数包括以下内容:①住院号:患者住院编号,提供患者唯一 ID,通过住院号区分不同患者的智能镇痛终端使用情况;②病区床号:使用场所编号,病区和床号各两位数字。当中央镇痛监控台有报警信息时,为医护人员提供报警镇痛终端所在位置;③总量:根据药盒内实际药液量所设定的值,将根据镇痛终端运行时的输注量而相应等额递减,以"ml"为单位。当剩余量≤5ml 时,终端会通过"输液将结束"报警提醒,当剩余量为 0 时,会出现"输液结束"报警;④首次量:为开机运行后一次性输注药液的量,称为负荷剂量;⑤单次量:为镇痛终端持续量运行过程中按压自控键后所输注的量,以"ml"为单位。其主要作用为满足患者对镇痛药物需求的个体差异。单次量可以重复使用,其间隔时间受锁定时间限制。在锁定时间内(显示屏锁定时间显示不为"0"时),按压自控键无效;⑥持续量:为镇痛终端运行过程中持续输注的量,以"ml/h"为单位。持续量为"0"时表示不采用持续输注功能,只采用单次量作患者自控镇痛;⑦锁定时间:为一次按压自控键输注单次量完成后,再次按压自控键发生作用的最短时间,以"min"为单位。是间隔给药之间的最短间隔时间,其作用是为了避免用药过量;⑧极限量:医护人员设定的 1h 内允许的最大输注量,以"ml/h"为单位。极限量是患者自控给药的一种安全保护设置,由临床医师设定;⑨已输入量:针对当前住院号的累计输注量,不包括排气功能作用下排出的液量。

通过参数设置,可实现个体化镇痛。其中负荷剂量旨在迅速达到最低有效镇痛浓度;持续剂量/连续背景输注给药旨在减少患者 PCA 给药次数,降低镇痛药物血药浓度;单次剂量为患者每次按自控按钮时泵入的镇痛药量;锁定时间是静脉 PCA 安全用药的关键环节,在该时间内患者若再次按自控按钮,PCA 泵对自控指令无反应;极限剂量是 PCA 泵的另一项保护措施,指在 4h 内给药剂量的极限值,达到该值后 PCA 泵对自控指令也无反应。

大多数 PCA 装置允许在自控给药的基础上设置持续输注。最初认为常规应用背景输注(实为持续静脉给药)有些优点,包括改善镇痛效果,特别是在睡眠期间。然而随后的临床研究并未能证实背景输注对那些从未使用过阿片类药物的术后患者有何益处,持续输注只是增加镇痛药的用量和呼吸抑制等副作用的发生率,夜间持续输注并不能改善术后睡眠模式,临床应加以注意。

2. 使用中的实时记录　①患者总按压数与实际进药数:PCA 泵中记录患者按压的总次数和实际进药次数;②所进药物的总量:在 PCA 泵的显示窗上,可随时显示治疗药物所进入机体的剂量(mg 或 ml);③所剩药液的容量:长时间 PCA 治疗后,泵盒中所剩余药液的容量(ml);④所有记录可清除:第 2 个病例启用 PCA 泵时,应清除前一患者应用所记录的有关数据,重新开始;⑤查阅与打印:PCA 治疗整个过程中,泵的运行情况、治疗参数、异常现象、报警原因、暂停时间、重新启动时间等可查阅和打印。

3. 常见报警问题　①镇痛不足:调整输液参数或依据临床情况作相应处理;②气泡或无液:检查药盒是否装配到位或有气泡;③堵塞:堵塞后无线镇痛泵每 3min 进行自检,若显示堵塞应及时检查输液管路;④极限量:核对各参数设置是否到位;⑤未装药盒:检查药盒与机头装置是否到位;⑥机器故障:更换新的机头。

四、静脉自控药物的选择

1. **药物选择**　静脉 PCA 药物一般以强效阿片类为主,辅以非甾体抗炎药、氯胺酮、加巴喷丁、止吐药等。目前常用的阿片类药物很多,强阿片类药物之间存在相对效价比:吗啡 10mg ≈ 芬太尼 0.1mg ≈ 舒芬太尼 0.01mg ≈ 氢吗啡酮 1mg ≈ 曲马多 100mg ≈ 哌替啶 100mg ≈ 布托啡诺 2mg ≈ 羟考酮 10mg ≈ 地佐辛 10mg。不同种类药物的代谢动力学和药效动力学差异决定了单次剂量、锁定时间等参数设置有所不同,目前常用的静脉 PCA 药物推荐方案(见表 8-1)。PCA 泵的设定及根据患者镇痛需求进行的动态调整,是镇痛管理过程中的关键环节,调整不及时亦可能出现镇痛不足或镇痛过量导致不良反应发生的情况。

2. **不良反应**　静脉自控镇痛的不良反应主要源于药物。静脉内患者自控镇痛可优化阿片类镇痛药的给药方式,将不同个体之间药代动力学和药效动力学差异的影响降至最小,因而 PCA 是目前术后急性中-重度疼痛最常用的镇痛方式。常见不良反应：恶心呕吐、过度镇静、呼吸抑制、咽喉疼痛、头痛、头晕、瘙痒、低血压、镇痛不足或镇痛欠佳等。Ai-PCA系统能够通过输注管路堵塞报警和异常的自控键按压频率等各类报警，分析并提示可能发生的不良事件，便于APS成员早期发现，及时处理。

表8-1 常用静脉PCA药物推荐方案

药物浓度	单次剂量	锁定时间	持续输注
吗啡（1mg/ml）	1～2mg	10～15min	0～1mg/h
芬太尼（10μg/ml）	10～30μg	5～10min	0～10μg/h
舒芬太尼（1μg/ml）	2～4μg	5～10min	1～2μg/h
氢吗啡酮（0.2mg/ml）	0.2～0.4mg	6～10min	0～0.4mg/h
曲马多（1mg/ml）	20～30mg	6～10min	10～15mg/h
布托啡诺（1mg/ml）	0.2～0.5mg	10～15min	0.1～0.2mg/h
地佐辛［8μg/（kg·ml）］	1～3mg	10～15min	30～50mg/48h

使用PCA泵时注意观察异常情况的显示与报警提示：①输液管闭塞，请检查输注管道；②药盒没有装上；③输液管有空气或已注射完毕，请排气或交换药盒；④电池不足，低电压，请更换电池；⑤PCA手键没有接上；⑥药盒没装药液或空药盒，请更换新药盒；⑦药量设定过低重新设定；⑧药物剂量设定不相符，请检查；⑨PCA泵在静止状态，开启后没有工作；⑩镇痛溶液注射即将完毕。

第二节　静脉自控镇痛智能化

传统患者静脉自控镇痛不可忽视的缺陷是去中心化，患者在医务人员的简短指导后掌握预设置的PCIA设备操作。而设备分散，管理人员缺乏，当出现机械故障或镇痛模式急需调整时，医务人员未能及时做出反应。其中，静脉应用阿片类镇痛药治疗窗窄，因而设备算法编程、配方剂量、设备参数设置出错或者患者错误按压，均可导致药物用量不合适，出现镇痛不全或呼吸抑制甚至死亡等严重后果。此外，未解决的警报声可能引起患者紧张或恐慌情绪。因此优化算法，完善闭环反馈及再中心化，以研发更安全、高效的镇痛技术对于静脉自控镇痛尤为重要。

一、智能化镇痛泵的发展

镇痛泵的研究可追溯至20世纪70年代，PCA是由Sechzer提出的一种新型镇痛方法。1976年，英国佳士比公司生产了第1台PCA泵。1979年，C.J Hull等研究者根据16min内的按压次数，调整背景剂量。1985年，Jacobs等通过患者的舒适感、不适感，以及按压次数，建立疼痛的数学模型，并使用计算机基于模型进行自我调节的持续输注，在小样本真实患者以及模拟患者上验证均表现除了比传统PCA模式更好的镇痛效果。至20世纪90年代随着电脑芯片技术的发展，程控形式的电子PCA泵才在临床广泛应用。我国最初在1994年开始在临床应用PCA技术进行镇痛。PCA是术后镇痛常用和理想的方法，适用于手术之后的中到重度疼痛。近年来PCA的临床应用越来越广泛,并随着医疗技术、耗材的研究和发明,PCA 泵的输注方式不仅可以通过静脉 PCA 的控制和给药,也可以通过黏膜下泵注、蛛网膜下腔泵注、硬膜外腔泵注、区域神经阻滞或皮下泵注,通过患者自己控制给药的方式能够最大程度地控制患者的疼痛。PCA 的出现,将疼痛治疗管理带入了一个新的时代,使术后镇痛从预订和要求模式转变为自我管理模式,使疼痛控制成为患者的自主行为。PCA 技术一方面能够满足预先给药、超前镇痛,术中的伤害控制,以及手术结束前的预处理到后期镇痛的要求,另一方面也符合个体化用药的特征,使镇痛与患者的年龄,手术的大小,手术的部位,手术与呼吸运动、与腹部运动相匹配,通过设置不同的运行参数进而达到个体化给药。PCA 镇痛泵带电可擦可编程只读存储器(electrically erasable programmable read only memory, EEPROM),其重要特性是断电后数据不会丢失。EEPROM 技术与 PCA 技术结合之后,传统镇痛泵开始转变为可以搭载软件、数据回溯的智能镇痛泵。其二是无线通信技术,使即时收集和共享信息成为可能。无线互联允许医院使用一个服务器与多个镇痛泵进行无线连接,实现了对镇痛泵的远程监控、智能报警、智能分析评估、自动记录和保存关键信息,包括各种生命体征监测设备,极大提高了 PCIA 的安全性。2009 年美国用药安全实践协会(Institute for Safe Medication Practices)正式将智能镇痛泵定义为一个搭载了软件的镇痛泵,包含药物库,可以根据药物浓度、极限量、临床意见提供用药剂量指导,当出现剂量错误时对医师发出警告,同时具备输注数据收集的功能,并倡导推广 PCA 镇痛泵的使用,但是,临床应用甚少。

PCA 与传统的单次静脉注射、肌内注射和硬膜外等给药方式相比,PCA 具有血药浓度稳定、镇痛效果好、个体化按需给药、并发症发生率少等优点。PCA 虽然提高了个体化用药水平,但临床上仍有相当比例的患者术后疼痛没有得到有效缓解,且不良反应发生率高。为解决这些问题,在传统 PCA 基础上,2015 年中国结合物联网创建了人工智能的新型镇痛系统——智能化患者自控镇痛(Ai-PCA)。Ai-PCA 具有远程监控、智能报警、智能分析与评估等功能,可自动记录并保存自控键按压频率和背景剂量等信息,显著延长了医嘱执行时间,实现了术后镇痛过程的动态管理。

2018 年制定的《智能化病人自控镇痛管理专家共识》,特别强调作为麻醉科的镇痛医嘱,麻醉科必须通过排班轮流去查房;同时加强宣教,彰显麻醉学科的人文关怀和整合医学发展,规范医疗行为,提升围手术期镇痛的安全性与有效性,提高患者舒适度与满意度,促进麻醉学向围手术期医学转化。

2020 年 6 月《广东医学》发表述评《加快智能化术后患者自控镇痛和分娩镇痛的临床应用研究》,专家笔谈《Ai-PCA 创新及其遵从的法规与标准》《术后智能化病人自控镇痛管理专家共识解读》,专业论文涉及胸部、腹部手术,分娩镇痛等多个方面。通过"述评 - 专家笔谈 - 论文"方式,促进智能化镇痛技术不断发展,改善舒适化医疗安全进步,遵循以人为本的理念,加速康复外科(ERAS)理念下,优化疼痛处理措施,提高镇痛质量,达到精准镇痛医疗效果,实现患者安全、无痛、舒适,医护人员工作高效、安全、快捷、规范的云数据管理目标,促使围手术期优化镇痛服务精准勇毅前行。

智能镇痛泵发展至今,除传统的 PCA 系统外,主要包含以下几个模块:① DERS 系统:主要由一个药物库组成,由医疗机构进行维护,设定药物的默认参数以及安全范围,在医师尝试更改的药物用量与预设的极限值冲突时发出警告,目的是减少人为的配方错误以及参数设置错误;②条码技术:识别患者标识,确保药物与患者的正确匹配;③与医院其他系统整合:包括电子病历系统,电子处方系统,护理记录,完成镇痛治疗的实时记录;④与其他持续性监护系统整合:获取 SpO_2、$P_{et}CO_2$ 等生命体征,并开发自动暂停程序,在生命体征出现异常时停止输液。

二、智能化静脉自控镇痛的应用研究

1. 智能化镇痛的应用研究 不同种类镇痛镇静药物的选择或组合,如舒芬太尼、瑞芬太尼、氢吗啡酮、地佐辛、羟考酮、布托啡诺、丁丙诺啡、纳布啡、右旋美托咪啶、艾司氯胺酮和非甾体类药物(nonsteroidal antiinflammatory drugs, NSAIDs),更加丰富了 PCA 多模式镇痛的内容。新概念提倡将镇痛治疗时间拓展到术前、术中和术后,采用持续、多模式镇痛方式覆盖整个围手术期,以彻底消除手术应激创伤引起的疼痛,并防止和抑制中枢敏化及外周敏化,从而取得完全、长时间的有效镇痛。

2021 年,新加坡妇幼医院的 Leong 等在产妇的瑞芬太尼静脉自控镇痛的研究中,通过 15min 按压次数大于等于 3 或者小于等于 2,调整自控剂量以及背景剂量,与 1979 年 Hull 等人的研究相比并没有更大的进步,对疼痛状态的评估,与 1999 年 Rudolph 等人使用手柄的方法相比,也没有更优。且无论是 1979 年,还是 2021 年的研究,均需将 PCA 镇痛泵额外连接到个人电脑,才能完成算法控制的输注剂量动态调整,这反映了智能镇痛泵生产商与临床医师在一定程度上出现了割裂。在静脉自控镇痛的安全性上精益求精的同时,实现更优的镇痛效果,还需要输液闭环算法上进行创新并有效的实现临床上的转化才能实现真正意义的静脉自控镇痛智能化实践。当前的 PCIA 中背景剂量联合自控剂量的模式并不完美,在保证安全性,尽量减少阿片相关副作用的同时,提升镇痛效果也是不容忽视的一部分。目前 PCIA 最合适自控剂量仍存争议,而背景剂量在普遍倡导 0 背景剂量或低背景剂量的趋势下,很难发挥出应有的作用。其次,出于对阿片类药物副作用的担忧,对预防阿片滥用的考虑,配方通常比较保守,导致了普遍的镇痛不足。然而术后急性期疼痛的处理在整个镇痛疗程中十分重要,无论是传统的镇痛泵,还是目前商用的智能镇痛泵,均不允许在早期动态变更参数,以满足更高的镇痛需求,通过疼痛查房进行人工调整是当前唯一达到较高的初始镇痛效果的方法。同时,自控剂量是根据人群普遍对镇痛药的敏感性设置的,而无论是不同患者之间,还是同一患者不同时间之间,对足量镇痛的需求差异极大,仅依赖按压频率让患者自控药物剂量难以满足患者镇痛个性化及术后不同阶段镇痛个性化的需求。

为了实现静脉自控镇痛剂量的闭环调整,研究者尝试了大量研究方法,从利用按压次数估计疼痛状态,到靶控血浆药物浓度,早期的 PCIA 算法研究呈现出百花齐放的景象,PCA 技术开始与自动化控制理论结合,Carollo 等开始将模糊逻辑控制理论应用到 PCA,通过当前疼痛状态自动减少维持无痛状态所需的血药浓度,在试验中大部分患者可以在 15min 内达到无痛状态,且维持较好的镇痛效果并无药物蓄积。Rudolph 等提出,给 PCA 泵增加一个手柄,允许患者对疼痛在 1~10 的线性区间进行评分,然后使用算法根据当前疼痛强度与患者对之前剂量的反应性反复调整 PCA 剂量和背景剂量,达成了 PCA 剂量的实时闭环调节,与传统 PCA 相比,疼痛评分更低,Bolus 需求更少,但镇痛药的需求更大,但副作用无明显增加。然而,随着智能镇痛泵的广泛使用,静脉自控镇痛的算法优化进展缓慢,并无跳出前人的框架,这些创新性的算法也无一转化得到大规模推广。

2. 智能化镇痛的临床管理新模式 传统 PCA 作为常用临床管理的方式,使绝大多数患者快速直观地理解了"将疼痛治疗掌握在自己手中"的概念。急性疼痛服务(acute pain service, APS)是术后高质量疼痛治疗的重要基础,传统术后镇痛模式仍无法及时解决患者诉求。目前的术后镇痛评估模式仍是以医师主导型为主,缺乏时效性和准确性。APS 医师工作量繁重,每天定时查房,同时进行记录及调整,向主麻医师反馈,在下次随访时再次进行评估及调整。APS 的理念是患者感到疼痛或不适时能最快联系到麻醉科医师或 APS 医师。但传统的疼痛随访不能满足即时反馈,疼痛患者无法及时获得专业镇痛指导。低年资查房医师(护士)无法给出准确专业的镇痛指导,而主麻医师也难以履行首诊负责。疼痛治疗获得的评价数据过少,不良反应的发生记录也遗漏严重。因此,在医疗人力有限的情况下,我们更需要多发挥患者以及主麻医师的主观能动性。目前一种新型的管理方式在临床运用而生——医患双向交互反馈平台的出现使疼痛评估的查房模式,由医师依赖型向患者主动报告型转变,解决了疼痛评估固有的限制,为疼痛治疗开辟了新道路。中山大学附属第一医院麻醉科医患双向交互反馈平台已在临床上使用,操作流程已初步形成。患者端小程序设定为每4~8h向患者发送一次评价邀请,每天10点、19点发送镇痛宣教小贴士。患者自评中重度疼痛或中度以上不良反应时,自动发送报警信息至主麻/APS后台值班手机。主麻/APS后台值班接到平台报警后30min内给予远程处理意见或床旁诊治,若无法完成必要的床旁诊治时,通知疼痛查房医师,疼痛查房医师接到指示后30min内床旁处理镇痛不全/不良反应/续泵。患者自评不是中重度疼痛或中度以上不良反应时,系统不会形成报警信息,主麻/APS后台值班医师通过医师端可自行查看患者对疼痛治疗的评价。

医患双向交互反馈平台实现了疼痛评估模式向患者主动报告型的转变。在PCA的临床应用中,PCA设备分散在病房中,与医务人员没有直接或即时的联系。患者必须在医务人员的简短教程后才能掌握PCA设备的操作。设备正常工作时可能没有问题,但是如果出现机械问题或患者的镇痛需要调整时,医务人员没有立即做出反应,则会影响镇痛效率。研究表明,患者的满意度和控制疼痛的能力也不受术前宣教的影响。患者在使用过程中没有收到任何有关PCA泵状态或者使用情况的反馈。PCA的使用在监测镇痛效果及不良反应上,也无法减少APS医师及病房护士的工作量。因此,将PCA界面设计为更加以患者为中心,在PCA使用的全过程中即时进行疼痛评估及反馈,会大大弥补急性疼痛管理质量方面的不足。这是一个有效地解决问题的方案,值得进一步研究和提升。发挥智能化镇痛的临床管理团队的力量,加强术后的管理,让患者获得减轻疼痛、舒适、加速康复。

三、智能化镇痛的临床方案的推荐

新镇痛药物如舒芬太尼、氢吗啡酮、地佐辛、布托啡诺、纳布啡、丁丙诺啡、艾司氯胺酮、右旋美托咪啶和NSAIDs,更加丰富了PCA多模式镇痛的内容,综合国内相关文献推荐中山大学第一医院麻醉科静脉Ai-PCA方案供选择。

1. 成人静脉Ai-PCA推荐方案

(1)氢吗啡酮12mg+氟比洛芬酯300mg+生理盐水=150ml,采用LCP模式,负荷(滴定)剂量2ml/次,持续量1ml/h,PCA追加量2ml/次,锁定时间10min,安全限定剂量13ml/h。

(2)氢吗啡酮10mg+布托啡诺8mg+氟比洛芬酯300mg+生理盐水=150ml,采用CP模式,持续量1ml/h,PCA追加量2ml/次,锁定时间10min,安全限定剂量13ml/h。

(3)氢吗啡酮10mg+地佐辛30mg+氟比洛芬酯300mg+生理盐水=150ml,采用CP模式,持续量1ml/h,PCA追加量2ml/次,锁定时间10min,安全限定剂量13ml/h。

(4)舒芬太尼150μg+氟比洛芬酯300mg+生理盐水=150ml,采用CP模式,负荷(滴定)剂量2ml/次,持续量1ml/h,PCA追加量3ml/次,锁定时间10min,安全限定剂量13ml/h。

(5)舒芬太尼150μg+右美托咪定200ug+氟比洛芬酯300mg+生理盐水=150ml,采用CP模式,持续量1ml/h,PCA追加量3ml/次,锁定时间10min,安全限定剂量13ml/h。

(6)舒芬太尼50μg+布托啡诺8mg+右旋美托咪啶200ug+多拉司琼25mg+生理盐水=120ml,采用LCP模式,负荷剂量(滴定)2ml/次,持续量0.5ml/h,PCA追加量2ml/次,锁定时间15min,安全限定剂量10ml/h。

手术后创伤不可避免地对机体产生不同程度的应激反应和疼痛。疼痛应激一般持续几天，可能会造成呼吸、循环、内分泌和代谢等功能出现一系列紊乱和失调，从而影响手术效果及术后康复。硬膜外患者自控镇痛（patient controlled epidural analgesia，PCEA）能减轻或消除围手术期外科手术的生理性应激反应，提供完善的术后镇痛，在减少术后并发症和改善患者的转归方面可起到重要的作用。合理地为患者术后提供硬膜外镇痛须了解药物选择、导管位置选择、管理规范、不良反应或并发症的监测和处理等，本章对硬膜外患者自控与智能化自控镇痛进行介绍。

第一节　术后硬膜外镇痛

一、硬膜外患者自控镇痛优点

硬膜外镇痛提供了非常有效的、长时间的节段性镇痛。因为阿片类药物直接作用于脊髓内阿片受体发挥镇痛作用，因此与静脉和口服用药相比，很小剂量的阿片类药物即可发挥良好的镇痛效应，从而减少了阿片类药物应用的相关不良反应和潜在风险。局部麻醉药与阿片类药物硬膜外腔联合应用可产生协同镇痛效应，这样就可以降低局部麻醉药浓度、减少阿片类药物应用剂量。大量研究已经肯定硬膜外镇痛具有下列优点。

1. 镇痛效果优良　Block 等于《美国医学会杂志》发表的一篇系统性综述结论认为不论采用何种镇痛药物，不论实施哪一脊髓节段镇痛，术后任何时间不论采用何种疼痛评价方法，硬膜外镇痛的效果都优于静脉镇痛。镇静程度小，大剂量阿片类药物产生镇痛效应的同时也会对中枢神经系统具有一定的抑制效应。与静脉或口服阿片类药物镇痛相比，硬膜外镇痛所需阿片类药物剂量大大减少，因此对患者的镇静程度也非常小。

2. 有利于患者早期活动　术后硬膜外镇痛对于术后躯体和肢体活动引起的疼痛也具有好的镇痛效果，有利于患者早期活动，特别有利于骨关节手术患者的早期功能锻炼（包括主动与被动的肢体锻炼），加速患者的术后康复进程。

3. 减少肺部并发症　胸腹部手术后咳嗽时疼痛明显加剧，患者往往因为疼痛而害怕咳嗽。硬膜外镇痛能节段性地阻断手术切口部位的伤害性刺激传导，从而消除或抑制咳嗽引起的疼痛，患者敢于咳嗽，呼吸幅度提高，有利于肺部引流和痰液的咳出，保持肺泡膨胀，从而减少肺部并发症，尤其适用于肺功能不良的患者。

4. 减少深静脉栓塞的发生率　手术患者围手术期由于疼痛的刺激，长时间卧床或血管损伤等因素可增加静脉血栓的发生率，尤其对于老年患者或潜在高凝状态患者风险更大。国外的调查显示，大手术后深静脉血栓发生率27%～50%，不同种类手术静脉血栓发生率为腹部14%～33%，胸部26%～65%，妇产科14%～27%，前列腺手术21%～51%，髋关节和骨科下肢手术48%～54%，心脏手术1.5%～2.5%。术后硬膜外良好镇痛有利于患者早期活动，有利于防止血流淤滞，另外也可防止疼痛应激所致的机体高凝状态，从而减少深静脉血栓的发生。

5. 胃肠功能恢复时间提前　术后肠麻痹、恶心呕吐是腹部手术临床常见问题。一般认为伤害性刺激、内源性介质和交感神经系统在调节肠道运动中起重要的作用。尤其是交感神经活动的增加可以导致胃肠道血流灌注不足进而引起肠麻痹。静脉给予阿片类药物可以抑制肠蠕动。研究证实局部麻醉药参与的术后硬膜外镇痛，可以通过：①阻滞伤害性传入神经；②阻滞胸腰段交感传出神经；③副交感传出神经兴奋性增强；④减少术后阿片类药的需求量；⑤增加胃肠道血流量等机制增加胃肠道蠕动，减少术后麻痹性肠梗阻和胃淤滞的发生，有利于胃肠运动功能恢复。

6. 减少疼痛引起的应激反应和心肌缺血的发生　手术应激反应可造成血流动力学的改变(如心动过速、血压增高、血管收缩等);降低应激反应,可提高患者抵御围手术期并发症的能力,改善大手术和高危患者的转归。术后硬膜外镇痛可以通过:①良好的镇痛抑制应激反应,②硬膜外局部麻醉药可阻滞 T_{1-5} 传出的心交感神经,减少心肌缺血发生。有研究体外循环手术后将热稀释导管放在冠状动脉窦对冠状动脉血流和灌注压进行评估,发现胸部硬膜外间断注入布比卡因患者,体外循环后冠脉血管阻力降低;而硬膜外未用药的患者冠状动脉血管阻力上升。

7. 有利于下肢血管手术后移植组织的存活　术中手术应激增加了肾上腺素能神经活动和血浆儿茶酚胺浓度,导致外周血管收缩,降低组织氧分压,并造成组织缺氧。术后采用局部麻醉药为主的硬膜外镇痛配方可以减少血管痉挛,提高下肢血管手术后移植组织的血供,有利于移植组织的存活。

8. 减少前列腺手术和尿道下裂手术后膀胱痉挛　前列腺增生患者由于长期膀胱出口部梗阻,逼尿肌反射亢进。耻骨上经膀胱行前列腺切除术或经尿道前列腺切除术后,膀胱内持续冲洗使膀胱扩张,内压升高,导尿管水囊压迫膀胱颈部及三角区等刺激因素,造成患者频繁的、不自主地逼尿肌收缩,由此而引起剧烈的痉挛性疼痛,容易导致继发性出血和冲洗管道堵塞。小儿尿道下裂尿道成形术后由于伤口疼痛,留置造瘘管、支架管和导尿管引起阵发性膀胱痉挛给小儿护理和康复带来困难。研究表明小剂量吗啡与低浓度小剂量长效局部麻醉药配伍应用进行硬膜外术后镇痛可以有效减轻因手术创伤及尿管刺激所引起的伤口疼痛及膀胱痉挛性疼痛等症状,效果优于其他镇痛方法。

二、硬膜外患者自控镇痛适应证

1. 手术后患者　硬膜外 PCA 适用于心脏手术、胸科手术、腹部手术、下肢手术、会阴部手术后疼痛治疗。硬膜外镇痛提供了手术切口部位的节段性镇痛。原则上,可施行硬膜外麻醉的患者都可行术后硬膜外镇痛。经硬膜外给药镇痛副作用少、作用确切。研究发现:在高危手术患者,术后采用硬膜外阿片类药物镇痛,患者术后并发症发生率、感染率、拔管时间以及住院的花费均较低。

2. 创伤患者　除用于术后疼痛治疗外,硬膜外镇痛也可用于不需要手术的创伤患者镇痛,如肋骨骨折患者,硬膜外镇痛可以帮助缓解患者呼吸运动引起的疼痛,从而可能减少肺不张和肺部炎症的发生。

3. 疼痛综合征患者　对于复杂区域性疼痛综合征、带状疱疹后遗症期慢性疼痛、部分癌性疼痛等,硬膜外镇痛也具有一定治疗优势。

三、硬膜外患者自控镇痛禁忌证

1. 患者拒绝接受　在施行硬膜外镇痛之前应该对患者交代相关操作、管理、并发症以及因此产生的费用等问题,并取得患者及其家属同意才能实施。

2. 凝血病患者　存在凝血疾患的患者进行硬膜外穿刺置管过程、导管留置以及拔管过程都可以引起硬膜外腔出血、血肿,引起严重的神经并发症。

3. 目前正在或准备接受抗凝治疗的患者　抗凝药物对硬膜外麻醉与镇痛患者的使用指南请参考本书其他章节(椎管内麻醉并发症)。对于正在施行硬膜外镇痛的患者,在与急性疼痛服务小组协商之前不应该启动或改变抗凝方案。

4. 硬膜外穿刺部位局部感染的患者 全身性感染、菌血症或硬膜外穿刺部位存在局部感染的患者硬膜外穿刺和导管留置可能会导致硬膜外腔或鞘内感染。术后镇痛硬膜外导管留置时间越长,感染概率越大。

5. 意识障碍及精神病患者 在施行硬膜外镇痛操作和管理期间需要患者的配合以进行安全的操作以及镇痛效应的准确评估。中枢神经系统障碍的患者显然会使硬膜外镇痛操作和管理带来困难。如果患者在硬膜外镇痛期间出现意识障碍,应该立即停止硬膜外镇痛泵的输注,检查是否存在镇痛药物绝对或相对过量、脑脊液渗漏、鞘内感染等存在。

6. 相对禁忌证 脊柱畸形或脊柱、脊髓疾患的患者,如脊髓或脊神经根病变、马尾综合征、脑脊膜膨出、骶裂孔畸形、脊柱结核、脊柱肿瘤等,硬膜外穿刺失败率高、风险高,应尽可能避免。

7. 存在中枢神经系统疾病者 对于颅高压的患者,在硬膜外穿刺过程中如果发生硬膜损伤穿破,可能会因为脑脊液的漏出而导致脑疝形成。

8. 心输出量相对或绝对不足 严重低血容量者包括急性失血性休克、低血容量、血红蛋白低于60g/L及其他原因引起的休克患者;心血管疾病患者,心血管功能十分低下。

9. 缺少合格急性疼痛服务人员 人手紧张,疏于管理会影响术后硬膜外镇痛期间的合理监测和并发症的及时处理,存在潜在安全隐患。

第二节 术后硬膜外镇痛的常用药物及配方

一、术后硬膜外镇痛常用药物

硬膜外镇痛药物选择的准则是:药物的镇痛作用必须远大于其不良反应,而且给药方法必须经济、简便、有效和安全。

(一)阿片类药物

Behar 于 1979 年在 *Lancet* 杂志首次发表论文阐述将吗啡注入硬膜外腔治疗顽固性疼痛获得成功。40多年来硬膜外腔注射阿片类药物镇痛在国内外应用日趋广泛,研究亦日趋深入。阿片类药物能单独用于术后硬膜外输注并且一般不引起感觉运动障碍或交感神经阻滞性低血压。相比静脉或肌内注射阿片类药物,硬膜外注射阿片类药物镇痛所需剂量大大减少。

(1)亲脂性阿片类药物:硬膜外输注亲脂性阿片类药物(如芬太尼、舒芬太尼)和亲水性阿片类药物(如吗啡、氢吗啡酮)的镇痛效能、起效时间和镇痛维持时间有所不同(表9-1)。亲脂性(lipophilic)药物很容易穿透硬膜和蛛网膜,渗透作用于脊髓组织,因此起效相对较快。与系统给药不同,药物的代谢不影响阿片类药物的作用时间。硬膜外应用阿片类药物的清除途径主要是通过局部血管吸收,或通过在脑脊液内头向扩散并被蛛网膜下腔颗粒消除。因此,亲脂性阿片类药物起效快,而作用维持时间短。部分研究显示接受芬太尼或舒芬太尼硬膜外或静脉输注的患者之间,血浆浓度、副作用以及疼痛评分无差别,根据此临床结论,有学者推测硬膜外应用芬太尼或舒芬太尼可能是通过全身作用而起镇痛效应,而事实上脊髓作用和系统作用(系统吸收后)是同时存在的,这也是与它们作为强亲脂性阿片类药物硬膜外应用起效快、消退快的药理特点相关的。虽然也有数据表明,亲脂性阿片类药物硬膜外给药优于静脉给药,但应该承认硬膜外单纯输注亲脂性阿片类药物的整体优势不大。与芬太尼相比,舒芬太尼因组织的重吸收与药物向脑组织的再分布而产生麻醉作用的这一特点更加明显,因而毫无理由将其作为硬外镇痛药使用。

吗啡属亲水性(hydrophilic)阿片类药物,硬膜外腔给药能产生明确的脊髓平面的麻醉镇痛作用,因而被公认为是应用于椎管内最古老、最经典的阿片类药物,也是 FDA 最早认可用于椎管内注射的阿片类药物。硬膜外连续输注亲水性阿片类药物的镇痛部位主要是脊髓,尤适用于那些置管部位与手术部位不一致或硬膜外使用局部麻醉药产生副作用(如低血压、运动障碍)的患者。亲水性阿片类药物包括吗啡和氢吗啡酮,透过硬膜和蛛网膜,渗透进入脊髓组织较慢,因此镇痛起效较慢;在脑脊液内倾向于积聚并向头侧扩散,可达到较高的脊髓平面,最终缓慢为蛛网膜颗粒所消除。亲水性阿片类药物比亲脂性阿片类药物的镇痛节段更广泛、明确,因此硬膜外应用可提供更大区域(脊髓节段)的镇痛,而亲脂性阿片类药物因为迅速进入脊髓与组织结合,其镇痛效应仅限于导管留置部位附近几个节段。亲水性阿片类药物在脑脊液内缓慢向头侧扩散,存留时间长,其镇痛作用持久。因此亲水性阿片类药物硬膜外腔应用具有镇痛起效慢、作用时间长的特点。硬膜外连续输注优于间断给药,镇痛效果较好且副作用较少;比传统的全身按需给药镇痛效果更好。硬膜外应用 5mg 吗啡的镇痛效能与静脉 50～70mg 吗啡的镇痛效能相当。

(2)亲水性阿片类药物:哌替啶是一种中度亲水性阿片类药物,硬膜外应用起效时间和作用时间均中等。哌替啶为术后常用镇痛药,传统上多用皮下、肌内或静脉注射。长时间大剂量静脉注射或肌内注射哌替啶,或用于老年患者、肝肾功能损害患者应该高度谨慎。哌替啶在肝脏内代谢为去甲哌替啶,此种代谢产物可以产生易激惹、震颤、躁动、肌阵挛和惊厥等神经中度症状。目前不推荐采用。

(3)混合型类药物:丁丙诺啡是蒂巴因衍生物,混合型阿片受体激动—拮抗药,对 μ 受体有部分激动作用,对 κ 和 δ_2 受体也有一定的激动效应,是高度脂溶性的阿片类药物。注入硬膜外腔可产生和吗啡相似的镇痛质量。由于丁丙诺啡对 μ 受体有轻度的拮抗效应,主要通过激动 κ 受体而发挥镇痛作用,因此恶心呕吐、皮肤瘙痒、尿潴留的发生率较低,并且很少产生依赖性。丁丙诺啡的呼吸抑制作用较弱,但镇静作用较强,应注意观察。布托啡诺也属于混合型阿片受体激动-拮抗药,主要激动 κ 和 σ 受体,而拮抗 μ 受体(应避免与 μ 受体激动剂合用镇痛),该药主要通过激动 κ 受体产生脊髓镇痛作用,对 σ 受体也有一定的激动作用。该药能有效地减轻中度及重度疼痛,具有镇静作用,其不良反应主要有嗜睡、头晕、恶心、呕吐等。

(4)缓释型阿片类药物:缓释型硫酸吗啡多囊脂质体制剂是一种被 FDA 批准用于术后硬膜外镇痛的药物,该药在术前硬膜外单次注射后,可以提供长达 48h 的镇痛。在一项对下腹部术后镇痛效果的研究显示,硫酸吗啡多囊脂质体制剂能够提供比普通吗啡更好的术后镇痛,且芬太尼的用量显著减少。硫酸吗啡多囊脂质体制剂和其他硬膜外阿片类药物副作用相似,主要包括恶心呕吐、发热、低血压、瘙痒、尿潴留等,这些副作用都是轻中度,且可接受的。硫酸吗啡多囊脂质体制剂的应用对于一些需要预防性抗凝治疗,而不能长期留置硬膜外导管的患者是很有优势的。

表 9-1 硬膜外阿片类药物作用

药物	脂溶性	起效时间	作用时间
吗啡	1	30～60min	6～24h
氢吗啡酮	10	15～30min	6～18h
芬太尼	800	5min	4～6h
舒芬太尼	1 600	1～3min	2～8h

(二)局部麻醉药

硬膜外单纯输注局部麻醉药可用于术后镇痛,但通常其镇痛效果不及采用硬膜外局部麻醉药和阿片类药物的混合剂。局部麻醉药在硬膜外腔的确切作用部位还不清楚,可能包括脊神经根、背神经节以及脊髓本身。尽管一些解剖数据表明，局部麻醉药在硬膜外腔最初的阻滞部位是神经根鞘和背根节，而实验数据证明神经根鞘可能并未参与。单纯硬膜外输注局部麻醉药用于术后镇痛被证明能降低阿片类药物相关的副作用，但容易引起患者感觉减退、难以接受的运动阻滞和低血压，而且镇痛失败率较高，因此从来没有成为术后常规镇痛的方法，普及程度远不及局部麻醉药 - 阿片类药物联合应用。

局部麻醉药性能在镇痛强度、起效速度和作用时间，以及感觉运动阻滞分离特点等几个方面存在药理学差异。罗哌卡因具有运动阻滞较弱的优点，但是这个优点主要体现在术中用较高浓度镇痛时，而在术后镇痛应用较低浓度时显得并不突出。一项研究显示，硬膜外联合应用芬太尼时，0.2% 罗哌卡因与 0.125% 布比卡因在运动阻滞和镇痛效果方面并无显著差异。罗哌卡因、布比卡因和左旋布比卡因属于长效局部麻醉药，不容易产生耐受，低浓度（布比卡因或左旋布比卡因≤0.125%；罗哌卡因≤0.2%）可产生充分的镇痛效应而运动阻滞程度轻，是目前常用的局部麻醉药。

（三）局部麻醉药——阿片类药物混合剂

一种局部麻醉药与一种阿片类药物硬膜外复合输注要优于单纯使用。与这两种药物单独使用相比，尽管尚不能确定副作用的发生是否减少，但混合剂的确能够提供更好的术后镇痛效果、减少感觉阻滞的衰退，还有可能降低局部麻醉药或阿片类药物的用量。临床上联合应用局部麻醉药和阿片类药物术后镇痛的目的在于：①减少两种药物的应用剂量；②维持或增强镇痛程度；③减少阿片或局部麻醉药不良反应发生率。

与阿片类药物静脉 PCA 相比，局部麻醉药 - 阿片类药物混合剂的镇痛效果也较好。尚不清楚局部麻醉药和阿片类药物硬膜外联合使用的镇痛作用是叠加还是协同，实验研究证明两者之间是协同效应，而临床观察却表明是相加作用。

阿片类药物的选择也很多，尽管很多临床医师选择亲脂性的阿片类药物（如芬太尼或舒芬太尼）来迅速达到镇痛水平；但亲水性阿片类（吗啡或氢吗啡酮）作为局部麻醉药 - 阿片类药物硬膜外镇痛的一部分也能够提供有效的术后镇痛。

（四）辅助药物

硬膜外镇痛中可以加入多种辅助药物，在提高镇痛效果的同时减少副作用，但至今尚无一种辅助药物得到广泛认可。研究较多的辅助药物是右旋美托咪啶、曲马多和氟哌利多。

α_2 肾上腺素受体的激活参与了中枢镇痛作用。α_2 肾上腺素受体激动剂的代表药物有可乐定、右旋美托咪啶和替扎尼定。右旋美托咪啶主要是通过直接刺激 α_2 肾上腺素能受体，抑制 A 纤维和 C 纤维的诱发动作电位，它可以调制伤害性冲动从脊髓背角和中枢神经系统传入而产生镇痛效应。硬膜外单次给予右旋美托咪啶可以产生剂量依赖性的镇痛作用，硬膜外的常用剂量是 $5 \sim 20\mu g/h$，可产生节段性及全身性镇痛作用，且镇痛作用不被纳洛酮所拮抗，不影响运动和本体感觉功能。右旋美托咪啶的临床应用受到剂量依赖性的低血压、心动过缓、镇静等副作用的限制。

曲马多是一种弱 μ 受体激动剂，硬膜外镇痛作用机制为它与脊髓背角神经元和感觉神经的 μ 受体相结合，在局部发挥作用，不过曲马多是弱阿片受体激动剂，其与 μ 受体的亲和力仅为吗啡的 1/6 000，一些动物研究和人体研究显示曲马多对外周神经具有选择性的局部麻醉作用。一些研究认为通过血液循环吸收后与 μ 受体相结合发挥中枢镇痛作用，而这可能是曲马多硬膜外镇痛的主要作用，故单纯应用曲马多硬膜外的镇痛效果基本与静脉相当，多与局部麻醉药合用或联合应用吗啡、芬太尼等阿片类镇痛药物。

氟哌利多是丁酰苯类系强效镇静安定药，由于其极强的镇静、镇吐作用在临床上得到了广泛的应用。硬膜外镇痛液中加入小剂量氟哌利多可以减少恶心呕吐发生率,但应注意可能引起椎体外系反应。

NMDA 受体拮抗剂(如氯胺酮),理论上可以减弱中枢敏化并增强硬膜外阿片类药物的镇痛效果,但尚需更多安全性和镇痛效果方面的数据。

硬膜外注入苯二氮䓬类催眠药咪达唑仑能明显缓解术后疼痛,且呈节段性。一般认为咪达唑仑通过硬膜和软膜进入蛛网膜下腔,直接作用于脊髓的苯二氮䓬类受体,发挥脊髓水平的镇痛作用,多与局部麻醉药联合应用。

研究证实中枢胆碱能系统参与了镇痛过程。胆碱酯酶抑制药新斯的明鞘内注射的镇痛机制与其通过毒蕈碱、阿片、α 肾上腺素能受体系统抑制乙酰胆碱分解,增加突触间隙乙酰胆碱浓度有关。术后经硬膜外腔应用新斯的明有明显的镇痛作用,但恶心呕吐、呼吸道分泌物增多,部分病例尚出现心动过缓、肠蠕动剧烈、腹泻、大便失禁等副作用,因此应用于硬膜外镇痛受到很大限制。同硬膜外阻滞麻醉时应用肾上腺素可减少局部麻醉药系统吸收、增强局部麻醉药物效应一样,镇痛药液中适当添加肾上腺素也可以增强硬膜外镇痛效应。

二、术后硬膜外镇痛常用方法

1979 年,*Lancet* 杂志发表的一篇具有划时代意义的文章证实了硬膜外腔给阿片类药物的安全性和有效性。在脊髓里面有阿片受体,在术后疼痛治疗中这些受体可以被阻滞,继而引发大家对硬膜外镇痛的方法产生了更多的兴趣。术后硬膜外镇痛常用方法有单次注射阿片类药物、连续硬膜外镇痛和患者自控硬膜外镇痛三种方式。

(一)单次注射阿片类药物

单次硬膜外腔推注一般不单独采用局部麻醉药,因为其扩散平面不够、镇痛维持时间短;而大剂量可引起显著的血压下降和运动阻滞等不良反应。单次鞘内或硬膜外注射阿片类镇痛药物目前不推荐采用。

正如前面所介绍影响某类阿片类药物临床药理学特征的一个重要因素就是其亲脂性(相对于亲水性而言)。由于亲水性阿片类药物具有头向扩散作用,其副作用的发生率也较高。而芬太尼和舒芬太尼等亲脂性阿片类药物,硬膜外腔给药镇痛起效迅速,但从脑脊液清除快,因此限制了其头向扩散和减少了延迟性呼吸抑制这类中枢性副作用的发生。亲水性阿片类药物的镇痛位点绝大多数在脊髓,而亲脂性阿片类药物单次鞘内注射的主要作用位点尚不清楚(脊髓或全身)。应针对患者的临床特殊情况,根据亲脂性和亲水性阿片类药物药代动力学的不同特性选择镇痛剂,以达到镇痛作用最佳、副作用最小。某些情况下(如门诊手术),要求镇痛起效迅速、镇痛起效时间适度($<4h$),并且呼吸抑制的风险最小,亲脂性阿片类药物单次注入硬膜外腔会很有效。将芬太尼(常用剂量 50~100μg)稀释于至少 10ml 不含防腐剂的生理盐水中硬膜外给药,可能会增加亲脂性阿片类药物的初始扩散和渗透作用,使镇痛起效延迟、镇痛时程延长。亲水性镇痛剂单次用药对术后镇痛也有效,较适用于需要在监护下长时间镇痛的住院患者。单剂量亲水性阿片类药物尤其适用于硬膜外置管位置与手术切口部位不一致(如腰部硬膜外置管用于胸部手术)的术后硬膜外镇痛。老年患者和胸部硬膜外置管的患者应用亲水性阿片类药物时应注意减少用量,以防因在脑脊液内头向扩散引起呼吸抑制。常用硬膜外亲脂性 / 亲水性阿片类药物(表 9-2)。硬膜外腔阿片类药用药剂量(表 9-3)。在一定的范围内,硬膜外注入的阿片类镇痛药的剂量与镇痛强度之间存在着剂量 - 反应关系,当然,这种剂量 - 镇痛强度之间的关系具有一定的安全范围,不应一味加大剂量以免引起严重的并发症。

表9-2 硬膜外腔应用阿片类药物的特性

特性	亲脂性阿片类药物	亲水性阿片类药物
常用药物	芬太尼、舒芬太尼	吗啡、氢吗啡酮
起效时程	起效迅速（5～10min）	起效缓慢（30～60min）
镇痛时程*	较短（2～4h）	较长（6～24h）
脑脊液扩散	局限扩散	广泛扩散
作用位点	脊髓±全身	主要在脊髓
副作用		
恶心和呕吐	较低	较高
瘙痒	较低	较高
呼吸抑制	主要在早期；后期少见	早期（<6h）和延迟期（>6h）均可发生

*镇痛时程对不同个体是可变的。

表9-3 常用阿片类药物硬膜外腔用药剂量

药物	硬膜外单次给药剂量*	硬膜外持续输注速率*
芬太尼	50～100μg	25～100μg/h
舒芬太尼	10～50μg	10～20μg/h
吗啡	1～5mg	0.1～1mg/h
氢吗啡酮	0.5～1.0mg	0.1～0.2mg/h
丁丙诺啡	0.15～0.3mg	0.1～0.2mg/h

*老年人或用于颈段、胸段采用较小剂量即有效；单次用药剂量和持续输注剂量不同个体存在较大差异。

（二）连续硬膜外输注镇痛

1949 年 Cleland 第一次报道了通过一根硬膜外导管进行硬膜外持续镇痛。那时，间断给局部麻醉药的技术被证明是无效的，因为这种方法总的局部麻醉药需要量过大，并且在局部麻醉药注射间歇期出现周期性疼痛。而与单次反复推注阿片类药物镇痛相比，利用注射泵或镇痛泵通过硬膜外留置导管实施连续硬膜外（continuous epidural infusion，CEI）镇痛效果稳定、运动阻滞减少、局部麻醉药向头端扩散减少、副作用减少，是一种更加安全有效的术后急性疼痛镇痛方式。连续硬膜外镇痛常采用低浓度的阿片类药物和局部麻醉药，常用阿片类药物和局部麻醉药物浓度（表9-4）。

表9-4 常用阿片类药物和局部麻醉药物浓度

阿片类药物	浓度	局部麻醉药物	局部麻醉药浓度
吗啡	10～40μg/ml	罗哌卡因	0.1%～0.2%
布托啡诺	10～20μg/ml	罗哌卡因	0.1%～0.2%
芬太尼	2～5μg/ml	罗哌卡因	0.1%～0.2%
舒芬太尼	0.3～0.6μg/ml	罗哌卡因	0.1%～0.2%
丁丙诺啡	0.6～0.9μg/ml	罗哌卡因	0.1%～0.2%
氢吗啡酮	3～10μg/ml	罗哌卡因	0.1%～0.2%

（三）患者自控硬膜外镇痛

不同时间、不同个体、不同疾病病理生理状况下以及不同手术部位、不同手术刺激强度下疼痛感知会发生变化，镇痛需求也会有很大差异，镇痛药物过量或相对不足的情况比较普遍。镇痛用药的个体化能保证术后镇痛的安全性和有效性,通过 PCA 即可实现。PCA 即是患者根据自身疼痛程度,通过特殊的给药装置,在医师设定的范围内自行注射镇痛药物镇痛,一方面最大限度实现了个体化用药,另一方面患者自身也有自我控制的满足感,具有较大的心理优势。采用硬膜外镇痛药物以固定速度输注或持续输注(continuous epidural infusion, CEI)的镇痛方式较硬膜外单次注射药物镇痛安全性和有效性得到了提高,但没有实现个体化用药。术后硬膜外患者自控镇痛(patient-controlled epidural analgesia, PCEA)类似于静脉患者自控镇痛(PCIA),可通过按压特殊控制键或手柄自行向硬膜外腔注射镇痛药,比 CEI 具有更多优势:药物用量更少、患者满意程度更高和镇痛效果更好。

PCA 技术参数包括以下内容:

1. **负荷剂量**　给予负荷剂量旨在迅速达到镇痛所需要的血药浓度,即最低有效镇痛浓度(MLAC),使患者迅速达到无痛状态。

2. **单次给药剂量**　患者每次按压 PCA 泵所给的镇痛药剂量,单次给药剂量过大或过小均有可能导致并发症或镇痛效果欠佳。如果患者在积极按压 PCA 泵给药后仍存在镇痛不完全,则应将剂量增加25%～50%,相反,如果患者出现过度镇静,则应将剂量减少25%～50%。

3. **锁定时间**　是指该时间内 PCA 装置对患者再次给药的指令不作反应。锁定时间可以防止患者在前一次给药完全起效之前再次给药,这是 PCA 安全用药的重要环节。

4. **最大给药剂量**　最大给药剂量或限制量是 PCA 装置在单位时间内给药剂量限定参数,是 PCA 装置的另一保护性措施。有 1 小时或 4 小时限制量。其目的在于对超过平均使用量的情况引起注意并加以限制。

5. **连续背景输注**　大部分电脑 PCA 泵除了 PCA 镇痛给药功能外,还有其他功能可供选择,包括在 PCA 给药的同时连续背景输注给药。理论上,连续背景输注给药将减少患者的 PCA 给药次数,减少镇痛药物的血药浓度,因此可改善镇痛效果。

PCEA 镇痛的最佳配方和给药参数尚不清楚。与静脉内 PCA 相比,PCEA 使用持续或背景加需要量输注较为常见,而且能提供优于单独使用需要量时的镇痛效果。一般说来,大多数急性痛治疗专家倾向于联合应用各种低浓度局部麻醉药和阿片类药物来增强镇痛效果,同时减少副作用,如运动功能阻滞和呼吸抑制。国外文献所列局部麻醉药和芬太尼的联合用药 PCEA 方案(表 9-5)。采用局部麻醉药和吗啡(10～20μg/ml)的联合用药 PCEA 可参照此方案进行设置。

表 9-5　患者自控硬膜外镇痛方案

镇痛药物配方	背景剂量	单次给药剂量	锁定时间
一般方案			
0.1% 罗哌卡因 + 5μg/ml 芬太尼	1～2ml/h	2～3ml	10～15min
0.2% 罗哌卡因 + 1μg/ml 舒芬太尼	1～2ml/h	2～3ml	20min
胸部手术			
0.1%～0.2% 罗哌卡因 + 1μg/ml 舒芬太尼	2～3ml/h	3～5ml	10～15min
腹部手术			
0.1%～0.2% 罗哌卡因 + 2μg/ml 芬太尼	1～2ml/h	2～3ml	10～15min
下肢手术			
0.06%～0.12% 罗哌卡因 + 1μg/ml 舒芬太尼	2～3ml/h	3～4ml	10～15min
0.125% 左旋布比卡因 + 4μg/ml 芬太尼	2～3ml/h	2～3ml	10～15min

综合国内相关文献和广州市第一人民医院麻醉科 PCEA 经验,推荐以下处方供选择:

（1）单泵硬膜外镇痛:0.2% 罗哌卡因 + 吗啡 10mg + 0.9% 生理盐水至 100ml,单泵连续硬膜外 PCA 镇痛:用 LCP 模式(首次输注 + 持续固定速度输注 + 患者自控输注)给药,即负荷(滴定)剂量 5ml/ 次 + 持续剂量 0.5ml + PCA 追加量 1ml/ 次,锁定时间为 10min,1h 单位时间内安全限定剂量为 12ml。

（2）单泵硬膜外镇痛:0.2% 罗哌卡因 + 舒芬太尼 0.25mg + 0.9% 生理盐水至 100ml,连续硬膜外 PCA 镇痛:用 LCP 模式给药,即负荷剂量 5ml + 持续剂量 0.5～1ml + PCA 追加量 1～2ml/ 次,锁定时间为 15min,1h 时间内安全限定剂量为 10ml。

（3）单泵硬膜外镇痛:0.2% 罗哌卡因 + 氢吗啡酮 4mg + 0.9% 生理盐水至 100ml 连续硬膜外 PCA 镇痛:用 LCP 模式(首次输注 + 持续固定速度输注 + 患者自控输注)给药,即负荷剂量 5ml + 持续剂量 0.5～1ml + PCA 追加量 1～2ml/ 次,锁定时间为 15min,1h 时间内安全限定剂量为 10ml。

（4）单泵硬膜外镇痛:0.1% 罗哌卡因注射液 + 地佐辛 15mg + 0.9% 生理盐水至 300ml,采用 LCP 模式,即负荷(滴定)剂量 5ml/ 次 + 持续剂量 1ml + PCA 追加量 5ml/ 次,锁定时间为 15min,1h 单位时间内安全限定剂量为 16ml。

（5）双泵硬膜外镇痛:A 泵 0.2% 罗哌卡因 4～6ml/h 持续输注,B 泵通过三通连接硬膜外导管用 0.01% 吗啡 PCEA,LP 模式给药,即负荷(滴定)剂量 5ml/ 次 + PCA 追加量 1～2ml ml/ 次,锁定时间 20min,1h 时间内安全限定剂量为 10ml。

第三节　术后硬膜外自控镇痛操作方法

一、硬膜外自控镇痛技术方法

（一）硬膜外自控镇痛技术实施程序

1. 术前评估　了解是否需要、是否能够、患者是否愿意施行术后 PCEA。术前必须向患者及其家属交代 PCEA 的实施步骤、风险和益处。一般来讲,手术创伤越大、患者病情越差,患者从 PCEA 受益越大。

2. 硬膜外选择　麻醉科医师依据患者术前病理生理状况、围手术期用药(包括镇痛药物)、药物过敏史、手术种类决定硬膜外穿刺部位、PCEA 药物选择和设置,必要时与手术医师协商制定。

3. 硬膜外操作　术前或麻醉前按照标准硬膜外阻滞操作步骤实施硬膜外穿刺置入钢丝硬膜外导管并固定、测试阻滞效果。效果确认后,开出 PCEA 处方,交由 PACU 护士准备镇痛药物、镇痛泵、登记,并在无菌条件下配置 PCEA 镇痛泵,并贴上标签,注明患者信息、床号、住院号、镇痛液配方和 PCEA 设置。对于标准化配方和设置,可以采用代号表示,如Ⅱ号配方甲型设置;对于特殊配方和设置应进行具体标明,以利于病房医护人员有的放矢地管理和监测患者,也有利于急性疼痛服务(APS)小组成员巡视期间患者管理。

4. PCA 泵设置　患者自手术室或 PACU 离开送返病房前接镇痛泵、开启镇痛泵给予负荷剂量、妥善固定硬膜外与 PCEA 泵的连接管。病房医师和护士接收患者时,详细了解病情同时了解 PCEA 镇痛用药、镇痛泵设置,定时监测和评估患者疼痛状况和生命体征,与 APS 小组保持联系。

5. APS 巡视　APS 成员定期(一般每隔 4h 1 次)巡视患者,检查镇痛泵运行和医嘱执行情况、评估治疗效果及不良反应,及时处理相关问题。

（二）导管位置选择和导管固定

PCEA 除了镇痛药物和镇痛泵设置外，硬膜外导管放置部位也是一个非常重要的环节，尤其是采用亲脂性和局部麻醉药作为镇痛液主要组成时。对于亲水性的化合物，如氢吗啡醇和氢吗啡酮，理论上硬膜外给药可向头部扩散，甚至在腰部硬膜外导管给药，其镇痛区域也能达到胸部水平，但无疑剂量要相应增加。为保证术后疼痛的效果和患者恢复进程的优化，确定硬膜外穿刺部位时也应充分考虑以下几点：①需要用更大剂量的阿片类药物使镇痛达到胸部手术区域可增加副作用的发生；②局部麻醉药常用于减少患者对手术的应激反应，仅仅在对应部位放置硬膜外导管给药才有效；③当应用局部麻醉药时，为了避免阻滞运动神经，应尽量避免阻滞腰部神经丛，这样就可以早期下床活动；④操作的难易，有些穿刺间隙钙化或骨化严重，穿刺困难，为避免反复穿刺损伤，可以选择上下一个穿刺点进行穿刺、放置导管。

硬膜外导管位置与切皮区吻合（表 9-6），可使镇痛药物作用于对应的切皮区产生最理想的硬膜外镇痛，提供最佳的镇痛效果，减少副作用（如降低下肢运动障碍和尿潴留），降低并发症发生率。随机观察的数据表明，与导管 - 切口吻合的硬膜外镇痛相比，导管 - 切口不吻合的硬膜外镇痛（如腹部或胸部手术时腰段置入导管）会由于无效镇痛造成拔管过早，患者疼痛加剧。理想上，硬膜外导管的置入点应对应于手术区域上 1/3 与下 2/3 的交界处水平。恰当地置入导管，对应于不同的手术操作，包括手术的胃肠径路，这是最重要的。导管 - 切口吻合的硬膜外镇痛通过向适当皮区有目标的给予镇痛药物，使药物需求量减小，相关副作用减少，腰段硬膜外置管时下肢运动障碍的发生率较高，也会导致硬膜外镇痛比预期结束得早；高位胸段硬膜外腔给药镇痛不抑制 $T_9 \sim L_1$ 交感神经纤维支配下的下肢交感神经的兴奋，患者尿潴留的发生率降低，可避免常规留置尿管。

表 9-6　外科手术常用导管位置

切口部位（外科手术举例）	适合的硬膜外导管位置
胸部（肺容量缩减术、根治性乳房切除术、开胸术、胸腺切除术）	$T_{4\sim8}$
上腹部（胆囊、胃、食管切除术、肝脏切除术、胰十二指肠切除术）	$T_{6\sim8}$
中腹部（膀胱、前列腺切除术、肾切除术）	$T_{7\sim10}$
下腹部（腹主动脉瘤修补术、结肠切除术、根治性前列腺切除术、腹式全宫）	$T_{8\sim11}$
下肢（下肢血管手术、全髋或全膝关节置换术、阴式全宫、痔切除术）	$L_{1\sim4}$

二、镇痛期间管理

（一）急性疼痛服务

智能化患者自控镇痛的急性疼痛服务（acute pain services，APS）是一种对急性疼痛治疗提供的一种特需服务，是对手术后急性疼痛治疗患者进行管理的组织或机构。目前尚没有一个普遍接受的 APS 定义，一般认为正规的 APS 不仅能够提供镇痛治疗和相应的临床监测，而且在规范镇痛技术、减少相关并发症和进行医护培训方面，以及进行有效的临床研究和新技术探讨等方面发挥主导作用（详见本书第十八章）。

APS 是一个新的组织机构，其组织形式还没统一，美国 APS 一般以麻醉科医师为基础，英国有 39.3% 的医院是以专职护士为基础组成 APS，瑞典一般是麻醉科医师指导下的护士负责的模式。目前 APS 的运作模式多为：①手术室内麻醉科医师：选择镇痛方法并开出镇痛医嘱；②麻醉恢复室护士：准备药物和设备，登记，提供标准化镇痛技术；③病房护士：接受手术后患者，监测镇痛情况并与 APS 联系；④ APS 专职人员：定期巡视，评估镇痛质量及副作用，处理相应的问题和并发症，对整体工作进行持续研究和改进。广州市第一人民医院成立 APS 小组 30 年，采用麻醉科医师指导的护士（含病房护士）定时巡视、值班医师负责处理紧急情况的模式。

APS 所有成员必须掌握镇痛用药药理知识、镇痛泵使用和故障排除、监护仪使用和数据分析、镇痛相关并发症处理等与镇痛有关的知识，并定期进行知识更新。所有新成员必须参加上述相关内容的系统训练。APS 小组负责对病房护士进行必要的培训，了解术后镇痛的相关知识和应急方案，以协助观察患者的呼吸循环状况。对患者及其家属加强 PCA 宣讲，一般通过术前访视讲解、发书面材料和开展健康教育等途径来实现。APS 人员定期巡视，评估镇痛质量及不良反应，处理相关问题和并发症。APS 规范化管理有利于改善椎管内镇痛治疗的效果，概括起来主要是积极宣传、开展并推广规范化术后疼痛的治疗，提高患者的舒适度和满意度，降低术后疼痛治疗并发症的发生率，促进患者早期康复。

施行 APS 服务具有以下优势：① APS 的建立和扩展极大地促进了 PCEA 技术，并将局部麻醉药和 / 或阿片类药硬膜外腔输注等镇痛技术在临床上推广应用。② APS 管理可明显减低术后患者的疼痛评分。对照研究表明，APS 使静息时中重度疼痛的发生率减少 30%～80%，活动时中重度疼痛的发生率减少 21%。③进一步使医务人员认识到术后镇痛质量不高的原因并不是新技术或新药品发展不足，而是对传统的药物和方法没能得到正确应用和 / 或管理不当所致。④ APS 介入扩大了急性疼痛服务的范围，如高龄心血管、小儿、癌痛等患者。⑤降低术后并发症的发生率。如英国有研究按比例选取各种规模的医院，各医院建立有统一指导方针的 APS 6 个月后，术后疼痛患者由 32% 降至 12%，活动时剧痛者由 37% 降至 13%，深呼吸时中重度痛者由 37% 降至 22%，恶心率由 37% 降至 23%，呕吐率由 22% 降至 12%，肺部感染和便秘的发生率也有所减少。⑥随着 APS 介入，日间手术患者有机会得到更合理的镇痛药物处方、方法和建议。

（二）PCEA 期间镇痛效果及相关指标评价

规律性疼痛评估是有效镇痛的基础。评估疼痛严重程度、镇痛不良作用及患者镇静精神状态是调整镇痛方案的主要依据。运动功能和神经功能评分有助于早期发现神经并发症。

1. **视觉模拟评分法** 采用视觉模拟评分法（visual analogue scale，VAS）是患者根据检测时自己所感受的疼痛程度，采用一条直尺，长度为 100mm，两端分别表明有 "0" 和 "100" 字样。有可滑动的游标，在线的两端分别附注词汇，"0" 端为 "无痛"，"100" 端为 "最剧烈的疼痛"。让患者根据自己所感受的疼痛程度，在直尺上标出相应的位置，以表示疼痛的强度及心理上的感受程度。从起点至记号处的距离长度也就是疼痛的量。测试时患者面对无刻度的一面，将游标放在当时最能代表疼痛程度的部位；医师面对有刻度的一面，并记录疼痛程度。评分值越高，表示疼痛程度越重。10～40 表示轻度疼痛，50～70 表示中度疼痛，80～100 表示重度疼痛。此法是目前最常用的疼痛定量方法，也是比较敏感和可靠的方法（详见本专书第十二章）。

2. **口述评分法** 口述评分法（verbal rating scale，VRS）是患者自述评价疼痛强度和变化的一种工具。常见的有 4 级评分、5 级评分、6 级评分、12 级评分和 15 级评分。临床上最常用的是 5 级和 6 级评分法。分为无痛、轻度痛、中度痛、重度痛和剧烈痛 5 级或无痛、轻度痛、中度痛、重度痛、剧烈痛和难以忍受的痛 6 级。此法虽简单，患者也容易理解，但不够精确。

3. **疼痛客观评估法** 由于痛觉是一种主观精神活动，进行客观评价极为困难，只能依靠间接法进行综合分析。呼吸功能，特别是第 1s 最大通气量的测定，对评价胸部和上腹部手术后疼痛具有一定的作用；血中激素浓度的测定因费用高，从而在临床上不宜采用。有人在应用 VAS 主观评价疼痛的基础上，再由镇痛护士根据下列几个方面评分进行客观的评价（表 9-7）。

表9-7　手术后疼痛的客观评价

得分	主诉	肌紧张、体动	呼吸参数
1	无痛	能够轻松地改变体位,四肢移动平稳	能够完全按要求进行深呼吸
2	仅在体动时有疼痛	如果需要,可在短时间内改变体位,四肢移动平稳	勉强可以完成深呼吸
3	即使在安静时也感疼痛	在别人帮助下,勉强移动四肢但能忍受	呼吸平稳,间断完成深呼吸或完成体位改变
4	主诉有疼痛	改变体位,即感全身紧张	即使在指导下仍不能完成深呼吸
5	不断呻吟,诉说疼痛	全身高度紧张,完全不能对指令作出反应	呼吸表浅,偶尔出现憋气

4. 患者总按压数与实际进药数　患者总按压数与实际进药数(D_1/D_2)比值可作为评价镇痛效果的一项客观指标。PCA泵中记录患者按压追加键(Bolus)的总次数和实际进药次数。PCA期间总按压次数可以反映患者用药需求的欲望,即镇痛越不满意的患者想改变这种痛苦愿望就越强烈,按压的次数就会越多,反之亦然。其比值小于2的患者中,镇痛效果优良率(VAS<3)占97%,提示D_1/D_2比值是一项评定镇痛效果有价值的参考指标。

5. 舒适程度评级　采用布氏舒适评分(Bruggrmann comfort scale,BCS),0级为持续疼痛;1级为安静时不痛,深呼吸或咳嗽时严重疼痛;2级为平卧安静时不痛,深呼吸或咳嗽时轻微疼痛;3级为深呼吸时不痛;4级为翻身咳嗽时不痛。

6. 镇静状态评级　镇静状态评级采用Ramsay评分,1级为患者焦虑和/或烦躁不安;2级为安静合作,定向准确;3级为嗜睡,对指令反应敏捷,但声音含糊;4级为睡眠状态,轻叩眉间或大声呼唤反应敏捷;5级为入睡,轻叩眉间或大声呼唤反应迟钝;6级为深睡或麻醉状态,呼唤无反应。其中2~5级为理想镇静状态,5~6级为镇静相对过度。

7. 运动功能评级　采用改良Bromage评级法评定运动阻滞程度:O级未出现肌松;Ⅰ级直腿不能抬离床面,但能活动膝关节;Ⅱ级不能屈膝,但能活动踝关节;Ⅲ级踝关节不能活动。

8. 脊髓损伤评级　采用Frankel脊髓损伤分级法,分为A、B、C、D、E 5个等级,A级:损伤平面以下深浅感觉完全消失,肌肉运动功能完全消失;B级:损伤平面以下运动功能完全消失,仅存某些(包括骶区)感觉;C级:损伤平面以下仅有某些肌肉运动功能,无有用功能存在;D级:损伤平面以下肌肉功能不完全,可扶拐行走;E级:深浅感觉、肌肉运动及大小便功能良好,可有病理反射。A级为完全性损伤,E级为正常或复原。

9. 舒适化指数评分　智能化患者自控镇痛患者舒适指数评分需要综合PCA使用中自控键按压频次、评价率、各类报警发生率、重要报警的处理时间、药液利用率、患者基本信息的完整性等客观数据评分,综合反映医护人员的质量意识、镇痛知识技术水平、下达医嘱的精准性、管理的规范性等,分析镇痛质量数据,制定高效的考核方案。平均舒适化指数高,提示麻醉医护人员AiPCA管理水平强,患者镇痛舒适度高(详见本专著第三十一章)。

(三)硬膜外镇痛不完善时的处理

硬膜外镇痛不全或完全失败,尚没有明确的定义,部分文献提出的定义是在PCEA结束或48h之前任何原因导致静息时VAS评分不小于30mm,并在硬膜外腔给予0.125%布比卡因5ml或静脉注射扑热息通后疼痛依然持续45min。

通过MEDLINE搜索所有关于术后疼痛的管理的文献总结出有硬膜外镇痛期间患者中重度疼痛的发生率为20.9%(17.8%~24.0%)。分析硬膜外镇痛不完善可能与下列因素相关:

1. 硬膜外阻滞本身不完善　影响因素主要包括:①腰硬联合阻滞下手术患者术后行硬膜外

镇痛,蛛网膜下腔阻滞影响硬膜外阻滞效果判定致使一部分硬膜外麻醉效果不佳患者继续施行PCEA;②硬膜外阻滞加全身麻醉手术患者,由于硬膜外阻滞效果判定太匆忙或没有认真进行硬膜外阻滞效果判定;③单侧阻滞,导管置入神经根孔;④镇痛节段与手术切口或手术区域相差太远。

2. **药物选择不当** 选择药物不当或者联合配伍用药不合理。

3. **PCEA 参数设置不当** 负荷剂量、持续剂量、PCA 剂量、锁定时间参数设置正确。

4. **导管或设备原因** 有研究发现硬膜外管原因导致治疗失败率达 46.2%,失败多发生在术后第 2～24h,包括硬膜外管与自控镇痛泵接头处脱落、硬膜外管从硬膜外腔脱出(没有妥善固定)、硬膜外管打折堵塞、硬膜外导管破漏、硬膜外导管阻塞。PCEA 泵故障,包括按钮失灵、电源中断、注药泵意外破裂等。

5. **心理因素** 患者因为害怕不良反应、不敢按压 PCEA 自控给药键。

6. **管理因素** 科室不重视疼痛治疗工作,没有专门的疼痛治疗小组,未将术后疼痛评估作为一项术后常规工作来做,缺乏统一的疼痛评分标准。

(四)注意事项

1. **镇痛药的选择** PCEA 药物配制以联合用药形式为好,但不同方式的 PCA,其药物的选择有自己的要求,联合用药时要注意配伍禁忌及药物间的相互作用。在某些情况下可考虑选用替代药物:如用中枢性非阿片类镇痛药(如曲马多)代替阿片类镇痛药(如吗啡);用心脏毒性低的长效局部麻醉药罗哌卡因替代毒性较高的布比卡因等。

2. **注意无菌操作** 加强硬膜外导管的护理。导管留置时间越长,椎管内感染概率越大。

3. **PCEA 参数的设置** PCEA 镇痛效果与参数的正确设置有较大的关系,如药物浓度、负荷剂量、持续剂量、PCA 剂量、锁定时间、单位时间最大限量、注药速率等参数要根据药代动力学原理,患者的疼痛程度、病情、身体状况、年龄、性别等因素来设置,总的原则是采用最低有效药物浓度,体现个体化用药,最大限度保障患者的安全。

4. **持续剂量的设定和调整** PCEA 治疗时,采用 LCP 模式(负荷剂量+持续剂量+PCA)比单纯 Bolus 或不给负荷剂量的模式镇痛效果更好,但持续剂量的设定应因人而异,应综合考虑,在PCEA 期间可根据镇痛效果和患者的反应进行及时调整。术后镇痛期间应根据患者具体反应,调整 PCEA 设置,尤其是背景给药速度。硬膜外镇痛不全的处理方法(表 9-8)。

5. **患者的参与** 注意鼓励患者根据需要按压镇痛泵控制键,鼓励患者早期活动。PCEA 方法体现了患者参与的意识,解决了患者不同时刻、不同疼痛强度下的镇痛要求,基本解决了用药个体化的问题。但没有患者的正确参与,PCEA 达不到预期的治疗效果,仍然可能出现医源性药物过量或不足情况,且随着输注时间的延长,体内的药物浓度也在不断增加,年老体弱的患者易出现呼吸抑制等意外。

6. **加强 PCEA 的管理** 加强 PCEA 管理是保障患者安全的重要措施。PCEA 报警的识别和解除是 PCEA 管理的基本要求,必须熟练掌握;APS 成员必须加强培训,提高素质以增强处理 PCEA 及其相关问题的能力。PCEA 的管理最好采取多途径、协作管理模式,如充分取得患者本人或陪护人员的理解与合作,充分调动病房护士参与 APS 管理的积极性。加强 PCEA 后的护理,包括电脑泵的一般报警处理,导管接头脱落处理,保护敷料的更换,背部皮肤的潮红,生命体征的观察和记录等,鼓励患者早期活动,注意拍背,腰尾部按摩,防止压疮发生。

7. **充分认识 PCEA 的利弊** PCA 能减轻或解除患者的痛苦、稳定患者的情绪、降低对各种有害刺激的应激反应,特别在稳定心血管功能,改善肺通气,促进胃肠功能、免疫功能的恢复以及减少住院天数等方面有很大的优越性,但不可忽视阿片类药物应用本身的风险,需加强巡视,及时发现有关问题,给予正确处理;镇痛中呼吸抑制、恶心呕吐、尿潴留是最常见的并发症,针对问题要及时处理。在 PCEA 期间应保留 1 条静脉通道,并最好保留到 PCEA 结束后 4～8h。

8. **镇痛手段** 不要认为 PCEA 是唯一可采用的术后镇痛手段,多模式镇痛和平衡镇痛可以提高镇痛效果,减少镇痛不良反应。

表 9-8　硬膜外镇痛不全的处理方法

硬膜外阻滞完全无效
推注 2% 利多卡因(复合 1∶20 万肾上腺素)5ml 后进行感觉检查
无反应,则停止硬膜外镇痛,采用其他镇痛方法替代硬膜外镇痛
两侧感觉阻滞良好,推注 4～10ml 药液
调整背景给药速率
镇痛区域不恰当
镇痛平面过高
如果硬膜外导管够长,则退出部分导管
患者 30° 头高仰卧位
推注 4～10ml 的药液后重新行感觉检查
如果镇痛区域合适则增加背景给药速率(可能要降低局部麻醉药的浓度)
镇痛平面过低
推注 4～10ml 的药液后重新行感觉检查
如果镇痛区域合适则增加背景给药速率
可能要降低局部麻醉药的浓度
如果正在用芬太尼,则要考虑用氢吗啡酮或吗啡代替
经以上处理后,如果仍不合适:
通过医嘱或 PCA 静脉注射吗啡
如果增加静脉注射吗啡仍不够,则考虑其他镇痛方法替代硬膜外镇痛
单侧的硬膜外镇痛
如果硬膜外导管够长,则退出部分导管
推注 4～10ml 的药液后重新行感觉检查
如果仍然是单侧硬膜外镇痛
通过医嘱或 PCA 静脉注射吗啡
如果增加静脉注射吗啡或扑热息通仍不够,则考虑其他镇痛方法替代硬膜外镇痛

第四节　术后硬膜外镇痛的不良反应及处理

硬膜外镇痛引起的并发症和不良反应一部分与硬膜外穿刺、置管等操作相关,如硬膜外血肿、椎管内感染、硬脊膜穿破后头痛(PDPH),部分则与镇痛药液(阿片类药和局部麻醉药)应用有关。在直接将原因归咎于硬膜外镇痛方法之前,首先应考虑其他因素,例如低血容量、出血、低心输出量引起的低血压、脑血管意外、肺水肿以及进行性脓毒症导致的呼吸抑制。对于接受椎管内和其他术后镇痛方式的患者,镇痛模式的常规医嘱和护理程序、神经系统的监测、不良反应的处理都应该标准化、制度化。

一、硬膜外镇痛并发症

1. 呼吸抑制与镇静过度 呼吸抑制是硬膜外应用阿片类药物的最严重并发症之一。硬膜外应用局部麻醉药因为浓度和剂量都比较低，因高平面阻滞而引起呼吸抑制的可能性非常少。硬膜外腔应用(包括持续输注)阿片类药物时呼吸抑制的发生率也不比全身用药高，且呈剂量依赖性，一般在 0.1%~0.9% 之间。虽然有人要求硬膜外持续输注亲水性阿片类药物的患者需要在加强医疗病房接受监测，但许多大规模的临床观察证明，这项技术在普通外科病房应用是相当安全的。

关于椎管内应用阿片类药物呼吸抑制诊断、预防和处理指南，诊断呼吸抑制的标准是：呼吸频率下降(<10 次 /min)，氧饱和度下降(<90%)和 / 或动脉血气分析二氧化碳分压 >50mmHg；其他呼吸功能测量(如潮气量)或临床表现(如昏睡、过度镇静、周期性呼吸暂停、发绀)也可以提示呼吸抑制。呼吸抑制与镇静过度是一对孪生兄弟，二者常同时出现或镇静过度略早于呼吸抑制出现。一旦发生呼吸抑制，应立即停止镇痛泵、吸氧，保持呼吸道通畅，如果需要，则静脉给予纳洛酮 0.1~0.4mg；必要时进行无创人工辅助通气。因为纳洛酮是短时效，所以呼吸抑制可能再次发生。持续静脉泵注纳洛酮 0.5~5μg/(kg·h)可以避免呼吸抑制再次发生。注意静脉注射纳洛酮过快，可引起室性心动过速和肺水肿。

2. 低血压 采用局部麻醉药进行硬膜外镇痛可阻断交感神经并引起术后低血压，极少数患者同时出现心动过缓。低血压的标准是血压下降超过基础值的 20%。文献报道术后胸段硬膜外镇痛引起的低血压发生率为 4.1%，腰段硬膜外镇痛高达 7.7%，最常见的原因是血容量不足和体位性低血压，罕见的情况有由于镇痛泵故障或设置错误导致药物输注过快或硬膜外导管移位到蛛网膜下腔或硬膜下腔。由于硬膜外镇痛引起的非重度低血压的治疗措施包括降低局部麻醉药的使用总量(通过降低给药浓度和速度)、补充液体、纠正低血容量。必要时使用血管活性药物，麻黄素是 α、β 受体兴奋药，作用比较缓和，可作为防止血压下降的首选药物，对严重的心动过缓者可静脉注射阿托品治疗。硬膜外单独输注一种阿片类药物几乎不引起术后低血压。

3. 神经损伤 硬膜外术后镇痛的术后神经损伤分为穿刺操作期间损伤、硬膜外腔导管留置期间损伤以及硬膜外腔用药损伤。其常见临床症状有下肢麻木、下肢运动障碍、局部麻醉药毒性反应和不完全性截瘫等。其通常的原因有：穿刺针机械损伤脊髓或脊神经，导管机械损伤脊神经，异物(针或导管摩擦碎粒)刺激，局部麻醉药对脊神经的伤害，脊髓内误注药液对脊髓的伤害，硬脊膜外腔出血和血肿压迫脊髓，椎管内感染等。采用硬膜外钢丝导管可以明显减少硬膜外穿刺置管和术后留置导管硬膜外镇痛的神经损伤并发症。

凝血功能障碍与硬膜外腔穿刺困难被认为是硬膜外血肿形成的危险因素，如果硬膜外穿刺中发生血性穿刺液则低分子肝素的治疗应推迟到拔管后 2h。口服抗凝药后，拔除硬膜外留置镇痛管的时机为 INR <1.5。关于硬膜外腔感染、硬膜外血肿以及神经损伤的预防、早发现、早诊断、早治疗。

4. 运动阻滞 采用局部麻醉药进行硬膜外镇痛会造成大约 2%~3% 的患者下肢运动功能障碍。术后早期活动可以减少血栓形成和肺部并发症的风险，这一点已经得到确认。术后低氧血症在仰卧位患者中更常见，这有可能导致肺、心和大脑功能障碍。老年患者腹部手术后，其肌力延迟恢复，但如果早期活动，肌力恢复可能会更好。通过降低局部麻醉药浓度和给药量及联合使用阿片类药物来维持镇痛效果，可能降低运动阻滞的发生率和严重程度。更重要的是，通过恰当放置硬膜外导管来避免麻醉腰部神经，同时其产生的镇痛平面刚好覆盖手术区域。尽管大多数病例在停止硬膜外输注 2h 后运动阻滞即可消失，应及时评估运动阻滞是持续性还是渐进性的，这是脊髓血肿、脊髓脓肿和鞘内导管移位等鉴别诊断的一部分。至于其他共性的不良反应，如恶心呕吐（PONV）、皮肤瘙痒、嗜睡和尿潴留等的处理详见本书第十七章。

二、硬膜外导管移位

在硬膜外持续镇痛期间，硬膜外导管可能会发生移位，硬膜外腔血管、蛛网膜下腔、硬膜下腔均是可能的移位途径。蛛网膜下腔、硬膜下腔移位后可能出现异常的运动阻滞、低血压、呼吸抑制和镇静过度。硬膜外腔血管移位可能出现局部麻醉药神经毒性反应，出现头晕、意识障碍、惊厥抽搐等神经毒性和低血压、心率减慢等心肌毒性表现。由于局部麻醉药和阿片类药物系统吸收，导致硬膜外腔镇痛药物浓度不足，导致镇痛效果差。

第五节 特殊患者术后镇痛

一、小儿或婴幼儿硬膜外镇痛

1. **小儿或婴幼儿硬膜外腔解剖特殊性** 1 岁以内的小儿，脊髓和硬膜囊的高度处在不断变化之中。足月新生儿的硬膜囊止于 S_{3-4}，而脊髓止于 L_4 水平；6 个月时，硬膜囊止于 S_2，而脊髓止于 L_{2-3} 水平；到 1 岁时，硬膜囊止于 S_1，而脊髓止于 L_1 水平（成人水平）。两侧髂嵴连线在新生儿通过 $L_5 \sim S_4$，在儿童通过 L_5，在成人通过 L_{4-5}。

硬膜外腔深度一般新生儿 0.5cm；婴儿 0.75cm；5～7 岁 1～2cm。也可以通过下面的公式计算。

婴幼儿：深度（mm）=1.5×体重（kg）

儿童：深度（mm）=1×体重（kg）

骶部硬膜外腔注射时，穿刺针从骶角水平穿入。如果放置导管，则放置在骶管内。骶部硬膜外腔与腰部硬膜外腔相邻，常可以使导管穿行至上方的硬膜外腔。在儿童，导管仍可以向上穿行达几个椎体高度。因为，通常是在全身麻醉（或极度镇静）状态下放置导管，而由于胸部硬膜外腔与脊髓邻近，所以在这种状态下放置相对危险。

2. **小儿或婴幼儿硬膜外镇痛用药特殊性** 硬膜外镇痛是小儿急性和慢性疼痛的有效处理方法之一。小儿术后镇痛中硬膜外镇痛应根据小儿的具体情况酌情用药，部分药物配方见表 9-9。硬膜外腔输注的药物及其剂量选择取决于手术类型、手术部位、患儿年龄。应尽量避免在硬膜外腔使用阿片类药物，对存在危险因素的患儿（如肺功能不全或发育迟缓的患儿）使用则应严谨。

硬膜外（包括骶部）单次药物注射常用于小儿术后早期镇痛。骶部硬膜外注射时常使用 0.125% 罗哌卡因 1ml/kg。如果导管尖端在 T_{10} 以下，起始速度为 0.2～0.3ml/（kg·h）；如果在 T_{10} 以上，为 0.1～0.2ml/（kg·h），根据需要可将速度上调，PCA 泵设置每小时最大限量 10ml。3 个月～5 岁的小儿使用 0.1% 罗哌卡因加 2μg/ml 芬太尼；不满 3 个月的小儿单纯使用 0.1% 罗哌卡因；5 岁以上则使用 0.1% 罗哌卡因加 10～20μg/ml 吗啡。如果镇痛效果不佳，可以适当增加浓度和／或容积。如果患儿在离开手术室时已经开始疼痛，则应在硬膜外输注开始之前先给予单次注射镇痛。单次注射时可选择局部麻醉药，也可选择标准的硬膜外输注合剂，可以每个脊椎节段给予 0.05ml/kg 利多卡因或罗哌卡因，但应当注意，利多卡因不能超过 5mg/kg，罗哌卡因／或布比卡因不能超过 2.5mg/kg。

近些年来新镇痛药物不断问世，如舒芬太尼、氢吗啡酮、地佐辛、布托啡诺、纳布啡等，而小儿硬膜外镇痛应用研究文献很少,成人硬膜外 Ai-PCA 研究报告较多,对于小儿硬膜外镇痛如何选择不同种类镇痛药物＋局部麻醉药的组合,则尚需要多中心研究来证实。综合国内相关文献,5 岁以上小儿硬膜外 PCA 推荐以下处方供选择:①吗啡 2μg/(kg·h)＋0.1% 罗哌卡因复合连续硬膜外 PCA 镇痛,采用 LCP 模式,负荷(滴定)剂量 2～3ml/次,持续量 0.5～1.0ml/h,PCA 追加量 1～2ml/次,锁定时间 10～15min,1h 限量 8ml;②丁丙诺啡 0.3～0.5μg/(kg·h)＋0.125% 罗哌卡因复合连续硬膜外 PCA 镇痛,采用 LCP 模式,负荷(滴定)剂量 2～4ml/次,持续量 0.5～1ml/h,PCA 追加量 1～2ml ml/次,锁定时间 15～20min,限量 10ml/h;③曲马多 0.2mg/(kg·h)＋0.1% 罗哌卡因复合连续硬膜外 PCA 镇痛,采用 LCP 模式,负荷(滴定)剂量 3～5ml/次,持续量 0.5～1ml/h,PCA 追加量 1～3ml ml/次,锁定时间 15～20min,限量 10ml/h。

表9-9　小儿硬膜外镇痛用药方法

年龄	药物
新生儿	0.1% 罗哌卡因(或左旋布比卡因,下同)
<1 岁	0.1% 罗哌卡因 + 芬太尼 1μg/ml
>1 岁	0.1% 罗哌卡因 + 芬太尼 2μg/ml
输注速度	0.1～0.4ml/kg·h

3. 小儿或婴幼儿疼痛评估的特殊性　小儿疼痛的评估特别是对新生儿和幼儿的疼痛评估是很困难的,因为疼痛是一种客观感受,小儿由于受各种因素的影响很难对自己的疼痛感受进行准确地描述,因此也就很难测量。2 岁以上孩子能够说出其疼痛的存在及其位置所在,但却不能进一步描述疼痛的强度;3～4 岁的还只能够描述疼痛的强度,他们能够理解疼痛的含义,并想象地描述出来,如"不痛""稍稍痛"以及"很痛"等等;4～5 岁的儿童可以用比较简单的疼痛的测量表,但是需要临床医师对孩子的理解;8 岁以上的小儿能够估计自己疼痛的性质。了解婴幼儿这个年龄组的疼痛,包括婴儿父母心理上的直接介入,患病婴幼儿和医护人员包括外科医师和麻醉科医师之间通过一些非技术性的问题的解答可以提供帮助对疼痛的评估。疼痛的自我评测不仅限于对疼痛的强度的测定,还包括情绪的反应、疼痛的强度、情绪。

对于 3～6 岁儿童,可以采用 Wong-Baker 面部表情量表(Wong-Baker face rating scale)进行疼痛评估,由 6 张从微笑快乐到痛苦流泪的表情组成,0 相当于无痛,10 相当于剧烈痛,根据患儿面部表情判断疼痛强度。

对于婴儿,则可以根据婴儿心率、哭闹、活动、激动程度、肢体语言和言语表达等 6 方面表现行综合的疼痛表现评分(表 9-10),评分累加值为 0 表示完全无痛,累加值为 10 表示极度疼痛。

表9-10　婴儿疼痛累加评分指标

评分	0	1	2
心率	增加或减少小于术前10%	大于或等于术前10%～20%	大于术前20%
哭闹	无	哭,对抚摸有反应	哭,对抚摸无反应
活动	无	不能休息	躁动
激动程度	睡眠或镇静	轻度	躁动
语言表达或肢体语言	入睡或诉无痛	轻度痛(但不能定位)	中度以上痛(语言或指示定位)

二、老年患者硬膜外镇痛

1. **老年患者药理学和生理学的特殊性** 老年的定义及其年龄界限迄今并无公认的标准。在我国定 60 岁以上为老年，国际上多以 65 岁开始称为老年。从医学概念看，老年是指因年龄增长而致全身器官功能减退和组织细胞退行性改变的阶段。老年人由于衰老过程所带来的生理改变，老年人神经系统呈退行性改变，储备功能降低，对镇痛药物敏感性增强；老年人心功能降低，肝肾功能下降，药物代谢减慢；老年外科患者常并存有各种疾病，如高血压、冠心病、慢性呼吸系统疾病、慢性肾脏疾病、慢性肝脏疾病、代谢性疾病等。据统计，老年患者有 4 种以上疾病者约占 78%，有 6 种以上疾病者约占 38%，有 8 种以上疾病占 3%。这些疾病对老年人已经减退的各脏器系统的功能有广泛和／或严重的影响，将进一步损害重要器官的储备功能，增加术后镇痛的危险，一方面老年患者对疼痛刺激耐受程度低，在镇痛不足时容易诱发或加重心肺疾患；另一方面，对镇痛药物，尤其是阿片类药物椎管内应用非常敏感，耐受性和需要量均降低，容易出现镇痛药物相关并发症，术后硬膜外镇痛期间易发生低氧血症、高二氧化碳血症和酸中毒等。老年人椎管内镇痛所采用局部麻醉药物浓度可以较年轻人下降 10%～30%。

2. **老年患者疼痛感知和评价的特殊性** 老年患者外周感觉神经纤维受损增加，外周疼痛感觉神经纤维密度下降，神经传导速度减慢，P 物质、降钙素相关肽等促痛介质水平下降；中枢神经系统也发生类似的改变，例如脊髓感觉神经元出现退行性变和脱髓鞘改变。上述组织学的改变导致老年患者疼痛阈值升高。总体来讲导致老年患者疼痛感知迟钝，同时由于认知功能降低使疼痛表达能力下降。

部分老年患者由于存在神经系统基础疾病、由于老年患者围手术期出现谵妄、意识障碍并发症高、听力下降、疼痛感知和定位能力下降，导致部分患者疼痛评分困难。有些不合作的患者无法进行 VAS 评分和口述评分法评价疼痛程度，可能需要同婴幼儿一样采用 Wong-Baker 面部表情量表或疼痛累加评分指标进行评价。

第六节 硬膜外智能化自控镇痛

一、硬膜外智能化自控镇痛管理系统

术后疼痛是机体受到手术创伤或手术创伤并发症的刺激所引起的一系列生理、心理和行为上的复杂应激反应，往往成为患者住院经历中最痛苦的部分。国内外的术后镇痛调查显示，仍有超过 50% 的患者术后疼痛没有得到足够缓解，不良反应频繁发生，其中 20%～40% 发展为慢性疼痛。患者镇痛不足甚至发生事故的原因是多方面的，其中最主要的原因是：围手术期患者自控镇痛治疗周期长，环节多，影响因素多；患者术后返回病房，分散在各个病区，患者和医师之间的信息不畅，剂量调整不及时，镇痛报警不能得到及时响应；由于麻醉科人员不足，以及麻醉科与病区之间的距离较长，麻醉科医师不能够严密管理术后镇痛患者。

1. **无线镇痛系统的构建** 无线镇痛管理系统（wireless analgesia management system，WAMS）实现了高精度输注，无线远程监控及信息化，智能化镇痛管理是互联网技术在镇痛领域的一个具体应用。WAMS 是新研发的 PCA 信息管理系统，由智能镇痛终端（智能镇痛泵）、基站（传输数据）和中央镇痛监控台（中央工作站、移动工作站）组成，采用物联网技术实现了高精度输注、远程监控及智能化的镇痛管理。WAMS能实时传输、记录镇痛泵运行的相关参数、报警类型和患者自控键按压等信息，并与医院信息系统（HIS或手术麻醉系统等）无缝对接，将患者的基本信息连同镇痛泵运行信息同步到监控台，方便医护人员对运行中的镇痛泵进行统一管理，从而实现PCA的信息化。此外，WAMS的创新性管理还包括：①当患者发生恶心、呕吐、嗜睡等副作用而夹闭输注管时，中央监控台会提示"堵塞"，夹闭后镇痛泵会每隔20min自动检测管路是否通畅，当患者感觉疼痛重新打开管夹时，镇痛泵会按原参数自动运行；②锁定时间内出现第3次无效按压时，或者1h内第4次触发有效单次量，中央镇痛监控台会报警提示"镇痛不足"或"镇痛欠佳"；③报警信息会直接上传至中央镇痛监控台，对实时报警进行分类以方便医务人员辨别，避免了床边报警声音的干扰。当出现"堵塞""镇痛不足"或"镇痛欠佳"报警时，麻醉科医务人员可以及时主动调整镇痛泵参数，从而实现安全、高效的镇痛管理。在临床实践中，基于WAMS形成了规范的术后患者自控镇痛系统解决方案（PCASS）。

2. 无线镇痛系统的管理　PCASS不是一个固定的模式，而是一个动态的工作机制体系，简要流程及规范包括：①术前评估＋宣教；②护士根据医嘱取药、配制，设定参数，做好标贴，PCA开始时护士要与麻醉科医师核对信息；强调术中开始实施PCA，确保患者麻醉苏醒后处于无痛状态，同时也是对PCA的安全验证；麻醉苏醒后及恢复室期间的评估调整；③术后规范查房（麻醉科医师与护士一起查房，原则上术后72h内查房3次）；使用统一的标准进行评价并于第2天晨会交班；保证白班与夜班等各班之间的衔接；④定期进行医-护、医-医、医-患之间的沟通和宣教，形式包括宣传册、宣传壁报、随泵小贴士、每个病房的疼痛评分尺、智能化宣教等；⑤利用PCA物联网进行智能化管理并形成数据库，实现高效的实时反馈和周期性质控。针对术后镇痛，WAMS或PCASS从智能化角度提供了保证镇痛质量的一个新手段。虽然一个系统不能解决术后镇痛的所有问题，但管理智能化的创新尝试应该鼓励。术后镇痛不仅要多学科合作，也需要创新思路，从人工智能角度进行研究，进一步提高镇痛质量。

3. 无线镇痛智能系统　从整体医学观，即从环境-社会-心理-工程-生物系统性分析，围手术期镇痛管理需要麻醉科兼具心理和人文关怀服务，麻醉科可以通过排班安排麻醉科医师轮流去查房，只有这样才符合医疗质量控制必需的反馈原则，也是麻醉科人才培养和学科发展的重要基础及内生动力，故围手术期镇痛管理需要相应的模式。2018年《术后智能化患者自控镇痛管理专家共识》发表，是国际上第一个关于术后智能化患者自控镇痛（Ai-PCA）管理的专家共识。本《共识》的最大亮点为非常详尽地描述了临床实施细则，包括了具体的工作流程（术前宣教和知情同意、Ai-PCA镇痛泵药物配置流程图、Ai-PCA查房要求和流程、查房内容等）和管理制度。其中推荐Ai-PCA的管理制度应包括：①数据管理制度：对接医院信息系统（hospital information system，HIS）或手术麻醉系统，存储患者信息、镇痛泵运行及报警信息、评价信息等；②核对制度：系统使用统一制式的镇痛治疗单，急性疼痛服务（acute pain service，APS）成员按照治疗清单核对交接，保证镇痛治疗的连续性；③智能化查房制度：系统自动提示查房周期，规范记录查房内容、评价信息、不良事件和处理措施；④智能质量控制制度：镇痛记录单应包含患者信息、药物配方、镇痛方式等基本信息并符合病历书写标准，以方便定期整理数据制定质量改进方案；⑤智能考核制度：分析镇痛质量指数（AQI）数据，制定高效的考核方案。

良好的镇痛管理必须以信息化为基础，质量控制为核心。Ai-PCA系统的质量控制原则为全员参与、全程控制、全面质控，并充分利用质量控制循环（PDCA），即计划（plan）、执行（do）、检查（check）、行动（action），不断更新技术和设备，优化工作流程。为此，Ai-PCA系统引入了"AQI"这一概念，进行实时智能质控，综合量化了镇痛泵的运行状态、报警及处理、患者使用情况、查房及评价信息等镇痛管理中的各类参数，能够反映医护人员镇痛技术水平和管理的规范性等内容，有助于针对性地改进工作流程。选择硬膜外连续输注＋自控，或者硬膜外间歇脉冲泵注＋自控，或者智能调节背景剂量等措施，有利于达到良好的分娩镇痛效果。由于不同个体耐受疼痛程度的不同，采用智能化镇痛治疗中加强药物的配伍与不同镇痛模式的选择极为关键。

二、硬膜外镇痛的重要评价手段——波形分析

通过硬膜外导管推注局部麻醉药是围手术期重要的镇痛方式之一。然而，在使用传统置管技术进行硬膜外镇痛的总体失败率高达30%。智能化硬膜外自控镇痛集中化和实时的监控，能更有效达到镇痛的效果。其中，建立可靠的方法来确认硬膜外导管的准确放置并评估其持续的功能状态是一个重要的研究目标。

硬膜外波形分析是指评估通过针头或导管记录的从硬膜外腔测量的压力波形。有报道显示，当针头或导管正确放置在硬膜外腔时，产生的压力波形会与脉搏形成同步振荡。而当针头或导管尖端误入相邻解剖空间时，这种搏动性振荡就不存在了，这些解剖空间包括常见的导致硬膜外失败的部位，例如韧带、肌肉、生理性囊肿或韧带周围的脂肪内。值得注意的是，当针头或导管误入血管时，会出现与硬膜外腔不同特征的特定波形。

在确认硬膜外导管的正确放置时，硬膜外波形分析是一种有用的非侵入性临床辅助手段。Chauvin等采用硬膜外波形分析法评估术后即刻胸段硬膜外导管位置和功能，显示出高敏感度、特异性以及评估者间充分的可靠性。对术后不能或不方便用冰触觉可靠评估感觉阻滞的患者，硬膜外波形分析可作为评估智能化硬膜外自控镇痛是否有效提供的辅助手段。

基于硬膜外波形预测值，教学医院将置管期间的硬膜外失败率从24%降低至2%。因此，术后记录的硬膜外波形分析是一个有用的评估硬膜外功能的测试，这是一种非侵入性、简单且廉价的检测方法，适用于智能化硬膜外自控镇痛。在冰块感觉阻滞结果模棱两可或不可行时，可以作为可靠的替代评估工具，防止不必要的硬膜外重新置管及其固有的相关风险。

硬膜外波形分析是提高智能化硬膜外自控镇痛效果的新手段。目前仍有其局限性，比如压力波形可能受患者血压、呼吸的影响，传压器导管的稳定性（或颤动）也会影响到波形及分析结果，波形分析者之间有评估差异从而影响到指标的客观性等等。但已经有了很高的敏感性和特异性，随着技术、传感器的进步，这种监测方法会更简洁更准确。

总之，硬膜外 Ai-PCA 可提供手术切口部位的节段性镇痛，适用于心脏手术、胸科手术、腹部手术、下肢手术、会阴部手术后疼痛治疗。研究证实：硬膜外 PCA 镇痛效应优于静脉 PCA、腰麻与硬膜外联合麻醉后硬膜外 PCA 安全有效、术后硬膜外持续输注低浓度局部麻醉药＋小剂量硬膜外阿片类药物联合用药可提高镇痛疗效，减少阿片类药物的用量，降低不良反应，患者满意率更高。创新的智能化患者自控镇痛泵临床使用更方便，让更多的人享受科学带来的舒适医疗，更快地加速康复。

（曾彦茹　申　乐　佘守章）

参 考 文 献

[1] PÖPPING DM, ELIA N, MARRET E, et al. Protective effects of epidural analgesia on pulmonary complications after abdominal and thoracic surgery: a meta-analysis[J]. Arch Surg, 2008, 143(10): 990-999.

[2] MOTAMED C, FARHAT F, RÉMÉRAND F, et al. An analysis of postoperative epidural analgesia failure by computed tomography epidurography[J]. Anesth Analg, 2006, 103(4): 1026-1032.

[3] KIM MK, NAM SB, CHO MJ, et al. Epidural naloxone reduces postoperative nausea and vomiting in

patients receiving epidural sufentanil for postoperative analgesia. Br J Anaesth. 2007, 99(2): 270-275.

[4] CLEMENTE A, CARLI F. The physiological effects of thoracic epidural anesthesia and analgesia on the cardiovascular, respiratory and gastrointestinal systems. Minerva Anestesiol. 2008, 74(10): 549-63.

[5] 佘守章, 刘继云, 许立新, 等. 不同配伍丁丙诺啡用于硬膜外患者自控镇痛(PCEA)临床效应的观察 [J]. 中国疼痛医学杂志, 1996, 2(4): 203-2007.

[6] 佘守章, 许立新, 刘继云, 等. 不同配伍芬太尼术后患者自控镇痛临床效应的研究 [J]. 中华麻醉学杂志, 1997, 17(4): 245-247.

[7] 李荣胜, 佘守章, 周弘峰, 等. 0.2% 左旋布比卡因与罗哌卡因持续硬膜外输注镇痛效应的比较 [J]. 中华麻醉学杂志, 2004, 24(1): 720-723.

[8] 许学兵, 佘守章, 许立新, 等. 子宫动脉栓塞介入治疗患者自控硬膜外镇痛与多模式镇痛的比较. 国际麻醉学与复苏杂志, 2006, 27(2): 221-223.

[9] 周弘峰, 佘守章, 许立新, 等. 罗哌卡因硬膜外持续输注联合氯诺昔康 PCA 效应及患者血浆 IL6、IL10 的变化. 中国疼痛医学杂志, 2006, 12(1): 72-75.

[10] 阮祥才, 佘守章, 许立新, 等. 急性疼痛治疗规范化管理的十年经验 [J]. 中国疼痛医学杂志, 2006, 12(1): 69-71.

[11] 何莉, 佘守章, 谢晓青, 等. 子宫切除术后不同浓度舒芬太尼混合左旋布比卡因患者硬膜外自控镇痛的效果 [J]. 中华麻醉学杂志, 2007, 27(3): 173-175.

[12] 佘守章, 刘继云, 刘睿, 等. 蛛网膜下腔 - 硬膜外联合麻醉后 PCEA 的临床研究 [J]. 中华麻醉学杂志, 1998, 18(6): 378-379.

[13] 佘守章. 加强新型长效局麻药在麻醉和镇痛中的应用研究 [J]. 广东医学, 2006, 27(11): 1595-1996.

[14] 佘守章, 许学兵, 肖建斌, 等. 罗哌卡因不同速率硬膜外持续输注对吗啡 PCA 消耗量的影响 [J]. 中华麻醉学杂志, 2000, 20(9): 708-711.

[15] 佘守章. 急性疼痛治疗体系的规范化建设 [J]. 中国疼痛医学杂志, 2006, 12(2): 68.

[16] 阮祥才, 许立新, 佘守章, 等. 急性疼痛治疗规范化管理的十年经验 [J]. 中国疼痛医学杂志, 2006, 12(2): 69-70.

[17] 洪溪, 黄宇光, 罗爱伦. 术后镇痛的规范化管理. 中华麻醉学杂志, 2005, 25(10): 798-799.

[18] 王强, 曹汉忠, 熊利泽, PCA 智能化与提升术后镇痛质量 [J]. 中华麻醉学杂志, 2018, 38(3): 257-258.

[19] 黄文起, 佘守章. 让疼痛治疗朝着精准医疗的方向发展 [J]. 广东医学, 2018, 38(1): 1-5.

[20] 中华医学会麻醉学分会 "智能化病人自控镇痛管理专家共识" 工作小组. 智能化患者自控镇痛管理专家共识 [J]. 中华麻醉学杂志, 2018, 38(10): 1153-1157.

[21] 黄文起, 黄宇光. 加速智能化术后患者自控镇痛和分娩镇痛的临床研究 [J]. 广东医学, 2020, 41(11): 1081-1084.

[22] 曹汉忠, 佘守章. 智能化镇痛泵的创新设计与标准化管理 [J]. 广东医学, 2020, 41(11): 1088-1091.

[23] 王强, 佘守章. 术后智能化患者自控镇痛(Ai-PCA)管理专家共识解读 [J]. 广东医学, 2020, 41(11): 1085-1087.

[24] 罗旭珺, 钟晓龙, 郑彬, 等. 右旋美托咪啶对舒芬太尼 Ai-PCA 于腹腔镜全子宫切除手术后镇痛效应的影响 [J]. 广东医学, 2020, 41(11): 1128-1133.

[25] 佘守章, 黄宇光, 患者自控镇痛在我国发展的回顾与临床策略前瞻 [J]. 实用疼痛学杂志, 2018, 25(4): 247-249.

[26] 邓小明, 姚尚龙, 于布为, 等. 现代麻醉学 [M]. 5 版. 北京: 人民卫生出版社, 2020.

[27] 王天龙, 黄宇光, 熊利泽. 推动我国加速康复外科临床实践的创新与发展 [J]. 中华麻醉学杂志, 2021, 41(9): 1025-1029.

[28] 佘守章, 黄文起, 王强, 等. 加速病人自控镇痛智能化临床应用研究的进程 [J]. 中华麻醉学杂志, 2022, 42(4): 385-3389.

[29] 佘守章. 我国由患者自控镇痛到自主创新智能化产品临床应用研究的发展历程 [J]. 中华疼痛学杂志, 2023, 19(1): 167-172.

第十章　超声引导下神经阻滞自控镇痛与智能化管理

目录

神经阻滞是将局部麻醉药注射到神经干附近,通过阻断神经冲动的传导,使该神经所支配的区域麻醉。神经阻滞是现在临床使用较广泛的麻醉方法之一,适用于手术部位被某一或某些神经干以及神经丛支配的手术。1911 年,Kulenkampf 提出了用感觉异常定位神经并用局部麻醉剂阻断其传导的概念,感觉异常作为首选技术统治了 50 年。1951 年,Sarnoff 和 Sarnoff 提出了神经刺激的概念,并在过去的 20 年中在美国获得了普及,现如今它仍被认为是进行周围神经阻滞的主要技术之一。在 20 世纪 80 年代后期,Ting 和 Sivagnanaratnam 报道了在腋神经阻滞期间使用超声来确认针的位置并观察局部麻醉剂的扩散。在过去的 15 年中,越来越多的研究证明了超声引导技术在区域麻醉中的优势,最初证明超声引导神经阻滞技术实用性的研究是在患儿中进行的上肢和浅表外周阻滞,高质量图像的生成使超声在儿科人群中的使用已获得快速认可。另外当更强大的便携式超声平台被开发出来时,亦使该技术扩展到更深的外周阻滞,尤其是坐骨神经和腰丛神经阻滞,目前超声引导下的神经阻滞已成为麻醉科重要的手段之一。

第一节　超声引导下神经阻滞

一、神经阻滞概述

外周神经阻滞(peripheral nerve blocks,PNBs)广泛应用于手术麻醉以及术后镇痛或者非手术镇痛。在某些临床情况下,PNBs 比全身麻醉或椎管内麻醉有明显的优势,通常用来替代麻醉药或止痛药,使用它们最常见的理由是为了避免全身麻醉(general anesthesia,GA)的副作用和并发症,特别是呼吸系统相关的影响,并在尽量减少阿片类药物使用的同时提供镇痛。

(一)外周神经阻滞的适应证

1. PNBs 可能优于全身麻醉的适应证　①有与 GA 相关的呼吸抑制风险的患者(例如,阻塞性睡眠呼吸暂停、严重肥胖、潜在的肺部疾病、高龄);②疑似困难气道的患者;③术后恶心呕吐的高风险患者;④清醒或避免全身用药的患者(例如害怕全身麻醉者、怀孕)。

2. PNBs 可能优于椎管内麻醉的适应证　①抗血栓药物或凝血障碍患者(仅适用于可按压部位的 PNB);②交感神经阻滞可能导致血流动力学问题(如主动脉瓣狭窄)的患者;③尿潴留高危人群(如高龄、男性、良性前列腺肥大、糖尿病、高血压、膀胱或前列腺手术史)。

3. PNBs 可能提供最优质镇痛适应证　①有与全身性或椎管内阿片类药物相关的呼吸抑制风险的患者(例如,阻塞性睡眠呼吸暂停、严重肥胖、潜在的肺部疾病、高龄);②有减少阿片类药物使用指征的患者(例如,长期使用阿片类药物、对阿片类药物不耐受);③需长期深度镇痛的患者(使用长效局部麻醉剂或持续 PNB);④有急性、剧烈疼痛、全身用药管理不善的患者。

(二)外周神经阻滞的禁忌证

PNB 的绝对禁忌证很少,但包括患者拒绝或无法配合以及对局部麻醉药过敏。在以下情况,PNB 引起的风险可能比平常高:①注射部位存在活动性感染;②患者正在使用抗血栓药物或存在凝血病,尤其在不能按压的解剖部位实施 PNB 时,例如腰神经丛阻滞、椎旁神经阻滞和近端坐骨神经阻滞;③神经阻滞区域已存在神经缺陷。

(三)神经阻滞的类型

1. 单次注射　单次注射神经阻滞(有时称为"单次"阻滞)是指在神经或神经丛附近一次性注射局部麻醉剂,用于手术麻醉和/或镇痛。阻滞的持续时间和密度取决于所选局部麻醉药的剂量、浓度和药理学;临床有效持续时间可能从不到 1h 到 24h 或更长。

2.连续神经阻滞　通过经皮在周围神经或神经丛附近放置导管连续输注局部麻醉药,可延长神经或神经丛分布区域的麻醉或镇痛。连续阻滞对预计需要长期镇痛的患者很有效,这种技术可以通过减少疼痛、阿片类药物的使用和副作用以及睡眠障碍来提高患者满意度。

（四）神经阻滞患者准备

有针对性的病史应包括可能影响进行阻滞决定的情况,例如凝血障碍、呼吸功能障碍或肺大泡(计划进行臂丛神经阻滞时)或无法使用拐杖(计划进行下肢阻滞时),谨慎检查患者在阻滞分布中是否预先存在感觉或运动缺陷;与先前没有神经功能障碍的患者相比,有神经功能障碍的患者在阻滞后可能更容易出现新的神经功能障碍。应让患者熟悉阻滞恢复期间所需的预防措施和护理,以及潜在的延迟并发症。

接受神经阻滞作为手术麻醉的患者应遵循正常的术前禁食禁饮指南,无论是否计划进行全身麻醉,因为在阻滞不充分的情况下可能需要进行深度镇静或全身麻醉。

由于并发症的风险,如血管迷走神经事件、局部麻醉药毒性,以及可能使用的镇静药物,所有接受神经阻滞手术的患者应开放静脉通路,并备好抢救药物及麻醉机。

1.术前核查　①患者姓名、出生日期和住院号,确认患者腕带上的信息正确;②患者的药物过敏史和凝血功能;③拟行的手术操作,包括手术部位(左侧或右侧);④已完成签字的手术及麻醉知情同意书;⑤手术部位的标记;⑥麻醉科医师在患者皮肤上标记的阻滞部位。

2.镇静　成人患者的周围神经阻滞在患者清醒的情况下进行,以便进行交流,以尽量减少神经内注射的潜在破坏性后遗症。给予抗焦虑剂,或与镇痛剂复合使用可提高患者在神经阻滞置管时的舒适度,药物剂量根据患者的舒适度进行滴定,同时保持沟通和合作所需的意识水平。健康成人的用药剂量是静脉注射咪达唑仑 $1\sim2mg$ 和芬太尼 $25\sim100\mu g$。

3.监测　在放置周围神经阻滞期间,应使用脉搏血氧仪、心电图和血压监测来监测患者。

（五）神经阻滞恢复

不同的 PNB 缓解的时间差异极大,对于不同患者,即使所有的阻滞相关性因素都相同,这种差异也是极大的。通常的持续时间范围参见下文"局部麻醉药选择"。当患者在阻滞作用完全消退之前离开手术室或出院时,应采取预防措施来避免对无感觉肢体的伤害和避免跌倒,可能需要如吊带、保护垫和拐杖等设备。

（六）神经阻滞并发症

1.神经损伤　区域麻醉后的外周神经损伤较少见,所以很难可靠地评估发生率。虽然不同研究对神经损伤的定义不同,但在神经阻滞后的数日内,持续性神经功能障碍症状的发生率可高达 $8\%\sim10\%$,多数神经损伤是暂时性的,持续数日至数月。3 项注册研究显示,导致永久性(即 6 个月以上)神经损伤的严重并发症发生率为 $0.015\%\sim0.09\%$。据报道,与连续神经阻滞导管相关的神经损伤发生率可达 0.21%,大多数神经损伤可能继发于神经内注射,后者又分为神经束外和神经束内注射,神经束内注射,尤其是高压注射的方式,被认为有较高的神经损伤风险。既往的观念认为:当通过神经外膜注射局部麻醉药时,神经损伤不可避免,为尽量降低神经束内注射的发生率,应在患者出现感觉异常(电击痛)或注射所需压力大于常规水平时停止注射麻醉药,使用超声引导时应能观察到麻醉药的适当扩散。神经损伤的其他危险因素仍不确定,但可能包括:①原有的神经病变(包括糖尿病)可使神经更易受损;②与短斜面"阻滞穿刺针"相比,应用标准的长斜面穿刺针可能会增加神经束内注射而致临床性神经损伤的可能性;③用超声引导持续可视化阻滞穿刺针可减少神经束内注射的风险,但尚未证实神经损伤的风险会降低。

神经损伤也可由局部麻醉药的直接作用引起。在临床相关浓度下,所有局部麻醉药均可在体外引起神经毒性,但这些结果与临床实践的关联并不清楚。神经损伤的症状主要是感觉方面(疼痛、麻刺感或感觉异常），但根据受累的神经和神经损伤的严重程度，也可包括任何运动或感觉缺陷的症状组合。患者的症状是否由神经阻滞引起，这一点不一定都很清楚。例如，一项纳入 1 010 例 PNBs 的前瞻性研究显示，在 6 个月时，0.6% 的患者报告神经系统症状，但其中至少有 2/3 的患者的病因经神经科医师判断与神经阻滞无关。多数症状在 6 个月内消退；如果症状严重或持续，患者应转诊至专科医师处。

2. 血肿　误穿邻近血管结构可导致神经周围血肿。对于凝血状态异常的患者，避免在不能实施按压的解剖部位进行 PNB，绝大部分血肿可通过直接按压穿刺部位来控制，极少数情况下可能需要手术减压。

3. 局部麻醉药全身毒性　任何时候以任何方式给予任何局部麻醉药都可能出现局部麻醉药中毒。严重的局部麻醉药中毒可引起中枢神经系统毒性，包括癫痫发作和 / 或心血管毒性（如，心律失常和心搏骤停）。

4. 变态反应　局部麻醉药的大多数不良反应为非变态反应，分为两种不同类型的变态反应：①注射部位出现变应性接触性皮炎和延迟性肿胀，患者在 72h 内出现局部麻醉药注射部位的局部湿疹和痒疹；②荨麻疹和全身性过敏反应，这类反应很少见，并且与局部麻醉药有关的数据仅限于病例报告。

5. 感染　外周神经置管的细菌定植发生率为 7.5%～57%，但其发生感染的风险低（0～3.2%）。下列情况下患者的感染风险增加：入住危重患者监护病房、创伤、免疫功能受损、男性以及未使用抗生素，在置管后 48～72h 内拔除导管可使感染的风险降至最低。

6. 肌肉毒性　肌肉毒性是注射局部麻醉药的一种已知的罕见并发症。PNB 后肌肉毒性的真实发生率尚不清楚；这种情况通常与长时间使用局部麻醉药或其浓度较高相关。症状通常出现在数日内，且可能需要长达 1 年才能消退。

7. 继发性神经损伤　一些措施可尽量减少强烈的感觉和运动神经阻滞，从而防止神经损伤，如使用较低浓度的局部麻醉药、减少注射量和神经周置管。接受神经阻滞后出现感觉减退的患者可能会发生阻滞肢体的组织或神经损伤；应对护理人员和患者进行明确指导，以便在阻滞期间保护该肢体。下肢阻滞引起的运动神经阻滞可能会导致患者跌倒。患者离床活动需在帮助下进行，直至确认运动神经阻滞消退。

二、药理学：局部麻醉药和选择

局部麻醉药（local anesthetics，LA）用于阻断神经纤维冲动的传导，以减少或消除感觉。局部麻醉药可用于椎管内镇痛和麻醉、外周神经阻滞、皮下和组织浸润，以及表面麻醉。

（一）局部麻醉药的作用机制

局部麻醉药通过结合神经质膜上的电压门控钠通道，可逆地抑制神经传导。钠通道是整合膜蛋白，锚定于质膜中，当局部麻醉药与钠通道结合时，钠离子无法通过，这样便阻止了动作电位的产生和传导。

（二）局部麻醉药基本结构 / 分类

常用局部麻醉药的结构特点相似（只有阿替卡因例外），由亲脂的芳香环和亲水的叔胺组成。这两部分通过羧酸酯键（－COO－）或酰胺键（－NCO－）连接，连接的键决定了局部麻醉药是属于氨基酯类还是氨基酰胺类。常用的酯类局部麻醉药包括氯普鲁卡因、普鲁卡因和丁卡因；常用的酰胺类局部麻醉药包括利多卡因、布比卡因、罗哌卡因、甲哌卡因，以及左布比卡因。阿替卡因是酰胺类局部麻醉药，主要用于牙科。

（三）局部麻醉药的药效学

局部麻醉药的理化性质决定了它在离体神经中的效价、起效速度、作用持续时间和感觉与运动阻滞的差异性。在体内，这些特征还受注射部位、药物浓度和体积、神经阻滞技术、药物的血管扩张特性和组织状态（如 pH 值）的影响。

1. **效价**　局部麻醉药的效价与脂溶性密切相关，因为高脂溶性局部麻醉药比低脂溶性局部麻醉药更易透过神经膜。例如，布比卡因的脂溶性高于利多卡因，效价更高，所硬膜外麻醉时使用 2% 的利多卡因，而使用 0.5% 的布比卡因。与分子量较小的局部麻醉药相比，分子量较大的局部麻醉药更易透过神经膜，且结合 Na^+ 通道的亲和力也更高。通常，分子量越大，脂溶性越强。而且，分子量大、脂溶性强的局部麻醉药，蛋白结合力也更高。

2. **起效速度**　局部麻醉药阻滞传导的起效速度取决于药物的理化性质、溶液浓度和注射部位，药物脂溶性越强，起效越慢。其他因素相同时，溶液中非解离型分子的比例越高（如 pH 值升高时），药物起效越快。当剂量一定时，增加局部麻醉药浓度可缩短周围神经阻滞的起效时间。如①注射部位所有局部麻醉药皮下或组织浸润时，麻醉几乎立即起效。鞘内注射腰麻时起效也非常快（几分钟内），因为药物存积于神经根和脊髓附近，不必通过组织扩散。相反，臂丛阻滞起效时间较长（20～30min），因为药物存积部位距离靶神经较远，必须通过组织扩散。超声引导下注射局部麻醉药可使药物更靠近靶神经，实现精确神经阻滞，加快起效速度；②碱化当周围神经阻滞起效速度特别重要时，可通过添加碳酸氢钠使一些局部麻醉药溶液碱化，从而增加非解离型局部麻醉药分子的比例。这种策略应用于生产时预混的局部麻醉药和肾上腺素最成功，这些溶液的酸性远高于"普通"局部麻醉药，以延长肾上腺素的保质期。

3. **作用持续时间**　各种局部麻醉药的作用持续时间差异较大，在离体神经中与药物的脂溶性和化学结构有关。氯普鲁卡因和普鲁卡因是短效局部麻醉药，利多卡因、甲哌卡因和丙胺卡因是中效局部麻醉药，布比卡因、罗哌卡因、左布比卡因、丁卡因和依替卡因是常用的长效局部麻醉药。局部麻醉药的效价越高、作用持续时间越长，这很可能是因为脂溶性增加，使血流的摄取和清除作用减慢。

4. **差异性阻滞**　各种神经纤维的特点不同，所以对局部麻醉药传导阻滞的易感性有差异，具体如下：①对于直径相对较小的神经纤维，阻滞所需局部麻醉药浓度低于直径较大的同类纤维；②阻滞细小纤维需要的局部麻醉药接触时间较短；③有髓纤维需要局部麻醉药接触与郎飞结相邻的 3 个以上神经节才能成功阻滞。

（四）局部麻醉药的血清浓度

血清中出现局部麻醉药由阻滞部位的全身吸收或意外将局部麻醉药注射至血管内引起。血清中高浓度局部麻醉药可导致局部麻醉药全身毒性反应，如口周麻木、金属味、精神状态改变或焦虑、视觉改变，或癫痫发作或心搏骤停。

1. **最大允许剂量**　局部麻醉药的最大允许剂量需考虑局部麻醉药的给药方法和部位以及患者自身因素，使用剂量处于推荐范围内也可能发生全身毒性反应。虽然使用剂量超出最大推荐剂量也可能不产生毒性，但仍然要以发布的最大推荐剂量作为决定剂量的基准点。局部麻醉药的使用总量应该是目标阻滞程度和持续时间所需的最低剂量（表 10-1）。

2. **局部麻醉药的代谢**　局部麻醉药的代谢由其化学结构决定，酯类和酰胺类不同。

（1）酯类局部麻醉药：由血浆胆碱酯酶水解，理论上来说，胆碱酯酶活性降低时（即非典型假性胆碱酯酶或假性胆碱酯酶缺乏症），代谢会减少。妊娠期间假性胆碱酯酶水平降低约 24%，产后第 3 天降低 33%，在分娩后 2～6 周恢复正常。尚不清楚这种减少的临床相关性，孕妇对琥珀胆碱的反应通常不会延长。

（2）酰胺类局部麻醉药：通过肝酶发生 N-脱烷基化。肝酶功能降低或肝血流量减少（例如，肾、肝或心脏疾病）时，局部麻醉药清除延长，因此阻滞时间和血浆水平增加，为这类患者重复或持续给药时，应减少局部麻醉药剂量。

（五）连续神经阻滞局部麻醉药的选择

连续的周围神经阻滞是通过局部麻醉药的输注或间歇性推注来完成的，从输液的选择到输液速度和推注方案的选择，再到输液泵的选择，几乎所有连续输液给药的方面都有大量的选择可供选择。理想的神经周围局部麻醉药方案为提供镇痛作用同时最大限度地减少感觉、运动和本体感觉缺陷。此外，理想的属性包括有利的毒性特征和成本效益。麻醉科医师可根据日常实践中遇到的大量临床情况对区域阻滞做出最佳输液策略，综合考虑因素包括神经周围导管放置的指征、导管的数量和位置、患者体重以及门诊与住院状态。

目前最常使用的是罗哌卡因、布比卡因和左布比卡因等长效局部麻醉剂。这些长效药物提供了有效的感觉运动阻滞分离，在输注结束时感觉和运动阻滞能够迅速且可预测地满足手术要求。研究表明，与布比卡因相比，罗哌卡因的感觉和运动阻滞消退得更快。但目前尚不清楚局部麻醉剂是否存在"最佳"浓度。常用浓度包括罗哌卡因 0.1%～0.5%、布比卡因 0.125%～0.15% 和左布比卡因 0.1%～0.125%。

表 10-1　周围神经阻滞常用局部麻醉药

局部麻醉药	起效时间 /min	麻醉持续时间 /h	镇痛持续时间 /h	最大剂量 /（mg/kg）有 / 无复合肾上腺素
2% 利多卡因	10～20	2～5	3～8	4.5/7
0.2% 罗哌卡因	15～30	—	5～16	3/3.5
0.5% 罗哌卡因	15～30	4～12	5～24	3/3.5
0.25% 布比卡因	15～30	—	5～26	2.5/3
0.5% 布比卡因（＋肾上腺素）	15～30	5～15	6～30	2.5/3

三、超声引导下神经阻滞

1990 年代中期，维也纳大学的麻醉师首次探索超声检查作为引导周围神经阻滞（PNB）的一种手段。尽管放射科医师已经利用超声技术引导穿刺针进行活检，但这种成像方式在 PNB 中的应用在当时还是很新颖的，且证明了超声在促进包括臂丛神经和股神经阻滞在内的一系列区域麻醉技术中的实用性。与此同时，科学进步的发展，包括更小、更便捷的超声平台、更高的分辨率和针头识别软件，所有的这些都累积起来，使超声成像越来越多地用于引导周围神经阻滞。超声引导允许神经、周围结构和针尖的实时可视化，以最大限度地提高阻滞成功率并最大限度地减少并发症。与其他成像方式（即磁共振成像和计算机断层扫描）不同，超声设备是便携式的，且没有电离辐射的风险。在超声引导下，这些神经阻滞可以使临床医师对疼痛的处理更加细致入微，并为患者量身定做。通过一些教育和实践，超声引导的神经阻滞可以成为麻醉科医师的镇痛设备的一个组成部分。

（一）超声的定义

1. 超声波　"超声波"一词是指频率高于人耳可以检测到的频率的声波，频率大于 20 000 周期 /秒，或赫兹（Hz）。医学成像需要更高频率的声波，在 2.5MHz～10MHz，常用的是 2.5MHz～5MHz。

2.**声波**　接受指声波传播经过组织的过程。

3.**声像图解剖**　指超声扫描显示解剖结构。

4.**声阻抗**　指组织抵抗声波传播。声波在不同声阻抗组织的交界面处发生反射。例如,与周围其他邻近组织相比,骨的声阻抗非常大,所以声波发生强反射。

5.**衰减**　指超声波在组织传播过程中由于散射、吸收等作用发生声波能量的衰退。衰减与声波传播距离和声波频率有关。超声波的频率取决于选择的探头。

6.**分辨率**　指区分两个相邻结构的能力,空间分辨率决定了超声图像清晰程度。超声图像分辨率包括几个空间信息(即轴向、侧向和仰角)和时间信息。空间分辨率主要取决于超声发射频率,因此与所选超声探头有关。

7.**回声强度**　超声诊断依赖于目标组织的回波或反射。反射回波强度,表现为显示器上的明亮度,称为回声强度。声波强反射形成强回声图像,即非常明亮的图像。骨、空气及筋膜是强回声组织;实性器官、肌肉及某些情况下的神经产生灰色,为低回声图像。充满液体和血液的结构(如血管),表现为暗区或无回声,因为超声波极易穿过这些结构。深部结构常表现为低回声,因为衰减限制了超声波的传播,导致回声也减弱。

8.**多普勒效应**　多普勒效应指声波发生源与接收者之间存在相对运动时(如血管内流动的血液),声波传递频率与声波发生源发出频率不同的现象。多普勒超声可以用来确定血流特征,在穿刺针操作中帮助识别血管结构。

(二)超声设备显像方式

超声探头发射超声波脉冲(短的震动脉冲),向组织中传播,声波在组织界面处发生反射,回波又被探头接收。回波被转换为电信号,进一步被处理并以超声图像的形式显示在屏幕上。机械力(在这种情况下为声波)转换为电能的现象称作压电效应。在临床成像中,超声脉冲通常由2~4个周期组成,脉冲长度为0.5~3ms(图10-1),脉冲重复周期是指一个脉冲发出到下一个脉冲发出的时间,包含脉冲长度和回波接收时间(超声机器接收回波的时间)。当操作者增加信号发送的深度时,脉冲重复周期变长,因为此时回波接收时间会增加以便接收更远处返回的回波。脉冲重复频率是脉冲重复周期的倒数,定义为每单位时间内发出的脉冲数量。

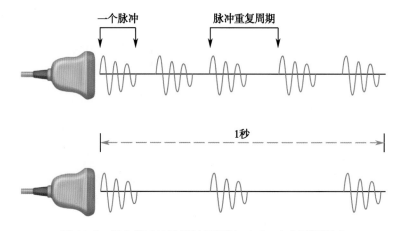

图10-1　每个脉冲的持续时间相同,由2~4个周期组成
脉冲长度是恒定的,超声医师不会改变它。脉冲重复周期由脉冲持续时间加上监听周期组成,监听周期是设备监听返回回波的时间。脉冲重复频率是脉冲重复周期的倒数,或每单位时间的脉冲重复次数。

超声成像利用回波信号排列估计目标结构的距离,即测定回波返回至探头的时间,利用软组织内假定的声速1 540m/s计算距离,超声波穿过组织时会发生衰减。通过调节增益和时间增益补偿设置有助于调整不同深度回波的差异,从而均匀地显示完整图像。

(三)超声仪器

很多手持便携超声设备或推车组合式超声设备可供手术室应用。超声仪器包含脉冲发生器、一个或多个超声探头、可放大回波信号的接收器、用于成像的显示器或监视器,以及计算机图像存储器。大多数超声仪器具有复合成像和彩色血流多普勒成像模式,可手动或自动调节频率、增益、聚焦和扫描深度。

1. **换能器** 超声探头含有压电晶片或陶瓷元件,可产生和接收超声波。超声图像质量主要由针对应用目的选择具有最佳特性(即频率、形状和大小)的探头来决定。例如,扫查面较小的高频线阵探头可以用于浅表神经阻滞(如腋神经阻滞),目标结构通常位于皮肤下2~3cm;而低频凸阵探头用于较深结构的阻滞(如腰神经丛阻滞),这些结构一般位于皮肤下4~8cm的深部。超声探头能够产生一定频率范围的超声波。

(1)频率:一般而言,高频超声波可提供最高分辨率的图像,但不能穿透深部组织。低频探头声波穿透更深,但图像分辨率较低。对于特定的神经阻滞,理想的超声探头通常应在保持足够穿透深度的同时应用最高频率。一般情况下,声束穿透深度(单位为cm)等于60/f,f是以MHz为单位的探头中心频率(即探头频率范围的平均值)。因此,对于中心频率为10MHz的探头,其预期穿透深度为6cm。目前正在研发可能降低某一指定频率下衰减系数的新型超声探头。

(2)排列形状:线阵探头产生矩形图像,与该探头的细长形状相似。其扫描线密度通常较高,产生的图像质量优于同频率的凸阵探头。凸阵探头产生图像的视野大,为扇形图像。这些探头一般频率较低,有利于深部组织扫描成像。

2. **穿刺针** 神经阻滞针的针尖应在整个神经阻滞过程中持续可见,穿刺过程应避免意外损伤组织或误穿血管以及错误注射局部麻醉药物。金属阻滞针显示为强回声,在超声图像上为白色,在明亮脂肪组织区域难以显示,较大的阻滞针(即17G Tuohy针)容易显示并引导,因此对于穿刺角度较垂直的深部阻滞适用。

3. **穿刺针方位** 阻滞针可以采用平面内法(穿刺针沿超声声束和探头轴向平面)或平面外法。

(1)平面内法:使用平面内法,穿刺针平行于探头长径刺入,穿刺针显示为长轴切面,整个针干都能被显示。应用该技术时穿刺针尖在整个操作过程中都可显示。平面内技术的主要难点在于保持整个针尖和针干在成像平面内,而不是仅显示部分针干(部分针干成像)。

(2)平面外法:平面外法引导显示穿刺针时,针垂直于探头长轴刺入。穿刺针的横断面显示为小点状,很难辨识。整个操作过程中全程显示穿刺针十分困难,并不总是能够区别针尖与穿刺针的其他部分。平面外法通常用于深部阻滞,这些部位更难完整显示抵达目标神经的穿刺针。

(四)获取优质图像方法

进行超声引导神经阻滞操作时,我们应遵循一系列操作步骤,包括发现神经或相关的解剖腔隙、优化图像,以及显示和维持穿刺针视图。以下介绍探头的放置和操控,以及获取图像的步骤。

1. **探头操控** 扫描过程中,确定超声探头的位置并用多种方式移动探头。

(1)探头方位:对超声屏幕上的图像解读取决于对超声束与解剖结构间相对位置的理解,以及探头相对于显示屏幕的方向。

(2)短轴与长轴:目标结构的显示可以通过短轴(横断面)或长轴切面显示。对于许多外周神经阻滞,探头沿目标神经的短轴方向放置,对于筋膜间平面阻滞(如腹横筋膜平面阻滞)和腔室阻滞(如胸椎旁阻滞)需要个体化确定探头方位。

（3）内侧与外侧：超声探头一般在一侧有可触及的凹槽或突起，用来帮助确定探头相对于超声屏幕的位置方向。屏幕上显示一标示点（多为蓝色）对应于探头的这种标志。触碰探头末端并观察显示屏图像上相应角落的运动，可以确认探头与屏幕图像间的方位是否正确。

（4）探头运动：①稳定持探头的手及持穿刺针的手都应获得支撑以保持稳定。扫描过程中，操控探头以改变声束的方向和方位（图10-2）。②滑动探头沿神经走行方向在皮肤表面移动，保持短轴切面。③加压软组织受到探头加压后可以改善图像质量，并用以确认静脉结构（即静脉容易受压，动脉则不然）。④倾斜探头沿长轴方向上由一侧斜向另一侧，倾斜探头可以改变神经的回声强度。⑤旋转通过顺时针或逆时针旋转探头来获得真正的神经短轴或长轴视图，并能帮助超声束与穿刺针对齐。⑥摆动在平面内倾斜摆动探头可能有助于改善穿刺针或解剖结构的显示。

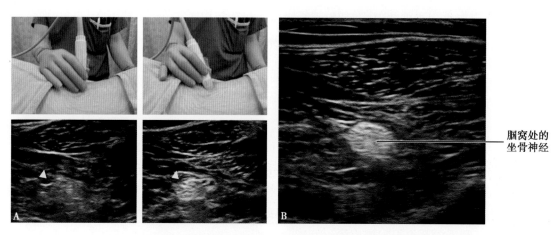

腘窝处的坐骨神经

图 10-2　探头倾斜的微调对于优化从目标结构返回的回波和提高图像分辨率
A 图中黄色箭头及 B 图中指示处表示腘窝处的坐骨神经。

2. 寻找神经或腔隙　对于很多周围神经阻滞，目标是显示各条神经，然后在神经附近注射局部麻醉剂。外周神经通常显示为多束状的回声结构特征，即大量低回声神经束周围被强回声结缔组织所包绕（蜂巢样表现）。中枢神经（如用于斜角肌间阻滞的颈腹侧支）超声扫描显示为单束状结构或少数几束神经结构，即只显示 1 条或几条低回声神经束，声像图上显示的神经束实际上是几组神经束，因为各条神经纤维间的胶原层非常薄，超声无法显示（图10-3）。

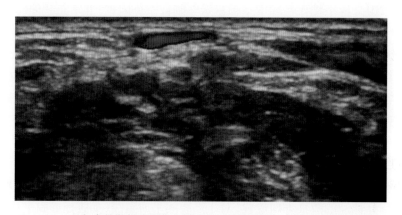

图 10-3　彩色多普勒超声图像在肌间沟水平的臂丛上通过颈外静脉血流

第二节　超声引导下神经阻滞自控镇痛

一、超声引导下连续神经阻滞术

连续外周神经阻滞（continuous peripheral nerve blocks，CPNB）是通过局部麻醉溶液的输注或间歇性推注来完成的。将一根导管放置在神经或神经丛附近，通过间断注射或持续输注，可使神经阻滞的时间延长。通过超声引导确定神经位置后，将一根可屈曲导管沿神经或神经丛放置，导管是通过无菌方式放置且一般可留置长达 7 日，不过留置时间往往取决于镇痛泵中的局部麻醉药容量。连续神经阻滞置管考虑因素包括神经周围导管放置的指征、导管的数量和位置、患者体重以及门诊与住院状态。

（一）设备

目前有许多套件可用来放置导管，它们通常包含一根穿刺针和一根导管，可能还有导管固定装置。大多数套件采用针内置管技术，但也有针外置管的产品。当需要用较长穿刺针且未计划行神经刺激时，可使用标准硬膜外穿刺套件进行连续置管技术。无菌的超声探头保护套也是必需的。部分医师选用医用胶来粘贴导管，因为采用针内置管技术时医用胶可减少渗漏。

（二）技术

可运用超声引导技术放置连续导管。先用单次 PNB 所采取的方法确定神经位置（使用超声引导和 / 或神经刺激），然后将柔韧的导管（针内置管或针外置管）置于神经附近，并将其固定于穿刺部位的皮肤上。如果遇到将导管推进到针尖以外的阻力，以下一种或多种技术可能会有帮助：①导管推进 0.5cm，同时抽针；②旋转指针约 45°；③将针抽出半厘米，再试一次；④用局部麻醉药、生理盐水或 5% 葡萄糖扩张神经周围间隙；⑤如果使用超声，针头仍应可见，可在放置导管前将针头重新放置在靠近神经的位置；⑥在超声引导下更容易将导管取出到正确的位置，因此大多数临床医师会优先将导管插入比最初需要的更远的位置。

（三）连续神经阻滞镇痛的适应证

目前应用神经周围导管的适应证并无明确标准，常作以下考虑：

1. 手术因素　留置 CPNB 导管术后镇痛适用于较复杂的手术，如关节融合或置换术，或范围不大但术后疼痛明显的手术，如肩部手术等。除了考虑特定的手术外也需要考虑是否采用术后物理治疗计划，有些患者手术范围并不太广泛，但需在术后短期放置关节被动运动装置，也可获益于神经周围导管提供的长时程镇痛。而且，骨科手术在术后第一天或更早期就启动积极的物理治疗越来越普遍，放置连续神经周围导管有助于镇痛和早期功能恢复，从而改善患者的康复质量。

2. 患者的个体因素　患者对疼痛耐受性较差，或慢性疼痛患者对镇痛药物的潜在耐药性，均可接受 CPNB。即使在经历不太复杂的手术或物理治疗时，CPNB 的镇痛效果也很确切。另外，对阿片类药物的镇静、致吐效应高度敏感的患者，可尝试行 CPNB 技术，以避免或减少术后应用此类药物治疗。

（四）连续神经阻滞镇痛的禁忌证

1. CPNB 的绝对禁忌证　患者拒绝；穿刺处或穿刺附近有皮肤感染；局部麻醉过敏。

2. CPNB 的相对禁忌证　全身感染；发热；筋膜室综合征的风险；易出血体质或抗凝治疗。

（五）神经周围导管的感染风险

留置导管感染风险是麻醉科医师决定神经周围导管置入前的主要顾虑之一。研究发现，CPNB

的感染并发症发生率在 0~3.2% 之间，但严重并发症，如脓肿形成需要外科引流的发生率为 0~0.9%。导管置入部位局部炎症的发生率为 0~4.3%，导管本身造成的细菌定植发生率达 0~57%，如果导管放置部位出现局部炎症或刺激症状，很可能已经发生导管细菌定植了。附着于导管最常见的微生物是表皮葡萄球菌，这也是皮肤表面分离出的最常见细菌，而 CPNB 诱发的全身感染或形成脓肿所分离出的最常见微生物是金黄色葡萄球菌。

发生导管细菌定植和相关感染的几个独立危险因素已被证实，最主要的危险因素是患者曾转入重症监护病房（ICU），可能是由于 ICU 患者经常伴有细胞免疫力受损，且 ICU 创伤患者的皮肤存在更大量的细菌，即使在放置 CPNB 时实施严格的无菌操作，感染的风险依然增加。另一个导致 CPNB 感染的重要独立因素是导管留置时间。一项研究表明，神经周围导管留置时间 >48h 可增加局部炎症和局部感染的风险，但在 1 416 个病例中，仅 1 例（0.07%）发生了全身感染。另一项研究发现，导管留置时间平均在四天以内的患者未发生感染，而留置时间平均大于 4 天的患者发生感染且需要行手术引流的概率增加。虽然 CPNB 留置期间的治疗窗较宽也较安全，但神经周围导管留置时间越长，发生感染的风险越高。其他造成神经周围导管感染的独立风险因素包括男性、未预防性使用抗生素以及导管置入部位。股部和腋窝部位由于存在大量皮脂腺，影响消毒效果，细菌定植发生率高于其他部位。

当置入连续导管时，应采用更严格的无菌技术和手术洞巾，无菌超声探头套使探头不直接接触无菌的阻滞区域，无菌的手术洞巾或手术巾用于铺盖操作区域。手术操作时应用抗生素可有助于最大程度地降低导管感染的风险，但因非手术疼痛控制而置入连续神经导管时，往往不需要应用抗生素。

（六）固定物品准备与导管放置

1. 固定物品准备　①超声仪；②频率合适的超声探头；③无菌手术衣、无菌手套、帽子和口罩；④皮肤消毒剂；⑤操作区无菌铺巾、纱布；⑥带橡皮筋的超声探头无菌保护套；⑦无菌超声耦合剂；⑧用于神经阻滞穿刺部位皮肤和皮下浸润的局部麻醉药。

2. 导管放置　①贝朗连续神经阻滞套件（Contiplex Tuohy 针，17G 穿刺针可放置 19G 导管；18G 穿刺针可放置 20G 导管，见图 10-4）；②无菌注射器内抽取适当容量的局部麻醉药；③无菌、柔软并有深度刻度标志的导管；④用于连接注射器 / 输液管的导管接头；⑤透明贴膜 Tegaderm^{IM}。

3. 镇痛泵　超声引导下置管成功，即连续智能化患者自控镇痛（Ai-PCA）泵，开启神经阻滞镇痛，实现远程监控镇痛管理、移动查房、智能质控、改善镇痛质量，提高患者满意度。

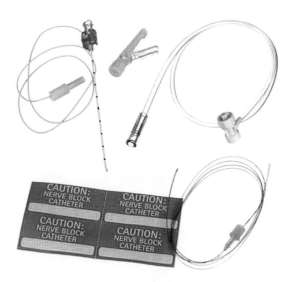

图 10-4　连续神经阻滞套件

（七）连续神经阻滞局部麻醉药输注和剂量方案

现有许多短效和长效局部麻醉药的研究，主要集中于长效局部麻醉药，如罗哌卡因、布比卡因和左布比卡因，但尚无确切研究结果证实哪种药物最适用于 CPNB，尤其是对行动自如的门诊患者。罗哌卡因是目前应用最普遍的 CPNB 输注药物，特别是对门诊患者，常用 0.2% 罗哌卡因，部分原因是罗哌卡因的局部麻醉药毒理学较安全、运动神经阻滞较轻微、价格合理。

麻醉科医师应确定局部麻醉药的输注速率，以及是否使用 PCA 功能。许多研究试图探寻 CPNB 的最佳剂量方案，但是放置神经周围导管的解剖部位（肌间沟、锁骨下或股神经等）、患者是住院的还是日间手术、有无使用特殊的局部麻醉药物、不同的外科手术、术后物理治疗计划都会影响 CPNB 输注方案的制定。研究发现，采用背景剂量持续输注复合 PCA 追加剂量在镇痛效果、减少麻醉镇痛药物用量、减轻睡眠紊乱、提高患者满意度方面均优于仅单独使用背景剂量输注或单独使用 PCA，该研究结果具有高度可重复性：上述复合策略尤其适用于中重度术后疼痛。另外，研究显示增加了 PCA 追加剂量的输注方案可降低背景输注速率；而且，在肝肾功能无异常的患者中，局部麻醉药物的血浆浓度在 CPNB 持续输注数日后仍在正常范围内。综上所述，目前暂无 CPNB 的最佳剂量方案，文献报道背景输注速率每小时 5～10ml，每间隔 20～60min PCA 追加 2～5ml 均可成功实施 CPNB。

二、几种常用的超声引导连续神经阻滞

（一）连续肌间沟臂丛神经阻滞

1. 适应证　适用手、前臂、上臂及肩部各种手术。

2. 操作步骤　皮肤消毒后，使用 5.0～13.0MHz 线性探头探查神经位置，将探头置于锁骨上窝并识别臂丛神经，同时保持臂丛神经在中央图像中，探头向头侧方向移动，直到臂丛神经可以在前臂之间识别和中斜角肌（图 10-5）。利多卡因进行皮肤局部麻醉，将 17 号 Tuohy 针在平面内插入并推进，直到它位于 C_5 和 C_6 神经干之间（图 10-6）。沿着神经干的方向，针头转动 90°，注射 2ml 0.2% 的罗哌卡因观察局部麻醉药浸润神经干情况，同时间歇性抽吸以排除置入血管内。在神经周围导管插入前给予 10ml 0.2% 罗哌卡因的负荷剂量。然后通过针头插入一根 19 号的神经周围

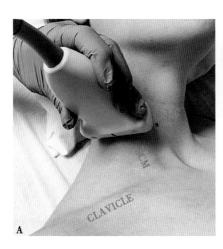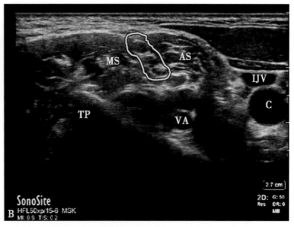

图 10-5　肌间沟臂丛神经定位及超声成像

A. 对于超声引导的肌间沟阻滞，超声换能器放置在锁骨上方颈部的水平（轴向）位置；B. 肌间沟阻滞的相应超声图像。白线位于肌间沟中的臂丛周围。CC：环状软骨；SCM：胸锁乳突肌；MS：中斜角肌；AS：前斜角肌；IJV：颈内静脉；TP：C_6 横突；VA：椎动脉；C：颈动脉。

导管，并在 C_5 和 C_6 神经干之间的针尖外推进 1.5cm 的深度（图 10-5）。所有导管均用皮肤缝线和 3M 敷料固定。15min 后使用酒精拭子评估臂丛神经阻滞，当受试者表现出手术区（从 C_5 到 C_6）涉及的皮肤皮节的冷感降低时被认为阻滞成功。

3. 镇痛方案　持续输注局部麻醉药镇痛配方：持续输注 0.2% 罗哌卡因 5～12ml/h，锁定时间为 60min（图 10-6，图 10-7）。

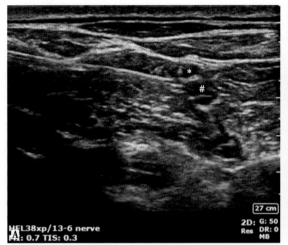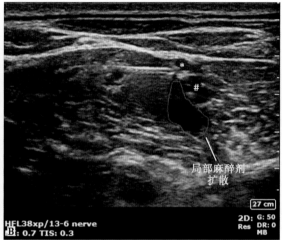

图 10-6　肌间沟臂丛神经穿刺针轨迹

A. 展示一个平面内的针轨迹，针尖穿过 C_5 和 C_6（分裂）神经根之间的椎前筋膜；B. 显示局部麻醉剂扩散，由蓝色突出区域标记，注射在 C_5 和 C_6 神经根外侧。*：C_5 神经根；#：C_6（分裂）神经根。

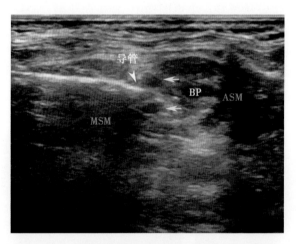

图 10-7　连续肌间沟臂丛神经阻滞外周导管留置

BP：臂丛神经；ASM：前斜角肌；MSM：中斜角肌。

（二）连续胸椎旁神经阻滞

1. 适应证　常用于乳房切除术、乳房整形手术及其他乳房手术、胸外科手术、肾切除术和肋骨骨折的麻醉和 / 或镇痛。

2. 操作步骤　患者侧卧位，手术部位在上方，使用超声引导定位每个目标椎旁间隙，使用无菌套管中的低频曲面阵列换能器，在横向约 3cm 的旁矢状位视图中识别出第三和第四胸椎之间的椎旁间隙到手术侧的中线（图 10-8）。在超声换能器的尾部的皮肤做局部麻醉，将一根 17 号的

Tuohy 针头通过超声换能器下方的平面内皮肤插入并指向椎旁间隙。通过针头注入生理盐水(5ml)以帮助打开椎旁间隙并观察胸膜向前移位,将神经周围导管插入针尖前端 2～4cm 处(图 10-9),将针从导管上抽出,缝线固定导管,3M 贴膜直接贴在穿刺点,随后固定注射口在同侧肚脐外侧。通过导管缓慢注射 15ml 0.5% 罗哌卡因,每 3ml 轻轻抽吸一次。在 30min 内使用酒精垫测试同侧神经支配的皮肤,患者对寒冷温度的感觉降低,则认为导管放置成功。

3. 镇痛方案 持续输注局部麻醉药镇痛配方:持续输注 0.4% 罗哌卡因 5ml/h,锁定时间 60min。

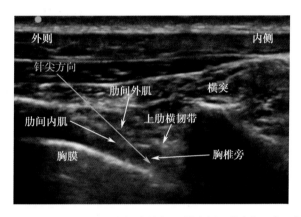

图 10-8 超声引导下胸椎旁神经阻滞注射图像(旁正中图)

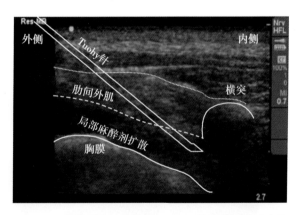

图 10-9 超声引导下胸椎旁 Tuohy 针置管模拟示意图

(三)连续腰丛神经阻滞

1. 适应证 适用于髋关节、股骨或膝关节手术后的长时间镇痛。

2. 操作步骤 嘱患者侧卧屈膝,选用低频凸阵探头。把探头放置于股沟旁 4cm 处,探头长轴平行于后正中线,可获得高回声、连续的骶骨板声像,向头侧移动探头直至连续的骨性声像出现缺损,即为 $L_5～S_1$ 关节突或横突间隙,继续向头侧移动探头可显示第 5 腰椎的关节突或横突声像,探头继续向头侧移动直至 $L_{3～4}$ 横突间隙(图 10-10)。超声下可显示呈"三叉戟"状的横突声像,横突浅层为竖脊肌,上下横突之间为腰大肌声像,横突下 1～2cm、腰大肌内可显示高回声的腰丛声像(图 10-11)。采用平面内进针,将无菌、绝缘的 17 号 Tuohy 针尖穿过竖脊肌进入腰大肌间隙,至目标神经周围回抽无血即可注射 20ml 0.2% 罗哌卡因,然后将神经阻滞导管(20 号)置入针尖外 5cm,然后将针拔出,使用无菌敷料将导管固定于皮肤。超声下可见药物在该间隙内呈梭形扩散。(由于需要大量的局部麻醉药来完成镇痛,因此一些人认为连续性腰丛阻滞不应常规用于术后镇痛。)

3. 镇痛方案　术后连续阻滞镇痛方案:0.2% 罗哌卡因,维持 7ml/h,单次剂量 3ml/h,锁定时间为 60min;对于持续疼痛严重患者维持 9ml/h,对于运动阻滞明显者维持 5ml/h。

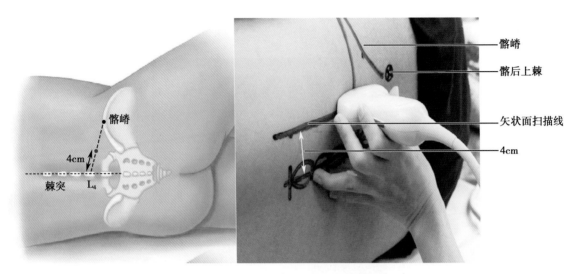

图 10-10　腰丛神经阻滞矢状面超声定位
患者取侧卧位,沿着从髂嵴到背部中线的 L_4 棘突的连线,中线外侧 4cm 处为进针点。

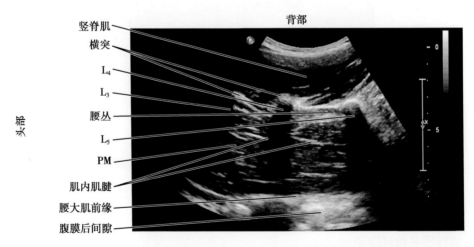

图 10-11　腰椎旁区矢状超音波显示腰丛为 L_4 和 L_5 横突之间腰肌后部的高回声结构
注意腰大肌内的肌内肌腱为高回声。

(四)连续腹横肌平面阻滞

1. 适应证　适用前腹壁皮肤、肌肉及壁层腹膜的镇痛。

2. 操作步骤　将无菌护套中的线性超声换能器横向放置在髂嵴和肋缘之间空间的腋中线处,并且在超声平面上确定的腹外斜肌、腹内斜肌和腹横肌(图 10-12),导管将放置在 T_{10}～L_1 神经彼此最接近的点。用 1% 利多卡因麻醉皮肤后,将 17 号 Tuohy 针插入超声换能器后部,并在平面内向前推进,最终针尖位置位于腹内斜肌和腹横肌之间。在直视下通过针头注射 10ml 生理盐水,以确认针尖的正确定位。将 19 号单孔开口尖端导管推进超过针尖 3～5cm(图 10-13),将针从导管上拔出,并用锚定装置和无菌封闭敷料将导管固定在患者的同侧胸壁上,通过导管注射 20ml 0.5% 罗哌卡因(图 10-14)。如果患者在局部麻醉药推注后 30min 内同侧 T_{10}～L_1 分布的冷感(酒精拭子)降低,则认为腹横肌平面阻滞是成功的。对于接受双侧手术(如脐疝修补术)的患者,随后在对侧插入相同方案的导管。

　　3. 镇痛方案　术后持续镇痛配方:持续输注 0.2% 罗哌卡因,单侧阻滞时 10ml/h,不设置患者自控量;双侧阻滞时为每侧 7ml/h,不设置患者自控量。

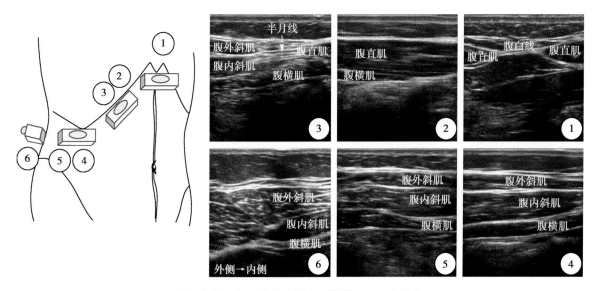

图 10-12　不同定位点超声下腹横肌平面的图像

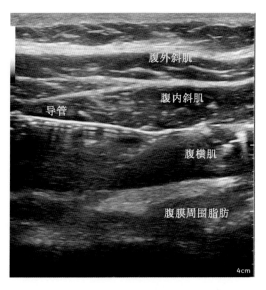

图 10-13　在腹内斜肌和腹横肌之间的导管

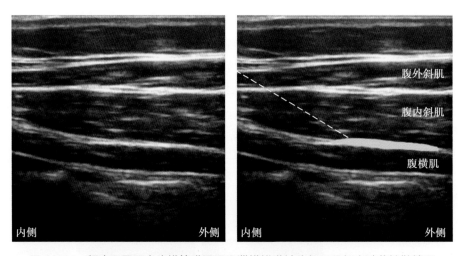

图 10-14　超声下平面内腹横筋膜平面阻滞模拟进针路径及局部麻醉药扩散情况

（五）连续收肌管神经阻滞

1. **适应证**　适用大隐静脉剥离或采摘；与坐骨神经阻滞相结合用于足踝内侧手术，膝关节手术的镇痛与多模式镇痛相结合。

2. **操作步骤**　患者于仰卧位，大腿外展并外旋以允许进入大腿内侧（图 10-15）。对皮肤进行消毒，并将换能器放置在前内侧，大约在大腿中段和远端三分之一的交界处或稍低处。如果动脉不明显，可以使用几种操作来识别它，包括彩色多普勒扫描，以及追踪从腹股沟折痕到尾侧的股动脉。一旦识别出股动脉，探头就会向远端移动以追踪动脉，直到它通过内收肌裂孔成为腘动脉。大隐神经阻滞应在动脉仍紧邻缝匠肌深部的最远端进行，从而最大限度地减少股内侧肌运动神经阻滞的量；收肌管神经阻滞通常在大腿中部附近更近端进行。将 Tuohy 针置入平面内，并使用 2～3ml 局部麻醉药来验证针在收管内隐神经附近的正确位置（图 10-16）。在超声引导下，置入导管，并在针头尖端前 2～3cm 处推进；通过导管注射局部麻醉药 2～3ml，验证局部麻醉药通过导管扩散的情况。将针从导管上拔出，并用锚定装置和无菌封闭敷料将导管固定。

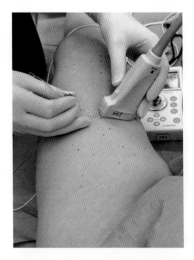

图 10-15　超声引导下收肌管神经阻滞
患者体位及超声探头位置

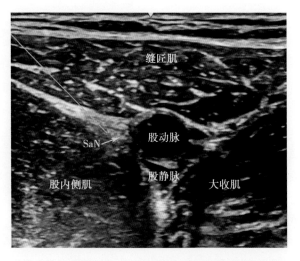

图 10-16　模拟针路、针尖位置和局部麻醉药初始分布
（蓝色阴影区域），麻醉大腿水平的隐神经（SaN）

3. 镇痛方案　术后连续镇痛配方：0.2% 罗哌卡因，8ml/h。

（六）连续股神经阻滞

1. **适应证**　适用股骨、髌骨、股四头肌腱、膝关节手术，髋部骨折镇痛。

2. **操作步骤**　当患者处于仰卧位时，对股骨折痕上的皮肤进行消毒，并将换能器定位以识别股动脉和神经。如果神经在动脉外侧不明显，则向近端或远端倾斜探头通常有助于对来自髂肌和更浅表脂肪组织的神经进行成像和突出显示。识别髂肌及其筋膜以及阔筋膜，识别股神经后，在距探头侧缘 1cm 处局部麻醉。针以横向到内侧的方向在平面内插入，然后向股神经推进（图 10-17）。一旦针尖与神经相邻（上方、下方或侧面），并在仔细抽吸后，注射 1～2ml 局部麻醉剂以确认针的正确放置（图 10-18），适当的注射将使股神经远离注射，置入导管，并在针头尖端 2～3cm 处推进，通过导管注射局部麻醉药 2～3ml，验证局部麻醉药通过导管扩散的情况。

3. **镇痛方案**　术后镇痛泵配方：0.15% 罗哌卡因，负荷量为 5ml，维持 5ml/h，PCA 追加 5ml，锁定时间 30min。

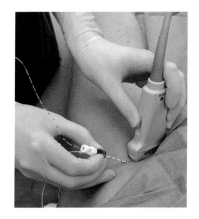

图 10-17　连续股神经阻滞患者体位及超声探头定位

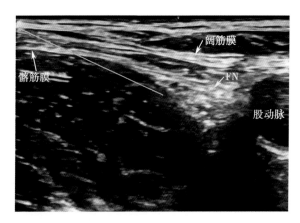

图 10-18　模拟针路和局部麻醉剂（蓝色阴影区域）扩散到神经阻滞股神经（FN）

（七）连续坐骨神经阻滞（经腘窝）

1. **适应证**　适用足部、踝部和跟腱手术。

2. **操作步骤**　患者仰卧位或侧卧位，通过将脚放在升高的脚踏板上或在助手将脚和脚踝稳定在床上时弯曲膝盖来完成（图 10-19）。皮肤消毒，超声探头定位以识别坐骨神经，如果神经不明显，将探头向脚倾斜可以帮助改善对比度，并将神经带出背景，向近端或远端滑动换能器可以改善图像质量并允许更好地可视化。建议在坐骨总神经和腓总神经开始分叉但仍在坐骨总神经鞘处进行神经阻滞。对于外侧入路，在探头外侧缘上方 2～3cm 处的大腿外侧做局部麻醉，从大腿外侧平面以水平方向插入针，并向坐骨神经推进（图 10-20）。导管在针尖外 4～5cm 处插入，导管置于腘窝坐骨神经鞘内，观察局部麻醉药在坐骨神经鞘内的注射情况，以确定导管的正确位，导管可以用 3M 贴膜固定在皮肤。

3. **镇痛方案**　术后连续神经阻滞镇痛配方：0.2% 罗哌卡因，负荷量为 5ml，维持 5ml/h，单次追加 5ml，锁定时间 60min。

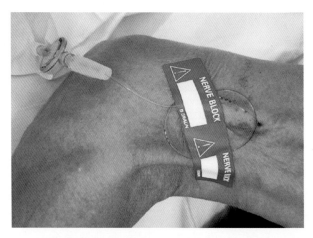

图 10-19　患者仰卧位,采用外侧入路在腘窝内连续阻滞坐骨神经

针位于坐骨神经的神经外鞘内,将导管插入针尖后 4~5cm 处。

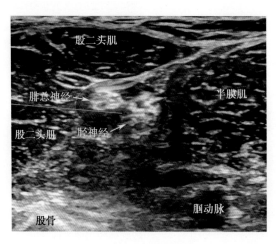

图 10-20　模拟针路径和局部麻醉剂分布,以使用外侧入路神经阻滞腘窝中的坐骨神经

第三节　超声引导下神经阻滞自控镇痛智能化

　　术后疼痛控制是术后患者管理的一个重要方面。尽管术后疼痛管理及其影响在近几十年得到了显著的关注,但它仍然是一个容易被忽视的主要挑战。术后镇痛方法有很多,其中最常见的是患者自控镇痛(patient controlled analgesia, PCA),镇痛泵分为机械镇痛泵和电子镇痛泵。随着互联网技术的快速发展,无线远程监测管理一体化无线镇痛系统应运而生。这是一种基于互联网的电子镇痛泵,结合物联网和人工智能的新型镇痛系统,称为智能化患者自控镇痛(Ai-PCA)。

一、Ai-PCA 系统

　　Ai-PCA 在无线环境下将电子 PCA 泵等移动终端与安装有信息控制系统的中央计算机服务器连接起来,实现了对 PCA 设备的远程监控、智能报警、智能分析评估、自动记录和保存关键信息,

Ai-PCA 显著增强了术后疼痛的动态管理,实践表明 Ai-PCA 与传统的 PCA 相比显著降低了术后中重度疼痛及相关不良反应的发生率,缩短了住院时间,提高了患者对术后的满意度,减轻疼痛。另外,Ai-PCA 实现了疼痛主观感受的客观表述,克服了 PCA 捕获与响应的技术缺陷,使镇痛医疗过程实现了连续动态管理和质控,使镇痛安全、高效、有序,确保患者安全、无痛、舒适地度过整个医疗期。

1. **镇痛泵组成**　镇痛泵系统由电子镇痛泵和镇痛管理系统组成,电子镇痛泵由输注装置和一次性专用储液药盒组成,镇痛管理系统由中央基站、病房基站和监测台组成,监测台包含镇痛管理系统软件。

2. **Ai-PCA 的特色**　①安全保障:镇痛终端具有管路限压单向阀等,显著提升医疗安全;②智能报警:具有管路堵塞报警智能判断,自动恢复功能,提高管理效率;③人文关怀:具有镇痛不足、镇痛欠佳提醒功能,形成标准化主动服务;④高效管理:无缝对接医院信息系统,实时传输存储查房评价等信息,生成 PCA 记录单智能质控;⑤自动生成 PCA 数据库、建立数据模型持续改进;⑥科研创新:数据挖掘,开展真实世界研究。

人工智能(AI)算法使机器能够以有监督或无监督的方式进行推理和做出决策。人工智能技术正在蓬勃发展,它们目前正在改变医疗实践,人工智能在多个医学领域已经超越了人类,例如基于医学或病理图像的疾病诊断以及心房颤动和癫痫复发的疾病活动监测。在麻醉深度监测、麻醉控制、风险预测和后勤管理等多个方面开展了人工智能应用的开创性工作;在疼痛管理中,人工智能已被用于术前疼痛咨询的患者。与生物神经电路一样,集成的 AI 应用程序除了使用特定AI 算法构建的中央模型外,还需要输入端和输出端。实际上,无线镇痛系统提供了 Ai-PCA 的硬件结构,即计算机服务器和向服务器发送信号和从服务器接收信号的终端。Ai-PCA 需要更具体的检测器来收集并向服务器发送更具体的信号,并为服务器配备 AI 模型。

二、临床实施细则

(一)工作流程(图 10-21)

1. **术前宣教和知情同意**　麻醉科医师与患者及家属充分介绍镇痛泵相关知识及风险,签署知情同意书;并教育患者或家属镇痛泵的使用方法及注意事项。

(1)注意事项:①在手术前、术中或术后将放置神经阻滞导管,手术后手术部位相应侧肢体出现麻木的感觉是正常的;②手术后 8～16 小时,强效局部麻醉会逐渐消失,可以更容易地移动你的肢体;当你恢复知觉时,你可能会感到不舒服;③镇痛泵会通过你的神经阻滞导管给你注射局部麻醉药。若还是觉得不适或者是疼痛,医师会开镇痛药进行辅助治疗;④可能有液体从神经阻滞导管周围漏出,这是局部麻醉,是正常的现象,但并不意味着镇痛泵不起作用;⑤如果神经阻滞导管漏了,告诉你的护士。神经阻滞导管可能脱落或意外拔出。如果发生这种情况请告诉管床护士,不要扔掉导管;⑥四处走动时要小心,由于局部麻醉,你的腿会很虚弱,可能无法支撑你的全部重量,需要有人帮你走路;⑦如果你的腿没有知觉时,请告诉管床护士,镇痛泵可能需要关闭一段时间,当能再次感觉到你的腿时,它可以重新打开。

(2)患者须知:①身上任何地方都有皮疹或荨麻疹;②嘴巴周围麻木;③嘴里有金属的味道;④耳鸣头晕;⑤混乱;⑥口齿不清;⑦胸部疼痛;⑧在你身体的任何地方抽搐;⑨癫痫发作(身体不受控制地颤抖或僵硬)。

2. **Ai-PCA 查房要求**(图 10-22)　①原则上每日至少查房 1 次,根据系统反馈信息,必要时增加查房次数,并在系统中做好相应治疗记录;②病区呼叫时应查房和查看系统,及时处理相关问题,特殊情况应主动、及时向上级医师及科主任汇报;③次日晨会上汇报查房情况,对疑难疼痛病例作简要讨论;自动生成查房及 Ai-PCA 记录单。

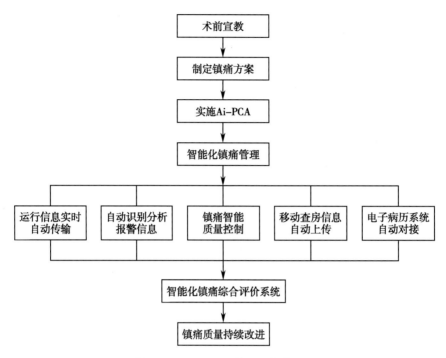

图 10-21　Ai-PCA 管理工作流程图

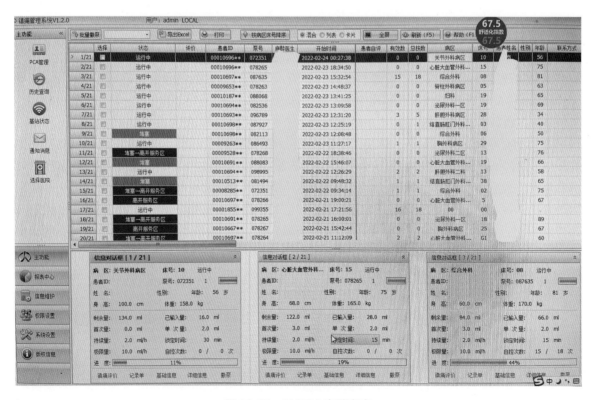

图 10-22　Ai-PCA 电脑查房

3. **查房内容** ①将常见问题列为查房评价主要项目，包括镇痛泵运行情况、报警处理、镇痛泵药液用量、各大病区网络基站是否正常等；②除常规查房评价外，出现"镇痛不足"报警（锁定时间内出现第3次无效按压时，系统报"镇痛不足"）、"镇痛欠佳"报警（1h内第4次触发有效单次剂量，系统报"镇痛欠佳"）和剧烈疼痛处理后1h内（系统自动提醒）应进行评价；③疼痛评分、恶心呕吐评分及镇静评分等相关评分；④连续外周神经阻滞查房除常规查房评价外，导管位置、漏液、运动感觉减退、肌力、患者意识等需要做评估记录。

（二）管理制度

1. **建立数据管理制度** 通过连接医院信息化系统，自动完成患者信息导入及存取，实施镇痛时系统自动记录并保存相关数据。

2. **建立核对制度** 系统自动生成并打印镇痛治疗单，便于交接核对。

3. **建立智能化查房制度** 明确查房内容及评价项目、查房周期及人员，根据相关要求及评价标准进行处理及评价。

4. **建立智能质量控制制度** 依据系统数据制定质量控制方案，患者基本信息、镇痛药配方、镇痛方式等信息须完整，特殊情况备注记录，须符合病历书写标准和质量管理的基本要求。

5. **建立智能考核制度** 依据系统提供的镇痛质量指数（AQI）制定高效的考核方案。

（三）质量控制

1. **原则** 全员参与、全程控制、全面质控。

2. **智能工具** 系统中的自控键按压频率、评价率、各类报警发生率、重要报警的处理时间、药液利用率、患者信息完整性等，综合反映了医护人员镇痛技术水平、评估患者的细致度、下达医嘱的精准性、管理的规范性等方面。系统对上述信息在某区域（如某医院、某地区）任意时间段（如24h）的情况，按一定的权重智能打分（百分制），生成的数据即为AQI。

3. **AQI应用** ①科室通常选择显示24h的AQI来直观反映镇痛质量，并利用质量控制循环（PDCA）对AQI显示出的问题持续改进；②可对某时间段内不同医护人员、不同科室、不同医院的AQI进行分析比较，促进质量持续改进。

（四）不良事件的预防及处理

Ai-PCA系统能够通过输注管路"堵塞"报警和异常的自控键按压频率等各类报警，分析并提示相关不良事件，便于急性疼痛服务（acute pain service，APS）成员早期发现。医务人员应掌握镇痛过程中可能出现的各种不良事件，并且能够分析原因，及时有效处理。

1. **导管脱落** ①常见原因：固定不牢、误操作等，导管意外脱落的概率为1%左右。②临床表现：导管脱出。③预防：缝合导管于皮肤或用手术胶水粘导管和皮肤能减少导管脱落；应用皮下隧道也有一定的作用，用穿刺针穿隧道时注意避免将导管切断或刺破。④处理措施：重新放置导管或改用其他镇痛措施。

2. **导管移位** ①常见原因：患者体动幅度过大、术后功能锻炼均可能导致导管移位，如连续肌间沟臂丛导管移位到胸腔、血管甚至椎间孔。②临床表现：原有的区域阻滞效果可能发生改变，并出现新的临床异常征象。③预防：导管置入后应检查导管尖端是否达到目标位置，并妥善固定导管，对于活动度较大部位导管置入时应预留充分导管活动空间。④处理措施：根据临床症状及相关检查来判断导管移位，必要时经导管造影检查。一旦发现导管移位，可根据具体情况采取措施，包括拔除导管。

3. **导管拔除困难** ①常见原因：导管在体内扭曲、打结，或与神经周围组织牵连。导管拔除困难的概率很小。②临床表现：导管不能顺利拔除，拔导管时患者有严重的疼痛感或神经刺激症状（异感）。③预防：避免留置导管太长，一般3～8cm。放置导管遇到阻力较大时避免强行置入。

④处理措施：无菌操作下皮肤或皮下切开寻找原因。强行拔除导管可能会导致导管断裂或神经损伤。一旦导管拔断，留在体内的部分如果感染的概率比较小，不一定需要手术取出。

4. 导管穿刺部位渗漏 ①常见原因：局部组织疏松，导管放置过浅，粘贴不紧密、使用抗凝药物等。②临床表现：渗漏是常见的不良反应，表现为导管穿刺部位有液体渗出，伴发神经阻滞效果不全或无效。③预防：使用皮下隧道，导管妥善固定、粘贴等。④处理措施：更换敷料，必要时更换镇痛方法。

5. 肌肉细胞毒性 ①常见原因：较大剂量的局部麻醉药注射到目标神经周围，偶尔可导致局部肌肉毒性反应。研究显示，这种毒性反应具有剂量、浓度和时间相关性。②临床表现：神经阻滞作用消退后仍存在无法用手术损伤解释的肌肉无力或肌肉疼痛等症状，可考虑出现局部麻醉药肌肉毒性损伤。③预防：避免使用高浓度局部麻醉药物，特别是布比卡因，一般将布比卡因浓度控制在 0.375% 以下，罗哌卡因 0.5% 以下。连续神经阻滞时使用较低浓度局部麻醉药，并尽量缩短使用时间，超过 48h 肌肉毒性反应风险会增加。

三、连续神经阻滞自控镇痛智能化

连续神经阻滞不仅用于控制上肢和下肢大手术患者的疼痛，还为腹部、整形、泌尿外科、妇科、胸部和创伤手术的患者提供围手术期镇痛。局部麻醉剂的输注方案必须考虑患者手术前后的状况、与手术相关的手术压力的性质和强度，以及可能需要立即恢复功能。有文献报道，对术后疼痛患者进行个体化的药物治疗能够更好地控制疼痛。此外，APS 小组对 CPNB 患者实施全程干预不仅可降低镇痛不全发生率，减轻 CPNB 患者术后 24h 内的疼痛，提高患者的舒适度和满意度，还可以减少镇痛药物的使用量。CPNB 的智能化管理系统可实现对镇痛相关数据进行自动采集，重现 CPNB 过程，分析镇痛效果。广泛应用的智能化管理系统形成庞大的数据库信息，可为制定术后镇痛药物配方、剂量和参数设定提供更好的研究平台，也为镇痛的质量控制提供更真实可靠的数据，不断促进术后镇痛的规范化管理。相比传统的 CPNB 镇痛泵，术后镇痛智能化管理系统可实现院内镇痛泵信息化管理，并使用移动终端进行监控、查房、随访评价和记录等，大大节省了人力，又快捷高效（表 10-2）。

1. **疼痛治疗智能管理** 实时监控患者疼痛治疗，及时掌握患者治疗状况（包括药物用量、镇痛药追加次数、患者镇痛评分等），对于镇痛不足、镇痛欠佳提示可以同时同步到监测端，提醒医务人员紧急处理，提高医护人员的工作效率，满足患者的治疗需求。另外，若镇痛管路发生堵塞，系统能智能自检，畅通后自运行。

2. **移动查房** 应用互联网实现信息化查房评价，实时监控各病区镇痛泵运行状态，评估患者疼痛，查看镇痛参数，评估镇痛相关不良反应，进行干预，再评估，医护人员随时随地关爱患者。

3. **舒适化指数** 镇痛质量指数（AQI）质量控制进入 Ai 时代。选择显示 24h 或任意时段的 AQI 可直观反映镇痛质量，利用 PDCA 循环对 AQI 显示出的问题持续改进，使质控工作日常化、智能化。可对某时间段内不同医护人员、不同科室、不同医院的 AQI 进行分析比较，提高质控中心的管理效能，促进区域质量持续改进，提高患者满意度。

4. **远程体征监护** 与生命体征监护仪、二氧化碳监护仪等对接，获取监护数据，经智能分析，可预警、预测、预防不良事件的发生，为镇痛保驾护航。

5. **智能质控系统** 数据自动传输，自动生成 PCA 记录单，与医院信息系统无缝对接，智能质控系统对镇痛管理系统（WAMS）数据库进行挖掘和分析，使日常质控智能化，自动建立 PCA 数据库，为真实世界的研究提供了宝贵的工具。

表 10-2 骨科手术和创伤中连续神经阻滞的适应证及 CPNB 输注方案

外科手术或创伤	连续神经阻滞	输注方案
全肩关节置换术、肩半关节置换术、肩袖修复术、肩关节融合术、"冻结"肩关节物理治疗、二头肌手术、肱骨近端骨折	臂丛神经阻滞（肌间沟入路）	初始推注：0.5% 罗哌卡因 20ml；连续输注：0.2% 罗哌卡因 5~10ml/h
肱骨远端骨折、肘关节成形术、肘关节融合术、桡骨骨折和手术、尺骨骨折和手术、腕关节融合术、再植入手术、上肢大创伤	臂丛神经阻滞（锁骨上／锁骨下／腋窝入路）	初始推注：0.5% 罗哌卡因 20ml；连续输注：0.2% 罗哌卡因 5~10ml/h
单侧：开胸和大乳房手术（$T_{4~5}$）、肋骨骨折、肾切除术（T_7） 双侧：剖腹手术（T_8）、膀胱切除术（T_{10}）	胸椎旁神经阻滞	初始推注：0.5% 罗哌卡因每根导管 15ml；连续输注：0.2% 罗哌卡因每根导管 5~10ml/h
初次全髋关节置换术、翻修 THA、股骨骨折	腰丛神经阻滞	初始推注：0.2%~0.5% 罗哌卡因 20ml；连续输注：0.2% 罗哌卡因 5~10ml/h
股骨骨折、前交叉韧带重建、髌骨修复、全膝关节置换术、膝关节物理治疗	股神经阻滞	初始推注：0.2%~0.5% 罗哌卡因 20ml；连续输注：0.2% 罗哌卡因 5~10ml/h
全膝关节置换术、后交叉韧带重建	股神经＋坐骨神经阻滞（骶旁／臀肌／臀下入路）	初始推注（检查足背屈后）：0.2% 罗哌卡因 6~12ml；连续输注：0.1%~0.2% 罗哌卡因 3~8ml/h
胫骨骨折及手术、腓骨骨折及手术、踝关节融合术、距下融合术、全踝关节置换术、拇外翻修复术	坐骨神经阻滞（前侧／臀侧／臀下侧／腘外侧入路）	初始推注（检查足部主动背屈后）：0.2%~0.5% 罗哌卡因 5~10ml；持续输注：0.1%~0.2% 罗哌卡因 5~10ml/h
踝关节融合术、全踝关节置换术	股神经或大隐神经＋坐骨神经阻滞	初始推注：0.2% 罗哌卡因 20ml；持续输注：0.1% 罗哌卡因 5~10ml/h

（郑 彬 罗洁荣 许立新）

参 考 文 献

[1] BINGHAM AE, FuR, HORN JL, et al. Continuous Peripheral Nerve Block Compared With Single-Injection Peripheral Nerve Block[J]. Regional Anesthesia and Pain Medicine, 2012, 37(6): 583-594.

[2] HARAK, SAKURAS, YOKOKAWAN, et al. Incidence and effects of unintentional intraneural injection during ultrasound-guided subgluteal sciatic nerve block.[J]. Regional Anesthesia & Pain Medicine, 2013, 38(1): 72-72.

[3] DOCHERTY RJ, FARMER CE. The Pharmacology of Voltage-Gated Sodium Channels in Sensory Neurones[M]. handbook of experimental pharmacology, 2009.

[4] SOEDING PE, SHA S, ROYSE CE, et al. A randomized trial of ultrasound-guided brachial plexus anaesthesia in upper limb surgery.[J]. Anaesthesia& Intensive Care, 2005, 33(6): 719-725.

[5] DIFAZIO, COSMO, A, et al. Comparison of pH-Adjusted Lidocaine Solutions for Epidural Anesthesia[J]. Anesthesia & Analgesia, 1986, 65(7): 760-764.

[6] SZABO TL, LEWIN PA. Ultrasound Transducer Selection in Clinical Imaging Practice[J]. Journal of ultrasound in medicine: official journal of the American Institute of Ultrasound in Medicine, 2013, 32(4): 573-582.

[7]　KARMAKAR MK, Li JW, KWOK WH, et al. Sonoanatomy Relevant for Lumbar Plexus Block in Volunteers Correlated With Cross-sectional Anatomic and Magnetic Resonance Images[J]. Regional Anesthesia & Pain Medicine, 2013, 38(5): 391-397.

[8]　KSINET, ROMUNDSTAD L, ROSSELAND LA, et al. The effect of needle tip tracking on procedural time of ultrasound-guided lumbar plexus block: a randomised controlled trial[J]. Anaesthesia, 2020.

[9]　SHINSW, BYEON GJ, YOON JU, et al. Effective analgesia with ultrasound-guided interscalene brachial plexus block for postoperative pain control after arthroscopic rotator cuff repair[J]. Journal of Anesthesia, 2014, 28(1): 64-69.

[10]　YANOVSKI B, GAITINI L, VOLODARSKID, et al. Catastrophic complication of an interscalene catheter for continuous peripheral nerve block analgesia[J]. Anaesthesia, 2012, 67(10): 1166-1169.

[11]　ILFELD BM, MADISON SJ, SURESH PJ, et al. Treatment of postmastectomy pain with ambulatory continuous paravertebral nerve blocks: a randomized, triple-masked, placebo-controlled study.[J]. RegAnesth Pain Med, 2014, 39(2): 89-96.

[12]　HEIL JW, NAKANOTE KA, MADISON SJ, et al. Continuous Transversus Abdominis Plane(TAP)Blocks for Postoperative Pain Control after Hernia Surgery: A Randomized, Triple-Masked, Placebo-Controlled Study[J]. Pain Medicine, 2015(11): 1957-1964.

[13]　HANSON NA, ALLEN CJ, HOSTETTER L S, et al. Continuous Ultrasound-Guided Adductor Canal Block for Total Knee Arthroplasty: A Randomized, Double-Blind Trial[J]. AnesthAnalg, 2014, 118(6): 1370-1377.

[14]　PENG L, REN L, QIN P, et al. Continuous Femoral Nerve Block versus Intravenous Patient Controlled Analgesia for Knee Mobility and Long-Term Pain in Patients Receiving Total Knee Replacement: A Randomized Controlled Trial[J]. Evidence-BasedComplementray and Alternative Medicine, 2014, 2014(12): 569107.

[15]　中华医学会麻醉学分会 "智能化病人自控镇痛管理专家共识" 工作小组. 术后智能化病人自控镇痛管理专家共识 [J]. 中华麻醉学杂志, 2018, 38(10): 1153-1157.

[16]　WANG R, WANG S, DUAN N, et al. From Patient-Controlled Analgesia to Artificial Intelligence-Assisted Patient-Controlled Analgesia: Practices and Perspectives[J]. Frontiers in Medicine, 2020, 7(1): 145.

[17]　佘守章. 我国由患者自控镇痛到自主创新智能化产品临床应用研究的发展历程 [J]. 中华疼痛学杂志, 2023, 19(1): 167-172.

第十一章　围手术期镇痛智能化管理系统

目录

第一节 镇痛智能化管理系统的架构及运行模式

1846年10月16日，Dr.Morton首次公开乙醚麻醉演示成功，拉开了现代麻醉学科发展的序幕，迄今为止临床麻醉与镇痛已有近170年的发展历史。1985年，美国和德国率先推出以麻醉科医师为主导、医护小组形式的急性疼痛服务（acute pain service，APS）。1995年美国疼痛学会提出应将疼痛列为与呼吸、血压、脉搏、体温并重的第五大生命体征。大量临床研究表明术后镇痛不足可严重影响患者术后康复，随着快速康复外科（enhanced recovery after surgery，ERAS）新理念的提出，术后有效镇痛作为ERAS的关键步骤和核心要素，越来越受到关注。术后镇痛经历漫长的发展历程，在提高患者术后康复方面发挥了重要作用。如何利用现有的技术提高镇痛效果，并制定相应的临床镇痛管理规范是目前解决镇痛问题的关键。

一、提升术后镇痛工具技术，实现术后镇痛智能化管理

20世纪70年代初Sechze等人提出一种经医护人员预测患者术后疼痛程度和自身情况，设置镇痛药物种类和剂量，再交由患者"自我管理"的镇痛技术，即患者自控镇痛（patient controlled analgesia，PCA），与传统的单次静脉注射、肌内注射和硬膜外等给药方式相比，PCA具有血药浓度稳定、镇痛效果好、个体化按需给药、并发症发生率少等优点；目前广泛用于术后镇痛。虽然提高了个体化用药水平，但临床上仍有相当比例的患者术后疼痛没有得到有效缓解，且不良反应发生率高，其主要原因是医务工作者对术后镇痛过程的镇痛泵运行情况、自控键按压频率、报警信息、查房评价等关键信息不能实时获取与反馈。为解决这些问题，在传统PCA基础上，结合物联网创建了人工智能的新型镇痛系统，即智能化患者自控镇痛（Ai-PCA）。Ai-PCA具有远程监控、智能报警、智能分析与评估等功能，可自动记录并保存自控键按压频率和背景剂量等信息，显著延长了医嘱执行时间，实现了术后镇痛过程的动态管理。

Ai-PCA是互联网技术在镇痛领域的具体应用，实现了高精度输注、无线远程监控及信息化，改变了传统的临床工作模式，为镇痛工作提供了极大的便利。Ai-PCA通过与医院的HIS及手麻系统无缝对接，将患者的基本信息及镇痛信息同步到监测台，使医护人员可以对使用中的智能镇痛终端进行集中化和实时的监控，因此，Ai-PCA能有效地对患者在镇痛期间的各项镇痛相关参数、报警信息、患者自控情况进行实时提醒、报警及记录。Ai-PCA在实现PCA信息化的基础上，根据患者及临床实际工作需要，进行了智能化的创设：①对堵塞报警后，智能镇痛终端能自动检测管路是否通畅，如通畅后则自动按原参数运行；②在一个锁定时间内无效按压第3次则中央镇痛监测台报警为"镇痛不足"；③网络内的智能镇痛终端消除了床边报警声音并将报警直接上传至中央镇痛监测台，避免了床边报警声音对患者及家属的干扰，同时显示在中央镇痛监测台的实时报警分类使医务人员既能实现主动服务，又能够判别轻重缓急，适时处理，方便了医务人员规范化、信息化、安全、高效管理镇痛患者。同时Ai-PCA形成的数据库及其质控分析系统将对镇痛质量分析及实效医学研究发挥重要作用，符合等级医院术后镇痛必须建立相应数据库的要求及其质量控制的本质要求。

Ai-PCA实现了患者镇痛管理的信息化、智能化，为规范，高效管理镇痛患者打下了坚实的基础，术后查房可以让麻醉科医师从手术室走向病房，从术中医师转变为围手术期医师。因此，麻醉科可以通过安排麻醉科医师轮流查房，只有这样才符合医疗质量控制必需的反馈原则，也是麻醉科人才培养和学科发展的重要基础及内生动力，故围手术期镇痛管理需要相应的模式。Ai-PCA

作为麻醉科医师,麻醉护士,急性疼痛服务小组甚至多学科疼痛管理组织的重要手段,需要形成规范的术后患者自控镇痛模式,即在正确的理念指导下,不断改进医疗技术,设备技术,同时不断优化工作流程,用相应制度进行保障,才能达到安全,高效,有序的管理目标,使患者安全、无痛、舒适地度过整个围手术期。

二、充分利用智能化镇痛系统,形成镇痛管理规范模式

手术后患者分布于全院多个科室,分布区域广,无法即时获取患者镇痛效果及相关问题信息,无自己的病房单元及固定的医护团队和相应治疗护理服务是影响术后镇痛管理的核心因素。为了解决这些问题,结合"云技术"理念实现术后镇痛远程集中管理。麻醉科疼痛"云病房"管理模式是应用 ZigBee 技术,融合物联网概念和人工智能技术,结合麻醉科疼痛管理现况建立的术后疼痛管理新模式,实现了患者信息的全程监测显示,建立了患者信息的云端病历系统。通过病房要素分析,建立的专职医师、护士团队与云端病历系统使得麻醉科疼痛"云病房"具备了完整的病房要素。明确医护职责及工作内涵,建立三级质控管理模式,使得所有手术后镇痛患者在"云病房"内跨越空间限制,由医师、护士统一观察及治疗。通过有效的三级质控管理,不断发现各环节及结果指标中存在的问题,为持续改进奠定了基础。实施过程中,对多个环节及相关内容不断优化,保障了目标的有效实施,是适用于临床特点的术后患者疼痛管理模式。麻醉疼痛"云病房"管理模式解决了术后疼痛管理患者分布广的难题,可以实现对各科室的麻醉手术患者进行统一管理,通过实施该模式有效降低了患者术后疼痛及相关不良反应的发生率。国内已经有部分医院麻醉科针对术后疼痛管理患者涉及科室多,分布范围广,管理难度大的难题,创建了麻醉科疼痛"云病房"管理模式,有效解决了麻醉科疼痛管理存在的难题,提高了患者术后疼痛管理质量。经过麻醉科疼痛"云病房"管理模式构建及应用后,患者术后疼痛发生率由应用前的 14.10% 下降至应用后的 2.63%;恶心、呕吐发生率由应用前的 10.19% 下降至应用后的 6.49%;满意率由应用前的85.31% 增加至应用后的 99.35%;医护人员镇痛相关知识掌握率由应用前的 82.38% 提升应用后的96.83%。具体实施如下。

（一）确定麻醉科疼痛"云病房"管理模式三要素

1. **明确麻醉科疼痛"云病房"三要素** 传统病房管理要素是以患者为中心,医师诊疗、护师护理及患者病历系统组成的三要素,麻醉科疼痛"云病房"三要素:①麻醉科专职疼痛管理医师负责患者术后疼痛诊治。②麻醉科疼痛管理护士负责患者术后随访、宣教。③建立基于 ZigBee 技术的物联网,实现全院术后疼痛管理患者信息"云病房",中央站终端查看,发现问题并立即处理,见图 11-1。

2. **构建麻醉科疼痛"云病房"管理模式** 见图 11-2。

（二）麻醉科疼痛"云病房"运行

1. **麻醉科疼痛"云病房"运行模式** 在病区设置相应数量的基站,并与医院 HIS 对接,通过无线镇痛泵的输注装置反馈,使用电子镇痛泵的患者信息可显示在麻醉手术部中央站,麻醉手术部医护人员可进行患者镇痛效果查看,发现问题立即处理。麻醉科疼痛"云病房"运行的三要素:根据病区空间大小设置适宜数量的基站;无线镇痛泵的输注装置;中央监测台。

2. **麻醉科疼痛"云病房"中央站信息传输模式** 基于 ZigBee 技术,根据各手术病区空间区域,在病区安置适宜数量基站,使用电子镇痛泵患者信息即可通过基站全程监测,当患者手术结束后,患者信息进入"云病房"病历系统中,麻醉科疼痛管理医师、护士可以在科室中央站查看患者信息,见图 11-3。

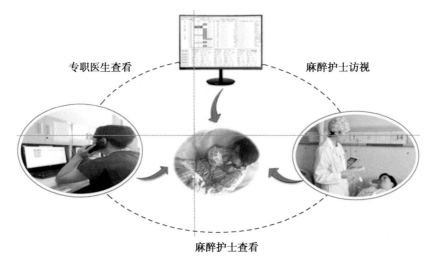

图 11-1　麻醉科疼痛"云病房"管理要素图

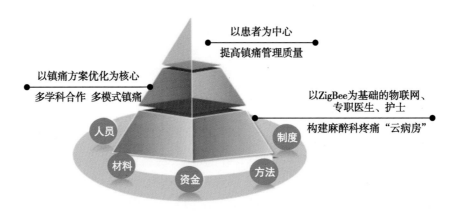

图 11-2　麻醉科疼痛"云病房"管理模式图

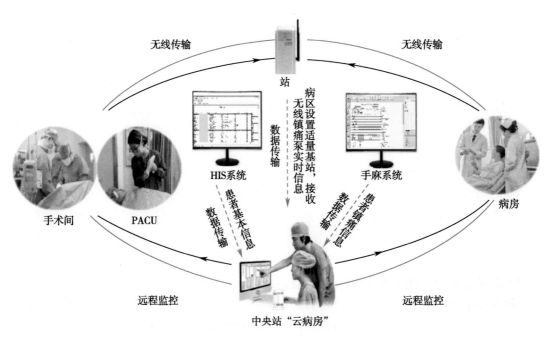

图 11-3　麻醉科疼痛"云病房"中央站信息传输模式

3. 麻醉科疼痛"云病房"中央站患者预警信息设置　根据疼痛管理目标设定智能化管理提示功能,具体为:①患者出现恶心、呕吐等不良反应夹闭输注管时,中央站会提示"堵塞";②锁定时间内出现第 3 次无效按压时,中央站会报警提示"镇痛不足"等设置,使得疼痛管理医师、护士及时发现问题。

4. 麻醉科疼痛"云病房"管理流程(图 11-4)

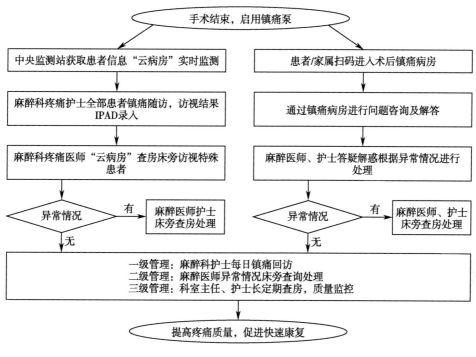

图 11-4　麻醉科疼痛"云病房"管理流程

5. 麻醉科疼痛"云病房"质量控制模式　制定麻醉科疼痛"云病房"质量控制管理制度,设置专职麻醉科疼痛管理医师、护士进行麻醉手术后患者疼痛管理工作,并建立三级质量控制管理模式。

术后查房让麻醉科医师从手术室走向病房,从术中医师转变为围手术期医师,充分了解麻醉方案对患者康复的影响及术后镇痛的效果,是确保镇痛质量,满足患者心理需求,体现麻醉科医师人文关怀的有力举措。

(三)麻醉科医师 24h 指导负责制,建立智能化查房制度

Ai-PCA 具有数据实时传输功能(智能化镇痛终端正常运行,数据 20min 上传 1 次,其他按压、报警情况实时上传),通过观察中央镇痛监控台的报警信息(智能化终端的运行情况,包括设定的参数、已收入量、按压次数等),麻醉科医师可以发现镇痛中的问题。应安排麻醉科医师 24h 指导负责制,做好中央镇痛监控台的当面交接工作。

1. **查房制度**

(1)治疗记录:原则上术后 72h 内,每日至少查房 1 次,根据系统反馈信息,必要时增加查房次数,并在系统中做好相应治疗记录。

(2)及时处理:病区呼叫时应查房和查看系统,及时处理相关问题,特殊情况应主动、及时向上级医师及科主任汇报。

(3)病例讨论:次日晨会上汇报查房情况,对疑难疼痛病例作简要讨论;自动生成查房及 Ai-PCA 记录单。

2．查房内容

（1）评价标准：将常见问题列为查房评价主要项目，制定评价标准，对未列明情况记录于其他栏或备注中。

（2）报警处理：除常规查房评价外，出现"镇痛不足"报警（锁定时间内出现第 3 次无效按压时，系统报"镇痛不足"）、"镇痛欠佳"报警（1h 内第 4 次触发有效单次剂量，系统报"镇痛欠佳"）和剧烈疼痛处理后 1h 内（系统自动提醒）应进行评价。

（四）重视疼痛宣教

对患者进行疼痛控制的宣教能减少患者对术后镇痛治疗的不配合，提高镇痛药物治疗的效果。研究结果表明，疼痛控制教育的满意程度能预测整体满意度，不论患者疼痛程度如何，如果对患者进行疼痛控制知识的教育可以改善患者对疼痛控制的满意度评分。因此，APS 团队应该改变常规术后查房的模式，可以在术前就介入手术患者的疼痛教育，通过多途径、多地点、多模式的疼痛控制教育，分别在病房、复苏室等通过口头宣传教育、发放小册子及疼痛尺子、观看影像及制作术后镇痛的视频等，让患者对自控镇痛有比较全面的了解，提高患者对术后自控镇痛的依从性。

1．丰富文字宣教材料　包括：①设计内容丰富、全面的文字版疼痛相关知识宣教材料；②统一、规范医院疼痛评分，并在病房展示；③设计无线镇痛泵使用相关说明材料，放置于病房护士站及粘贴于镇痛泵上，方便患者及家属查看。

2．贯穿全程的宣教　包括：①建立无痛管理相关知识宣传公众号、术后镇痛答疑微信号；②科室文化宣传组护士每周早晨在患者家属等候区进行镇痛相关知识宣讲，并拍摄镇痛相关视频循环播放，供家属随时观看。在麻醉复苏室内患者清醒后，护士对患者进行疼痛管理知识宣教；在患者转运病房途中，护士对患者和家属进行疼痛管理知识宣教；在病房内，护士进行镇痛访视时再次对患者和家属进行疼痛管理知识宣教。

（五）数据汇总持续改进，优化镇痛管理方案

通过每月术后镇痛数据分析，不断优化镇痛方案。包括：疼痛剧烈手术患者镇痛，在目前的 ERAS 理念引导下，为减少不良应激，术中联合局部麻醉、神经阻滞、硬膜外麻醉和静脉使用阿片类药物的多模式镇痛；对于存在术后恶心、呕吐危险因素的患者，调整镇痛泵配方，加用右美托咪定或者加用地塞米松等，或者联合局部麻醉、神经阻滞、硬膜外麻醉等减少阿片类药物用量；通过不断汇总临床术后镇痛数据，科室建立统一术后镇痛方案，个性化输注；建立全员知识培训，同质化镇痛泵操作规范。

麻醉科疼痛"云病房"管理模式能够减少患者术后镇痛不良反应，提升患者满意率，提高医护人员镇痛知识掌握率。疼痛是机体对伤害性刺激的主观感受，是一种令人不快的情感体验。因此，患者及其家属了解镇痛相关知识，掌握镇痛泵使用方法，患者主动评估、反馈疼痛，有效进行自控镇痛是术后疼痛管理的重要环节。"云病房"监测站可持续监测患者镇痛管理全程信息，当出现各类异常报警时，医师护士便会床旁访视患者，现场处理问题，并向患者再次讲解镇痛泵使用方法及镇痛理念。同时，基于对"云病房"患者访视信息的读取及三级质控，麻醉科医师团队在标准化配方及个性化输注的基础之上，应用多模式镇痛理念，联合使用神经阻滞，不断优化镇痛方案，有效提升了镇痛效果。针对患者及家属在镇痛泵使用中存在的问题，建立了"云病房"管理模式中由麻醉科护士实施的贯穿全程、形式多样的宣教模式。为了规范评估方法，医院护理部组织制作全院统一的疼痛评估工具，并在每个病房内张贴；在病区护士站放置镇痛泵使用异常情况处理方法及镇痛专用电话号码及微信二维码，方便病房医护、患者及家属与麻醉科疼痛管理医师及护士沟通。全程多途径宣教模式使得患者、家属、病房护士可通过微信平台及专用电话及时反馈问题，早期的反馈及处理有效降低了不良反应的发生率。通过实施麻醉科疼痛"云病房"管理模式,患者术后疼痛发生率及镇痛泵相关不良反应发生率均明显下降,患者满意率显著提高,是有效的术后疼痛管理模式。

综上所述,麻醉科疼痛"云病房"管理模式是符合麻醉科疼痛管理现况的有效疼痛管理模式,可减少患者术后恶心、呕吐发生率,提高患者满意率及医护人员镇痛知识掌握率,可在临床中广泛推广应用。

第二节　围手术期智能化镇痛的注意事项

近年来,由于对疼痛的发生和发展有了进一步的了解,特别是麻醉专业的基础理论和技术的进步,以及镇痛设备和手段的日臻完善,麻醉人员的素质提高等,使术后镇痛的质量和安全性都有了很大的提高。尽管如此,我们仍然不能完全避免术后镇痛不良反应的发生,并且观察处理不及时将影响患者整个康复过程。医务人员应掌握镇痛过程中可能出现的各种异常生命体征和不良反应,并且能够分析原因,及时有效处理。PCA 使用过程中的危险,大部分是人为因素造成的,因此必须建立明确的制度,尤其需要强调的是,在任何情况下,都要尽可能加强监护,及时发现和处理各种意外,其中还包括外科手术本身所引起的并发症。

一、镇痛不全

多种原因可以导致术后镇痛不全的发生。首先可能由于 PCA 使用不当。PCA 对患者来说是一种陌生的镇痛方式,要设法消除患者的紧张心理,在保证安全的前提下充分考虑患者的个体差异以及手术创伤的大小,灵活多样地制定个性化镇痛方案,适度追加单次剂量。其次可能是由于PCA 通路发生折叠、扭曲、甚至脱落,导致镇痛药液进入体内不足,这时患者会烦躁不安、出汗、血压升高,护理人员应认真观察,仔细检查 PCA 通路各个环节,发现问题及时调整。智能化患者自控镇痛系统默认设置:单个设定锁定时间内,无效按压第三次,系统即提示"镇痛不足"报警;一个小时内第 4 次触发有效单次剂量,系统提示"镇痛欠佳"报警,应立即主动访视患者,予以相应措施。手术后疼痛程度不会持续不变的,在患者翻身、咳嗽、功能锻炼和换药等活动时,疼痛往往会加剧。另外,手术后第 1 天的疼痛程度也比第 2 天严重。因此,镇痛泵恒速给药往往不能使镇痛效果满意。Ai-PCA 可以实现患者在活动前或者在轻度疼痛时即开始使用镇痛泵,而患者在达到中重度疼痛时 APS 医师可以根据患者情况及时调整镇痛泵参数或给予非甾体类或者其他镇痛药。这样一方面增加了镇痛药的血药浓度,实现了个体化给药、按需给药的目标;另一方面在疼痛发作之前即进行镇痛,可以防止疼痛刺激神经引起中枢敏感化。因此,智能化患者自控镇痛可以实现以疾病为基础的个体化镇痛,能够根据手术部位、大小、疼痛强度,依据患者年龄、性别、基础疾病,制定更为安全有效的个体化镇痛方案,促进患者术后快速康复,减少医疗资源消耗。

二、恶心呕吐

PONV 是术后镇痛中最常见的不良反应之一,也是影响患者术后静脉自控镇痛有效实施的首要因素。Apfel 预测成人术后 PONV 的主要危险因素有:女性、PONV 或晕动史、非吸烟者、阿片类药物的使用。当患者分别具备这些危险因素中的零项、一项、两项、三项、四项时,其对应的术后PONV 发生率分别为 10%、21%、39%、61%、79%。而术后出现恶心呕吐的原因也很多。除了搬动不当、胃扩张、颅压增高、肠梗阻，糖尿病酸中毒、尿毒症、低钾低钠、抗生素使用、手术因素外，主要是由于麻醉反应及阿片类镇痛药的使用。因此送患者回病房时应平稳轻柔，避免硬膜外阻滞平面扩大。出现恶心呕吐时应使患者头偏向一侧，严防误吸。同时认真分析原因，调整输液速度。必要时给予 H_2 受体阻断药或者甲氧氯普胺、恩丹西酮等对症治疗。对于非胃肠道手术允许进食者应指导患者合理饮食。若患者感觉不痛，可暂时夹闭输注管路，调整输注参数，并嘱患者感觉疼痛时自行打开管夹。建议对存在术后恶心呕吐危险因素的患者，给予预防用药。抗呕吐的原则是对中高危患者联合使用不同类型的抗呕吐药。

三、呼吸抑制

呼吸抑制是阿片类药物最严重的副作用，虽然 PCA 镇痛中呼吸抑制的发生率极低，一旦发生却是致命的。因此，对于接受阿片类药物治疗的患者术后应定时检查呼吸频率和监测 SpO_2，并向患者和家属宣教呼吸抑制的早期表现，如呼吸频率减慢、口唇发绀等。当呼吸减弱变慢，呼吸频率≤8 次 /min 或 SPO_2≤90% 应视为呼吸抑制，应立即给予治疗：马上检查患者气道是否通畅，有无舌后坠，口唇皮肤有无发绀，SpO_2 是否过低，根据情况予以调整体位、低流量吸氧，减慢或停止使用 PCA，严重者使用阿片受体拮抗剂（纳洛酮或纳美芬），直至呼吸频率≥8 次 /min 或 SpO_2≥90%，缓解后可依据患者情况减慢输注速率或去除镇痛泵中的阿片类药物。

四、镇静过度

轻度镇静常可发生，如出现不能唤醒或昏迷应视为过度镇静（嗜睡）并警惕呼吸抑制的发生。需停药或减低药物剂量 20% 以上，或采取不同的阿片类药物，也可使用中枢兴奋药物咖啡因 100～200μg/6h 或哌甲酯 5～10μg/6h。查房评估者处于镇静过渡状态，应先夹闭管路，并告知患者和家属只准许患者本人按压镇痛泵按钮，必要时由 APS 成员调整输注参数。同时，也应寻找其他病理生理和药物的原因，并对症处理。

五、尿潴留

由于低浓度局部麻醉药对脊神经的阻滞，或者阿片类药物对平滑肌的松弛作用，使排尿反射受到一定程度的抑制，加上一些患者不习惯床上小便，导致术后镇痛时尿潴留的发生。术后 3～5h 是最佳排尿时机，因此在病情允许的情况下应鼓励患者早期排尿，可给予热敷、听流水声。在患者能够忍受的情况下减少 PCA 进入量。必要时用纳洛酮拮抗或给予导尿。当尿量超过 500ml 时，应留置尿管 1～2d。对老年男性疑有前列腺疾病非泌尿外科手术时，建议术前留置尿管。

六、腹胀

术后腹胀一方面可能是由于患者咽下的空气积存在肠内过多，另一方面可能是由于术后镇痛使患者肠蠕动减慢，肛门排气时间延长。这种不良反应一旦发生对腹部手术的患者极为不利，将导致禁食水时间延长，严重者可能影响营养物质的摄入。出现腹胀时应指导患者床上活动，有胃肠减压者应保持胃肠减压通畅，必要时放置肛管、灌肠，减少 PCA 进入量。非胃肠道手术可给予新斯的明。

七、皮肤瘙痒

术后镇痛中,皮肤瘙痒发生率相对较高,尤其好发于吗啡鞘内注射。有调查发现瘙痒有时比疼痛本身更让患者难以忍受。吗啡通过脑脊液可引发中枢性瘙痒,通过吸收入血可引起外周性瘙痒。椎管内吗啡瘙痒潜伏期一般为 2~5h。因此护理上应特别注意这一时间窗。当患者觉得上胸部、背部、鼻翼处有瘙痒感觉时,应给予安慰与解释,避免抓破。这种瘙痒轻者完全可以自然缓解,重者难以忍受时要遵医嘱给予异丙嗪、纳洛酮、恩丹西酮等药物对症治疗。皮肤瘙痒无法忍受,可以考虑停用阿片类药物,改用其他镇痛药物,并应用少量地塞米松。

八、硬膜外镇痛的并发症

1. **低血压**　应用硬膜外 PCA 的患者发生低血压,排除其他因素后通过输液不能改善,考虑降低局部麻醉药浓度。如果患者出现持续性容量不足或考虑术后出血等其他原因,需联系外科处理。

2. **硬膜外血肿**　应用硬膜外 PCA 的患者,应注意镇痛过程中新发生的神经功能障碍(尿潴留、运动阻滞),以及背部或神经根性疼痛。如怀疑发生硬膜外血肿,应立即拔除硬膜外导管并进行神经功能评估和影像学检查。确诊后一般应尽快手术清除血肿。

3. **镇痛不全**　当硬膜外输注没有良好镇痛时,应加快输注速度或加大浓度,或硬膜外推注 5~10ml 溶液。硬膜外应用阿片类药物的患者,胃肠道外给予阿片类药应谨慎,可给予高浓度局部麻醉药以核对导管位置是否正确(通常为含肾上腺素的 1% 利多卡因 3~5ml)。如果 10~20min 没有反应,应重新置管或采用其他全身镇痛方案。

4. **导管脱开**　当发生导管脱开,用酒精棉球擦拭导管末端然后切除,更换新的无菌接头。硬膜外术后镇痛会带来出血、感染和神经损害的风险。局部麻醉药液的稀释可使肌力减弱和肢体损伤的风险最小化,硬膜外阿片类药物可引起瘙痒、尿潴留、恶心,可使用阿片拮抗剂 - 纳洛酮(1μg/kg,极量为 100μg 静脉注射),有时需要持续输注。深度镇静和呼吸抑制时则需要更大剂量的纳洛酮(0.1~0.4mg 静脉注射)。

Ai-PCA 实现了疼痛主观感受的即时客观表述,克服了 PCA 捕获与响应的技术缺陷,使镇痛医疗过程能够连续动态管理和质控等。以 Ai-PCA 镇痛系统为基础的平台架构和以专业 APS 团队为核心的人员架构的组合保障了多模式镇痛的贯彻实施。大量的临床研究表明,Ai-PCA 可显著降低术后疼痛和相关不良反应的发生率,缩短术后住院时间,提高患者满意度。

2018 年制定的《智能化病人自控镇痛管理专家共识》,特别强调作为麻醉科的镇痛医嘱,麻醉科必须通过排班轮流去查房;同时加强宣教,彰显麻醉学科的人文关怀和整合医学发展,规范医疗行为,提升围手术期镇痛的安全性与有效性,提高患者舒适度与满意度,促进麻醉学向围手术期医学转化。Ai-PCA 系统能够通过输注管路"堵塞"报警和异常的自控键按压频率等各类报警,分析并提示可能发生的不良事件(镇痛不足或镇痛欠佳、恶心呕吐、过度镇静、瘙痒、头晕、呼吸抑制等),便于 APS 成员早期发现,及时处理。当区域阻滞效果或镇痛药血药浓度逐步减退时,当患者感受到轻度疼痛时可通过按压自控按键来缓解疼痛,Ai-PCA 通过分析按压频率提示"镇痛欠佳",提醒 APS 成员及时调整背景剂量;当患者出现暴发痛或进行咳嗽、下地活动等动作可能会出现剧烈疼痛而短时间多次按压自控按键,系统提示"镇痛不足"有利于及时调整单次剂量,从而避免中重度疼痛的发生。当患者发生 PONV、头晕、瘙痒等不良反应时,患者可夹闭 PCA 管路减少药物输注,此时 APS 成员可通过"堵塞"报警早期发现此类患者,甄别出现不良反应的具体原因。

此外，我们也需要关注超过 8 小时未使用过自控按键的患者，可能需要减少镇痛药输注的速度或 APS 成员进行更加细致地宣教指导患者。大量的临床研究表明应用 Ai-PCA 系统能够有效减少患者术后中重度疼痛和镇痛相关不良反应的发生率，提升患者满意度。此外，APS 小组在实际应用中应注意优先处理此类预警，通过早期干预，能够避免患者在麻醉或手术恢复早期从轻度疼痛逐渐加重为中重度疼痛。而通过"堵塞"报警指导早期发现 PONV 等不良反应的效果较差，可能需要更多的临床数据重新定义"堵塞"的意义。

Ai-PCA 系统能够减少镇痛不全、恶心呕吐等不良反应，并显著提升患者的满意程度，有助于协助 APS 医护人员提高镇痛管理质量，具有巨大的临床推广价值和潜力。总之，规范化的术后查房可以及时发现不良事件，Ai-PCA 也多能够通过堵塞报警和异常的自控频率等各类报警提示相关风险。

（文新灵　王　强）

参 考 文 献

[1] CHEMALI MARK E, ESLICK GUY D. A Meta-Analysis: Postoperative Pain Management in Colorectal Surgical Patients and the Effects on Length of Stay in an Enhanced Recovery After Surgery(ERAS) Setting.[J]. The Clinical journal of pain, 2017, 33(1):

[2] CORRELL DARIN J, VLASSAKOV KAMEN V, KISSIN IGOR. No evidence of real progress in treatment of acute pain, 1993-2012: scientometric analysis.[J]. Journal of pain research, 2014, 7:

[3] 李国先. 2016 年广东省 12 家医院术后镇痛现状的调查 [D]. 广州医科大学, 2017.

[4] DANIEL A. HASHIMOTO, ELANWITKOWSKI, LEIGAO, OzananMeireles, Guy Rosman. Artificial Intelligence in Anesthesiology: Current Techniques, Clinical Applications, and Limitations[J]. Anesthesiology, 2020, 132(2):

[5] KEARNEY HUGH, BYRNESUSAN, CAVALLERIGIANPIERO L., Delanty Norman. Tackling Epilepsy With High-definition Precision Medicine: A Review[J]. JAMA Neurology, 2019, 76(9):

[6] 曹汉忠, 刘敏, 佘守章. 智能化病人自控镇痛系统创新及其遵从的法规与标准 [J]. 广东医学, 2020, 41(11): 1088-1091.

[7] 曹汉忠, 门艳华, 屠伟峰. 智能化技术是提升镇痛安全和质控的高效手段 [J]. 麻醉安全与质控, 2017, 1(03): 111-116.

[8] 段娜, 郑雪梅, 王强. 麻醉科疼痛"云病房"管理模式的构建及应用 [J]. 护士进修杂志, 2020, 35(16): 1492-1494.

[9] 王强, 张加强, 熊利泽. 智能化病人自控镇痛管理专家共识 [J]. 中华麻醉学杂志, 2018, 38(10): 1161-1165.

[10] 黄文起, 黄宇光. 加快智能化术后病人自控镇痛和分娩镇痛的临床应用研究 [J]. 广东医学, 2020, 41(11): 1081-1084.

[11] 刘杨, 熊利泽. 围手术期医学是麻醉学的发展方向 [J]. 中华麻醉学杂志, 2016, 36(01): 3-4.

[12] 佘守章, 黄宇光. 患者自控镇痛技术在我国发展的回顾与临床策略前瞻 [J]. 实用疼痛学杂志, 2018, 014(004): 247-250.

[13] 王强, 曹汉忠, 熊利泽. PCA 智能化与提升术后镇痛质量 [J]. 中华麻醉学杂志, 2018, 38(03): 257-258.

[14] 王强, 张加强, 熊利泽. 智能化病人自控镇痛管理专家共识 [J]. 中华麻醉学杂志, 2018, 38(10): 1161-1165.

[15] 王韶双, 段娜, 王强. 智能化病人自控镇痛对术后镇痛患者不良反应与满意度的影响 [J]. 广东医学, 2020, 41(11): 1097-1100.

第十二章　疼痛的监测与评估

目录

第一节 疼痛的评估

疼痛评估对于病因诊断、判断患者疼痛程度、评价镇痛效果均非常关键。目前国际疼痛研究协会（International Association for the Study of Pain, IASP）对疼痛的定义是：与实际或潜在的组织损伤相关的或用这种损伤来描述的不愉快的感觉和情感体验，该定义由 IASP 理事会于 1979 年提出，已被疼痛领域的医务人员和研究人员广泛接受，并被包括世界卫生组织在内的多个专业的政府和非政府组织采用。近年来，这一领域的专家认为，我们对疼痛的理解取得了进步，值得重新评估疼痛的定义，并提出了修改意见。因此，2018 年 IASP 成立了一个由 14 名来自不同国家的专家组成的特别工作组，其中包括与疼痛相关的临床和基础科学方面具有广泛专业知识的个人，以评估当前的定义和伴随注释的准确性。这次审查对 IASP 成员和公众的评论以及委员会对修订定义和注释的最终建议进行了分析，并历经了两年时间的讨论。工作组最终建议将疼痛的定义修改为"与实际或潜在的组织损伤相关或类似的不愉快的感觉和情感体验"，2020 年初，IASP 理事会一致接受了修订后的定义和注释。

疼痛本身具有很强的主观性，目前许多疼痛评估方法受患者主观影响较大。例如数字评分法、视觉模拟评分法等。一些间接的疼痛评估方法可用来校正主观评估的偏差。

常用疼痛评估方法：

1. **数字评分法**（numerical rating scale, NRS） 告知被评估者，0 代表无痛，10 代表难以忍受的剧烈疼痛，让其用 0～10 之间的数字来描述自身疼痛的程度。在临床实践中，方便实用。该方法对被评估者的理解能力和文化程度要求较低，适用范围广。

2. **视觉模拟评分法**（visual analogue scale, VAS） 评估前，需准备刻度为 0～10cm 的尺子，0 刻度端表示无痛，10cm 刻度端代表疼痛难忍。被评估者根据自己的疼痛程度，在尺子的相遇位置做标记。0 点到标记点的距离即为该被评估者的 VAS 评分。该方法使用简便，评估结果便于统计学分析，因此是一种常用于临床研究的疼痛评估方法。在临床使用中不太适用于理解能力低下、认知功能障碍及文化水平低下的患者。

3. **口述评分法**（verbal rating scale, VRS） 告知被评估者使用无痛、微痛、轻度疼痛、轻中度疼痛、中度疼痛、中重度疼痛、重度疼痛、极重度疼痛等词语或者更加细分的词语来描述自己的疼痛程度。该方法优点是患者易于理解和执行。缺点也是显而易见的，不同患者对同一等级疼痛形容词的理解或敏感程度不同，导致测量结果偏差较大，不适用于统计学分析。常用于病例书写和随访。

4. **疼痛问卷表** 前三项评估方法虽便于实际应用，但只关注于疼痛的强度，无法全面反映疼痛的性质以及对患者情感情绪等多方面的影响程度。疼痛问卷表种类较多，不仅可以评估患者疼痛的强度，而且可以多维度评估患者疼痛的性质，以及疼痛治疗的紧迫性。

目前最经典的、临床中使用最多的疼痛问卷表是 McGill 疼痛问卷（McGill pain questionnaires）。最早于 1971 年 McGill 大学的 Torgerson 与 Melzack 建立。实际应用中也衍生出多种被人们广泛接收的简化版本。McGill 疼痛问卷包含很多不同维度描述疼痛的词语。大体可分为：感觉、情感、评价及杂项。每一类细分为不同角度和不同程度的描述词，同一问题的选项中的描述词呈递进关系，严重程度呈递增关系。选项对应评分也是从 1 开始，整数递增。被评估者只需要从每一个问题的选项中选择能够最准确描述自己疼痛感受的描述词即可。

临床中最常用的 McGill 疼痛问卷版本由 20 个问题组成（图 12-1）。前十个问题是对疼痛感觉的描述,第 11～15 个问题是对疼痛导致的情感及情绪的评估。医师可以就此结果判断疼痛给患者造成的精神及心理困扰,甚至抑郁的程度,反映了疼痛治疗的必要性和紧迫性。第 16 个问题是患者自身评估疼痛引起的不舒服的程度。McGill 疼痛问卷最后三个问题属于杂项,让被评估者描述一些如相对冷、紧或者疼痛的急性程度。

与大多数疼痛问卷依赖数字评估疼痛不同,该疼痛问卷依赖描述词,能够更加全面而准确地评估患者的疼痛。也有一些版本的 McGill 疼痛问卷中加入了数字量表、人体示意图或者进一步细化描述词来提高疼痛问卷的全面性和准确性。

MCGILL疼痛情况调查简表

患者姓名________　　调查日期________

	无疼痛	轻度	中度	严重
跳动的	0）_____	1）_____	2）_____	3）_____
射穿的	0）_____	1）_____	2）_____	3）_____
刺伤的	0）_____	1）_____	2）_____	3）_____
锐利的	0）_____	1）_____	2）_____	3）_____
痉挛的	0）_____	1）_____	2）_____	3）_____
剧痛的	0）_____	1）_____	2）_____	3）_____
热-烧灼的	0）_____	1）_____	2）_____	3）_____
隐痛的	0）_____	1）_____	2）_____	3）_____
沉痛的	0）_____	1）_____	2）_____	3）_____
触痛的	0）_____	1）_____	2）_____	3）_____
分裂痛的	0）_____	1）_____	2）_____	3）_____
疲劳的-疲劳力尽	0）_____	1）_____	2）_____	3）_____
令人厌恶的	0）_____	1）_____	2）_____	3）_____
可怕的	0）_____	1）_____	2）_____	3）_____
惩罚-令人痛苦的	0）_____	1）_____	2）_____	3）_____

视觉模拟量表（VAS）

不痛　　　　　　　疼痛难忍

0 ├──────────┤ 100

现存的疼痛强度（PPI）

0-无疼痛；1-轻度；2-不适；3-痛苦；4-恐惧；5-极度

图 12-1　McGill 疼痛问卷

5. 面部表情(行为)疼痛评估法　对于儿童或者老人等无法准确描述自己疼痛程度及性质的人群,上述几种需要患者主动配合的疼痛评估方法,使用时明显受限,无法达到评估疼痛的目的。只能通过患者的面部表情、哭闹、肢体活动度、睡眠质量、疼痛对睡眠的影响程度、主动使用镇痛药物情况等疼痛相关的行为来评估其疼痛程度。目前最常用的面部表情评估法由 1981 年美国 Oklahoma 的 Hilcrest 医学中心的 Connie Morain Baker 和 Donna wong 基于对儿童疼痛评估的实际而发明建立。几经完善修正,最终由六个脸部表情组成。疼痛评分由低到高 0～5 分。0:无痛;5:无法忍受的疼痛。目前该评估方法也应用于成人疼痛评估。

6. 术后疼痛评估　目前研究认为,术后疼痛与术后恶心呕吐、谵妄、认知功能障碍等多种不良反应有关,良好的术后镇痛可以加速患者康复,尽早下床活动或者肢体锻炼,缩短住院天数,提高患者对医务人员的友好度及满意度。充分的术后镇痛是目前所倡导的加速康复外科的有力保障。准确的术后疼痛评估是实施术后镇痛的基础和前提。目前术后疼痛评估多应用 NRS、VAS、VRS 法。对于无法准确表达及意识障碍的患者，可以通过观察患者表情及行为来辅助评估疼痛的强度。对于术后可能需要保留气管导管或气管切开的患者，麻醉科医师术前应跟患者充分沟通，建立用五个手指来表示 0～4 级疼痛的评估交流方法。

胸腹部手术患者可能会因为疼痛出现不敢进行深呼吸或者咳嗽排痰的情况，术后疼痛会限制患者的呼吸功能，由此增加患者术后肺部感染等并发症的发生率。针对此类特殊患者，Prince-Henry 术后疼痛评估法更适合（图 12-2）。

Prince-Henry 术后疼痛评估法

疼痛与活动关系	评分
咳嗽时无疼痛	0
咳嗽时才有疼痛发生	1
深度呼吸时即有疼痛，安静时无疼痛	2
平静呼吸有轻度可忍受的疼痛	3
静息状态下即有剧烈疼痛，难以忍受	4

图 12-2　Prince-Henry 术后疼痛评估法

总之，术后疼痛评估还应包括静息时疼痛、运动时疼痛、是否影响患者咳嗽排痰等评估，根据评估结果及时调整镇痛药物剂量及镇痛方式。一般通过多次评估和调整，才能达到良好的术后镇痛状态，这也是麻醉科医师向围手术期医师转变的职责所在。

7. **儿童及老人的疼痛评估**　到目前为止，用于疼痛评估的方法及量表种类繁多。一些研究结果也表明，这些量表有良好的心理测量学性质，信效度较高。然而，疼痛是一种主观体验，能够准确评估并报告自己的主观感受，需要一定的认知水平和表达能力。对于认知能力发育不完全的年龄过小的儿童以及认知能力衰退的年龄过大的老年人，无疑是一种挑战。因此，上述主观的疼痛评估方法，在儿童、老人中使用明显受限。

曾经学术界对神经发育尚不完善的婴幼儿尤其是新生儿是否能感知疼痛存在较大的争议。但随着科学研究的进展，人们逐渐认识到早在胎儿时期，疼痛相关的神经结构已有很大程度的发育，新生儿已具备感知和调节疼痛的结构基础。然而，儿童的认知和表达能力有限，这是限制疼痛主观评分量表在儿童患者中应用的关键因素。在实际临床中，我们可以用年龄来进行简单的划分。大脑正常发育的 8 岁以上小孩具备主观报告疼痛程度的认知水平，可使用 NRS、VAS 来评估其疼痛程度。6～7 岁儿童适宜使用面部表情疼痛评估法。年龄更小或者认知功能受损的儿童，认知和表达能力有限，疼痛评估时，更多的是通过疼痛相关行为和生理反应来进行评估。儿童表达情绪和不愉快体验的主要方式是哭泣。其可以作为评价婴幼儿疼痛程度的重要行为。那么如何区分婴幼儿哭泣是由于疼痛还是其他原因，这一难题一直困扰着大家。直到近年来人工智能机器学习在声波分析中的应用，这一难题得到了科学的回答。机器学习分析儿童哭泣的声学特征，可以准确区分疼痛和非疼痛哭泣，准确率达 96.41%。此外还有面部表情和肢体运动等可用于儿童疼痛的评估，但是这类分析结果的可靠性的确还存在很大的争议。可以同时利用多项评估方式，包括应激反应、呼吸、心率等生理指标来提高评估的准确程度。据此也建立的不少针对儿童的疼痛评估量表，如早产儿疼痛量表、新生儿疼痛分数等。

影响老年人疼痛评估的重要因素是认知能力的减退。对于认知能力无显著减退的老年人，可以利用 NRS、VAS、面部表情疼痛评估法等来进行疼痛评估。老年人听觉能力减退，在解释评估内容和含义时，应适当提高语言音量。同时老年人均有不同程度的视力下降。评估量表文字及图案应尽量选择大号。对于认知功能明显减退的老年人，需通过疼痛相关行为及生理反应来进行评估。目前，研究逐渐证实，随着年龄的增加，老年人对疼痛的耐受能力（耐痛阈限）是呈下降趋势的。同时，老年人受慢性病、骨折、营养不良及带状疱疹等疾病困扰，慢性疼痛发生率远高于青壮年。此外，社会角色的剧烈转变，社会地位的日渐丧失等令人不快的主观体验都会进一步加剧老年人的疼痛感受。因此，全社会应该更加关注老年人的疼痛评估和管理。

第二节 疼痛相关功能的临床监测

常用的传统疼痛评估的方法受患者主观因素影响较大。例如：①患者有意或无意间放大自己的痛苦，目的是引起医务人员的关注或者诉求得到考虑；②患者为了让自己看起来不是特别软弱或者令人讨厌，抑或在治疗时迎合医务人员，会对自己的疼痛轻描淡写；③医务人员对患者疼痛做出评估时，也会有文化习俗和种族差异的偏倚；④有沟通障碍的小儿、老人以及处于全身麻醉的患者；⑤司法伤残鉴定时，赔偿方容易对被赔偿方的主观疼痛评估报告产生怀疑。因此，外部环境因素不仅是主观疼痛体验的重要决定因素，而且可能也决定了患者如何报告和评估疼痛体验。这可能是科学家和医师一直在寻求更"客观"的方法来衡量疼痛的原因所在。

1. 交感神经活性检测　首先疼痛作为一种不愉快的体验甚至是恶性刺激，容易引起机体应激反应，交感神经活性增强；其次，交感神经自身活性的异常增强也会导致一些疼痛症状，即交感源性疼痛。因此，交感神经活性检测可以用于疼痛监测。

（1）定量泌汗轴突反射测试（quantitative sudomotor axon reflex test，QSART）：QSART 通过乙酰胆碱离子透入直接刺激汗腺分泌，代表交感神经节后的功能。进行 QSART 检测时，刺激部位可以选择前臂、大腿近端、小腿远端、足等，通常选取足部进行检测。根据汗液分泌量来分析交感神经的活性。目前已应用于自主神经功能紊乱、小纤维神经病、糖尿病周围神经病变及复杂性疼痛疾病的诊断。但 QSART 所需设备昂贵，这也限制了其在临床中的广泛应用。

（2）皮肤温度监测：皮肤温度监测作为一种简便灵敏、客观准确、无创的监测方法，目前已广泛应用于肿瘤、糖尿病、风湿病、神经系统疾病、急慢性炎症等温度相关性疾病诊断和疗效观察当中。测量过程中，通过温度的数值变化反映组织的血流灌注及代谢情况，同时也反映了交感神经的活性。使用该方法时，通过同时监测健侧做为对照。目前普遍认为，相应皮肤温度升高是交感神经阻滞成功的重要指征。目前常用皮肤温度监测设备分为：接触式温度检测仪和红外温度检测仪（非接触式）两大类。

（3）皮肤传导率活性监测：目前认为，外加刺激导致的体表皮肤电反应与皮肤交感神经张力存在线性关系，可以通过监测机体的皮肤传导率反应（skin con-ductance response，SCR）了解机体的交感神经活性。除了使用专用的心电流反应装置。临床上可以借助心电图装置记录机体的皮肤传导率反应。使用时，将心电图的左上肢电极（黑色）和右上肢电极（白色）分别连在患肢的腹侧和背侧，其余的电极连在对侧肢体上，心电图显示定位 I 导。外加刺激多选标准的电刺激（持续 2s 的 50Hz 的成串刺激，单个刺激时间为 1.5min，电压幅度稍低于患者的最大疼痛耐受），有时也使用快速深呼吸，针刺或大音量噪声等其他刺激方式。通常认为，当交感神经被部分阻滞时，仪器显示的是一种单相或双相电反应信号；而交感神经被完全阻滞时，仪器上显示的电反应信号将消失。这种监测方法使用简便,易于掌握,但必须注意的是,机体很容易对这些刺激产生适应,而且这种电反应也会受患者年龄,皮温和精神刺激状态等很多因素的影响。

2. 肌力和运动功能监测　当患者处于躯体剧烈状态时,会表现为肌肉痉挛性收缩,肌张力增加,充分镇痛或者病情好转后,肌肉异常收缩状态会明显缓解。部分患者如外科手术后患者由于疼痛而导致不敢用力,无法执行抬高患者,独立下床活动等动作。一般在临床实践中,主要通过观察患者行为表现或者口头询问患者来进行粗略的定性评估,这种方式显然会受到医务人员和患者双方的主观影响,导致评估结果无法准确,也就无法进行统计学分析。因此,需要更加客观的方式及指标来评估患者肌力和运动功能。

(1)肌力监测:使用测力计来测量患者特定肌肉或者肌群的力量时,首先,必须与患者充分沟通,使得患者能积极主动配合,避免患者抵触情绪,导致的测量偏倚。同时,尽量减少测试环境等一些混杂因素对结果的影响。在相同条件下,多次测量的等张收缩、等长收缩等力量的比较,可以用于评估疼痛治疗的效果。

(2)步态分析系统:步态分析是评价运动功能一个重要手段,但传统步态观察分析其准确性不能保证,而且受测试者的主观因素影响很大。由于这些缺陷,半自动化的三维步态分析系统就应运而生了。三维步态分析系统是一组通过网络将运动分析系统,动态体表肌电图和压力板连接来,提供实时的力学等数据,并对步态进行运动学和动力学分析的系统。年龄和性别差异都会造成获得的步态数据的差异。相较于临床测量和视觉步态分析,三维步态分析系统有更好的可靠性。三维步态分析系统主要由三维动作捕捉系统、三维测力台、无线表面肌电仪、足底压力组成。三维步态分析系统采集人体在步行过程中各个关节点的精确三维坐标,足底与支撑面之间的压力(垂直、左右、前后三个方向的力),并结合表面肌电系统采集的EMG信号,通过专业的步态分析软件进行三维重建与模型分析,从而得到人体运动时的步态参数。可以用于诊断,运动功能的评价,并指导治疗。对于科研和临床功能评价均是一种可靠的评价工具。

(3)其他监测技术:近年来,近红外成像(near-infrared spectroscopy,NIRS)、脑电图(electroencephalogram,EEG)和功能磁共振成像(functional magnetic resonance imaging,fMRI)等技术脑功能成像技术逐渐应用于疼痛评估及形成机制的研究。有研究利用脑成像技术发现大脑激活模式和高频 γ 振荡等大脑活动可反映疼痛强度。同时,多数研究认为能够引起疼痛的伤害性实验刺激会在大范围的大脑区域引发活动,包括主要(S1)和次要(S2)躯体感觉皮层、岛叶和前扣带皮层(ACC)。而且这种活动的大小通常会根据疼痛强度分级,这促使研究人员提取大脑活动的特征,作为客观测量疼痛的生物标记。然而,当疼痛存在时所观察到的大多数大脑反应,在疼痛不存在时也可以观察到。例如,明显但不疼痛的听觉、触觉和视觉刺激可以引发类似的大脑反应,甚至可以在患有先天性镇痛症的患者中记录到这种反应。简而言之,疼痛相关的大脑活动区域的选择性和特异性目前还存在较大的分歧,有待进一步证实。但是随着脑科学研究的进一步深入,通过大数据分析和机器学习未来应该会开发出用于疼痛评估的客观测量指标。

第三节　疼痛的智能管控与镇痛质量指数

患者自控镇痛(patient controlled analgesia,PCA)是2000年来临床应用最普遍、满足患者自我参与的心理需求,解决疼痛个体化差异的有效手段,也是术后多模式镇痛方法之一。尽管PCA技术在不断改进,但国内外临床研究显示仍有部分患者术后疼痛没有得到有效缓解,也存在一些不足之处。Correll等通过对1993—2012年的文献分析后认为术后镇痛质量不高的原因并不是新技术或新药发展不足,而主要是由于对传统的药物和方法不能正确地应用和／或管理不当所致。其中管理因素突出表现为:患者分散于各个病区而麻醉科人员相对不足、术后随访间隔时间长、PCA泵信息反馈不全、不能及时评估患者状态并调整 PCA 参数,使镇痛质量大打折扣;麻醉科医师不能实时了解镇痛泵报警,从而难以保证镇痛效果和安全。

人工智能引入麻醉学科领域,开创了预防性镇痛大数据的新时代。将传统 PCA 与物联网和人工智能结合的新型镇痛系统,称为智能化患者自控镇痛(artificial intelligence patient controlled analgesia,Ai-PCA)。全球首创的 Ai-PCA 已在我国多家医院实践,能够显著降低中重度疼痛的发生率、减少不良反应发生、提高患者满意度、缩短住院时间等。新型智能化镇痛系统能够解决理念策略、流程策略、制度策略、医疗技术策略、设备策略等问题,有利于 PCA 信息化、智能化、联网远程控制及大数据分析处理、PCA 药物配比、参数设置等优化处理措施,可提高镇痛质量。2018年发表的《术后智能化病人自控镇痛管理专家共识》旨在进一步推动我国智能化患者自控镇痛建设,提升围手术期镇痛的管理效率,促进麻醉学向围手术期医学的转化。

良好的镇痛管理必须以信息化为基础,质量控制为核心。Ai-PCA 系统的质量控制原则为全员参与、全程控制、全面质控,并充分利用质量控制循环(PDCA),即计划(plan)、执行(do)、检查(check)、行动(action),不断更新技术和设备,优化工作流程。为此,Ai-PCA 系统引入了"AQI"这一概念。数据库中的自控键按压频次、评价率、各类报警发生率、重要报警的处理时间、药液利用率、患者信息完整性等客观数据,可以综合反映医护人员质控意识、镇痛技术水平、评估患者的细致度、下达医嘱的精准性、管理的规范性等方面,对以上信息在某区域(如某医院、某地区)任意时间段(如 24h)的情况,按一定的权重智能打分(百分制),生成的数据即为镇痛质量指数(analgesia quality index,AQI),也称为舒适化指数。AQI 进行实时智能质控,综合量化了镇痛泵的运行状态、报警及处理、患者使用情况、查房及评价信息等镇痛管理中的各类参数,能够反映医护人员镇痛技术水平和管理的规范性等内容,有助于针对性地改进工作流程。

1. **镇痛质量指数(舒适化指数)的计算方法** 舒适化指数采用百分制,考察指标包括如下内容。

(1)患者基本信息完整性:基本信息包括姓名、性别、年龄、身高、体重、手术名称、ASA 分级、配方、参数等九项内容,可以从 HIS、手麻系统中获取。

(2)患者按压自控键情况:可以从镇痛泵中获取。

(3)术后评价情况:评价率＝患者的评价总数／患者的数量。

(4)镇痛不足:镇痛不足为在一个锁定时间内无效按压自控键次数≥3 次。镇痛不足率＝镇痛不足报警总数／患者的数量。

(5)镇痛欠佳:镇痛欠佳为在 1h 内患者有效按压自控键次数≥4 次。镇痛欠佳率＝镇痛欠佳报警总数／患者的数量。

(6)镇痛不足处理时间:镇痛不足时间处理时间从镇痛不足报警开始到处理完毕并在系统中记录为止。平均镇痛不足处理时间＝镇痛不足处理时间总和／镇痛不足报警数量。如果镇痛不足未处理并且(当前时间－报警接受时间)小于 30min,则需要从镇痛不足报警数量中排除。

(7)镇痛泵管路气泡:气泡率＝气泡报警总数／患者的数量。系统配置的最大值为 0.50,最小值为 0.10,所占分数为 10.00。

(8)镇痛泵管路堵塞:堵塞率＝堵塞报警总数／患者的数量。系统配置的最大值为 0.50,最小值为 0.10,所占分数为 10.00。

(9)离开服务区率:患者端(PCA 泵)离开局域网区域,或系统等原因导致出现离开服务区报警,以至于不能实时观察到患者用 PCA 泵的情况。离开服务区率＝离开服务区报警总数／患者的数量。

（10）撤泵后不关机：在系统中进行撤泵操作后，仍有输液记录的发生，PCA 泵仍在运行。撤泵后不关概率 = 撤泵后有输液记录的患者的数量 / 总的患者数量。系统配置的最大值为 0.50，最小值为 0，所占分数为 5.00。

（11）药液利用情况：每个患者药液利用率 = 已输入量 / 药液总量。平均药液利用率 = 药液利用率总和 / 患者的数量。系统配置的最大值为 0.67，最小值为 0.50，所占分数为 10.00。

2. 镇痛质量指数（舒适化指数）的作用

（1）镇痛质量管理：通常选择显示 24h 的 AQI 来直观反应镇痛质量，利用 PDCA 循环对 AQI 显示出的问题持续改进

（2）医护人员工作考核：利用 AQI 对医务人员的围手术期的工作进行考核，可以督促每一位麻醉科医务人员改善自身工作，规范自身医疗行为，提高管理效率，使质量控制的"三全"核心在潜移默化中深入人心；同时也可以督促麻醉科医务人员更加合理有效的配伍镇痛药物，减少不必要的浪费，节约医疗资源。

（3）科室考核：AQI 也可以指导科室更加高效和便利地施行质量控制的 PDCA 循环，进一步完善医患、医医、医护之间的宣教工作，改善科室的围手术期镇痛质量，提高患者围手术期的舒适度。有研究证明，在引入 AQI 之后，值班人员的工作积极性有了提高，减少了不作为，同时患者对于围手术期镇痛工作的满意程度有了很大的提高。同时应用 AQI 后，部分医院的资料显示患者对术后镇痛工作的满意度评分中非常满意的占比从 46% 提高至 65.4%，这也证明了在 AQI 的指导下，镇痛的工作质量和效率有了一定的改善，患者的舒适度得到了提升，实现了数据管人。

第四节　智能化镇痛的应用场景

智能化患者自控镇痛（artificial intelligence patient controlled analgesia, Ai-PCA）由智能镇痛终端（智能镇痛泵）、基站（传输数据）和中央镇痛监控台（中央工作站、手机 /pad 移动工作站）组成，可与医院运行信息系统（手术麻醉或 HIS 等）无缝对接，采用物联网技术统一管理，可存储镇痛泵实时运行参数，设置智能报警和反馈，因此 Ai-PCA 是物联网和人工智能相结合的新型智能系统。记录定期查房评价等信息，并成为动态工作体系，能够简化麻醉医务人员工作流程，提高工作效率，实现 PCA 的智能化、远程监控及安全高效的镇痛舒适管理。

1. 术后镇痛智能化管理　Ai-PCA 不是一个固定的模式，而是一个动态的工作机制体系，简要流程及规范包括：①术前评估、宣教；②护士根据医嘱取药、配制，设定参数，做好标贴，PCA 开始时护士要与麻醉科医师核对信息；强调术中开始实施 PCA，确保患者麻醉苏醒后处于无痛状态，同时也是对 PCA 的安全验证；麻醉苏醒后及恢复室期间的评估调整；③术后规范查房（麻醉科医师与护士一起查房，原则上术后 72h 内查房 3 次）；使用统一的标准进行评价并于第 2 天晨会交班；保证白班与夜班等各班之间的衔接；④定期进行医 - 护、医 - 医、医 - 患之间的沟通和宣教，形式包括宣传册、宣传壁报、随泵小贴士、每个病房的疼痛评分尺、智能化宣教等；⑤利用 PCA 物联网进行智能化管理并形成数据库，实现高效的实时反馈和周期性质控。

2. 分娩镇痛管理　分娩产生的疼痛使产妇出现紧张、焦虑等不良情绪，不仅影响分娩进程和结局，同时也对母婴生命健康造成威胁。PCA 作为传统分娩镇痛的方法之一仍然有提升的空间，其效率低下、镇痛不足、管理不便等问题都是急需解决的问题。为了缓解分娩疼痛和克服传统 PCA 的缺点，Ai-PCA 逐渐应用于产科，提高了产妇分娩舒适度。由于不同个体耐受疼痛程度的不同，采用智能化分娩镇痛治疗中加强药物的配伍与不同镇痛模式的选择极为关键。在 WAMS 基

础上,可选择硬膜外连续输注＋产妇自控,或者硬膜外间歇脉冲泵注＋产妇自控,或者智能调节背景剂量等措施,有利于达到良好的分娩镇痛效果。随产程进展,当采用 Ai-PCA 的产妇出现镇痛不全时,可由产妇自行按压 PCA 键追加药物。当镇痛泵出现"堵塞""镇痛不足"等问题时,报警信息会自动识别处理后上传至中央镇痛监控台,可由医务人员及时主动调整镇痛参数,减少不必要的工作量,同时避免了床旁报警声音对产妇的干扰。此外,定期查房评价充分展现了麻醉科对产妇的尊重和人文关怀。Ai-PCA 大大提高了分娩镇痛的管理效率和医患满意度,使产妇可以安全、无痛、舒适地度过整个分娩期。Ai-PCA 进行围手术期智能化镇痛管理是推动分娩镇痛的关键性管理手段,根据产妇个体差异,制订 Ai-PCA 方案,实施围生期智能化镇痛舒适管理,对保证产妇和新生儿的安全至关重要。

3. **癌痛管理**　在我国,每年新增晚期癌症患者 280 万,其中 80% 合并疼痛,其中 70% 疼痛患者未得到有效治疗,主要与患者分散在基层医疗机构或居家,缺乏合理规范的管理有关。Ai-PCA 通过与手机端 APP 结合,对晚期癌痛患者提供个性化、智能化的管理,不仅可以提醒患者对自身疼痛进行自评,也可以直观观察患者的疼痛评分和副作用情况,在出现服务需求的时候提供主动服务,实现了癌痛的智能化居家舒适管理。

4. **麻醉药物管理**　传统麻醉药物管理中,麻醉处方的修改率高,因不能实现处方、记账、安瓿的实时核对,发现手工录入和实际不符时已存在明显滞后,只能通过回忆或查找相应单据修改。而且如需返回修改时,当事医师或护士未在岗,则会延长修改周期,增加记录错误发生的可能。同时,因手工核对仅限于安瓿和麻方总支数的对应,导致了不规范记录存在可行性。这些都是麻药管理环节中存在的安全隐患。而 WAMS 可实时自动核对并记录药物的使用情况,包括记录被注射患者、药物批号、使用医师、核对护士等信息,在精确了药物使用情况的同时,也使毒麻药的具体使用情况可以轻松回溯,使不合理的用药或记录可被准确获知,从而在一定程度上也促进了毒麻药使用和记录的规范化。此外,WAMS 的使用在人力成本和时间成本上也体现出了明显的优越性,减少中间环节、针对智能药柜垂直管理,可减少错误的发生。

第五节　智能化患者自控镇痛与患者满意度

疼痛的本质是一种个体化的主观体验。患者满意度是患者的期望值达到满足的程度,是一种非常主观的判断。满意度评分是相对于服务的心理社会方面而不仅仅是技术方面的范畴,是患者凭借自己对健康的理解,权衡自己的经济条件,结合自己对医疗保健的要求和所接受的医疗服务的综合评价。患者满意度常作为一种非特异性的评价结果即终末质量评价的一种方法,已成为评估医疗服务质量的重要指标。

一、影响患者满意度的因素

尽管 PCA 是目前治疗手术后急性疼痛的最佳选择,但临床上常发生 PCA 镇痛效果不理想的现象。主要是因为 PCA 治疗过程较为复杂,时间较长,涉及的环节多,容易在安全性和有效性方面出现问题,从而影响患者满意度。PCA 治疗的满意度,主要与以下 3 个因素有关。

1. **患者自身因素**

(1) 患者术后疼痛的严重程度:疼痛是一个复杂的生理心理过程,PCA 的满意度是否与患者术后实际疼痛的严重程度有关目前仍存在争议。疼痛强度低是反映疼痛控制满意和治疗措施有效的指标。实际存在的术后疼痛缓解不明显导致患者对疼痛控制不满意。但也有研究表明,很多急性疼痛患者尽管存在中、重度疼痛,但对疼痛的总体控制也很满意,因此其认为疼痛控制满意度与患者疼痛强度无相关性。

（2）患者对疼痛的期望值:当患者对疼痛有准备时,对疼痛的期望值和实际感受的疼痛程度相一致,患者对疼痛控制感到满意;而当患者对疼痛缺乏相应的心理准备时,则容易对疼痛采取消极的态度。因此,患者对术后使用 PCA 后不切实际(过高)的期望值,是导致患者满意度降低的重要因素。此外,文化程度高的患者了解疼痛控制方面的知识相较于文化程度低的患者多,因此他们对疼痛的服务要求和期望值相对较高,当疼痛控制没有达到期望值时便会不满。

（3）患者过去疼痛的经历:一般认为既往曾大量使用镇痛剂或麻醉药物成瘾的患者术后镇痛效果往往较差,且所需阿片类药物的剂量也相应增加。由于 PCA 是通过患者感觉疼痛后自行给药来发挥镇痛作用,慢性疼痛史可能改变患者对可忍受疼痛或痛觉阈的估计,从而影响 PCA 的使用。但也有研究认为,有慢性疼痛史的患者可能比没有慢性疼痛史的患者感觉疼痛轻,对 PCA 的治疗会更满意。

（4）患者的心理因素:个体之间的人格差异会直接影响手术后的疼痛程度和满意度。不同性格心理因素对疼痛控制总体满意度有显著性影响。满意度由高到低依次为内向稳定型、外向稳定型、外向不稳定型、内向不稳定型。性格温和的人,在疼痛应激下,能准确评价疼痛的程度。性格急躁、易于激动的人,面对疼痛刺激,不能正确面对疼痛,表现为烦躁不安,进一步加剧疼痛。研究证实,疼痛本身能引起焦虑,而焦虑本身也会导致疼痛加剧,形成恶性循环。患者的负性心理(紧张、焦虑)可在加重疼痛感受的同时降低疼痛控制满意度。

（5）患者的年龄和性别:研究表明年龄和性别与 PCA 镇痛满意度有显著的相关性。随着年龄的增长,尤其是 70 岁以上老年人,中枢神经系统发生退行性改变,对伤害性刺激的反应性降低,对疼痛的敏感性下降。因此,年龄较大的患者对 PCA 治疗的满意度更高。而女性对疼痛的感觉往往较男性敏锐,术后急性疼痛控制不满意的患者中,年轻和女性患者所占比例较高。此外,青春期或低龄患者生活阅历相对较少,叛逆心理较强,相对年龄大的人对各种事物的认知往往更加片面,承受痛苦的心理也比较弱,在术后疼痛控制过程中和医护人员缺乏信任和配合,进而影响到镇痛的满意程度。

2. PCA 技术因素

（1）PCA 的不良反应:最佳的镇痛方案是用最经济、最有效的方法,提供最好的镇痛效果,尽量减少不良反应和并发症。PCA 虽然是一种有效的术后镇痛方法,但阿片类药物的应用,可引起恶心、呕吐、呼吸抑制、皮肤瘙痒等不良反应,如处理不当,可影响满意度,使患者对其产生怀疑或失望。PCA 在较好镇痛效果的同时,与之有关的并发症也限制了其发展,在一定程度上给患者带来了新的痛苦,影响患者的满意度。

（2）PCA 镇痛的给药方式:给药途径是影响镇痛药物利用度的重要因素之一。目前术后自控镇痛的方式主要为经椎管内给药(PCEA)和经静脉给药(PCIA)两种。这两种镇痛方式各有利弊,在患者满意度方面的研究也各不相同。PCEA 的优点在于药物作用于局部、用药量少,术后全身不良反应较少。而 PCIA 的药物作用于全身,对中枢神经系统有镇静作用,往往使患者有轻度嗜睡、困乏等不良反应。实际工作中,对于一些老年人,特别是高龄老年人,其脊柱、骨质等退化,椎管内穿刺难度大,创伤大,失败率高,并且穿刺本身还可引起一些副损伤,而必须使用 PCIA。腹部大手术后应用 PCIA 和 PCEA 的患者在镇痛效果、镇痛总体满意度、术后恢复时间上无明显差异。

（3）PCA 系统故障:在 PCA 的使用过程中,可能会发生如电池不足、自控键失灵、导管渗漏、无故报警等系统故障。此外，硬膜外导管粘贴不紧，术后导管脱落；导管扭曲、打折或接头处旋接过紧、过松，药液不能泵入或渗漏，均会影响镇痛效果及患者满意度。

3．医务人员因素

（1）医务人员对患者的镇痛宣教：缺乏全面正确的宣传教育会使患者：①对疼痛错误认知：患者认为术后疼痛属于正常现象，能忍则忍，不愿报告疼痛，未重视疼痛对呼吸、循环、凝血、胃肠道功能的不利影响。②对药物的错误认知：担心阿片类药物的成瘾性，担心药物影响伤口愈合，过分担心药物不良反应。③对设备的错误认知：认为只有按压自控按键才会输注镇痛药物，未认识到背景剂量输注的存在。④对人员的错误认知：患者认为镇痛泵为麻醉科管理，应由主麻医师处理不良反应。此外，由于忽视对家属的教育，部分家属不能正确理解PCA的含义，替患者随意按键或不让患者按键等均会影响镇痛的效果，进而影响满意度。

（2）医务人员的态度：研究显示，部分患者是根据医务人员的服务态度来进行疼痛满意度评分的，患者的满意度与医务人员是否向患者表明了处理疼痛应该是优先解决的问题有关。如果医务人员关注患者的疼痛，患者的术后疼痛水平就较低，对提供的服务满意水平也较高。如果医务人员表示相信患者疼痛存在，能运用专业知识和技术来控制疼痛，反应及时，态度和蔼，关心体贴，患者的满意度就会提升。

二、提升患者满意度的措施

以智能PCA镇痛系统为基础的平台架构和以专业APS团队为核心的人员架构的组合保障了多模式镇痛的贯彻实施，但患者对镇痛工作的满意程度和参与程度更需要医护人员的监督和指导，以避免患者在使用镇痛泵时的"不作为"和"乱作为"影响到镇痛的质量，提高术后PCA满意度，对策主要包括以下：

1．镇痛参与者的人员宣教

（1）医务人员的宣教：医务人员应认识到解除或减轻患者疼痛，提高患者满意度是临床工作的重要内容。建立良好的医患关系，取得患者的信任对提高PCA满意度至关重要。医师应全面掌握各种镇痛技术和手段，与护士、康复人员一起制订个体化的疼痛管理策略（术前镇痛、术中微创和切口周围镇痛）。护理人员应了解患者心理状况，针对不同情况给予心理支持，恰如其分地介绍术后可能发生的疼痛情况，使患者对疼痛有正确的认识，做好思想准备，减轻焦虑。

（2）对患者及家属的宣教：进行疼痛控制的宣教可增加患者对术后镇痛治疗的配合程度，增强镇痛药物治疗的效果。PCA技术中最关键的因素是"患者自我控制"的概念。术前做好围手术期患者及其家属的健康教育，介绍PCA技术及使用方法，可使患者对术后疼痛有控制感，消除对疼痛的恐惧、焦虑和无助感，疼痛控制的满意度可能会更高。镇痛宣教的形式应多样性和普及性，不应局限于口头宣教、宣传彩页、科普网文、视频录像等形式。

2．优化镇痛方案

（1）预防性镇痛：建议术前"预防镇痛"来积极控制患者的疼痛，包括术前超前镇痛、术中控制伤害性应激、苏醒前的镇痛转换、术后镇痛、撤泵后镇痛内容。根据手术类型预估术后疼痛程度，进而采取不同的镇痛策略（区域阻滞、药物治疗、穴位刺激、心理疏导等），其中使用镇痛药物（局部麻醉药或静脉镇痛药）实施PCA可做到镇痛药用药个体化，是目前提高术后疼痛质量的重要手段。

（2）多模式镇痛：术后疼痛控制方法满意度与总体满意度呈正相关。对于术后疼痛，患者关心的问题便是疼痛是否能得到有效控制。临床上常常联合使用作用机制不同的镇痛方法和镇痛药物，使得镇痛作用协同或相加，以达到最佳镇痛效果。多模式镇痛要求做到5个P：预测性（predictive），预防性（preventive），个体化（personalized），参与性（participatory）和早干预（pre interventional）。镇痛管理上要求做到4个结合：①切口镇痛-炎性镇痛-内脏镇痛结合；②局部麻醉药-阿片类药-非阿片类镇痛药结合；③神经阻滞（PCEA）-静脉镇痛（PCIA）-口服镇痛结合；④预防性镇痛-术中镇痛-术后镇痛结合。

（3）减少镇痛相关不良反应：预防和减少术后镇痛的不良反应是提高镇痛质量和满意度的重要环节。临床常用的阿片类镇痛药虽有很广泛的受体镇痛效果，但其副作用也很突出如抑制呼吸、减少胃肠活动、增加平滑肌痉挛和尿潴留等不良反应，而且在应用和停药过程中还会出现痛觉过敏现象。因此，在PCA过程中，镇痛管理人员应密切观察镇痛效果及与之相关的不良反应，定期巡视查房，及时报告麻醉科医师优化镇痛方案，调整PCA泵的设置参数，以达到最好的镇痛效果和最小的不良反应。

3. 充分利用智能化设备

（1）加强智能PCA装置的管理：确保PCA系统运转无误是保证术后镇痛效果及满意度的先决条件。智能化无线镇痛管理系统能够与医院信息系统（HIS或手术麻醉系统等）无缝对接，自动传输记录镇痛泵运行的相关参数，使麻醉科医师能够实时掌握患者对镇痛药物的使用情况。当患者出现恶心、呕吐、嗜睡等副作用夹闭输注管时，中央监控台会提示"堵塞"，夹闭后镇痛泵会每隔20min自动检测管路是否通畅，当患者感觉疼痛重新打开管夹时，镇痛泵会按原参数自动运行。锁定时间内出现第3次无效按压时，或者1h内第4次触发有效单次量，中央镇痛监控台会报警提示"镇痛不足"或"镇痛欠佳"。中央镇痛监控站能够及时推送"堵塞""镇痛不足或镇痛欠佳"等报警信息，从而协助麻醉科医师及时处理镇痛过程中的各种问题。此外，我们也需要关注超过8h未使用过自控按键的患者，可能需要减少镇痛药输注的速度或APS成员进行更加细致地宣教指导患者。应用智能PCA系统能够有效减少患者术后中重度疼痛和镇痛相关不良反应的发生率，提升患者满意度。

（2）镇痛"云病房"：基于医院信息化建设，运用物联网和即时通信技术建立术后疼痛"云病房"。对需要术后镇痛的患者自动收录患者信息，分配责任医师和护士，实行统一管理。充分利用即时通信技术，制作包含二维码和手机号码的桌卡和贴条，畅通医患和医护沟通渠道。通过与患者进行交流，可减少其焦虑情绪，促使患者采用积极、乐观的方式应对术后疼痛，增加满意度。建立麻醉科镇痛医师的24小时值班制度，通过物联网和即时通信技术实现对术后患者的信息化管理。先进的技术设备能够保证医患、医护、医医良好沟通和设备运行的透明化，使得术后疼痛"云病房"能够有效运转。

4. 专业化的镇痛管理团队

（1）急性疼痛服务（acute pain service，APS）：组建APS的目的是通过建立专业的组织对急性疼痛进行治疗，更好地预防和处理相关不良反应。APS的成员一般由麻醉科医师和麻醉护师组成，以麻醉科医师督导护士为主体的管理模式运行。麻醉科医师负责处理镇痛实施过程中的不良事件（镇痛泵报警和恶心呕吐等不良反应），麻醉科护师负责移动查房终端进行每日的随访工作，使用统一的标准评价镇痛效果（NRS疼痛评分、恶心呕吐、镇静程度、眩晕、四肢肌力、尿潴留和患者满意度），向患者和家属宣教，及时与专职的镇痛值班医师沟通反馈患者情况。APS的建立能够极大地提升镇痛治疗的安全性和有效性，但也加重了麻醉科/外科医师额外的工作负担。此外，大多数的APS组织缺少外科医师、患者和家属的参与，这也在一定程度上影响到患者对镇痛的满意度。

（2）多学科疼痛管理：多学科疼痛管理（multi-disciplinary pain management team，PMDT）由来自2个以上相关学科（外科、麻醉科、护理、康复科等）组建相对固定的专家组成工作组，有计划地、合理地制定临床治疗模式,使各种疼痛治疗指南及疼痛治疗技术在临床工作中更有可操作性。PMDT 更加强调临床路径的实施,各成员之间各司其职相互配合:外科医师也应参与到围手术期疼痛管理策略(术前镇痛、术中微创和切口周围镇痛)的制订之中,探讨新型手术方式、镇痛药、抗凝药等可能对术后疼痛及镇痛技术的影响;麻醉科医师应全面掌握各种镇痛技术和手段,能够实施核心镇痛技术和对镇痛失败进行补救,制订并定期更新不同类型的镇痛策略,对护士、外科医师及所有麻醉科医师进行急性疼痛管理培训;病房护士对患者进行疼痛相关知识宣教,正确评估患者疼痛程度和识别并发症,及时联系 PMDT 成员进行相应治疗;麻醉科护士应对术后应用PCIA、PCEA、PCNA 的患者进行随访和记录,对病房护士进行镇痛泵的操作培训;康复医科医师和心理科医师也应根据患者术后的精神心理状况及时参与。

术后疼痛大都是由机体组织损伤或潜在组织损伤引起的感官体验,具有较强的主观性和个体差异性。智能 PCA 系统能够通过输注管路"堵塞"报警和异常的自控键按压频率等各类报警,分析并提示可能发生的不良事件(镇痛不足或镇痛欠佳、恶心呕吐、过度镇静、瘙痒、头晕、呼吸抑制等),便于 APS 成员早期发现,及时处理。目前,传统的镇痛管理模式效率低下,不能满足患者个体化的镇痛需求。而 APS 管理的临床需求却不断增加,从术后镇痛和分娩镇痛到癌痛治疗,这就迫切需要改进传统 PCA 模式。智能化患者自控镇痛是近几年兴起的新型镇痛管理系统,智能PCA 是在传统 PCA 的基础上,融合了物联网技术和人工智能运算,有望成为提升 APS 工作效率、破解供需矛盾的有力工具和载体。

(王　强　曹汉忠)

参 考 文 献

[1] TAYLOR, SCOTT A. Safety and Satisfaction Provided by Patient-Controlled Analgesia[J]. Dimensions of Critical Care Nursing Dccn, 2010, 29(4): 163.

[2] BAEK W, JANG Y, PARK C G, et al. Factors Influencing Satisfaction with Patient-Controlled Analgesia Among Postoperative Patients Using a Generalized Ordinal Logistic Regression Model[J]. Asian Nursing Research, 2020, 14(2): 73-81.

[3] IGOR K, CORRELL D J, VLASSAKOV K V. No evidence of real progress in treatment of acute pain, 1993-2012: scientometric analysis[J]. Journal of Pain Research, 2014, 7: 199-210.

[4] 佘守章, 黄宇光. 患者自控镇痛技术在我国发展的回顾与临床策略前瞻 [J]. 实用疼痛学杂志, 2018, 014(004): 247-250.

[5] MOURAUX A, IANNETTI G D. The search for pain biomarkers in the human brain. Brain[J]. Brain A Journal of Neurology, 2018, 141(12): 3290-3307.

[6] 张立波, 吕雪靖, 胡理. 疼痛发展认知神经科学: 研究现状与未来趋势 [J]. 中国科学: 生命科学, 2021, 51(6): 13.

[7] KUMBHARE D A, ELZIBAK A H, MD NOSEWORTHY. Evaluation of Chronic Pain using Magnetic Resonance(MR)Neuroimaging Approaches: What the Clinician Needs to Know[J]. Clinical Journal of Pain, 2017; 33(4): 281-290.

[8] HOFFMAN K M, TRAWALTER S, AXT J R, et al. Racial bias in pain assessment and treatment recommendations, and false beliefs about biological differences between blacks and whites[J]. Proceedings of the National Academy of Sciences of the United States of America, 2016; 113(16): 4296-4301.

[9] DAVIS K D, FLOR H, GREELY H T, et al. Brain imaging tests for chronic pain: medical, legal and ethical issues and recommendations. Nat Rev Neurol. 2017; 13(10): 624-638.

[10] HARTLEY C, DUFF E P, GREEN G, et al. Nociceptive brain activity as a measure of analgesic efficacy in infants. Sci Transl Med. 2017; 9(388): eaah6122.

[11] XIA X L, HU L, IANNETTI G D, et al. Somatotopic Representation of Second Pain in the Primary Somatosensory Cortex of Humans and Rodents[J]. Journal of Neuroscience the Official Journal of the Society for Neuroscience, 2018, 38(24): 5538.

[12] RAJA S N, CARR D B, COHEN M, et al. The revised International Association for the Study of Pain definition of pain: concepts, challenges, and compromises. Pain. 2020, 161(9): 1976-1982.

第十三章　多模式镇痛理念与策略

目录

为促进手术患者术后的快速康复,选择有效的镇痛模式、优化疼痛管理显得尤为重要。1989 年,丹麦 Hvidovre 大学医院的 HenrikKehlet 首次提出"多模式镇痛(Multimodal analgesia)"/"平衡镇痛"的概念。美国麻醉医师协会(American Society of Anesthesiologists, ASA)于 2012 年更新了《围手术期急性疼痛管理临床时间指南》,其对于疼痛管理方法提出指导意见,麻醉科医师应采用多模式镇痛的疼痛管理治疗。2017 年发布《成人手术后疼痛管理专家共识》,指出多模式镇痛是术后镇痛,尤其是中等以上手术镇痛的基础。2018 年 10 月《中华麻醉学杂志》发布《智能化患者自控镇痛管理专家共识》。2019 年在国内镇痛治疗学界加大力度推广智能化患者自控镇痛(Ai-PCA)理念、倡导围手术期 Ai-PCA 工作,进一步研究 Ai-PCA 有效的方案,解决 Ai-PCA 临床实践中的难题。2021 年发布《围手术期目标导向全程镇痛管理中国专家共识》和《老年患者围手术期多模式镇痛低阿片方案中国专家共识(2021 版)》。术后镇痛是需要两种以上的药物和多模式方法,以达到镇痛相加,副作用相减,安全有效,加速提高患者镇痛满意度来满足人民群众的需求。

第一节 多模式镇痛的概念和进展

一、多模式镇痛的新理念

2020 年 7 月 16 日,国际疼痛研究协会(The Inter- national Association for the Study of Pain, IASP)在线发布了 IASP 特别专家组对"疼痛"(pain)定义的修改。其重新将疼痛定义为是一种与实际或潜在的组织损伤相关的不愉快的感觉和情绪情感体验,或与此相似的经历。世界卫生组织将疼痛确定为继血压、呼吸、脉搏、体温之后的"第五大生命体征"。根据疼痛病程将疼痛分为急性疼痛和慢性疼痛。急性疼痛为保护性疼痛,病程较短,主要为发生在创伤、手术、急性炎症、脏器损伤等的即刻疼痛。主要以伤害感受性疼痛为主。慢性疼痛是指持续一个月以上(以前为三个月或半年)的疼痛。包括伤害感受性疼痛和神经病理性疼痛。国外报道慢性疼痛在普通人群中的发生率为 20%~45%,其中英国为 11%,加拿大为 11%,新西兰为 14%~24%,瑞典为 40%,美国为 2%~45%。也有统计资料显示,在北美地区慢性疼痛是仅次于上呼吸道感染的第二大常见病。在中国,约 30% 的成年人患有慢性疼痛,我国有 1 亿以上的慢性疼痛患者。需要强调的是,慢性疼痛是一种疾病不仅仅在于疼痛本身,更重要的是在慢性疼痛中,长期的疼痛刺激可以促使中枢神经系统发生病理性重构,使疼痛疾病的进展愈加难以控制。而及早控制疼痛,至少可以延缓这一过程的发展。另一方面,对于患者而言,慢性疼痛也不仅仅是一种痛苦的感觉体验。

慢性疼痛患者中有相当一部分患者疼痛是由于手术造成的。10%~50% 的患者在常见手术(如腹股沟疝修补术、胸乳手术、截肢和冠状动脉搭桥手术)后会出现急性术后疼痛。而大约 2%~10% 的患者会出现严重的慢性疼痛,持续的术后疼痛是一个非常严重且容易被忽略的临床问题。国际疼痛研究协会(IASP)将 2017 年定为全球术后疼痛年。慢性术后疼痛定义为术后持续至少 3 个月的疼痛,其为术前不存在或与术前已存在的疼痛不同,仅局限于手术部位,且无其他明显原因所致。医源性神经损伤可能是术后长期疼痛形成的最重要的原因。

在治疗慢性疼痛时,一个共同的目标是持久而有意义地减少痛苦,同时改善整体功能和与健康相关的生活质量。其他考虑因素是尽量减少副作用和不良事件,并以成本效益高的方式提供护理。持续性疼痛是多维度的,包括生理、认知、心理和行为方面。鉴于慢性疼痛的复杂性和治疗目标,任何一种治疗方法本身都很少足以实现这些目标。因此,慢性疼痛适合采用多模式治疗方法。通常包括药物治疗、身体康复、生活方式改变、精神病学、高级疼痛干预、手术以及各种组合的补充和替代药物。

多模式镇痛是一个术语,指同时使用几种不同的镇痛药物或技术,以锁定多个伤害感受性受体以及神经病理性疼痛通路,从而减少术后急性疼痛和手术应激反应,并减少导致术后慢性疼痛形成的潜在机制性事件链条。

多模式镇痛可根据不同手术后预期的疼痛强度,利用作用机制不同的镇痛药物和镇痛方法,制定不同的镇痛方案,在疼痛通路的不同环节起效。定期评价镇痛药物或镇痛方法的疗效和不良反应,并据此作出调整。优化围手术期镇痛管理包括以下内容:第一,针对不同的患者采取合适的镇痛方法,并形成不同的专家共识;第二,麻醉科医师应掌握好阿片类药物、非甾体抗炎药(NSAIDs)、神经阻滞技术之间的平衡,使用好现有的镇痛药物和技术;第三,建立术后急性疼痛服务(APS)小组和多学科疼痛管理组织(PMDT),基于 ERAS 和智能化术后镇痛管理平台,形成围手术期目标导向全程镇痛(comprehensive goal-directed perioperative analgesia,CGPA)管理,对患者整个围手术期的疼痛,进行更加有效的监控和管理。

其中 APS 小组是主要由麻醉科医师领导的目标统一、训练有素的团队,其工作范围和目的包括:治疗手术后疼痛、创伤和分娩痛,评估和记录镇痛效果,处理不良反应和镇痛治疗中的问题;对手术后镇痛必要性和疼痛评估方法的宣教,既包括团队人员的培训,也包括患者教育;提高手术患者的舒适度和满意度;减少手术后并发症。PMDT 诊疗模式则以患者为中心、以多学科专家组为依托,为患者提供最科学合理的疼痛诊疗方案。其核心是加强围手术期的多学科合作、疼痛管理和治疗规范化,从而帮助患者实现快速康复,使患者获得更加舒适、安全的治疗体验。

CGPA 通过提高术后镇痛效率,降低中重度疼痛发生率,减少疼痛或镇痛相关并发症,以持续提升围手术期镇痛满意度和医疗服务满意度。随着信息化技术的快速发展,利用信息化、物联网、大数据、云计算、人工智能和重要生命体征远程监控等技术,以及持续引入的围手术期镇痛新技术、新药物、新理念,CGPA 不仅要实现围手术期全程镇痛,还要实现全时段、全区域远程监控的个体化镇痛,形成围手术期镇痛的大数据,以持续改进围手术期镇痛质量和安全性,使患者术后安全、舒适、快速康复。

二、多模式镇痛的作用机制

(一)疼痛的发生机制

世界卫生组织对疼痛的定义为:组织损伤或者潜在组织损伤所引起的不愉快的感觉和情绪体验。生物学家认识到,那些引起疼痛的刺激物容易损伤组织。同样,疼痛是我们与实际或潜在的组织损伤联系在一起的经历。毫无疑问,这是身体某个或多个部位的一种感觉,但也总是令人不快,因此是一种消极的情绪体验。许多人在没有组织损伤或任何可能的病理生理原因的情况下报告疼痛,通常没有办法将他们的经历与组织损伤的经历区分开来。因此,疼痛有几个重要的维度:感官维度——疼痛在哪里,疼痛程度如何;情感层面——体验有多不愉快;认知维度——我们如何根据之前的经验解释疼痛,它是否会引起恐惧和焦虑,以及我们如何应对疼痛带来的威胁。任何给定的个体都可能报告一次痛苦经历,而他们面对的临床医师以及他们寻求解释和缓解的临床医师不容易理解这种经历。

1. 急性疼痛　术后疼痛是手术后即刻发生的急性疼痛,主要包括手术操作引起的急性创伤(切口痛)和内脏器官的损伤(内脏痛)以及神经末梢周围炎性刺激引起的疼痛(炎症痛)。是一系列反应,包括生理、心理和行为上的一系列反应,属于急性疼痛。既有切口痛,又有炎性痛和 / 或内脏痛;既有感受伤害痛,又有非感受伤害的"心理痛";既有中枢性疼痛,又有外周性疼痛;既有脊髓水平以上，又有脊髓水平的疼痛。急性疼痛是多种外周和中枢相互作用，使患者术后能感知潜在的损伤或伤害性刺激，这种感知和处理过程称为伤害性感知。术后疼痛高峰期为术后24～48h，通常持续时间不超过3～7d。随着外科手术的快速发展，术后疼痛发生率逐年升高且控制欠佳，现已成为世界性难题。

2. **慢性疼痛**　2019年IASP的一个工作组对慢性疼痛进行了系统分类。该分类区分了慢性原发性和慢性继发性疼痛综合征，整合了包括头痛在内的现有疼痛诊断，并根据WHO-ICD-11的内容模型，提供相应诊断的精确定义和特征，包括疼痛的严重程度、时间过程以及心理和社会因素的证据。按照"世界卫生组织"的要求，慢性疼痛定义被转换成"内容模型"的格式，并进入所谓的"ICD-11的基础层（foundation layer）"。基础层是ICD-11中表示的所有实体的集合，它不断更新和扩展，每个实体都被配有一个唯一的标识符。慢性疼痛是其他7种代码的"父代码"，这组成了最常见的临床相关慢性疼痛组：①慢性原发性疼痛；②慢性癌症相关疼痛；③慢性手术后或创伤后疼痛；④慢性神经病理性疼痛；⑤慢性继发性头痛或口面部疼痛；⑥慢性继发性内脏痛；⑦慢性继发性肌肉骨骼疼痛。

慢性疼痛的发生机制则主要包括一下几个方面：①脊髓敏化的形成伤害感受器被反复慢性刺激促使脊髓背角细胞发生病理变化，胶质细胞等合成新的神经递质，如内皮素1，通过内皮素受体亚型的作用并对原有递质EAAS、SP、CGRP等发生调制，导致脊髓背角整合。②受损神经异位电活动慢性疼痛常表现为在组织损伤愈合后的持续性疼痛。神经损伤导致神经元的异位电活动是痛觉异常的生理基础。③痛觉传导离子通道和受体异常在慢性疼痛过程中，痛觉传导离子通道和受体发生异常变化。④中枢神经系统重构慢性疼痛的"疼痛记忆"表现为损伤治愈后疼痛信号依然持续存在。这种"疼痛记忆"并非心理性因素的结果，而是具有中枢神经系统重构的病理基础。"疼痛记忆"将进一步加重慢性疼痛对患者认知行为和精神心理的损害。研究表明，大多数药物最多只能对少数人产生积极反应。因此，在开发出新的更有效的药物之前，需要联合使用效果良好的药物。联合药物治疗（CDT）的另一个合理因素是针对导致患者整体疼痛综合征的不同疼痛机制。例如，患有慢性颈痛的患者可能同时具有神经痛和炎性痛成分，联合药物治疗将针对各种引起疼痛成分的病理机制治疗而最终使患者获益。在临床实践中，这似乎是一种常见的治疗方法。最近的研究表明，三分之一到一半的慢性疼痛患者正在服用一种以上的止痛药。不幸的是，一些研究表明，某些药物组合不仅会恶化副作用，而且根本没有协同镇痛作用。这提示需要进一步研究来确定慢性疼痛的一线联合药物疗法，以指导临床医师以合理的方式治疗慢性疼痛患者。研究趋势表明，对慢性疼痛最好的管理是身体、心理和社会互动的结合，这使我们进入了当前的"生物-心理-社会"治疗模式。

（二）疼痛的控制方案设计

并且由于疼痛的致病机制复杂，受多条通路、多个靶点调控；对于术后中重度疼痛，单一镇痛方法无法做到效果满意同时相关副作用少。而多模式镇痛联合应用不同镇痛技术或作用机制不同的镇痛药，作用于疼痛传导通路的不同靶点，发挥镇痛的相加或协同作用，可使每种药物的剂量减少，不良反应相应减轻，是手术后镇痛的基石，常采用的方法包括超声引导下的外周神经阻滞与伤口局部麻醉药浸润复合；外周神经阻滞和/或伤口局部麻醉药浸润＋对乙酰氨基酚；外周神经阻滞和/或伤口局部麻醉药浸润＋NSAIDs药物或阿片类药物或其他药物；全身使用（静脉或口服）对乙酰氨基酚和/或NSAIDs药物和阿片类药物及其他类药物的组合。

1. **"切口痛"的控制方案设计**　优先选择合适的区域阻滞技术（包括局部麻醉药伤口浸润、椎管内和周围神经阻滞技术）作为控制切口痛的主要措施，镇痛不全者辅以静脉NSAIDs和μ/κ片受体激动为主的阿片类药物滴定。

2. **"内脏痛"的控制方案设计** 内脏器官通常分布周围型 κ 阿片受体,静脉给予激动 κ 阿片受体的药物,如羟考酮或布托啡诺有较好的内脏痛治疗效果。熟悉手术区域内脏器官的内脏痛觉传入通路并熟练掌握相关阻滞技术者,可选择合适的区域阻滞技术(椎管内、椎旁、骶后孔阻滞,术中术者直视下阻滞迷走神经、内脏大小神经)进行内脏痛治疗。腹腔镜手术中,内脏痛成为术后疼痛的主要来源,控制不良也是远期慢性疼痛发生的原因之一。因此,在多模式镇痛方案中应给予足够重视。如果需要,可以在腹腔镜手术开始前实施预防性内脏痛控制。

3. **"炎症痛"的控制方案设计** 伤害性疼痛(包括上述的切口痛和内脏痛)均含有炎症性疼痛成分,而且损伤后的修复存在持续的炎症反应。如无禁忌,围手术期应给予 NSAIDs 作为基础镇痛用药,需要时可以持续至术后 1 周。NSAIDs 还可以减少术后阿片类药物的用量,对预防敏化和慢性疼痛的发生也有作用。必要时,也可给予 NSAIDs 实施预防性镇痛。

4. **神经病理性疼痛的控制方案设计** 国际疼痛研究协会(International Association for The Study of Pain)将神经病理性疼痛定义为由躯体感觉系统的病变或疾病引起的疼痛,这包括中枢神经系统疾病(如脊髓损伤疼痛、多发性硬化症疼痛、卒中后丘脑疼痛)以及周围神经系统疾病(如糖尿病神经病变、带状疱疹后神经痛和抽搐性痛)。许多研究探索药物联合治疗神经性疼痛。其中一个成功的组合是加巴喷妥钠和三环抗抑郁剂。三环类抗抑郁药和加巴喷丁类药物都被认为是治疗神经病理性疼痛的一线药物。这些药物具有完全不同的作用机制(加巴喷丁类药物是 α-2-δ 钙通道调节剂,三环类药物具有多种作用机制,包括去甲肾上腺素和 5- 羟色胺再摄取抑制),因此是联合治疗的合理候选药物。这种联合用药已被研究用于治疗糖尿病周围神经病变和带状疱疹后神经痛,并被发现比两种药物都更有效。阿片类药物和加巴喷丁类药物也被用于神经病理性疼痛的研究,发现两者的结合呈阳性。

无禁忌证的神经病理性疼痛患者应尽早进行神经阻滞和背根神经节脉冲射频、脊髓电刺激干预治疗。

三、镇痛理念的进展

1. **超前镇痛向预防性镇痛转化** 20 世纪初,Crile 通过临床观察首先提出超前镇痛的概念。超前镇痛指的是伤害性刺激作用在机体之前给予镇痛治疗,其镇痛干预的时机特指在手术开始(更确切地说是在切皮)之前。这个概念的提出是建立在外科疼痛病理生理基础上的,即手术开始前的镇痛干预能够有效地预防痛觉过敏(包括外周和中枢)、提高术中抗伤害反应和术后镇痛效果、节约术中和术后阿片类等抗伤害或镇痛类药物的使用量。

预防性镇痛(preventive analgesia,PA),指手术切皮或伤害性操作前给予镇痛干预包括麻醉、镇痛技术和镇痛药等,以阻止中枢和外周敏化,并且不限定给药的时机。相比超前镇痛,预防性镇痛的干预时间贯穿整个围手术期,从按需止痛转变为按时止痛。其次,预防性镇痛能够有效地预防痛觉过敏(包括外周和中枢)、提高术中抗伤害性反应和术后镇痛效果、节约术中和术后阿片类等抗伤害或镇痛药物的使用量。PA 措施主要是:切皮前使用 COX-2 受体抑制剂、右美托咪定、静脉注射小剂量氯胺酮、钠通道或钙通道阻滞剂,以及切口局部浸润阻滞、周围或区域神经阻滞。

超前镇痛与预防性镇痛这两个概念既有不同,也有相同。其区别在于,前者是强调在疼痛刺激出现进行治疗及其对术后镇痛效果的影响,而后者是注重整个围手术期的持续、多模式预防性镇痛,以达到术前、术中和术后的有效镇痛。两者的相同点在于两者都可以防止和抑制中枢及外周敏化,减少镇痛药物的用量,只是预防性镇痛将治疗时间拓展到术前、术中和术后一段时期的镇痛治疗,强调的是预防,是超前镇痛的一种跨越和发展。

2. 单一模式镇痛向多模式镇痛转化 20世纪70年代是以哌替啶或吗啡肌内注射为主的镇痛模式,80年代为硬膜外镇痛模式,90年代发展为吗啡或患者自控镇痛(PCA)模式,上述均为单一药物或方法的镇痛模式,多以阿片类药物为基础的镇痛药物,理论上,阿片类镇痛药的优点是其镇痛作用无封顶效,但实际临床应用中,阿片类药物的镇痛作用往往受药物的耐受性或阿片类药物相关副作用的限制,如恶心、呕吐、镇静或呼吸抑制。往往难以达到满意的镇痛效果,同时经常发生药物相关的不良反应。

这近年来选择COX-2抑制药联合麻醉性镇痛药PCA镇痛模式,或辅助区域阻滞、硬膜外镇痛、静脉镇痛、局部浸润阻滞、小儿辅助非药物疗法如安抚奶嘴、蔗糖、按摩、音乐等多模式镇痛方法逐渐得到越来越多的认同和推荐。

多模式镇痛(multimodal analgesia, MMA)也称平衡镇痛,是指将不同作用机制的镇痛药物复合应用或不同镇痛方法联合应用,充分发挥镇痛效应,实现镇痛效应的协同作用,以达到最佳镇痛效果,并且减少单种镇痛药物的用量以达到最低不良反应的镇痛策略。由于作用机制不同而互补,可针对不同层面和不同靶位阻滞疼痛,实现镇痛作用相加或协同,不增加并发症,同时减少每种药物使用剂量,不良反应减少。从而达到最大镇痛效应,并尽可能减少不良反应,实现平衡镇痛,有利于将患者手术疼痛降到最低水平。多模式镇痛还有助减少对神经、内分泌、免疫系统等的不利影响;有利于机体内环境稳定和术后康复;多模式镇痛还更有效地缓解疼痛并可明显降低阿片类药物的剂量和不良反应。

3. 患者自控镇痛向智能化患者自控镇痛转化 患者自控镇痛(PCA)是一种经由麻醉科医师根据患者手术类型、预期疼痛程度和身体情况,预先在输液控制装置内设置镇痛药物的剂量,再交由患者佩戴,进行"自我管理"的一种疼痛处理技术。其特点是在医师设置的范围内,患者自己按需调控注射止痛药的时机和剂量以满足不同时刻、不同疼痛强度下的镇痛要求。智能化患者自控镇痛(Ai-PCA)是现代术后疼痛治疗的重要手段。

PCA是目前解决疼痛个体化差异的有效手段。PCA遵循了疼痛治疗中最低有效浓度的原则,能够实现连续预防性镇痛。与传统的由医护人员单次注射镇痛药相比,PCA的优点:①在镇痛治疗期间,镇痛药物维持在最低有效镇痛血浆药物浓度,血药浓度波动小,呼吸抑制发生率低,减少镇痛治疗时过度镇静的不良反应,减少术后并发症的发生率;②镇痛效果好,能做到及时、迅速解除疼痛,提高患者及其家属对医疗品质的满意率;③PCA能克服镇痛药的药代动力学和药效动力学的个体差异,做到按需给药。

尽管PCA已在临床广泛应用,但存在效率低下、不便管理的问题,突出表现为患者分散于各个病区而麻醉科人员不足,术后随访间隔时间长,不能及时评估患者状态并调整PCA参数,显著影响镇痛质量;麻醉科医师不能实时了解镇痛泵报警从而难以保证镇痛安全性。

应用信息化、智能化、移动医疗等手段对疼痛进行管理是一种趋势。Ai-PCA由智能镇痛泵、基站(传输数据)和中央镇痛监控台(中央工作站、移动工作站)组成的无线WiFi智能镇痛系统,采用物联网技术实现高精度输注、远程监控及智能化的镇痛管理。可实现及时关注镇痛泵的输注情况,处理突发事件,调整输注情况到最佳状态。将患者自控和医护人员远程遥控相结合,可极大地方便医护人员,并使镇痛泵的输注效果臻于理想。无线镇痛泵系统对比传统的镇痛泵,可完成医务人员信息化、规范化、安全、高效管理镇痛患者的需要,同时避免了床边声音报警,减少对患者的不良影响,提高了镇痛效果,有利于流程优化和提高镇痛质量。无线镇痛系统是镇痛监护的有效工具,其应用不限于各种手术,适合于各种给药方式,即便在癌痛治疗方面也有广泛成功的应用。

2021 年《围手术期目标导向全程镇痛管理中国专家共识》指出，基于 ERAS 和智能化术后镇痛管理平台，形成围手术期目标导向全程镇痛 CGPA 管理，能够更加有效地管理和控制好手术患者在整个围手术期的疼痛。CGPA 管理包括被告知确定需外科手术治疗开始至术后外科问题结束，没有显著疼痛、可感知疼痛或可很好耐受（VAS 评分 < 3 分）时至期间的全程疼痛控制。CGPA 是 ERAS 方案的核心要素之一，在患者快速康复、缩短住院时间和减少并发症的过程中发挥着重要作用。旨在利用信息化手段、互联网平台、智能化镇痛和重要生命体征远程监控技术，及持续引入围手术期镇痛的新技术、新药物、新理念，不仅实现了围手术期全程镇痛，还实现了全时段、全区域远程监控的个体化镇痛，形成围手术期镇痛的大数据，以持续改进围手术期镇痛质量和安全性，使患者术后安全、舒适、快速康复。

第二节 多模式镇痛新策略

一、老年患者围手术期多模式镇痛策略

1. **衰老对围手术期疼痛管理的影响** 老化过程中，中枢和外周神经结构、功能和神经递质水平发生显著的增龄性改变，包括皮层神经元和树突连接减少，外侧丘脑 β 内啡肽和 γ 氨基丁酸（GABA）合成降低，中枢 GABA 和 5- 羟色胺（5-HT）受体密度降低，阿片受体密度降低。脊髓的增龄性改变表现为背角感觉神经元退变、神经传导减慢，背角去甲肾上腺素能和 5-HT 能神经元减少，阿片受体亲和力降低；背根神经节神经肽含量增加，钙调素基因相关肽和 P 物质减少，生长激素抑制素正常，高亲和力酪氨酸激酶受体表达（TrkA、TrkB 和 TrkC）减少。周围神经改变包括有髓和无髓纤维减少和脱髓鞘改变，C 纤维和 A-δ 纤维功能异常传导性降低，运动神经纤维传导速度以每年 0.15m/s 速度下降，神经再生和滋养血管自我调节能力下降。疼痛的行为和安慰剂治疗效应消失，疼痛的下行性抑制机制减弱。痴呆症并不减轻中枢对疼痛信号的感知，疼痛刺激引起痴呆症患者的脑功能磁共振信号改变比年龄匹配的正常对照者更为显著。由于神经系统自我恢复能力降低，老年患者更容易发生痛觉过敏，甚至发展为慢性疼痛。总体而言，老年患者术后疼痛并不会随年龄增长而减轻，而是表现为对内脏痛及热痛的敏感性下降，机械痛和电刺激痛阈不变，下行抑制机制减弱，时间总和作用不变，疼痛耐受性降低，痛觉过敏缓解减慢，疼痛引起的交感反应减弱。老年患者胃肠道功能改变主要为保护性机制减弱，肠道调节功能减退，易发生便秘、肠梗阻等状况，术前并存的多重用药可能进一步弱化肠功能的自我调节能力，甚至伴发药物相关的胃肠黏膜溃疡，应激下更难以维持自我平衡，因此围手术期如何保护脆弱的肠功能，尽快恢复老年患者术后摄食摄饮，是 ERAS 需要解决的问题。

2. **老年患者围手术期多模式镇痛策略** 老年患者表达疼痛的意愿和频率降低，特别是有认知功能障碍的老年患者，从而导致其疼痛程度常被低估。老年患者可能伴随的记忆、认知、表达、交流障碍等因素增加了术后疼痛评估的难度。加强医护人员培训，掌握老年患者疼痛评估工具的使用方法，定期评估镇痛效果并及时调整疼痛管理方案，提高围手术期疼痛管理质量。在选择合适的镇痛药物时应充分考虑老年患者年龄、并发疾病、合用药等因素的影响，优先考虑使用非阿片和区域神经阻滞镇痛技术，不建议单纯依赖阿片类药物用于术后镇痛，以对乙酰氨基酚和 / 或环氧化酶抑制药作为镇痛基础用药，尽量减少或不使用阿片类镇痛药物，积极采用低阿片，多模式，预防性，个体化镇痛方案（OSMPIA），以实现最大的镇痛效果，最小的不良反应，最佳的躯体和心理功能，最好的生活质量和患者满意度。

《老年患者围手术期多模式镇痛低阿片方案中国专家共识（2021版）》推荐①口服用药，尽量减少静脉用药，避免肌内注射用药，如需要静脉用药，强烈推荐患者自控镇痛（PCA）模式给药。②对于无阿片类药应用史者，PCA模式不推荐常规设置背景剂量。③在应用阿片类药进行术后镇痛时，应严密监测手术患者的镇静深度和呼吸抑制状态。④对于没有禁忌证的成人或儿童，推荐阿片类药和对乙酰氨基酚或NSAIDs联合使用。⑤建议在大手术之前，让没有禁忌证的患者口服NSAIDs。⑥建议加用加喷丁或普瑞巴林为多模式镇痛药物之一。⑦外科手术部位可进行周围神经阻滞，建议局部连续地神经阻滞，如果仅单次注射，建议加用可乐定延长阻滞时间。⑧对于大型胸腹部手术，特别是有心、肺、肠梗阻并发症的高危患者，建议应用硬膜外腔阻滞或蛛网膜下腔阻滞。

二、慢性疼痛患者的多模式镇痛策略

国际疼痛研究协会（International Association for the Study of Pain, IASP）将疼痛定义为"一种与实际或潜在组织损伤相关的、不愉快的感觉和情绪体验，或患者关于此类损伤的描述"。该定义进一步阐明了疼痛常常是主观上的感受，是身体局部的感觉。同时它也是不愉快的，也包含情绪心理成分。慢性疼痛是指持续或反复发作超过3个月的疼痛。慢性疼痛的发生发展涉及生物、心理和社会等多种因素。

1. **科普宣教** 慢性痛根据病因的不同，可分为伤害性疼痛和神经病理痛。两种主要类型的疼痛具有非常不同的外周机制，因此在这个水平上起作用的药物必须根据疼痛的情况量身使用。通常，外周的伤害性刺激（痛刺激）激活外周的伤害性感受器（痛觉感受器），产生的动作电位通过痛觉纤维（C-纤维和Aδ-纤维）传递到脊髓背角，换元交叉传导至对侧，再由脊髓丘脑束等传导束传导至丘脑，继续上传至大脑皮质第一体感区形成意识层面的痛觉。而神经性疼痛，由感觉神经元的病变或疾病引起的神经性疼痛，是通过离子通道信号通路的改变而建立起来的。因此作用于外周机制的治疗是通过调节钠和钙通道的功能。伤害性疼痛的关键介质将是受损区域内释放的化学物质，因此非甾体抗炎药（NSAIDs）和相关药物（以产生前列腺素为目标）以及新药[限制神经生长因子（NGF）和降钙素基因相关肽（CGRP）的作用]能够得到应用。

在中枢水平，伤害性和神经病理性疼痛，一般都可以导致脊髓和大脑兴奋性的变化。氯胺酮和抗抑郁药通过NMDA受体介导在脊髓水平的中枢敏感化，以及通过下行通道改变脊髓去甲肾上腺素和5-羟色胺水平的改变，起到镇痛作用。阿片类药物既通过直接的脊椎中枢起作用，也通过与大脑中的一些部位（下行调控通路）相互作用而发挥作用。

2. **镇痛管理** 慢性疼痛是临床医师面临的最棘手的临床问题之一，对患者来说可能是毁灭性的。大脑中枢对于感知到的疼痛信号的放大，不能完全根据躯体或神经病变程度来解释，是由于疼痛传递或下行疼痛调节通路中的生理改变所致。在任何个体中，中枢性疼痛放大都可能使伤害性或神经病理性疼痛复杂化。此外，躯体症状障碍可能改变患者的心理或行为反应，中枢疼痛加剧相关的因素还包括遗传、生理和心理因素。目前的研究揭示了生理应激反应和慢性疼痛症状之间的复杂关系。不幸的是，慢性疼痛的治疗严重不足，往往会恶化临床结果。为慢性疼痛患者制定新的治疗策略是当务之急。

慢性疼痛以生物（组织损伤）、心理（认知、记忆、调节）和环境/社会因素（注意、强化）之间的复杂交互为特征。研究表明，基于这一概念的多模式疼痛管理方案，可减轻疼痛、增加活动并改善日常功能。因此，对持续性疼痛患者进行危险因素筛查极为重要。应特别关注表现为活动受限、缺乏动力、抑郁、愤怒、焦虑、害怕再损伤的患者，以上这些会妨碍患者恢复正常工作或娱乐活动。其他的认知因素,如患者的期望或信念(如感到无法控制疼痛),会影响其心理、社会和生理功能疼痛行为,如跛行、服药或抗拒活动等,易受"操作式条件反射"的影响,即应答奖赏和惩罚。例如,患者的疼痛行为会因配偶或医务工作者的关注而加重(如神经阻滞不全或者药物的使用不足)。相反,当疼痛被忽视,或因周围人的关注和鼓励而使患者增加了活动时,疼痛行为可能消失。

鉴于患者机制和症状的复杂性,许多人无法通过单一药物充分缓解疼痛,多模式的镇痛药物或不同技术的联合使用是控制疼痛的重要策略。理想情况下,联合药物会产生协同作用,以最大限度地镇痛并减少副作用。Ryan 等指出疼痛是一种通过在感觉通路上的过度活动而产生的,可以通过阻断兴奋或增强抑制来干扰。因此,通过不同阻断疼痛兴奋性信号传递机制的药物,如钠通道阻滞剂、抗 -CGRP、抗 -ngf、局部麻醉药、加巴喷丁类和氯胺酮,将是多模式药物镇痛的重要选择。能增加疼痛信号抑制作用的药物,如阿片类药物和抗抑郁药,可成为补充多模式药物镇痛的补充。此外,微创介入手术如射频消融、冷冻神经松解和神经调节等干预措施可能与急性疼痛镇痛方法(如神经阻滞和多模式镇痛)结合使用,在有适应证的情况下,与镇痛药物,包括加巴喷丁、氯胺酮和选择性 5- 羟色胺再摄取抑制剂,可能是慢性疼痛治疗的有效辅助手段。针灸、音乐疗法和其他综合医学疗法也可能发挥作用。

随着疼痛的生物 - 心理 - 社会模式的广泛接受和认识,单纯的药物、物理以及手术手段治疗慢性疼痛存在一定的局限性。跨学科多模式疼痛治疗(IMPT)是慢性疼痛患者的理想治疗选择。自 20 世纪 70 年代以来,这些方案已演变为将(认知)行为方法与运动、医疗和基于生物 - 心理 - 社会模式的教育相结合的干预措施。形成了跨学科管理的生物 - 心理 - 社会模式,将物理治疗与认知、行为、环境和情绪干预结合起来。这些项目的目的不仅针对疼痛本身,而是帮助患者优化日常生活功能,增加社会、身体和心理健康。这种方法通常由康复中心或医院提供,需要医疗保健者的跨学科团队的专业知识。一般来说,这些学科涵盖了生物心理社会层面,并不断协调他们的治疗活动,使其与患者特定的目标一致。

三、小儿患者围手术期多模式镇痛策略

儿童与成年人之间除了解剖、生理、药效和药代动力学不同外,小儿患者还存在可能影响术后有效疼痛控制的特殊障碍。长期以来,小儿术后疼痛被严重忽视。原因之一是小儿不能主诉疼痛因而造成疼痛评估困难;其次是有部分镇痛药物在小儿使用受到限制,作为镇痛实施的医师也对药物副作用存在过度担心。因此,很多情况下外科手术患儿的痛苦并没有得到有效缓解,同时其康复过程也受到影响。国外很多先进的儿童医院和医学中心已经建立了专门处理小儿疼痛的医疗小组,但我国小儿术后镇痛发展缓慢,水平较滞后,故我国专家于 2017 年更新了《小儿术后镇痛专家共识》。共识指出由于家属对小儿患者术后疼痛和镇痛药物的使用可能存在许多焦虑,所以在术前应对患儿及其家属做好宣教和准备工作,并制定围手术期镇痛管理计划,做好术后疼痛观察记录。

1. **科普宣教** ①详细解说外科手术是一种创伤,必然伴有疼痛,术中由于使用了充足剂量的麻醉与镇痛药物,不会有疼痛感受。②术后创伤恢复有一定过程,如果不采取恰当的镇痛措施,患儿就会感受到疼痛,也会因为疼痛而导致各种躯体不适、睡眠障碍等,影响术后康复。③术后镇痛期间由于监护条件的限制和呼吸管理的困难,只能使用安全但镇痛效能相对较弱的药物或者小剂量麻醉性镇痛药物;一般小手术镇痛效果较好,大手术常常需要使用镇痛泵持续输注镇痛药物;④向患儿和家属详细讲解该患儿拟采用的术后镇痛方法,不良反应和注意事项;⑤向患儿和

家属演示疼痛评估方法,并鼓励家长采用非药物疗法例如分散注意力、做游戏、心理教育、催眠、生物反馈、意象导引等手段减轻患儿疼痛感受。

2. 镇痛管理 做好术后镇痛管理及观察记录:①成立镇痛小组,由麻醉科医师、外科医师、恢复室护士、病房护士组成,相互间加强合作和反馈;②重视对监护人和患儿的教育和心理指导,让监护人了解可选择的镇痛药物和方法,共同商定术后镇痛方案。患方的积极参与是取得良好镇痛效果的前提;③根据手术的部位、大小、患儿年龄,以及气道情况、心血管、呼吸、神经等系统的情况对患儿进行整体评估;④镇痛过程中应定期评估疼痛程度,观察镇痛的副作用,及时调整镇痛方案,做到个体化镇痛;⑤开展多模式镇痛技术:应用不同的镇痛方法或不同的药物进行复合镇痛,以获得更好的镇痛效果,同时使并发症或副作用降至最低;⑥尽早进行术后镇痛,在伤害性刺激发生前给予镇痛治疗,以防止神经末梢和中枢敏感化的发生,从而起到减轻术后疼痛和减少镇痛药的需求量的作用;⑦做好镇痛记录,在术后镇痛观察记录单上记录患儿基本情况:姓名、性别、住院号、床号、体重、年龄、手术方式、麻醉方式、镇痛方式;术前主要的合并症;⑧术后随访过程中记录疼痛评分,不良反应,镇痛方案调整情况。

只有遵从多模式镇痛、及早给药、个体化给药的治疗管理原则,才能达到最佳镇痛效果,且能减少药物的并发症。小儿多模式镇痛常用口服或者静脉药物有:对乙酰氨基酚、非甾体抗炎药物(NSAIDs)、曲马多、可待因、强效阿片类药物(吗啡、芬太尼、舒芬太尼、羟考酮)、右美托咪定等。小儿多模式镇痛常用的方法有:区域阻滞、硬膜外镇痛、静脉镇痛、局部浸润阻滞以及非药物疗法如安抚奶嘴、蔗糖、按摩、音乐等。

四、癌症患者围手术期多模式镇痛策略

1. 科普宣教 肿瘤切除术是绝大多数早中期实体肿瘤治疗的基础,肿瘤切除术后常伴随持续的疼痛。手术创伤和疼痛可引起炎症、下丘脑 - 垂体轴激活和交感系统过度反应发生。这些因素会影响肿瘤患者的免疫能力,导致免疫抑制。围手术期有效的疼痛管理可以优化肿瘤患者的免疫功能,对肿瘤患者术后康复也具有重要意义。急性疼痛的有效管理不但可以减轻患者痛苦,减少并发症发生,提高患者围手术期安全性,预防术后急性疼痛向慢性疼痛转化,同时对肿瘤患者术后康复也具有重大意义。

2. 镇痛管理 《中国肿瘤患者围手术期疼痛管理专家共识(2020 版)》指出肿瘤手术患者围手术期的疼痛管理是一个整合过程,需要建立多学科的管理团队,对疼痛进行预测、预防,镇痛做到多环节、多途径、多技术、多药物和多方法,实现全程、持续、安全、有效的管理。根据患者年龄、性别、心理因素、既往疼痛治疗及效果、用药史、过敏史、认知状态、治疗期望等对患者进行术前评估,术前进行充分的疼痛宣教。对于术前存在疼痛、阿片类药物耐受、术后存在慢性疼痛等易患因素的患者,术前即开始预防性镇痛。术中依据手术情况,包括肿瘤手术部位、创伤程度、是否手术时间 > 3h 选择相应的镇痛技术,对于开放性胸、腹部肿瘤手术患者优先采用硬膜外阻滞技术,对于微创胸、腹腔镜肿瘤手术、乳腺肿瘤手术等患者,推荐采用外周神经阻滞镇痛技术。术后依据手术类型、创伤疼痛程度,进行分层疼痛管理,采用不同的镇痛方案。同时评估镇痛效果,调整镇痛方案(图 13-1)。

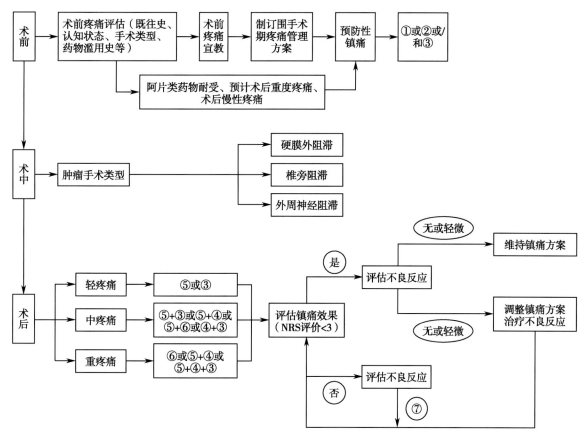

图 13-1 肿瘤患者围手术期多模式镇痛管理

①氯胺酮；②加巴喷丁和普瑞巴林；③对乙酰氨基酚或 NSAIDs；④阿片类药物；⑤外周神经阻滞和 / 或局部麻醉药切口浸润；⑥硬膜外局部麻醉药复合阿片类药物 PCEA；⑦其他（静脉注射利多卡因、物理方式、认知行为模式）。

五、临床实践案例

（一）老年镇痛方案

1. **患者病情介绍** 男性，81 岁，身高 170crn，体重 80kg，ASA Ⅱ级，心功能Ⅱ级，主诉：摔倒致左髋部疼痛、活动受限 1 天。诊断为"左股骨粗隆间骨折"，拟行"左股切开复位内固定术"。既往高血压病史 20 余年，高血压规律服药、血压控制良好；糖尿病史 5 年余，服用阿卡波糖，血糖控制可；前列腺增生史；6 年前左眼"白内障"手术史；吸烟史 50 年。查体：HR 90 次 /min，BP 160/80mmHg，RR 20 次 /min，SpO_2 95%（FiO_2 21%0）。卧床，意识清醒，诉患处疼痛。心肺（－），双下肢无水肿。辅助检查：血常规：WBG 13.43×10^9/L，Neut% 80.8%，Hb 128g/L，PLT 223×10^9/L，Glu 8.8mmol/L。尿便常规、血生化、凝血功能正常。ECG（－）。

2. **术后疼痛关注点和镇痛原则** 根据 2016 年《中国髋、膝关节置换术加速康复——围手术期管理策略专家共识》制订镇痛方案。

（1）术中镇痛方案：术中镇痛的目的在于预防术后疼痛，提高 THA 和 TKA 患者的术后舒适度，增加康复信心，加速康复进程。外周神经阻滞通过在神经鞘膜内注入局部麻醉药物，从而阻断疼痛信号传导，达到神经分布区域内的镇痛效果。术中预防性镇痛根据创伤程度和医院情况选择不同的麻醉镇痛方式：①椎管内镇痛；② TKA 可选择股神经或收肌管隐神经阻滞；③术中切口周围注射镇痛；④选择性 COX-2 抑制剂静脉或肌内注射。根据创伤程度和患者对疼痛的耐受性,可选择多种模式。患者入室后行常规心电图、血压、心电图、血压、脉搏氧饱和度、呼气末二氧化碳监测、呼吸力学监测。开放外周静脉,面罩吸氧。根据手术需要和患者情况、由麻醉科医师制订具体麻醉方案,建议采用对心肺功能影响小、抑制术中应激和提供良好镇痛麻醉方式。首选麻醉方式可为神经阻滞 + 静脉辅助镇静:①神经阻滞:腰丛神经阻滞[罗哌卡因(耐乐品):30ml 0.5%] + 腰椎旁神经阻滞[罗哌卡因(耐乐品):8ml 0.25%](穿刺点 L1) + 坐骨神经阻滞(经臀肌入路)[罗哌卡因(耐乐品):20ml 0.3%];②右美托咪定:神经阻滞麻醉前按0.5μg/kg的负荷剂量,10min内滴完,术中静脉泵注右美托咪定[0.3μg/(kg·h)]辅助镇静,必要时可瑞芬太尼辅助镇痛;③手术消毒切皮前可静脉辅助氟比洛芬酯注射液50mg + 小剂量艾司氯胺酮(0.2mg/kg)预防性镇痛;

（2）术后镇痛方案:THA 和 TKA 患者术后疼痛严重影响术后功能锻炼,镇痛管理对于关节功能的加速恢复尤为重要。THA 和 TKA 术后采用冰敷、抬高患肢、早期下地活动等措施可以减轻术后关节肿胀,促进功能康复。术后选择起效快的 NSAIDs 类药物可以明显缓解患者疼痛。术后镇痛方案为自控静脉 PCA:艾司氯胺酮[0.2μg/(kg·min)] + 舒芬太尼[0.3μg/(kg·d)] + 凯纷(100mg/d) + 托烷司琼(5mg/d),3d,PCA/单次量:1.5ml/次,持续量1ml/h,锁定时间 10min,极限量6ml/h。

3. 镇痛评分和转归术后随访　疼痛评分静息痛/运动痛:1/2 分(第 1 天)、1/3 分(第 2 天)、2/3 分(第 3 天),患者术后 1.5h 进饮,6h 进食,未诉恶心呕吐、头晕等不适。

4. 小结　患者神经阻滞镇痛复合静脉 PCA 多模式镇痛,镇痛效果好,可避免呼吸抑制,减少术后呼吸系统并发症,减少阿片类药物不良反应,可促进患者快速康复,减少住院时间。对于无明显禁忌者,建议将周围神经阻滞作为多模式镇痛的一线方案,特别是上下肢手术和胸腹部手术。

（二）小儿镇痛方案

1. **患者病情介绍**　男性,4 岁,身高 103cm,体重 20kg,ASA Ⅰ级,心功能 Ⅰ级,诊断为"漏斗胸",拟行"胸腔镜下漏斗胸矫正术"。术前检查血尿常规、肝肾功能、电解质、凝血功能、ECG 均未见明显异常。专科检查:胸廓外形呈漏斗状,肋间隙正常,呼吸运动无异常,三凹性阴性。

2. **NUSS 术后自控镇痛的策略**　Nuss 术后患者常伴中到重度疼痛,不仅来自切口痛和手术部位炎性介质的释放,主要还由于其畸形的骨骼被钢板强行撑开导致胸廓构象的改变,术中对肋间肌肉、神经的牵拉和剥离也加重了术后疼痛。疼痛构成涉及胸 1~10 支配的神经。此外,术后疼痛和年龄相关,研究表明儿科患者术后疼痛多集中在前胸壁,成年患者疼痛部位多在后胸壁。Nuss 术后镇痛的实施和管理是一个巨大挑战,完善术后镇痛有助于减少肺部并发症,促进早期活动。常用的镇痛方法包括静脉镇痛(包括患者自控静脉镇痛)、胸段硬膜外镇痛(包括患者自控硬膜外镇痛)、肋间神经阻滞(肋间神经冷冻)、椎旁神经阻滞、切口浸润以及多模式镇痛。小儿镇痛更应注意多模式个体化镇痛。一般患儿按体重给药,肥胖青少年按理想体重给药。在麻醉期间,就应给予充分的镇痛药物,包括阿片类药物、局部麻醉药和其他药物。术后镇痛在 PACU 就应该开始,且在证实止痛方案安全有效后才能让患儿离开。术前告知家长在手术结束后镇痛药物的药效会逐渐消失,所以患儿需要进一步的镇痛治疗。疼痛在术后 24~72h 内最为严重,个别患儿可能持续数日或数周。不同患儿对镇痛药物的敏感性和药物的需求量不同,镇痛药物的给予应按照个体化原则。在术后早期可以按照时间规律给药,而在后期可以根据疼痛评估结果按需给药。

3. **镇痛方案**　PCIA 以阿片类药物为主,是阿片类药物的最佳给药方式,比硬膜外自控镇痛更容易管理,属于一线术后镇痛方案。具体方案:艾司氯胺酮[0.2μg/(kg·min)] + 舒芬太尼[0.05μg/(kg·h)] + 托烷司琼(5mg/d),3d,PCA/单次量:1ml/次,持续量 1ml/h,锁定时间 10min,极限量4ml/h。同时辅助椎旁神经阻滞,通常在胸 4 和胸 8 之间行椎旁阻滞,0.2% 罗哌卡因,总量 0.5mg/kg。

4. **镇痛评分和转归术后随访**　疼痛评分静息痛/运动痛:2/3 分(第 1 天),咳嗽可,无畏寒发热,无咳痰、胸闷、心悸,无呼吸困难,术后第 3 天无不适出院。

5. 小结　小儿 NUSS 手术术中应充分镇痛，术后尽早开始镇痛，以静脉 PCA 镇痛结合椎旁阻滞的多模式镇痛，同时需要监测镇痛药物引起的不良反应，并定时监测呼吸频率等。术后镇痛完善、住院时间缩短、术后并发症减少果，促进外科术后加速康复。NUSS 疼痛是长期的，我们要考虑不仅仅是短期镇痛处理，还有长期慢性，严重的会涉及心理问题。不容忽视。我们应该尽全力采取多元化措施积极治疗患者的术后早期疼痛，防止其进一步转化为慢性疼痛。一旦确认为慢性疼痛，须就诊疼痛科进行专科治疗。

（何路遥　薄存菊　舒海华）

参 考 文 献

[1] ALBERT L E, ASTRID A. Is there a difference in postdural puncture headache after continuous spinal anesthesia with 28G microcatheters compared with punctures with 22G Quincke or Sprotte spinal needles?[J]. LocalRegional Anesthesia, 2014, 7（1）: 63-67.

[2] ANDERSEN L, KEHLET H. Analgesic efficacy of local infiltration analgesia in hip and knee arthroplasty: a systematic review [J]. British Journal of Anaesthesia, 2014, 113（3）: 360-74.

[3] BEVERLY A, KAYE A D, LJUNGQVIST O, et al. Essential Elements of Multimodal Analgesia in Enhanced Recovery After Surgery（ERAS）Guidelines[J]. Anesthesiology Clinics, 2017, 35（2）: 115-43.

[4] BRUMMETT C M, WILLIAMS B A. Additives to local anesthetics for peripheral nerve blockade [J]. International Anesthesiology Clinics, 2011, 49（4）: 104-16.

[5] CAVALCANTE A N, SPRUNG J, SCHROEDER D R, et al. Multimodal analgesic therapy with gabapentin and its association with postoperative respiratory depression [J]. Anesthesia & Analgesia, 2017, 125（1）: 141-146.

[6] SINATRA R S, JAHR J S, REYNOLDS L, et al. Intravenous acetaminophen for pain after major orthopedic surgery: an expanded analysis [J]. Pain Practice, 2012, 12（5）: 357-365.

[7] CHOU R, GORDON D B, LEON-CASASOLA O, et al. Management of postoperative pain: aclinicalpractice guideline from the American Pain Society, the American Society of Regional Anesthesia and Pain Medicine, and the American Society of Anesthesiologists' Committee on Regional Anesthesia, Executive Committee, and administrativeCouncil [J]. The Journal of Pain, 2016, 17（2）: 131-57.

[8] DAVIES R G, MYLES P S, GRAHAM J. A comparison of the analgesic efficacy and side-effects of paravertebral vs epidural blockade for thoracotomy: a systematic review and meta-analysis of randomized trials [J]. British Journal of Anaesthesia, 2006, 96（4）: 418-26.

[9] DE BACKER D, DURAND A. Monitoring the microcirculation in critically ill patients [J]. Best Pract Res Clin Anaesthesiol, 2014, 28（4）: 441-51.

[10] DOUFAS, ANTHONY G. Obstructive sleep apnea, pain, and opioid analgesia in the postoperative patient [J]. Current Anesthesiology Reports, 2014, 4（1）: 1-9.

[11] LASKOWSKI K, STIRLING A, MCKAY W P, et al. A systematic review of intravenous ketamine for postoperative analgesia [J]. Canadian Journal of Anesthesia, 2011, 58（10）: 911-23.

[12] FABRITIUS M L, STRM C, KOYUNCU S, et al. Benefit and harm of pregabalin in acute pain treatment: a systematic review with meta-analyses and trial sequential analyses [J]. British Journal of Anaesthesia, 2017, 119（4）: 775-91.

[13] FABRITIUS M L, GEISLER A, PETERSEN P L, et al. Gabapentin in procedure-specific postoperative pain management-preplanned subgroup analyses from a systematic review with meta-analyses and trial sequential analyses [J]. BMC Anesthesiology, 2017, 17（1）: 1-20.

[14] GRIFFITH S, WARNER L, VISCUSI E, et al. Management of postoperative pain: A clinical practice guideline （vol 17, pg 131, 2016）[J]. The Journal of Pain: Official Journal of the American Pain Society, 2016.

[15] GUSTAFSSON U O, SCOTT M J, HUBNER M, et al. Guidelines for Perioperative Care in Elective Colorectal Surgery: Enhanced Recovery After Surgery(ERAS)Society Recommendations: 2018 [J]. World Journal of Surgery, 2018, 43: 787-95.

[16] JOHNS N, O'NEILL S, VENTHAM N, et al. Clinical effectiveness of transversus abdominis plane(TAP) block in abdominal surgery: a systematic review and meta-analysis [J]. Colorectal Disease, 2012, 14(10): 635-42.

[17] JOSHI G P, BECK D E, EMERSON R H, et al. Defining new directions for more effective management of surgical pain in the United States: highlights of the inaugural Surgical Pain Congress [J]. American Surgeon, 2014, 80(3): 219-28.

[18] LöTSCH J, SIPILä R, DIMOVA V, et al. Machine-learned selection of psychological questionnaire items relevant to the development of persistent pain after breast cancer surgery [J]. British Journal of Anaesthesia, 2018, 121(5): 1123-1132.

[19] LI Q B, CHANG L, YE F, et al. Corrigendum to 'Role of spinal cyclooxygenase-2 and prostaglandin E2 in fentanyl-induced hyperalgesia in rats'(Br J Anaesth 2018; 120: 827-35)[J]. British Journal of Anaesthesia, 2020, 125(6): 1119.

[20] SURESH S, BIRMINGHAM P K, KOZLOWSKI R J. Pediatric pain management [J]. Anesthesiology Clinics, 2012, 30(1): 101-117.

[21] TREEDE RD, RIEF W, BARKE A, et al. Chronic pain as a symptom or a disease: the IASP Classification of Chronic Pain for the International Classification of Diseases(ICD-11). Pain. 2019 Jan; 160(1): 19-27.

[22] Y-Y K CHEN, K A BODEN, K L SCHREIBER. The role of regional anaesthesia and multimodal analgesia in the prevention of chronic postoperative pain: a narrative review. Anaesthesia. 2021 Jan; 76Suppl 1(Suppl 1): 8-17.

[23] 阮剑辉, 甘国胜, 宋晓阳. 多模式镇痛药物和技术在快速康复外科临床应用进展 [J]. 广东医学, 2020, 41(23): 2402-2406.

[24] 王国年, 孙莉, 缪长虹. 中国肿瘤患者围手术期疼痛管理专家共识(2020 版)[J]. 中国肿瘤临床, 2020, 47(14): 703-710.

[25] 中华医学会麻醉学分会 "智能化病人自控镇痛管理专家共识" 工作小组. 智能化病人自控镇痛管理专家共识 [J]. 中华麻醉学杂志, 2018, 38(10): 1153-1157.

[26] 王强, 佘守章. 术后智能化患者自控镇痛(Ai-PCA)管理专家共识解读 [J]. 广东医学, 2020, 41(11): 1085-1087.

[27] 中华医学会麻醉学分会. 老年患者围手术期多模式镇痛低阿片方案中国专家共识(2021 版)[J]. 中华医学杂志, 2021, 101(3): 170-184.

[28] 佘守章, 黄文起, 王强, 等. 加速病人自控镇痛智能化临床应用研究的进程 [J]. 中华麻醉学杂志, 2022, 42(4): 385-3389.

第十四章　围手术期 3W 镇痛策略

目录

第一节　围手术期 3W 镇痛理念

围手术期疼痛管理对于术后快速康复非常重要，所以越来越受重视。近几十年来，围手术期疼痛机制研究有重大突破，镇痛理念与方法取得了明显进展。围手术期镇痛从最初的术后镇痛、发展到超前镇痛、预防性镇痛和多模式镇痛。但是最新调查表明，在欧洲和美国，围手术期镇痛效果并没有得到显著提高。究其原因可能与相关人员未能全面、充分、有效地利用现有药物和方法有关。因此我们在现有研究的基础上重新归纳总结，提出新的 3W 镇痛理念。从而使相关人员能够依据这种理念规范地实施围手术期镇痛，改善围手术期镇痛效果。

3W 镇痛是指在术前、术中和术后，分别针对切口痛、内脏痛和炎性痛，联合应用不同作用机制的镇痛药物和 / 或方法进行镇痛。3W 就是 When、Where、What 三个英文单词的首字母，分别表示镇痛的时机、镇痛的部位和镇痛的药物与方法，告诉我们在什么时候（When）、针对什么部位的疼痛（Where）、联合应用什么不同作用机制的镇痛药物和 / 或方法（What）进行镇痛。3W 镇痛涵盖了预防性镇痛、整体性镇痛和多模式镇痛的全部意义。3W 镇痛 = 预防性镇痛 + 整体性镇痛 + 多模式镇痛（3W = When + Where + What）

When：什么时候（镇痛时机）——预防性镇痛。

Where：针对什么部位的疼痛（镇痛部位）——整体性镇痛。

What：用什么镇痛药物和 / 或方法（镇痛药物、方法）——多模式镇痛。

一、When——预防性镇痛

早在 1913 年，Crile 初次提出了 "anoci-association" 概念，指出外科手术切皮之前给予一定的药物治疗措施以阻断伤害性信息的产生及传递，由此显著降低术中痛和预防术后痛。1988 年，Wall 提出了 "超前镇痛" 所涉及的神经调控机制，指出镇痛治疗能否在组织损伤发生前就能够阻断伤害性信息的传入以及抑制中枢神经元的过度兴奋可能是 "超前镇痛" 能否起效的关键。1993 年 Woolf 进一步提出了 "围手术期" 镇痛理念，即在手术的前、中、后期均给予镇痛或（和）镇静药物，以达到充分有效的预防术后痛的目的。自此，形成了广义 "超前镇痛" 理念。2000 年 Dionne 等对超前镇痛相关研究进行了综述并提出预防性镇痛的概念，主张在疼痛发生前使用镇痛药，不应仅限于手术之前，而是贯穿于围手术期全程。2006 年，Pogatzki 等提出了由预防性镇痛取代超前镇痛的全程镇痛干预概念。超前镇痛与预防性镇痛的区别在于，超前镇痛是强调疼痛刺激出现前的治疗及其对术后镇痛临床效应的影响，而预防性镇痛的定义将治疗时间拓展到术前、术中和术后一段时期的镇痛治疗，强调的是预防——防止和抑制中枢及外周的敏化。

预防性镇痛（preventive analgesia）是指从术前一直延续到术后一段时期的镇痛治疗，采用持续、多模式的镇痛方式，实现消除手术应激创伤引起的疼痛，并防止和抑制中枢及外周的敏化。预防性镇痛的核心：多模式镇痛覆盖围手术期全程。预防性镇痛的三大要素：①采用持续、多模式的镇痛方式②消除手术应激创伤引起的疼痛③防止和抑制中枢及外周敏化。

预防性镇痛可产生超越其预期持续时间的镇痛效果，降低镇痛药用量，增加镇痛持续时间，减少不良反应，促进患者快速康复，降低外周和中枢疼痛敏化，最有可能减少手术和外伤后的慢性疼痛。非阿片类镇痛药在预防性镇痛中发挥更大的作用。可以减少阿片类药物的用量，从而消除阿片类药物并发症。围手术期常用的非阿片类镇痛药有对乙酰氨基酚、环氧合酶抑制剂（氟比洛芬酯、帕瑞昔布钠、塞来昔布等)、α_2- 肾上腺素能受体激动剂(右美托咪定、可乐定)、NMDA 受体拮抗剂(氯胺酮)和钙通道阻滞剂(加巴喷丁)等。术前、术中、术后联合使用阿片类药物、非阿片类镇痛药及区域阻滞技术(椎管内阻滞、外周神经阻滞、局部浸润),在疼痛刺激之前给与止痛措施,可以消除或减轻疼痛向中枢神经系统的传递,达到较好的术后镇痛。

在 3W 镇痛理念中,预防性镇痛理念告诉我们什么时候(when)开始镇痛。预防性镇痛在时间维度上告诉我们如何镇痛。而整体性镇痛告诉我们在空间维度上如何镇痛。

二、Where——整体性镇痛

在 3W 镇痛理念中,整体性镇痛告诉我们哪里(where)需要镇痛。除了术前合并的急慢性疼痛,围手术期疼痛主要来源于切口痛、内脏痛、炎症痛。

(一)控制外科切口痛

切口痛可以通过以局部麻醉药为主的硬膜外阻滞镇痛、外周神经阻滞镇痛、局部麻醉药浸润镇痛等方式进行有效控制。腔镜微创外科手术切口小,且分散,可在每个入口用 0.5%～1% 罗哌卡因 2～3ml 局部麻醉药物浸润镇痛。神经外科开颅手术可行头皮神经阻滞 + 局部麻醉药物浸润。开胸手术中可行连续硬膜外阻滞、椎旁神经阻滞镇痛、肋间神经阻滞、连续皮下局部麻醉药浸润镇痛等。开腹手术中连续硬膜外阻滞、腹横肌平面阻滞、腰方肌阻滞、连续皮下局部麻醉药物浸润镇痛、单次局部麻醉药物浸润镇痛(疝修补术)均可提供良好的术后镇痛。四肢手术中神经阻滞可提供良好的麻醉及镇痛效果。如出现镇痛不全者辅以静脉 NSAIDs 和阿片类药物滴定。

开胸手术、截肢手术等可直接损伤神经干等,可能诱发慢性神经病理性疼痛。围手术期发生的剧烈疼痛、暴发性或顽固性疼痛,需要考虑神经病理性疼痛存在,此时阿片类药物治疗效果较差,可以考虑加用治疗神经病理性疼痛的药物,如加巴喷丁和普瑞巴林。此类药物主要是口服。

(二)控制内脏痛

伴随着外科技术发展,微创手术(腔镜手术)占比越来越高,微创手术表面伤口虽小,但是内脏痛管理并不简单。内脏痛有如下特点:①并不是所有的内脏都分布有感受器,所以并非所有的内脏器官都能引起内脏痛;②内脏对机械牵拉、脏器缺血或痉挛、炎症等刺激较为敏感;③疼痛性质是缓慢,弥散性的,定位不清楚;④往往有牵涉痛;⑤伴有明显的自主反射活动和心理情绪活动。

内脏痛的产生机制复杂,与躯体疼痛的机制有很大不同。μ 型阿片受体激动剂是治内脏痛的基石,该受体激动剂在内脏痛的治疗方面虽然有良好的疗效,但引起呼吸抑制、恶心呕吐等不良反应。事实上阿片类药物的镇痛效能往往受相关副作用的限制,故纯 μ 型阿片受体激动剂仍不是最理想的治疗内脏痛的药物。研究表明,内脏痛的产生与 κ 受体和 NMDA 受体有关。κ 受体激动药全身给药后对不同类型的内脏痛均有良好的镇痛作用,对十二指肠、结肠、膀胱、阴道、子宫、腹膜刺激产生的疼痛等内脏性疼痛均有显著效果;部分拮抗 μ 受体、完全激动 κ 受体的阿片类镇痛药物(纳布啡等),对 κ 受体完全激动,镇痛效果强,同时对 μ 受体具有部分拮抗作用,使呼吸抑制和成瘾等发生率低。是内脏痛较为理想用药。部分阿片受体激动剂如布托啡诺、κ 受体激动剂如羟考酮、NMDA 受体激动剂氯胺酮对内脏痛效果也较好。

涉及内脏手术的患者,内脏痛控制应成为围手术期镇痛的必要考虑。具有 κ 受体激动作用的镇痛药物应纳入此类手术的镇痛方案,熟悉手术区域内脏器官的内脏痛觉传入通路并熟练掌握相关阻滞技术者,可选择合适的区域阻滞技术(椎管内、椎旁、骶后孔阻滞,术中术者直视下阻滞迷走神经、内脏大小神经)进行内脏痛治疗(表 14-1)。

表 14-1 阿片受体主要类型及效应

受体	激动效应
μ	μ₁：脊髓上镇痛，镇静，催乳素分泌 μ₂：呼吸抑制，欣快，瘙痒，缩瞳，抑制肠蠕动，恶心呕吐，依赖性
κ	脊髓镇痛，呼吸抑制，镇静，致幻觉
δ	脊髓镇痛，平滑肌效应，缩瞳，调控 μ 受体活性
σ	呼吸加快，心血管激动，致幻觉，瞳孔散大

（三）控制炎性痛

切口痛和内脏痛均含有炎症性疼痛成分，炎症介质主要来源于①受损组织释放：缓激肽、5-HT、组织胺、ATP、K⁺、H⁺、酸性产物；②伤害性感受器释放：P 物质、降钙素基因相关肽；③免疫细胞产生：TNF、IL、生长因子、趋化因子；④受损局部合成：前列腺素、白三烯。手术创伤后局部组织损伤产生大量促炎细胞因子，促炎因子诱导 COX-2 表达升高，进一步催化花生四烯酸生成 PGE₂，PGE₂ 又促使促炎细胞因子释放，前列腺素、促炎细胞因子与疼痛关系密切，他们除了介导维持局部炎症反应，还可释放入血产生全身炎症反应。PGE₂ 使伤害感受器对致痛因子敏感性增加。手术创伤和外周炎症也可促使中枢神经系统促炎细胞因子水平升高，促炎细胞因子诱导中枢神经系统 COX-2 表达升高，进一步催化花生四烯酸生成 PGE₂，使患者疼痛感受性增强。而且损伤后的修复过程存在持续的炎症反应。COX-2 参与外周敏化和中枢敏化，引起疼痛致敏应答。痛觉敏化导致首先疼痛加重，由于疼痛加重，镇痛药物的使用量增加，使镇痛药物相关的不良反应也相应增加，增加术后慢性疼痛的发生（图 14-1）。

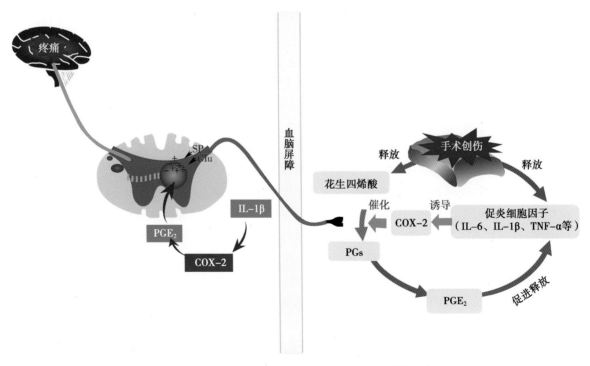

图 14-1 COX-2 在手术创伤过程中炎性因子产生中的作用

SP：P 物质；Glu：谷氨酸；PGs：前列腺素合成产物；PGE₂：前列腺素 E2；IL-6：白介素 6；IL-1β：白介素 1β；TNF-α：肿瘤坏死因子 -α；COX-2：环氧化酶 -2。

目前炎症痛较好的控制药物是 NSAIDs。根据对 COX 的作用选择，可将 NSAIDs 分为非选择性 NSAIDs 和选择性 COX-2 抑制剂。NSAIDs 主要作用机制是抑制中枢和外周 COX 和前列腺素（PGs）合成。NASIDs 在外周损伤组织可消除导致疼痛的炎症因子，同时抑制在中枢（脊髓背角、大脑）的 COX-2 表达上调，抑制中枢痛觉超敏，从而使患者对疼痛的感受减少。如无禁忌，围手术期应给予 NSAIDs 作为基础镇痛用药，需要时可以持续至术后 1 周。但 NSAIDs 有"封顶"效应，故不应超量给药。

三、What——多模式镇痛

在 3W 镇痛理念中，多模式镇痛告诉我们要使用什么镇痛方法（what）。1993 年，Kehlet 教授首次提出多模式镇痛的概念。多模式镇痛强调要联合使用镇痛工具（药物，方法）。此后，多模式镇痛得到快速发展。2014 版《成人术后疼痛处理专家共识》明确了多模式镇痛的定义，即联合使用作用机制不同的镇痛药物或镇痛方法。多模式镇痛主要涉及四种药物，即阿片类药物、非甾体抗炎药物（NSAIDs）、曲马多和局部麻醉药物，其同时联合四种镇痛方式，即椎管内阻滞、外周神经阻滞、局部浸润和全身性镇痛。非药物治疗作为多模式镇痛的一部分，主要包括冰敷、针灸、经皮神经电刺激（TENS）、物理治疗（按摩等）、心理和认知行为干预等，常与药物治疗联合应用，降低术后镇痛药物用量。

疼痛的通路包括伤害信号的产生、传导、感知和调节，在这一过程中不同机制的镇痛药物，作用于不同的位点，如在创伤产生的局部，可以使用局部麻醉药和抗炎镇痛药物，包括选择性 COX-2 抑制剂和非选择性 NSAIDs，减轻炎症伤害信号，在传导过程中主要使用局部麻醉药阻止伤害信号的传输，在中枢主要使用阿片类药物减轻疼痛的感知，使用选择性 COX-2 抑制剂减少中枢痛觉敏化（图 14-2）。多模式镇痛可发挥镇痛药物相加或协同作用；同时降低单一用药的剂量，从而降低不良反应，达到最大的效应/副作用比；提高患者对药物的耐受性；此外，还可加快药物的起效时间，延长镇痛时间。详细内容见本书第十三章。

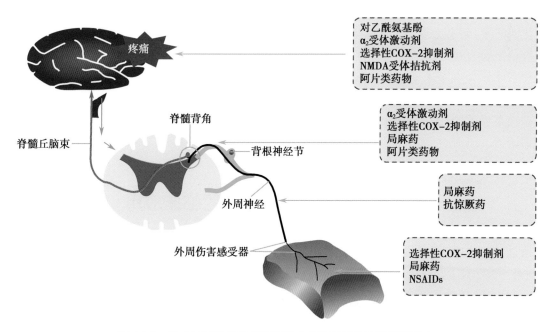

图 14-2 联合不同机制的镇痛药物作用于疼痛通路的不同位点

四、3W 镇痛

为了使医务人员在临床工作中能够依据上述理念规范地实施围手术期镇痛，改善围手术期镇痛效果，在重新归纳总结现有研究的基础上，提出了 3W 镇痛概念。

3W 镇痛是指在术前、术中和术后，分别针对切口痛、内脏痛和炎性痛，联合应用不同作用机制的镇痛药物和 / 或方法进行镇痛。3W 镇痛涵盖了预防性镇痛、整体性镇痛和多模式镇痛的全部意义，就如同为医务人员讲述了一个完整的镇痛故事。完整的镇痛故事必须要有三要素：时间、地点、工具。3W 镇痛理念系统地讲述了应该在什么时间、针对什么部位的疼痛、联合使用什么镇痛工具。为围手术期镇痛方案设计提供理论依据。

在什么时候：术前、术中、术后，全程预防性镇痛（时间维度，When）。

针对什么部位的疼痛：切口痛、内脏痛、炎性痛（整体维度，Where）。

选什么工具来联合：局部麻醉药、非阿片类镇痛药、阿片类（多模式镇痛，What）。

3W 镇痛具有以下优点：①最大程度消除整个围手术期手术创伤应激引起的各种疼痛，从而最大程度地消除慢性疼痛的产生。②最大程度防止和抑制中枢及外周痛觉敏化。③最大程度提高效应 / 副作用比。

完善的 3W 镇痛实施应包括：

在术前：①加强术前宣教，进行心理和认知行为干预。引导患者正确认识疼痛，熟悉 VAS 评分。②术前评估，制定镇痛计划，使用非阿片类镇痛药物进行预处理，防止疼痛中枢及外周敏化。③对四肢创伤患者，镇痛本身就是治疗，术前积极采用神经阻滞进行镇痛。

在术中：采用平衡的多模式联合镇痛辅助阿片类镇痛药。避免急性大量阿片类药物，关切口时局部局部麻醉药浸润。

在术后：①术后宣教，告知患者及家属以下情况按压镇痛泵辅助镇痛：疼痛加重、准备翻身、下床及功能锻炼 3～10min 前。②采用针灸、经皮神经电刺激、物理治疗（按摩等）、冰敷、超激光、功能锻炼等非药物治疗方法。③联合使用连续椎旁阻滞、硬膜外镇痛、切口镇痛泵等局部麻醉技术进行镇痛。④将非甾体抗炎药作为一线止痛药，中重度疼痛辅助使用阿片类药物。⑤建议采用智能化镇痛泵：舒芬太尼，κ 受体激动剂，右美托咪定联合镇痛降低药物副作用。夜间出现"堵塞"等报警信息会直接上传至中央镇痛监控台，避免了床边报警声音的干扰。防止患者梦中被惊醒，影响患者睡眠及围手术期康复。按压次数增多提示效果不好，中央镇痛监控台会报警提示出现"镇痛不足""镇痛欠佳"报警，医护人员可根据患者情况综合评估，对患者术后镇痛进行及时干预，调整镇痛泵相关参数。将传统的"被动呼叫"转为"主动服务"，提高患者的满意度，解除疼痛患者的焦虑情绪。

第二节　智能化 3W 镇痛的临床应用

既往的工作中，麻醉科医师更多地参与到术前和术中镇痛的管理。术后患者自控镇痛治疗周期长、环节多、术后分布在各病房，术后镇痛的任务转移到外科，镇痛信息和患者疼痛评分反馈不及时，导致 3W 理念实施常常是不理想。智能化镇痛泵的使用解决了麻醉科医师对患者"看不见、摸不着"状态。"镇痛不足"的报警通过中央镇痛监控台反馈至麻醉科医师，可以更及时干预患者镇痛情况，参与到术后疼痛的治疗与管理，有利于学科进步发展。术后查房镇痛评分及时录入系统以及对运行数据智能分析,对于改进镇痛方案和效果产生推动作用。3W 镇痛理念的实施过程中,智能化患者自控镇痛系统成为其保证镇痛质量的一个新手段。虽然一个系统不能解决术后镇痛的所有问题,但管理智能化的创新尝试应该鼓励。相信随着科技的进步,未来患者生命体征可以实时反馈给中央站或医护终端,可以进一步提高镇痛质量和安全性,使 3W 理念的实施更加智能化。

　　下面是临床过程中 3W 镇痛应用方案及案例分享,临床工作中应用 3W 理念为患者制定镇痛计划时,应结合手术类型、创伤程度、术后快速康复需求及患者特征具体分析。

一、颅脑手术 3W 镇痛方案

　　镇痛方案设计原则:镇痛方案应满足手术导致的中重度疼痛控制;镇痛方案应考虑切口痛、炎性痛的控制,推荐颅脑手术 3W 联合镇痛治疗方案(表 14-2)。

表 14-2　颅脑手术 3W 联合镇痛方案

镇痛模式	术前	术中	术后
非药物治疗	术前宣教 心理辅导 针灸、经皮神经电刺激、物理治疗(按摩等)	针灸	心理辅导 针灸、经皮神经电刺激、物理治疗(按摩等)
局部麻醉	神经阻滞: ● 眶上神经 ● 枕大 ● 枕小神经 ● 颞神经 切皮前切口局部麻醉	关切口时局部局部麻醉药浸润	
药物镇痛	NSAIDs 地塞米松	阿片类镇痛药物:κ 受体激动剂 右美托咪定 NSAIDs 其他非阿片类镇痛药物	药物镇痛 Ai-PCA:舒芬太尼,κ 受体激动剂,右美托咪定 NSAIDs 罗通定 曲马多

　　一般病例资料:患者,男性,32 岁。术前诊断:垂体良性肿瘤,手术名称:经颅鞍区肿瘤切除术,麻醉方式:全身麻醉联合神经阻滞,手术持续时间:4h。

1. 术前管理

原则:(1)心理辅导,减轻患者焦虑情绪;

　　　(2)镇痛方案应满足手术导致的中重度疼痛控制;

　　　(3)镇痛方案应考虑切口痛、炎性痛的控制。

方案:(1)术前宣教、指导患者正确认识疼痛及其评分;

　　　(2)炎性痛控制:特耐 40mg、地塞米松 10mg;

　　　(3)切口痛控制:神经阻滞(眶上神经、枕大、枕小神经、颞神经)、切皮前切口局部麻醉。

2. 术中管理

原则:(1)镇痛方案应满足手术导致的中重度疼痛控制;

　　　(2)镇痛方案应考虑切口痛、炎性痛的控制。

方案:(1)切口痛控制:切皮前切口局部麻醉,舒芬太尼 45μg,右美托咪定 30μg;

   (2)炎性痛控制:术前特耐、地塞米松仍有效。

3. 术后管理

原则:(1)镇痛方案应满足手术导致的中重度疼痛控制;

   (2)镇痛方案应考虑切口痛、炎性痛的控制;

   (3)有利于 ERAS 实施:早起活动,肠功能快速恢复 - 尽早经口进食。

方案:(1)切口痛控制:缝皮后切口局部浸润、罗通定、曲马多;

   (2)炎性痛控制:术后每 12h NSAID 药物。

PCIA:舒芬太尼 0.5μg/ml + 布托啡诺 0.1mg/ml,用负荷剂量 + 持续输注量 + PCA 模式给药,即负荷剂量 1ml + 持续剂量 0.5ml + PCA 追加量(Bolus)1ml/ 次、锁定时间 15min。

二、颈部手术 3W 镇痛方案

镇痛方案设计原则:镇痛方案应满足手术导致的中度疼痛控制;镇痛方案应考虑切口痛、炎性痛的控制,推荐颈部手术 3W 联合镇痛治疗方案(表 14-3)。

表 14-3　颈部手术 3W 联合镇痛治疗方案

镇痛模式	术前	术中	术后
非药物治疗	术前宣教 心理辅导 不常规术前用药 针灸、经皮神经电刺激、物理治疗（按摩等）	针灸	针灸、经皮神经电刺激、物理治疗（按摩等）
局部麻醉	颈丛阻滞	切皮前切口局部麻醉; 关切口时局部麻醉	
药物镇痛	NSAIDs 地塞米松	阿片类镇痛药物 NSAIDs 右美托咪定 其他非阿片类镇痛药物	Ai-PCA:舒芬太尼,κ受体激动剂,右美托咪定 NSAIDs 预防 PONV

一般病例资料:患者,女性,27 岁。术前诊断:右侧甲状腺肿块,手术名称:右侧甲状腺肿块切除术,麻醉方式:全身麻醉联合神经阻滞,手术持续时间:2h。

1. 术前管理

原则:(1)心理辅导,减轻患者焦虑情绪;

   (2)镇痛方案应满足手术导致的中度疼痛控制;

   (3)镇痛方案应考虑切口痛、炎性痛的控制。

方案:(1)术前宣教、指导患者正确认识疼痛及其评分;

   (2)炎性痛控制:特耐 40mg、地塞米松 10mg;

   (3)切口痛控制:0.375% 罗哌卡因手术侧颈深丛 3ml、颈浅丛 7ml,对侧颈浅丛 10ml。

2. 术中管理

原则:(1)镇痛方案应满足手术导致的中度疼痛控制;

   (2)镇痛方案应考虑切口痛、炎性痛的控制。

方案:(1)切口痛控制:舒芬太尼 25μg,右美托咪定 30μg;

(2)炎性痛控制:术前特耐、地塞米松仍有效。

3. 术后管理

原则:(1)镇痛方案应满足手术导致的中度疼痛控制;

(2)镇痛方案应考虑切口痛、炎性痛的控制。

方案:(1)切口痛控制:PCIA 药物镇痛;

(2)炎性痛控制:术后每 12h NSAID 药物。

PCIA:舒芬太尼 0.5μg/ml + 布托啡诺 0.1mg/ml + 昂丹司琼 0.16mg/ml,用负荷剂量 + 持续输注量 + PCA 模式给药,即负荷剂量 2ml + 持续剂量 0.5～1.0ml/h + PCA 追加量(Bolus)1ml/ 次、锁定时间 10～15min。

三、胸部手术 3W 镇痛方案

镇痛方案设计原则:开胸手术的镇痛方案应满足创伤导致的重度疼痛控制;镇痛方案应考虑切口痛、内脏痛、炎性痛的控制。推荐胸部手术 3W 联合镇痛治疗方案(表 14-4)。

表 14-4 胸部手术 3W 联合镇痛治疗方案

镇痛模式	术前	术中	术后
非药物治疗	术前宣教 心理辅导 术前用药 针灸、经皮神经电刺激、物理治疗(按摩等)	针灸	心理治疗 针灸、经皮神经电刺激、物理治疗(按摩等)
局部麻醉	椎旁阻滞 硬膜外阻滞 前锯肌间隙阻滞 胸骨旁肋间神经阻(胸横肌平面阻滞) 竖脊肌阻滞	切口局部麻醉 肋间神经阻滞	连续椎旁阻滞、 TEA(硬膜外镇痛)、 切口局部浸润 切口镇痛泵
药物镇痛	NSAIDs(需排除禁忌) 地塞米松	阿片类镇痛药物:κ 受体激动剂 NSAIDs(需排除禁忌) 右美托咪定 其他非阿片类镇痛药物	Ai-PCA:舒芬太尼,右美托咪定,κ 受体激动剂 NSAIDs(需排除禁忌)

一般病例资料:患者,女性,50 岁。术前诊断:肺肿物,手术名称:胸腔下右肺上叶切 + 淋清术,麻醉方式:全身麻醉联合神经阻滞,手术持续时间:3h。

1. 术前管理

原则:(1)心理辅导,减轻患者焦虑情绪;

(2)镇痛方案应满足手术导致的重度疼痛控制;

(3)镇痛方案应考虑切口痛、炎性痛的控制。

方案:(1)术前宣教、指导患者正确认识疼痛及其评分;

(2)炎性痛控制:特耐 40mg,地塞米松 10mg;

(3)切口痛控制:0.4% 罗哌卡因胸椎旁神经阻滞。

2．术中管理

原则：（1）镇痛方案应满足手术导致的重度疼痛控制；

　　　　（2）镇痛方案应考虑切口痛、炎性痛的控制。

方案：（1）切口痛控制：舒芬太尼 25μg，右美托咪定 30μg；

　　　　（2）炎性痛控制：术前特耐、地塞米松仍有效。

3．术后管理

原则：（1）镇痛方案应满足手术导致的重度疼痛控制；

　　　　（2）镇痛方案应考虑切口痛、炎性痛的控制。

方案：（1）切口痛控制：PCIA 药物镇痛；

　　　　（2）炎性痛控制：术后每 12h NSAID 药物。

PCIA：舒芬太尼 0.5μg/ml ＋纳布啡 0.8mg/ml ＋右美托咪定 1μg/ml，PCIA：用负荷剂量 ＋持续输注量 ＋PCA 模式给药，即负荷剂量 2ml ＋持续剂量 1～2ml/h ＋PCA 追加量（Bolus）2ml/ 次、锁定时间 10～15min。

四、腹部手术 3W 镇痛方案

镇痛方案设计原则：腔镜手术镇痛方案应满足创伤导致的中度疼痛控制，上腹部手术镇痛方案应满足重度疼痛控制。

镇痛方案应重点考虑内脏痛的控制；镇痛方案也应考虑外科炎症导致的炎性痛；开放性腹部手术应考虑切口痛。早下床活动、肠功能尽快恢复利于 ERAS 方案的实施。推荐腹部手术 3W 联合镇痛治疗方案（表 14-5）。

表 14-5　腹部手术 3W 联合镇痛方案

镇痛模式	术前	术中	术后
非药物治疗	术前宣教 心理辅导 不常规术前用药 针灸、经皮神经电刺激、物理治疗（按摩等）	针灸	针灸、经皮神经电刺激、物理治疗（按摩等）
局部麻醉	硬膜外麻醉 腹横平面阻滞（TAP） 椎旁阻滞 腰方肌阻滞	切口局部麻醉	TEA（硬膜外镇痛） 连续腹横平面阻滞镇痛 连续腰方肌阻滞镇痛 切口镇痛泵
药物镇痛	NSAIDs 地塞米松	阿片类镇痛药物 NSAIDs 右美托咪定 其他非阿片类镇痛药物	Ai-PCA：舒芬太尼，右美托咪定，κ 受体激动剂 NSAIDs 预防 PONV（DXM，止呕药）

一般病例资料：患者，女性，45 岁。术前诊断：①肝占位；②乙型病毒性肝炎；③肝硬化，手术名称：肝叶切除术，麻醉方式：全身麻醉联合 TAPB，手术持续时间：4h。

1．术前管理

原则：（1）心理辅导，减轻患者焦虑情绪；

（2）镇痛方案应满足手术导致的重度疼痛控制；

（3）镇痛方案应考虑切口痛、炎性痛的控制。

方案：（1）引导患者正确认识疼痛，熟悉 VAS 评分，消除患者思想顾虑；

（2）炎性痛控制：特耐 40mg、地塞米松 10mg；

（3）切口痛控制：0.3% 罗哌卡因 B 超引导下行双侧 TAP 阻滞。

2. 术中管理

原则：（1）镇痛方案应满足手术导致的重度疼痛控制；

（2）镇痛方案应考虑切口痛、炎性痛、内脏痛的控制。

方案：（1）切口痛控制：舒芬太尼 35μg，右美托咪定 30μg；

（2）炎性痛控制：术前特耐、地塞米松仍有效；

（3）内脏痛控制：布托啡诺 1mg、腹腔内手术操作时加用七氟烷。

3. 术后管理

原则：（1）镇痛方案应满足手术导致的重度疼痛控制；

（2）镇痛方案应考虑切口痛、炎性痛、内脏痛的控制。

方案：（1）切口痛控制：舒芬太尼；

（2）炎性痛控制：术后每 12h NSAID 药物；

（3）内脏痛控制：布托啡诺。

PCIA：布托啡诺 0.1mg/ml＋舒芬太尼 1μg/ml＋昂丹司琼 0.16mg/ml，用负荷剂量＋持续输注量＋PCA 模式给药，即负荷剂量 2ml＋持续剂量 0.5～1ml/h＋PCA 追加量（Bolus）1～2ml/ 次、锁定时间 10min。

五、四肢手术 3W 镇痛方案

镇痛方案设计原则：全膝、髋关节置换术镇痛方案应满足重度疼痛控制；

镇痛方案应考虑切口痛、炎性痛。对术前存在四肢创伤患者，镇痛本身就是治疗。可于术前行神经阻滞镇痛治疗。推荐胸部腹部四肢手术 3W 联合镇痛治疗方案（表 14-6）。

表 14-6　四肢手术 3W 联合镇痛治疗方案

镇痛模式	术前	术中	术后
非药物治疗	术前宣教 心理辅导、情绪转移、音乐疗法 针灸、经皮神经电刺激、物理治疗（按摩等）、冰敷、超激光、功能锻炼	针灸	心理辅导、情绪转移、音乐疗法针灸、经皮神经电刺激、物理治疗（按摩等）、冰敷、超激光、功能锻炼
局部麻醉	神经阻滞 硬膜外麻醉	神经阻滞 硬膜外麻醉 腰麻 关节腔内给药 切口局部浸润	PCEA（硬膜外镇痛） 连续神经阻滞 切口镇痛泵
药物镇痛	NSAIDs 地塞米松	阿片类镇痛药物 NSAIDs 右美托咪定 其他非阿片类镇痛药物	PCIA：舒芬太尼，布托啡诺，右美托咪定，NSAIDs 透皮贴剂

一般病例资料:患者,女性,88 岁。术前诊断:股骨粗隆间骨折,手术名称:半髋关节置换术,麻醉方式:腰硬联合麻醉,手术持续时间:2h。

1. 术前管理

原则:(1)心理辅导,减轻患者焦虑情绪;

(2)镇痛方案应满足手术导致的中重度疼痛控制;

(3)镇痛方案应考虑切口痛、炎性痛的控制。

方案:(1)引导患者正确认识疼痛,熟悉 VAS 评分,消除患者思想顾虑;

(2)炎性痛控制:特耐 40mg、地塞米松 10mg;

(3)切口痛控制:在病房给患者实施超声引导下髂筋膜阻滞:药物 0.33% 罗哌卡因 + 地塞米松 5mg,共给药 30ml。

2. 术中管理

原则:(1)镇痛方案应满足手术导致的中重度疼痛控制;

(2)镇痛方案应考虑切口痛、炎性痛的控制。

方案:(1)切口痛控制:腰硬联合麻醉;

(2)炎性痛控制:术前特耐、地塞米松仍有效。

3. 术后管理

原则:(1)镇痛方案应满足手术导致的中重度疼痛控制;

(2)镇痛方案应考虑切口痛、炎性痛的控制。

方案:(1)切口痛控制:硬膜外镇痛;

(2)炎性痛控制:术后每 12h NSAIDs 药物。

PCEA:0.1% 罗哌卡因 + 舒芬太尼 0.5μg/ml,用负荷剂量 + 持续输注量 + PCA 模式给药,即负荷剂量 5ml + 持续剂量 3ml + PCA 追加量(Bolus)5ml/ 次、锁定时间 30min。

总之,3W 镇痛在术前、术中和术后,分别针对切口痛、内脏痛和炎性痛,联合应用不同作用机制的镇痛药物和 / 或方法进行镇痛,方能达到高效优质效果。

（李 鑫 徐军美）

参 考 文 献

[1] RAWAL N. Current issues in the postoperative pain management[J]. European Journal of Anaesthesiology (EJA), 2016, 33(3): 160-171.

[2] WALL PD. The prevention of postoperative pain[J]. Pain, 1988, 33(3): 289-290.

[3] WOOLF CJ, CHONG MS. Pre-emptive analgesia: treating postoperative pain by preventing the establishment of central sensitization[J]. Anesthesia & Analgesia, 1993, 77(2): 362-379.

[4] DIONNE R. Preemptive vs preventive analgesia: which approach improves clinical outcomes?[J]. Compendium of continuing education in dentistry(Jamesburg, NJ: 1995), 2000, 21(1): 48, 51-4, 56.

[5] POGATZKI-ZAHN EM, ZAHNPK. From preemptive to preventive analgesia[J]. Current Opinion in Anesthesiology, 2006, 19(5): 551-555.

[6] 唐帅,黄宇光. 术后镇痛理念新跨越:从超前镇痛到预防性镇痛 [J]. 协和医学杂志, 2014, 5(1): 106-109.

[7] MACINTYRE PE, WALKER S M. The scientific evidence for acute pain treatment[J]. Current opinion in anaesthesiology, 2010, 23(5): 623-628.

[8] SIVRIKAYA GU. Multimodal analgesia for postoperative pain management[J]. Pain Management d Current Issues and Opinions. Rijeka, Croatia: InTech, 2012: 177-210.

[9] REDDID. Preventing chronic postoperative pain[J]. Anaesthesia, 2016, 71: 64-71.

[10] Joshi S K, Su X, Porreca F, et al. κ-Opioid receptor agonists modulate visceral nociception at a novel, peripheral site of action[J]. Journal of Neuroscience, 2000, 20(15): 5874-5879.

[11] ROSOW C. Agonist-antagonist opioids: theory and clinical practice[J]. Canadian Journal of Anaesthesia, 1989, 36(1): S5-S8.

[12] 赵艾华, 王合梅, 申军梅, 等. 盐酸羟考酮用于腹腔镜胆囊切除术后内脏痛镇痛的研究 [J]. 中国疼痛医学杂志, 2016, 22(6): 468-469.

[13] Curatolo M, Arendt-Nielsen L, Petersen-Felix S. Central hypersensitivity in chronic pain: mechanisms and clinical implications[J]. Physical Medicine and Rehabilitation Clinics, 2006, 17(2): 287-302.

[14] Kehlet H, Dahl J B. The value of "multimodal" or "balanced analgesia" in postoperative pain treatment[J]. Anesthesia & Analgesia, 1993, 77(5): 1048-1056.

[15] 中华医学会麻醉学分会 "智能化病人自控镇痛管理专家共识" 工作小组. 智能化病人自控镇痛管理专家共识 [J]. 中华麻醉学杂志, 2018, 38(10): 1153-1157.

[16] 王强, 佘守章. 术后智能化患者自控镇痛(Ai-PCA)管理专家共识解读 [J]. 广东医学, 2020, 41(11): 1085-1087.

[17] 黄文起, 黄宇光. 加速智能化术后病人自控镇痛和分娩镇痛的临床研究 [J]. 广东医学, 2020, 41(11): 1081-1084.

第十五章 传统患者自控镇痛存在的问题与优化对策

目录

随着人民群众对医疗健康诉求的提高，患者从最初的只求治病，逐渐转变为追求更加舒适化、安全的医疗服务，而在这转变过程中，涉及麻醉学医疗越来越多。控制疼痛是舒适化医疗非常重要的环节，就控制手术后疼痛而言，仍有很多需要麻醉科医师去解决的难题。有研究表明，41%手术患者在术后存在中重度的疼痛，24%患者的手术疼痛没有得到充分缓解。手术后疼痛不仅是一种生理创伤，影响呼吸、循环、免疫系统的功能，还是一种重要的心理应激源，易引起患者精神状态改变，影响长期愈后。随着加速康复外科（enhanced recoveryafter surgery，ERAS）新理念的提出，控制术后疼痛已成为 ERAS 的关键步骤和核心要素。

第一节　传统患者自控镇痛存在的问题

良好的围手术期镇痛可防止中枢、外周疼痛敏化，短期内可达到减少术后应激、减少住院时间和住院费用、加快患者快速康复，远期可降低慢性疼痛发生率、缓解患者不良心理状况等。术后疼痛治疗最初由医师下达医嘱，护士给予口服镇痛药物或经肌内注射镇痛，这些镇痛模式很难达到良好的镇痛效果，已无法满足患者临床治疗需要。患者自控镇痛（patient-controlled analgesia，PCA）的出现，较好地解决了患者术后疼痛治疗中遇到的困惑及难题，满足了患者自我参与的心理需求，解决个体差异及持续镇痛需要，具有里程碑意义。

一、传统 PCA 技术的基本原理及应用现状

PCA 是 20 世纪 70 年代初在英国提出，80 年代在美国开始临床应用，90 年代进入中国。随着电子技术与现代医学紧密结合，进入 21 世纪，我国 PCA 临床应用得到快速发展，镇痛泵技术也经历了多次革新，从传统一次使用式机械镇痛泵、个体使用的电子泵，到无线自控镇痛泵、智能化镇痛泵系统。所谓传统 PCA 技术是指使用一次性机械镇痛泵或一般电子镇痛泵为患者实施术后镇痛，是相对于近年在临床推广使用的具备智能化远程镇痛管理功能的新型镇痛泵而言的。

（一）传统 PCA 技术的基本原理

1. 机械类镇痛泵的技术原理　机械类镇痛泵是对非电子类镇痛泵的统称，核心技术是以机械弹力为驱动能把药液输注入患者体内实现镇痛，即用弹性医用橡胶类材质制成球形或椭球形储药袋，储药袋容量多设计为 100ml，与细小的延长管与流速控制器（或限速管）相连，通过限速管控制流速，从而控制输药量。常用的流速设定为 1.5ml/h、2ml/h、4ml/h、6ml/h 等，误差基本控制在 ±10%。机械类镇痛泵外壳为坚硬的塑料材质，弹性储药袋置于其中，起保护作用，并标注容量刻度，便于观察药液的使用量。机械类镇痛泵的研发与使用始于国外，目前，临床所使用基本为国内产品，均为一次性使用。

机械类镇痛泵通常分为普通恒速机械镇痛泵和自控式机械镇痛泵两种。普通恒速机械镇痛泵，只能按某一速度输注药液，功能极为单一。自控式机械镇痛泵是在恒速机械镇痛泵的基础上研发出来的，除恒速输注药液外，在延长管中增设一个按压装置，内设有一个细小储药囊，通常能储药 0.5ml 或 1ml，药液通过限速管流进小储药囊中（通常设计为 10～15min 储满），当患者每按压一次可追加 0.5ml 或 1ml 药量。因为有限速管的限制，当患者按压时药液不会反流，能确保药液通过流速管进入患者体内。

2. 电子镇痛泵的技术原理　电子镇痛泵的技术是在现代医用输注泵（infusion pump）基础上研发出来的，1976 年英国佳士比公司生产第一台电子 PCA 泵，至 20 世纪 90 年代微电脑 PCA 泵才

在临床逐渐推广应用。

电子 PCA 泵由泵体和储药盒两部分组成。泵体为重复使用，由干电池提供电力，另有一个按压按钮通过一根导线与泵体连接在一起。泵体是一台微机，有操作及调节按键界面和显示窗，医师根据患者情况进行参数的设定、开启、执行、停止等操作，显示窗可以查看到微电泵的运行状态、PCA 按压次数、入药量、余药量及各种报警显示。储药盒为一次性使用耗材，安装于泵体的连接部，使用结束可拆卸下来。

电子 PCA 泵的技术原理与医用输注泵基本相同，电子 PCA 泵是由脉冲发生控制单元、电驱动单元、反馈与保护单元等三部分组成。步进电机通过机电元件，将一种电脉冲信号转换成线或角位移步进，即输入时采用电脉冲序列，输出时为步进运动，电脉冲信号与步进运动之间是严格的对应关系，不受电压及负荷影响，保证输出的准确性。步进机由转子和定子组成，通过齿轮连叠，步进机有专用的电驱动器驱动，受微机控制器调控。步进机主要有直线蠕动和旋转蠕动两种动力模式：直线蠕动，是采用转轮带动挤压凸轮把输液管挤压变形，凸轮沿着输液管有节奏运动，使管路的药液向前流动；旋转蠕动模式，是通过滚轮转动时挤压输液管路，始终向着患者端方向，产生向患者端的动力使管路的药液向前流动。

电子 PCA 泵的功能明显强于一次性机械镇痛泵，医师根据患者的情况，按个体化原则，可以预先设定背景持续输注量、单次输注量（PCA 量）、每小时限量、自控按压间隔时间等，另外具备输出堵塞、电池电量不足、管路存在空气等报警功能，大大提高了输注的可靠性和安全性，在遵循"按需止痛"原则的前提下，更好实现患者自控镇痛的目的，减少医护人员工作负担。

（二）传统 PCA 技术的临床应用现状

20 世纪 90 年代初我国患者自控镇痛（PCA）技术开始起步使用电子 PCA 泵。随着国内医学的发展和科学技术的进步，从原来全部使用进口 PCA 泵，逐步开始研发出不同品牌的电子镇痛泵和一次性机械镇痛泵，使 PCA 技术得到广泛应用。进入到 21 世纪后，我国整体手术量增长比较快，术后镇痛加快速发展。在各级医院住院手术患者开展 PCA 的比例差别比较大，总体占住院手术比例约为 15%～40% 之间。使用电子 PCA 泵和一次性机械镇痛泵非常普遍，但是，在三级医院多使用电子 PCA 泵为主，而在二级或以下等基层医院，使用一次性机械泵多见。

到了 21 世纪 10 年代中后期，因我国医保政策调整、外科微创手术推广、术后镇痛手段改良及术后管理等诸多因素的影响，由麻醉科主导开展的术后镇痛业务出现瓶颈期。据国家卫生健康委员会《2019 年中国卫生健康事业发展统计公报》公布的数据，2015 年我国公立医院住院手术量约 3 700 余万例，2019 年增长至 5 500 余万例，年均增长 10.4%。就 PCA 术后镇痛的总量而言，例数肯定是在相应增长的，但采用 PCA 技术的镇痛量是否同样达到约 10% 增长就很难确定了。据文献资料显示，由麻醉科主导 PCA 镇痛的比例实际上是下降的，2016 年由广东省医学会麻醉学分会统筹，黄文起教授等主持对广东省 12 家三级甲等综合医院开展术后镇痛情况调查，结果显示，麻醉科医师参与镇痛管理的占 32.6%，较 2010 年下降 5.1 个百分点。2017 年由北京协和医院黄宇光教授等主持，对分布在全国 31 省市的 847 家医院术后镇痛进行调查，结果显示，有开展 PCA 泵术后镇痛的医院约占 76.6%，其中使用电子 PCA 泵的医院构成比为 43.8%，而使用非电子 PCA 泵的构成比为 56.2%。从这些资料可以看出，我国 PCA 技术仍然停留在比较初级的水平，使用功能单一的一次性机械镇痛泵仍然非常普遍，而使用电子 PCA 泵的比例仍比较低，未达到发达国家水平。

二、传统 PCA 技术临床应用存在的主要问题

研究表明，新药物对围手术期疼痛治疗的改善并不显著，提高术后镇痛质量的关键点在于提

高镇痛设备的合理利用、规范镇痛管理和医患间有效的沟通。术后镇痛的效果直接影响患者术后舒适度与康复质量，理论上说，无论是采用一次性机械镇痛泵或电子镇痛泵实施 PCA，比口服、肌内注射药物等旧式镇痛方法有其固有优势，术后镇痛的质量有较大幅度的提升。尽管 PCA 自面世以来技术在不断改进，但仍有诸多问题有待解决及优化，因 PCA 镇痛不全、并发症多或管理不善等被手术者抱怨、抵触时有发生，甚至患者不满意或医疗风险引起医疗纠纷。因此，临床中必须正视传统 PCA 技术存在的不足问题。

（一）术后镇痛不全

传统 PCA 技术发生术后镇痛不全仍比较普遍。2016 年广东省 12 家三甲医院对术后镇痛情况调查，纳入调查的 4 850 例手术后镇痛患者，结果显示，术后 24h、48h 内，患者静息时中、重度疼痛的发生率分别为 10.6% 和 3.8%；活动时中、重度疼痛发生率分别为 33.6% 和 16.3%。也有文献报道患者使用 PCA 后镇痛效果满意率为 73.15%，不满意率达 26.85%。导致术后镇痛效果不全的原因众多，主要包括：

1. **镇痛泵的选用** 由于国情因素临床使用一次使用机械镇痛泵的比例仍比较普遍，而该镇痛泵的注药速度过于单一，无法调节，基本无 PCA 按键功能，即使有 PCA 按压功能每次注药量也极少量（0.5ml 或 1ml），因此容易造成注药量不足，无法实现"按需给药"，尤其是在硬膜外自控镇痛（PCEA）时，缺点尤为突出。因此，选择一次性使用机械泵发生术后镇痛不全的概率将增加。而电子 PCA 泵就有较大优势，由于可设定负荷剂量、持续背景量、PCA 按压量及时间等，患者可以根据自身疼痛情况进行自控给药，减少了暴发痛的发生，提高镇痛效果。

2. **镇痛药物的选择** 无论是静脉自控镇痛（PCIA）或硬膜外自控镇痛（PCEA），最终是靠药物产生镇痛作用的。因此，术后镇痛的药物配方直接关系到镇痛效果，例如：大量临床研究已证实，PECA 选用少量吗啡＋局部麻醉药联合镇痛明显优于单一使用局部麻醉药。采用药物联合多模式镇痛是 PCIA 的主流模式，特别是强阿片类药物＋非甾体类消炎镇痛联合镇痛，例如舒芬太尼＋氟比洛芬联合 PCIA。因此临床中要结合手术创伤的特点、程度及患者的个体差异，合理选用不同机制药物联合镇痛，以求镇痛效果最大化、副作用最小化。

3. **镇痛泵故障** 无论是一次性使用机械镇痛泵或电子 PCA 泵，在使用过程均可能发生机械故障，因注药停止导致患者术后镇痛不良。一次性机械镇痛泵的故障率相对较少，但因为其是靠储药球囊的弹力产生动力，当发生管路堵塞时，镇痛药液将无法输入患者体内，因无报警装置，患者及家属或镇痛管理者又没有及时发现，容易导致镇痛不全。电子 PCA 泵是微电机装置，出现故障的概率高，常见的故障包括电池电量不足、PCA 按压器故障、主机故障、药盒安装不当及管理空气、堵塞而导致停止运行，因电子 PCA 泵设有安全报警装置，对常见故障有报警提示，便于及时通知医护人员处理。即使有报警，也可能因处理不及时导致入药问题发生镇痛不全。

4. **镇痛管理** 镇痛过程管理问题术后镇痛管理是非常关键的，无论选用哪一种镇痛泵实施术后镇痛都要管理到位。术后镇痛回叫率的高低往往反映术后镇痛的质量好与差。回叫率是指 PCA 使用过程中出现问题后，请麻醉科医师或护士到病房处理问题的频次。有文献报道，使用电子 PCA 泵术后镇痛的回叫率约为 1.5%～8.7%。麻醉科镇痛管理医师和护士对术后 PCA 随访管理不完善、不及时是很常见；另外，查房人员 PCA 管理技能不足、排除故障能力差也是增加术后镇痛不全的因素之一。

（二）不良反应多及处理滞后

1. **不良反应** 术后镇痛出现不良反应主要与 PCA 泵中的阿片类药物有关。常见的不良反应有呼吸抑制、恶心呕吐、眩晕嗜睡、尿潴留、瘙痒等。其中，呼吸抑制为最严重的副作用，可导致呼吸衰竭、再插管等严重不良事件发生。老年患者药物代谢慢，麻醉用药阈值低，术后麻醉未完全恢复,回到病房易发生呼吸抑制,若疏于管理易导致严重后果。因此,使用电子 PCA 泵时,要根据患者的个体差异,实行个体化用药,合理设置负荷量、持续背景量、PCA 量及每小时限量,减少因设置不合理带来不良反应。

2.处理滞后 在镇痛过程管理中,因为麻醉医护人员工作忙,回叫后延迟处理时有发生,特别是没有设置急性疼痛服务(APS)管理小组的医院。加强对患者生命体征监测,落实管床护士的巡房、麻醉医护查房制度,麻醉科镇痛管理者要与患者、家属、病房管床护士保持联系畅通,出现不良反应及并发症时,要及时响应和处理。PCA 药物副作用处理不及时,患者舒适度下降。因此有专家建议,在最初 24h 内对呼吸、镇静率应予较频密的监测,若监测间隔拉长到 4h 以上过度镇静和呼吸抑制等并发症的发生率将明显提高。

(三)无报警或错误报警

一次性使用机械镇痛泵为非电子设备,无报警功能。电子 PCA 泵的电子程序和药盒管路设置相对简单,一般设置报警功能,但基本没有系统自检或自检功能较差,临床上出现错误报警的情况并不少见。使用电子 PCA 泵常见的报警提示包括:①输液管堵塞;②药盒安装异常;③输液管有空气;④药盒药液注射完毕;⑤电池电量不足(低电压);⑥PCA 按键连接异常(脱落);⑦PCA 泵停运状态(运行中停机)等。据统计,镇痛过程中 90% 的报警为管路堵塞,最常见原因为患者活动、卧床或翻身时使管路扭曲或打折所致。或者由于输液管路三通无意识误关闭、错误夹管,以及小气泡导致堵塞报警。报警后传统 PCA 不能自检管路通畅自动恢复使用,而许多病房护士对 PCA 知识缺乏,不能及时解除报警,排查原因,需要致电麻醉科人员处理,耗时费力,常因处理延迟导致患者满意度下降。

(四)反馈不及时

一次性使用机械镇痛泵没有报警装置,当患者使用单次按压剂量后,患者往往不确定是否已注药,有可能反复按压按钮,造成无效按压,或增加患者不安定情绪。据调查,我国目前大部分医院对 PCA 的术后随访为 0.5~1 次 /d,随访间隔时间过长,患者在出现镇痛相关不良反应后麻醉科医师知晓晚,给予相应专业处理滞后,影响患者术后康复,容易造成医疗纠纷。前面提及 2017 年的术后镇痛调查,发现在开展术后镇痛业务的医院中,仍有 39.3% 的医院没有专人进行术后镇痛泵的观察、随访。

(五)宣教不完善

使用电子 PCA 泵的其中一个前提是,患者必须在生理上和认知上能够管理自己的疼痛,能够理解如何正确使用镇痛泵。对 PCA 的宣教和患者的理解直接影响患者术后康复质量。目前,我国大多数医院对 PCA 的宣教缺乏常规化、规范化。具体表现在:①医师实施宣教意识薄弱,麻醉科医师大多在术前对患者简单宣教,麻醉科医师因业务繁忙常语速快,语言专业,患者由于术前紧张、知识或生理条件差,听不懂易遗忘,当患者经历了手术应激和麻醉,麻醉苏醒后不能很好管理自身疼痛。②病房护士宣教差异、随意性较大,护士因自身缺乏相关知识,对不同病种手术患者的宣教质量低,大多数患者接受到的宣教内容都是"痛就按一下"。③对家属或陪护宣教不足,术前患者家属常不在病房,未接受术前宣教,术后宣教也可能不够细致,而术后 PCA 却常由患者家属或陪护代为管理。因此家属对镇痛泵的使用、观察可能不佳,导致镇痛质量下降,且容易导致不良事件的发生。

(六)护理人员培训不足

手术后 PCA 的镇痛效果与病房护士对 PCA 的护理与管理密切相关。在 PCA 使用期间,当镇痛泵出现异常情况或患者出现镇痛相关不良反应时,首先接收到信息和处理的人员便是病房护士。目前多数医疗机构对病房护理人员术后镇痛培训不足,麻醉科医护人员也没有就术后镇痛管理、镇痛泵使用等对病房护士进行规范化、系统化培训，全凭自身知识理解，她们对这方面的知识是一知半解，甚至完全不熟悉，对镇痛泵使用不熟悉，镇痛药不良反应判断力低，将会明显影响患者的即时感受和术后康复。

（七）无法实现信息化管理

按照医疗文书管理规定，术后镇痛记录单是正规的医疗文书，是必需存档于病历的。目前，无论是一次性使用机械镇痛泵或电子 PCA 泵的有关镇痛信息，都是通过医护查房时获得及完成记录，大量与镇痛有关的数据，包括用药量、余药量、PCA 按压次数、有效按压次数，以及镇痛评分、镇静评分、24h 及 48h 的不良反应等均要填写在镇痛记录单上。但是纸质版文书的数据是无法实现自动信息化管理的，对大量数据也无法实现信息化统计、分析，往往需要投入大量的人力物力进行处理才能获得有利于持续改进决策的有用数据和资料。

第二节　患者自控镇痛的优化对策

现代麻醉学已逐步向围手术期医学转变的进程中，麻醉科医师不仅要关注患者术中情况，也要关注术后恢复状况及预后，并积极参与术后管理。缓解术后疼痛是麻醉科医师不可推脱的职责与使命。目前，临床上仍有部分手术患者术后疼痛没有得到有效缓解，其中 20%～40% 可发展为慢性疼痛（CPSP），继而出现紧张焦虑、抑郁及失眠等问题，影响患者的康复及长期预后。现今，为充分发挥医疗机构的效率，更好地缓解患者就医难问题，各手术专科纷纷推出加速康复外科（ERAS）理念。良好的术后镇痛是实现 ERAS 的重要环节，而采用 PCA 镇痛技术是解决术后疼痛中的重要手段。然而，正如上一节所介绍，目前传统 PCA 技术仍存在诸多不足之处或需解决问题，如何优化术后镇痛管理是临床关注与研究的热点。

一、完善及创新术后镇痛管理

建立完善的管理制度是术后镇痛技术应用的根本保证，没有规范的管理制度，就不可能有规范的工作流程。同时有必要对一些流程及制度加以创新，使之更符合现代医学发展规律和人民群众对医疗健康需求。

（一）优化镇痛泵的选用

现今，我国各大医疗机构普遍开展由麻醉科主导的术后镇痛治疗，但从文献资料可见，使用非电子 PCA 泵的构成比占到 56.2%，显示使用功能单一的一次性使用机械镇痛泵仍非常普遍。因此，要进一步提升术后镇痛的质量、减少并发症，就必须改变这一落后状况，逐步淘汰一次性使用机械镇痛泵，尽可能选用电子 PCA 泵。随着国家医保政策的改革，医疗耗材集中采购政策的推出，电子镇痛泵药盒的价格也会相应减低，对全面推广术后镇痛技术起积极的推动作用。随着智能技术的发展，今后更具智能化的远程镇痛管理系统也将逐步普及。

（二）科学应用多模式镇痛技术

多模式镇痛是采用作用机制不同的镇痛药物和镇痛方法联合，使镇痛作用协同或相加，同时减少单一药物使用剂量，降低不良反应，以达到最佳镇痛效果和最低风险比。术后镇痛的目的是在安全和最低副作用的前提下达到良好的镇痛，促进患者康复。阿片类药物是急性疼痛治疗的一线药物，用于术后镇痛非常普遍。然而术后单纯依赖阿片类药物控制疼痛应激会显著影响术后 ERAS 进程，目前尚无任何药物能单独有效地控制中重度疼痛而又无副作用。多模式镇痛是目前公认的手术后镇痛最具优势和最常用的方法。

1. **多模式镇痛**　联合使用镇痛药联合使用作用机制不同的药物是术后 PCA 多模式镇痛的核心之一，阿片类、NASIDs 类、α_2 肾上腺素能受体激动剂、NMDA 受体拮抗剂等药物均为适合选用药物，以降低单一种类药物用量及相关不良反应。其中，阿片类联合 NASIDs 类药多模式镇痛是术后 PCA 镇痛使用最广的组合，由中华医学会麻醉学分会发布的《成人手术后疼痛管理专家共识》（2017 版）也明确提出建议。在临床开展术后镇痛中，阿片类联合 α_2 肾上腺素能受体激动剂或 NMDA 受体拮抗剂多模式镇痛也越来越受到重视，例如术后辅助加巴喷丁等抗癫痫类药物、氯胺酮等 NMDA 受体拮抗剂也可抑制中枢或外周敏化，减轻阿片类药物用量。催眠抗焦虑药物虽然不具备直接镇痛作用，但也可以辅助抗焦虑、帮助睡眠、缓解肌肉紧张，从而间接地提高镇痛效果。选择镇痛药物时，需要综合考虑手术种类、创伤程度及患者情况，灵活选用，例如对内脏手术患者，可以使用 κ 受体激动剂替代 μ 受体激动剂，更利于有效控制内脏痛，并降低对胃肠道功能的影响及恶心呕吐等不良反应。

2. **联合神经阻滞**　联合神经阻滞技术或局部浸润镇痛静脉自控镇痛（PCIA）联合区域阻滞或手术后切口局部浸润镇痛技术在临床中非常普遍，通过外周神经阻滞，阻断疼痛信号的传导，达到镇痛效果。区域阻滞镇痛作用可靠、安全性高且不影响神志，方便术后及早期恢复运动，更好实现 ERAS 的理念，特别是随着超声引导下神经阻滞的广泛应用，使区域神经阻滞更加精准化。已有报道，临床中采用某些药物与局部麻醉药联合使用，能延长外周神经阻滞的作用时间，例如右美托咪定＋局部麻醉药，可以明显延长感觉神经阻滞作用时间。另外，现在已有医药企业在研发超长效局部麻醉药，如用于临床将使神经阻滞或局部浸润镇痛发挥更大的临床响应，使患者获益。

多模式联合镇痛要提及预先镇痛这一概念，对手术患者而言是有其特别意义的，预先镇痛是一项需要在疼痛发生之前进行的治疗措施，目的是减少由手术诱发的内向伤害感受信号传递引起的生理反应，减少中枢及外周疼痛敏化，从而降低疼痛强度和减少镇痛药消耗，其中神经阻滞技术或局部浸润镇痛就是很好的预先镇痛措施。当然，手术伤害刺激仅是激发中枢和外周敏化的第一阶段，术后伤口、内脏疼痛及炎症反应则是第二阶段，若第二阶段的伤害性疼痛未被充分抑制，将重新激动中枢的高兴奋状态，可能抵消切皮前预先性镇痛的效果。

3. **联合针灸治疗**　联合非药物治疗术后镇痛非药物治疗主要包括针灸治疗、经皮神经电刺激、物理治疗（推拿、按摩、冲击波治疗等）、心理辅导安慰和认知行为干预等，通常作为多模式镇痛的一部分与药物治疗联用。

（三）完善 PCA 的查房管理

建立规范的术后 PCA 查房管理制度是前提。国外多数医院术后镇痛管理由急性疼痛服务小组（acute pain service，APS）团队负责。基于我国国情，麻醉科人员不足，难以建立真正的 APS 服务小组。①建立以麻醉科医师为指导，麻醉科护士与病房护士参与的术后镇痛管理团队，尽量专职专责，便于落实查房工作。②明确 PCA 镇痛查房要求，查房每天至少保证 1～2 次，检查镇痛泵装置运行是否良好，电池电量，连接管路是否有异常，查看患者有无镇痛药物相关不良反应，对患者进行疼痛评分和药物不良反应处理，根据术后疼痛情况必要时调整设置，完善镇痛记录。③规范病房护士巡视检查术后患者要求，每小时不少于一次，做到每 1～2 小时内测量血压、脉搏、SpO_2、体温等情况，避免管道脱出、接头松脱等情况；出现故障或异常时评估自己是否有能力解决，超出能力范围时应及时联系麻醉科医护人员到场处理。

（四）加强 PCA 镇痛管理的培训和宣教

1. **培训做好病房护士的培训**　病房护士是术后 PCA 镇痛管理的重要参与者，因病区、年资护士不同，护士对 PCA 镇痛管理知识存在差别较大，培训病房护士熟悉 PCA 管理知识是非常必要的。参照国外及港澳地区的先进经验,应对病房护士进行系统培训,包括疼痛评估方法、PCA 泵技术原理、PCA 参数设定、常见故障报警判断、PCA 术后镇痛管理制度等,由麻醉科专责镇痛管理的麻醉科医师或麻醉护士担任培训老师,分别到各病区进行培训,务求全覆盖。

2. 宣教 做好患者及家属的宣教术后 PCA 镇痛与患者及家属的依从性关系密切,而为提高患者及家属的依从性,做好患者及家属的宣教非常重要。①麻醉科医师在术前访视时就应该较详细介绍术后 PCA 镇痛的必要性、安全性、不良反应及处理、费用及配合等予以告知、交待及解析。②除口头宣教,也可以制作小册子存放于病区,由护士交由患者及家属阅读。③术毕回到病房,待患者完全清醒后,对患者本人及其照护者,麻醉科医师需讲解 PCA 使用的注意事项,当面示范使用 PCA 按钮的方法,嘱咐在咳嗽、翻身或下床活动感觉疼痛时,可提前按键给药。④告知患者及照护者,当 PCA 泵出现报警声时,要及时告知病房护士,通知麻醉科镇痛管理人员到场处理。⑤提醒患者翻身时动作应轻柔、防止导管脱落或扭曲。

二、推广应用智能化患者自控镇痛技术

(一)智能化患者自控镇痛技术

如前所述,传统 PCA 技术存在诸多不足及缺点,随着科技进步,在电子 PCA 泵的基础上,应用互联网及智能技术,研发生产基于互联网智能化患者自控镇痛已得到实现,将能很大程度上解决或改善不足问题。

在中国麻醉专家及研发企业的共同努力下,结合物联网和人工智能实现了镇痛的信息化和智能化,把人工智能(artificial intelligence, AI)引入麻醉学科领域,已生产出智能化患者自控镇痛系统(Ai-PCA)供临床使用。Ai-PCA 与传统 PCA 之间的最大差别在于具备信息反馈、远程查看、信息采集、统计分析等功能。其核心技术是研发出基于医院信息化系统(HIS)的全新子系统 - 远程镇痛管理系统,通过软件系统,镇痛泵可以通过微机站信号或者通过 WiFi 信号与医院的 HIS 对接、传输,实现镇痛泵运行状况、报警、故障等信息传输,镇痛管理者可通过终端的电脑、手机即可清楚了解患者镇痛状况。而且,镇痛系统具备对各种数据的存储、统计、分析功能。

目前,市场上已有物联网或无线远程镇痛管理系统,其功能侧重于镇痛泵自身运行状况的数据传输和储存,仍远未达真正意义上的智能化远程镇痛管理功能:①镇痛系统不能实时同步监测患者生命体征(血压、脉率、血氧饱和度)、疼痛评分等参数,无法把实时参数传输至控制系统,为麻醉科医师提供决策依据;②当患者出现暴发痛或镇痛镇静过度需要处理时,麻醉科医师无法快速进行远程调控增加药量或减少药量;③未能实现患者与麻醉科医师的可视化交流。如果实现云平台与远程术后镇痛管理系统相连,实现患者与麻醉科医师的可视性交流、人文关怀和术后镇痛的个性化管理。

(二)智能化患者自控镇痛技术的应用价值与前景

Ai-PCA 的局域互联网技术,具备远程智能监控、分析等功能,Ai-PCA 应用,使镇痛管理者能最快速获取镇痛信息,使得患者与镇痛管理者的联系更加紧密,患者的镇痛需求可以更客观表达,显著提高镇痛管理的效率和质量。AI 技术进入麻醉学科领域,不仅是智能化的有效运用,更是开创了术后镇痛管理的大数据新时代,将更加体现到麻醉科技术在临床医疗中的作用与地位。现阶段的 Ai-PCA 是智能化患者自控镇痛技术的好的开端,相信在不久的将来,肯定能实现真正的功能强大、技术先进的 Ai-PCA 系统助力术后镇痛业务的发展。随着国家对科技研发的重视与投入,Ai-PCA 技术将逐步推广,应用前景广阔。

(黄焕森 李毅豪)

参 考 文 献

[1] 黄文起，黄宇光. 加快智能化术后病人自控镇痛和分娩镇痛的临床应用研究 [J]. 广东医学，2020，41（11）：1081-1084.

[2] CORRELL D J，VLASSAKOV K V，KISSIN I. No evidence of real progress in treatment of acute pain，1993-2012：scientometric analysis[J]. J Pain Res，2014，7：199-210.

[3] 老年患者围手术期多模式镇痛低阿片方案中国专家共识（2021 版）[J]. 中华医学杂志，2021，101（03）：170-184.

[4] 佘守章，黄宇光. 患者自控镇痛技术在我国发展的回顾与临床策略前瞻 [J]. 实用疼痛学杂志，2018，14（04）：247-250.

[5] 张庆芬，张冉，何苗，等. 我国围手术期疼痛治疗及管理现状调查 [J]. 中华麻醉学杂志，2017，37（12）：1409-1413.

[6] CHOU R，GORDON D B，de LEON-CASASOLA O A，et al. Management of Postoperative Pain：A Clinical Practice Guideline From the American Pain Society，the American Society of Regional Anesthesia and Pain Medicine，and the American Society of Anesthesiologists' Committee on Regional Anesthesia，Executive Committee，and Administrative Council[J]. The Journal of Pain，2016，17（2）：131-157.

[7] SON H，KIM S，RYU J，et al. Device-Related Error in Patient-Controlled Analgesia[J]. Anesthesia & Analgesia，2019，129（3）：720-725.

[8] 曹汉忠，刘敏，佘守章. 智能化病人自控镇痛系统创新及其遵从的法规与标准 [J]. 广东医学，2020，41（11）：1088-1091.

[9] F. W. ABDALLAH AND R. BRULL. Facilitatory effects of perineural dexmedetomidineonneuraxial and peripheral nerve block：a systematicreview and meta-analysis. British Journal of Anaesthesia. 2013，110（6）：915-925.

[10] 韩文军，邓小明，赵继军. 手术后患者自控镇痛的管理策略 [J]. 国际麻醉学与复苏杂志，2015，36（1）：73-77.

[11] MOMENI M，CRUCITTI M，De KOCK M. Patient-controlled analgesia in the management of postoperative pain[J]. Drugs，2006，66（18）：2321-2337.

[12] 王强，曹汉忠，熊利泽. PCA 智能化与提升术后镇痛质量 [J]. 中华麻醉学杂志，2018，38（3）：257-258.

[13] 费锋燕，张兰凤，陈晓燕，等. 术后自控镇痛患者健康教育的研究进展 [J]. 中华现代护理杂志，2014，20（18）：2310-2312.

[14] 陈宇，熊利泽. 努力成为舒适化医疗的主导学科 [J]. 中华麻醉学杂志，2018，38（04）：385-386.

[15] KISSIN I. Patient-Controlled-Analgesia Analgesimetry and Its Problems[J]. Anesthesia & Analgesia，2009，108（6）：1945-1949.

[16] 石学银，俞卫锋. 促进术后康复的麻醉管理专家共识 [J]. 中华麻醉学杂志，2015，35（2）：141-148.

[17] 沈彬，翁习生，廖刃，等. 中国髋、膝关节置换术加速康复——围手术期疼痛与睡眠管理专家共识 [J]. 中华骨与关节外科杂志，2016，9（2）：91-97.

[18] 曹汉忠，黄文起，彭书崚，等. 智能化 PCA 管理对患者术后镇痛质量的影响 [J]. 中华麻醉学杂志，2018，38（9）：1077-1081.

第十六章　智能镇痛大数据研究联盟建设

目录

　　1846 年 10 月 16 日，Dr.Morton 在美国波士顿马萨诸塞州麻省总医院圆形阶梯教室首次公开乙醚麻醉演示成功，拉开了现代麻醉科学发展的序幕，迄今为止临床麻醉与镇痛已经历了 170 余年的发展，麻醉的发展相对迅速稳定，麻醉药的定量使用已经相当普及。然而，疼痛治疗的发展相对比较缓慢，尤其是围手术期智能镇痛，疼痛的量化仍然是目前亟待解决的问题。患者需要好的医疗，临床需要好的疗效，精准医疗则是达到此目的的好措施。2011 年美国国家科学院（NAS）、美国国家工程院（NAI）、美国国家健康研究院（NIH）及美国国家科学委员会（NSB）共同发出迈向精准医学的倡议，提出根据每个患者的个体特征"量身定制"治疗方案。中华医学会麻醉学分会提出从麻醉学到围手术期医学的"五大"发展愿景，麻醉学科要成为医疗安全的关键学科、舒适医疗的主导学科、未来医院的支柱学科、医学创新的重点学科、社会熟知的品牌学科。如何实现"五大"愿景？从麻醉学到围手术期医学的发展，离不开疼痛及疼痛治疗的快速发展。疼痛学发展的滞后，会影响围手术期医学的全面发展，疼痛及疼痛治疗的未来应该是我们极力发展的重点之一。没有很好的疼痛治疗，所谓的舒适化医疗可能仅仅是空谈。如何发展？如何做到精准？智能技术和大数据发展，建立智能镇痛大数据研究联盟，将为患者围手术期镇痛提供更佳的解决方案。

第一节　围手术期智能镇痛大数据研究联盟优化建设

一、围手术期智能镇痛大数据研究联盟的成立

（一）围手术期智能镇痛大数据研究联盟成立的背景

　　1. 医疗改革的趋势和方向　　2015 年 9 月 11 日，国务院办公厅发布了《关于推进分级诊疗制度建设的指导意见》，要求到 2020 年，基本建立符合国情的分级诊疗制度。新的医改政策和医疗的现状都对大型综合性医院的发展提出了新的要求，以往传统观念上医院片面追求规模、床位数的趋势已无法适应国家需求。智能技术和大数据的飞速发展从各方面影响和改变着传统医学模式，为医学大数据标准化体系建设中病历结构化、多源异构数据标准化、个体化，以及大数据的分析等为麻醉科医师对患者更精准地围手术期镇痛提供了新的可能。而智能镇痛大数据研究联盟的建设则为联盟间的数据共享、方案共享、开展围手术期镇痛多中心研究提供了方便。

　　2. 中国医疗资源的现状和要求　　我国的医疗支出和医疗机构数量和规模均较大，但是由于我国人口众多的原因，我国人均拥有的医疗资源数量相比发达国家仍有很大的差距。此外，在医院床位有限和医保控费管理严格的前提下，既往医疗资源利用低下的问题不能满足现阶段医改的要求。我国正在深入实施健康中国战略，随着工业化、城镇化、人口老龄化进程加快，我国居民生产生活方式和疾病谱不断发生变化，社会迫切需要更加高效、精准的医疗健康服务。互联网、人工智能、大数据等数字技术作为提升医疗健康服务水平的有效技术手段备受重视。另外，通过加强围手术期平台学科建设及推进日间手术、快速康复等新理念的普及，解决医疗资源配置难题。

　　3. 围手术期医学的发展和作用　　随着临床医学领域对围手术期生存及恢复质量与患者远期生存质量的关注度增加，"围手术期医学"的建立与发展已逐渐成为广大医学界的共识，医院也在逐渐向第五代医院，即将临床科室按功能分群、弱化内外科界限以及虚拟病床管理等发展。在这一形势下，传统麻醉学科作为医院中手术科室的平台学科，其地位日渐凸显，麻醉学科逐渐向围手术期医学拓展，并主导着在现代医院安全与效率中发挥重要作用的快速康复体系、无痛医院、围手术期医疗安全体系的施行。

当前,麻醉与围手术期医学的发展已经得到了麻醉学界的广泛认同,国内多家医院的麻醉科已经重新命名为麻醉与围手术期医学科,并逐渐改变工作模式,向围手术期医学进行过渡。而在国内外也有诸多新型的围手术期医疗模式在试行或实验中,如加速康复外科(enhanced recovery after surgery,ERAS)、快通道外科(fast track surgery,FTS)和围手术期患者之家(Perioperative Surgical Home,PSH)等。这些模式针对患者的个体化特点进行围手术期的整体强化治疗,如术后有效镇痛、尽早下床活动、尽早恢复饮食等,最终达到了保障安全和提高医疗质量的目的。在具体的实践中,麻醉科也从幕后走向台前,扮演着不可或缺的重要角色。

4. 医疗大数据研究的兴起 2016年6月24日国务院办公厅印发的《关于促进和规范医疗大数据应用发展的指导意见》,意见指出到2017年底,实现国家和省级人口健康信息平台以及全国药品招标采购业务应用平台云联云通,基本形成跨部门健康医疗数据资源共享共用格局。到2018年《国家健康医疗大数据标准、安全、服务管理办法(试行)》正式出炉,与以往政策不同,该规定不再停留于宏观指导层面,而是对医疗大数据标准、安全、服务中的权责利进行了详细规定。2020年建成国家医疗卫生信息分级开放应用平台,基本实现城乡居民拥有规范化的电子健康档案和功能完备的健康卡。医疗大数据政策经历了从无到有、从宏观指导到细则规定的过程,为医疗机构、健康服务公司等数据生产者和使用者提供了方向规范,也将为行业带来更多的信心。此外,随着国家现代化进程的深入,数据融合、数据可视化、图像识别处理、机器学习、人工智能等技术不断进步,为医疗大数据发展提供了底层的技术支持。

5. 镇痛数据库建立的必要性 在我国三级综合医院评审标准实施细则(2011年版)里面就有对建立疗效评估、疼痛评估与追踪随访相关制度的要求,另外还要求建立麻醉质量管理数据库,其中就有各类患者术后自控镇痛数据的收集。国家卫健委法规《医疗机构病历管理规定(2013年版)》要求麻醉科医师要在术后72h内对患者进行随访并记录。可见国家卫健委现阶段的要求是规范化、信息化、数据库、共享化。通过建立镇痛数据库来实现对数据的集中化管理,使得大数据得以共享和总结,同时可通过质控管理来指导围手术期镇痛工作的规范化流程和制度。

(二)围手术期智能镇痛大数据研究联盟成立的目的和使命

1. 围手术期智能镇痛大数据研究联盟成立的目的 大数据研究联盟模式已成为国际医学领域的重要医学模式之一,其目的是使传统的个体式、经验式医疗模式转变为现代、高效的联盟协作、决策模式,以患者为中心,针对特定疾病,整合医疗资源,依托多学科团队,为患者确定最佳诊疗方案,不断提高医院的专业水平并进一步推动多学科交叉发展。大数据研究联盟积极促进麻醉科向围手术期医学实践和转型发展;促进建设围手术期镇痛规范化数据库,通过云平台信息化技术汇总成有序标准的PCA大数据。

2. 围手术期智能镇痛大数据研究联盟成立的使命 通过围手术期大数据建设、分析和研究,充分论证麻醉科参与术后镇痛的管理价值,积极探索麻醉科围手术期医学实践,提升麻醉科在围手术期医学中的地位和影响力。围手术期智能镇痛大数据研究联盟不断提高医院镇痛专业水平。

二、围手术期智能镇痛大数据研究联盟的主要工作

1. 围手术期智能镇痛大数据研究联盟技术路线 以智能化患者自控镇痛(Ai-PCA)全国专家共识为规范标准,陆续开展从术后PCA到围手术期全程镇痛。从Ai-PCA到围手术期全程镇痛系统的创新研发,从单一的研究中心到联盟的多中心的联合研究。

2. PCA大数据采集与分析的流程 镇痛泵—镇痛泵信息实时监控采集—PCA监控软件分析处理—移动评价及完善PCA效果评价信息—PCA数据库信息长期积累—云平台多医院PCA信息

共享—PCA 大数据分析—PCA 大数据结果，PCA 信息自动采集、录入和形成 PCA 记录单（图 16-1），镇痛管理系统建立的 PCA 数据库（图 16-2）及云平台数据的收集（图 16-3）。

3. 围手术期镇痛数据的整合 从术后 PCA 大数据整合到术后非 PCA 镇痛数据整合；从术后镇痛整体数据整合到术中和术前镇痛数据整合，通过围手术期镇痛数据系统的应用形成围手术期镇痛大数据。围手术期镇痛大数据技术的实现关键点：各信息系统的开放和对接、围手术期镇痛管理系统的研发、围手术期镇痛数据的整合和分析。

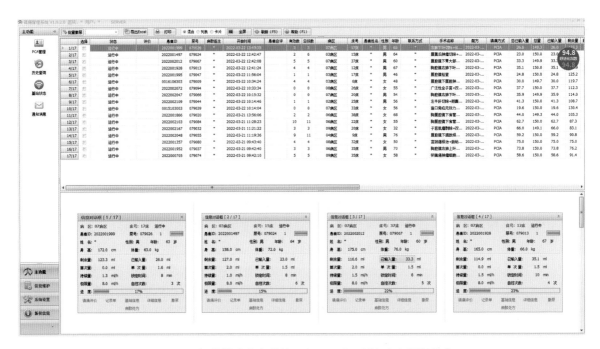

图 16-1 智能镇痛中央监控干台 Ai-PCA 所有患者运行信息

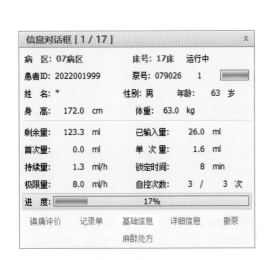

图 16-2 智能镇痛中央监控干台点击个人 Ai-PCA 运行数据情况与信息对话窗口

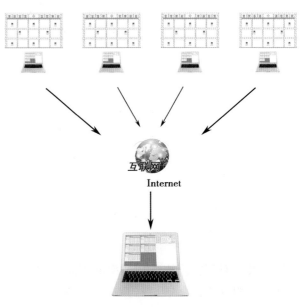

图 16-3 智能镇痛云端大数据收集示意图

三、围手术期智能镇痛大数据研究联盟优化及展望

1. **大数据研究联盟优化** 医院及卫生上级部门及同级交叉部门之间进行 PCA 质控管理,对 PCA 实施质量和结果可以实现远程实时监控。各医院之间 Ai-PCA 数据可以进行共享,这样有助于相互之间取长补短,对 Ai-PCA 实施质量提供有效的交流和相互学习的平台。可以设计多中心大样本的前瞻性或回顾性临床研究,将 Ai-PCA 大数据进行汇总分析和科研,对药物研发、配方优化及各种 PCA 不良反应都可以做更深入全面的研究,有利于大数据在质控、数据共享和临床研究。

2. **大数据研究联盟研究拓展方向** 可以开展同一病种的不同 PCA 配方与疗效大数据研究、同一病种不同年龄及不同性别 PCA 大数据研究、同一病种不同镇痛方式及多模式镇痛大数据研究、同一病种回顾性大数据研究分析、不同病种同一种镇痛配方的疗效大数据分析等等。这些研究将使得麻醉科医师更精细化、更科学地管理围手术期患者提供明确的数据支持。

第二节 围手术期联合镇痛研究的注意事项

一、镇痛药物配伍注意事项

1. **加强镇痛药物基础研究** 阿片类药物是临床麻醉与镇痛中常用的,也是目前难以取代的经典药物,但其引起的呼吸抑制等副作用,影响临床疼痛治疗领域的应用。2016 年 9 月 *Nature* 发表了斯坦福大学等 Manglik A 研究报道 "Structure-based discovery of opioid analgesics with reduced side effects",发现吗啡引起的呼吸抑制是由 μ 阿片受体信号通路下游 β-arrestin 通路调控的,而吗啡的镇痛作用则是通过 G 蛋白偶联的 μ 阿片受体信号通路发挥效应。如果某种药物只作用于 G 蛋白偶联的 μ 阿片受体,则可避免吗啡的呼吸抑制作用。经过对 μ 阿片受体超过 300 万个分子的计算与改造,研究了一种与现有的阿片类药物不同的药物 PZM21。PZM21 具有理想的化学结构,通过 G 蛋白 Gi 受体选择性地作用于 μ 阿片受体,同时对于 β-arrestin 的作用极其微弱,可发挥与同等剂量吗啡相同的镇痛作用,似乎不会出现与吗啡类似的呼吸抑制及其他副作用。Kieffer BC. 等评述评述认为,PZM21 的出现不仅揭示了 μ 阿片受体的不同信号通路,同时开辟了基于对现有阿片类药物结构改造,研发副作用少的新型镇痛药物的新思路,对于镇痛药物的临床应用和新药开发有着重大意义。一种药物作用机制的明确对临床应用是何等的重要。遗憾的是,目前根据这个机制开发的药物似乎离临床普及还有很大的距离。根据目前的趋势,这类"新药",仍没有解决药物成瘾的问题,仍会列为二类控制类成瘾性药物。科学家们在发展新药的同时,一个不容忽视的现象是,目前大多数非常成功临床效果良好的,还是那些经过临床反复检验的"老药",包括芬太尼、舒芬太尼和吗啡等。

2. **加强临床研究** 在阿片类镇痛药的研发和临床应用中需要不断从新认识,其主要原因是与药物的药理特性和作用机制的变更有关。由于不同个体基因多态性的存在,耐受疼痛程度的差异性及其对药物反应和代谢率的不同;通过药物合理的配伍,发挥协同作用或者相加作用,药代动力学相容性,降低单种药物剂量,减少其不良反应;即使作用于同一部位的镇静 - 镇痛药物,由于受体亚型不同,其临床效应也可以不同,镇痛药物的精准配伍应从受体位点加以考虑,针对不同疼痛个体,设计不同的镇痛方法,甚至是采用多模式方案,不同作用机制、不同靶点的药物

进行组合;在疼痛治疗中药物的选择与配伍则是极为关键。同时考虑给药的时间和顺序,如患者自控镇痛(PCA)程序的设置(负荷剂量、持续剂量、PCA 按压追加剂量或冲击剂量、锁定时间、单位时间里的安全限定剂量等),实施"全程 - 及时 - 专业化 - 个体化"的镇痛,药物优势互补,避免副作用叠加,达到良好的疼痛治疗效果。随着 ERAS 新理念的提出,术后有效镇痛作为 ERAS 的关键步骤和核心要素,越来越受到关注。然而,国外临床调查仍显示还有相当多的患者术后疼痛没有得到有效缓解。Dolin 等对 20 000 患者进行回顾性分析,显示中 - 重度疼痛(静息时)发生率为 29.7%,中 - 重度疼痛(活动时)发生率为 32.2%,重度疼痛发生率为 10.9%。良好的镇痛有利于患者康复。中国广东省 12 家三甲医院对 4 370 份术后患者的镇痛情况、术后镇痛不全发生率进行了多中心调查,报告显示,术后第一天及第二天患者静息时中重度疼痛(VAS 评分≥4)的发生率分别为 10.6% 和 3.8%,活动时发生率分别为 33.6% 和 16.3%,最剧烈时发生率分别为 41.4% 和 18.8%。针对目前临床上疼痛治疗中出现的困惑和瓶颈,需要设法正确解决,而最近精准镇痛的提出恰恰为解决这些问题提供了参考。所谓精准镇痛,指精准选择的镇痛药物合理、镇痛方法正确、精准,能达到优良的镇痛效果,无不良反应,患者感到舒适和满意,有利于加速外科康复。同时,精准镇痛也对医师、护士及急性疼痛服务管理小组(APS)和围手术期智能镇痛大数据研究联盟的成员提出更高的要求。通过随机、双盲、平行对照的多中心、大样本临床研究,则可以进一步证实精准镇痛的作用;如果将其与互联网智能化管理系统联合应用于疼痛治疗中则有利于促进疼痛治疗向着精准化医疗方向前行具有更大的临床价值。目前临床医学战略发展方向由 4P 模式向 5P 模式发展,即是预测性(Predictive)、预防性(Preventive)、症状前早干预(Pre-symptomatic)、个体化(Personalized)和参与性(Participatory),疼痛治疗学也应该以 5P 模式向前发展。

二、围手术期镇痛多中心研究大数据分析注意事项

1. **伦理审批** 大数据联盟围手术期镇痛多中心研究需要伦理审批,组长单位提供材料支持,协调各中心申请伦理批件,多中心研究方案一致,而知情同意书可酌情修改。伦理审批是多中心研究中非常重要的一环,而伦理审批耗时较长是项目无法按预期启动的主要原因之一。另外,围手术期镇痛多中心研究耗费较大,须尽量争取资助以完成项目。

2. **数据安全** 联盟成员及技术支持厂家按照国家要求和医院管理要求签署医疗信息安全保密协议现在是信息化社会,信息保密非常重要,所有联盟成员应签署医疗信息安全保密协议。

3. **人员培训** 培训是实施的基础,培训是研究的一致性和质量的保证,应重视人员培训。培训内容包括方案介绍、知情同意、随机、研究实施、数据收集等。可在项目启动前反复培训和模拟试验等,这样,在正式启动联盟研究时就可最大限度地避免方案违背情况发生。围手术期镇痛多中心研究质控,必须确保数据的可溯源、真实性和完整性。

4. **团队协作** 围手术期镇痛多中心研究指的是某一围手术期镇痛课题,多个单位一起参加,在统一的组织和领导下,为着共同的目标,于相对短的时间内,力求获得满意研究结果的一种形式。它既能克服个体化研究认识上可能产生的偏差,也能克服个别研究结果代表的局限性。相较于单中心,多中心研究因为课题数据较多,任务繁重,严密的组织和科学的管理就相当重要了。围手术期镇痛多中心研究需要密切的团队协作才能完成,包括在方案设计阶段的临床专家、方法统计学专家,研究实施阶段的研究医师、研究护士、技术员,质量控制方面的监查员、协调员等,需要组长单位统一的领导、协作才能完成一个项目。此外,统计专家的支持和随机系统的服务也是必要的,围手术期镇痛多中心研究在方案讨论阶段就应有统计学专家的参与,而在线的随机服务系统保证了多中心临床研究的科学性和规范性。

5. **信息分享** 联盟内医院镇痛信息开放分享，联盟之间成员在隐藏患者私密信息前提下进行研究，虽然联盟内信息开放，但要非常注意保护患者的私密信息，包括姓名、年龄、住址等信息应当隐藏。云平台信息申请由卫生主管部门监督管理，规范信息安全和应用等行为，由上级卫生主管部门监督管理联盟的信息安全，镇痛研究大数据开放信息分享。

为了进一步保障患者麻醉 - 镇痛的医疗安全，促进智能化镇痛医学发展，提高镇痛医疗质量。2018 年 8 月广东省医学会麻醉分会组织成立镇痛大数据研究联盟，30 多家医院报名参加了智能化镇痛大数据研究联盟，并取得了良好的效果。2020 年 12 月缪长虹和黄文起等教授获得中华人民共和国科技部《网络化全域老年疼痛控制中心建设及应用示范研究》重点研发计划课题资助和 2021 年 1 月黄文起和赵高峰等教授获得国家卫生健康委员会科学技术研究所《华南地区老年围手术期质量改善技术方案应用与示范研究（麻醉定向）》临床科研课题资助（共 8 个分课题）项目，本项目覆盖华南地区 7 家医疗机构的老年围手术期患者，通过围手术期麻醉、营养和护理多学科协同，优化全医疗活动提升服务能力和质量；开展多中心大队列集束化研究获得高级别证据支持持续性改进；构建围手术期数据库，采用 HL7 等卫生信息交换标准协议建设围手术期医 - 护 - 患交互服务云数据平台；研究抗应激与恢复的生物学基础、揭示机体应激响应特征、探索内稳态及系统功能调控方法，以改善康复和远期预后，是围手术期医学的重要内涵。目前科研课题正在顺利进行。为了促进大湾区麻醉 - 镇痛医学创新，加强粤港澳大湾区麻醉镇痛的发展，2019 年 8 月广州召开了粤港澳大湾区麻醉镇痛联盟研讨会，会议的主题为"医学创新与麻醉安全"，互相学习、互相交流、共同总结，促进了粤港澳大湾区麻醉 - 镇痛的联盟进步。

总之，大数据镇痛研究联盟模式是国际医学领域的重要医学模式，有利于使传统的个体式、经验式医疗模式转变为现代高效的联盟协作、决策模式，整合医疗资源，依托多学科团队，为患者确定最佳诊疗方案，有利于提高智能化镇痛质量管理水平，有利于改善患者自控镇痛舒适化的发展，有利于提升医院镇痛专业水平。

（叶 飞 赵高峰）

参 考 文 献

[1] Kennedy D, Norman C. Wtat Don't we know?[J] Seience, 2005, 309(5731): 75.

[2] Gritsenko K, Khelemsky Y, Kaye AD, et al. Multimodal therapy in perioperative analgesia [J]. DestPract Res Clin Anaesthesiol 2014, 28(1): 59-79.

[3] Manglik A, Lin H, Aryal DK, et al. Structure-based discovery of opioid analgesics with reduced side effects[J]. Nature, 2016, 537(7619): 185-190.

[4] Kieffer BC. Drug discorery : designing the ideal opioid[J]. Nature, 2016, 537(7619): 170.

[5] Liu R, Huang XP, Yeliseev A, et al. Novel molecular targets of dezocine and their clinical implications[J]. Anesthesiology, 2014, 120(3): 714-723.

[6] Wang YX, Mao XF, Li TF, et al. Dezocine exhibits antihypersensitivity activities in neuropathy through spinal μ-opioid receptor activation and norepinephrine reuptake inhibition[J]. Sci Rep, 2017, 7: 43137.

[7] Chemali ME, Eslick GD. A Meta-Analysis : Postoperative Pain Management in Colorectal Surgical Patients and the Effects on Length of Stay in an Enhanced Recovery After Surgery(ERAS)Setting[J]. Clin J Pain, 2017, 33(1): 87-92.

[8] Mwaka G, Thikra S, Mung'ayi V. The prevalence of postoperative pain in the first 48 hours following day surgery at a tertiary hospital in Nairobi[J]. Afr Health Sci, 2013, 13(3): 768-776.

[9] Dolin SJ, Cashman JN, Bland JM. Effectiveness of acute postoperative pain management : I. Evidence from published data[J]. Br J Anaesth, 2002, 89(3): 409-423.

[10] Nimmo SM, Foo ITH, Paterson HM. Enhanced recovery after surgery：Pain management[J]. J SurgOncol, 2017, 116(5)：583-591.

[11] Xu BB, Zhao XL, XuGP. Clinical study of anesthetization by dezocine combined with propofol for indolent colonoscopy[J]. World J Gastroenterol, 2016, 22(24)：5609-5615.

[12] Xiang Y, Ye W, Sun N, et al. Analgesic and Sedative Effects of Dezocine and Midazolam During Vitrectomy[J]. Curr Eye Res, 2016, 41(11)：1460-1464.

[13] She S, Huang Y. Retrospectionofdevelopmentand and prospective clinical strategy of patient-controlled analgesia in China[J]. TranslPerioper Pain Med, 2018, 5(4)：92-97.

[14] 曹汉忠,门艳华,屠伟峰,等. 智能化技术是提升镇痛安全和质控的高效手段 [J]. 麻醉安全与质控, 2017, 1(3)：111-116.

[15] 黄文起,佘守章. 让疼痛治疗朝着精准医疗的方向发展 [J]. 广东医学, 2018, 38(1)：1-5.

[16] 李国先. 2016 年广东省 12 家医院术后镇痛现状的调查 [D]. 广州：广州医科大学, 2018.

[17] 中华医学会麻醉学分会 "智能化病人自控镇痛管理专家共识" 工作小组智能化患者自控镇痛管理专家共识 [J]. 中华麻醉学杂志, 2018, 38(10)：1153-1157.

[18] 黄文起,黄宇光. 加速智能化术后患者自控镇痛和分娩镇痛的临床研究 [J]. 广东医学, 2020, 41(11)：1081-1084.

[19] 曹汉忠,佘守章. 智能化镇痛泵的创新设计与标准化管理 [J]. 广东医学, 2020, 41(11)：1088-1091.

[20] 王强,佘守章. 术后智能化患者自控镇痛(Ai-PCA)管理专家共识解读 [J]. 广东医学, 2020, 41(11)：1085-1087.

第十七章 围手术期镇痛的不良反应和处理

目录

第一节　围手术期镇痛不良反应

患者自控镇痛（PCA）是患者自身参与，根据自身疼痛程度，按压 PCA 追加键，使 PCA 泵能及时输注医师预先设置镇痛剂量的药物，以达到镇痛治疗的目的。PCA 具有起效较快、无镇痛盲区、血药浓度相对稳定、可通过冲击剂量及时控制暴发痛、用药个体化、患者满意度高等优点，是目前围手术期镇痛最常用和最理想的方法。但值得注意的是，不少患者容易耐受轻中度疼痛，却难以忍受围手术期镇痛不良反应，如阿片类药物引起的恶心、呕吐、皮肤瘙痒等副作用。同时，围手术期镇痛还可能导致镇静过度、呼吸抑制等风险，以及给药途径和方法相关不良反应，给医疗安全带来隐患。

一、镇痛药物相关不良反应

围手术期镇痛最常用的药物包括阿片类药物、非甾体抗炎药（NSAIDs）及局部麻醉药等。即便使用这些药物时严格遵照其药代动力学、药效学和药物遗传学原则，仍有可能出现各种相关药物不良反应。

1. 阿片类镇痛药的不良反应　临床上常用于 PCA 的经典强效阿片类药物主要有吗啡、芬太尼及舒芬太尼等。阿片类药物镇痛作用强，无器官毒性，几乎无封顶效应，但仍应遵循能达到最大镇痛和不产生严重副作用的用药原则。阿片类药物的大多数副作用为剂量依赖性，恶心呕吐（PONV）是阿片类药物最常见的副作用。皮肤瘙痒发生率仅次于恶心呕吐。过度镇静与呼吸抑制是阿片类药物最严重的副作用。阿片类药物抑制呼吸中枢，使呼吸变深变慢。因此，接受阿片类药物治疗的患者需要严密监测意识状态、呼吸频率、呼吸幅度、呼吸模式、皮肤及黏膜颜色。术后早期使用阿片类药物应进行脉搏氧饱和度监测。此外，阿片类药物用于 PCA 还可能出现腹胀、便秘、尿潴留、低血压、体温下降、瞳孔缩小、肌僵、肌阵挛和惊厥、耐受、躯体或精神依赖、免疫功能抑制及认知功能障碍等不良反应，临床上应予以重视。

除了经典的强效阿片类药物之外，临床上用于 PCA 的还有其他人工合成阿片类药物，如羟考酮、曲马多、地佐辛及布托啡诺等，他们各有优点，但也存在一定程度的不良反应。

2. NSAIDs 的不良反应　NSAIDs 是一类具有解热、镇痛、抗炎和抗风湿作用的药物。NSAIDs 发挥镇痛作用的主要机制是抑制环氧合酶（COX）和前列腺素类（外周敏化和痛觉过敏的重要介质）合成。对 COX-1（参与血小板凝集、止血和胃黏膜保护）和 COX-2（参与疼痛、炎症和发热）的不同选择性是其发挥不同药理作用和引起不良反应的原因之一。环氧合酶抑制剂在抑制前列腺素发挥解热、镇痛、抗炎效应的同时也抑制了对生理功能具有重要保护作用的前列腺素，因而可引起许多副作用，包括凝血功能障碍、肾功能障碍、胃肠道出血、诱发支气管痉挛、影响骨骼愈合等。其中阿司匹林是 COX-1 受体抑制剂，可导致血小板功能不可逆地改变，造成术中出血增加。临床上常用于 PCA 的 NSAIDs 药物有氟比洛芬酯及帕瑞昔布，这两种药物分别属于非选择性和选择性 COX-2 抑制剂。理论上选择性 COX-2 抑制剂具有抗炎、镇痛的疗效而无 COX-1 抑制相关副作用，基本不影响血小板功能，但长期应用可显著增加心血管风险。所有 NSAIDs 均影响肾功能，在肾血流灌注不足（脱水、低血压）或肾实质损害的前提下可能导致肾衰竭，对正在使用 ACEI 的患者也应谨慎小心。

3. 局部麻醉药的不良反应　PCA 术后镇痛常用的局部麻醉药有布比卡因、左旋布比卡因和罗哌卡因，主要用于硬膜外 PCA 及神经阻滞 PCA。局部麻醉药引起的全身毒性反应是临床较常见的严重不良事件。其中，大部分仅出现轻微症状，未发展成为中枢神经系统或心脏中毒反应。经典表现包括前驱的中枢神经系统兴奋症状（轻微主观症状），如听觉变化、口周麻木、口腔金属味和兴奋，然后发展为惊厥发作和 / 或中枢神经系统抑制（昏迷、呼吸停止）。心血管中毒表现往往发作在神经系统中毒症状之后。如果是直接血管内注射（尤其是颈动脉或椎动脉注射）直接引发的全身毒性反应，可以绕过中枢神经系统的先兆症状，迅速发展为惊厥抽搐，而后心脏兴奋（高血压、心动过速、室性心律失常）。随着血药浓度的增加，最终出现心脏抑制（心动过缓、心肌收缩力下降和低血压）。布比卡因的心脏毒性可能与惊厥发作同时发生，甚至先于惊厥发生。在严重并发症病例报道中，45% 只涉及中枢神经系统中毒症状和体征，而 44% 同时涉及中枢神经系统和心脏表现，报告的病例很少单纯出现心脏中毒的症状和体征。

二、镇痛方式相关不良反应

1. **静脉自控镇痛的不良反应**　静脉自控镇痛的不良反应主要源于药物的不良反应。静脉内患者自控镇痛可优化阿片类镇痛药的给药方式，将不同个体之间药代动力学和药效动力学差异的影响降至最小，因而是目前术后急性中重度疼痛最常用的镇痛方式。大多数 PCA 装置允许在自控给药的基础上设置持续或背景输注。最初认为常规应用背景输注（实为持续静脉给药）有些优点，包括改善镇痛效果，特别是在睡眠期间。然而随后的临床试验并未能证实背景输注对那些从未使用过阿片类药物的术后患者有何益处。一些研究表明，背景输注只是增加镇痛药的用量和呼吸抑制等副作用的发生率；夜间背景输注并不能改善术后睡眠模式、镇痛效果或恢复情况。

2. **硬膜外自控镇痛的不良反应**　硬膜外镇痛引起的并发症和不良反应一部分与硬膜外穿刺、置管等操作相关，如硬膜外血肿、椎管内感染、硬脊膜穿破后头痛（PDPH），部分则与镇痛药液（阿片类药和局部麻醉药）应用有关。不良反应有：呼吸抑制、镇静过度、低血压、神经损伤、单侧下肢麻木偶伴无力或下肢运动功能障碍等与硬膜外自控镇痛的不所使用的药物有关其他共性的不良反应，如 PONV、皮肤瘙痒、嗜睡、眩晕和尿潴留等；尽管硬膜外镇痛的并发症非常罕见，但一旦发生，后果将十分严重，因此必须注意避免。PDPH 是相对常见的并发症，其发作时间有一个延迟，大约 24h，所以通常在术后第一天才表现出来。PDPH 在坐位，特别是行走时加重，平卧时减轻，所以也常在患者术后第一次起床活动时出现。PDPH 主要表现为枕部和颈部紧缩、牵拉和搏动样疼痛。更严重的并发症为椎管内占位性改变，如血肿和脓肿，前者更常见。其他严重的并发症包括前脊髓动脉综合征、横断性脊髓炎、脑膜炎，虽有报道却十分罕见。

3. **超声引导下神经阻滞自控镇痛的不良反应**　超声引导下神经阻滞（PNB）技术可为术后患者提供安全有效的镇痛。PNB 通常适用于四肢手术的麻醉和术后镇痛，通过阻滞颈丛神经、臂丛神经、腰丛神经、股神经和坐骨神经等来实施。近年来，随着外周神经定位、穿刺置管及给药设备的飞速发展，单次外周神经阻滞麻醉已自然延续为术后持续镇痛，称之为连续外周神经阻滞。神经阻滞自控镇痛（PCNA）是 PNB 较常用的方式，即在神经丛或神经干留置导管，采用持续输注加患者自控给药镇痛方式。PCNA 所用局部麻醉药物一般为低浓度长效局部麻醉药如罗哌卡因、布比卡因和左旋布比卡因等。PCNA 已逐渐成为日间手术麻醉和镇痛的主流，也是多模式术后镇痛的重要组成部分。外周神经阻滞是较为安全的临床技术，整体不良反应的发生率很低，约为 0.05%，主要包括神经损伤、周围组织损伤、局部麻醉药溢散、局部麻醉药毒性反应以及感染等。因连续阻滞时局部麻醉药浓度很低，局部麻醉药毒性反应一般仅见于初次阻滞时，除非导管在留置期间发生血管内移位。

第二节　镇痛不良反应的处理

一、阿片类药物不良反应的处理

1. 恶心呕吐的处理　阿片类药物镇痛引起的 PONV 选用 5-HT$_3$ 受体拮抗剂、地塞米松、东莨菪碱透皮剂以及神经激肽受体拮抗剂等药物进行预防的效果通常较好。多模式镇痛，特别是联合使用区域麻醉阻滞技术或非阿片类镇痛药物，可进一步减少 PONV 的发生。当预防性治疗失败时，需选择其他种类药物进行补救性治疗，包括氟哌利多、甲氧氯普胺，必要时可辅以小剂量丙泊酚。低剂量阿片类药物拮抗剂可用于治疗蛛网膜下腔给予吗啡导致的难治性恶心呕吐。此外，若 PONV 是由椎管内镇痛期间的低血压引发，可通过纠正低血压来解决。防治 PONV 的药物具体可参考以下用法：①丁酰苯类小剂量氟哌利多（0.625～1.25mg）能有效预防 PONV。糖皮质激素类诱导前甲强龙 40mg 静脉注射可预防术后恶心呕吐。② NK-1 受体拮抗药诱导前予卡索匹坦 150mg 口服也可预防术后恶心呕吐。③抗组胺药苯海拉明的推荐剂量是 1mg 静脉注射。异丙嗪可有效治疗 PONV，6.25mg 剂量即有效，且镇静作用小。④ 5-HT3 受体拮抗药昂丹司琼治疗 PONV 的推荐剂量是 4mg。帕洛诺司琼是第二代高选择性、高亲和性 5-HT3 受体拮抗药，半衰期长达 40h。0.075mg 帕洛诺司琼可有效预防术后 24h 内 PONV 的发生，其效应与 4mg 昂丹司琼相似。⑤麻醉药小剂量丙泊酚（20mg）有止吐作用，但作用时间短暂。

2. 皮肤瘙痒的处理　皮肤瘙痒的发生与阿片药物的种类、用法剂量显著相关，全身给药的发生率为 2%～10%，硬膜外或腰麻的发生率高达 30%～100%。舒芬太尼和芬太尼导致的皮肤瘙痒持续时间短，降低剂量可以缓解，而吗啡引起的皮肤瘙痒持续时间长，更难治疗，小剂量持续泵注纳洛酮 0.25μg/（kg·h）可以有效降低静脉吗啡自控镇痛相关的瘙痒反应。

3. 镇静过度与呼吸抑制的处理　镇痛治疗期间应定期监测患者镇静、脉搏血氧饱和度和呼吸频率。当呼吸频率减慢至 8 次 /min 以下伴 SpO$_2$ 明显下降时，应立即停用镇痛泵、吸氧、保持呼吸道通畅、静脉给予纳洛酮拮抗等对症处理，一般均可在短时间内逆转。对硬膜外使用常规剂量阿片类药物而发生呼吸抑制的患者，则应及时排除导管移位至蛛网膜下腔的可能。

4. 腹胀便秘的处理　条件允许时，应鼓励患者早期进行床上和下床活动，先进行肢体的被动活动，待肢体感觉、运动功能恢复后再行主动活动。腹胀严重者，可用肛管排气减轻腹胀。服用软化大便的药物可以预防便秘的发生。此外，针灸相关穴位也有利于胃肠道功能恢复。

5. 尿潴留的处理　治疗上可首先尝试物理疗法或药物治疗（如新斯的明或酚苄明）来促进排尿。无效时宜留置尿管以解除尿潴留，待患者停用 PCA 后拔除尿管。

6. 低血压的处理　防治措施包括吸氧、抬高双下肢、输液扩容等。严重低血压时可适当静脉注射麻黄碱或去氧肾上腺素，同时检查椎管内麻醉平面、镇痛泵药物及设置，及时鉴别和处理可能的原因。

7. 心动过缓的处理　一般无需特殊处理，出现严重的心动过缓时可静脉注射阿托品 0.5～1mg，如无反应可静脉注射小剂量肾上腺素 5～10μg，同时加强生命体征监测。

8. 运动受限和感觉障碍的处理　肢体肌力恢复前制动；检查所用阻滞及镇痛的局部麻醉药物种类和浓度；排除穿刺致神经损伤和硬膜外血肿可能；硬膜外镇痛出现下肢局部肌无力的患者，可尝试拔出导管 1～2cm，数小时后一般可缓解；必要时行肌电图、MRI 等检查；对于下肢麻木、乏力较久的患者，要警惕压迫导致压疮、血栓形成等潜在问题。

9. 耐受、身体依赖和精神依赖的处理 耐受是指在恒量给药时药物效能减低,常以镇痛药作用时间缩短为首先表现。除便秘和瞳孔缩小为较长时间(6个月以上)的副作用外,阿片类药物的其他不良反应如恶心、呕吐、瘙痒等都为短时间(3~14天)可耐受的副作用。身体依赖为规律性给药的患者,停药或骤然减量导致停药反应,表现为焦虑、易激惹、震颤、皮肤潮红、全身关节痛、出汗、卡他症状、发热、恶心呕吐、腹痛腹泻等。镇静药和作用于 α_2- 肾上腺素能受体的可乐定或右美托咪定是主要对症治疗药物。精神依赖最难治疗,为强制性觅药意愿和行为,将使用药物视为第一需要,可伴有或不伴有躯体症状。

10. 肌僵、肌阵挛和惊厥的处理 肌僵直主要是胸壁和腹壁肌肉僵直,见于迅速静脉给予阿片类药物及长期使用吗啡治疗,尤其是大剂量长期治疗时。使用中枢性松弛药巴氯芬或阿片受体拮抗药可使之消除。肌阵挛通常是轻度和自限性的,在困倦和轻度睡眠状态下更容易发作,偶有持续全身发作呈惊厥状态。阿片受体拮抗药对阿片类药物引起的惊厥有拮抗作用,但对哌替啶的代谢产物去甲哌替啶本身有致痉作用,故对哌替啶所引起的惊厥治疗作用较弱。

11. 缩瞳的处理 μ 受体和 κ 受体激动剂兴奋眼神经副交感核瞳孔缩小,长期使用阿片类药物的患者可能发生耐受,但若增加剂量仍可表现为瞳孔缩小。应注意与高碳酸血症和低氧血症引起的瞳孔大小改变相鉴别。

12. 体温下降的处理 阿片类药物可诱致血管扩张,改变下丘脑体温调节机制而引起降温作用。可予保温措施,如提高室温,加盖棉被等。静脉给予曲马多50~100mg 多能抑制或减轻全身麻醉后寒战。

13. 认知功能障碍的处理 长时间大剂量使用阿片类药物有可能导致认知功能减退,偶可出现谵妄,可给予氟哌利多1~1.25mg 治疗。

14. 免疫功能抑制的处理 强阿片类药物可造成免疫功能抑制,严重疼痛也导致免疫抑制,但曲马多、阿片部分激动药和激动拮抗药对免疫功能影响较小。

二、NSAIDs 类药物镇痛不良反应的处理

非选择性 NSAIDs 抑制体内所有前列腺素类物质生成,在抑制炎性前列腺素发挥解热镇痛抗炎效应的同时,也抑制对生理功能有重要保护作用的前列腺素,由此可导致血液(血小板)、消化道、肾脏和心血管副作用,其他副作用还包括过敏反应及肝脏损害等。选择性 COX-2 抑制药的上述不良反应有不同程度减轻,但也可能加重心肌缺血,对心脏手术患者和脑卒中风险的患者应视为相对或绝对禁忌。

1. 对血小板功能的影响 血小板上仅有 COX-1 受体,阿司匹林是高选择性 COX-1 受体抑制剂,导致血小板功能改变,可能加重术中出血倾向。其他 NSAIDs 药物导致血小板可逆性改变,术前停药1~2天即可恢复。

2. 对消化道的影响 非选择性 NSAIDs 的消化道损害发生率高于选择性 COX-2 抑制药,但术后3~5天内短期使用该类药物的消化道并发症危险性尚未确定。有报道,长期使用非选择性 NSAIDs 药物可能影响肠愈合,甚至增加肠瘘的发生率。有胃肠道病史患者慎用。

3. 对肾脏的影响 所有非选择性 NSAIDs 和选择性 COX-2 抑制药都影响肾功能,脱水、低血容量等肾前性或肾实质性损害患者短时间用药可能导致肾衰竭。有肾功能障碍病史患者慎用。

4. 对心血管的影响 非选择性 NSAIDs 和选择性 COX-2 抑制药都可能通过 COX-2 而增加心血管风险,该类药物禁用于冠状动脉旁路移植术后镇痛。

三、术后硬膜外局部麻醉药不良反应的处理

1. **术后局部麻醉药不良反应的处理**　局部麻醉药最常见的不良反应是全身毒性反应。轻度的局部麻醉药中毒反应予以苯二氮䓬类药物处理常可缓解；严重的全身毒性反应则应进行紧急抢救。全身毒性反应的治疗方法不断取得进展，越来越多的证据支持早期使用脂肪乳剂以降低严重并发症的发生率。特别强调呼吸道管理在全身毒性反应治疗中的重要性。治疗原则包括气道管理、循环支持和进一步减轻局部麻醉药的全身毒性。术后由于术后使用的局部麻醉药都是低浓度，且用量又较小，故发生的局部麻醉药物中毒极为罕见。

2. **术后硬膜外不良反应的处理**　术后硬膜外镇痛引起的并发症和不良反应一部分与硬膜外穿刺、置管等操作相关，如硬膜外血肿、椎管内感染、PDPH，部分则与镇痛药液（阿片类药和局部麻醉药）应用有关。处理有药物相关不良反应，还有操作相关的不良反应。呼吸抑制、镇静过度、低血压、神经损伤、下肢运动功能障碍等的处理详见本书第九章节。单侧下肢麻木偶伴无力或运动阻滞是使用局部麻醉药后的副作用，常常由于硬膜外导管尖端移位至神经根处导致，所以将导管稍微向外拔出或减慢输注速率可以有所缓解。硬膜外导管折断的处理：由于遗留在硬膜外腔的导管残端不易定位，即使采用不透 X 射线的材料制管，在 X 线平片上也难与骨质分辨，而残留导管一般不会引起并发症。最好是向患者家属说明，使家属放心，这样可避免患者不必要的担心，同时应继续观察。如果术毕即发现断管，且导管断端在皮下，可在局部麻醉下切口取出。至于其他共性的不良反应，如 PONV、皮肤瘙痒、嗜睡和尿潴留等的处理详见本章第二节。

3. **外周神经阻滞镇痛副作用的处理**　外周神经阻滞是较为安全的临床技术，整体并发症的发生率很低，约为 0.05%，主要包括神经损伤、周围组织损伤、局部血肿、局部麻醉药溢散、局部麻醉药毒性反应以及感染等。连续神经阻滞导管脱落的预防和处理：使用皮下隧道，导管妥善固定、粘贴等；更换敷料，必要时更换镇痛方法。腰大肌及腹膜后血肿的处理：卧床休息后 3～6 周后症状消失。

总之，PCA 具有起效较快、无镇痛盲区、血药浓度相对稳定、可通过冲击剂量及时控制暴发痛、患者满意度高等优点，预防和治疗 PCA 期间的不良反应，对提高镇痛效果，提升患者的舒适程度，加速术后患者康复极为重要。

（郭明炎　曹铭辉）

参 考 文 献

[1] PEYTON PJ, WU CY. Nitrous oxide-related postoperative nausea and vomiting depends on duration of exposure[J]. Anesthesiology, 2014, 120: 1137-1145.

[2] LEE J, FARAONI D, LEE S, et al. Incidence and risk factors for postoperative vomiting following atrial septal defect repair in children. Paediatr Anaesth. 2016, 26: 644-648.

[3] EFUNE PN, MINHAJUDDIN A, SZMUK P. Incidence and factors contributing to postdischarge nausea and vomiting in pediatric ambulatory surgical cases. PaediatrAnaesth.2018, 28: 257-263.

[4] GAN TJ, KRANKE P, MINKOWITZ HS, et al. Intravenous amisulpride for the prevention of postoperative nausea and vomiting: two concurrent, randomized, double-blind, placebo-controlled trials. Anesthesiology. 2017, 126: 268-275.

[5] SINGH PM, BORLE A, REWARI V, et al. Aprepitant for postoperative nausea and vomiting: a systematic review and meta-analysis. Postgrad Med J. 2016, 92: 87-98.

[6] NGUYEN E, LIM G, ROSS SE. Evaluation of Therapies for Peripheral and Neuraxial Opioid-induced

Pruritus based on Molecular and Cellular Discoveries. Anesthesiology. 2021, 135: 350-365.

[7] TUBOG TD, HARENBERG JL, BUSZTA K, HESTAND JD. Prophylactic Nalbuphine to Prevent Neuraxial Opioid-Induced Pruritus: A Systematic Review and Meta-Analysis of Randomized Controlled Trials. J PerianesthNurs. 2019; 34(3): 491-501.

[8] 黄文起, 黄宇光. 加速智能化术后病人自控镇痛和分镇痛的临床研究 [J]. 广东医学, 2020, 41(11): 1081-1084.

[9] 徐建国, 黄宇光, 邓小明, 等. 地佐辛术后镇痛专家建议(2018)[J]. 临床麻醉学杂志, 2018, 34(7): 712-715.

[10] 王英伟, 王国林, 田玉科, 等. 术后恶心呕吐防治专家共识(2020 版). 中华麻醉学分会.

[11] 王强, 佘守章. 术后智能化患者自控镇痛(Ai-PCA)管理专家共识解读 [J]. 广东医学, 2020, 41(11): 1085-1087.

[12] 王强, 曹汉忠, 熊利泽. PCA 智能化与提升术后镇痛质量 [J]. 中华麻醉学杂志, 2018, 38(3): 257-258.

[13] 黄文起, 佘守章. 让疼痛治疗朝着精准医疗的方向发展 [J]. 广东医学, 2018, 38(1): 1-5.

[14] JARZYNA D, JUNGQUIST CR, PASERO C, et al. American Society for Pain Management Nursing guidelines on monitoring for opioid-induced sedation and respiratory depression. Pain ManagNurs. 2011; 12(3): 118-145.

[15] ALGERA MH, KAMP J, VAN DER SCHRIER R, et al. Opioid-induced respiratory depression in humans: a review of pharmacokinetic-pharmacodynamic modelling of reversal. Br J Anaesth. 2019; 122(6): e168-e179.

第十八章　智能化患者自控镇痛急性疼痛服务小组的组建

急性疼痛服务小组（acute pain service，APS）是伴随着急性疼痛控制指南的实施而产生的，它是一种由多个学科专业人员合作减轻患者疼痛的服务方式，是以患者为中心的专业医疗服务体系。它的目的是使与疼痛控制有关的人力、物力、技术、信息、时间等要素有机结合并最佳运转，以提高疼痛控制的效果和工作效率。

福建省立医院自 2017 年开始建立 APS 机制，队伍由麻醉科主治医师 1 名 + 临床药师 1 名，麻醉科护士 2 名固定组成，并按临床研究的需要配置研究生 2～3 名，实践过程中不断完善服务内容，提高术后镇痛质量，也是麻醉科术后镇痛质控的日常反馈。APS 有利于提升麻醉科在病患术后服务需求的存在感，良好助力学科美誉度的提升。

近年来在传统镇痛的基础上，结合物联网和人工智能的智能化患者自控镇痛，优化了围手术期镇痛管理，提升了 APS 组织的工作效率，有利于促进麻醉学向围手术期医学转化，有利于提高患者舒适度和满意度。

一、急性疼痛服务小组的起源与发展现状

20 世纪 70 年代，硬膜外镇痛和患者自控镇痛（patient controlled analgesia，PCA）技术开始被运用于术后镇痛，但一些因素阻碍了这些技术的广泛使用，如麻醉科医师需要花费更多时间来管理硬膜外镇痛，担心硬膜外镇痛引发的呼吸抑制以及缺乏规范化的制度等。为此，国外研究者开始寻求解决这些问题的方法。尽管高效的镇痛药物和高科技的镇痛技术不断问世并应用于临床，但仍然有 50%～75% 的患者术后承受着中度到重度的疼痛。Rawal 等认为，要解决这种镇痛效果不良的问题，关键在于建立一个有效的疼痛服务组织，而不仅仅是发展镇痛技术本身。1985 年，华盛顿大学的麻醉科医师在美国建立了首个 APS 组织，用于规范化管理术后镇痛技术。1988 年 Ready 等提出了首个以麻醉科医师为主导的 APS 管理模式。此后，国外许多专业组织如全美保健机构评审联合委员会、国际疼痛学会、美国麻醉科医师协会等开始制定 APS 准则和指南，并指导各医疗机构建立 APS。在美国，至 2011 年已有 74% 的医院建立了 APS。2012 年美国麻醉科医师协会的急性疼痛管理小组更新了急性疼痛管理指南，明确指出为了确保恰当的围手术期疼痛管理，有必要建立专门的 APS。欧洲各国也已广泛建立了 APS。2004 年，英国 83% 的医院建立了 APS。2010 年意大利麻醉、镇痛、复苏和重症监护协会的术后疼痛控制指南要求建立以麻醉科医师为主导的急性疼痛服务组织，并提出运用 APS 开展全面的镇痛治疗。2012 年的一项调查显示，50.9% 的意大利医院建立了 APS。此外，荷兰于 2014 年的一项调查显示，在所调查的 80 家医院中，高达 90% 的医院建立了 APS。可见，APS 在欧美各发达国家已成为一个普遍的术后疼痛管理组织。

目前，我国已有部分医院建立了以麻醉科医师督导护士为主体的 APS，但仍处于临床推广阶段。广州第一人民医院于 1995 年最早成立了 APS。现有的临床数据已表明，运用 APS 开展围手术期疼痛管理，可以提高镇痛效果和患者满意度。尤其近年来，智能化患者自控镇痛的出现更是创新镇痛策略的有意义的尝试和起步。在我国香港，QueenMary 医院于 1990 年建立了首个正式的 APS，至 2000 年，86% 的香港医院建立了 APS。2015 年，研究者调查了 QueenMary 医院建立 APS 以来疼痛管理质量的改变，结果显示通过 APS 的专业管理，可以改善术后疼痛，降低不良反应的发生率。可见，APS 对改善我国围手术期疼痛管理质量具有重要的作用。由于我国 APS 的建立及运用仍处于起步阶段，国内大部分医院尚未建立 APS，缺乏相关管理制度及参考指南，还有待进一步发展与完善。

随着信息技术的发展，一些新的信息化、智能化的手段逐步运用到急性疼痛服务中，比如近

年来我国快速发展的无线镇痛管理方式,实现了无线远程监控、高精度输注、智能化预警、智能化患者自控镇痛管理等,为 APS 团队的医师、护士、药师的工作提供了更加有利的软硬件保障。随着大数据技术的发展和应用镇痛的信息化、智能化形成的临床大数据的积累,未来基于大数据的数据挖掘方法,将提供更多的镇痛数据分析结果,协助质量控制和实效医学研究的完成,从而辅助 APS 团队进一步提升智能化水平,推动麻醉学科的品牌建设。

二、急性疼痛服务小组的基本原则与工作模式

(一)基本原则

APS 组织作为一种提供高质量疼痛控制的组织,具备三个基本原则:①以患者为中心。以患者为中心的服务首先体现在各种治疗护理措施必须以解除患者疼痛,提高患者舒适度为中心。其次,相信患者的主观感受,将患者报告的疼痛作为评估疼痛的金标准。最后,为患者提供必要的信息,为知识缺乏和对疼痛控制期望值低的患者或家属进行教育,让他们积极主动地参与到疼痛控制的过程中。②多学科的合作方式。疼痛涉及到临床医学、麻醉学、心理学、护理学、药理学等多个学科,多专业合作是解除患者痛苦的关键途径;③以知识为基础。随着医学科学的发展,有关疼痛的病因学、病理生理学、药理学都在不断地发展,医务人员也要不断的更新知识和观念,掌握新技术。因此医护人员的继续教育是职业发展的基本要求,是 APS 不断发展的保证。

(二)工作模式

APS 是一个由拥有不同专业技能的医务人员组成的多学科组织,其组织形式还未统一,发展也不够平衡,仍处于摸索阶段。根据目前文献报道显示,APS 的组成通常由专职疼痛处理的麻醉科医师和疼痛护士,临床药师和临床各科护士组成。不同医疗机构可根据实际情况确定 APS 成员。APS 人员是经过专门培训的疼痛控制专家,能够将先进的疼痛控制技术如智能化患者自控镇痛用于临床,及时、细致和正确地处理患者的疼痛问题,保证了疼痛处理的质量,极大地改善急性疼痛控制的现状。

目前比较成熟的工作模式有两种:①以麻醉科医师为基础的模式,即建立以麻醉科医师为基础的 APS 组织,提供一种高技术的镇痛服务;②以护士为基础的模式,即护士在麻醉科医师的督导下实施疼痛控制措施。为了确保 APS 工作模式的有效性,美国约翰霍普金斯大学的研究者认为 APS 需为患者提供可得性、可联系性、常规性及持续性的服务。其中,可得性是指 APS 需 1 周 24 小时提供服务,解决各类临床问题包括镇痛不充分、不良反应、镇痛并发症等;可联系性是指明确当紧急事件发生时可联系的人(护士和医师)及联系方式;常规性是指一天 2 次巡视患者,有助于及时评价镇痛效果,早期识别镇痛不良反应;持续性是指连续评估及记录镇痛措施、镇痛效果、不良反应等,有助于动态观察镇痛效果,提高疼痛管理质量。

我国部分医院已借鉴国外有效的运行模式,结合自身国情,建立符合我国国情的 APS 运行模式。近年来,人工智能使机器能够以监督或无监督的方式改变了医疗实践,我国也率先研发出智能化患者自控镇痛系统,为患者提供可得性、可联系性、常规性及持续性的服务创建了重要的软硬件保障,为临床实现规范化、信息化、智能化患者自控镇痛打下了坚实基础,并在全球术后镇痛领域首先使用,具有里程碑意义。

第一节 围手术期急性疼痛服务小组中医师的作用

一、医师在急性疼痛服务小组中的发展现状

麻醉科医师在镇痛领域有着丰富的经验和特有的技术,如患者自控镇痛(PCA)包括硬膜外途径、静脉途径等,并且了解伤害性感受的神经生物学,熟谙镇痛药和局部麻醉药的药理学知识,掌握各种镇痛方法设备及镇痛并发症诊治,因此其在术后镇痛和急性疼痛服务中的领导角色已得到广泛的认可,他们能够提供围手术期镇痛以及危重病医学治疗和术前评估等多项服务,这与麻醉科医师的新身份——围手术期医师高度适应。

目前比较成熟的两种 APS 工作模式中,麻醉科医师都发挥了关键性的领导作用。但是,由于麻醉科医师所担负的工作繁多,且人员紧缺,其主要任务在于解决临床麻醉问题,因此,尽管国外有医院实行过以麻醉科医师为基础的疼痛控制模式,但也只有少部分患者能受益于此种模式。

二、医师在智能化患者自控镇痛急性疼痛服务小组中的工作模式与作用

麻醉科医师在智能化患者自控镇痛急性疼痛服务小组中的工作模式与作用包括七个方面。

1. 术前评估患者状况,选择合适的镇痛方法和药物;

2. 不良反应和并发症的诊治;智能化患者自控镇痛系统可远程监控各类报警数据,分析并提示相关不良事件,便于 APS 团队成员早期发现,医师能够分析原因,及时有效处理;

3. 对镇痛患者常规定时进行镇痛巡视,作镇痛、镇静、咳嗽、运动或恶心呕吐等标准化分级评定;

4. 对护士进行镇痛相关知识的培训和指导;

5. 对患者加强镇痛相关知识的宣讲;

6. 定期组织 APS 团队成员会议讨论疼痛控制的效果;APS 团队成员之间的有效合作和交流是该组织发挥作用的最基本要求,发现实践中的问题并找到解决问题的方法,才能更好地优化镇痛效果;

7. 建立依赖智能化患者自控镇痛技术获得的镇痛数据库,进行真实世界数据分析研究,有助于提升医疗质量控制效能,改进镇痛质量,提升医疗服务水平。

第二节 围手术期急性疼痛服务小组中护士的作用

一、护士在急性疼痛服务小组中的发展现状

麻醉科医师的工作时间和患者费用压力促使人们去平衡 APS 的构成,1994 年 Rawal 和 Berggren 提出以护士为基础、以麻醉科医师为督导的急性疼痛服务体系(nurse-based, anesthesiologist-supervised APS, NBAS-APS),其目的在于能使所有患者都能得到完善的镇痛服务,而不是像以麻醉科医师为基础的 APS 模式那样,只有少部分患者受益。充分发挥护士的主体作用,被认为是目前最佳的

APS 管理模式。在美国的 APS 组织架构中,护士的比例高达 77.5%,其中专科护士占 45%。护士作为整个医疗体系中与患者联系最为密切的人,在疼痛控制中发挥着独特而重要的作用。

二、护士在智能化患者自控镇痛 APS 中的工作模式与作用

NBAS-APS 工作模式与作用包括五个方面:

1. 疼痛专科护士每日常规巡视所有外科病区,按时评估及反馈患者镇痛效果和不良反应;同时,检查智能化患者自控镇痛系统反馈的镇痛信息数据,及时向医师反馈镇痛相关预警信息,提高镇痛的安全性;

2. 病区护士,需遵循疼痛管理指导手册,为患者实施常规术后疼痛护理。除执行医嘱,按时给予镇痛药物外,还可在自己权限范围内为患者使用非药物的止痛措施如改变体位、指导患者深呼吸等;

3. 由护士对患者及家属进行疼痛相关知识宣教,尤其使那些不愿意报告疼痛、害怕成瘾、担心出现难以治疗的副作用的患者解除疑虑和担忧,保证疼痛干预的有效性。

4. 对疼痛专科护士及病区护士进行全面的疼痛知识培训;尤其是发展多学科协作疼痛护理需要专科护士具备疼痛相关专业知识、疼痛实践技能、疼痛健康教育以及疼痛咨询等综合的、高品质的核心能力,因此,迫切需要探索和构建一套科学、可行的多学科协作疼痛专科护士核心能力评价指标体系;

5. 疼痛专科护士还充当着患者与麻醉科医师、外科病房与麻醉科之间相互联系的纽带,促进信息沟通的有效性和及时性。比如疼痛专科护士可随时交流术后镇痛治疗情况,征求病房意见,改进工作。

综上所述,在疼痛管理中,护士是患者整个疼痛治疗过程中的首要负责人,是患者疼痛报告的第一人,是评价镇痛效果的第一人,是疼痛治疗方案的计划、实施、评价者,同时是那些忍痛、害怕成瘾、担心副作用而拒绝疼痛药物治疗患者的教育者和咨询者。NBAS-APS 模式充分发挥了护士在疼痛控制中的作用,因此,在 APS 建立及运行过程中,应充分肯定护士在其中的作用,调动护士的工作积极性,最大限度地发挥其在 APS 中的角色职责,协助改善疼痛管理质量。

第三节　围手术期急性疼痛服务小组中药师的作用

一、国内药师在急性疼痛服务小组中的发展现状

国外医师、护士、药师等多学科人员合作的 APS 团队发展已有 20 余年,APS 管理趋近成熟,但在国内多学科 APS 团队成员中几乎没有具有药学专业知识的临床药师参与,这使得急性疼痛管理小组在药学服务方面难免存在一定的缺失。

我国自 2002 年《医疗机构药事管理暂行规定》首次提出"建立临床药师制",药师由药品的调配工作转型至直接参与临床用药,有利于提高临床药物治疗水平,保护患者用药安全。自 2005 年卫生部启动临床药师培训试点基地建设,公布《临床药师培训试点方案》以来,先后开设了抗感染、内分泌、呼吸、消化、心内、神内、ICU、抗肿瘤等专业。其中,2011 年卫生部在《癌痛规范化治疗示范病房标准》中进一步提出至少配备 1 名临床药师负责癌痛用药指导。由此,我国肿瘤科临床药师开始承担疼痛药物管理工作,由于科室所限,肿瘤科临床药师的工作主要针对癌痛患者开

展相关慢性疼痛管理,急性疼痛管理领域尚处空白。随着2015年临床药师培训基地疼痛专业的建立,我国逐步开展疼痛临床药师的培养,药师将逐步参与到APS团队中,在实际工作中探索在APS急性疼痛管理团队中的工作模式。

药师参与APS在我国虽然属于初级发展阶段,但随着执业药师制度和疼痛管理组织的不断完善,药师必将在疼痛管理的临床用药第一线发挥越来越重要的作用。

二、国外药师在急性疼痛服务小组中的工作模式及作用

药师作为APS多学科团队的一员,通过参与治疗方案制定、参与治疗评估和治疗监测等疼痛管理工作,在提高镇痛效率、减轻不良反应等方面发挥着重要作用,现就国外药师在APS中的工作模式和作用进行详细介绍。

(一)国外药师在急性疼痛服务小组中的工作模式

国外药师在经过疼痛专业一系列的培养、考核和资格认证后方可取得疼痛专业临床药师的资质,以确保其具备良好的药物治疗学、社会心理学知识、解决问题能力以及批判性思维,在多学科疼痛治疗团队中,发挥疼痛药师的作用和价值。以美国为例,药师可通过参加美国卫生系统药师协会历时12个月的住院药师培训项目PGY2,在PGY1的基础上,完成从通科住院药师向可以处理复杂疼痛症状的专科住院药师转变。此外,具备2年全职/4年兼职疼痛教育经验,或2年Pharm D/5年BS Pharm疼痛管理经验的药师也可通过参加美国疼痛教育者协会或美国疼痛管理协会的资格认证考试,成为认证的疼痛教育者或认证的疼痛从业者。如此严格的人才培养和资格认证制度,使得临床药师在参与日常疼痛管理工作中不断夯实专业知识、丰富临床实践经验。国外药师的工作模式具体如下。

1. 参与治疗方案制订　目前临床上所使用的术后镇痛方法和镇痛药物种类很多,其中,PCA以起效迅速、血药浓度相对稳定、用药个体化和患者满意度高等特点,成为控制术后中到重度疼痛最常用的方法。但用于配置PCA的药物种类繁多,包括阿片类药物、中枢性镇痛药、非甾体抗炎药、局部麻醉药以及止吐药等,导致它们的镇痛、镇静效果以及不良反应发生率都有所不同,这就需要多学科疼痛管理团队为患者选择一种镇痛效果好且不良反应较少的个体化镇痛配方。已有文献报道,美国圣约翰医疗中心自1999年开始配有全职疼痛管理药师,同医师一起为患者制定药物治疗方案,并评估术后使用PCA患者的镇痛效果。此外,药师也与医师一同参与疑难病例的疼痛会诊。

2. 参与治疗评估和治疗监测　科学的疼痛评估是评价药物或治疗方法疗效的基础,临床实践中,药师通过常用的疼痛强度评估工具如NRS、VAS进行疼痛评估,并据此作相应的药物调整建议。随着阿片类药物在疼痛管理中的广泛应用,临床药师在监测治疗中需尤其关注阿片类药物滥用以及可能引起的恶心、呕吐、呼吸抑制等不良反应,以及时提出调整药物治疗方案的建议。

3. 提供用药咨询和建议　药师作为多学科疼痛管理团队中的药学成员,在药物专业知识上具有独到的权威性。一方面,临床医师及护士可向药师咨询药物稳定性、药理学以及药动学等相关问题,为患者提供个体化的镇痛方案;另一方面,在美国的一些医院,药师通过每日药学查房了解患者当前镇痛状况及需求,并与病房护士讨论患者的疼痛强度和疼痛管理方案,其中,包括镇痛药物、辅助药物以及恶心、呕吐等不良反应,然后药师就目前的方案提出相应的建议并放入患者病历中,但遇到较为紧急的情况,药师可直接联系医师,以确保患者得到及时有效的疼痛治疗。

4. 开展用药教育　在急性疼痛管理中,加强医护工作人员和患者对镇痛药物的全面了解是目前进行有效急性疼痛管理的主要措施之一。面对医师和护士,疼痛临床药师将会针对工作岗位

的需求、工作时间的长短、对镇痛药物了解程度的不同进行授课,此外,可通过院内电子邮件等形式发布药物相关的信息。面对患者,疼痛临床药师通过药学查房、床旁指导、镇痛知识教育等形式进行宣教,指导患者使用疼痛评估工具、认识表达疼痛的必要性,从而减少患者对止痛药物成瘾性、不良反应的焦虑,正确认识疼痛和镇痛药物,积极参与到自我疼痛管理中。

5. 制定用药协议或指南　随着临床实践的不断深入,镇痛方法或药物的选择和使用也在不断完善,药师根据临床需求的变化参与制定用药协议或指南,以保证安全、有效、合理地用药。比如,曾作为急性疼痛治疗的一线药物的哌替啶,在 AHCPR 和美国疼痛协会制定的指南中因其代谢产物去甲哌替啶具有中枢神经毒性作用,半衰期长达哌替啶的 10 倍左右,可能由于蓄积而引起神经毒性症状,不再作为一线药物推荐。这种情况下,就需要疼痛临床药师及时根据指南变更内容,与多学科团队成员一起制定所在医院或科室的哌替啶使用指南以及使用吗啡等替代药物的建议,通过院内电子邮件、用药小讲课等形式发布或宣传。但在此过程中,改变医师固有处方习惯,说服医师应用新的用药指南仍需临床药师运用良好的沟通技巧,克服一定的困难。

(二)国外药师在急性疼痛服务小组中的作用

1. 提高患者满意　药师作为 APS 多学科疼痛管理团队的一员,通过参与术后疼痛患者的日常评估和患者教育,在有效减轻患者疼痛,提高患者满意度方面起到了重要的作用。Fan 等研究发现,患者的满意度比例从疼痛药师未参与时的 70% 以下,到药师参与后的第 1 年和第 4 年分别提高至 85% 和 90%。可见,药师与多学科团队成员的合作,提高了疼痛管理的效果。

2. 降低不良反应发生,促进安全用药　药师通过运用专业的药学知识,与 APS 多学科团队成员一同为围手术期急性疼痛患者制定并监测镇痛方案的效果,在有效控制疼痛的同时,可降低不良反应发生,促进安全用药。术后恶心、呕吐是阿片类药物最常见的不良反应之一,有研究发现,配有 APS 疼痛管理团队的医院与对照组医院相比,24h 患者恶心呕吐发生率明显减低。

3. 缩短住院时间,减少医疗费用　药师通过参与治疗评估和治疗监测,在患者疼痛控制不充分时适当给予用药干预,可有效减轻患者疼痛,缩短住院时间,减少医疗费用。一项回顾性研究表明[14],疼痛管理药师在 12 个月内参与了 249 名患者的用药干预,其中 6 名患者在干预当天有效控制疼痛后出院,10 名患者在干预 24h 内出院,20 名患者在干预 48h 内出院,明显节省了医疗费用。

三、国内药师在智能化患者自控镇痛急性疼痛服务小组中的展望

由于我国 APS 以及疼痛临床药师培养起步较晚,临床药师在多学科管理团队中的相互配合和工作模式,相较于国外,会有更加漫长的道路需要探索。因此,在发展之初,可学习并借鉴国外临床药师的工作模式,同时结合先进的智能化患者自控镇痛技术,探索符合自身发展的道路。

(一)创建围手术期智能化患者自控镇痛试点病区

为了更好地探索适合各医院现状的智能化患者自控镇痛 APS 管理模式,可先选择 1～2 个病区为试点,通过了解试点病区急性疼痛的特点,确定日常工作重点,从而推广至全院各病区。疼痛临床药师在试点病区的工作内容可包括:①了解试点病区常用镇痛药物的治疗方案,通过药学查房以及应用镇痛信息化、智能化形成的数据,了解病区整体镇痛现状和常见不良反应,集中汇总并与麻醉科医师、病区医师和病区护士讨论如何优化镇痛方案及不良反应的处理等;②及时学习各国最新指南中疼痛药物治疗方案及最新进展,定期与 APS 团队其他成员讨论学习;③重视对患者进行围手术期镇痛知识和疼痛评估的宣教,整理分析患者常见问题,并根据病区手术种类和疼痛程度,向患者智能化推送教育知识信息。

（二）挖掘药师在智能化患者自控镇痛急性疼痛服务小组中的入手点

临床药师作为具有药学专业知识背景的成员，应从自身专业特点出发，挖掘在急性疼痛管理中开展药师工作的入手点：①相较于临床医师，临床药师具备充足的工作时间，可根据智能化患者自控镇痛系统反馈的镇痛信息，进行镇痛效果评估、治疗药物监测以及患者用药教育等；②多学科团队中的医师大多对药学问题的掌握更侧重于适应证、用法用量，而药师可发挥专业所长，提供有关药动学、药效学和药物作用机制等方面的信息，更加全面地制定和评估镇痛药物治疗方案。

（三）加强多学科团队成员间的合作

药师应保持良好的团队意识，与医师、护士加强合作。如：药学查房或通过智能化患者自控镇痛系统分析出结果后，应及时与医师、护士进行有效反馈，同时主动参与各病区疼痛相关的病例讨论或会诊，提高专业水平的同时，逐渐被团队成员认可。

综上所述，APS 是适应急性疼痛治疗在质量和数量上的要求而发展起来的，为麻醉科医师走出手术室，参与围手术期医疗提供了一个新的机遇。近年来我国无线镇痛管理系统的快速发展，实现了高精度输注、无线远程监控及信息化、智能化患者自控镇痛管理，为 APS 的良好运作提供了更加有利的软硬件保障。但是，由于我国目前只有部分医院建立了 APS 团队，与欧美发达国家相比存在较大的差距，为了进一步改善术后疼痛管理质量，有必要呼吁我国医院参照国内相关医院运行模式，借鉴国外有效的管理经验，以"患者管理，医护教育，质量改进，临床研究"为核心职责，开展 APS。同时，在建立 APS 团队的过程中，务必重视多学科团队的建设，从医师到护士，再到药师，尽可能地建立一支专业的全方位的疼痛管理队伍，为日后围手术期疼痛管理的持续质量改进及临床研究奠定基础。

（廖燕凌　郑晓春）

参 考 文 献

[1] BOEKEL R L M, STEEGERS M A H, VERBEEK-VAN N O O R D I, et al. Acute pain services and postsurgical pain management in the Netherlands: a survey[J]. Pain Practice, 2015, 15(5): 447-454.

[2] RAWAL N. Organization, function, and implementation of acute pain service[J]. Anesthesiology Clinics of North America, 2005, 23(1): 211-225.

[3] TAWFIC Q A, FARIS A S. Acute pain service: past, present and future[J]. Pain management, 2015, 5(1): 47-58.

[4] READY L B, ODEN R, CHADWICK H S, et al. Development of an anesthesiology-based postoperative pain management service[J]. Anesthesiology, 1988, 68(1): 100-106.

[5] NASIR D, HOWARD J E, JOSHI G P, et al. A survey of acute pain service structure and function in United States hospitals[J]. Pain research and treatment, 2011, (2011): 934932.

[6] NAGI H. Acute pain services in the United Kingdom[J]. Acute Pain, 2004, 5(3): 89-107.

[7] SAVOIA G, ALAMPI D, AMANTEA B, et al. Postoperative pain treatment SIAARTI Recommendations 2010. Short version[J]. Minerva Anestesiologica, 2010, 76(8): 657-667.

[8] COLUZZI F, MATTIA C, SAVOIA G, et al. Postoperative Pain Surveys in Italy from 2006 and 2012: (POPSI and POPSI-2)[J]. European review for medical and pharmacological sciences, 2015, 19(22): 4261-4269.

[9] 阮祥才, 佘守章, 许立新, 等. 急性疼痛治疗规范化管理的十年经验 [J]. 中国疼痛医学杂志, 2006, 12(2): 69-71.

[10] 刘冬华, 闫华, 任晓风, 等. 急性疼痛服务组织的构建与实践 [J]. 护理学杂志, 2012, 27(12): 68-70.

[11] 王君慧, 严伟, 董翠萍, 等. 急性疼痛服务组织对开胸术后病人疼痛控制的方法与效果 [J]. 护理管理杂志, 2012, 12(7): 519-520.

[12] KOST-BYERLY S, CHALKIADIS G. Developing a pediatric pain service[J]. Pediatric Anesthesia, 2012, 22(10): 1016-1024.

[13] JUBA K M. Pharmacist credentialing in pain management and palliative care[J]. J Pharm Pract, 2012, 25(5): 517-520.

[14] FAN T, ELGOURT T. Pain management pharmacy service in a community hospital[J]. Am J Health Syst Pharm, 2008, 65(16): 1560-1565.

[15] Clark R F, WEI E M, ANDERSON P O. Meperidine: therapeutic use and toxicity[J]. J Emerg Med, 1996, 13(6): 797-802.

[16] MIASKOWSKI C, CREWS J, READY L B, et al. Anesthesia-based pain servives improve the quality of postoperative pain management[J]. Pain, 1999, 80(1/2): 23-29.

[17] 郑婷婷, 钟敏涛, 张威, 等. 国外临床药师在急性疼痛管理中的工作模式及作用 [J]. 中国医院药学杂志, 2016, 36(14): 1151-1155.

[18] 成燕, 童莺歌. 急性疼痛服务组织的研究新进展 [J]. 当代护士, 2018, 25(22): 4-6.

[19] 曹汉忠, 刘敏, 佘守章. 智能化病人自控镇痛系统创新及其遵从的法规与标准 [J]. 广东医学, 2020, 41(11): 1088-1091.

[20] 邓小明, 姚尚龙, 于布为, 等. 现代麻醉学 [M]. 5 版. 北京: 人民卫生出版社, 2020.

[21] 王强, 佘守章.《术后智能化病人自控镇痛管理专家共识》解读 [J]. 广东医学, 2020, 41(11): 1085-1087.

[22] 佘守章, 黄宇光. 患者自控镇痛技术在我国发展的回顾与临床策略前瞻 [J]. 实用疼痛学杂志, 2018, 14(4): 247-250.

[23] 王强, 曹汉忠, 熊利泽. PCA 智能化与提升术后镇痛质量 [J]. 中华麻醉学杂志, 2018, 38(3): 257-258.

第十九章 智能化镇痛加速术后患者康复

目录

手术后创伤不可避免地对机体产生不同程度的应激反应和疼痛。疼痛应激一般持续几天到几个星期，可能会造成呼吸、循环、内分泌和代谢等功能出现一系列紊乱和失调，从而影响手术效果及术后康复。阻断手术后的疼痛反射弧，确保外科治疗患者围手术期舒适无痛苦，抑制手术创伤引起的应激反应和炎性反应，维持器官功能正常极为重要。智能化患者自控镇痛（artificial intelligent PCA，Ai-PCA）利用模糊逻辑算法（fuzzy logic）、贝叶斯法则（Bayes'theorem）、机器学习（machine learning）以及神经网络深度学习（neural networks and deep learning）为患者提供完善的术后镇痛，减轻或消除外科手术后的生理性应激反应，在减少术后并发症、改善患者的转归、促进患者术后康复方面可起到重要的作用。随着加速康复外科（enhanced recovery after surgery，ERAS）的不断推进，术后镇痛作为 ERAS 的关键步骤和核心要素也备受重视，本章对术后疼痛的机制、疼痛对机体的伤害和 Ai-PCA 加速术后患者的康复进行介绍。

第一节　术后疼痛对机体的伤害

一、疼痛产生的相关机制

疼痛机制可概括地分为外周机制和中枢机制。疼痛的外周机制包括初级传入纤维和伤害性感受器以及外周敏化等机制；疼痛的中枢机制包括中枢敏化、脱抑制和扩大的易化以及结构重组等机制。外周敏化和中枢敏化是引起损伤后超敏感性疼痛的主要原因。

（一）外周机制

伤害性感受器（nociceptors）是外周神经系统的疼痛感受器。这些伤害性感受器起源于脊髓背根神经节（dorsal root ganglion，DRG）或三叉神经节（trigeminal ganglion）的神经末梢。伤害性感受器当感受到来自皮肤、黏膜、肌肉、关节以及内脏组织器官的伤害性刺激后，这些感受器负责将信号传递到脊髓和大脑。伤害性感受引起疼痛的机制包含 4 个生理过程：转导、传导、传递和感知整合。痛觉感受器的激活或兴奋起始于伤害性信号的转导。转导是伤害性感受器（外周端）将伤害性温度、机械和化学刺激转化为信号或电效能，此过程是由伤害性感受器上表达的特异性受体离子通道介导的。传导是伤害性感受器产生的动作电位沿其轴突传送至伤害性感受器中枢端的过程。传递是指神经突触将神经信号从一个神经元转移和调节到另一个神经元。感知整合是指疼痛的意识，通常是一种不愉快的体验，与下丘脑、皮质及边缘系统相关，受社会、心理、环境、文化背景及个人既往经历相关。

1. 初级传入神经纤维的分类　根据传入纤维解剖与功能的特征，初级传入神经纤维主分为三类：①大直径、有髓（鞘）和传导速度最快的 Aβ 初级感觉纤维（Ⅱ类，依据传导速度进行分类），是低阈值机械感受器，有特异性结构的神经末梢（如迈斯纳和环层小体或本体感受末梢）；②直径较小、薄髓（鞘）和传导速度较慢的 Aδ 纤维（Ⅲ类），是低阈值和高阈值机械或温度感受器，有特异性结构的神经末梢；③小直径、无髓（鞘）和传导速度最慢的 C 纤维（Ⅳ类），有游离的神经末梢，是高阈值机械、温度和化学感受器。

2. 伤害感受器的分类与分布　对伤害性刺激敏感的感受器，称为伤害感受器。伤害感受器属于 Aδ 和 C 类感觉纤维。刺激皮肤的 Aδ 伤害感受器可引起定位准确，呈尖锐、针刺样的快痛，而刺激 C 纤维则可引起烧灼性或钝性、定位不准的延迟性疼痛。

（1）伤害感受器的分类：根据伤害感受器功能的特征可以分为以下几类①高阈值机械性伤害感受器：大多数是 Aδ 纤维，也称为 A 纤维1型机械 - 热伤害性感受器，是高阈值、迅速传导的机械伤害感受器，但对高强度热刺激反应较差；主要分布在光滑的皮肤，但皮肤的主要疼痛神经分布为 C 多觉型感受器。②有髓的机械-热伤害感受器：亦属于 Aδ 纤维，称为 A 纤维Ⅱ型机械-热伤害性感受器，对逐渐增强的刺激产生反应；特点是激活阈值相当低，对疼痛热刺激迅速产生反应。③机械-热伤害感受器：典型表现为易疲劳、习惯化和敏化。④温热伤害感受器：仅对热产生反应，表现为全或无特性。⑤多觉型伤害性感受器：大多数 C 类纤维属于高阈值纤维，对高强度温度、机械刺激和化学刺激敏感；这些感受器中的沉默性伤害感受器，在正常情况下很少产生活动，仅对强度极高的机械刺激起反应；但炎症或组织损伤可引起这些神经纤维的敏化，从而引起损伤部位疼痛加剧且痛阈降低，即原发性痛觉过敏。

（2）伤害性感受器的分布：①皮肤：伤害性感受器大多数分布于灵长类或人类的皮肤（约 70% 的 C 纤维、10% 的 Aδ 纤维和 20% 的 Aβ 纤维）。②肌肉：肌肉疼痛由 C 纤维介导，薄髓纤维（如 Aδ 纤维）和无髓纤维（如 C 纤维）主要为游离神经末梢，被认为是伤害性感受器。③关节：关节存在无髓和有髓伤害性感受器，在运动达到极限范围时传递疼痛，在炎症致敏时任何运动均可引起疼痛。④骨骼和牙齿：骨骼和牙齿由 Aδ 和 C 纤维支配，牙齿尚有 Aβ 纤维。⑤骨膜：由阈值和 C 纤维密集支配，并且在所有深部组织中的疼痛阈值最低，骨松质也有丰富的神经支配，但骨皮质和骨髓几乎无疼痛感受神经支配。脑血管：脑血管周围有密集的感觉神经分布，并且均由单一的 C 类多觉型伤害感受器构成。⑥内脏器官：C 类和 Aδ 类多觉型感受器也存在于内脏器官（如心脏和消化道），内脏神经的密度一般较皮肤低，并且内脏疼痛神经单位更大、定位较差、感受野较多，同时可能还有神经分布区域的其他部位的弥散性疼痛；这些因素导致内脏疼痛的定位不准确。内脏痛很可能需要特殊的体位来诱发或减轻疼痛。⑦头面部：来自面和口咽的本体感受性信息通过三叉神经传递到三叉神经中脑核的细胞体（中枢神经系统内唯一的周围感觉神经）；其他初级传入纤维在半月神经节内有细胞体，像背根神经节一样，需要通过感觉三叉神经根投射到脑干，主要终止于三叉神经感觉主核和脊束核，特别是脊束核接收三叉神经系统疼痛信息的传入。

3. 外周敏化 组织损伤或持续性炎症刺激均能促进组织内炎性介质释放，诱导痛觉外周敏化现象，其主要通过以下几个环节引起伤害性反应加剧：①组织损伤诱发大量炎性介质释放，作用于外周伤害性感受器，通过显著降低伤害性感受器阈值，发挥时程长、短不一的致痛作用；②神经损伤后的持续性异位冲动放电，结合时空总合效应引起疼痛加剧；③伤害性刺激同时引起生物体交感神经系统过度兴奋，进一步易化脊髓传入神经元活动；④组织和神经损伤引起正常的血-神经屏障遭受免疫细胞和抗体攻击，并产生多种细胞因子，进一步加重疼痛。

（1）激活和敏化小直径初级传入纤维的化学物质：组织损伤和炎症可以产生与释放多种化学物质和/或炎症介质，这些炎症介质激活邻近的传入神经末梢，包括沉默性伤害感受器，导致伤害性感受器外周端化学环境的显著改变，易化传入纤维从而对阈下刺激发生反应。

化学物质和/或炎症介质的主要来源有：①血液产物：5-羟色胺和组胺等；②炎症细胞：蛋白酶、细胞因子、趋化因子和生长因子等；③组织损伤产物：缓激肽、前列腺素、H^+/K^+ 和 ATP 酶等；④传入神经末梢释放：P 物质和降钙素基因相关肽。这些化学物质中的一些介质直接作用于伤害性感受器，使之激活从而产生疼痛；另一些介质通过敏化伤害性感受器，使之对随后的刺激过度敏感。这些化学物质能激活炎症细胞，使之释放缓激肽、细胞因子和 H^+/K^+ 等物质，加上血浆渗出物，共同导致游离神经末梢的激活和敏化。这些化学物质作用于各自的受体或通道，引起胞膜除极，或者通过胞内第二信使系统，引起一系列生化反应，发挥其生物学效能。

炎症性损伤或特定的炎症介质引起的炎症性疼痛很大程度上取决于感觉神经元上一种辣椒素受体 TRPV1 离子通道的活动。TRPV1 离子通道可以被很多不同的介质激活敏化。炎症介质敏化 TRPV1 的直接原因是可以引起 H^+ 或花生四烯酸代谢产物等的产生和释放。这些物质与

TRPV1 相互作用,对离子通道活动的加强作用,比由单个兴奋剂引起的更为强烈。另一个 TRPV1 敏化的机制可能是通过丝氨酸或苏氨酸激酶直接磷酸化 PKA、PKC、钙离子或钙调蛋白依赖性的蛋白激酶Ⅱ,或者是酪氨酸激酶。在丝氨酸或苏氨酸激酶作用下,磷酸化增强了 TRPV1 对化学或热刺激的敏感性,并能够再次敏化已经失活的 TRPV1。磷酸化的 TRPV1 能迅速从胞内转位到质膜,从而导致 TRPV1 通道数目在细胞膜表面大量增加。MAPK 和 p58 也参与炎症过程中 NGF 诱导的 TRPV1 信号通路的激活。TRPV1 敏化的过程也可以通过解除磷脂酰肌醇二磷酸对 TRPV1 的紧张性抑制作用实现。痛觉感受器通过其自身的多重敏化作用对组织炎症做出多种应答反应,也造成了炎症性疼痛机制的复杂性。

(2)初级传入神经纤维的离子通道:①钠离子通道:钠离子(Na^+)通道至少有 10 个不同的亚型。根据 Na^+ 通道对其阻滞剂河豚毒素的敏感程度以及电压依赖性和动力学的不同,又将其分为不同的亚型。在初级感觉神经元上至少表达 6 种 Na^+ 通道,DRG 和三叉神经节胞体上有 3 种 Na^+ 通道。初级感觉神经元表达的多种不同亚型的 Na^+ 通道参与痛觉的形成。电压门控性 Na^+ 通道在初级感觉神经元的活化过程中起重要作用。②钾离子通道:钙激活的钾离子(K^+)通道包括三大类:低电导(SK)、中电导(IK)和高电导(BK)钾离子通道,每类 K^+ 通道可以分为更多不同的亚型。细胞内钙离子掌控着所有这些 K^+ 通道的活动。SK 通道激活能够引起膜电位长时间的超极化(也称后超极化),抑制或限制动作电位的发生。K^+ 通道对神经元兴奋性也有着重要的作用。③钙离子通道:体内的钙离子(Ca^{2+})通道有很多种,根据 α 亚单位的结构不同将其分为 L-、P/Q-、N-、R- 和 T 型。N- 型 Ca^{2+} 通道介导感觉神经元、交感神经和中枢神经元的兴奋 - 分泌偶联反应。特异的 Ca^{2+} 通道(N-、T- 和 P- 型)阻滞剂能在一定程度上治疗神经病理性痛,抑制 DRG 的异位电活动。一些抗癫痫药物(如卡马西平和加巴喷丁等)能有效缓解神经病理性痛,其作用机制可能与这些药物对钙离子通道的影响有关。

4. 其他外周机制

(1)神经损伤后长芽:损伤的轴突发芽,以及发芽的神经末梢形成神经瘤,而后表现出正常轴突所没有的传导特点,包括对多种适当的刺激发生过度兴奋反应,对介质(如细胞因子、前列腺素和儿茶酚胺)的敏感性增加以及对机械因素(如压力和触摸)的敏感性增加。临床上,这是腕管综合征出现 Tinel 征的原因。

(2)DRG 和 / 或神经瘤中神经元间异常的通信模式:损伤的外周神经纤维之间形成兴奋性"沟通"。相邻轴突膜的附着可产生直流电,引起纤维之间"假突触"兴奋性干扰,从而引起疼痛。因此,交感纤维或低阈值 Aβ 纤维能激活高阈值 C 纤维,产生机械的异常疼痛。"交叉后放电"沟通包括神经元的除极,导致邻近神经元反复触发,可能由可扩散的介质(ATP 或 K^+)介导。

(3)与交感神经有关的疼痛:神经损伤后,交感刺激引起初级传入纤维反应性明显增强;交感神经末梢扩展到神经瘤长芽的传入纤维轴突内,与机械异常性疼痛的发生时间一致。神经节后的交感神经末梢也长芽,形成篮状细胞样的突起围绕 DRG 的细胞体,特别是形成与 Aβ 纤维相应的巨大的细胞体。细神经纤维也可能受到影响。已经证实,交感神经传出纤维不仅兴奋神经瘤,而且也兴奋 DRG 神经元。

兴奋的主要机制是释放的去甲肾上腺素上调损伤的初级传入纤维和 / 或高敏的 α 肾上腺素能受体的直接作用。交感神经末梢表达的 $α_2$ 受体能介导交感神经末梢释放前列腺素。有关交感神经系统方面的其他机制还包括血管通透性和血流的变化,水肿对压力敏感性伤害感受器的压力,血管收缩和局部缺血性改变。临床上,交感神经维持和非交感神经依赖的疼痛状态可通过观察交感神经阻滞后是否能减轻症状来区分。

(4)神经免疫与神经元 - 胶质细胞的相互作用:外周敏化是炎症细胞产生的化学信号分子作

用于神经纤维,从而造成神经免疫相互作用的一种表现形式。活化的小胶质细胞参与外周痛觉敏化的形成。这类巨噬细胞在正常的脊髓是静止的,但在神经损伤后能快速被激活,这也许是许多细胞因子和趋化因子的来源;这些因子对神经元和相邻的胶质细胞起作用,从而改变这些细胞的特征或基因表达。神经损伤后外周胶质细胞(神经膜细胞)通过释放转导信号物质(如 TNF-α 和生长因子),直接激活邻近的损伤和未损伤的感觉神经纤维。中枢胶质细胞(星形细胞)可以起相似的作用。

(二)中枢机制

除外周敏化外,伤害性信息在脊髓及以上高位中枢传递,并持续性增强,导致痛觉敏感化,称为中枢敏化。中枢敏化包含了脊髓及脊髓以上高位中枢两个方面的机制。疼痛信号处理的脊髓和脊髓上水平的改变,包括谷氨酸释放增加,受体表达上调,突触可塑性变化,中间神经元抑制性作用减弱,脊髓上下行通路作用改变,大脑皮质及中脑导水管周围灰质(PAG)-延髓头腹内侧区(RVM)轴兴奋性增加等环节,参与了中枢敏化的发生发展。

1. **脊髓节段的中枢敏化** 在脊髓水平,对疼痛的调制主要发生于脊髓背角。脊髓背角由初级感觉传入末梢、脊髓投射神经元、脊髓中间神经元和脊髓上结构的下行纤维组成,是感觉信息传入的门户和整合的初级中枢。

脊髓节段的中枢敏化包括:①突触前初级感觉传入末梢释放的谷氨酸增多,促成伤害性信息在中枢神经系统的过表达;②周围神经损伤后,大量活化和增殖的小胶质细胞释放促炎性细胞因子,通过细胞外信号调节蛋白激酶(ERK)和 CAMP 反应结合蛋白(CREB)通路的激活提高投射神经元兴奋性;③突触可塑性变化:初级传入 C 纤维与位于脊髓背角投射神经元间突触传递效能长时程增强(LTP)很可能是中枢敏化的基础;④中间神经元通路的作用减弱:脊髓背角的疼痛信号输出受到 γ-氨基丁酸(GABA)/甘氨酸能中间神经元的抑制性调控。外周神经损伤通过一系列机制促使脊髓 GABA/甘氨酸能中间神经元突触与初级神经元中央终末端减少活动;⑤发芽(sprout)现象,在周围神经损伤后的慢性化过程中,神经纤维发生结构性改变,有髓鞘的 Aβ 传入纤维从脊髓背角Ⅲ~Ⅳ层发芽到Ⅰ~Ⅱ层,从而和特异性的伤害感受性神经元形成突触,兴奋传入增强,进一步参与中枢敏化的发生及发展。

2. **脊髓以上高位中枢调控作用** 外周组织和周围神经损伤后,通过活化 AMPA 受体、ERK 及钙依赖腺苷酸环化酶-1,引发大脑皮质前扣带回 2/3 层神经元的兴奋性突触传递,增强了突触前/后电流。这一过程涉及 AMPA 受体、ERK 及钙依赖腺苷环化酶-1(AC-1)的活化。丘脑作为多种感觉信息传导的第三级神经元换元之所在,对源自脊髓的传入信息给予加工、整合,最终投射到大脑皮质的不同区域,被认为是痛觉感知的重要部位。丘脑既是各种躯体感觉信息进入大脑皮质之前最重要的传递中枢,也是重要的整合中枢。脊髓丘脑束进入丘脑后形成二级神经元,发出纤维至①白质的躯体感觉部位;②与网状结构和丘脑核相连,因此在感到疼痛时呼吸和循环会受到影响;③延伸至边缘系统和扣带回,导致疼痛的情绪变化;④与垂体相连,引起内分泌改变;⑤与上行网状激活系统相连,影响注意力和警觉力。

中脑导水管周围灰质区(PAG)—延髓头端腹内侧核群(RVM)轴起着重要的疼痛信号下行调控作用。PAG 是中脑顶盖与被盖之间的一片环形区域,与其他脑区存在广泛的纤维联系。PAG 是脑内一个重要的镇痛结构,在内源性痛觉调制系统中起承上启下的核心枢纽作用。PAG 接受来自前额叶、岛叶皮层、杏仁核、下丘脑、中脑、脑桥、延髓及脊髓水平神经核的投射,其亦发出投射纤维终止于丘脑、下丘脑、中脑、脑桥、延髓及脊髓。PAG 纤维一般不直接投射到脊髓后角,而主要投射到中缝大核、蓝斑核以及脑桥和延髓的其他神经核,这些区域的神经元再发出投射纤维,直接或间接抑制脊髓后角浅层中间神经元的活动,从而抑制伤害性信息向脑内的传递。PAG 的下行抑制作用主要通过 RVM 中继,少部分也可以直接作用于脊髓。PAG 内含有 5- 羟色胺(5-HT)、P 物质(SP)、脑啡肽(ENK)、γ- 氨基丁酸(GABA)等多种神经递质,其镇痛作用主要是通过激活其腹外侧区内的 5-HT 能神经元的活性,进而以直接或间接的方式抑制脊髓伤害性感受神经元活动而实现的。RVM 是由中缝大核和位于网状巨细胞核腹侧的邻近网状结构组成,它接受前额叶皮层、下丘脑、PAG 和臂旁核(PBN)等结构的传入,其传出纤维主要经过脊髓背外侧束和腹外侧束下行到达延髓和脊髓背角。RVM 是下行抑制和下行易化通路都涉及到的核团,是整合脊髓上中枢痛觉调控信息并下行传递至脊髓的中继站,在整合高位中枢下行调控脊髓内信息传递中发挥极为关键的作用。除了 PAG 外,RVM 也接受源自室旁核和孤束核等脊髓上中枢的传入,从而介导对脊髓伤害性信息的调制。周围神经损伤后,持续刺激初级传入纤维可以观察到 RVM 神经元的表型变化,启动神经元(on-cell)活性增加,而停止神经元(off-cell)受到短暂性抑制。另外,RVM 小胶质细胞和星形胶质细胞的活化增殖,BDNF 的释放增加,磷酸化 p38MAPK、胆囊收缩素(CCK)表达上调,以及 NMDA 受体亚单位的表达增多均对中枢敏化的发生发展起着重要作用。

心理层面也与手术后疼痛发生发展相关。一些研究已经显示焦虑、抑郁、悲观情绪、过度应激等因素会导致术后疼痛程度增加、疼痛时程延长。Arora 等的一项研究显示抑郁模型大鼠皮肤切开后脊髓活化的小胶质细胞 / 星形胶质细胞数量增加,同时机械痛敏时程延长。因此持续社会应激导致的焦虑悲观情绪也可能与手术后患者疼痛严重程度和持续状况相关。此外,睡眠质量和术后疼痛也可能有明确的关联。睡眠紊乱大鼠皮肤切开后机械痛敏程度增加,恢复时间延长。动物实验证实预防睡眠剥夺可以减少术后痛敏。

二、术后急性疼痛对机体的影响

疼痛对患者病理生理的影响是多方面的,总体对病情恢复不利。

1. **中枢神经系统**　术后急性疼痛对中枢神经系统产生兴奋或抑制,可加重术后脑功能障碍患者的谵妄、躁动、抑郁等精神障碍症状。长期慢性疼痛可致患者精神抑郁。

2. **心血管系统**　术后疼痛可使心率加快,心肌耗氧量、心脏做功增加以及外周阻力增加,因此,可导致患者血压升高、心动过速和心律失常,在某些患者甚至可能引起心肌缺血;心电图出现 T 波及 ST 段的变化,尤以冠心病患者更应予以注意。脉搏增快常见于浅表疼痛,深部疼痛则表现为脉搏徐缓,高血压患者因疼痛而使血压骤升,脉搏增快,反之,强烈的深部疼痛可使血压下降甚至发生休克。

3. **呼吸系统**　一般通气量无变化,疼痛强时呼吸快而浅。对于胸腹部手术的患者,疼痛引起的肌张力增加可造成患者总肺顺应性下降,通气功能下降,这些改变又可能引起患者术后发生肺不张,导致患者缺氧和二氧化碳蓄积。在大手术或高危患者,术后疼痛可能导致功能残气量的明显减少(仅为术前的 25%～50%),早期缺氧和二氧化碳蓄积可刺激每分钟通气量代偿性增加,但长时间的呼吸做功增加可导致呼吸衰竭。对于气道敏感患者,严重疼痛刺激可诱发支气管痉挛。由此可见,术后疼痛可延缓术后患者呼吸功能的恢复,某些患者由于长时间低通气状态而导致肺不张和肺部炎症等并发症。

4. **内分泌系统**　术后急性疼痛引起机体释放内源性物质包括:①自交感神经末梢和肾上腺髓质释放儿茶酚胺;②肾上腺皮质释放醛固酮和皮质醇;③下丘脑释放抗利尿激素;④激活肾素—血管紧张素系统,促肾上腺皮质激素(ACTH)、生长激素(GH)和高血糖素分泌也增加。这些激素将直接作用于心肌和血管平滑肌,并且通过使体内水钠潴留间接增加心血管系统的负担。另外,这些内分泌系统改变还可促进血糖升高,而过高血糖可引起酮症酸中毒和伤口愈合延迟。

肾上腺素、皮质醇和胰高血糖素水平的升高通过促使糖原分解和降低胰岛素的作用,最终导致高血糖,蛋白质和脂质分解代谢增强也使得术后患者发生负氮平衡,不利于机体的康复。此外内源性儿茶酚胺使外周伤害感受末梢更敏感,使患者处于一种疼痛→儿茶酚胺释放→疼痛的不良循环状态之中。

5. **胃肠道及泌尿系统** 疼痛引起的交感神经兴奋可能反射性地抑制胃肠道的功能,平滑肌张力降低,而括约肌张力增高,临床上患者表现为术后胃肠绞痛、腹胀、恶心、呕吐等不良反应;膀胱平滑肌张力下降导致术后患者尿潴留,增加了泌尿系统感染的发生率;经尿道或耻骨上前列腺切除术后疼痛可导致膀胱痉挛,从而导致术后血尿发生率明显增加。

6. **免疫功能** 疼痛的应激反应可使机体淋巴细胞减少,白细胞增多和网状内皮系统处于抑制状态。此外,麻醉恢复期患者体内的中性白细胞的趋化性减弱,从而抑制了单核细胞的活性。这些因素使得术后患者对病原体的抵抗力减弱,术后感染和其他并发症的发生率增高。肿瘤患者术后疼痛应激反应的结果可使体内杀伤性 T 细胞功能减弱、数量减少。另一方面,应激引起的内源性儿茶酚胺、皮质类固醇激素和前列腺素的增加都可造成机体免疫机制的改变,甚至导致残余肿瘤细胞术后扩散。

7. **对凝血功能的影响** 疼痛的应激反应对凝血功能的影响包括使血小板黏附功能增强,纤溶活性降低,使机体处于一种高凝状态。这对临床上已有心、脑血管疾患或凝血机制异常的患者极为不利,甚至可能引起术后致命的并发症如血栓形成所致的心、脑血管意外。对于行血管手术的患者,凝血机制的改变可能造成手术部位血管床的血栓形成,从而影响手术效果。

8. **其他的影响** 疼痛可使手术部位的肌张力增加,不利于术后患者早期下床活动。疼痛刺激还能使患者出现失眠、焦虑,甚至产生一种无援的感觉,这种心理因素再加之上述疼痛的种种不利影响,无疑会延缓患者术后的康复过程。

第二节　智能化患者自控镇痛加速术后患者的康复

一、积极镇痛对术后康复的影响

加速康复外科(enhanced recovery after surgery, ERAS)管理是患者接受麻醉手术后的普遍共识。ERAS 有助于减少术后住院时间、减少病死率。ERAS 管理包括改善术前身心营养条件、优化术前禁食禁水方案、术前口服补液、优化术前肠道准备、手术微创化、强化体温管理、围手术期个体化容量管理、个体化多模式镇痛、早期活动、减少气管导管、各种外科引流管、尿管等留置时间等综合方案,其中围手术期多模式全程镇痛是 ERAS 的主要内容之一。

既往人们对积极术后 PCA 镇痛的作用意见不一,一些研究证实术后积极镇痛(如:硬膜外镇痛或静脉 PCA)能有效缩短术后恢复时间及住院时间,而有的研究认为即使术后积极 PCA 镇痛也对患者恢复无明显改善。但是越来越多的证据表明在某些患者及某些手术后采取积极的术后镇痛会带来显著的益处。例如在接受开胸手术和开腹手术的术后患者,使用硬膜外镇痛可以明显改善患者的肺功能,特别是在那些原有肺部疾患的患者。肠道手术后的患者如果使用硬膜外镇痛能明显缩短肠道排气时间,缩短住院时间。

术后镇痛不仅可以减轻患者手术后的痛苦,而且在于提高患者自身防止围手术期并发症的能力。已经证实,硬膜外镇痛能够提高大手术(如胸腹腔手术、全髋置换术等)患者围手术期的安全性和出院率。术后镇痛治疗可以减少术后患者体内的儿茶酚胺和其他应激激素的释放。此外,尚可通过降低患者的心率、防止术后高血压,从而减少心肌做功和氧耗量。在心功能正常的患者,采用术后硬膜外镇痛对其左心室射血分数影响不大;而在慢性稳定型心绞痛的患者,术后镇痛使得其左室射血分数和左室壁顺应性明显改善。在术前有赖于硝酸甘油等药物治疗的不稳定型心绞痛患者,采用胸部硬膜外治疗并不影响冠状血管灌注压,心输出量及外周阻力。同时患者的肺活量和功能残气量可能恢复到接近术前的水平。术后镇痛可以减少心肌缺血的发生率,特别是在缺血性心脏病的患者。镇痛治疗可以减少患者自主呼吸的做功,减少了术后患者对抗机械通气和胸部理疗的需求,从而减少了术后患者呼吸系统的并发症。在经血管手术的患者,术后镇痛可避免体内高凝状态的出现,减少了术后深静脉血栓和动脉血栓引起的肢体缺血现象的发生。

在关节手术后患者采取区域麻醉和镇痛(通过硬膜外导管、股神经鞘置管或肱神经鞘置管等)的方法有利于患者在术后早期即开始功能锻炼,加速术后恢复。但如果在接受上述手术的患者如果不注意平衡镇痛,采用的 PCA 方案不合理,术后不恰当使用或大量使用阿片类药物和 NSAIDs,则可能导致呼吸抑制、排气延迟、过度镇静、消化性溃疡和出血等不良结果。因此,术后镇痛的关键是针对不同的情况选择正确的方法,并针对患者的自身状况制定有针对性的个体化应用策略。

可见,术后疼痛引起的病理生理改变是机体对手术刺激的一系列动态反应过程,其结果对患者术后恢复产生了众多的不良影响,也是术后并发症和死亡率增多的重要因素之一,许多术后呼吸和循环系统的并发症都可能与术后伤口疼痛和应激反应有关。术后镇痛减轻或防止了机体一系列应激反应,无疑有利于患者术后恢复过程。因此,为了提高麻醉质量和围手术后期患者的安全性和生活质量,十分有必要借助 AI 为患者提供个体化、优质的术后镇痛,为患者的快速康复提供重要技术支持。

二、Ai-PCA 改善术后镇痛质量、加速术后患者康复

人工智能(artificial intelligent,AI)在全球各专业领域参与程度也来越高,近 10 年来,我们几乎无时无刻感受到人工智能在加速渗透到我们的生产生活、工作和学习。AI 同样渗透到医学领域的方方面面,从放射学、病理学的诊断到心脏病学、外科学的介入和手术操作,AI 正在发挥其独特的作用、体现其独特的优势。2018 年 4 月美国 FDA 批准了第一个 AI 诊断系统,用于辅助眼底糖尿病视网膜病变的影像分析诊断。随着 AI 在医学领域的应用逐渐深入、逐步广泛,临床医师需要了解 AI 技术是什么? 如何利用 AI 为患者提供更加安全高效、经济的诊疗和护理? 疼痛治疗领域同样可以借鉴 AI 技术进行疼痛研究、疼痛药物开发、疼痛评估、疼痛治疗、疼痛治疗质量控制等。智能化患者自控镇痛(artificial intelligent PCA,Ai-PCA)可以充分利用 AI 的优势为患者提供完善的个性化术后镇痛,更好地加快促进术后患者康复。

1. **人工智能** 什么是人工智能(AI)技术? AI 是研究、开发用于模拟、延伸和扩展人的智能的理论、方法、技术及应用系统的一门新的技术科学。AI 是计算机科学的一个分支,它企图了解智能的实质,并生产出一种新的能以人类智能相似的方式做出反应的智能机器,该领域的研究包括机器人、语言识别、图像识别、自然语言处理和专家系统等。强人工智能观点认为有可能制造出真正能推理和解决问题的智能机器,并且,这样的机器能将被认为是有知觉的,有自我意识的。强人工智能机器具有思考和推理就像人的思维一样具有知觉和意识,具有推理能力。弱人工智能观点认为不可能制造出能真正地推理和解决问题的智能机器,这些机器只不过看起来像是智能的,但是并不真正拥有智能,也不会有自主意识。目前大部分的人工智能的研究还只是停留在弱人工智能层面。具有超强感知能力,能对信息数据整合分析、对数据做出反应是 AI 的最主要功能。传统的计算机程序是用明确的指令编写的,以根据特定的输入从而输出某些行为(例如,文

字处理程序的主要功能是显示用户输入的文本）。而机器学习使得程序从数据中学习并对数据做出反应。机器学习进行分析的数据包括但不限于数字数据，图像，文本以及语音或声音。机器学习/大数据分析是一种基于复杂模型和算法并以此实现预测功能的方法，即计算机有能力去学习，而不是依靠预先编写的代码。它能够基于对现有结构化数据的观察，自行识别结构化数据中的模型，并以此来输出对未来结果的预测。

机器学习可以简单地描述为"向系统提供数据（称为训练数据或学习数据）并通过数据自动确定系统的参数（变量值）"。机器学习可分为三大类：监督学习（supervised learning）、非监督学习（unsupervised learning）和强化学习（reinforcement Learning）。监督学习是一个任务驱动的过程，通过该过程可以训练算法来预测预先指定的输出，例如识别特定面部表情。监督学习需要训练数据集和测试数据集。训练数据集允许机器分析和学习输入与所需输出之间的关联，而测试数据集允许评估算法在新数据上的性能。在许多研究中，一个大数据集通常被分为一个训练集和一个测试集（通常70%的数据用于训练，30%用于测试）。例如Kendale等基于电子信息系统数据设计了监督学习模型用于预测诱导后低血压（平均动脉压低于55mmHg）。训练数据包括患者的ASA分级、年龄、体重、体重指数、并发症、用药及基础血压等等数据。通过不同的算法模型分析训练数据，学习推断哪些参数可以预测诱导后低血压。然后利用30%的患者数据去测试该模型算法预测诱导后低血压的准确性。无监督学习是指识别数据集中的模式或结构的算法，用一个词表达非监督学习就是"分组或分类"。它将大量数据中类似的数据分为一组（称为聚类）。例如，"根据患者对不同镇痛方式进行分组的系统"是非监督学习。这种方法对于找到特定的患者、药物或者对其他人群进行分类非常有帮助。强化学习是一种主要用于"时变系统控制规则构建"和"对战博弈策略构建"的方法，指要求一个算法尝试某项任务。例如，强化学习用于机器人的步行控制、围棋对战程序、给患者实施吸入性麻醉等，强化学习能从其随后的错误和成功中学习的过程。它是一种学习方法，它在不知道控制对象的物理定律的情况下重复试错，以学习到所希望的控制方法。强化学习中没有带标签的数据作为训练数据，但这并不意味着没有监督信息。系统根据强化学习程序运行，在获得所需结果时给出称为奖励的信号。例如，在机器人的步行控制中，可以走的距离就是奖励。在围棋的比赛程序中，赢或输的结果就是奖励。失败时的奖励是负值，也称为惩罚。在AI影像诊断中，诊断符合专家的判断属于奖励，诊断不符合专家的判断即属于惩罚。Padmanabhan等利用强化学习开发了一种麻醉控制器，该控制器采用模拟患者模型利用来自患者的双频谱指数（BIS）和MAP的反馈来控制异丙酚的输注速率。在这种情况下，在设置的范围内实现BIS和MAP值合理控制是对算法的奖励，而范围外的值作为惩罚，从而提示算法执行进一步的微调。

机器学习问题通常分为需要分类的问题（将数据划分为离散组）和需要回归的问题（建模数据以更好地理解两个或更多具有预测潜力的连续变量之间的关系）。分类的一个常见例子是图像识别（例如识别面部表情），而回归的一个常见例子是预测（如根据监测参数预测麻醉深度）。监督学习、无监督学习和强化学习方法都可以用来解决分类和回归问题，具体取决于问题的性质和可用数据的类型。在上述三种机器学习方法中，每种方法都有不同的技术和模型，包括模糊逻辑、经典机器学习以及神经网络等。深度学习是神经网络中的一种，深度强化学习则是强化学习和深度学习的结合。

模糊逻辑最早于1965年提出，虽然其本身并不一定是人工智能，但它已经被广泛应用于用于其他算法框架中，以促进基于人工智能功能的发展。经典二值逻辑中，通常以0表示"假"以1表示"真"，一个命题非真即假；模糊逻辑允许部分真（数值介于0.0和1.0之间）。模糊逻辑取消二值之间非此即彼的对立，用隶属度表示二值间的过渡状态。打个比方，身高178cm是高个子。这句话无论你认为是真还是否,其实都是不准确的。模糊逻辑采用隶属度阐述身高的状态,认为身高178cm对"高个子"的隶属度为0.7。模糊逻辑的目的是用模糊或不精确的信息来模拟人类的决策方法。

经典的机器学习是从数据中通过选取合适的算法,自动地归纳逻辑或规则,并根据这个归纳的结果(模型)与新数据来进行预测。传统的机器学习算法包括决策树、聚类、贝叶斯分类、随机森林、支持向量机等等。机器学习使用数据中的特征或属性来执行其任务。这些特征和属性类似于统计分析中的逻辑回归中的自变量。在经典的机器学习中,这些特征由专家选择,以帮助在辅助的数据资料中指导算法分析。决策树是监督学习算法的一种,可以用于执行分类和回归任务。Hu等利用决策树算法,根据患者基本情况、生命体征、病史、手术种类、已经消耗的PCA用药去预测PCA的总消耗量,从而优化PCA方案。

神经网络与深度学习是目前机器学习中最流行的工作方法之一,是一种受人脑神经系统的工作方式启发而构造的数学模型。和目前计算机的结构不同,人脑神经系统是一个由生物神经元组成的高度复杂网络,是一个并行的非线性信息处理系统。人脑神经系统可以将声音、视觉等信号经过多层的编码,从最原始的低层特征不断加工、抽象,最终得到原始信号的语义表示。受生物神经系统的启发,人工神经网络是由人工神经元以及神经元之间的连接构成,其中有两类特殊的神经元:一类用来接收外部的信息,另一类用来输出信息。这样,神经网络可以看作信息从输入到输出的信息处理系统。如果我们把神经网络看作由一组参数控制的复杂函数,并用来处理一些模式识别任务(比如语音识别、人脸识别,数据分类等),神经网络的参数可以通过机器学习的方式来从数据中学习。因为神经网络模型一般比较复杂,从输入到输出的信息传递路径一般比较长,所以复杂神经网络的学习可以看成是一种深度的机器学习,即深度学习。

AI技术从经典的机器学习,发展到弱的人工智能到神经网络与深度学习,正在以日新月异的速度进入包括药物研发、临床诊断、临床操作、决策、护理等各个医护领域,也已经有少量应用到镇痛药物研发、疼痛诊断、疼痛治疗决策、质量控制等各个环节的成功经验。相信与AI技术结合的PCA技术与管理也会进一步提升PCA的质量。

2. Ai-PCA促进疼痛研究 利用AI技术可以促进PCA镇痛技术更加精准、更加完善,疗效更好,并发症更少。AI技术可以辅助疼痛评估,尤其是特殊群体患者的疼痛评估。Han等采用机器学习方式研究脑电图(electroencephalography, EEG)及脑磁图(magnetoencephalography, MEG)改变与术后疼痛强度相关性。研究显示不同疼痛状态下前脑区静息状态β和γ频段振荡功率谱密度(power spectral density, PSD)存在较大差异。采用静息状态β和γ频段振荡PSD与患者术后主观报告的疼痛强度具有较高的相关性。通过AI辅助分析,即可通过患者EEG及MEG的特征性改变进行疼痛强度的评估;通过验证研究显示运用机器学习模型可以达到预测术后疼痛准确度达到92.54%。这对于特殊群体患者的术后疼痛评估尤其具有实际意义。来自美国南佛罗里达大学计算机科学与工程学院和儿科学院的研究人员则探索应用多模态时空深度学习方法评估新生儿术后疼痛。该研究采用摄像系统实时采集45位新生儿术前、术后持续3小时及疼痛刺激操作期间的面部表情、肢体动作、声音等,同时记录新生儿的血压、脉搏、氧饱和度、呼吸等生理参数。该研究结合卷积神经网络(convolutional neural networks, CNN)视觉特征提取技术,长短期记忆网络(long-short term memory, LSTM)进行基于时间序列的数据分类、处理和预测,双线性模型(bilinear CNN)进行细粒度图像分类等技术,通过对新生儿疼痛相关(面部表情、体动、哭声)的时空图像声音提出了一种新的多模态时空方法来评估新生儿术后疼痛。结果显示,与非时空方法相比,时间空间信息的整合显著提高了疼痛评估的准确程度表现,更加可靠,其优势在于捕获了疼痛的动态变化。众所周知,婴幼儿和老年痴呆患者疼痛评估存在巨大困难,带有明显主观性,此种时空多模态疼痛评估技术对这些患者具有非常大的优势。

AI技术可以预测术后疼痛强度及慢性化趋势。Tighe等利用8 071名术后患者的796项临床参数,采用不同机器学习模型去预测术后中度到中度疼痛。研究显示LASSO(least absolute shrinkage and selection operator)回归模型预测术后第一天中重度疼痛的准确性(0.704)高于神经网络、支持向量机等算法为基础的其他机器学习模型。采用Lötsch等对763位乳腺癌患者术前进行冷刺激(将手浸入2~4℃冷水中)疼痛反应测试,所有患者进行术后慢性疼痛的调查分析,结果术后61位罹患术后慢性疼痛综合征。通过监督机器学习技术作者构建了冷刺激疼痛反应与术后慢性痛的预测分类模型。结果显示45秒内患者冷刺激疼痛强度达到10分(评分0~10,10为最痛)可以很好地预测是否会发生术后慢性痛,阳性和阴性预测率分别达到94.4%和97%,但存在10%的假阳性。该研究也显示内源性疼痛抑制系统在术后持续痛得发生发展中发挥重要作用。Parthipan等利用自然语言处理的预训练模型提取选择性血清素摄取抑制剂治疗的抑郁症患者的相关疼痛治疗相关信息(一般情况、用药情况、生命体征),根据模型预测患者术后疼痛程度。研究结果显示机器学习模型可以很好地预测出外科手术后患者出院时、出院3周以及出院8周时的疼痛强度。

AI技术可以预测术后镇痛药物消耗量。术后疼痛患者术后疼痛强度以及对镇痛药物的需求量往往因为患者一般状况、基因、术前状况、手术种类及具体操作、疼痛处理措施等因素而有较大差异。Yang等研究采用决策树为基础的机器学习模型(decision tree-based learning algorithms)来预测术后PCA消耗量和需要调整PCA设置的情况。结果显示该模型对于预测镇痛药物需求量的准确度达到70%以上,优于采用人工神经网络(artificial neural network)、支持向量机(support vector machine)、随机森林(random forest)、旋转森林(rotation forest)及朴素贝叶斯分类器(naive bayesian classifiers)等机器学习模型的结果。台湾学者利用人工智能也设计出一种创新的模糊疼痛需求指数(a novel fuzzy pain demand index),可以动态预测患者的镇痛需求。医务人员可以将此疼痛需求指数当做体温、血压、呼吸等生命体征一样,进行记录、分析和针对性处理。

AI技术可以预测术后镇痛并发症发生及严重程度。术后恶性呕吐是PCEA期间的一项常见并发症。某项研究采用支持向量机(support vector machines,SVM)机器学习模型去预测术后PCEA患者术后恶心呕吐。结果显示该模型预测术后恶心呕吐的可靠性为0.929,远远高于基于神经网络的逻辑回归模型的可靠性(0.734)。利用此模型我们可以有针对性地实施PCEA或PCA镇痛配方及策略,并实施相应的PONV预防措施。

3. Ai-PCA减少APS服务团队工作量 PCA实施前急性疼痛管理组(acute pain service,APS)应进行患者的病史了解,需要询问患者的一般情况,既往病史包括中枢神经系统、心血管系统、呼吸系统(如哮喘史)、胃肠道疾病史,肝肾功能状况,长期用药史、酗酒、吸毒史,手术种类与方式,对疼痛耐受的个体化预评估等。APS需要向患者及家属介绍PCIA相关设备、收费等情况,讲授PCIA泵使用方法;告知患者可能出现的不良反应并评估其接受PCIA的意愿。综合患者疼痛需求和意愿以及患者病理生理状况选择合适PCA泵、药物、给药模式,确定应用时间;实施前应签署知情同意书(可在麻醉知情同意书内加入PCA相关条项)。手术期间或手术后由麻醉科医师,麻醉护士或术后恢复病房护士配制PCIA镇痛液,"三查三对"后连接PCIA装置并设置给药模式。APS小组要对实施PCA术后患者要进行规范化术后跟踪和管理,包括进行疼痛(VAS、NRS等)、镇静、舒适程度评分/评级并观察不良作用及其相关情况,并予以相应处理;按时访视患者,观察记录其生命体征,尤其是呼吸频率(此项为阿片类镇痛药引发呼吸抑制最重要、最典型的指标),同时根据镇痛效果调整PCIA模式及参数;PCIA结束后回收PCA泵,总体评价镇痛效果和患者满意程度。

规范化的APS管理是术后PCA正确实施的非常重要组成部分,也是ERAS管理的必要环节。

Correll 等通过对 1993—2012 年的文献分析后认为术后镇痛质量不高的原因并不是新技术或新药发展不足,而主要是由于对传统的药物和方法不能正确地应用和 / 或管理不当所致。APS 管理因素突出表现为:患者分散于各个病区而麻醉科人员相对不足、术后随访间隔时间长、PCA 泵信息反馈不全、不能及时评估患者状态并调整 PCA 参数,使镇痛质量大打折扣;麻醉科医师不能实时了解镇痛泵报警,从而难以保证镇痛效果和安全。当前国内 ERAS 开展缓慢的一个主要阻滞因素是人力的不足。各级临床医师都苦于应付最基本的临床医疗服务,对于高质量的急性疼痛服务管理以及规范化 ERAS 管理无法付出足够的时间和精力。据国内报道,人力资源和后勤保障是 ERAS 实施的主要阻碍因素。辅助 AI 系统可以在术前访视、病史了解、PCA 及 APS 服务介绍、术后随访、生命体征监测记录、疗效评价、记录跟踪等发挥重要作用,减少医护人员的工作量,提升完善术后 PCA-APS 管理的质量。例如充分应用微信、人机交流 App 智能应用软件、数据分析软件的 AI 技术的整合,可以极大地参与到病史采集、PCA 知识宣教、知情同意、疼痛评估、记录、保存、统计处理等各个环节,减少医护人员的工作量。借助无线智能监测设备,PCA 镇痛期间患者血压、心率、体温和脉搏氧饱和度等基础生命体征将实时传输到 APS 信息监控中心,一旦报警可以在不同监测端(包括中心电脑、手机 App 监控)实时得到反馈,APS 小组可以综合多途径信息,及时合理诊断并进行合理干预。

早在 2019 年国内已有中心开始应用智能镇痛管理系统,可通过对术后患者的止痛泵配方、系统工作情况、按压次数和剩余药液等信息进行实时采集,从而反馈给麻醉科医师,促使其科学调整镇痛方案,从而降低患者术后疼痛和其他并发症。Ai-PCA 具有远程监控、智能报警、智能分析与评估等功能,可自动记录并保存自控键按压频率和背景剂量等信息,显著延长了医嘱执行时间,实现了术后镇痛过程的动态管理。该类型的智能镇痛管理系统也大大减轻了 APS 团队的工作负荷,有利于 ERAS 的顺利开展实施。

4. Ai-PCA 提供更安全有效镇痛方案和合理化参数 在采用 PCA 进行急性疼痛治疗中,我们要考虑不同镇痛药物具有不同的作用机制。例如应用阿片类药物通过对中枢外周神经系统阿片受体的激动作用,引起脊髓和脑内的疼痛传递减弱,降低对疼痛的感知。使用氟比洛芬酯辅助镇痛,其作用靶点聚集在手术切口,局部高浓度聚集直接抑制前列腺素合成;同时提高痛阈,降低神经末梢痛觉传导,与阿片类药物有协同效应。配伍氯胺酮对于部分合并有神经痛的患者具有独特的优势。术后实施 PCIA,应根据患者个体状况,在镇痛配方上个体化。患者的基本情况、年龄、性别、手术种类、手术时长、术前合并症、伤口感染、局部或系统炎症状况、呼吸道通畅程度、循环系统稳定状况、既往用药情况、已消耗镇痛药物、已经使用的镇痛技术(局部麻醉、神经阻滞)等等参数都可以影响患者的镇痛需求。

在选择 PCA 方案上既要考虑镇痛效能,又需要考虑不良反应发生率及其严重程度。如何能够在保证适宜的镇痛效果同时,将不良反应降到最低?在矫正修改 PCA 方案时,我们要思考已经采用的方案是否有效?并发症发生状况如何?结合患者的资料、患者疼痛的反馈(儿童患者声音、表情等数据获取分析)。AI 可以帮助我们进行海量复杂数据的分析、预测和辅助决策,从而帮我们找到效果良好、并发症少的最优 PCA 方案。通过不断地学习、验证,AI 就能不断减少错误,为多数患者提供最优化的 PCA 镇痛方案。AI 也可以结合生命体征、面部表情、哭闹、躁动主客观评价等综合指标来分析判断新生儿、低年龄段儿童、痴呆、智障以及沟通受限等特殊术后人群的真实疼痛强度,从而指导 PCA 的实施和管理。

Rudolph 等人设计了一款雏形智能化患者自控镇痛镇痛系统,该系统设计理念及初步研究结果早在 1999 年即发表于 *Anesthsia Analgesia* 杂志。该系统中患者可以通过手柄自行将自己的疼痛评分(1~10)输入系统,镇痛系统则根据患者输入的疼痛评分和用药后疼痛评分的反应,设计不同的按压量、不同背景输注量。通过一项随机双盲的交叉 RCT 临床验证研究显示，该系统可以显著减少患者疼痛强度，按压次数显著减少，虽然镇痛药物用量有所增加，但由于与疼痛强度匹配，患者的镇痛相关不良反应并无明显增加。患者以及所有参与患者疼痛管理的医护人员都对此系统非常满意。通过该智能 PCA 系统，患者的 PCA 参数配置可以实现个体化、精准化。作者当时还提及将患者呼吸参数等监测数据纳入报警系统及 PCA 参数设置的反馈调节系统的理念，只是系统尚不够稳定成熟。

为解决临床实际需求，国内也有不少学者长期致力于新型智能化患者自控镇痛（Ai-PCA）系统的研发。在传统 PCA 基础上，国内学者创新设计了 Ai-PCA，即全球首创的无线镇痛管理系统（WAMS），并在多家医院实践。该系统具有远程监控、智能报警、智能分析与评估等功能，可自动记录并保存自控键按压频率和背景剂量等信息，显著延长了医嘱执行时间，实现了术后镇痛过程的动态管理。研究显示，与传统 PCA 比较，Ai-PCA 能够显著降低中重度疼痛的发生率，减少不良反应发生、提高患者满意度、缩短住院时间等，提高患者镇痛满意度。该套智能 PCA 系统也十分重视镇痛质量的管理。Ai-PCA 系统的质量控制原则为全员参与、全程控制、全面质控，并充分利用质量控制循环（PDCA），即计划（plan）、执行（do）、检查（check）、行动（action），不断更新技术和设备，优化工作流程。为此，Ai-PCA 系统引入了"AQI"这一概念，进行实时智能质控，综合量化了镇痛泵的运行状态、报警及处理、患者使用情况、查房及评价信息等镇痛管理中的各类参数，能够反映医护人员镇痛技术水平和管理的规范性等内容，有助于针对性地改进工作流程。此外，AQI 也方便在多个质控中心进行推广，提升质控效能，进而提升整体术后镇痛水平。出于安全考虑，该系统的还没有实现个体化镇痛需求的自动调节。这也是该 Ai-PCA 系统今后需要进一步努力改善和发展的方向之一，尽量在满足安全性的前提下，实现 PCA 设置的自动化调节。

三、智能化患者自控镇痛前景和展望

术后疼痛控制是 ERAS 至关重要的一个环节，Ai-PCA 可以通过实施个体化、实时监测、动态管理的术后自控镇痛方案促进 ERAS 的实现。中国率先研发出无线智能化镇痛泵，为临床实现规范化、信息化、智能化镇痛打下了坚实基础，并在全球术后镇痛领域首先使用 Ai-PCA，具有里程碑意义。Ai-PCA 已经有了一定规模的应用，也有了一些成功的经验，但相对来讲，这些应用还处于非常初级的阶段，远没能完全体现 Ai-PCA 的技术前景和魅力。前景是美好的，但实现真正意义上的 Ai-PCA 还有很长的路要走。

首先所有的机器学习和深度学习的基础是数据，利用这些数据才能进一步分类、分析、训练；而数据的可及性及准确真实性是需要首先解决的问题。提供真实性可靠性的数据本身需要前期付出大量的时间和精力；建立在虚假数据基础上的学习系统无疑得出的结果也是虚幻毫无意义的。系统开发人员需要甄别好的数据和坏的数据（可能也需要借助 AI 技术），避免 Ai-PCA 系统的偏差。完整性 AI 应用程序需要输入和输出终端，而不仅仅是使用特定 AI 算法构建中心模型。实际上，Ai-PCA 系统不仅需要 AI 辅助 PCA 的终端来发送和接收信号，还需要能够提供更多先进的仪器来收集患者体征等更具体的参数并在服务器适配合适的 AI 模型。选择或开发合适的智能化参数作为输入信号和植入性管理芯片是 Ai-PCA 未来创新的关键。

开发和应用 Ai-PCA 系统另一个更重要的方面如何保障数据资料的安全性和隐私也是非常重要的。2020 年由中华人民共和国国家质量监督检验检疫总局和中国国家标准化管理委员会联合发布的"信息安全技术健康医疗数据安全指南"可以作为 Ai-PCA 系统开发与应用的企业和个人的行动指南，而 2021 年 8 月 20 日，十三届全国人大常委会第三十次会议表决通过并于 2021 年 11 月

1 日起施行的《中华人民共和国个人信息保护法》，则为今后保护医疗数据安全提供了法律依据。患者的资料包括疾病、健康状况、用药情况，甚至包括家庭关系、财务状况都可能在这些医疗数据中体现，如何保障数据安全不会泄露，不会被非法途径获取，这是 AI 介入医疗领域包括 Ai-PCA 需要解决的首要问题。

随着 ERAS 理念的推广，围手术期疼痛控制也日益受到关注。相信随着 5G 技术与物联网、大数据、云计算、人工智能等技术的不断融合创新，未来智慧医院以及智慧医疗的建设，Ai-PCA 一定会在患者快速康复中发挥其真正的价值。

（史晓勇　许学兵）

参 考 文 献

[1] 邓小明, 姚尚龙, 于布为, 等. 现代麻醉学 [M]. 5 版. 北京: 人民卫生出版社, 2020.

[2] 王强, 张加强, 熊利泽. 智能化病人自控镇痛管理专家共识 [J]. 中华麻醉学杂志, 2018, 38(10): 1161-1165.

[3] IGHE PJ, HARLE CA, HURLEY RW, et al. Teaching a Machine to Feel Postoperative Pain: Combining High-Dimensional Clinical Data with Machine Learning Algorithms to Forecast Acute Postoperative Pain. Pain Med, 2015, 16(7): 1386-1401.

[4] 黄文起, 佘守章. 让疼痛治疗朝着精准医疗的方向发展 [J]. 广东医学, 2018, 38(1): 1-5.

[5] LIU D, CHENG D, HOULE TT, et al. Machine learning methods for automatic pain assessment using facial expression information: Protocol for a systematic review and meta-analysis[J]. Medicine(Baltimore), 2018, 97(49): e13421.

[6] 戴秀娟, 吴茜, 汤爱洁, 等. 快速康复外科临床实施阻碍因素质性研究的 meta 整合 [J]. 护理学杂志, 2021, 36(7): 34-38.

[7] 贾济, 周扬, 胡渤, 等. 智能化管理系统对剖宫产术后静脉自控镇痛期间适宜随访时机的选择 [J]. 广东医学, 2020, 41(11): 1092-1096.

[8] LÖTSCH J, ULTSCH A. Machine learning in pain research[J]. Pain, 2018, 159(4): 623-630.

[9] KENDALE S, KULKARNI P, ROSENBERG AD, et al. Supervised machine-learning predictive analytics for prediction of postinduction hypotension[J]. Anesthesiology, 2018, 129(3): 675-88.

[10] PADMANABHAN R, MESKIN N, HADDAD WM. Closed loop control of anesthesia and mean arterial pressure using reinforcement learning[J]. Biomed Signal Process Control, 2015, 22: 54-64.

[11] RUDOLPH H, CADE JF, MORLEY PT, et al. Smart technology improves patient-controlled analgesia: a preliminary report[J]. Anesth Analg, 1999, 89(5): 1226-1232.

[12] MATSANGIDOU M, LIAMPAS A, PITTARA M, et al. Machine Learning in Pain Medicine: An Up-To-Date Systematic Review[J]. Pain Ther, 2021, 10(2): 1067-1084.

第二十章 围手术期镇痛多学科协作诊疗策略

目录

第一节　围手术期镇痛 MDT 的作用

多学科协作诊疗（MDT）模式已成为国际医学领域的重要医学模式之一，其目的是使传统的个体式、经验式医疗模式转变为现代高效的小组协作、决策模式，以患者为中心，针对特定疾病，整合医疗资源，依托多学科团队，为患者确定最佳诊疗方案，不断提高医院的专业水平并进一步推动多学科交叉发展。

一、围手术期镇痛多学科协作诊疗意义

疼痛是由于组织损伤或潜在组织损伤引起的不愉快感觉及情感体验，也是机体对有害刺激的一种保护性防御反应。痛觉是人类最原始、最普遍、最早体验到的主观感受，同时也是相当复杂的感觉，可发生于全身各部位、各系统器官和组织。疼痛根据持续的时间和性质不同可分为急性疼痛和慢性疼痛。急性疼痛属于身体的报警系统，机体可在组织损伤的即刻做出反应。手术创伤所引起的疼痛就是急性疼痛，需要及时有效的镇痛方法来进行干预。因为疼痛不仅给患者带来精神和肉体的痛苦，干扰睡眠，影响情绪和日常活动，更可能带来一系列生理影响。例如：全身内分泌改变导致的水钠潴留；肺不张；心率加快、心脏做功增加和氧消耗增加，血压增高，可导致脑卒中和心肌缺血；减少胃肠道蠕动，增加恶心、呕吐、麻痹性肠梗阻的发生，延长住院时间增加医疗费用；术后活动减少，增加深静脉栓塞、肺栓塞的风险等。若急性疼痛不能充分缓解，往往会发展为慢性疼痛。这将给患者带来极大的痛苦，甚至导致其精神情感的障碍，不利于家庭和社会的和谐。既往术后疼痛的治疗并没有成为医护人员最关心的问题；医院管理部门关心的医疗指标中也未包含术后镇痛；缺乏专业的术后疼痛治疗人员及团队；缺少良好的疼痛治疗方案；综合上述原因，术后疼痛未受到重视。随着镇痛理念的转变，随着医疗技术水平的发展，随着患者术后舒适化需求的提高，麻醉学逐步向围手术期医学发展。我们意识到围手术期镇痛实际上需要在患者决定手术的时候就开始进行干预以预防术后疼痛的发生，因为消除疼痛是人类的基本权利。

二、围手术期镇痛多学科协作诊疗优势

1. **团队优势**　多学科疼痛管理组织（PMDT）将整合各学科专业技术的团队优势，不同专业背景的医护人员共同为患者量身定制诊疗方案，从而提供专业化、精准化、个体化、规范化的全程、全方位"一站式"诊疗服务。

2. **资源优势**　PMDT 有利于整合医疗资源，有效避免治疗不足、过度治疗、重复治疗、无效治疗，节约时间及经济成本。PMDT 实现了资源共享，有利于专科人才的培养和整体学科团队的建设。

第二节　多学科联合镇痛的管理体制

一、多学科联合镇痛目标

1. **镇痛方案**　整合各学科专业技术的团队优势，不同专业背景的医护人员共同为患者量身

定制诊疗方案,为患者制定围手术期个体化镇痛方案,消除围手术期疼痛。

2. **学科建设** 有利于整合医疗资源,提升学术水平和学科建设。

3. **融合发展** 有利于专科人才的培养和整体学科团队的建设,实现医、教、研融合发展。

麻醉学逐步向围手术期医学发展,对于推进加速康复外科(enhanced recovery after surgery, ERAS)起着至关重要的作用。麻醉医护人员参与到患者整个围手术期的管理,更有利于患者的术后康复和术后镇痛。所以,麻醉医护人员应作为PMDT的主体,协同手术医师、康复医师、病房护士及手术室护理人员共同参与其中。

1. **麻醉科医师** 与传统麻醉相比,现代麻醉主要有:临床麻醉、重症监护治疗、疼痛三大分支。麻醉科医师不再只是手术过程中为患者生命保驾护航的麻醉技师,更是PMDT的主体。当患者决定行手术治疗后,应第一时间对其进行整体评估,包括性别、年龄、职业、文化教育程度、基础机体状态、实验室检查结果等。随后根据手术医师的手术方案、预操作手术范围等情况,对患者做出一个合理的疼痛评估。依照多模式镇痛方案,制定详尽的个体化围手术期镇痛"菜单"。要做好患者的围手术期镇痛,必须强度"术前""术中"和"术后"三个时间节点,针对不同的时间给予不同的镇痛方法和药物。

2. **手术科医师** 手术医师一定是最了解手术操作的人。手术医师在术前根据患者的临床表现、阳性体征和辅助检查结果,可制定确切的手术方式、路径和操作范围。因此麻醉科医师和手术医师术前的充分沟通,可以帮助麻醉科医师更好地评估手术将会给患者带来怎样的创伤和疼痛。同时在手术进行中,手术医师可实时观察手术部位的组织结构,及时调整手术操作。手术医师及时和麻醉科医师沟通,亦可提醒后者是否需要调整麻醉和镇痛。

3. **康复科医师** 康复医师能够帮助患者顺利度过康复期。他们会根据患者的情况制定相应的康复计划,麻醉科医师只有在了解康复计划后,才能更好地完善术后镇痛,帮助患者在无痛的情况下尽早自主下床活动,加速术后康复,减少术后并发症的发生。

4. **心理科医师** 疼痛除了机体受到创伤所致的主观感受外,有时心理因素也会引起一定程度的疼痛。这种疼痛是无法依赖麻醉科医师的镇痛药物缓解的,而需要心理医师的诊疗和干预。止痛药物对缓解疼痛固然重要,但是精心的护理和心理支持也是缓解疼痛不可缺少的手段。

5. **病房护士** 病房的护士无疑是患者住院期间最贴心的"天使",从患者入院到出院,几乎都有病房护士的陪伴,因此病房护士的精心护理,是患者最好的"镇痛剂"。术后疼痛的评估不是间隔断点的评估,而是密切的、连续的评估,而麻醉医护人员无法做到时时刻刻在患者身边进行评估。因此,病房的护士对患者的观察就显得尤为重要,而且他们的评价更客观、更实际,亦能更及时地向麻醉科医师反馈,以帮助麻醉科医师更好地为患者提供术后舒适化治疗。

6. **手术室护士** 患者独自进入手术室难免会有焦虑、烦躁等情绪,手术室护士的护理对他们来说无疑是"雪中送炭"。人体在应激状态下,如恐惧、紧张、焦虑等情况下往往会使得交感神经兴奋。交感神经兴奋可导致心率增快、心肌收缩力增加,使心脏负荷增加,同时可使得胃肠道蠕动抑制和尿潴留。而手术室护士给予患者安抚、保温、摆放舒适的体位、轻松的音乐等都有益于患者放松紧张的心情,减少交感神经的兴奋。

7. **麻醉护士** 各病区应有指定主管麻醉护士。术前主要负责患者的访视和宣教,告知患者围手术期相关的科普知识有助于患者对自己的手术及术后康复过程有一个大体的了解,减少紧张、焦虑等一些负面情绪;同时向患者和家属告知镇痛泵的使用方法和注意事项。术后负责制定术后镇痛专用登记表,建立病区镇痛泵管理档案,创建病区镇痛泵使用登记数据库。术后定时、定岗进行手术患者的术后随访,与病房医师、护士及时沟通,了解患者术后镇痛相关情况,及时反馈上级医师,对镇痛方案进行调整;同时如实记录患者的生命体征、疼痛评分、镇痛泵使用情况、相关不良反应及采取的措施等。每周做好负责病区围手术期镇痛情况的汇总。

8.**医务部门** 医务部门负责医院临床工作的开展与监督。医务部门应协助制定围手术期镇痛相关质控标准,协调相关科室安排固定人员参与PMDT,促进围手术期镇痛相关工作的有序开展,并对该项工作进行定期检查和总结,及时向医院主管领导汇报。

二、总结

随着医学技术的发展,学科分类越来越细,很多医师往往只熟悉自己的专业领域。而现代医学模式已经由单纯的生物模式转变为生物-心理-社会模式。患者的利益将主导医疗活动。因此我们需要为患者提供一站式服务,而避免其奔波于各个科室。围手术期PMDT的模式就可最大限度地整合多学科资源,不同科室医师经验交流、知识共享,高质有效地开展跨学科协作诊疗,不仅能为患者制定个体化围手术期镇痛方案,更能够强力带动医教研一体化发展。

(包程蓉 罗 艳)

参 考 文 献

[1] 邓小明,姚尚龙,于布为,等. 现代麻醉学[M]. 5版. 北京:人民卫生出版社,2020.

[2] 王天龙,孔萃萃. 推动中国老年患者麻醉与围手术期管理的创新与实践[J]. 中华医学杂志,2022,102(5):315-317.

[3] 和芳,何瑞仙. 快速康复多学科诊疗模式在胃癌患者围手术期护理应用的效果评价[J]. 中国肿瘤临床与康复,2022,27(3):351-355.

[4] 鲍瑞庆,左民,张秋儿,等. 信息化支撑下的门诊多学科协作诊疗的优化运行研究[J]. 中国医院,2016,20(7):9-11.

[5] 何辅成,李锋,李文娟. 多学科协作诊疗模式对促进医院学科建设的探讨. 中国医院,2016,20(7):12-13.

[6] 熊利泽. 术后智能化病人自控镇痛管理专家共识[J]. 中华麻醉学杂志,2018,38(10):1153-1157.

[7] 王强,佘守章. 术后智能化患者自控镇痛(Ai-PCA)管理专家共识解读[J]. 广东医学,2020,41(11):1085-1087.

[8] 黄文起,黄宇光. 加速智能化术后病人自控镇痛和分娩镇痛的临床研究[J]. 广东医学,2020,41(11):1081-1084.

第二十一章　阿片类镇痛药物

目录

急性疼痛治疗——患者自控镇痛（patient controlled analgesia, PCA）是计算机控制的微量泵向体内输注特定剂量的药物，由患者在感觉疼痛时按压 PCA 泵 Bolus 键，启动注射镇痛药，满足不同患者、不同时刻、不同疼痛强度下的镇痛要求，从而解决不同个体在不同条件下，所需最低有效止痛药剂量和最低有效镇痛浓度（minimal effective analgesic concentration, MEAC），PCA 方法迎合了患者参与镇痛的心理需求。PCA 常需要阿片类药物、非甾体类药物、局部麻醉药等药物作辅助镇痛，采用不同种类镇痛镇静药物联合进行多模式镇痛，因此，镇痛药物的优选尤为重要。有部分患者 PCA 出现恶心呕吐、呼吸抑制，甚至需用某些药物来治疗或者预防。为了解决上述问题，避免盲目用药，本章特将临床最为常用的阿片类镇痛药物作一介绍。

第一节　芬太尼系列阿片类药物

一、芬太尼

1. **体内代谢过程**　芬太尼口服经胃肠道可吸收，但临床一般采用注射给药。肌内注射生物利用度 67%，蛋白结合率 80%，芬太尼血浆蛋白结合能力随药物电离程度的增加而降低。pH 值的改变可能影响其在血浆和中枢神经系统之间的分布。芬太尼积聚在骨骼肌和脂肪中，并缓慢地释放到血液中。芬太尼的分布容积为 4L/kg，分布时间 17min，再分布时间 13min，消除半衰期约 3.7h。芬太尼主要在肝脏代谢，首过效应明显，约 75% 以芬太尼代谢产物经尿液排出，不到 10% 的药物以原型经尿液排出，约 9% 以芬太尼代谢产物经粪便排出。

2. **药理作用**　芬太尼是一种 μ 阿片受体激动剂，其主要治疗作用是镇痛。

3. **临床应用**　芬太尼用于麻醉、术后镇痛和各种疼痛治疗，作为麻醉和 PCA 联合用药。

4. **不良反应**　①一般不良反应为眩晕、视物模糊、恶心、呕吐、低血压、奥狄括约肌痉挛、喉痉挛及出汗、瘙痒、荨麻疹、过敏等，偶有肌肉抽搐；②术后偶尔会出现继发性呼吸抑制。

5. **产品规格**　枸橼酸芬太尼注射液低硼硅玻璃安瓿包装，规格为① 2ml：0.1mg，10 支 / 盒；② 10ml：0.5mg，2 支 / 盒。

6. **用法用量**　①术后静脉镇痛用量 4～20μg/h，术后镇痛用量为 80～200μg/d；②术后硬膜外镇痛用量 5～12μg/h，术后镇痛用量为 25～50μg/d。

7. **常用配方**　PCA 泵由医师预先确定设置方案，由 APS 护士配药：① PCIA 镇痛液：芬太尼 100～200μg＋0.9% 生理盐水稀释至 100ml 行 PCIA，用 CP 模式给药，即持续输注 1～2ml/h、PCA 追加剂量为 1～2ml、锁定时间为 10～15min，全程 48h；②硬膜外分娩镇痛：0.5μg/ml 芬太尼＋0.125%～0.625% 罗哌卡因，用 LP 模式给药，负荷剂量 8～12ml，PCA 追加剂量为 10ml，单次锁定时间为 30min，1h 最大给药剂量为 30ml。

二、舒芬太尼

1. **体内代谢过程**　在研究的剂量范围内，舒芬太尼呈现线性药代动力学的特征。舒芬太尼的生物转化主要在肝和小肠内进行。舒芬太尼给药后 24h 内代谢 80%，代谢产物随尿和胆汁排出体外，仅不到 1% 以原形从尿中排出。舒芬太尼与血浆蛋白的结合率对于健康男性约为 93%，女性约为 91%，新生儿约为 79%，分布容积 1.7L/kg，清除率 12.7ml/(min·kg)，清除半衰期 2.5h。

2. **药理作用**　舒芬太尼是一种强效的阿片类镇痛药，同时也是一种特异性 μ- 阿片受体激动剂,舒芬太尼对 μ- 受体的亲合力比芬太尼强 7～10 倍。舒芬太尼的镇痛效果比芬太尼强好几倍,而且有良好的血流动力学稳定性,可同时保证足够的心肌氧供应。

3. **临床应用** 舒芬太尼可作为全身麻醉的麻醉诱导和维持用药、术后镇痛和各种疼痛治疗,作为 PCA 广泛应用于临床。

4. **不良反应** 典型的阿片样症状,如呼吸抑制、呼吸暂停、骨骼肌强直(胸肌强直)、肌阵挛、低血压、心动过缓、恶心、呕吐、眩晕、缩瞳和尿潴留,在注射部位偶有瘙痒和疼痛。其他较少见的不良反应有:咽部痉挛、过敏反应和心搏停止(因在麻醉时使用其他药物)、偶尔可出现术后恢复期的呼吸再抑制。

5. **产品规格** 注射液,玻璃安瓿包装:规格为① 1ml:50μg,10 支 / 盒;② 2ml:100μg,10 支 / 盒;③ 5ml:250μg,5 支 / 盒。

6. **用法用量** 芬太尼用于麻醉和各种疼痛治疗,术后静脉镇痛用量 1～5μg/h,具体用量根据患者肝肾功能及一般情况进行调整,每天总量常不超过 1μg/kg。

7. **典型配方** PCA 泵由医师预先确定设置方案,由 APS 护士配药:① PCIA 镇痛:舒芬太尼 1～2μg/h + 0.9% 生理盐水配成 100ml,用 CP 模式给药,即持续输注 0.5～1ml/h、PCA 追加剂量为 1～2ml、锁定时间为 10～15min,全程 48h;②硬膜外分娩镇痛:0.5μg/ml 舒芬太尼 + 0.062 5%～0.125% 罗哌卡因,用 LP 模式给药,即负荷剂量 8～10ml,PCA 追加剂量为 10ml、锁定时间为 30min,最大给药剂量 30ml/h;③腰 - 硬联合阻滞分娩镇痛:3～5μg + 0.9% 生理盐水 2～3ml 蛛网膜下腔注射,紧接着硬膜外 PCA,配舒芬太尼 45μg + 0.1% 罗哌卡因 100ml,用 CP 模式给药,即持续输注 6～8ml/h、PCA 追加剂量为 4～5ml、锁定时间为 30min,最大给药剂量为 30ml/h。

三、瑞芬太尼

1. **体内代谢过程** 瑞芬太尼静脉给药后,瑞芬太尼快速起效,1min 可达有效浓度,作用持续时间仅 5～10min。药物浓度衰减符合三室模型,其分布半衰期($t_{1/2\alpha}$)为 1min,消除半衰期($t_{1/2\beta}$)为 6min,终末半衰期($t_{1/2\gamma}$)为 10～20min;有效的生物学半衰期约 3～10min,与给药剂量和持续给药时间无关。血浆蛋白结合率约 70%,主要与 α-1- 酸性糖蛋白结合。稳态分布容积约 0.2～0.4L/kg,血浆清除率大约为 40ml/(kg·min)。瑞芬太尼代谢不受血浆胆碱酯酶及抗胆碱酯酶药物的影响,不受肝、肾功能及年龄、体重、性别的影响,主要通过血浆和组织中非特异性酯酶水解代谢,大约 95% 的瑞芬太尼代谢后经尿排泄,主代谢物活性仅为瑞芬太尼的 1/4 600。瑞芬太尼长时间输注给药或反复注射用药几乎不会影响瑞芬太尼的半衰期,代谢速度无变化,体内无蓄积。

2. **药理作用** 瑞芬太尼为 μ 型受体阿片激动剂,在人体内 1min 左右迅速达到血 - 脑平衡,在组织和血液中被迅速水解,起效快,维持时间短,与其他芬太尼药物明显不同。

3. **临床应用** 瑞芬太尼可用于静脉全身麻醉诱导和全身麻醉中静脉维持镇痛,亦可用于静脉 PCA 分娩镇痛。

4. **不良反应** 瑞芬太尼具有 μ 阿片受体类药物的典型不良反应,恶心、呕吐、呼吸抑制、心动过缓、低血压和肌肉强直,上述不良反应在停药或降低输注速度后几分钟内即可消失。

5. **产品规格** 玻璃管制注射瓶包装:规格为① 1mg,5 瓶 / 盒;② 2mg,5 瓶 / 盒;③ 5mg,2 瓶 / 盒。

6. **用法用量** 瑞芬太尼静脉 PCA 用于分娩镇痛,单次静脉注射 40μg。

7. **典型配方** PCA 泵由医师预先确定设置方案,由 APS 护士配药:①产妇宫口开至≥3cm 时进入产房持续监测产妇生命体征、胎心及子宫收缩情况。产妇进入产房后开放静脉,鼻导管吸氧(3L/min)。给予瑞芬太尼静脉自控分娩镇痛,PCA 泵液为 20μg/ml 瑞芬太尼,宫缩即将来临时静脉 PCIA，用 LCP 模式给药，即负荷量 0.4μg/kg，背景剂量为 0.04μg/(kg·min)，PCA 剂量为 0.4μg/kg，锁定时间为 3min，产妇第一产程结束时停用镇痛泵。②在英国 14 个产科病房进行了一项开放标签、多中心、随机对照试验，纳入 16 岁或以上、妊娠期超过 37 周、单胎头位分娩、要求阿片类药物缓解疼痛的产妇。受试者随机分为 2 组，静脉注射瑞芬太尼 PCA 组（瑞芬太尼 40μg 按需给药，锁定时间 2min），或肌内注射哌替啶组（每 4 小时 100mg，24 小时至多 400mg）。主要终点是为减轻分娩疼痛而接受硬膜外镇痛的产妇比例。瑞芬太尼 PCA 组接受硬膜外镇痛产妇的比例为 19%（39/201），哌替啶组接受硬膜外镇痛产妇的比例为 41%（81/199）。

四、阿芬太尼

1. **体内代谢过程** 静脉注射阿芬太尼后即刻起效。阿芬太尼的体内过程符合三室模型，快速分布半衰期为 1min，慢速分布半衰期为 14min。阿芬太尼表观分布容积为 0.4～1L/kg，平均血浆清除率为 5ml/(kg·min)。阿芬太尼的血浆蛋白结合率约为 92%。阿芬太尼终末消除半衰期为 90～111min。阿芬太尼主要经过肝脏代谢。阿芬太尼代谢产物主要经尿液排泄，不到 1% 以原型排泄。与血浆蛋白结合率 92%，分布容积 0.86L/kg，清除率 6.4ml/(kg·min)，清除半衰期 1.2～1.5h。

2. **药理作用** 阿芬太尼是一种阿片受体激动剂，主要治疗作用是镇痛，作用时间短，脂溶性低，镇痛效能为吗啡的 15 倍。阿芬太尼可与中枢神经系统内许多部位的阿片受体结合，增加疼痛阈值，改变痛觉感知，抑制上行性疼痛传导通路，是一种超短效阿片类药物。

3. **临床应用** 临床可用于阿芬太尼作为全身麻醉的麻醉诱导和维持用药、术后镇痛和各种疼痛治疗，作为 PCA 联合用药。

4. **不良反应** 阿芬太尼对心血管系统几乎无影响。阿芬太尼呼吸抑制发生率较其他芬太尼类更低，阿芬太尼（7.5μg/kg）与等效剂量的芬太尼（2.5μg/kg）、舒芬太尼（0.25μg/kg）相比，ASU 中 PONV 发生率更低。阿芬太尼不易诱发呛咳，呛咳发生率仅为 7.2%。

5. **产品规格** 注射液，玻璃安瓿：规格为① 2ml：1mg，10 支 / 盒；② 5ml：2.5mg，5 支 / 盒。

6. **用法用量** 阿芬太尼可用于静脉全身麻醉诱导和全身麻醉中静脉维持镇痛，亦可用于硬膜外术后镇痛和分娩镇痛。

7. **常用配方** PCA 泵由医师预先确定设置方案，由 APS 护士配药：①硬膜外分娩镇痛：阿芬太尼 100μg + 1.0% 罗哌卡因 10mg + 0.9% 生理盐水至 5～10ml 首先硬膜外注射；配泵：阿芬太尼 900μg + 罗哌卡因 70～90mg + 0.9% 生理盐水至 100ml，用 LCP 模式给药，即负荷剂量 3ml，持续输注 2～3ml/h、PCA 追加剂量（Bolus）为 3ml、锁定时间为 20～30min；②术后 PCEA：阿芬太尼 900μg + 罗哌卡因 90mg + 生理盐水至 100ml，用 LCP 模式给药，即负荷剂量 5ml，持续输注（Continuous infusion）1～2ml/h、PCA 追加剂量（Bolus）为 2ml、锁定时间为 10～15min。

第二节　其他类阿片镇痛药物

一、吗啡

1. **体内代谢过程** 盐酸吗啡注射液皮下和肌内注射吸收迅速，皮下注射 30min 后即可吸收 60%，吸收后迅速分布至肺、肝、脾、肾等各组织。成人中仅有少量吗啡透过血、脑脊液屏障，但已能产生高效的镇痛作用。可通过胎盘到达胎儿体内。消除 $T_{1/2}$ 1.7～3h,蛋白结合率 26%～36%。一次给药镇痛作用维持 4～6h。吗啡主要在肝脏代谢,60%～70% 在肝内与葡萄糖醛酸结合,10% 脱甲基成去甲基吗啡,20% 为游离型。主要经肾脏排出,少量经胆汁和乳汁排出。

2. 药理作用　盐酸吗啡注射液为纯粹的阿片受体激动剂,有强大的镇痛作用,同时也有明显的镇静作用,并有镇咳作用(因其可致成瘾而不用于临床)。对呼吸中枢有抑制作用,使其对二氧化碳张力的反应性降低,过量可致呼吸衰竭而死亡。本品兴奋平滑肌,增加肠道平滑肌张力引起便秘,并使胆道、输尿管、支气管平滑肌张力增加。可使外周血管扩张,尚有缩瞳、镇吐等作用(因其可致成瘾而不用于临床)。阿片类药物的镇痛机制尚不完全清楚,实验证明采用离子导入吗啡于脊髓胶质区,可抑制伤害性刺激引起的背角神经元放电,但不影响其他感觉神经传递。按阿片受体激动后产生的不同效应分型,吗啡可激动 μ、κ 及 δ 型受体,故产生镇痛、呼吸抑制、欣快成瘾。阿片类药物可使神经末梢对乙酰胆碱、去甲肾上腺素、多巴胺及 P 物质等神经递质的释放减少,并可抑制腺苷酸环化酶. 使神经细胞内的 cAMP 浓度减少,提示阿片类药物的作用与 cAMP 有一定关系。大鼠急性毒性 LD_{50}:口服 905mg/kg、皮下 700mg/kg、腹腔 920mg/kg、静脉 237mg/kg。

3. 临床应用　吗啡为强效镇痛药,适用于其他镇痛药无效的急性锐痛,如严重创伤、战伤、烧伤、晚期癌症等疼痛。心肌梗死而血压尚正常者,应用本品可使患者镇静,并减轻心脏负担。应用于心源性哮喘可使肺水肿症状暂时有所缓解。麻醉和手术前给药可保持患者宁静进入嗜睡。因本品对平滑肌的兴奋作用较强,故不能单独用于内脏绞痛(如胆绞痛等),而应与阿托品等有效的解痉药合用。

4. 不良反应　①连用 3～5 天即产生耐药性,1 周以上可成瘾,需慎用;但对于晚期中重度癌痛患者,如果治疗适当,少见依赖及成瘾现象;②恶心、呕吐、呼吸抑制、嗜睡、眩晕、便秘、排尿困难、胆绞痛等,偶见瘙痒、荨麻疹、皮肤水肿等过敏反应;③本品急性中毒的主要症状为昏迷,呼吸深度抑制、瞳孔极度缩小、两侧对称,或呈针尖样大,血压下降、发绀、尿少、体温下降、皮肤湿冷、肌无力,由于严重缺氧致休克、循环衰竭、瞳孔散大、甚至死亡。

5. 产品规格　注射液,玻璃安瓿:规格为 1ml:10mg,10 支 / 盒。

6. 常规用法　①皮下注射:成人一次常用量为 5～15mg,一日为 15～40mg;极量为一次 20mg、一日 60mg;②静脉注射:成人镇痛时常用量为 5～10mg;用作静脉不得超过 1mg/kg;③术后镇痛硬膜外注射:成人自腰脊部位注入,一次极限为 5mg,胸脊部位应减为 2～3mg,按定 24h 间隔可重复给药一次;④蛛网膜下腔注射:一次为 0.1～0.3mg,原则上不再重复给药;⑤对于癌痛患者,首次按照常规剂量使用,当镇痛效果不佳时,可逐渐增加剂量或注射的次数,重度癌痛每日 2～6 次,以充分缓解疼痛及预防癌痛发生;一般认为癌性疼痛患者吗啡用量不受极量限制。⑥由医师预先设置电子泵或者智能化患者自控镇痛泵,选择不同种类镇痛药物或非甾体类药物、局部麻醉药、镇痛辅助药物联合多模式镇痛。

7. 常用配方　PCA 泵由医师预先确定设置方案,由 APS 护士配药:①吗啡静脉 PCA:0.9% 生理盐水总容量 100ml + 吗啡 100mg,吗啡容量 1mg/1ml,用 LP 模式给药,即负荷剂量 5ml、PCA 追加量(Bolus)1ml/ 次、锁定时间 5min、4h 单位时间内安全限定剂量 30ml,不用持续剂量;②吗啡硬膜外 PCA:0.9% 生理盐水总容量 100ml + 吗啡 10mg,吗啡容量 0.1mg/1ml,用 LCP 模式给药,即负荷剂量 5ml + 持续剂量 0.5ml、PCA 追加量(Bolus)1ml/ 次、锁定时间 15min、4h 单位时间内安全限定剂量 20ml;③吗啡硬膜外 PCA:1.0% 利多卡因或 0.2% 罗哌卡因总容量 100ml + 0.01% 吗啡(吗啡容量 0.1mg/1ml),用 LCP 模式给药,即负荷剂量 5ml + 持续剂量 0.5ml、PCA 追加量(Bolus)1ml/ 次、锁定时间 15min、4h 单位时间内安全限定剂量 15ml。

二、氢吗啡酮

1. **体内代谢过程** 氢吗啡酮是通过肝脏与葡萄糖醛酸结合后大量代谢,高于95%的剂量代谢为氢吗啡酮-3-葡萄糖苷酸,并伴随少量的6-羟基还原代谢产物。血浆蛋白结合率8%～19%,分布容积(2.9±1.3)L/kg,清除率1.96L/min,清除半衰期2～3h。

2. **药理作用** 氢吗啡酮是一种完全阿片类激动剂,并且对μ阿片受体有相对选择性,尽管其在高剂量时可以与其他阿片受体结合。氢吗啡酮的主要治疗作用是镇痛,与其他完全阿片类激动剂一样,其无吗啡镇痛的天花板效应。临床上,通过滴定剂量来达到充分的镇痛作用,且给药剂量可能受到不良反应,包括呼吸抑制和中枢神经系统抑制的限制。

3. **临床应用** 所有需要使用阿片类药物镇痛的患者。

4. **不良反应** ①与氢吗啡酮有关的严重不良反应,包括呼吸抑制和呼吸暂停,并在较低概率下出现循环抑制、呼吸骤停、休克、心搏骤停。最常见的不良反应为头昏、眩晕、镇静、恶心、呕吐、出汗、潮红、烦躁不安、兴奋、口干、瘙痒。②上述不良反应在门诊患者和无剧烈疼痛的患者中表现得更为显著。

5. **产品规格** 注射液,低硼硅玻璃安瓿:规格为2ml:2mg,10支/盒。

6. **用法用量** 术后镇痛肌内注射用量0.02～0.04mg/kg,静脉注射用量0.01～0.02mg/kg。

7. **常用配方** PCA泵由医师预先确定设置方案,由APS护士配药:① PCIA镇痛液配方:氢吗啡酮10mg用生理盐水配成150ml,用CP模式给药,即持续输注2～2.5ml/h、PCA追加剂量为2ml、锁定时间为15min,全程48h。②硬膜外剖宫产术后镇痛:氢吗啡酮1～2mg+罗哌卡因100mg+生理盐水稀释至50ml,用LCP模式给药,即负荷剂量5ml、持续输注1ml/h、PCA追加剂量为1～2ml、锁定时间为10～15min。③胃肠道手术术后硬膜外PCA:首先0.25%罗派卡因5mL+氢吗啡酮0.4mg,硬膜外注射作为负荷剂量;配泵:氢吗啡酮1.6mg+0.125%罗派卡因100ml,用CP模式给药,即持续输注1～2ml/h、PCA追加剂量为1～2ml、锁定时间为10～15min。

三、地佐辛

1. **体内药代动力学** 注射地佐辛可完全快速吸收,肌内注射10mg达峰时间为10～90min,血药浓度为19ng/ml(10～38ng/ml);5min内静脉注射10mg,终末半衰期为2.4h(1.2～7.4h),平均分布体积为10.1L/kg(4.7～20.1L/kg),全身清除率为3.3L/(h·kg)[1.7～7.2L(h·kg)]。剂量超过10mg时,呈非线性代谢;静脉注射5～10mg,剂量与血药浓度成正比,但静脉注射20mg后与5～10mg相比,AUC大25%,全身清除率低20%,代谢产物约2/3是由尿排泄,其中有1%为原形药,剩余的是葡萄糖苷酸的共轭物。未对地佐辛的蛋白结合率进行研究;静脉注射10mg,不改变肝硬化患者的全身清除率,但分布容积与半衰期比正常者增加30%～50%;肾功能不全对本品的药代动力学影响未进行研究,因为本品主要是以葡萄糖苷酸的共轭物由尿排泄,肾功能不全者应减量。

2. **药理作用** 地佐辛是合成的阿片受体激动-拮抗药,其镇痛作用是由μ受体和κ受体介导,是μ受体部分激动药和κ受体部分激动药。地佐辛是一种强效阿片类镇痛药。地佐辛能缓解术后疼痛,其镇痛强度、起效时间和作用持续时间与吗啡相当。当稳态血药浓度超过5～9ng/ml时,产生缓解术后疼痛的作用;当平均峰浓度达到45ng/ml时则出现不良反应。出现最大镇痛作用的时间比血药浓度达峰时间晚20～60min。

3. **临床应用** 地佐辛为强效镇痛药,可用于治疗中度至重度急性疼痛;地佐辛可用于全身麻醉诱导,可抑制气管插管反应,减轻芬太尼、舒芬太尼等引起的咳嗽,降低术后瘙痒和躁动的发生率,预防丙泊酚静脉注射痛;麻醉诱导时或术中静脉注射地佐辛 0.1~0.2mg/kg 可减少术后痛觉过敏、躁动发生,也有助于降低术后认知功能障碍的发生;术中或手术结束前缓慢静脉注射地佐辛 0.1~0.2mg/kg 可减少椎管内麻醉后寒战的发生,效果与静脉注射曲马多或哌替啶相当,而心率加快、呼吸抑制等不良反应的发生率低且程度较轻。

地佐辛是可单独用于术后轻、中度疼痛的镇痛,也可与非甾体抗炎药(NSAIDs)、强效阿片类药物等联合用药于术后重度疼痛的镇痛;该药还可作为外周神经阻滞、局部浸润麻醉镇痛不足的补救用药;联合用药时,可降低其他镇痛药用量,呼吸抑制和成瘾等副作用较少,是突出的优点。

4. **不良反应** 在国外 2 192 例急、慢性疼痛患者的临床研究结果显示:地佐辛作为强效镇痛药,几乎所有的不良反应;使用地佐辛 7 天以上的 73 个患者未发现肝、血液、肾脏毒性。

(1)以下不良事件发生率大于 1%:胃肠道系统:恶心、呕吐发生率为 3%~9%;中枢神经系统:镇静发生率为 3%~9%,头晕/眩晕发生率为 1%~3%;皮肤:注射部位反应发生率为 3%~9%。

(2)以下不良事件发生率小于 1%:全身:出汗、寒战、脸红、血红蛋白低、水肿;心血管系统:高血压、低血压、心律不齐、胸痛、苍白、血栓性静脉炎;胃肠道系统:口干、便秘、腹泻、腹痛;骨骼肌系统:痛性痉挛/疼痛;神经系统:焦虑、意识模糊、喊叫、妄想、睡眠障碍、头痛、谵妄、抑郁;呼吸系统:呼吸抑制、呼吸症状、肺不张;皮肤:瘙痒、疹、红斑;感觉:复视、口吃、视线模糊;泌尿生殖系统:尿频、尿迟、尿潴留。

(3)以下报道的不良反应在 2 192 例患者中发生率小于 1%,但不知道其发生是否与注射本品有关,胃肠道:碱性磷酸酶及血清谷草转氨酶升高;呼吸系统:呃逆;感觉:耳充血、耳鸣。

(4)国内临床研究中发生不良反应:单次用药组轻度恶心发生率为 1.4%;一周用药组:轻至中度的呕吐、恶心和头晕发生率 29.4%。

5. **产品规格** 注射液,玻璃安瓿瓶:规格为① 1ml:5mg, 4 支/盒;② 1ml:10mg, 4 支/盒。

6. **用法用量** ①肌内注射:推荐成人单剂量为 5~20mg,应根据患者的体重、年龄、疼痛程度、身体状况及服用其他药物的情况调节剂量,必要时每隔 3~6h 给药一次,最高剂量 20mg/次,一天最多不超过 120mg/d;②静脉注射:初剂量为 5mg,以后 2.5~10mg/2~4h。

7. **常用配方**

(1)联合非甾体抗炎药:PCA 泵由医师预先确定设置方案,由 APS 护士配药:①静脉自控镇痛(PCIA):术毕前 10~20min 静脉注射地佐辛 2.5~5mg 作为负荷剂量,手术结束后,用地佐辛 12.5~25mg + 氟比洛芬酯 125~250mg + 生理盐水 100ml,用 CP 模式给药,即持续输注 1~2ml/h、PCA 追加剂量(Bolus)为 1ml、锁定时间为 10~15min,全程 48h;②与帕瑞昔布钠联合应用:手术结束前 10~20min 静脉注射地佐辛 2.5mg + 手术前或手术结束前 30min 静脉注射帕瑞昔布钠 40mg 或在手术前 30min 将两药合并使用;③ PCIA:地佐辛 25~50mg + 0.9% 生理盐水 100ml,用 CP 模式给药,即持续输注 2ml/h、PCA 追加剂量(Bolus)为 1ml、锁定时间为 10~15min,加帕瑞昔布钠 40mg 静脉注射,每 12h 静脉注射 1 次,全程 48h。

(2)区域阻滞联合用药:①与超声引导下外周神经阻滞联用:地佐辛 0.8mg/kg + 0.375% 罗哌卡因 15~20ml,行 $T_{4~8}$ 椎旁神经阻滞;②与局部麻醉药混合应用于局部浸润术后镇痛:地佐辛 0.05mg/kg + 0.375%~0.5% 罗哌卡因 20ml,以超声引导下行臂丛神经阻滞或双侧腹横肌平面阻滞(TAPB),每侧 20ml;③地佐辛 10mg + 舒芬太尼 2μg/kg + 右美托咪定 100μg + 0.9% 生理盐水稀释至 100ml 行 PCIA,用 CP 模式给药,即持续输注速率 0.5~1ml/h、PCA 追加剂量为 1~2ml、锁定时间为 10~15min;④ PCEA 配方:地佐辛 15mg + 1% 罗哌卡因 100mg + 0.9% 生理盐水稀释至 50ml;PCEA 采用 LCP 模式:负荷量 5ml + 维持量 1.0ml/h + 单次 PCA 剂量每次 2ml,锁定时间 15min,全程 24h。

四、羟考酮

1. **体内代谢过程** 羟考酮经皮下或静脉注射给予健康受试者，一次性注射或是在 8h 连续输注相同剂量，两种给药途径呈生物等效性；吸收后，羟考酮分布至全身，起效时间约为 2～3min，达峰时间为 5min，消除 $T_{1/2}$ 3.5h，约 45% 与血浆蛋白结合；经肝脏代谢为去甲羟考酮、羟吗啡酮及其与葡萄糖醛酸的结合型；代谢物的镇痛无临床意义；活性药物和代谢物可以通过尿液和粪便排泄；羟考酮的血浆浓度受年龄影响较小，老年患者与年轻人相比高 15%。对于女性受试者，在体重调整的基础上，血浆浓度最多比男性高 25%，药物可透过胎盘并可在乳汁中排出；与正常受试者相比，患有轻度至重度肝功能异常的患者血浆中羟考酮和去甲羟考酮的浓度可能会有所增加，羟吗啡酮的浓度则降低；羟考酮的消除半衰期可能增加，由此可能伴有药物作用的增加。

2. **药理作用** 羟考酮是一种纯阿片受体激动剂，对 μ 受体具有相对的选择性，在更高剂量时也能与其他阿片受体结合，其主要治疗作用为镇痛；羟考酮的镇痛作用没有天花板效应，临床上通过镇痛作用来滴定剂量，并受到不良反应(包括呼吸和中枢神经系统抑制)的限制；羟考酮镇痛作用的机制尚不清楚，在脑与脊髓中发现了一些具有类阿片作用内源性物质的特异性 CNS 阿片受体，可能与羟考酮镇痛作用有关；羟考酮 Ames 试验、小鼠体内微核试验结果均为阴性；人淋巴细胞染色体畸变试验中，在无代谢活化时剂量达 1 500μg/ml、有代谢活化剂量达 5 000μg/ml 处理 48h 结果为阴性，但在有代谢活化剂量≥1 250μg/ml 处理 24h 时结果为阳性；小鼠淋巴瘤试验中，在有代谢活化剂量≥50μg/ml、无代谢活化剂量剂量≥400μg/ml 时结果为阳性。

3. **临床应用** 羟考酮为强效镇痛药，用于治疗中度至重度急性疼痛，包括手术后引起的中度至重度疼痛及需要使用强阿片类治疗的重度疼痛(包括癌痛)，对于内脏绞痛患者治疗效果优于其他阿片类药品。

4. **不良反应** 具有阿片受体完全激动剂典型的不良反应。羟考酮可以产生耐受性和依赖性。①免疫系统：不常见超敏反应和过敏反应，类过敏反应未知；②代谢和营养：不常见食欲下降；③精神方面：常见焦虑、意识模糊、紧张，结束用药后自行消除。不常见情绪不稳、激动、欣快感、幻觉；④中枢神经系统：与吗啡、氢吗啡酮类似，常见头痛、头晕、嗜睡、镇静、昏睡、震颤等反应，不常见健忘、肌张力亢进、抽搐；⑤呼吸系统、胸椎、纵隔：常见呼吸困难、咳嗽减少，不常见呼吸抑制、呃逆，发生概率均低于吗啡；⑥肠胃道系统：便秘、恶心、呕吐等反应十分常见，不常见腹痛、口干、消化不良，罕见吞咽困难、肠梗阻、龋齿、胃肠胀气。如果出现恶心和呕吐，可以同时使用止吐药；可以应用适当的缓泻剂预防便秘的发生；⑦肾脏及泌尿系统：不常见尿潴留、输尿管痉挛；⑧肝胆系统：不常见肝酶升高、胆汁淤积；⑨皮肤及皮下组织：十分常见瘙痒，常见多汗、皮疹，不常见皮肤干燥、剥脱性皮炎、皮肤干燥、荨麻疹；生殖系统：不常见闭经、勃起功能障碍、性腺功能减退；⑩全身及局部：常见虚弱、寒战、疲劳；不常见药物耐受、药物戒断综合征、水肿、外周性水肿、口渴、发热。不良反应发生频率：十分常见(≥1/10)，常见发生频率(≥1/10～1/100)，不常见频率(≥1/100～1/1 000)，罕见(≥1/1 000～1/10 000)。

5. **产品规格** 注射液，玻璃安瓿：规格为 1ml：10mg，5 支/盒。

6. **用法用量** PCA 泵由医师预先确定设置方案，由 APS 护士配药：①给药途径：皮下注射或输注、静脉注射或输注，根据患者疼痛严重程度、患者的整体情况和曾用过及正在使用的药物情况调节给药剂量；② 18 岁以上成人：推荐起始剂量，如果镇痛效果不够或疼痛加剧，应逐渐增加给药剂量；③老年患者：应小心从最低起始剂量开始滴定；④对于有肾功能障碍和肝功能障碍的患者：应谨慎地从最低剂量开始滴定直至疼痛缓解；⑤ 18 岁以下儿童：尚无使用数据；⑥对于非癌性疼痛的治疗：阿片类药物不是用于慢性非癌痛的一线治疗药物，也不推荐以单纯使用阿片类药物治疗慢性非癌痛；有些慢性疼痛，如关节炎性疼痛和椎间盘疾病经强阿片类药物治疗后疼痛可以得到缓解；⑦对于是否有必要继续使用阿片类药物治疗，需要进行定期评估；⑧治疗时间：使用羟考酮治疗不应超出必需使用时间；⑨停止治疗：当患者不再需要使用羟考酮治疗时，应逐渐降低药物的剂量，以防止出现戒断症状。

7. **常用配方** ①静脉推注：将药液 5～10mg 以 0.9% 生理盐水、5% 葡萄糖或注射用水稀释至 1mg/ml，在 1～2min 内缓慢推注给药，给药频率不应短于每 4 小时 1 次；②静脉输注：将药液以 0.9% 生理盐水稀释至 1mg/ml，推荐起始剂量为每小时 2mg；③ PCA 泵由医师预先确定设置方案，由 APS 护士配药：羟考酮 0.6mg/kg ＋ 托烷司琼 10mg ＋ 0.9% 生理盐水稀释至 100ml 静脉 PCA：用 CP 模式给药，即持续输注速率 1～2ml/h、PCA 追加剂量为 1～2ml、锁定时间为 5～15min，不用负荷剂量，全程镇痛 48h，用于髋关节置换术后老年患者静脉自控镇痛。

五、喷他佐辛

1. **体内代谢过程** 肌内注射 15min 后血浆浓度达高峰，静脉注射后 2～3min 血浆浓度达高峰，消除 t1/2 约为 2h。主要在肝脏代谢，经肾脏排泄。24h 约排出总量的 60%，血浆蛋白结合率为 60%。

2. **药理作用** 喷他佐辛为阿片受体激动-拮抗剂，主要激动 κ 受体，也可激动 μ_1 受体和 δ 受体，对 μ_2 受体则具有一定的拮抗作用。喷他佐辛镇痛效力较强，皮下注射 30mg 相当于吗啡 10mg 的镇痛效力。呼吸抑制作用约为吗啡的 1/2，增加剂量其镇痛和呼吸抑制作用并不成比例增加。对胃肠道平滑肌作用与吗啡相似，但对胆道括约肌作用较弱。

3. **临床应用** 适用于各种慢性剧痛，如癌性疼痛、创伤性疼痛、手术后疼痛，也可用手术前或麻醉前给药，作为外科手术麻醉的辅助用药。

4. **不良反应** 喷他佐辛中枢抑制作用轻，呼吸抑制作用具有封顶效应，常见的不良反应为恶心呕吐。体位改变血压下降时，有眩晕以及疲乏。

5. **产品规格** 注射液，玻璃安瓿：规格为 1ml：30mg，5 支/盒。

6. **用法用量** 皮下、肌内注射或静脉给药，一次 30mg，必要时每 3～4h 1 次。静脉给药时用注射用水稀释，且滴速每分钟不超过 5mg，1d 最大剂量不超过 240mg。

7. **常用配方** PCA 泵由医师预先确定方案，由 APS 护士配药设置：①喷他佐辛 120～180mg ＋托烷司琼 10mg ＋ 0.9% 生理盐水总容量 100ml，手术结束时启动镇痛泵静脉 PCA，无负荷剂量，用 CP 模式给药，即持续剂量 0.5～1ml/h、单次 PCA 按压追加剂量 1～2ml，锁定时间 15min，全程镇痛 48h；② PCEA：喷他佐辛 90mg ＋ 0.1%～0.2% 左旋布比卡因或者 0.15%～0.2% 罗哌卡因 100ml，用 LCP 模式给药，即负荷剂量（loading dose）4ml ＋ 持续剂量 2ml、PCA 追加量 1ml/次、锁定时间 10min、4h 单位时间内安全限定剂量 20ml，全程镇痛 48h；③多模式镇痛：手术结束前 30min 肌内注射喷他佐辛 30mg 作为负荷剂量，采用喷他佐辛 90mg ＋ 托烷司琼 10mg ＋ 0.9% 生理盐水总容量 90ml（即 0.1% 喷他佐辛复合液），静脉 PCA 用 CP 模式，持续输注量 3ml，追加剂量 5ml；PCA 锁定时间为 20min，全程镇痛 48h。

六、布托啡诺

1. **体内代谢过程** 肌内注射布托啡诺能很快吸收，在 20～40min 达到血浆峰浓度；静脉注射的药代动力学与肌内注射相似，血清蛋白结合率约为 80%，并在不大于 7ng/ml 的浓度范围内呈浓度依赖关系；布托啡诺可通过血 - 脑脊液屏障和胎盘屏障，可进入人的乳汁中，主要为肝脏被代谢，主要代谢产物为羟基化布托啡诺；肾功能障碍者肌酐清除率＜30ml/min，半衰期延长约为 10.5h，体液消除率为 150L/h。70%～80% 的药物通过尿液消除，仅 15% 通过粪便消除。

2. **药理作用**　布托啡诺及其主要代谢产物激动 κ 受体；对 μ 受体则具激动和拮抗双重作用；布托啡诺主要与中枢神经系统（CNS）中的这些受体相互作用，间接发挥其药理作用，包括镇痛作用；除镇痛作用外，对 CNS 的影响，包括减少呼吸系统自发性的呼吸、咳嗽、兴奋呕吐中枢、缩瞳、镇静等药理作用；其作用可能是通过非 CNS 作用机制实现的，如改变心脏血管（神经）的电阻和电容、支气管运动张力、胃肠道分泌，运动肌活动及膀胱括约肌的活动；布托啡诺静脉注射 3～5min、肌内注射 10～15min 开始起效，30～60min 达高峰，维持时间为 3～4h，与吗啡、meperidine 及喷他佐辛相当。

3. **临床应用**　适用于术后镇痛、ICU 镇痛、无痛人流、无痛胃肠镜检查。

4. **不良反应**　①主要为嗜睡、头晕、恶心和 / 呕吐，发生率在 1% 或以上；②全身：虚弱、头痛、热感；③心血管系统：血管舒张、心悸；④消化系统：提食、便秘、口干、胃痛；⑤神经系统：异梦、焦虑、幻觉、敌意、药物戒断症状；⑥皮肤：皮疹 / 风团；⑦泌尿系统：排尿障碍。

5. **产品规格**　注射液，棕色西林瓶：规格为 1ml：1mg；2ml：4mg，10 瓶 / 盒。

6. **用法用量**　①静脉注射量为 1mg；②肌内注射剂量为 1～2mg，如需要每 3～4h，可重复给药一次；③没有充分的临床资料推荐单次剂量超过 4mg；④由医师预先设置，选择不同种类药物联合的多模式镇痛。

7. **常用配方**　PCA 泵由医师预先确定设置方案，由 APS 护士配药：①对于年龄在 18～65 岁的中小手术患者：右美托咪定 0.1μg/（kg·h）+ 布托啡诺 0.125mg/kg（8～12mg）+ 昂丹司琼 1mg/h + 0.9% 生理盐水稀释至 100ml；右美托咪定 0.1μg/（kg·h）小于临床常用镇静剂量 0.2～0.7μg/（kg·h）；②对于年龄大于 65 岁，且行中小手术患者：右美托咪定 0.1μg/（kg·h）+ 布托啡诺 0.1mg/kg（5～8mg）+ 昂丹司琼 1mg/h + 0.9% 生理盐水稀释至 100ml；③对于行大手术患者：右美托咪定 0.1μg/（kg·h）+ 布托啡诺 0.125mg/kg（8～10mg）+ 氟比洛芬酯 150mg 或舒芬太尼 1μg/kg + 昂丹司琼 1mg/h + 0.9% 生理盐水稀释至 100ml；以上三种配方，用 CP 模式给药，即持续输注（Continuous infusion）0.5～1ml/h、PCA 追加剂量（Bolus）为 2ml、锁定时间为 10～15min；负荷剂量则是在手术结束前 30min，单次静脉注射布托啡诺 0.5～1mg，然后连续 PCA 泵进行镇痛，全程 48h。

七、丁丙诺啡

1. **体内代谢过程**　静脉丁丙诺啡 0.3mg 的起效时间为 2min，约 1h 后达到高峰，持续时间 6h。丁丙诺啡在肝脏通过细胞色素 P（CYP）450 系统进行 N- 脱烷基化，生成去甲丁丙诺啡。再通过葡萄糖醛酸转移酶，进一步生成为丁丙诺啡 -3- 葡萄糖醛酸酯和去甲丁丙诺啡 -3- 葡萄糖醛酸。在人体内，约 1/3 的丁丙诺啡以代谢物随尿和胆汁排出，约 2/3 以原型通过随胆汁由粪便排出。因此，对于老年患者或肾脏损伤患者，使用此药无禁忌。静脉使用丁丙诺啡注射液的药代动力学：生物利用度 100%，血浆蛋白结合率 96%，分布容积 1.5～2.8L/kg，消除率 13～19ml/（kg·min），消除半衰期 1.2～7.2h（约 3h）。

2. **药理作用**　丁丙诺啡是半合成蒂巴因衍生物，是一种阿片受体激动 - 拮抗剂，丁丙诺啡不仅是 μ 受体部分激动剂，还是 δ 和 κ 阿片受体高亲和力的拮抗剂，同时也是一种 ORL1 低亲和力的激动剂。通过对阿片受体的多重调节，发挥镇痛作用；丁丙诺啡对 μ 受体具有高亲和力，且与 μ 受体的解离速度较低，因此，镇痛作用持久；丁丙诺啡可占据大部分但不是全部的 μ 受体，一些受

体仍然可被全 μ 受体激动剂激活；即丁丙诺啡不会影响其他全 μ 受体激动剂的镇痛效果，且与它们联用时，其镇痛作用和抗痛敏作用具有协同作用；丁丙诺啡介导的阿片受体的激活是独特的，其镇痛效果是吗啡的 25～115 倍；丁丙诺啡发挥其镇痛效果可能主要通过低级中枢神经系统（脊髓），而不是高级中枢神经系统（脑），这也减少了欣快感和呼吸抑制等不良反应的发生；丁丙诺啡对于 δ 和 κ 阿片受体的拮抗作用降低了其潜在的副作用，如便秘、呼吸抑制、焦虑和成瘾性；而对 ORL1 的完全激动作用则有助于脊髓镇痛作用，可能降低全 μ 受体激动剂的成瘾性和耐受性；丁丙诺啡的独特药理活性使其耐受性和镇痛作用良好，并且与全 μ 受体激动剂相比依赖度更小，丁丙诺啡对阿片受体的多机制调节增强了镇痛效果，降低了副作用。

3. **临床应用** 本品为强效镇痛药物，可用于各类手术后疼痛、癌症疼痛、烧伤后疼痛、脉管炎引起的肢痛及心绞痛和其他的内脏痛。在临床上，丁丙诺啡不仅可以用于术中局部麻醉辅助，还可用于术后的自控镇痛和慢性疼痛的管理。

4. **不良反应** 主要为头晕、嗜睡、恶心呕吐、出汗、头痛、皮疹。

5. **产品规格** 注射液：玻璃安瓿，规格为 1ml：0.15mg；1ml：0.3mg，2 支/盒。

6. **用法用量** ①肌内注射或静脉缓慢静脉注射，一次 0.15～0.3mg，可每隔 6～8h 或按需注射，疗效不佳时可适当增加用量；②术后静脉自控镇痛（PCIA）：15μg/kg 丁丙诺啡+0.9% 生理盐水至 100ml 术后静脉 PCA 用 LCP 模式给药，即负荷剂量 5ml+持续剂量 1～2ml、PCA 追加量 1～2ml/次、锁定时间 10～15min，全程镇痛 48h；③联合局部麻醉药使用：0.1～0.3mg 的丁丙诺啡联合局部麻醉药，进行周围神经阻滞。

7. **常用配方** ①辅助硬膜外局部麻醉药物增速增效：在硬膜外试验剂量无异常时，0.75% 罗哌卡因 10～15ml+丁丙诺啡 0.15mg，或者单纯 0.75% 罗哌卡因 15ml+静脉给与丁丙诺啡 0.15mg 硬膜外注射，可明显缩短罗哌卡因硬膜外阻滞的起效时间，提高阻滞平面。② PCA 泵由医师预先确定设置方案，由 APS 护士配药：丁丙诺啡 0.6mg+芬太尼 0.5mg+托烷司琼 5mg+0.9% 生理盐水稀释至 100ml，PCIA 用 CP 模式给药，即持续剂量 1～2ml、PCA 追加量 1～2ml/次、锁定时间 15min，全程镇痛 48h。③硬膜外 PCA：0.45mg 丁丙诺啡+布比卡因 45mg+0.2% 罗哌卡因 100ml 至泵中，PCEA 用 LCP 模式给药，即负荷剂量 5ml+持续剂量 0.5～1ml、PCA 追加量 1～2ml/次、锁定时间 10min，4h 设定最多给药剂量 28ml（除负荷剂量外），镇痛 48h。

八、纳布啡

1. **体内药代动力学** 纳布啡静脉给药后 2～3min 起效，皮下、肌内注射不到 15min 起效。纳布啡的血浆半衰期为 5h，作用持续时间为 3～6h。

2. **药理作用** 纳布啡是一种吗啡喃类半合成阿片类混合型激动-拮抗镇痛药，其镇痛强度与吗啡基本相当。纳布啡的阿片类拮抗活性为烯丙吗啡的 1/4，为喷他佐辛的 10 倍。纳布啡与同等镇痛剂量的吗啡产生相同程度的呼吸抑制作用，但纳布啡具有天花板效应，在没有其他影响呼吸的中枢神经系统活性药物的情况下，增加剂量超过 30mg 不会产生进一步的呼吸抑制作用。纳布啡本身其剂量等于或低于其镇痛剂量具有强效阿片类拮抗活性。当与 μ 受体激动型镇痛药（如吗啡、羟吗啡酮、芬太尼）同时使用，或给予上述药物后给予纳布啡，可部分逆转或阻断阿片类诱导的呼吸抑制。纳布啡可能导致依赖阿片类药物的患者出现停药现象。在定期接受 μ 受体阿片类镇痛药的患者中，纳布啡应谨慎使用。

（1）对中枢神经系统的影响：纳布啡通过对脑干呼吸中枢的直接作用产生呼吸抑制。呼吸抑制包括脑干呼吸中枢对二氧化碳张力升高和电刺激的反应性降低。但是，由纳布啡引起的呼吸抑制存在天花板效应。尽管纳布啡是一种混合激动/拮抗剂，但是纳布啡导致的呼吸抑制可被纳洛酮逆转。纳布啡可引起瞳孔缩小，即使在完全黑暗环境中。针尖样瞳孔是阿片类物质过量的一个体征，但不是特异性病征（例如出血性或缺血性脑桥损伤可能产生相似表现）。在药物过量情况下，由于缺氧，可能出现明显的瞳孔放大，而非瞳孔缩小。

（2）对消化道和其他平滑肌的影响：纳布啡能引起胃窦和十二指肠平滑肌张力增加相关的蠕动减少；能延迟食物在小肠中的消化，并抑制蠕动性收缩；结肠的推进性蠕动波降低，但张力可能增加至产生痉挛的程度，从而导致便秘。其他阿片类诱导效应可能包括胆道和胰腺分泌物减少、奥狄括约肌痉挛、血清淀粉酶的短暂升高。

（3）对心血管系统的影响：在麻醉期间使用纳布啡，在术前未使用阿托品的患者中心动过缓的发生率较高。阿片类药物能扩张外周血管而导致体位性低血压或晕厥。组胺释放和外周血管扩张的表现可包括瘙痒、潮红、红眼、出汗和体位性低血压。

（4）对内分泌系统的影响：阿片类物质可抑制人体内促肾上腺皮质激素（ACTH）、皮质醇和黄体生成素（LH）的分泌；还可刺激催乳素、生长激素的分泌，以及胰岛素和胰高血糖素的胰腺分泌。长期使用阿片类物质可能会影响下丘脑 - 垂体 - 性腺轴，导致雄激素缺乏，表现为性欲低下、阳痿、勃起功能障碍、闭经或不育。阿片类物质在性腺功能减退临床综合征中的因果关系尚不清楚。

（5）对免疫系统的影响：在体外和动物模型中，阿片类物质显示对免疫系统的组份有多种影响，这些发现的临床意义尚不清楚。

3. 临床应用　①麻醉诱导：纳布啡的用量为 0.2mg/kg。②术中维持：静脉输注纳布啡 10～20mg。③术后镇痛：将 40mg 纳布啡加入 50ml 0.9% 生理盐水中，采用微量泵使用剂量为 0.02～0.05mg/（kg·h）持续泵入，每日最大剂量 160mg。

4. 不良反应

（1）据国外文献报道，临床用纳布啡治疗中，最常见的不良反应为镇静，临床 1 066 例接受该药治疗的患者 381 例出现了镇静（发生率为 36%）。不常见的不良反应包括：多汗 99 例（9%）、恶心 / 呕吐 68 例（6%）、眩晕 58 例（5%）、口干 44 例（4%）和头痛 27 例（3%）；此外还可发生一些罕见的不良反应（报道的发生率为 1% 或更低）：中枢神经系统：神经质、抑郁、坐立不安、烦躁尖叫、欣快、敌意、多梦、精神错乱、晕厥、幻觉、焦虑、悲观、麻木、麻刺感；心理反应，如非真实感、人格解体、妄想、焦虑和幻觉的发生率较使用喷他佐辛时低；心血管系统：高血压、低血压、心动过缓、心动过速；消化系统：胃肠绞痛、消化不良、口苦；呼吸系统：呼吸抑制、呼吸困难、哮喘；皮肤：瘙痒、干燥、荨麻疹；其他症状：吐字不清、尿急、视物模糊、面部潮红。

（2）过敏反应：在使用纳布啡过程可出现过敏反应。严重过敏性反应有报道。严重过敏反应包括休克、呼吸抑制、呼吸暂停、心动过缓、心搏骤停、低血压、喉头水肿。一些过敏反应可能危及生命。其他报道的典型的过敏反应有喘鸣、支气管痉挛、哮喘、水肿、皮疹、瘙痒、恶心、呕吐、发汗、乏力和寒战。

（3）由于自发报告的性质和局限性，下列不良事件与纳布啡注射液暴露的因果关系尚未确定：腹痛、发热、抑郁水平或意识丧失、嗜睡、震颤、焦虑、肺水肿、躁动、癫痫和注射部位反应如疼痛、肿胀、发红、灼热感。已有注射本品后发生严重过敏反应导致死亡的报道。

（4）5- 羟色胺综合征：已有阿片类药物和 5- 羟色胺能药物合并使用，出现 5- 羟色胺综合征（一种潜在的危及生命的疾病）的病例报道。

（5）肾上腺功能不全：已有使用阿片类药物的患者出现肾上腺功能不全的报道，在用药超过一个月的患者中更为常见。

5. 产品规格　注射液，低硼硅玻璃安瓿：规格为：2ml：20mg，10 支 / 盒。

6. 用法用量 ①静脉/肌内/皮下术后单次注射镇痛：对于体重 70kg 体重的患者，根据需要 10mg/次，每 3～6h 给药 1 次，调整剂量以充分缓解疼痛并使不良反应最小化；②阿片类药物不耐受的患者用药单次最大剂量是 20mg，每日最大总剂量是 160mg/d；③由医师预先设置，选择不同种类药物联合的多模式镇痛。

7. 典型配方 PCA 泵由医师预先确定设置方案，由 APS 护士配药：①纳布啡联合舒芬太尼静脉 PCA：纳布啡 1mg/kg＋舒芬太尼 1μg/kg＋托烷司琼 10mg＋0.9% 生理盐水配制 100ml，PCIA 用 LCP 模式给药，即负荷剂量（loading dose）5ml＋持续剂量 1ml、PCA 追加量（Bolus）1～2ml/次、锁定时间 15min，全程镇痛 48h；②纳布啡联合氟比洛芬酯 PCIA：纳布啡 2.0mg/kg＋氟比洛芬酯 2.0mg/kg＋托烷司琼 10mg＋0.9% 生理盐水稀释至 100ml，用 LCP 模式给药，即负荷剂量 5ml＋持续剂量 1ml、PCA 追加量（Bolus）1～2ml/次、锁定时间 15min，全程镇痛 48h。

总之，本章以规范化的形式介绍了"体内药代动力学、药理作用、临床应用、不良反应、产品规格、用法用量、典型配方"13 种"新型"和"老式"各具特色的阿片类药物。在新时代智能化患者自控镇痛中，要做好术后镇痛，熟悉阿片类药物特性，掌握多模式镇痛的药物联合、精确搭配与给药模式等技能，加强 Ai-PCA 管理，降低阿片药的剂量，减轻不良反应，减少 PCA 并发症，达到高质优效，体现出智能化患者自控镇痛优势极为重要。

（朱波 卢呈祥 佘守章）

参 考 文 献

[1] 佘守章，许立新，刘继云，等. 不同配伍芬太尼术后硬膜外病人自控镇痛效应的比较 [J]. 中华麻醉学杂志，1997，17(4)：245-247.

[2] 梁旭东. 探讨丙泊酚、芬太尼、咪哒唑仑复合麻醉在门诊妇产科手术的应用价值 [J]. 医学信息，2013，21：543-543.

[3] 邓小明，姚尚龙，于布为，等. 现代麻醉学 [M]. 5 版. 北京：人民卫生出版社，2020.

[4] 蒋焕伟，徐世元，方曼菁. 硬膜外罗哌卡因复合舒芬太尼或芬太尼用于潜伏期分娩镇痛 [J]. 临床麻醉学杂志，2015，31(3)：221-223.

[5] 牛悦峰，朱毅，常钧. 舒芬太尼和舒芬太尼复合右美托咪定在肺癌术后镇痛中的应用价值研究 [J]. 中国药物与临床，2021，21：3903-3905.

[6] 鲍春燕，赵颖，何虹. 舒芬太尼联合不同剂量罗哌卡因硬膜外分娩镇痛对产妇妊娠结局的影响 [J]. 山西医药杂志，2022，51：53-56.

[7] 余怡冰，林蓉，徐振东. 瑞芬太尼静脉自控分娩镇痛与舒芬太尼联合罗哌卡因硬膜外自控分娩镇痛效果的同期对照研究 [J]. 中华妇幼临床医学杂志（电子版），2016，12(3)：238-243.

[8] WILSON M J A，MACARTHUR C，HEWITT C A，et al. Trial Collaborative Group. Intravenous remifentanil patient-controlled analgesia versus intramuscular pethidine for pain relief in labour（RESPITE）：an open-label，multicentre，randomised controlled trial[J]. Lancet. 2018，25；392(10148)：662-672.

[9] 王娟，佘守章. 病人自控镇痛中吗啡药物动力及血药浓度的研究 [J]. 中国临床药学杂志，1999，8(2)：282-284.

[10] 郭向阳，黄宇光，金永芳，等. 皮下与静脉注射吗啡病人自控镇痛的临床研究 [J]. 临床麻醉学杂志，1999，15(2)：78-79.

[11] 刘国凯，黄宇光，罗爱伦，等. 不同剂量氯胺酮对吗啡术后镇痛效果的影响 [J]. 中华麻醉学杂志，2003，19(8)：473-474.

[12] 蔡哲，曾祥灵，顾祥阳，等. 氢吗啡酮替代吗啡改善术后镇痛的效能. 中山大学学报（医学科学版），2016；37(6)：579-584.

[13] 韩天福，张姣，罗洁荣，等. 不同剂量氢吗啡酮在剖宫产术后硬膜外自控镇痛中的效果观察. 临床医学工程，2020；27(12)：1713-1714.

[14] 魏顺民, 孙绪德. 氢吗啡酮与羟考酮在胸腔镜肺癌根治术后患者静脉自控镇痛临床疗效. 实用医学杂志, 2021, 37(24): 2908-2913.

[15] WANG Y H, CHAI J R, XU X J, et al. Pharmacological character-izationofdezocine, apotentanalgesic actingasaκ partialago-nist and μ partialagonist[J]. Sci Rep2018, 8(1)1-9.

[16] 罗旭珺, 钟晓龙, 郑彬, 等. 右旋美托咪啶对舒芬太尼 Ai-PCA 于腹腔镜全子宫切除手术后镇痛效应的影响 [J]. 广东医学, 2020, 41(11): 1128-1133.

[17] 胡小兰, 代青青, 梁应平, 等. 羟考酮用于髋关节置换术后老年病人静脉自控镇痛的效果 [J], 中华麻醉学杂志, 2016, 36(10): 1229-1231.

[18] 王维嘉, 任立英, 龚亚红, 等. 盐酸羟考酮注射液用于术后患者静脉自控镇痛的回顾性分析. 中国医学科学院学报, 2019, 42(1): 91-95.

[19] 许幸, 吴新民, 薛张纲, 等, 盐酸羟考酮注射液用于全麻患者术后镇痛的有效性和安全性: 前瞻性、随机、盲法、多中心、阳性对照临床研究 [J]. 中华麻醉学杂志, 2013, 33(10): 269-274.

[20] 王喜连, 佘守章, 谢晓青. 喷他佐辛硬膜外不同模式 PCA 对剖宫产术后患者镇痛效果的影响 [J]. 广东医学, 2008, 29(11): 1906-1909.

[21] NAIR J, RAJAN S, PAUL J, et al. Efficacy and safety of intrathecal pentazocine as a sole anesthetic agent for lower limb surgeries[J]. Anesth Essays Res, 2013, 7(1): 49-53.

[22] 李桥波, 舒海华, 叶芳, 等. 不同剂量喷他佐辛抑制吗啡的镇痛作用 [J]. 中国疼痛医学杂志, 2016, 22(02): 102-108.

[23] SCHUG S A, PALMER G M, SCOTT D A, et al. Acute pain management: scientific evidence, fourth edition, 2015[J]. Med J, 2016, 204(8): 315-317.

[24] 佘守章, 刘继云, 许立新, 等. 不同配伍丁丙诺啡用于硬膜外病人自控镇痛（PCEA）临床效应的观察 [J]. 中国疼痛医学杂志, 1996, 2(2): 203-205.

[25] 刘继云, 佘守章. 曲吗多与丁丙诺啡不同配伍术后病人自控硬膜外镇痛效应的比较 [J]. 中华麻醉学杂志, 1998, 18(5): 313.

[26] 张志永, 黄宇光. 丁丙诺啡药理特点及其在术后镇痛中的应用 [J]. 麻醉与监护论坛, 2006, 5(2): 283-284.

[27] 龚志毅, 叶铁虎, 朱斌, 等. 丁丙诺啡用于妇科开腹手术后病人自控镇痛的可行性 [J]. 中华麻醉学杂志, 2003, 23(4): 272-274.

[28] SCHNABEL A, REICHL S U, ZAHN P K, et al. Efficacy and safety of buprenorphine in peripheral nerve blocks: A meta-analysis of randomised controlled trials[J]. European Journal of Anaesthesiology, 2017, 34(9): 576-586.

[29] JEFFREY GUDIN. JEFFREY FUDIN. A Narrative Pharmacological Reviewof Buprenorphine: A Unique Opioid for the Treatmentof Chronic Pain[J]. Pain and Therapy, 2020, 9(1): 41-54.

[30] 孙振涛, 朱泽飞, 朱琳, 等. 等效剂量法评价舒芬太尼复合纳布啡用于妇科腹腔镜手术后自控镇痛效果 [J]. 天津医药, 2019, 47(1): 55-58.

[31] 刘越, 雷洪伊, 梁燕冰, 等. 纳布啡混合氟比洛芬酯用于妇科腹腔镜术后 PCIA 的适宜配伍: 多中心、随机、对比研究 [J]. 中华麻醉学杂志, 2019, 39(2): 185-188.

第二十二章 非甾体抗炎药

目录

急性疼痛治疗常需要阿片类药物、非甾体抗炎药、局部麻醉药、镇痛辅助药物作辅助镇痛,采用不同种类镇痛镇静药物联合的多模式镇痛方法,因此,镇痛药物的优选尤为重要。

非甾体抗炎药(non-steroidal anti-inflammatory drug, NSAID),也译作非类固醇抗炎药,是一类具有解热镇痛效果的药物。非甾体表示非糖皮质激素。糖皮质激素是另一种抗炎药物。在 1950 年代,糖皮质激素的副作用逐渐引起重视,所以新的药物中不含糖皮质激素便成为一个非常重要的信息。于是"NSAID"这一概念于 1960 年被发明。其中阿司匹林、伊布洛芬、萘普生最为著名,在绝大多数国家都可作为非处方药销售。对乙酰氨基酚因其抗炎作用微弱,而通常不被归为非甾体抗炎药。大多数的非甾体抗炎药抑制了环氧合酶 -1(COX-1)以及环氧合酶 -2(COX-2),进而减少前列腺素和血栓素的合成。一般认为,非甾体抗炎药因为抑制环氧合酶 -2 会有解热镇痛、抗炎的效果。部分非甾体抗炎药,像是阿司匹林,也同时抑制了环氧合酶 -1(COX-1),因而容易导致肠胃道出血和溃疡。根据临床需要,本章将临床常用的非甾体类药物作一介绍。

第一节 非选择型 COX 抑制剂

一、药代动力学特性

1. **体内代谢过程** 健康男子静脉内给予氟比洛芬酯 50mg,在 5min 内全部水解为氟比洛芬,6～7min 后氟比洛芬血中浓度达到最高(8.9μg/ml),半衰期为 5.8h。用药 24h 后,本品约 50% 从尿中排出,主要代谢产物为 2-(4′- 羟基 -2- 氟 -4- 联苯基)丙酸及其聚合物。另外间隔 12h 连续 5 次给药时,最终给药 48h 后,相对累积给药量的尿中累积排泄率为 100%,不存在蓄积性。氟比洛芬酯的代谢推测路径如图 22-1 所示。

氟比洛芬酯被血中 CYP2C9 酯酶快速代谢分解为氟比洛芬,其代谢产物具有活性。本品的活性成分氟比洛芬在人体血浆中血清蛋白结合率为 99.9%。

2. **药理作用** 氟比洛芬酯的静脉注射用脂微球载体制剂,可以选择性聚集在手术切口、肿瘤部位和血管损伤部位,从而改变药物的体内分布,具有靶向治疗作用。5ml 氟比洛芬酯注射液含 50mg 氟比洛芬酯,给药后,释放的氟比洛芬酯被血中酯酶迅速水解成其活性代谢产物氟比洛芬。氟比洛芬到达炎症部位后被前列腺素(PG)合成细胞,如巨噬细胞和中性粒细胞摄取,抑制 PG 的生物合成,从而起到止痛的作用。

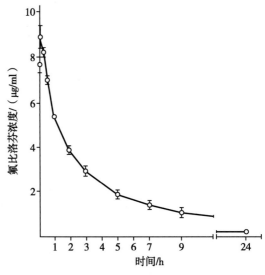

氟比洛芬酯 50mg 静脉给药后人体血浆中氟比洛芬浓度变化情况(Mean ± S.E., n=6)

图 22-1 氟比洛芬酯的代谢推测路径

二、临床应用

1. **药物临床特性** 氟比洛芬酯的适应证为手术后疼痛和癌症疼痛的治疗,理论上可用于所有手术科室。患者术前损伤和疼痛来源于切开皮肤、肌肉、神经和骨骼导致的。术中的损伤以及术后的损伤包括术后神经损伤造成的炎性反应和异位神经活动,都是导致围手术期手术疼痛的因素。由于术前、术中、术后的各种切口及神经损伤都会导致 TNF-a 及 IL-1b 升高(炎症因子大量升高),阿片类药物作用于中枢神经减少痛感,但是不具有抗炎作用,而在相关研究,证明凯纷有较好地平衡细胞因子和抑制过度应激反应作用,缓解术后的免疫损伤和炎症反应,具有抗炎镇痛作用。优于单用阿片类药物镇痛,而且可以减少阿片类药物呼吸抑制、呕吐等副作用。氟比洛芬酯临床可用于麻醉前用药、手术后疼痛的短期治疗、镇痛和各种疼痛治疗联合辅助镇痛。

2．不良反应

(1)严重不良反应:罕见休克、急性肾衰、肾病综合征、胃肠道出血、伴意识障碍的抽搐、中毒性表皮坏死症(Lyell 综合征)、剥脱性皮炎,应注意观察,发生异常情况应停止给药,采取适当措施。

(2)一般的不良反应:注射部位偶见注射部位疼痛及皮下出血;消化系统:偶见恶心、呕吐、转氨酶升高、谷氨酰转肽酶升高,偶见腹泻,罕见胃肠出血;精神和神经系统:偶见头痛、发热、倦怠、嗜睡、畏寒;循环系统:偶见血压上升、心悸;皮肤:偶见瘙痒、皮疹、等过敏反应;血液系统:罕见血小板减少、血小板功能低下、十分罕见纤溶亢进;呼吸系统:十分罕见哮喘,在出现喘息、呼吸困难感等初期症状时中止用药。

(3)其他:在氟比洛芬的制剂的研究中还观察到罕见再生障碍性贫血。

3．产品规格 氟比洛芬酯注射液玻璃安瓿包装,规格为 5ml:50mg,5 支/盒。

4．用法用量 有报告显示术前、术中、术后持续输注氟比洛芬酯可发挥抑制中枢敏化作用,其他非选择性 NSAIDs 药物术前用药的作用尚未确定。当氟比洛芬酯用于预防性镇痛时,通过预防中枢敏化和外周敏化的形成,从而减轻术后疼痛,产生超前镇痛效应,使用方法为术前或术毕后静脉注射 1mg/kg。在术后疼痛中的使用方案;①镇痛泵中以 25~75mg 负荷(滴定)剂量/次,每次注射 50mg,持续输注 200~250mg/d;②静脉注射 50mg/次,日剂量不超过 200~250mg。③在大手术后,使用常规剂量氟比洛芬酯联合常规剂量减 20%~50% 的阿片类药物用于多模式镇痛。

5．典型配方 PCA 泵由医师预先确定设置方案,由 APS 护士配药:

(1)静脉 PCA 镇痛液:舒芬太尼 1~2μg/kg + 氟比洛芬酯 200mg + 0.9% 生理盐水稀释至 100ml,最大容量 275ml,行 PCIA,用 CP 模式给药,即持续/背景输注速率 2ml/h、PCA 追加剂量为 0.5ml、锁定时间 15min,全程 48h。

(2)75 岁以上患者手术静脉 PCA:氟比洛芬酯是唯一可入静脉镇痛泵的 NSAIDs,如无禁忌,可在芬太尼或者舒芬太尼 PCIA 泵中加入,剂量一般为每日 100~200mg;也可单独持续静脉输注,每日持续输注 100~200mg。75 岁以上患者酌情减量 30%~50%,一般镇痛时间为 48~72h。

(3)胸科手术静脉 PCA:舒芬太尼 3μg/kg + 氟比洛芬酯 400mg + 右美托咪定 200μg + 盐酸托烷司琼注射液 15mg,总量 200ml,行 PCIA,用 CP 模式给药,即持续/背景输注速率 2ml/h、PCA 追加剂量为 0.5ml、锁定时间 15min,全程 72h。

(4)胃肠外科手术静脉 PCA:舒芬太尼 3μg/kg + 氟比洛芬酯 400mg + 右美托咪定 200μg + 甲氧氯普胺 60mg,总量 200ml,用 CP 模式给药,即持续输注速率 2ml/h、PCA 追加剂量(Bolus)为 0.5ml、锁定时间 15min,全程 72h。

6．中山大学附属第一医院关于氟比洛芬酯的临床使用经验 胸腺切除术后静脉注射氟比洛芬酯可以为重症肌无力患者提供安全有效的镇痛。胸腺切除术后重症肌无力患者必须谨慎使用所有镇痛剂,因为胸腺切除术后疼痛可能会损害肺功能,并且对镇痛剂的超敏反应可能会导致呼吸抑制。对于这些患者的胸腺切除术后疼痛,几乎没有成熟的镇痛药。传统的镇痛药,如曲马多,可能会导致严重的恶心和呕吐,并抑制呼吸。静脉注射氟比洛芬酯可以有效减轻胸腺切除术后的疼痛,而不会影响呼吸频率、心率或血压。大多数患者的镇痛效果可持续长达24h。氟比洛芬组和对照组肌无力危象发生率无显著差异,氟比洛芬组不良反应较少。因此,氟比洛芬酯的缓慢静脉内给药对于重症肌无力胸腺切除术后患者使用是安全的,并且与呼吸抑制无关。

第二节 选择型 COX-2 抑制剂

一、药代动力学特性

1. **体内代谢过程** 帕瑞昔布在静脉注射或肌内注射后经肝脏酶水解,迅速转化为有药理学活性的物质——伐地昔布。帕瑞昔布一天给药两次,在 4d 内可达到伐地昔布的稳态血药浓度。帕瑞昔布单次静脉注射或肌内注射 20mg,伐地昔布分别于注射后约 30min 或 1h 达到峰浓度(Cmax)。静脉注射后,伐地昔布的分布容积约为 55L。血浆蛋白结合率在最高推荐剂量(80mg/d)时达到 98%。伐地昔布(而非帕瑞昔布)可广泛分布于红细胞内。帕瑞昔布在体内快速并几乎完全地转化为伐地昔布和丙酸,血浆半衰期约为 22min。伐地昔布的消除在肝脏内通过多种途径广泛进行,包括细胞色素 P450(CYP)3A4 与 CYP2C9 同工酶代谢以及磺胺葡萄糖醛酸化(约 20%)。伐地昔布主要在肝脏内消除,少于 5% 的伐地昔布通过尿液以原型形式排泄。尿液中未检测到帕瑞昔布的原型物质,粪便中仅检测到痕量原型物质。给药后,约 70% 的药物以非活性代谢物形式经尿排泄。伐地昔布的血浆清除率(CLp)约为 6L/h。静脉注射或肌内注射帕瑞昔布钠后,伐地昔布的消除半衰期($t_{1/2}$)约为 8h。

2. **药理作用** 帕瑞昔布是第一个注射用选择性 COX-2 抑制剂,具有中枢和外周双重镇痛效应,在外周抑制 COX-2 表达,减少 PGE2 生成,从而减少炎症因子表达,降低外周痛觉敏化。帕瑞昔布的活性成分伐地昔布也可进入血脑屏障,抑制中枢 COX-2 的表达,减少中枢 PGE2 的生成,降低中枢痛觉敏化。研究发现,单次注射帕瑞昔布 40mg 后,15min 后即可在脑脊液中检测到它的活性成分伐地昔布。

二、临床应用

1. **临床短期治疗应用** 手术后疼痛的短期治疗。用于麻醉、术后镇痛和各种疼痛治疗,作为麻醉和 PCA 联合药应用于临床。

2. **不良反应** 帕瑞昔布最常见不良反应为恶心。发生最严重不良反应的情况少见或罕见,包括心肌梗死和严重低血压等心血管事件,以及过敏反应、血管性水肿和严重皮肤反应等超敏事件。冠状动脉搭桥术后使用本品治疗的患者,发生此类不良反应的风险较高,如心血管 / 栓塞事件(包括心肌梗死、卒中 / 短暂性脑缺血发作(TIA)、肺栓塞以及深静脉栓塞)、术后深部组织感染以及胸骨伤口愈合并发症。

3. **产品规格** 注射液,玻璃安瓿:规格为 40mg,1 支 / 盒。

4. **用法用量** 临床可用于麻醉前单次用药、手术后疼痛的短期治疗、镇痛和各种疼痛治疗联合辅助镇痛。推荐静脉注射或肌内注射给药,剂量为 40mg + 0.9% 氯化钠溶液 2mg/ml 肌内注射,随后视需要间隔 6～12h 给予 20mg 或 40mg,每天总剂量不超过 80mg。

5. **典型配方** ①帕瑞昔布钠与阿片类镇痛药物联合应用:手术结束前 10～20min 静脉注射阿片类镇痛药物地佐辛 2.5mg + 手术前或手术结束前 30min 静脉注射帕瑞昔布钠 40mg 或在手术前

30min，将两药合并使用；②术后病房静脉注射帕瑞昔布钠 40mg，每 12h 1 次，与静脉镇痛泵或者硬膜外镇痛泵复合应用。

6. 中山大学附属第一医院关于帕瑞昔布钠的临床使用经验　①帕瑞昔布钠可以提高妇科腹腔镜术后患者双侧肩部肌肉压力痛觉阈值，降低腹腔镜术后肩痛的发生率；②多次注射而非单次注射可以减轻妇科腔镜检查后的肩痛，从而提高妇科腔镜检查后患者的康复质量；③子宫切除术后，帕瑞昔布钠的应用可以降低患者硬膜外镇痛药物的需求，并增强镇痛效果。

（胡　榕　张建文　黄文起）

参 考 文 献

[1] BUER J K. Origins and impact of the term 'NSAID'. Inflammopharmacology. Oct 2014, 22（5）: 263-267.

[2] WARDEN S J. Prophylactic Use of NSAIDs by Athletes: A Risk/Benefit Assessment. The Physician and Sports Medicine. April 2010, 38（1）: 132-138.

[3] 卞新荣，赵海芳. 氟比洛芬酯脂微球注射液及其临床应用 [J]. 实用肿瘤学杂志, 2007, 021（002）: 173-175.

[4] WEN Y, WANG M, YANG J, et al. A comparison of fentanyl and flurbiprofen axetil on serum VEGF-C, TNF-α, and IL-1 concentrations in women undergoing surgery for breast cancer[J]. Pain Practice, 2015, 15（6）: 530-537.

[5] 施桂英. 非甾体抗炎药的合理应用 [J]. 临床药物治疗杂志, 2006, 4（4）: 12-16.

[6] HONG Z, JIAN G, YI F, et al. Absorption kinetics of flurbiprofen axetil microspheres in cerebrospinal fluid: A pilot study.[J]. Int J ClinPharmacolTher, 2017, 55（11）: 875.

[7] 冯艺. 临床麻醉系列丛书: 疼痛分册 [M]. 北京: 北京大学医学出版社, 2010.

[8] 中华医学会麻醉学分会. 成人日间手术后镇痛专家共识（2017）[J]. 临床麻醉学杂志, 2017; 8（33）: 812-815.

[9] SU C, SU Y, CHOU CW, et al. Intravenous flurbiprofen for post-thymectomy pain relief in patients with myasthenia gravis[J]. J Cardiothorac Surg, 2012, 7: 98.

[10] ZHANG H, LIU X, JIANG H, et al. Parecoxib increases muscle pain threshold and relieves shoulder pain after gynecologic laparoscopy: a randomized controlled trial[J]. J Pain Res, 2016, 9: 653-660.

[11] ZHANG H, SHU H, YANG L, et al. Multiple, but not single, dose of parecoxib reduces shoulder pain after gynecologic laparoscopy[J]. Int J Med Sci, 2012, 9（5）: 757-765.

第二十三章　局部麻醉药

目录

在急性疼痛治疗患者自控镇痛（PCA）中，常常需要优选某些药物作辅助，才能达到更好的镇痛效果，尤其是联合局部麻醉药进行硬膜外或者外周神经阻滞的多模式镇痛，更受临床医师的欢迎。因此，本章特将PCA最为常用的局部麻醉药作一介绍。

第一节　长效局部麻醉药

一、罗哌卡因

（一）体内代谢过程

罗哌卡因的血浆浓度取决于剂量、用药途径和注射部位的血管分布，它的代谢符合线性药代动力学，最大血浆浓度与剂量成正比。罗哌卡因在硬膜外吸收完全，呈双相性，快相半衰期为14min，慢相终末半衰期约为4h。罗哌卡因总血浆清除率为440ml/min，游离血浆清除率为8L/min，肾清除率为1ml/min，稳态分布容积47L，终末半衰期1.8小时。罗哌卡因在血浆中主要和α$_1$-酸糖蛋白结合，血浆蛋白结合率约94%。罗哌卡因易于透过胎盘，非结合浓度很快达到平衡。与母体相比，胎儿体内罗哌卡因与血浆蛋白结合率低，胎儿总血浆浓度也比母体低。罗哌卡因主要通过羟基化作用充分代谢，静脉注射后总剂量86%通过尿液排出体外，其中1%为未代谢药物。主要代谢物是3-羟基罗哌卡因，其中约37%以结合物形式从尿液中排出。

（二）药理作用

罗哌卡因是第一个纯左旋体长效酰胺类局部麻醉药，具有麻醉和镇痛双重效应，能产生运动阻滞和感觉阻滞分离。大剂量可用作外科麻醉，小剂量时可产生感觉阻滞（镇痛），偶伴有非进行性运动阻滞。加用肾上腺素后不改变罗哌卡因阻滞强度和持续时间。罗哌卡因通过阻断钠离子流入神经纤维细胞膜内，对神经纤维冲动传导产生可逆性阻滞。局部麻醉药也可能对脑细胞和心肌细胞等易兴奋细胞膜产生类似阻滞作用。如果过量药物快速进入体循环，中枢神经系统和心血管系统也将出现中毒症状。

（三）临床应用

（1）外科手术局部麻醉。

（2）椎管内麻醉：包括硬膜外麻醉、蛛网膜下腔麻醉。

（3）区域神经阻滞。

（4）急性疼痛控制：持续硬膜外输注或间歇单次用药，如术后区域镇痛或分娩镇痛。

（四）不良反应

临床试验中报告症状多为神经阻滞并发症，以及临床常见的不良反应。神经阻滞不良反应类似于局部麻醉药，包括硬膜外和蛛网膜下腔麻醉中的低血压和心动过缓，以及穿刺引起的不良事件。

（五）产品规格

注射液，无菌塑料安瓿：规格为① 100mg/10ml，5支/盒；② 75mg/10ml，5支/盒。

（六）用法用量

一般情况，外科手术麻醉需要较高的浓度和剂量，常用浓度为0.5%～1%。控制急性疼痛的镇痛，则使用较低的浓度和剂量，常用浓度为0.2%。

（七）典型配方

PCA泵由医师预先确定设置方案，由APS护士配药：

（1）单泵硬膜外 PCA：0.2% 罗哌卡因 + 0.01% 吗啡，用 LCP 模式（首次输注 + 持续固定速度输注 + 患者自控输注）给药，即负荷剂量 5ml + 持续剂量 0.5ml + PCA 追加量 1ml/ 次，锁定时间为 10min，4h 单位时间内安全限定剂量为 12ml。

（2）双泵硬膜外镇痛：A 泵 0.2% 罗哌卡因 4～6ml/h 持续输注，B 泵通过三通连接硬膜外导管用 0.01% 吗啡 PCEA，LP 模式给药，即负荷剂量 5ml + PCA 追加量 1ml/ 次，锁定时间 20min，4h 单位时间内安全限定剂量为 15ml。

（3）0.1% 罗哌卡因 + 0.3mg/ml 纳布啡复合连续硬膜外 PCA 分娩镇痛：用 LP 模式给药，负荷剂量 8～10ml，PCA 追加量 6～8ml/ 次，锁定时间 30min，4h 单位时间内安全限定剂量为 40ml。

二、左旋布比卡因

（一）体内代谢过程

硬膜外给药后 5～10min 起效，30min 达到高峰，维持 3～6h。剂量为 150mg 时平均 Cmax 达到 1.2μg/ml。本品在血药浓度为 0.1～1μg/ml 时，约有 97% 与血浆蛋白结合。在 0.01～0.1μg/ml 时，与人的血细胞结合为 0～2%；在血药浓度为 10μg/ml 时，与血细胞结合增加到 32%。左旋布比卡因误注血管，当血药浓度达到 2.7mg/L 出现中枢神经系统中毒症状。它主要由肝脏细胞色素氧化酶 P450（CYP3A4 和 cYPlA2）代谢。肝功能不全以及应用肝药酶诱导剂和抑制剂等均可影响其代谢。生物半衰期为 3.3h，血浆清除率为 39L/h，血浆消除半衰期为 1.3h。

（二）药理作用

主要通过升高神经电刺激阈值，减慢神经刺激传导，减少动作电位升高速率来达到神经阻滞，产生麻醉作用。

（三）临床应用

（1）外科手术局部麻醉。

（2）椎管内麻醉：包括硬膜外麻醉、蛛网膜下腔麻醉。

（3）区域神经阻滞。

（4）急性疼痛控制：持续硬膜外输注或间歇性单次用药，如术后区域镇痛。

（四）不良反应

左旋布比卡因直接和间接心血管系统毒性、神经系统毒性均显著小于布比卡因。其毒性主要表现如下方面：抑制心肌收缩力，干扰心脏细胞电活动，引起心律失常，兴奋或抑制血管调节中枢等；偶尔出现耳鸣、口周感觉异常或感觉迟钝。

（五）产品规格

注射液，玻璃安瓿：规格为 5ml：37.5mg；5 支 / 盒。

（六）用法用量

成人用于神经阻滞或浸润麻醉，一次最大剂量 150mg。药液浓度配制为：硬膜外阻滞：0.5%～0.75%（10～20ml 含 50～150mg），可产生中度至全部运动阻滞。

（七）典型配方

（1）0.25% 左旋布比卡因总量 250ml，以 5ml/h 速度持续伤口输注。

（2）0.125% 左旋布比卡因总量 100ml，以 2ml/h 速度持续硬膜外输注。

（3）0.2% 左旋布比卡因辅以 0.6μg/ml 舒芬太尼总量 100ml，以 2ml/h 速度持续硬膜外输注。

（4）0.15% 左旋布比卡因总量 100ml，以 5ml/h 速度持续硬膜外分娩镇痛。

第二节 常用短效局部麻醉药

一、利多卡因

（一）体内代谢过程

本品注射后，组织分布快，能透过血 - 脑屏障和胎盘，无明显扩张血管作用。本品麻醉强度大，起效快，弥散力强。药物半衰期 2h，加用肾上腺素后可延长其作用时间。大部分先经肝微粒酶降解为脱乙基中间代谢物单乙基甘氨酰胺二甲苯，仍有局部麻醉作用，毒性较高。然后再经酰胺酶水解，经尿排出。约 10% 以原形从尿中排出，少量经胆汁排泄。

（二）药理作用

利多卡因是一种酰胺类局部麻醉药，可与神经细胞膜钠通道轴浆内侧受体相互作用，阻断钠离子内流，可逆性阻滞神经纤维的冲动传导，达到麻醉作用。

（三）临床应用

本品常用作局部麻醉药及抗心律失常药。麻醉时主要用于浸润麻醉、硬膜外麻醉、表面麻醉及神经传导阻滞。抗心律失常时用于急性心肌梗死后室性早搏和室性心动过速，亦可用于洋地黄类中毒、心脏外科手术及心导管检查时引起的室性心律失常。也可以由医师配置加入 PCA 泵中，进行术后患者静脉 PCA 或者硬膜外 PCEA 进行术后镇痛。

（四）不良反应

通常与剂量有关，剂量过大、吸收迅速或误入血管引起的高血药浓度，出现不良反应，个体耐受性低会出现严重全身性反应。最常见的不良反应有以下症状：

（1）中枢神经系统：主要表现为兴奋和 / 或抑郁。其特征为头晕，紧张不安，忧虑，欣快感，意识模糊，头晕，嗜睡，耳鸣，视力模糊或复视，呕吐；也有出现寒热感或麻木，震颤，颤抖，惊厥，意识丧失，呼吸抑制；严重者心搏骤停。

（2）心血管系统：通常表现为抑制症状，特征为心动过缓、低血压和心血管性虚脱，可能导致心搏骤停。

（3）过敏反应：以荨麻疹、皮肤水肿为特点，偶出现速发过敏反应。

（4）精神系统：此类不良反应发生可能与给药总量、特定药物、给药途径以及患者自身状况有关。体位性头痛、低血压和背痛发生率约为 3%。寒战发生率为 2%；周围神经症状、恶心、呼吸障碍和复视不到 1%。药物误入蛛网膜下腔可出现不同程度的脊髓阻滞（包括全脊髓阻滞），会出现低血压、膀胱和肠道自控力丧失，以及会阴感觉和性功能丧失。

（五）产品规格

注射液，聚乙烯安瓿：规格为① 5ml/ 支，40 支 / 盒；② 10ml/ 支，40 支 / 盒。

（六）用法用量

（1）浸润麻醉：0.5%～1% 利多卡因容量低于 60ml、单次总量不超过 300mg。

（2）神经阻滞麻醉：因注射部位不同有明显差异。0.5%～1% 利多卡因 20～100mg 可用作牙周神经阻滞；1% 利多卡因不超过 30mg 可用作肋间神经阻滞；1% 利多卡因总剂量 50～100mg 可用作交感神经阻滞（星状神经节或腰椎局部阻滞）。

（3）1%～1.5% 浓度，总剂量 200～300mg 可用作胸、腰段或骶管硬膜外阻滞。

（4）静脉注射时，利多卡因按 1.5mg/kg 给予。

（七）典型配方
静脉注射　1% 利多卡因按 1.5mg/（kg·h）持续泵注 24h。

二、硬膜外 PCA 镇痛的优势与作用

静脉及硬膜外 PCA 是当前国内外应用最广泛的术后镇痛技术，各有其优、劣势。由于阿片类药物的滥用、具有成瘾性、较高的恶心呕吐发生率等副作用，多数研究认为硬膜外 PCA 更具性价比。

其优势如下：①局部麻醉药物作用于脊髓背角神经元，具有效能强、药物作用时间长、中枢神经系统抑制轻、胃肠麻痹发生率低、几乎无成瘾性等优势。此外，也可减少神经内分泌的应激反应、改善心肌缺血、术后意识清晰、积极配合治疗等优势。②相比静脉 PCA，硬膜外 PCA 有更少的术后并发症，如较少的术后死亡率、主要心血管事件、术后出血、感染。

在 PCA 临床研究中证实：硬膜外 PCA 镇痛效应优于静脉 PCA、腰麻与硬膜外联合麻醉后硬膜外 PCA 安全有效、术后硬膜外持续输注低浓度局部麻醉药 + 小剂量阿片类药物联合用药可提高镇痛疗效。有研究认为，心脏大血管手术后使用硬膜外 PCA 可显著减少术后心肌梗死（Myocardial infarction，MI）发生率。因此，硬膜外镇痛更受广大麻醉科医师推崇与欢迎。

（李伟超　李　恒）

参 考 文 献

[1] 佘守章，刘继云，刘睿，等. 蛛网膜下腔 - 硬膜外联合麻醉后 PCEA 的临床研究 [J]. 中华麻醉学杂志，1998，18（6）：378-379.

[2] 佘守章，许学兵，刘继云，等. 罗哌卡因对吗啡术后硬膜外 PCA 药效学的影响 [J]. 中华麻醉学杂志，1999，19（12）：742.

[3] 佘守章，许学兵，肖建斌，等. 罗哌卡因不同速率硬膜外持续输注对吗啡 PCA 消耗量的影响 [J]. 中华麻醉学杂志，2000，20（9）：570-5711.

[4] 许力，岳建英，黄宇光，等. 剖宫产术后患者左旋布比卡因、罗哌卡因与布比卡因混合芬太尼硬膜外镇痛的效应 [J]. 中华麻醉学杂志，2004，24（11）：813-815.

[5] 耿志宇，吴新民，陆辉，等. 产妇分娩时舒芬太尼或芬太尼混合罗哌卡因病人自控硬膜外镇痛的效应 [J]. 中华麻醉学杂志，2006，26（8）：677-680.

[6] 蒋焕伟，徐世元，方曼菁. 硬膜外罗哌卡因复合舒芬太尼或芬太尼用于潜伏期分娩镇痛 [J]. 临床麻醉学杂志，2015，31（3）：221-223.

[7] 周龙媛，蔡畅，赵劲松，等. 不同浓度右美托咪定混合罗哌卡因病人自控臂丛神经阻滞用于肘关节手术后镇痛的效果 [J]. 中华麻醉学杂志，2019，39（7）：835-839.

[8] FETTES P D, MOORE C S, WHITESIDE J B, et al. Intermittent vs continuous administration of epidural ropivacaine with fentanyl for analgesia during labour[J]. Br J Anaesth, 2006, 97（3）: 359-364.

[9] SMET I, VLAMINCK E, VERCAUTEREN M. Randomized controlled trial of patient-controlled epidural analgesia after orthopaedic surgery with sufentanil and ropivacaine 0.165% or levobupivacaine 0.125%[J]. Br J Anaesth, 2008, 100（1）: 99-103.

[10] NGAN KEE W D, LEE A. Multi-dimensional response-probability-dose curves for bupivacaine and ropivacaine epidural labour analgesia[J]. Anaesthesia, 2013, 68（4）: 368-376.

[11] 佘守章，刘继云. 硬膜外病人自控镇痛时利多卡因药代动力学的研究 [J]. 中华麻醉学杂志，1997，17（9）：557-557.

[12] 马民玉，王艳萍，冉菊红，等. 年龄因素对患者硬膜外注射左旋布比卡因药效学和药代动力学的影响 [J]. 中华麻醉学杂志，2009，29（7）：617-620.

[13] 许力, 岳建英, 黄宇光, 等. 剖宫产术后患者左旋布比卡因、罗哌卡因与布比卡因混合芬太尼硬膜外镇痛的效应 [J]. 中华麻醉学杂志, 2004, 24(11): 3.

[14] 何莉, 佘守章, 谢晓青. 子宫切除术后不同浓度舒芬太尼混合左旋布比卡因病人硬膜外自控镇痛的效果 [J]. 中华麻醉学杂志, 2007, 27(2): 4.

[15] 万秋霞, 李德辉, 李文志, 等. 大鼠静脉输注罗哌卡因与利多卡因混合液的毒性反应 [J]. 中华麻醉学杂志, 2004, (09): 41-44.

[16] POLLEY L S, COLUMB M O, NAUGHTON N N, et al. Relative Analgesic Potencies of Levobupivacaine and Ropivacaine for Epidural Analgesia in Labor[J]. Anesthesiology, 2003, 99(6): 1354-1358.

[17] FOSTER RH, MARKHAM A. Levobupivacaine: a review of its pharmacology and use as a local anaesthetic. Drugs. 2000; 59(3): 551-579.

[18] BAYAZIT EG, KARAASLAN K, OZTURAN K, et al. Effect of epidural levobupivacaine and levobupivacaine with fentanyl on stress response and postoperative analgesia after total knee replacement. Int J Clin Pharmacol Ther. 2013; 51(8): 652-659.

[19] 周期, 符少川, 马乃全. 利多卡因的临床应用现状 [J]. 中国老年学杂志, 2007, 27(18): 4.

第二十四章　镇痛辅助药物优选

目录

患者自控镇痛（PCA）是镇痛治疗技术的里程碑。PCA 这把双刃剑，在获得良好缓解疼痛的同时，有时也会也带来了恶心、呕吐、呼吸抑制等不良反应。阿片类镇痛药物的滥用、成瘾依然是不可回避的社会问题。多模式镇痛是针对伤害性感受环路中的不同目标选择特异的抗伤害性药物，以小剂量药物协同作用发挥最大效应，减少药物各自的不良反应。临床实践证明，在多模式镇痛治疗方案中加入辅助镇痛药可令患者明显获益。辅助镇痛药最初仅包括少量药物，这些药物的主要适应证并非疼痛，但是发现在接受镇痛治疗的患者中也可将其用作镇痛药，在过去 30 年里，这些药物的数量、多样性和使用显著增加，一些药物现在被视为某些类型疼痛的一线治疗，但是，合理的选择、精准的配伍极为重要。

镇痛辅助药的概念，广义上指可增强镇痛效果，或用于预防和缓解因镇痛治疗合并的不良反应，同时也指代主要临床用途不是镇痛但在特定情况下可用作镇痛药的药物。临床循证指南推荐，如果无法将常规 PCA 主要镇痛药物剂量调整至维持镇痛与副作用的良好平衡时，或为进一步优化镇痛与副作用的矛盾关系时，可考虑使用辅助镇痛药。值得注意的是，临床大数据分析，术前合并慢性疼痛史、肿瘤病史、放化疗既往史及术前特殊用药史可以预测术后疼痛轨迹，这显然为镇痛辅助药物的科学选择及多模式镇痛的治疗方案选择提供了一个新的方向，因此本章在介绍镇痛辅助药时，也将简介部分术前口服用药，用以辅助 PCA 镇痛，优化和丰富多模式镇痛方案。

镇痛辅助药物种类主要包括：α_2 肾上腺素受体激动剂，N- 甲基 -D- 天冬氨酸（N-methyl-D-aspartate，NMDA）受体抑制剂阻断剂、糖皮质激素、5- 羟色胺受体拮抗剂、抗多巴胺能药物、镇痛性抗抑郁药、抗惊厥药、镁剂等多用途镇痛辅助药。患者对辅助药物反应个体差异大；辅助药物剂量可以逐渐增加，直到达到最大镇痛效果，或出现副作用不能耐受，或达到其传统最大剂量为止。本章就上述辅助用药简述如下。

第一节　常用患者自控镇痛辅助药物

一、右美托咪定

（一）体内代谢过程

静脉内给药后，右美托咪定表现出以下药代动力学参数：快速分布阶段，分布半衰期（$t_{1/2}$）约为 6min；最终消除半衰期（$t_{1/2}$）约为 2h；约 118L 的稳态分配量（Vss）。表观分布容积估计约为 39L/h。与清除率估计相关的平均体重为 72kg，在身体主要经尿液排出。

（二）药理作用

右美托咪定是一种相对选择性 α_2- 肾上腺素受体激动剂，具有镇静作用。动物缓慢静脉输注右美托咪定 10～300μg/kg 时可见对 α_2- 肾上腺素受体的选择性作用，但在较高剂量下（1000μg/kg）缓慢静脉输注或快速静脉注射给药时对 α_1 和 α_2- 受体均有作用。

（三）临床应用

①用于行全身麻醉的手术患者气管插管和机械通气时的镇静；②用于重病监护治疗期间开始插管和使用呼吸机患者的镇静；③急慢性疼痛镇痛镇静治疗。

（四）不良反应

盐酸右美托咪定耐受性良好，常见的不良反应包括心率过缓、低血压、恶心、组织缺氧和心房颤动。

（五）产品规格

注射液：1ml：100μg；2ml：200μg。

（六）用法用量

盐酸右美托咪定使用 0.9% 氯化钠溶液稀释，一般开始 10min 内静脉注射负荷剂量 0.5～1μg/kg，随后以 0.2～0.7μg/（kg·h）输注维持剂量，保持剂量的输注速率应调整至获得期望的镇静效果。老年人以及肾或肝功能受损者用药剂量酌减。

（七）患者自控镇痛常用配方

泵由医师预先设置：右美托咪定静脉 PCA：①对于年龄 18～65 岁，且行中小手术患者：右美托咪定 5μg/kg＋布托啡诺 10mg＋昂丹司琼 24mg＋生理盐水稀释至 100ml；②对于年龄大于 65 岁，且行中小手术患者：右美托咪定 5μg/kg＋布托啡诺 7mg＋昂丹司琼 24mg＋生理盐水稀释至 100ml；③对于行大手术患者：右美托咪定 5μg/kg＋布托啡诺 10mg＋舒芬太尼 50μg＋凯纷 150mg＋昂丹司琼 24mg＋生理盐水稀释至 100ml。采用 LCP 模式给药，即负荷剂量 2ml＋持续剂量 2ml＋PCA 追加量（Bolus）2ml/次，锁定时间 15min、1h 安全限定剂量 10ml。

二、艾司氯胺酮

（一）体内代谢过程

艾司氯胺酮（esketamine）和外消旋（±）盐酸氯胺酮之间药代动力学没有或者仅有细微的差异，静脉注射后会迅速分布到血流丰富的组织中（如心脏、肺和大脑）、其次是肌肉和周围组织，最后是脂肪组织；在 1min 内可以达到峰值浓度。由于其脂溶性高，易于透过血-脑脊液屏障，加之脑血流丰富，脑内浓度迅速增加，其峰浓度可达血药浓度的 6.5 倍，然后迅速从脑再分布到其他组织，从而苏醒迅速。艾司氯胺酮主要经肝微粒体酶转化为去甲氯胺酮，其麻醉效价相当于氯胺酮的 1/5～1/3，消除半衰期更长，因此，艾司氯胺酮麻醉苏醒后仍有一定镇痛作用。去甲氯胺酮进一步转化成羟基代谢物，最后与葡萄糖醛酸结合成为无药理活性的水溶性代谢物由肾排出。

（二）药理作用

艾氯胺酮是外消旋氯胺酮的 S 对映体，主要是选择性地抑制丘脑的内侧核，阻滞脊髓至网状结构的上行传导，兴奋边缘系统，并对中枢神经和脊髓中的阿片受体有亲和力。产生麻醉作用，主要是抑制兴奋性神经递质（乙酰胆碱、L-谷氨酸）及 N-甲基-D-天门冬酸受体的结果；镇痛作用主要由于阻滞脊髓至网状结构对痛觉传入的信号及与阿片受体的结合，而对脊髓丘脑传导无影响，故对内脏疼痛改善有限。

（三）临床应用

艾司氯胺酮具有显著镇痛作用，尤其是体表镇痛效果好，且对呼吸和循环系统影响较轻，因此主要适用于短小手术、清创、植皮、更换敷料和小儿麻醉，以及血流动力学不稳定患者的麻醉诱导。对低血容量患者应用时需补充血容量，否则，在交感神经活性减弱情况下，由于氯胺酮对心肌的抑制，会使血压显著降低。艾司氯胺酮也可用于先天性心脏病患者的麻醉诱导，尤其是发生右向左分流的先天性心脏病患者。

（四）不良反应

艾司氯胺酮的主要不良反应是在麻醉恢复期有幻觉、躁动不安、噩梦及谵语等精神症状，其次是在术中常有泪液、唾液分泌增多，血压、颅压及眼压升高；偶有一过性呼吸抑制或暂停，喉痉挛及气管痉挛，多半是在用量较大、分泌物增多时发生。

（五）产品规格

注射液：2ml：50mg。

（六）用法用量

艾司氯胺酮可经静脉注射、肌内注射、口服途径给药，全身麻醉诱导剂量为静脉注射 0.5～2mg/kg，小儿基础麻醉可肌内注射 4～6mg/kg，或口服 6mg/kg。镇痛可先按体重静脉注射 0.2～0.75mg/kg，2～3min 注射完毕，而后连续静脉泵注 0.5～2μg/（kg·min）。

（七）常用配方

PCA 泵由医师预先设置：艾司氯胺酮静脉 PCA 配伍方案：①艾司氯胺酮 0.04mg/（kg·h）+舒芬太尼 50～100ug+生理盐水稀释至 100ml；②艾司氯胺酮 0.04mg/kg/h+右美托咪定 50～100μg+生理盐水稀释至 100ml；③艾司氯胺酮 0.02mg/（kg·h）+布托啡诺 10mg+生理盐水稀释至 100ml；④艾司氯胺酮 0.04mg/（kg·h）+氟比洛芬酯 300mg+生理盐水稀释至 100ml。采用 LCP 模式给药，即负荷剂量 2ml+持续剂量 2ml+PCA 追加量（Bolus）2ml/次，锁定时间 15min、1h 内安全限定剂量 10ml。

三、地塞米松

（一）体内代谢过程

静脉注射地塞米松后于 15min 至 2h 内达到血浓度峰值。血浆蛋白结合率低于其他皮质激素类药物，约为 77%，易于透过胎盘而几乎未灭活。地塞米松生物半衰期约 190min，组织半衰期约为 36～54h，65% 以上的药物在 24h 内从尿液中排出，主要为非活性代谢产物。

（二）药理作用

地塞米松以高亲和力结合细胞质中的糖皮质激素受体，抑制缓激肽的组织水平和神经末梢神经肽的释放。其作为术后疼痛管理的辅助作用，主要是由于其能抑制磷酸酯酶 A2 和炎症期间环氧合酶 -2 的表达，进而降低前列腺素水平，发挥全身性镇痛作用。同时，局部应用地塞米松能减轻炎症介质的释放，减少异位神经元放电，抑制伤害性 C 纤维钾通道介导的放电作用。

（三）临床应用

①主要用于过敏性与自身免疫性炎症性疾病。多用于结缔组织病、活动性风湿病、类风湿关节炎、红斑狼疮、严重支气管哮喘、严重皮炎、溃疡性结肠炎、急性白血病等，也用于某些严重感染及中毒、恶性淋巴瘤的综合治疗；②辅助镇痛药，对多种类型的疼痛有益，包括神经病理性疼痛、骨痛、与包膜扩张或管道梗阻有关的疼痛、肠梗阻所致疼痛、淋巴水肿所致疼痛以及颅内压增高所致头痛；③预防术后恶心呕吐。

（四）不良反应

①糖耐量减退，血糖升高；②感染：创口愈合不良，并发感染（如真菌、细菌和病毒等感染）为肾上腺皮质激素的主要不良反应，特别是长期或大量应用的情况下；③超敏反应。

（五）产品规格

注射液：1ml：5mg；片剂：0.75mg。

（六）用法用量

①术后镇痛患者：术中予静脉注射 0.1～0.2mg/kg；②预防术后、镇痛治疗恶心呕吐：术中单次静脉注射 4mg；③癌痛镇痛患者：口服或胃肠外给予 1～2mg 地塞米松，一日 2 次；在此之前可先给予较高的负荷剂量 10～20mg。原则上使用地塞米松时只要达到症状缓解即可，应避免长期使用，应该在最短时间内使用最低有效剂量。

（七）常用配方

①配伍静脉 PCA：地塞米松 $0.1\sim0.2mg/kg$；②配伍周围神经阻滞镇痛：0.25% 罗哌卡因 20ml＋地塞米松 8mg；③配伍硬膜外镇痛：0.125% 布比卡因 15ml＋地塞米松 8mg。

四、昂丹司琼

（一）体内代谢过程

静脉内输注昂丹司琼 4mg 后 10min 的平均峰值血浆浓度为 42.9（95%CI：33.8，54.4）ng/ml，在 $10\sim500ng/ml$ 的药理浓度范围内，体外测定的昂丹司琼的血浆蛋白结合率为 70%～76%，循环药物也分布在红细胞中。昂丹司琼在人体中广泛代谢，从尿中回收的放射性标记剂量的约 5% 作为母体化合物。主要的代谢途径是吲哚环上的羟基化，随后是葡糖醛酸苷或硫酸盐的结合。昂丹司琼消除的平均半衰期为 4.0h，主要经肾脏排泄。

（二）药理作用

昂丹司琼是一种强效、高选择性的 5-HT3 受体拮抗剂，有强镇吐作用。化疗药物和放疗可造成小肠释放 5-HT，经由 5-HT3 受体激活迷走神经的传入支，触发呕吐反射。本品能阻断这一反射的触发。迷走神经传入支的激动也可引起位于第四脑室底部 Postrema 区的 5-HT 释放，从而经过中枢机制而加强。昂丹司琼可通过拮抗位于周围和中枢神经局部的神经元的 5-HT 受体而发挥止吐作用。手术后恶心、呕吐的作用机制可能类似细胞毒类致恶心、呕吐的共同途径而诱发，同时能抑制因阿片诱导的恶心。由于昂丹司琼的高选择性作用，因而不具有其他止吐药的副作用，如锥体外系反应、过度镇静等。

（三）临床应用

①控制癌症化疗和放疗引起的恶心呕吐；②预防和手术后恶心呕吐；③预防可控制阿片类镇痛治疗诱发的恶心呕吐。

（四）不良反应

可有头痛、发热、呃逆，偶有短暂性无症状的转氨酶增加副作用。偶见便秘。罕见服药后立即出现过敏性休克。其他如心律失常，低血压，心动过缓，不随意运动失调，癫痫发作。

（五）产品规格

注射液：2ml：4mg；4ml：8mg。

（六）用法用量

①控制癌症化疗和放疗引起的恶心呕吐：在化疗、放疗前 $1\sim2h$ 静脉注射 8mg。对于接受高度催吐的化疗的患者，在化疗的首 24h 内根据以下程序给药：化疗前缓慢静脉注射 8mg。之后用 16mg，间隔 4h 缓慢静脉注射，或以 1mg/h 的速率持续输注 24h。用药剂量和途径应视恶心、呕吐的严重程度而定。②预防和控制术后恶心呕吐：麻醉诱导时静脉注射 4mg，或术中静脉注射 4mg；对于术后已经出现的恶心呕吐，可再缓慢静脉注射 4mg。

（七）常用配方

作为阿片类静脉 PCA 辅助用药，剂量 $0.5\sim1mg/h$。

五、氟哌利多

（一）体内代谢过程

氟哌利多与血浆蛋白结合率为 85%～90%，分布容积为 2.0L/kg，消除半衰期为 $2\sim3h$。约

10% 以原形随尿排出，其余均在肝内生物转化，大部分代谢物在 24h 内随尿或粪便排出。

（二）药理作用

氟哌利多作用于脑干网状结构上行激活系统，抑制皮质下中枢而发挥强效镇静安定作用，其安定作用相当于氯丙嗪的 200 倍、氟哌啶醇的 3 倍。静脉注射后起效快，5～8min 生效，作用持续时间较短，最佳效应持续 3～6h。此药可增强其他中枢抑制药的效应，但不产生遗忘，也无抗惊厥作用。可抑制延髓呕吐中枢，镇吐作用为氯丙嗪的 700 倍，并可对抗阿片类吗啡所导致的呕吐。氟哌利多在 0.1～0.15mg/kg 范围内对心血管系统影响轻微，仅有心率轻度增加和血压稍低，且有抗肾上腺素性心律失常作用，可能与延长心肌的不应期有关。剂量超过 1mg/kg 时，可出现心收缩力降低，心率减慢，心排血量降低及血压下降等循环抑制表现。值得注意的是，此药对嗜铬细胞瘤患者反可引起显著高血压，可能与诱发肾上腺髓质释出儿茶酚胺或抑制嗜铬细胞摄取儿茶酚胺有关。因此应慎重掌握用药剂量及适应证。

（三）临床应用

氟哌利多是目前临床麻醉中应用最广泛的强安定药。作为麻醉前用药多以氟哌利多、哌替啶和阿托品合用于术前 1h 肌内注射。作为麻醉辅助用药，氟哌利多与芬太尼合用可增强静脉麻醉或吸入麻醉的中枢抑制效应，并可预防术后呕吐及不安等不良反应，适合年老体弱、心血管疾病，危重及休克患者的麻醉。氟哌利多与氯胺酮合用，可增强镇静作用和防止氯胺酮所致幻觉及躁动。氟哌利多因其增强其他中枢抑制药的效应，抑制延髓呕吐中枢，并可对抗阿片类吗啡所导致的呕吐，临床上既有协同镇痛镇静作用，也能用作预防和控制术后恶心呕吐的辅助用药。

（四）不良反应

①心血管系统：轻度至中度低血压和心动过速；②神经系统：烦躁不安、术后嗜睡、躁动不安、活动过度和焦虑、锥体外系体征和症状（肌张力障碍、静坐不全、眼科疾病）、术后幻觉发作；③其他：过敏反应、头晕、发冷和 / 或发抖、喉痉挛和支气管痉挛；④严重心血管系统：扭转性足尖扭转、室性心律不齐、心脏骤停和死亡。

（五）产品规格

注射液：2ml：5mg。

（六）用法用量

①预防手术或诊断操作相关的恶心呕吐：0.625～1.25mg 静脉注射，于麻醉结束前 5min 用药；最大初始剂量为 2.5mg 缓慢静脉注射；若潜在受益大于潜在风险，可谨慎给予 1.25mg 的额外剂量；②全身麻醉的辅助用药：5mg 静脉注射；③精神障碍所致激越：5～10mg 静脉注射；④良性头疼：2.5mg 静脉注射。

（七）常用配方

PCA 泵由医师预先设置：①静脉 PCA：芬太尼 1mg＋氟哌利多 5mg＋生理盐水稀释至 100ml；采用 LCP 模式给药，负荷剂量 2ml＋持续剂量 2ml＋PCA 追加量（Bolus）2ml/ 次，锁定时间 15min、1h 安全限定剂量 10ml。②硬膜外 PCA：罗哌卡因 150mg＋舒芬太尼 50μg＋氟哌利多 5mg＋生理盐水稀释至 100ml；采用 LCP 模式给药，负荷剂量 5ml＋持续剂量 1ml＋PCA 追加量 1ml/ 次，锁定时间 15min、1h 安全限定剂量 15ml。

第二节 镇痛协助药物

一、对乙酰氨基酚

（一）体内代谢过程

对血浆蛋白结合率为 25%，90%～95% 在肝脏代谢，主要与葡萄糖醛酸、硫酸及半胱氨酸结合。中间代谢产物对肝脏有毒性作用。$T_{1/2}$ 一般为 1～4h（平均为 2h），肾功能不全时不变，但在某些肝病患者可能延长，老年人和新生儿可有所延长，而小儿则有所缩短。主要以葡萄糖醛酸结合的形式从肾脏排泄，24h 内约有 3% 以原形随尿排出。

（二）药理作用

对乙酰氨基酚为乙酰苯胺类解热镇痛药，通过抑制下丘脑体温调节中枢前列腺素合成酶，减少前列腺素 PGE1 的合成和释放，导致外周血管扩张、出汗而达到解热的作用，其解热作用强度与阿司匹林相似；通过抑制前列腺素 PGE1、缓激肽和组胺等的合成和释放，提高痛阈而起到镇痛作用，属于外周性镇痛药。

（三）临床应用

用于解热，也可用于术后镇痛及缓解其他轻中度疼痛，如头痛、肌肉痛、关节痛以及神经痛、痛经等。

（四）不良反应

常规剂量下，对乙酰氨基酚的不良反应很少，偶尔可引起恶心、呕吐、出汗、腹痛、皮肤苍白等，少数病例可发生过敏性皮炎（皮疹、皮肤瘙痒等）、粒细胞缺乏、血小板减少、贫血、肝功能损害等，很少引起胃肠道出血。

（五）产品规格

注射液：2ml：250mg；50ml：500mg。

（六）用法用量

中度至重度疼痛，联合阿片类药物合并用药：①体重小于 50kg，按 15mg/kg 静脉输注，1 次 /6h，或 12.5mg/kg 静脉输注，1 次 /4h；可以单次或者重复给药；最小用药间隔为 4h；最大单次剂量为 15mg/kg 或者 750mg；每日各种用药途径的总剂量为 75mg/（kg·d）；②体重大于 50kg，1 000mg 静脉输注，1 次 /6h，或 650mg 静脉输注，1 次 /4h；可以单次或者重复给药；最小用药间隔为 4h；最大单次剂量为 1 000mg；每日各种用药途径的总剂量为 4 000mg/d。

二、度洛西汀

（一）体内代谢过程

度洛西汀口服治疗达峰时间为 4～6h，多剂量给药作用可持续 7d 以上。血药浓度达峰时间为 6～10h。度洛西汀口服生物利用度高于 70%，总蛋白结合率高于 95%，表观分布容积为 1 640L。在肝脏代谢，代谢产物为去甲基盐酸度洛西汀、羟化代谢产物。盐酸度洛西汀肾脏排泄率为 77%，主要以代谢产物的形式排出；15% 随粪便排泄。总体清除率为 114L/h，原形药消除半衰期为 11～16h。

（二）药理作用

度洛西汀是一种选择性的 5- 羟色胺与去甲肾上腺素再摄取抑制剂（SSNRI）。度洛西汀抗抑郁与中枢镇痛作用的确切机制认为与其增强中枢神经系统 5- 羟色胺与去甲肾上腺素功能有关。临床前研究结果显示，度洛西汀是神经元 5- 羟色胺与去甲肾上腺素再摄取的强抑制剂，对多巴胺再摄取的抑制作用相对较弱。体外研究结果显示，度洛西汀与多巴胺能受体、肾上腺素能受体，胆碱能受体、组胺能受体、阿片受体、谷氨酸受体无明显亲和力。度洛西汀不抑制单胺氧化酶。

（三）临床应用

口服给药：①用于治疗抑郁症；②用于治疗广泛性焦虑障碍；③用于治疗慢性肌肉骨骼疼痛；④度洛西汀在慢性疼痛人群中得到了广泛研究，现有数据提示度洛西汀可用作多用途镇痛药。度洛西汀主要镇痛作用模式与下行疼痛调节系统神经通路内突触的单胺类利用度增加有关。抑制去甲肾上腺素再摄取似乎是最重要的作用方式，但 5- 羟色胺和多巴胺效应也可能在镇痛中发挥作用。在接受阿片类药物治疗的晚期疾病人群中，度洛西汀主要用于治疗神经病理性疼痛。但是鉴于度洛西汀潜在的镇痛效果范围，也可考虑将其用于其他类型的急慢性疼痛。

（四）不良反应

①糖尿病周围神经性疼痛：恶心，嗜睡，食欲下降，便秘，多汗症和口干；②纤维肌痛：恶心，口干，便秘，嗜睡，食欲下降，多汗症和躁动；③骨关节炎引起的慢性疼痛：恶心，疲劳，便秘，口干，失眠，嗜睡和头晕慢性腰痛。

（五）产品规格

肠溶胶囊：30mg；60mg。

（六）用法用量

①术前合并糖尿病性周围神经病变疼痛：60mg，每日口服 1 次，最高剂量为 60mg，每日口服 1 次；②术前合并纤维肌痛：初始剂量，30mg，每日口服 1 次，持续 1 周；根据耐受情况，增加至常用剂量 60mg，每日 1 次；最高剂量为 60mg，每日 1 次；③术前合并慢性肌肉骨骼疼痛：初始剂量，30mg，每日口服 1 次，持续 1 周；维持期剂量，60mg，每日口服 1 次；最高剂量为每日 60mg；④术前合并化疗导致的疼痛或外周神经系统疾病：30mg，每日口服 1 次，持续 1 周；然后 60mg，每日口服 1 次。

三、加巴喷丁

（一）体内代谢过程

口服一次剂量加巴喷丁（30～900mg）的生物利用度为 60%，但与剂量不成比例，随剂量增加生物利用度下降。服药后 2～3h 达到血浆峰浓度，血浆蛋白结合率小于 3%。制酸药可降低加巴喷丁生物利用度 20% 左右，故宜在 2h 前给予。消除半衰期完全取决于肾功能，一般为 5h。并且不随剂量与合并用药改变，故需每日 3 次服用。在肾功能不全的患者中清除时间要延长，因此在这些患者中，药物使用必须减量。加巴喷丁在体内几乎无代谢，约 80% 的药物以原形经肾脏排泄，20% 从粪便排出。

（二）药理作用

加巴喷丁镇痛机制主要包括：①与脊髓后角神经元突触前膜的 N 型及 PQ 型电压门控钙离子通道 a_2-δ 亚基相结合，阻断（调节）传入神经元与中枢胶质细胞神经元之间突触后膜钙离子通道作用，从而阻滞信息的传入；②提高脑内 GABA 受体的效应水平；③加巴喷丁增加 GABA 的合成和减少 GABA 的降解；④抑制 NMDA 受体的活性，抑制致 NMDA 受体介导的疼痛通过（wind-up）作用,但其具体作用方式还不清楚。本品有明显的抗癫痫作用,可抑制癫痫发作,小剂量有镇静作用。能缓解中枢及外周神经病理性疼痛,以及改善疼痛带来的一些伴随症状,如睡眠障碍及生活质量的下降等。加巴喷丁对糖尿病性神经痛、带状疱疹后神经痛、脊髓损伤痛、幻肢痛均有显著疗效。此外,对癌性神经源性疼痛综合征亦有较好疗效。

(三)临床应用

适用于癫痫、带状疱疹及带状疱疹后神经痛、癌痛及其他神经病理性疼痛;同时对于出现如下情况者,可选择性地考虑使用加巴喷丁,作为多模式疼痛控制策略的一部分:①对于既往已接受加巴喷丁类药物的患者,可继续使用该药物;②对于术前长期使用阿片类药物的患者,可给予加巴喷丁;加巴喷丁可能会促进术后减少阿片类药物使用;③对于术前存在慢性神经病理性疼痛的患者,围手术期可给予加巴喷丁。

(四)不良反应

主要为镇静、头晕、术后认知功能障碍和谵妄;据研究报道,有老年患者和同时接受加巴喷丁与其他镇痛药的患者可出现呼吸抑制风险。

(五)产品规格

胶囊:100mg;片剂:300mg。

(六)用法用量

①急性术后疼痛的预先治疗:300~1 200mg 口服,术后 1~2h 服用;②带状疱疹后神经痛:第 1 日 300mg 口服,第 2 日 300mg 口服 2 次,第 3 日 300mg 口服 3 次;可以增加至 1 800mg/d(分为 3 次服用);③纤维肌痛:初始治疗,300mg 口服,每日 1 次,睡前服用;调整时间应超过 6 周,达到最大剂量 2 400mg/d,给予 600mg,每日 2 次和 1 200mg 睡前服用;中位剂量为 1 800mg/d。

四、普瑞巴林

(一)体内代谢过程

普瑞巴林的药代动力学呈线性,个体间变异性较小。空腹口服后吸收迅速,1h 内血浆浓度达峰值。口服生物利用度大于 90%,而且与剂量无关。多次给药后 24~48h 内可达稳态。与食物一起服用时,普瑞巴林的吸收速率降低,血浆峰浓度降低 25%~30%,达峰时间延迟至 2.5h。表观分布容积为 0.56L/kg,不与血浆蛋白结合,极少部分经肝脏代谢,因此几乎不与其他药物发生相互作用,肝功能减退时无需调整用药剂量。普瑞巴林主要(98%)以原形药物形式经肾脏排泄,平均消除半衰期为 6.3(5.5~6.7)h,消除率与肌酐清除率呈正相关,当肾功能减退时应调整剂量,当肌酐清除率为 30~60ml/min 时,剂量应减少 50%。

(二)药理作用

普瑞巴林主要通过与中枢神经系统神经元突触前末梢电压门控钙通道的 α_2-δ 亚基结合,抑制钙离子内流,减少谷氨酸、去甲肾上腺素、5-羟色胺、多巴胺和 P 物质等兴奋性神经递质释放,降低神经突触兴奋性,达到抑制痛觉过敏和中枢敏化的目的。值得注意的是普瑞巴林与 α_2-δ 亚基的结合力是加巴喷丁的 6 倍。

(三)临床应用

①糖尿病周围神经病变-神经性疼痛;②纤维肌痛;③带状疱疹后神经痛;④术后急性镇痛;除了在治疗神经病理性痛发挥着重要的作用,普瑞巴林应用于改善急性术后疼痛治疗的报道也越来越多,研究表明普瑞巴林可明显降低患者术后 24h 阿片类药物消耗总量,同时减少术后瘙痒、寒战等阿片类相关的不良反应。在骨科手术的相关临床研究均显示普瑞巴林不仅减轻术后急性疼

痛,而且有利于术后功能康复和预防急性术后疼痛演变成慢性疼痛综合征。

（四）不良反应

最常见的不良反应是头晕和嗜睡,其他少见不良反应有口干、外周水肿、视物模糊、肌阵挛、体重增加、头痛、恶心和思维异常等。

（五）产品规格

片剂、胶囊：25mg；50mg；75mg；100mg；150mg；200mg；300mg。

（六）用法用量

术后疼痛：最佳剂量尚不明确,在临床研究中,曾使用 150～600mg/d 口服（超说明书用药）；150～300mg 术前 2h 口服（超说明书用药）或麻醉诱导前 1h 口服。

五、其他制剂

（一）镁剂

镁剂是 NMDA 受体拮抗剂,研究发现静脉用镁剂是减少阿片类药物需求的有效辅助药物。对于阿片类药物耐受的患者,或者当存在阿片类用药相关医疗问题时,该药可能有用。术后镇痛推荐用量：10min 内给予 10ml 静脉注射 50mg/kg,然后 12h 内静脉注射 10mg/（kg·h）,或 15min 内 100ml 静脉注射 50mg/kg,然后 15mg/kg,直到手术结束。

（二）可乐定

可乐定是 α- 受体激动剂,直接激动下丘脑及延脑的中枢突触后膜 α$_2$ 受体,使抑制性神经元激动,减少中枢交感神经冲动传出,从而抑制外周交感神经活动。可乐定还激动外周交感神经突触前膜 α$_2$ 受体,增强其负反馈作用,减少末梢神经释放去甲肾上腺素,降低外周血管和肾血管阻力,减慢心率,降低血压。肾血流和肾小球滤过率基本保持不变。可乐定可以用于术后镇痛,但其治疗机制不明,可能通过稳定周围血管发挥作用,可能通过抑制脑内 α 受体活性戒阿片瘾。用法用量：75μg,鞘内给药,加用 15mg 重比重布比卡因脊髓麻醉；或 25μg,鞘内注射,加用 15mg 重比重布比卡因脊髓麻醉及 250μg 鞘内吗啡（研究中用法）。

（洪俊鹏　刘友坦）

参 考 文 献

[1] LUSSIER D, PORTENOY RK. Adjuvant analgesics in pain management[M]. Mark Allen Group, 2010.

[2] MISHRA S, BHATNAGAR S, GOYAL GN, et al. A Comparative Efficacy of Amitriptyline, Gabapentin, and Pregabalin in Neuropathic Cancer Pain: A Prospective Randomized Double-Blind Placebo-Controlled Study[J]. The American journal of hospice & palliative care, 2011, 29(3): 177-182.

[3] OCAY DD, LI M, INGELMO P, et al. Predicting Acute Postoperative Pain Trajectories and Long-Term Outcomes of Adolescents after Spinal Fusion Surgery[J]. Pain Research Management, 2020, 2020(2): 1-10.

[4] 孙红斌, 顾恩华. PCA 镇痛的相关药理学进展 [J]. 中国疼痛医学杂志, 2003, 9(3): 167-170.

[5] 中华医学会麻醉学分会. 成人手术后疼痛处理专家共识 [J]. 临床麻醉学杂志, 2017, 33(9): 911-917.

[6] SITES BD, BEACH ML, BIGGS R, et al. Intrathecal clonidine added to a bupivacaine-morphine spinal anesthetic improves postoperative analgesia for total knee arthroplasty[J]. Anesth Analg, 2003, 96(4): 1083-1088.

[7] 刘华跃, 嵇富海, 孟晓文, 等. 快速康复理念指导下右美托咪定对老年结直肠癌患者术后的镇痛效果观察 [J]. 中华老年医学杂志, 2021, 40(9): 1150-1154.

[8] 中华医学会麻醉学分会老年人麻醉与围手术期管理学组, 中华医学会麻醉学分会疼痛学组, 国家老年疾病临床医学研究中心, 等. 老年患者围手术期多模式镇痛低阿片方案中国专家共识(2021 版)[J]. 中华医学杂志, 2021, 101(03): 170-184.

[9] MAHER DP, CHEN L, MAO J. Intravenous Ketamine Infusions for Neuropathic Pain Management: A Promising Therapy in Need of Optimization[J]. Anesthesia & Analgesia, 2017, 124(2): 661-674.

[10] PENDI A, FIELD R, FARHAN SD, et al. Perioperative Ketamine for Analgesia in Spine Surgery: A Meta-analysis of Randomized Controlled Trials[J]. Spine, 2018, 43(5): 299-307.

[11] WANG L, JOHNSTON B, KAUSHAL A, et al. Ketamine added to morphine or hydromorphone patient-controlled analgesia for acute postoperative pain in adults: a systematic review and meta-analysis of randomized trials[J]. Canad J Anesth. 2016, 63(3): 311-325.

[12] CHAPARRO LE, SMITH SA, MOORE RA, et al. Pharmacotherapy for the prevention of chronic pain after surgery in adults[J]. Cochrane database of systematic reviews(Online), 2013, 7(7): CD008307.

[13] OLIVEIRA GD, CASTROALVES LJ, KHAN JH, et al. Perioperative systemic magnesium to minimize postoperative pain: a meta-analysis of randomized controlled trials.[J]. Anesthesiol, 2013, 119(1): 178-190.

[14] CHAZAN S, BUDA I, NESHER N, et al. Low-Dose Ketamine via Intravenous Patient-Controlled Analgesia Device after Various Transthoracic Procedures Improves Analgesia and Patient and Family Satisfaction[J]. Pain Management Nursing, 2010, 11(3): 169-176.

[15] 万利芹, 王志春, 周巧林, 等. 亚麻醉剂量氯胺酮复合舒芬太尼对食管癌术后患者静脉自控镇痛的影响 [J]. 临床麻醉学杂志, 2014(6): 557-560.

[16] 贾谜谜, 闫琪, 马尚文, 等. 烧伤患者切痂植皮术中氟比洛芬酯超前镇痛联合氯胺酮术后自控镇痛临床观察 [J]. 山东医药, 2020, 60(6): 81-83.

[17] MERCADANTE SL, BERCHOVICH M, CASUCCIO A, et al. A Prospective Randomized Study of Corticosteroids as Adjuvant Drugs to Opioids in Advanced Cancer Patients[J]. Americ J HospiPalliative Care, 2007, 24(1): 13-19.

[18] PAULSEN O, KLEPSTAD P, ROSLAND JH, et al. Efficacy of methylprednisolone on pain, fatigue, and appetite loss in patients with advanced cancer using opioids: a randomized, placebo-controlled, double-blind trial.[J]. Journal of Clinical Oncology, 2014, 32(29): 3221-3228.

[19] WERNICKE JF, PRITCHETT YL, SOUZA DN, et al. A randomized controlled trial of duloxetine in diabetic peripheral neuropathic pain[J]. Neurology, 2006, 67(8): 1411-1420.

[20] FUJII Y, TANAKA H, KOBAYASHI N, et al. Granisetron, droperidol, and metoclopramide for preventing postoperative nausea and vomiting after thyroidectomy.[J]. Laryngoscope, 2010, 109(4): 664-667.

[21] FORTNEY JT, GAN TJ, GRACZYK S, et al. A comparison of the efficacy, safety, and patient satisfaction of ondansetron versus droperidol as antiemetics for elective outpatient surgical procedures. S3A-409 and S3A-410 Study Groups.[J]. Anesth Analg, 1998, 86(4): 731-738.

[22] 周艳玲, 胡海游, 林森, 等. 舒芬太尼联合地塞米松在小儿术后静脉自控镇痛的应用 [J]. 儿科药学杂志, 2021, 27(1): 27-30.

[23] 吴黎黎, 雷桂玉, 阴阅, 等. 罗哌卡因复合地塞米松用于胸椎旁阻滞对乳腺癌根治术术后镇痛效果的影响 [J]. 北京医学, 2021, 43(8): 772-776.

[24] 矫勇轶, 张慧娟, 金晓红. 地塞米松减少手术后硬膜外吗啡镇痛引起的恶心呕吐 [J]. 临床麻醉学杂志, 2001, 17(5): 254-256.

[25] KHALIL SN, ROTH AG, COHEN I T, et al. A double-blind comparison of intravenous ondansetron and placebo for preventing postoperative emesis in 1- to 24-month-old pediatric patients after surgery under general anesthesia.[J]. AnesthAnalg, 2005, 101(2): 356-361.

[26] ARNOLD LM, ROSEN A, PRITCHETT Y L, et al. A randomized, double-blind, placebo-controlled trial of

duloxetine in the treatment of women with fibromyalgia with or without major depressive disorder[J]. Pain, 2005, 119(1): 5-15.

[27] GROVER VK, MATHEW PJ, HEGDE H. Efficacy of orally disintegrating ondansetron in preventing postoperative nausea and vomiting after laparoscopic cholecystectomy: a randomised, double-blind placebo controlled study[J]. Anaesthesia, 2010, 64(6): 595-600.

[28] HANSEN RN, AN TP, BING EA, et al. Hospitalization costs and resource allocation in cholecystectomy with use of intravenous versus oral acetaminophen[J]. Current Medical Research and Opinion, 2017, 34(9): 1-16.

[29] 贾宏彬, 林宁, 杨建军, 等. 昂丹司琼对术后 PCA 曲马多镇痛疗效的影响 [J]. 临床麻醉学杂志, 2004, 20(1): 8-9.

[30] 胡水友, 方丽林. 枢丹、氟哌利多联合防治吗啡术后镇痛并发恶心、呕吐 [J]. 临床麻醉学杂志, 2005, -6(-3): 33-34.

[31] 税敏, 吴安石. 度洛西汀在术后镇痛中的应用 [J]. 临床麻醉学杂志, 2021, 37(10): 1111-1113.

第二十五章　围手术期肝癌腔镜手术患者智能化患者自控镇痛的管理

目录

肝脏是机体中最大的实质器官，同时也是人体内最大的腺体器官。原发性肝癌是目前我国第4位常见恶性肿瘤及第2位的肿瘤致死病因。目前肝癌的治疗特点是多学科参与，多种治疗方式共存。常见治疗方法包括有肝切除术、肝移植术、消融治疗、放射治疗及系统抗肿瘤治疗等。其中外科治疗是重要手段之一，主要包括肝切除术及肝移植术。肝脏外科手术操作复杂、技术要求高、标准术式少、术式变化大，整个围手术期的应激反应及并发症的发生率往往差异很大。因此，应针对患者具体情况制定个体化实施方案，最大限度保证安全的基础上减少患者疼痛，实现加速康复。本节将主要介绍肝癌腹腔镜肝切除手术患者 Ai-PCA 的实践经验，从而探讨出更适合患者的镇痛方案。

第一节　肝癌腔镜肝切除手术和患者疼痛的特点

一、肝癌肝切除术的基本原则

肝癌肝切除术的基本原则为安全性和彻底性。包括完整切除肿瘤，即切缘无残留的肿瘤；保留足够体积、血供和胆汁回流正常的肝组织，以保证术后肝功能能够恢复、代偿至正常水平。同时减少手术相关的并发症及降低死亡率。

二、肝癌肝切除常用的相关技术

主要包括入肝和出肝的血流控制技术、肝脏离断及止血技术。近年来腹腔镜肝切除术飞速发展，其主要优点包括创伤小及术后恢复快等。有研究表明：在经过选择的患者中行腹腔镜肝切除术的肿瘤学效果与开腹肝切除术相当。腹腔镜肝切除术的适应证及禁忌证原则上与开腹类似，但仍应根据肿瘤大小、部位、数目以及合并肝脏疾病等综合评估。

三、肝癌腔镜肝切除手术的麻醉相关特点

腹腔镜手术时麻醉的主要关注点除了肝脏手术的特点，还有人工气腹及特殊体位对患者血流动力学的影响。为了降低手术的出血量，同时使手术野更加清晰，多数术者要求麻醉科医师实施控制性低中心静脉压（CLCVP）。这一过程可能对术中的血流动力学产生重要影响，同时也是术后急性肾损伤（AKI）等并发症的重要影响因素。

1. 人工气腹对呼吸的影响　首先是机械通气对肺损伤程度的影响。人工气腹时腹内压升高引起膈肌上移，肺顺应性减小。为了保证足够的肺泡通气量，可能相应地提高通气压力，进而可能加重正压性肺损伤。其次，CO_2 人工气腹可能引起 $PaCO_2$ 升高，主要原因是手术导致肝脏血窦和毛细血管床的开放，腹腔正压下 CO_2 入血的总量与速度增加，超过了通气对 CO_2 的排除。当肝静脉的破口过大时，可能引起 CO_2 气栓。降低人工气腹压力和适当的麻醉调节可减轻手术和通气对呼吸的影响。

2. 腹腔镜手术对循环功能的影响　首先，体位和人工气腹对静脉回心血量有较大的负性影响，减少回心血量的幅度大约为 $10\% \sim 30\%$，从而使心输出量随之下降。其次，主动性实施CLCVP，切肝前使用限制性的输液方案，可能对循环产生负性影响。适当的麻醉调节可减轻这些副作用，使患者避免受到伤害。

四、肝癌腔镜肝切除手术中麻醉的主要注意事项

术中出血是肝胆外科手术的主要风险之一,也是麻醉过程中的关键之一,是直接影响患者术后康复重要因素。因此,通过各种技术有效控制术中出血是此类肝癌腔镜手术中的一个关注点。研究结果证实:术者与麻醉科医师共同合作,采用综合管理措施,管控入肝与出肝血流,控制中心静脉压(CVP)<5cmH$_2$O 可显著减少肝脏手术的出血量。

实施 CLCVP 的方法与路径(参见:中国加速康复外科临床实践指南 2021 版,肝脏外科手术部分):实施 CLCVP 使术中出血量下降,手术野清晰的核心技术是限制输液的同时维持每搏量和心功能的正常,具体措施包括:

(1)输液管理:实施序贯输液方案,肝切除完成之前严格实施限制性输液方案,推荐泵注醋酸平衡盐晶体液,速率为 1～1.5ml/(kg·h),维持每搏量变异度/脉压变异度(SVV/PPV)在 15%～25%;完成肝切除之后,以人工胶体尽快补足循环血容量,恢复 SVV/PPV<13%。

(2)麻醉管理:肝切除完成前有效的 CLCVP 与稳定的循环状态的前提是有效控制外科创伤导致的应激反应。应适当应用去甲肾上腺素,维持稳定而相对较深的吸入与静脉麻醉深度。

(3)循环与灌注管理:实施 CLCVP 可极大影响患者的体内容量分布,应以维持血压和每搏量正常为目标,术中需持续使用去甲肾上腺素[0.05～0.5μg/(kg·min)],可适当合用多巴酚丁胺或多巴胺。

(4)术中监测与质控:除总论部分推荐的监测项目外,直接监测平均动脉压(MAP)、中心静脉压(CVP)、每搏量(SV)、心排出量(CO)、SVV/PPV、尿量、脑电、血糖和乳酸为实施 CLCVP 的常规监测项目,经食管超声心动图(trans-esophageal echocardiography,TEE)监测为可选项目。主要质控指标为血压与每搏量。需持续稳定维持平均动脉压高于脑血管、肾血管自动调节机制平台期的血压下限;维持成人的 MAP 高于 65～70mmHg;高血压或老年患者的脑、肾自主调节曲线右移,需维持其 MAP 高于 80～85mmHg。维持心率于 60～80 次/min。

(5)注意事项:① CLCVP 是多因素综合处理的过程,需实行手术分级管理,并需要一定例数的经验积累;②虽然限制性输液期间液体入量很少,但维持患者的等血容量状态非常重要,需要及时用等量胶体液补充失血量;③高碳酸血症可能升高肺动脉压,影响降低 CVP 的效果;④ CLCVP 联合肝门阻断可获得更小的出血量和更清晰的术野,但反复多次的肝门阻断可加重肝脏缺血/再灌注损伤和肝组织水肿;⑤降低 CVP 常常需要利弊平衡,应以患者生命安全为前提,关注主要矛盾。当 CVP 或肝脏术野清晰度不够,除麻醉因素外尚需考虑患者肝脏肿瘤与癌栓对肝静脉回流的影响度以及心功能降低的程度、手术时间、肝门阻断的时间与次数、手术台的倾斜度和气腹压力等因素的影响,切忌牺牲组织灌注强行推进 CLCVP。

五、肝癌腔镜肝切除手术及术后疼痛的特点

肝脏外科手术创伤大,既源于疼痛也源于应激反应。其疼痛涉及躯体感觉神经和内脏神经。躯体感觉神经的节段为 T$_{6\sim12}$。内脏传入神经主要是交感神经,具有范围广,定位不明确的特点。手术与麻醉对呼吸、循环的影响,肝门阻断所产生的缺血再灌注损伤,以及出血等均可导致较重的应激反应。虽然各医院均采用的麻醉方法为全凭静脉麻醉或静吸复合全身麻醉联合硬膜外阻滞或局部神经阻滞,但最终的术后结果差异巨大,表现为术后 AKI 的发生率介于 1%～20% 之间。其中,疼痛与重度应激反应的交互作用是重要影响因素。因此,围手术期的麻醉与术后镇痛的有

效性、稳定性和连续性对这种交互作用的控制非常重要。专业化的培训与稳定的团队建设，并使用先进的设备，如：Ai-PCA技术对提高肝脏手术的围手术期管理质量具有重要意义。

虽然腹腔镜手术与传统的开腹手术比较损伤较小，但由于手术创伤叠加应激反应，术后患者常表现为重度疼痛。同时，患者的疼痛表现部位与性质差异巨大。有研究显示，腹腔镜术后发生切口痛的患者达79.2%，发生肩部疼痛的患者达45，7%，以及发生季肋部疼痛的患者达18.1%。对肝脏外科手术患者的术后镇痛常以连续神经阻滞（竖脊肌阻滞、胸椎旁阻滞及腹横肌平面阻滞）或切口局部浸润镇痛为基础，联合静脉使用非甾体类抗炎镇痛药或低剂量阿片类药物加上止吐药的多模式镇痛，术后镇痛48～72h以上。静脉使用κ受体激动剂具有控制内脏痛的效应，也可考虑使用。将术后镇痛的措施提前于手术开始前，即预防性镇痛，在疼痛发生前给予神经阻滞或镇痛药，并完整地延续到术后，可减少疼痛的形成所导致的中枢神经系统敏化。

第二节　肝癌腔镜肝切除手术患者智能化患者自控镇痛的管理

一、肝癌腔镜肝切除手术患者的镇痛方案

多模式镇痛（multimodal analgesia）根据ERAS指南，实施肝脏手术术后镇痛的目标是早期下床和早期进食。应用作用机制不同的镇痛药物或不同的镇痛方法组合的多模式镇痛是肝脏手术术后镇痛的主要方法。针对肝癌腔镜肝切除手术的特点，将以下方法组合并应用先进的设备Ai-PCA，可达到镇痛的有效性、稳定性和连续性，可达到早期下床和早期进食的目的。

1. 静脉给药　肝脏手术最常用的基础术后镇痛方法是患者静脉自控镇痛（PCIA）。应用神经阻滞＋静脉给药或硬膜外镇痛＋静脉给药的多模式镇痛已成为主流镇痛模式。许多医院已经使用先进的方法Ai-PCIA，该方法对降低肝脏手术术后的中、重度疼痛具有重要意义。单纯静脉镇痛常用配方为舒芬太尼＋NSAIDs＋司琼类止吐剂，κ受体激动剂＋NSAIDs＋司琼类止吐剂。基于神经阻滞的静脉给药主要是NSAIDs。基于硬膜外镇痛的静脉给药是NSAIDs＋司琼类止吐剂。

2. 切口局部浸润　应用长效局部麻醉药进行切口局部浸润可以明显地缓解术后早期切口疼痛，并且能延长术后镇痛时间，减少阿片类药物的应用。常用药物为0.15%～0.3%罗哌卡因，最大单次剂量为3mg/kg，维持时效约为2～8h。腹壁切口处的局部浸润麻醉能很好地缓解切口的疼痛，但对内脏痛无效。

3. 超声引导下神经阻滞　肝脏手术常用的神经阻滞方法为：竖脊肌阻滞、胸椎旁阻滞和腹横肌平面阻滞。大多数医院采用超声引导下应用罗哌卡因进行神经阻滞。采用置入导管行连续神经阻滞，可达到镇痛的有效性、稳定性和连续性的目的。

4. 硬膜外镇痛　根据患者术前及术中凝血与循环功能状况，选用连续患者自控硬膜外镇痛，或单次硬膜外注射吗啡＋低浓度局部麻醉药（吗啡2～3mg＋0.3%罗哌卡因或布比卡因5～8ml），复合静脉使用NSAIDs＋司琼类止吐剂等，可取得良好的镇痛效果。

5. 患者自控镇痛（patient controlled analgesia，PCA）　PCA给药的优点是给要及时、起效快；血药浓度保持相对稳定，用相对较少量的药物获得较好的镇痛效果；有效地减少药物动力学及药效学的个体差异，防止药物过量。让患者自主地、积极地参与到治疗中，增加其依从性，有助于患者的康复。肝脏手术常用的PCA为：静脉PCA（patient controlled intravenous analgesia，PCIA）、硬膜外PCA（patient controlled epidural analgesia，PCEA）及区域PCA（patient controlled regional analgesia，PCRA）等。

二、肝癌腔镜肝切除手术患者智能化患者自控镇痛的管理及注意事项

Ai-PCA 是在 PCA 基础上,顺应时代的发展,运用互联网及人工智能技术研发出的,具有自动记录、远程监控、智能报警、自动分析及智能评估等功能,使术后镇痛管理更为高效,智能化患者自控镇痛管理专家共识有利于为患者提供更为舒适的服务。智能化患者自控镇痛系统是由智能镇痛终端(即智能输注装置及一次性专用储液药盒)、无线传输设备、移动查房系统及中央管理系统组成。

由于肝癌腔镜肝切除手术与麻醉对患者的影响差异巨大,术后疼痛与应激反应的交互作用使患者对镇痛程度与时程的要求个体化很高,Ai-PCA 的管理方式具有很大的优势。基于中央监控台的数据对终端 PCA 机进行及时的调整,可有效管控肝癌腔镜肝切除手术的个体化巨大差异,达到镇痛的有效性、稳定性与连续性。

在具体使用中应注意:无论何种原因夹闭输注管时,中央监控台都会提示为"堵塞",并且在夹闭后每隔 15min 镇痛泵自动监测管路是否通畅。若重新打开管夹,智能镇痛泵将自动运行。若锁定时间内出现第三次无效按压时,或者在一小时内第四次触发有效 PCA 剂量,中央监控台会提示镇痛不足或镇痛欠佳。工作中还应注意中央监控台的报警提示信息,当出现堵塞、镇痛欠佳或是镇痛不足时,镇痛小组工作人员应及时调整镇痛泵参数。虽然有中央监控台,镇痛小组工作人员仍应对术后镇痛治疗的患者进行定期查房,每日至少一次,原则上在 72h 内不少于 3 次查房,查房时处理好相关情况并做好相应记录。

三、智能化患者自控镇痛典型病例

典型病例:男性,患者,61 岁,身高 173cm,体重 82kg。乙状结肠癌伴肝转移 4 个月余,靶向药化疗 5 周期后为切除乙状结肠原发灶及肝转移灶入院治疗。患者既往慢性阻塞性肺疾病多年,口服对症药物治疗。胸部 CT 示:双肺肺气肿并多发肺大泡,双肺轻度间质性改变。肺功能检查示:极重度混合性肺通气功能障碍。术前诊断为:①乙状结肠恶性肿瘤,②肝恶性肿瘤,③慢性阻塞性肺疾病,④脐疝,ASA Ⅲ级。

对此患者需要考虑的主要问题和主要围手术期 Ai-PCA 管理的目标:采用保护性肺通气策略,避免强烈应激反应对肺部的后续损伤,完善的镇痛同时避免呼吸抑制,减阿片方案减少对胃肠道的抑制,避免对下肢肌张力的影响争取早日下床活动。

该患者的麻醉方案:静吸复合全身麻醉联合硬膜外阻滞。手术顺利,完成乙状结肠切除术 + 脐疝修补术 + 肝病损微波消融术 + 部分肝切除术。患者术中平稳,术后安返病房。

此患者术后镇痛方式:术毕前 2h 硬膜外给予吗啡 3mg + 舒芬太尼 15μg,联合术后 Ai-PICA 镇痛。封闭硬膜外导管,预备追加局部麻醉药。PICA 镇痛泵内给予氟比洛芬酯 200mg + 托烷司琼 20mg + 0.9% 生理盐水配制达 100ml。采 CP 模式,持续量(Continuous Infusion, CI)为 2ml/h、PCA 每次按压的单次追加量(Bolus)为 2ml,锁定时间 10min。术后患者 48h 内单次按压次数为 8 次,患者 NRS 评分 1~3 分,未在硬膜外导管追加局部麻醉药。无嗜睡,恶心呕吐等不良反应,Ai-PCA 的中央控制台的监控 + 术后随访有效解决了该患者特殊的个体化需求,达到了镇痛的有效性、稳定性和连续性的目的,患者对镇痛效果满意。

(彭书峻　于莎莎)

参 考 文 献

[1] JIANG HT, CAO JY. Impact of laparoscopie versus open hepatectomy on perioperative clinical outcomes of patients with primary hepatic carcinoma[J]. Chin Med Sci J, 2015, 30(2): 80-83.

[2] 中国研究型医院学会肝胆胰外科专业委员会. 腹腔镜肝切除术治疗肝细胞癌中国专家共识(2020 版)[J]. 中国消化外科杂志, 2020, 19(11): 1119-1134.

[3] PAN YX, WANG JC, LU XY, et al. Intention to control low central venous pressure reduced blood loss during laparoscopic hepatectomy: A double-blind randomized clinical trial[J]. Surgery, 2020, 167(6): 933-941.

[4] WANG F, SUN D, ZHANG N, et al. The efficacy and safety of controlled low central venous pressure for liver resection: a systematic review and meta- analysis[J]. Gland Surg, 2020, 9(2): 311-320.

[5] ZHOU M, WANG H, ZENG X, et al. Mortality, morbidity, and risk factors in China and its provinces, 1990-2017: a systematic analysis for the Global Burden of Disease Study 2017[J]. Lancet, 2019, 394(10204): 1145-1158.

[6] ACKLAND GL, BRUDNEY CS, CECCONI M, et al. Perioperative quality initiative consensus statement on the physiology of arterial blood pressure control in perioperative medicine[J]. Br J Anaesth, 2019, 122(5): 542-551.

[7] KARANICOLAS PJ, CLEARY S, MCHARDY P, et al. Medial open trans versus abdominis plane(MOTAP) catheters reduce opioid requirements and improve pain control following open liver resection: A multicenter, blinded, randomized controlled trial[J]. Ann Surg, 2018, 268(2): 233-240.

[8] ZHU Q, LI L, YANG Z, et al. Ultrasound guided continuous Qua dratus Lumborum block hastened recovery in patients undergoing open liver resection: a randomized controlled, open- label trial[J]. BMC Anesthesiol, 2019, 19(1): 23.

[9] LI J, POURRAHMAT MM, VASILYEVA E, et al. Efficacy and safety of patient- controlled analgesia compared with epidural analgesia after open hepatic resection: A systematic review and metaanalysis[J]. Ann Surg, 2019, 270(2): 200-208.

[10] WANG RD, ZHU JY, ZHU Y, et al. Perioperative analgesia with parecoxib sodium improves postoperative pain and immune function in patients undergoing hepatectomy for hepatocellular carcinoma[J]. J Eval Clin Pract, 2020, 26(3): 992-1000.

[11] ZHANG J, LIU T, ZHOU H, et al. The safety and efficacy of ultrasound-guided bilateral dual transversus abdominis plane(BDTAP)block in ERAS program of laparoscopic hepatectomy: A prospective, randomized, controlled, blinded, clinical study[J]. Drug Des Devel Ther, 2020, 14: 2889-2898.

第二十六章　孕产妇分娩镇痛与智能化

目录

第一节 产科分娩自控镇痛

分娩疼痛对于大多数妇女而言,可能是一生中经历的最剧烈的疼痛。据中华医学会统计,约50%的初产妇分娩时感觉明显疼痛,约44%的初产妇感觉疼痛难忍。分娩镇痛的实施是现代医学文明的一个标志,早在19世纪40年代,吸入性麻醉药(乙醚、氯仿)已成功应用于分娩镇痛,历经一个多世纪的发展,分娩镇痛的理念和技术在不断更新与进步。在新镇痛技术、新药物以及新镇痛理念的基础上,提出产妇分娩自控镇痛,使产科分娩镇痛的质量和安全性进一步提升。2016年,中华医学会麻醉学分会在全国推广分娩镇痛的新技术与新理念,同年制定了《分娩镇痛专家共识》。2018年,国家卫生健康委员会提出在全国开展分娩镇痛试点医院,全面推广分娩镇痛工作。在此时代背景下,为更好地服务于产科分娩镇痛工作,探索更优化的分娩镇痛方法意义重大。

一、分娩疼痛的机制与不良影响

分娩疼痛是一种伤害性疼痛,主要包括内脏痛和躯体痛,不同产程分娩疼痛的部位与性质各不相同。第一产程为宫颈扩张期,疼痛主要由强度和频率递增的子宫收缩以及宫颈扩张造成,疼痛由无髓C-纤维及交感神经纤维经由子宫体、宫颈和下腹部神经丛传至T_{10}~L_1的交感神经链,多表现为内脏痛。第二产程为胎儿娩出期,痛觉主要源于胎儿对软产道的压迫、软产道和会阴部的扩张甚至撕裂以及盆底部的受压,疼痛通过A纤维及体细胞纤维传至脊髓S_{2-4}神经根和L_{1-2}神经链,多表现为躯体痛。第三产程为胎盘娩出期,痛觉主要源于宫颈扩张、子宫收缩和阴道创面。

分娩时剧烈的疼痛引起的应激反应对母婴均可造成不良的影响。分娩疼痛可引起产妇焦虑紧张,使产妇过度通气、氧耗增加,导致胎儿氧供减少和酸中毒;疼痛通过激活交感神经系统使儿茶酚胺释放增加,引起子宫动脉收缩性胎儿窘迫;同时抑制宫缩,延长产程。合并高血压、重度子痫前期等高危产妇,剧烈疼痛可能存在诱发脑血管意外、急性心衰等风险。现有研究表明,剧烈的分娩疼痛是导致产妇产后抑郁的高危因素之一。部分产妇出于对分娩疼痛的恐惧心理,拒绝经阴道自然分娩,这也是非医学剖宫产的主要因素之一。

二、分娩自控镇痛的常用方法与药物

随着现代医学的不断发展,分娩镇痛的方法一直在不断地探索与创新。理想化的分娩镇痛方法需同时满足镇痛效果确切、安全性高、可控性好、个体化以及必要时可行手术麻醉等条件。近十年来,个体化镇痛理念已广泛应用于临床镇痛工作。产妇自控的分娩镇痛模式也逐渐成为国内外的主流分娩镇痛方法。分娩自控镇痛的常用方法包括椎管内分娩自控镇痛和静脉分娩自控镇痛。

(一)椎管内分娩自控镇痛

椎管内分娩自控镇痛因其镇痛效果确切,母婴安全性高,被国内外专家学者认为是目前首选的分娩镇痛方法。常用的椎管内分娩自控镇痛方法包括:连续硬膜外镇痛(continuous epidural analgesia, CEA)、连续蛛网膜下腔镇痛(continuous spinal analgesia, CSA)、蛛网膜下腔联合硬膜外腔镇痛(combined spinal-epidural analgesia, CSEA)和硬脊膜穿刺后硬膜外镇痛(dural puncture epidural analgesia, DPEA)。

1. **连续硬膜外镇痛** 腰段硬膜外分娩镇痛是目前最常用的分娩镇痛方法之一,其镇痛效果确切，可控性好，对母婴安全性高，留置硬膜外导管在紧急情况下可用于剖宫产麻醉，不足之处是起效相对较慢。最常选择 L_{2-3} 或 L_{3-4} 间隙行硬膜外穿刺并向上置管。避免血管内或蛛网膜下腔意外注药是硬膜外镇痛的安全前提，通过硬膜外导管注射试验剂量的局部麻醉药有助于检测硬膜外导管是否误入血管或蛛网膜下腔。给药过程中需严密监测生命体征、中枢神经系统症状和运动阻滞的情况，以避免或尽早识别并处理局部麻醉药意外注射的风险。

2. **连续蛛网膜下腔镇痛**　通过蛛网膜下腔放置微导管持续注入小剂量镇痛药物可行连续蛛网膜下腔镇痛，蛛网膜下腔镇痛具有起效快，用药量少，镇痛完善等优点。对于意外硬脊膜穿刺的产妇，也可考虑蛛网膜下腔置管持续镇痛，同样能提供良好的镇痛。考虑到经硬膜外针穿刺放置蛛网膜下腔导管可能存在硬膜外穿刺后头痛（postdural puncture headache, PDPH）的风险，选择更小型号的穿刺针或微导管，理论上可以减少 PDPH 的发生率。需要注意的是，蛛网膜下腔使用阿片类药物镇痛可能增加瘙痒发生率。

3. **蛛网膜下腔联合硬膜外腔镇痛**　蛛网膜下腔联合硬膜外镇痛起效快、镇痛效果好、用药量少、运动神经阻滞轻微，同时又兼具硬膜外镇痛可控性好的优点，也是目前广泛应用的椎管内分娩镇痛方法之一。在 PDPH 发生率和剖宫产率方面，与单纯硬膜外镇痛相比无明显差异。但需警惕胎心率减慢的风险以及鞘内使用阿片类药物引起的瘙痒等不良症状。此外，在鞘内镇痛药药效消退之前，无法评估硬膜外导管的有效性，这可能是它的不足之处。然而，有研究发现 CSEA 硬膜外置管的失败率低于 CEA。

4. **硬脊膜穿刺后硬膜外镇痛**　硬脊膜穿刺后硬膜外（DPE）镇痛是近年来新兴的分娩镇痛技术。DPE 与 CSEA 在操作上的不同之处在于使用 25G 或 26G 腰麻针穿破硬脊膜后，不直接在蛛网膜下腔给药而直接留置硬膜外导管。DPE 的理论基础是通过硬脊膜的破孔使硬膜外腔的药物加速往蛛网膜下腔转移，从而达到起效更快以及骶尾部镇痛效果更完善的目的。有研究发现 DPE 达到充分镇痛的中位数时间短于硬膜外镇痛。另一项研究则发现 CSEA 起效最快，而 DPE 与 EA 起效时间无明显差异，但 DPE 的药物在骶椎的弥散程度更好，不对称阻滞的发生率更低。有关 DPE 对胎心率的影响和 PDPH 的发生率，目前没有足够的证据得出明确的结论。DPE 作为一种新兴的椎管内镇痛技术，在分娩镇痛方面是否优于 EA、CSEA 尚无定论，仍需更多的研究才能充分明确其在分娩镇痛中的获益与风险。

（二）静脉分娩自控镇痛

静脉分娩自控镇痛属于全身性药物镇痛，对于存在椎管内麻醉禁忌证或椎管内阻滞失败的患者，静脉分娩镇痛可作为一种良好的分娩镇痛替代方案。全身性用药可能存在产妇过度镇静、低氧血症以及胎儿药物暴露等风险，需密切监测母婴情况。考虑上述风险，用于静脉分娩镇痛的药物既要求镇痛效果确切，又要求对母婴无不良影响，且不能影响产妇参与整个分娩过程的能力。目前用于静脉分娩镇痛的药物包括瑞芬太尼、芬太尼、纳布啡、羟考酮等，其中瑞芬太尼因其速效、超短效、消除不依赖脏器代谢等特性，相比其他阿片类药物更有优势，是目前静脉分娩镇痛中较为理想的药物。一项 Meta 分析显示，虽然瑞芬太尼静脉分娩镇痛在镇痛效果方面不如椎管内分娩镇痛，但仍能提供满意的镇痛效果，且严密监测下使用并不会对母婴造成不良影响。另一项 Meta 分析也显示瑞芬太尼用于分娩镇痛效果确切。目前的观点认为，瑞芬太尼采用 PCA 的模式在镇痛效果及不良反应发生率方面要优于固定背景剂量的模式。由于个体化差异的因素，临床中瑞芬太尼使用的剂量跨度较大，使用较大剂量的瑞芬太尼时，仍存在过度镇静及呼吸抑制等风险，因此需要密切监测产妇生命体征及胎心变化并常规吸氧。

静脉分娩镇痛对剖宫产率的影响以及用于合并心脏病、凝血功能异常、子痫或重度子痫前期等高危产妇的安全性及有效性，则需要更多的研究来进一步验证。

（三）常用药物

椎管内分娩镇痛作为目前首选的镇痛方法，本节主要介绍椎管内分娩镇痛药物。理想的椎管内镇痛药物应满足以下条件：镇痛效果确切，无运动阻滞，对母婴及产程无影响，无其他不良并发症。当前常用的椎管内镇痛药物包括局部麻醉药和阿片类药物。

低浓度局部麻醉药（如罗哌卡因）用于椎管内分娩镇痛时具有"感觉运动分离"的特点，为达到最大限度地减少局部麻醉药的运动阻滞作用，在满足镇痛效果的前提下，推荐使用最低有效浓度。局部麻醉药联合阿片类药物具有协同作用，有研究表明，在局部麻醉药中添加小剂量的阿片类药物，可以在不影响镇痛效果的前提下减少局部麻醉药的用量，从而减轻运动神经阻滞。需要注意的是，增加椎管内阿片类药物的剂量，可能会增加瘙痒的发生率及胎心率减慢的风险。如何平衡局部麻醉药与阿片类药物的剂量，以达到最佳的镇痛效果、最少的运动阻滞和最低的不良反应发生率，则需要根据患者进行个体化差异的调整。目前国内常用的蛛网膜下腔分娩镇痛的药物浓度及剂量见表26-1，硬膜外分娩镇痛的药物浓度及剂量见表26-2，建议根据产妇情况进行个体化给药。

表 26-1　蛛网膜下腔分娩镇痛常用药物剂量

单次阿片类药物	单次局部麻醉药	联合用药
舒芬太尼 2.5～7μg	罗哌卡因 2.5～3.0mg	罗哌卡因 2.5mg + 舒芬太尼 2.5μg（或芬太尼 12.5μg）
芬太尼 15～25μg	布比卡因 2.0～3.0mg	布比卡因 2.0mg + 舒芬太尼 2.5μg（或芬太尼 12.5μg）

表 26-2　硬膜外分娩镇痛常用药物浓度及剂量

药物	浓度	首剂量（ml/次）	维持量（ml/次）	自控量（ml/次）
局部麻醉药				
罗哌卡因	0.0625%～0.15%			
布比卡因	0.04%～0.125%	6～15	6～15	8～10
左旋布比卡因	0.04%～0.125%			
阿片类药物				
芬太尼	0.5～2μg/ml	6～15	6～15	8～10
舒芬太尼	0.2～0.6μg/ml			

推荐给予 1%～1.5% 的利多卡因 3ml 作为试验剂量（可加入 1:20 万或 1:40 万的肾上腺素），无异常后可给予首剂量 6～15ml。合并妊娠期高血压、子痫前期、心脏病等产妇慎用肾上腺素。

目前静脉分娩镇痛的常用药物有：瑞芬太尼、芬太尼、纳布啡、羟考酮等，综合考虑药物的有效性和安全性，瑞芬太尼可能是较好的选择，但瑞芬太尼临床使用时跨度较大，且目前并没有足够的证据用以指导静脉镇痛药物的最佳方案或剂量，暂不在此推荐具体用法。

三、分娩自控镇痛的临床应用

产妇分娩自控镇痛允许产妇根据自身分娩疼痛程度自行给予设定剂量的镇痛药，目前最常用的是椎管内分娩自控镇痛，当产妇存在椎管内麻醉禁忌证或椎管内麻醉失败时，可考虑静脉分娩自控镇痛。传统的椎管内镇痛模式通过硬膜外持续输注（continuous epidural infusion，CEI）给予设定的背景剂量,产妇对自身疼痛管理的参与度差,导致产妇满意度低。患者自控硬膜外镇痛(patient control epidural analgesia,PCEA)则由麻醉科医师设定单次追加药量、间隔时间及每小时最大药量限制等参数,允许产妇根据自身疼痛程度自行追加镇痛药物。有研究显示与传统 CEI 相比,采用 PCEA 的分娩镇痛方式需要麻醉干预的次数更少,所需的局部麻醉药剂量更低且运动阻滞的发生率更少。

程控间歇硬膜外脉冲(programmed intermittent epidural bolus,PIEB)镇痛是近年来提出的给药模式,指在设定的时间间隔内一次性快速给予设定的药物剂量。有体外实验证实,相同容量的液体,通过 CEI 泵注产生的最高压力是 5mmHg,而通过 PIEB 方式泵注产生的最高压力可达25mmHg,压力越高越有利于药液在硬膜外腔的扩散。有研究对比了 PIEB+PCEA 和 CEI+PCEA 两种给药方案对分娩镇痛结局的影响,发现前者运动阻滞发生率、器械助产率、暴发痛发生率、镇痛药消耗和 PCEA 按压次数均低于后者。最近一项研究也对比这两种方案用于分娩镇痛的效果,结果显示两种方案均能提供满意的镇痛效果,但 PIEB 组的优势仅表现为运动阻滞发生率更低。这可能与两项研究使用的局部麻醉药浓度和设定的参数不同有关。目前的观点认为,PCEA 和 PIEB 方案相比传统的 CEI 存在一定优势。

目前临床上产妇分娩自控镇痛常采用不同给药方式联合使用的方案,以满足产妇个体化镇痛的需求,如 CEI+PCEA:背景剂量 6~15ml/h,产妇自控剂量 8~10ml/次,锁定时间 15~30min;PIEB+PCEA:脉冲剂量 8~12ml,间隔时间 45~60min,产妇自控剂量 8~10ml/次,锁定时间 15~30min。

对于无法行椎管内分娩镇痛的产妇,静脉分娩镇痛是一种良好替代方法。有研究对比瑞芬太尼自控镇痛和 CSEA 自控镇痛的在分娩镇痛中的效果,结果显示瑞芬太尼组的疼痛评分(VAS)高于 CSEA 组,但仍能提供满意的镇痛效果,且对产妇及胎儿引起的不良反应少。

PCA 目前已广泛应用于产科分娩镇痛,相比传统的镇痛方式,PCA 提升了产妇对自身分娩疼痛管理的参与度,允许产妇根据自身的疼痛程度追加设定剂量的镇痛药物,是解决产妇疼痛个体化差异的有效手段,也是应对产程中疼痛强度动态变化的有效方法。

四、分娩自控镇痛的新进展

虽然 PCA 提高了个体化用药水平,但临床上仍有相当比例的产妇在分娩过程中经历中、重度的疼痛,除了考虑药物方案的因素之外,PCA 在设备上和管理上的不足也是主要因素之一。比如镇痛泵信息反馈不全、设备故障反馈不及时、产妇分散而麻醉科医师相对不足、随访周期长等都会导致无法及时评估患者状态并调整镇痛泵参数,致使产妇镇痛不全发生率高。

近年来,随着大数据信息平台的发展建设,以及互联网医疗的发展,人工智能在麻醉学领域的应用逐渐扩大。基于解决 PCA 存在的问题,国内麻醉同仁在传统 PCA 的基础上,借助人工智能和互联网新技术创建了新型智能化患者自控镇痛(artificial intelligent PCA,Ai-PCA)系统,即全球首创的无线镇痛管理系统(WAMS)。Ai-PCA 的出现,实现了镇痛管理模式的智能化、实时化、全程化、信息平台化和精准化。国内多家医疗机构实践的结果显示,Ai-PCA 能够显著降低中重度疼痛的发生率,提高患者满意度。2018 年中华医学会麻醉学分会制定了《智能化病人自控镇痛管理专家共识》,用以介绍并推广 Ai-PCA 技术,以提高围手术期镇痛的管理效率。

已有研究表明 Ai-PCA 应用于分娩镇痛,临床镇痛效果确切,对母婴无影响,不仅产妇及医护人员满意度高,而且还能提高分娩镇痛的质量管理。具体的操作是通过将产妇的镇痛留置导管外接到具有无线监控和数据传输功能的智能镇痛泵,再将中央监控台与医院的 HIS 和母婴的监护系统连接,从而组成智能化分娩镇痛管理系统。将实时获取的信息传输至中央监控台集中显示并记录,实现全员远程动态监控,同时将获取的信息通过预设的程序进行智能化分析后反馈给麻醉科医师,使麻醉科医师能够及时了解分娩镇痛过程的异常情况并进行处理。

Ai-PCA 应用于产科分娩镇痛,不仅提升了产妇分娩的舒适度,降低了医护人员的工作强度,同时还提高了分娩镇痛管理的效率和质量,更是医学人文关怀及舒适化医疗理念的具体体现。

第二节　产妇分娩自控镇痛围生期监测

自 2018 年 11 月 15 日国家卫生健康委员会发布《关于开展分娩镇痛试点工作的通知》以来,分娩镇痛的诊疗工作在全国逐步推广,分娩镇痛的管理流程也在不断优化。为提高分娩镇痛的质量与安全,提高产妇的满意度,完善产妇分娩镇痛期间的监测十分重要。通过监测产妇分娩镇痛期间的各项指标,及时发现产妇或胎儿的异常情况并采取相应的处理措施。

一、麻醉监测

(一)镇痛效果

产妇分娩镇痛的效果常以视觉模拟评分法(visual analogue scale, VAS)表示,理想状况下宜将分娩期疼痛控制在 VAS≤3 分。VAS 评分通过常规巡查评价之外,也可通过疼痛管理软件自行反馈,≥4 分提示镇痛不全。另外还能通过智能化镇痛泵的自控数据反映产妇的镇痛效果:镇痛不足(锁定时间内出现 3 次无效按压);镇痛欠佳(1 小时内第 4 次触发有效单次剂量)。

对于镇痛不全的产妇应及时分析原因并处理,根据镇痛不全的表现,考虑可能的原因并采取相应处理措施(表 26-3)。

表 26-3　分娩镇痛不全的常见表现、原因及处理

镇痛不全的表现	原因	处理意见
镇痛平面足够	● 镇痛强度不够 ● 产科因素:胎位不正	● 增加局部麻醉药浓度 ● 针对产科因素处理
双侧阻滞,镇痛平面不足	● 药物容量不足/平面扩散不足:泵速太慢;脉冲容量不足或间隔时间太长	● 单次给予6~15ml药量并调整镇痛泵参数
单侧阻滞或节段缺失	● 硬膜外导管偏离中线或置管过深 ● 解剖异常 ● 产妇长时间单侧卧位	● 调整导管位置 ● 单次大容量(6~15ml)药物行平面扩散 ● 调整产妇体位
完全无效	● 硬膜外导管位置错误 ● 药物输注系统故障	● 确认导管位置或重新穿刺 ● 调试镇痛泵装置

(二)阻滞平面

监测椎管内分娩镇痛的阻滞平面,以避免阻滞平面过低导致的镇痛不足,或阻滞平面过高导致的宫缩乏力,是分娩镇痛期间产妇的重要监测指标。椎管内分娩镇痛的理想阻滞平面是 T_{10}~S_4 水平。阻滞平面过高时可适当降低椎管内局部麻醉药的给药容量及速度。

(三)下肢运动阻滞

目前常用的评估下肢运动阻滞的方法是改良 Bromage 评分。适当浓度的局部麻醉药用于椎管

内分娩镇痛,可达到"感觉运动分离"的效果,即只阻断感觉神经而不阻断运动神经。当局部麻醉药浓度过高时则可能造成产妇下肢运动阻滞,影响产妇活动及第二产程的配合度。监测产妇分娩镇痛期间双下肢运动阻滞的情况,可以为椎管内局部麻醉药浓度的调整提供参考,以达到有效镇痛和保留运动的效果。当出现产妇下肢运动阻滞时,可适当降低局部麻醉药的浓度,必要时可暂停给药,待产妇下肢肌力完全恢复后再继续给予低浓度局部麻醉药。

(四)不良反应

1. **瘙痒** 鞘内使用阿片类药物可能出现瘙痒等不适,尤其是阿片类药物剂量较大时,多数情况下表现为局限性瘙痒,无需治疗。当瘙痒症状较明显或出现全身性瘙痒时,可予小剂量 μ 受体拮抗剂对症处理,必要时可适当减少阿片类药物的剂量。

2. **恶心呕吐** 产妇出现恶心呕吐的原因较多,如:低血压、疼痛、胃排空延迟等,在明确病因的同时可予对症处理。如由低血压引起的恶心呕吐则首先治疗低血压,同时给予甲氧氯普胺或 5-HT3 受体拮抗剂等。

3. **尿潴留** 部分产妇在实施椎管内分娩镇痛后可出现一过性尿潴留或排尿障碍,助产士可予间断单次导尿,症状多数在分娩镇痛结束后缓解。

4. **局部麻醉药全身毒性反应** 局部麻醉药误入血管可致局部麻醉药全身毒性反应,可表现为中枢神经系统症状,如烦躁不安、头晕、耳鸣、口唇麻木、抽搐甚至意识丧失等,还可表现为心血管系统症状,如高血压、心动过速/过缓、室速甚至室颤等。产妇出现上述表现时,应立即停药,并予脂质治疗。根据产妇和胎儿情况,做好实施紧急剖宫产的准备,心搏骤停者立即启动高级生命支持及新生儿复苏。

5. **神经损伤** 硬膜外穿刺和导管置入时,分娩镇痛过程中造成神经损伤等多种分相关的因素有:①穿刺点过高,针尖偏离中线;②硬膜外针刺穿入脊髓或刺伤脊神经;③血管解剖变异破裂导致血肿;④糖尿病合并外周神经损伤;⑤腰椎管狭窄、局部麻醉药损害、机械损伤;⑥持续长时间注药;⑦椎管内药物损伤。

二、产科监测

(一)生命体征

分娩镇痛期间全程监测并记录产妇的生命体征(呼吸、心率、血压、指脉氧饱和度),首次给药后(包括试验剂量)后每隔 5~10min 监测一次直至给药后半小时,期间处理暴发痛如给予追加剂量,也应每隔 5~10min 监测一次直至半小时,分娩镇痛结束后继续观察产妇生命体征 2h、无异常后返回病房。

当产妇出现低血压,排除产科的因素后,可予加快补液、调整产妇体位为左侧卧位等处理措施,必要时可使用小剂量血管活性药如麻黄碱、去氧肾上腺素等。在对症处理的同时积极明确病因后再针对病因处理。

(二)产力、产道和胎儿

胎监系统是产房最常用于监测产妇宫缩的方法。通过描记宫缩曲线,可以看出宫缩的强度、频率及每次宫缩的持续时间。当分娩镇痛局部麻醉药浓度过高或阻滞平面超过 T_{10} 时,产妇可能出现宫缩乏力致产程延长。当产妇出现宫缩乏力时,在排除或纠正麻醉的因素外,产科医师可根据产妇产程、产道和胎位做专科处理,如静滴催产素或人工破膜等。

产妇进入产程后由产科医师或助产士定期查看宫口扩张、胎头下降、胎心率以及羊水等情况,以了解产程进展及胎儿情况。ACOG 最新发布的指南指出,已行椎管内分娩镇痛的初产妇超过 4

小时或经产妇超过 3 小时才能定义为第二产程延长,且产程延长并不作为剖宫产手术的指征。发现产程异常时应根据产科分娩管理流程及时处理,如活跃期停滞时可考虑改行剖宫产,尤其需警惕胎盘早剥、脐带脱垂、胎儿宫内窘迫等紧急状况。

第三节 胎儿与新生儿监测

一、胎儿监测

椎管内分娩自控镇痛的过程中,可能因阻滞平面过高或局部麻醉药浓度较大导致产妇出现低血压,从而影响胎盘灌注,导致出现胎儿缺氧的情况。此外,当椎管内阿片类药物剂量过大时可能导致胎心率减慢。在镇痛分娩过程中,进行胎儿监测是必要的,这样才能更准确评估胎儿状态和尽早发现胎儿窘迫等异常状况,以便采取相应的干预措施来避免发生胎儿永久性损伤。

电子胎儿监测(electronic fetal monitoring, EFM)是一种对胎心率和宫缩的联合监测。自从 20 世纪 60 年代发明以来被迅速而广泛地用于胎儿监测。一项 Meta 分析显示,电子胎儿监测相比间断胎心听诊,能更好地降低胎儿风险。正确理解胎心监测指标及其临床意义,对麻醉科医师能否在紧急情况下与产科医师及助产士进行良好地沟通至关重要。

胎心率(fetal heart rate, FHR)是围生期胎儿最常用的监测指标,通常是通过体表超声多普勒探头完成的,即宫外监测,但必要时可能会采用胎儿头皮电极来获取连续准确的 FHR 监测(宫内监测),胎心率的连续监测便形成了胎心率曲线。当胎儿窘迫时,外周和中枢化学感受器及压力感受器的激活以及中枢神经系统代谢的变化都会造成胎心率的变化。胎心率变化的方式和特点为评估胎儿状态提供了依据。

正常的胎心基线范围是 110~160 次/min,基线超过 160 次/min 则为心动过速,少于 110 次/min 则为心动过缓。胎心变异性是指基线波动的频率和幅度是不规则的,变异的程度可以从视觉上量化为每分钟 FHR 曲线波峰到波谷的幅度(无变异:波幅无改变;轻度变异:波幅改变≤5 次/min;中度变异:波幅范围 6~25 次/min;显著变异:波幅 >25 次/min)。正常的胎心变异性可预测新生儿早期的健康状况,也可预测胎儿中枢神经系统与心脏的正常调节功能。在胎心率异常的情况下,需要结合胎龄综合考虑。通常情况下,孕晚期的胎心减速可能是不利的,可能与胎儿缺氧导致心肌抑制有关。胎心率长时间减慢(<70 次/min,持续时间 >60 秒)与胎儿酸中毒相关,若伴随 FHR 变异性消失则预示着胎儿极度危险。

FHR 曲线可分为三种类型,可以对胎儿在某个特定时刻的状态进行评估。Ⅰ类 FHR 曲线是正常曲线,不需要特殊的临床干预。曲线特征包括:①基线为 110~160 次/min;②中度 FHR 基线变异;③无晚期或可变胎心减速;④有或无加速和早期减速。Ⅲ类曲线一种异常的胎心曲线,需即刻评估产妇病情并努力改善胎儿状况,它反映了监测期间胎儿异常的酸碱状态。曲线特征是出现正弦曲线图形,或者 FHR 变异消失且合并以下任何一项:①反复性晚期减速;②反复性可变减速;③心动过缓。出现Ⅲ类曲线时的临床干预措施主要包括:①改变产妇体位,进行宫内复苏;②抑制产程进展;③进行体液复苏或使用血管活性药物治疗产妇低血压;④氧疗;⑤使用子宫收缩抑制剂。如 FHR 曲线无改善,应立即采取有效措施娩出胎儿,包括辅助经阴道分娩(产钳或真空负压胎头吸引)或剖宫产。非Ⅰ类曲线或Ⅲ类曲线的其他图形则归类为Ⅱ类 FHR 曲线,如周期性或偶发性胎心减速等。Ⅱ类 FHR 曲线并不能预测胎儿的酸碱异常,因此需要结合其他临床表现进一步评估或监测。

（一）Apgar 评分

Apgar 评分法是目前国际上公认的用于评估新生儿最简单实用的方法。1953 年 Virginia Apgar 提出了 Apgar 评分法（表 26-4），用来快速评估出生 1 分钟时新生儿的临床状态。包括对新生儿的肤色外貌（appearance）、脉搏（pulse）、皱眉动作即对刺激的反应（grimace）、肌张力（activity）、呼吸（respiration）五项指标进行评分，每项 0～2 分，满分 10 分。在新生儿出生后的 1min、5min 进行评分，对评分小于 7 分的新生儿，每间隔 5min 评分 1 次，以评估新生儿的复苏效果。

表 26-4　Apgar 新生儿评分法

评分	0分	1分	2分
肤色	青紫或苍白	躯干红，四肢发绀	全身红润
心率（次 /min）	无	<100	>100
对刺激的反应	无反应	有些动作，皱眉	哭，喷嚏
肌张力	松弛	四肢屈曲	四肢自主活动
呼吸	无	呼吸浅表，哭声弱	佳，哭声响

根据 2014 年 ACOG 与美国儿科学会的标准，定义新生儿和晚期早产儿 5min 内 Apgar 评分 7～10 分为正常范围，Apgar 评分 4～6 分为轻度窒息，Apgar 评分 0～3 分为重度窒息。1 分钟 Apgar 评分是新生儿出生时的状况，主要反映新生儿宫内情况；5 分钟及以后的 Apgar 评分主要反映窒息复苏效果，与预后密切相关。

新生儿出生后窒息应立即进行复苏，而不应等待 1min 评分的结果。此外，心率、呼吸和肌张力的评分意义超过 Apgar 总评分，因这三项评分为决定是否需要复苏的重要指标。

Apgar 评分作为评估新生儿出生时生命状况和复苏效果的一种简捷实用的初筛指标，却也存在一定的局限性。Apgar 评分虽可识别新生儿有无抑制，但无法识别抑制的病因，而且也存在敏感度高而特异性低的问题，常导致新生儿窒息的过度诊断。

（二）脉搏氧饱和度

近年来应用脉搏氧饱和度仪监测新生儿的氧合情况，可连续监测新生儿血氧饱和度（SpO_2）及脉率。其反应迅速，数据可靠，可评价新生儿呼吸情况及复苏效果，已在临床上逐渐推广。监测时将特制小儿探头置手指或足趾处，也可钳夹在跟腱处监测。新生儿出生时 SpO_2 较低（64%），5min 后达 82%。如果产妇吸氧，新生儿出生时 SpO_2 可达 90% 以上，因此推荐产妇分娩期间常规吸氧。SpO_2 临床应用也有一定局限性，当寒冷、低血压、胎脂过厚、胎儿肢体活动剧烈或使用不适合的探头时，可能影响其准确性。

（三）脐血血气分析

脐血血气分析（umbilical cord blood gas analysis，UCBGA）是一种客观有效的评估新生儿出生时氧合代谢状态的辅助检查，可直接反映新生儿是否存在缺氧、酸中毒及其严重程度。相比 Apgar 评分，脐血血气分析评估新生儿窒息的特异性和敏感度更高。脐血血气分析是诊断新生儿窒息的重要辅助指标，对判断新生儿的窒息程度以及指导新生儿复苏有重要作用。有研究认为脐血 pH 可作为不良新生儿结局的预测指标，UCBGA 是筛查高危新生儿的实用技术。2013 年中国医师协会新生儿专业委员会把新生儿脐动脉血 pH<7.15 纳入新生儿窒息诊断标准的必要条件之一。

（四）脐血乳酸值

乳酸（Lac）值是反映组织细胞缺氧的可靠指标。有国外研究报道新生儿窒息后脐血 Lac 水平升高，而且维持时间长，是诊断新生儿酸中毒的较为灵敏的指标。也有研究表示脐血 Lac 在诊断新生儿窒息的特异度要高于脐血 pH，同时也是预测新生儿临床不良结局的可靠指标。一项大型的前瞻性队列研究显示，预测足月新生儿发病率的脐血 Lac 最佳临界值为 3.90mmol/L。脐血 Lac 也可用于新生儿缺血缺氧的早期诊断和治疗效果的评估。

第四节　围剖宫产手术智能化患者自控镇痛

一、智能化患者自控镇痛的内涵

智能化患者自控镇痛（Ai-PCA）系统，即全球首创的无线镇痛管理系统（WAMS）主要由智能镇痛终端（智能镇痛泵）、基站（传递数据的基础设备）和中央镇痛监控台（安装有镇痛管理软件的电脑、手机等）组成。Ai-PCA 依托互联网和无线传输技术，通过与医院的 HIS 无缝对接，将患者的基本信息及镇痛信息同步到中央监测台，使医护人员可以对使用中的智能镇痛终端进行集中化和实时的监控。Ai-PCA 还能有效地对患者在镇痛期间的各项镇痛相关参数、报警信息、患者自控情况进行实时提醒、报警及记录。

二、智能化患者自控镇痛在剖宫产术后镇痛中的应用

剖宫产术后疼痛属于一种伤害性刺激，可导致机体产生应激反应，体内儿茶酚胺释放增加，抑制催乳素的分泌，影响产妇术后快速康复和早期哺乳。术后急性疼痛无法得到有效处理时，可能导致外周伤害性刺激感受器敏化，增加慢性术后疼痛的发生率。良好的术后镇痛是 ERAS 的重要组成部分，也是舒适化医疗的关键一环。

目前 PCA 已广泛应用于产科术后镇痛，允许产妇根据自身疼痛程度进行个体化镇痛，镇痛效果确切。但同时也存在镇痛设备反馈不及时、患者分散、随访周期长等无法及时评估并处理镇痛需求的不足之处。Ai-PCA 的出现，不仅解决了 PCA 当前存在的问题，使镇痛管理信息化、全程化、高效化及规范化，而且节约医疗人力资源，更是体现了医学人文关怀的精神。

通过将剖宫产术后的患者接入到智能化术后镇痛系统，将实时获取的信息反馈到中央监控台集中显示并记录。根据预设的预警参数分析收集到的信息，达预警值时通过电子设备通知麻醉科医师及时巡视并处理。如锁定时间内 3 次无效按压或 1 小时内 4 次触发有效按压，中央监控台提示镇痛不足或镇痛欠佳。术后镇痛泵智能化镇痛管理系统获取的信息主要包括：①医院信息系统的患者信息、手术信息；②患者监护系统的信息；③智能镇痛泵的参数信息，包括预设参数、镇痛时长、使用和剩余药量、镇痛泵有效按压和无效按压次数、故障情况（堵塞、气泡、电量不足等）；④疼痛评分软件反馈的数据。

有研究对比了常规 PCA 与 Ai-PCA 用于术后镇痛对术后不良反应和患者满意度的影响，结果显示 Ai-PCA 组术后镇痛不全的发生率和恶心呕吐等不良反应均低于 PCA 组，患者的满意度更高，且 Ai-PCA 镇痛管理系统预测中重度疼痛的敏感度为 90%、特异度为 89%。Ai-PCA 镇痛系统明显提高医护人员对患者术后急性疼痛的管理质量。另一项研究对比了常规 PCA 与 Ai-PCA 用于剖宫产术后镇痛的效果，结果显示在剖宫产术后镇痛中实施智能化自控镇痛方案，可有效缓解患

者的疼痛程度,减少镇痛药的消耗量以及降低不良反应总发生率。

Ai-PCA 目前已在国内多家医院进行剖宫产术后镇痛工作的实践,初步的实验数据表明 Ai-PCA 能够改善患者术后的镇痛效果及减少不良并发症的总发生率,提高产妇的满意度。

三、剖宫产术后智能化患者自控镇痛的展望

术后镇痛管理是舒适化医疗的关键一环,也是 ERAS 理念的重要组成部分。从 PCA 到 Ai-PCA 实现了镇痛管理模式的跨越式进步,极大地提升了临床镇痛工作的效率与质量。但目前 Ai-PCA 还处在起始阶段,只能实现辅助设备意义上的智能化,而非全智能化,需要更多的研究和数据来搭建大数据平台以发展更高水平的人工智能。随着术后镇痛数据的不断采集和完善,将逐渐形成规模化的数据库,借助互联网进一步搭建大数据镇痛信息共享平台,在大数据平台的基础上,Ai-PCA系统将更智能化地服务于临床镇痛工作。

(蔡孟杰 王寿平)

参 考 文 献

[1] 沈晓凤,姚尚龙. 分娩镇痛专家共识(2016 版)[J]. 临床麻醉学杂志,2016,32(8):816-818.

[2] AMERICAN COLLEGE OF OBSTETRICIANS AND GYNECOLOGISTS. ACOG practice bulletin no. 209:obstetric analgesia and anesthesia[J]. Obstetrics and gynecology, 2019, 133(3): 208-225.

[3] WILSON SH, WOLF BJ, BINGHAM K, et al. Labor Analgesia Onset With Dural Puncture Epidural Versus Traditional Epidural Using a 26-Gauge Whitacre Needle and 0.125% Bupivacaine Bolus:A Randomized Clinical Trial[J]. Anesth Analg. 2018, 126(2): 545-551.

[4] STOURAC P, KOSINOVA M, HARAZIM H, et al. The analgesic efficacy of remifentanil for labour. Systematic review of the recent literature[J]. Biomed Pap Med Fac Univ Palacky Olomouc Czech Repub. 2016, 160(1): 30-38.

[5] 任洁,魏晓永,杨波,等. 瑞芬太尼静脉自控分娩镇痛与硬膜外分娩镇痛效果的比较:meta 分析 [J]. 中华麻醉学杂志,2020,40(09): 1121-1124.

[6] 方向东,谢雷,陈先侠. 程控硬膜外间歇脉冲注入与持续背景输注用于分娩镇痛的比较 [J]. 临床麻醉学杂志,2016,32(08): 757-760.

[7] OJO OA, MEHDIRATTA JE, GAMEZ BH, et al. Comparison of programmed intermittent epidural boluses with continuous epidural infusion for the maintenance of labor analgesia:a randomized, controlled, double-blind study[J]. Anesthesia & Analgesia, 2020, 130(2): 426-435.

[8] 黄文起,黄宇光. 加快智能化术后病人自控镇痛和分娩镇痛的临床应用研究 [J]. 广东医学,2020,41(11): 1081-1084.

[9] 李姗,董铁立. 智能化病人自控镇痛泵用于分娩镇痛的临床观察 [J]. 广东医学,2020,41(11): 1124-1127.

[10] Wang R, Wang S, Duan N, et al. From patient-controlled analgesia to artificial intelligence-assisted patient-controlled analgesia:Practices and perspectives[J]. Frontiers in medicine, 2020, 7(145): 1-5.

[11] FERREIRA CS, MELO Â, FACHADA AH, et al. Umbilical Cord Blood Gas Analysis, Obstetric Performance and Perinatal Outcome[J]. Rev Bras Ginecol Obstet. 2018, 40(12): 740-748.

[12] 王强,张加强,熊利泽. 智能化病人自控镇痛管理专家共识 [J]. 中华麻醉学杂志,2018,38(10): 1161-1165.

[13] 佘守章,黄宇光. 患者自控镇痛技术在我国发展的回顾与临床策略前瞻 [J]. 实用疼痛学杂志,2018,14(04): 247-250.

[14] 曹汉忠,黄文起,彭书崚,等. 智能化 PCA 管理对患者术后镇痛质量的影响 [J]. 中华麻醉学杂志,2018,38(09): 1077-1081.

[15] 陈烨，王迪，刘敏，等. 临床智能化疼痛管理的研究进展 [J]. 中华麻醉学杂志，2020，40（11）：1405-1408.

[16] 王韶双，段娜，李小刚，等. 智能化病人自控镇痛对术后镇痛患者不良反应与满意度的影响 [J]. 广东医学，2020，41（11）：1097-1100.

[17] 张晓光，郄文斌，屠伟峰等. 围手术期目标导向全程镇痛管理中国专家共识（2021 版）[J]. 中华疼痛学杂志，2021，17（02）：119-125.

[18] HASHIMOTO DA，WITKOWSKI E，GAO L，et al. Artificial Intelligence in Anesthesiology：Current Techniques，Clinical Applications，and Limitations[J]. Anesthesiology. 2020，132（2）：379-394.

[19] 佘守章. 我国由患者自控镇痛到自主创新智能化产品临床应用研究的发展历程 [J]. 中华疼痛学杂志，2023，19（1）：167-172.

第二十七章 高危孕产妇分娩智能化镇痛

目录

第一节　高危产妇分娩智能化镇痛的评估与选择

妊娠期的某些病理因素，可能危害孕产妇、胎儿、新生儿或导致难产者，称为高危妊娠。而与麻醉关系密切的高危妊娠，主要为各种妊娠并发症和并存症。临床常见的高危孕产妇主要有妊娠合并高血压、心脏病、糖尿病、甲亢以及病态肥胖患者等。

分娩疼痛是一个复杂的生理和心理过程，可以造成产妇情绪紧张、子宫血管收缩、血压升高、心脏负荷增加，产程延长，严重可导致胎儿窘迫。而剖宫产术后的疼痛未经治疗则会增加产后抑郁及慢性痛的风险。因此，传统的患者自控镇痛（PCA）虽然个体化用药水平得以提高，但是仍然存在不良反应发生率高，镇痛泵运行情况、报警信息、查房评价等关键信息不能实时获取与反馈。结合互联网和人工智能的新型镇痛系统又称为智能化患者自控镇痛（Ai-PCA），可实现镇痛过程的动态管理，降低中重度疼痛和相关不良反应的发生率，可以很好适用于产科分娩镇痛及剖宫产术后镇痛的管理。

由于高危产妇病理生理的特殊性，对其分娩智能化镇痛的评估与选择尤为重要。以下主要对几种常见高危产妇进行介绍。

一、妊娠合并高血压

妊娠期高血压疾病包括妊娠期高血压、子痫前期、子痫，以及慢性高血压并发子痫前期和妊娠合并慢性高血压。妊高症产妇分娩方式的选择上应根据个体情况而定。一般情况稳定，无剖宫产手术指征的，原则上考虑尝试阴道分娩；如果无法阴道分娩，或病情可能加重者，可考虑放宽剖宫产指征。

但是不管选择何种分娩方式，都应在常规评估和准备的基础上，重点评估气道、凝血功能、水电解质酸碱平衡状态、药物治疗等情况。对于可行阴道分娩试产的产妇，在产妇自愿的前提下，排除椎管内阻滞禁忌（如颅内高压、凝血功能异常、穿刺部位及全身性感染等），首选椎管内镇痛。根据最新指南，分娩镇痛时机不应以产妇宫口大小作为衡量标准，产妇进入产房后只要有镇痛需求即可实施。

椎管内镇痛可选择连续硬膜外镇痛或腰硬联合镇痛。连续硬膜外镇痛效果确切，是目前应用最广泛的分娩镇痛之一，并且当分娩过程中发生异常情况需行紧急剖宫产时可直接用于剖宫产麻醉。常用硬膜外镇痛药物浓度及剂量（表 27-1）。腰硬联合镇痛则是蛛网膜下腔镇痛与硬膜外镇痛的结合，集两者优点，起效迅速，镇痛完善。推荐的蛛网膜下腔注药剂量（表 27-2）。

表 27-1　分娩镇痛时硬膜外常用药物浓度及剂量

药物	首剂量	维持量	自控量
0.062 5%～0.15% 罗哌卡因 + 芬太尼 1～2μg/ml 或舒芬太尼 0.4～0.6μg/ml	6～15ml/ 次	6～15ml/h	8～10ml/ 次
0.04%～0.125% 布比卡因 + 芬太尼 1～2μg/ml 或舒芬太尼 0.4～0.6μg/ml	6～15ml/ 次	6～15ml/h	8～10ml/ 次

注：锁定时间 15～30min。

表27-2 分娩镇痛时蛛网膜下腔注射药物剂量

单次阿片类药物	单次局部麻醉药	联合用药
舒芬太尼 2.5～7μg	罗哌卡因 2.5～3.0mg	罗哌卡因 2.5mg + 舒芬太尼 2.5μg 或芬太尼 12.5μg
芬太尼 15～25μg	布比卡因 2.0～2.5mg	布比卡因 2.0mg + 舒芬太尼 2.5μg 或芬太尼 12.5μg

有剖宫产指征或者阴道分娩失败中转剖宫产的妊高症产妇,无凝血功能异常、无循环衰竭、意识清醒的产妇,建议首选椎管内麻醉,术后可行硬膜外镇痛。常用药物及镇痛方案(表 27-3)。处于休克、昏迷、子痫、凝血功能异常者,建议选择全身麻醉。术后镇痛可采用静脉镇痛。常见镇痛方案(表 27-4)。

表27-3 剖宫产硬膜外镇痛常用药物及剂量

局部麻醉药	阿片类药物	首剂量	维持量	自控量
罗哌卡因 0.1%～0.2%	舒芬太尼 0.3～0.6μg/ml	6～10ml/次	4～6ml/h	4～6ml/次
布比卡因 0.1%～0.125%	芬太尼 2～4μg/ml	6～10ml/次	4～6ml/h	4～6ml/次
左旋布比卡因 0.1%～0.2%	吗啡 20～40μg/ml	6～10ml/次	4～6ml/h	4～6ml/次
氯普鲁卡因 0.8%～1.4%	布托啡诺 10～20μg/ml	6～10ml/次	4～6ml/h	4～6ml/次

注:锁定时间 20～30min。

表27-4 剖宫产静脉镇痛常用药物及剂量

药物	首剂量	维持量	自控量	锁定时间
吗啡(1mg/ml)	1～4mg	0.5～1mg/h	1～2mg/次	5～15min
芬太尼(10μg/ml)	10～30μg	0～10μg/h	20～40μg/次	5～10min
舒芬太尼(2μg/ml)	1～3μg	1～2μg/h	2～4μg/次	5～10min
布托啡诺	0.5～1mg	0.1～0.2mg/h	0.2～0.5mg/次	10～15min
曲马多	50～100mg	1～15mg/h	20～30mg/次	6～10min

二、妊娠合并糖尿病

妊娠前已有糖尿病的患者被称为糖尿病合并妊娠;妊娠前糖代谢正常或潜在糖耐量降低,妊娠期才出现或发现糖尿病的称为妊娠期糖尿病。术前在常规评估和准备的基础上,应注意评估糖尿病的类型、围生期药物治疗情况、有无伴发先兆子痫、肾功能不全、病态肥胖及心功能是否受损等。产妇一般情况良好无剖宫产指征者应首选阴道分娩。椎管内麻醉可安全地用于该类产妇,在排除椎管阻滞禁忌的基础上,首选椎管内镇痛。

三、妊娠合并心脏病

妊娠合并心脏病如先天性/获得性心脏病、瓣膜疾病、心肌病、恶性心律失常、感染性心内膜炎等。在常规评估的基础上,重点评估产妇的心功能。对于非发绀型心脏病、心功能Ⅰ～Ⅱ级,产科评估后可行阴道顺产的产妇,应尽早进行硬膜外镇痛,避免疼痛引起儿茶酚胺水平升高和外周血管阻力增加。对于发绀型心脏病,或心功能Ⅲ～Ⅳ级的产妇应避免椎管内麻醉而选择全身麻醉,术后可采用静脉镇痛。

四、妊娠合并甲状腺功能亢进

妊娠合并甲状腺功能亢进(简称甲亢)控制不良或者重症甲亢者在分娩或者手术时的应激、疼痛刺激、精神心理的压力、劳累、感染以及不适当停药等均可能诱发甲状腺危象的产生。对于该类产妇应重点评估其高动力性心血管活动和心肌病的可能,是否存在甲状腺增大引起的气道受阻,呼吸肌是否受累以及电解质是否异常。妊娠期合并甲亢并非是剖宫产指征。对于可行阴道顺产的产妇,硬膜外麻醉是首选的镇痛方法,在镇痛的同时对交感神经系统和甲状腺功能均能起到控制作用。即便是需行剖宫产的甲亢产妇,椎管内麻醉应作为首选,存在禁忌时可采用全身麻醉。围手术期注意疼痛管理,避免诱发甲亢危象。

第二节　高危产妇分娩智能化镇痛期间的监测与异常情况处理

随着对分娩人群特点的不断认识与反映自然产程变化的循证医学研究不断发展,国内外产科学界对产程管理模式达成了新的共识。其目的是在保障母婴安全的前提下,减少产程干预。随着我国鼓励三孩政策的实施,高龄及高危孕产妇的数量急剧增加,高龄、剖宫产术后再次妊娠、妊娠合并或并发高血压及糖尿病等产妇大幅增加。在新产程临床实施过程中,针对胎儿的产时监护已有较多研究,而如何对产妇尤其是高危产妇进行分娩期监护,保障其在分娩过程中的安全值得我们探讨。本章节重点介绍高危产妇分娩智能化镇痛期间的监测与异常情况的处理。

一、常见高危妊娠产妇分娩镇痛期间监测要点

高危妊娠产妇分娩镇痛期间均应常规监测如下内容:①阻滞平面、宫缩疼痛评分、运动神经阻滞评分、镇痛的时间;②胎心监测;③宫缩的监测;④羊水的监测;⑤产程进展监测。

合并不同疾病的高危妊娠产妇分娩镇痛期间监测要点也有各自特点,以下为几种常见合并症产妇的介绍。

1. 妊娠合并高血压监测要点　妊娠期高血压患者产程中严重血压升高、子痫或 HELLP 综合征均对母儿生命安全造成严重威胁,分娩镇痛过程中我们需要关注:①产妇自觉症状:头晕头痛、视物模糊、上腹痛、恶心呕吐、抽搐以及昏迷等;②密切监测 ECG、SpO_2、NIBP、CVP、尿量、血气分析,必要时进行动脉血压。监测,将血压控制在 <160/110mmHg,同时当心低血压和肺水肿风险;③监测产程出血量,积极预防产后出血;④产时、产后不可应用任何麦角新碱类药物。

2. 妊娠合并糖尿病监测要点　妊娠期糖尿病患者产程中严重低血糖或酮症酸中毒均对母儿生命安全造成威胁,产程中需早期识别及诊断;①监测产妇临床症状:胃肠道症状、脱水表现、神经系统症状、感染等;②密切监测血糖,1 次 /1~2h,血糖控制在 4~7mmol/L;③密切监测生命体征,尤其加强呼吸管理,避免缺氧和二氧化碳蓄积;④监测尿量了解肾功能及避免尿潴留。

3. 妊娠合并心脏病监测要点　妊娠合并心脏病患者产程过程中需警惕发生心衰、恶性心律失常等急症,所以分娩镇痛期间需严密监测内容如下:①分娩过程中注意询问孕妇的自觉症状;②加强心电监护,心电图、心率、SpO_2、血压、呼吸等,同时可监测电解质、血常规、感染指标及心衰指标,如 BNP 等;③监测心脏情况,评估心肺功能,监测出入量,保持血流动力学稳定。

4. 妊娠合并甲状腺功能异常监测要点　妊娠合并甲状腺功能异常患者产程过程中如发生甲

亢危象则危及母儿安全,所以在分娩镇痛期间我们需监测内容如下:①监测产妇临床症状:高热、心动过速(心率常超过 140 次 /min)、心律失常、心衰、烦躁、焦虑、谵妄、甚至昏迷、胃肠道症状、脱水、体重锐减、电解质紊乱等;②密切监测生命体征,尤其心率、SpO_2、血压、体温;③监测电解质、尿量、感染指标等。

二、分娩镇痛的异常情况及其处理

1. **镇痛不全** ①排除其他因素导致的疼痛(如膀胱膨胀、宫缩过强、子宫破裂等);②导管因素,调整硬膜外导管位置或应重新穿刺置管;③神经阻滞范围不足或者仅有单侧神经阻滞,调整镇痛药容量、浓度或导管位置,若处理无效,重新穿刺置管。

2. **低血压** ①加快输液,调整产妇体位、吸氧;②根据产妇具体情况使用升压药物,如麻黄素、去氧肾上腺素、甲氧明等。

3. **胎心过缓** 分娩镇痛后 15～30min 胎心过缓的产妇,①立即吸氧,调整产妇体位;②排除镇痛平面过高、全脊麻等引起的低血压;③加快输液,必要时视具体情况使用血管活性药物;④暂停催产素;⑤考虑硝酸甘油 100μg 静脉注射,或 0.8mg 舌下含服,以减缓宫缩;⑥必要时进行紧急剖宫产。

4. **严重运动阻滞** 调整硬膜外导管位置,降低镇痛药物给药速度或局部麻醉药浓度,必要时停止给药。

5. **产程不良结局** ①妊娠期高血压疾病产妇当出现严重并发症包括:高血压危象、高血压脑病和脑血管意外、子痫、心功能衰竭、肺水肿、完全性或部分性 HELLP 综合征、DIC、胎盘早剥和胎死宫内等;②妊娠合并糖尿病产妇无法控制的高血糖或出现酮症酸中毒、胎儿宫内窘迫等;③妊娠合并心脏产妇无法控制恶性心律失常、无法纠正低血压、心衰、胎儿窘迫等;④妊娠合并甲状腺功能异常产妇发生甲亢危象、胎儿窘迫等。

处理:停止阴道试产,即刻剖宫产终止妊娠流程。使用椎管内分娩镇痛留置硬膜外导管给予麻醉,同时也可根据剖宫产紧急程度选择重新穿刺或全身麻醉。

三、常见高危妊娠产妇剖宫产术后镇痛期间监测要点

1. **监测** 常规心电血氧监测,特别是心率、血压、血氧饱和度、呼吸、体温等,尤其需警惕吗啡镇痛泵及静脉镇痛泵使用期间呼吸抑制的风险。

2. **评估** 镇痛效果及运动阻滞的评估。

3. **观察** 密切观察患者自主症状,心脏病患者注意监测出入量。

4. **检测** 密切监测血糖,必要时评估心肺功能、血常规、凝血常规、尿常规、感染指标、电解质等。

四、常见高危妊娠产妇剖宫产术后镇痛期间常见异常情况及处理

1. **镇痛不全** ①阻滞平面足够镇痛不足,增加局部麻醉药物浓度或联合阿片类药物镇痛;②双侧阻滞镇痛平面不够,加大药物输注速度;③单侧阻滞,调整产妇体位,大容量低浓度局部麻醉药使平面扩散;④完全无效者或导管脱出者,重新穿刺或中止镇痛。

2. **低血压** ①阻滞平面过高、发生蛛网膜下腔阻滞,调整镇痛药物浓度或速度,必要时中止

镇痛;②产妇合并症加重及外科因素(术后出血)等由专科治疗处理;③加快输液,予升压药物等。

3. **瘙痒** ①大多情况不需要治疗,瘙痒有自限性;②对于中度以上的瘙痒,持续时间长不能忍耐者,静脉推注纳洛酮 40~80μg,必要时 5min 后重复。

4. **恶心呕吐** 一旦发生严重的恶心呕吐,应立即测量血压,如出现低血压时应及时纠正,还可给予甲氧氯普胺及 5-HT$_3$ 受体拮抗剂等。

5. **尿潴留** ①留置导尿管或间断导尿;②分娩镇痛停药后功能即可恢复;③产妇尽早下床和排尿。

6. **硬脊膜意外穿破,高平面阻滞或全脊麻** ①及早发现,调整硬外管位置,中止或更改术后镇痛方案;②相应症状对症处理;③明确的硬脊膜穿破建议术后绝对卧床 3~7 天,避免术后头痛发生。

五、典型病例

1. **病史与体检** 初产妇,37 岁,"停经 39+3 周,下腹痛 2 小时"入院,诊断:①妊娠状态(G1P0 宫内妊娠单活胎 39+3 周 LOT);②妊娠期糖尿病;③α 地中海贫血(3.7 杂合缺失);④肥胖症,孕期控制饮食及适量运动,孕期 FBG 4.8~5.3mmol/L,P2BG 5.4~6.8mmol/L。既往无高血压、糖尿病、冠心病等病史。体格检查:T 36.6℃,HR 96 次/min,RR 20 次/min,BP 132/84mmHg,孕前体重 77kg,身高 161cm,体重 85kg,BMI 32.79kg/m^2。现产妇宫口开大 2cm,胎膜未破,先露头,S-2,胎方位 LOT,诉疼痛难忍,要求行镇痛分娩。

2. **分娩镇痛实施过程** 充分评估产妇情况,合并肥胖症,糖尿病,血糖控制良好,脊柱无畸形,体位摆放良好,凝血常规、血小板正常,无其他椎管内麻醉禁忌。开放静脉通路,进行血压、心率、SpO$_2$、胎心率等基础心电监护,借助超声定位标记,顺利完成 L$_{3~4}$ 硬膜外穿刺置管,硬膜外导管回抽无血、无脑脊液,给予 1% 盐酸利多卡因试验剂量 3ml,用药 5min 后产妇的血压、心率和神志无变化,予首量 15mg 罗哌卡因,5μg 舒芬太尼共 10ml,10min 后测产妇的疼痛感减退平面在 T$_8$ 左右,下肢活动、肌力正常,复测血压、心率无明显异常。采用 Ai-PCA 电子输注泵将 120mg 罗哌卡因 +60μg 舒芬太尼混合液 150ml 注入,参数设定:持续 6ml/h,锁时 20 分钟,单次 6ml/次,极量 24ml/h。2h 监测一次产妇血糖,持续胎心监测,定期检查体温、宫口开放情况、尿量、尿色等,4h 后患者诉下腹疼痛感明显,宫口开大 4cm,测镇痛平面 T10,下肢活动正常,用 CP 模式给药,调整参数至持续剂量 8ml/h,锁定时间为 20min,单次剂量 8ml/次,1h 时间内安全限定剂量为极量 32ml,镇痛平面可上升至 T$_8$ 左右,效果可,分娩镇痛过程中产妇无发热、感染等征象,血糖正常,双下肢活动可。8h 后宫口开全,停止注药。生产过程行会阴侧切,产妇诉疼痛轻微,可忍受。胎盘娩出后,在行会阴缝合时予一次自控镇痛,患者要求产后继续使用镇痛泵,调整参数连续硬膜外 PCA 镇痛:用 CP 模式给药,即持续剂量 2ml+PCA 追加量 4ml/次,锁定时间为 20min,1h 时间内安全限定剂量为 14ml。生产过程顺利,母子平安转回病房,镇痛分娩结束,分娩后继续使用镇痛泵至次日上午拔除。

第三节 无线自控镇痛智能化管理

分娩镇痛可缩短高危产妇产程及减轻分娩疼痛,有助于母婴健康,提高母婴安全性,并且可降低产后抑郁症发生率。完善的剖宫产术后镇痛也会提高母婴围生期的安全性和舒适性。无线自控镇痛智能化管理为分娩镇痛和剖宫产术后镇痛提供了技术和设备条件,本章节就无线自控镇痛智能化管理的实施进行介绍。

一、术前宣教和知情同意

产妇及家属可通过与人工智能机器人对话、登录医院信息化设备、网站或者扫描二维码等方式获得镇痛相关知识,签署知情同意书。计划进行分娩镇痛的孕妇在临产后应避免食用固体食物,镇痛开始前开通静脉通路,产程中应按照高危孕妇的标准进行管理。

二、智能化患者自控镇痛泵药物配制流程

麻醉科医师评估产妇是否具备使用 Ai-PCA 的条件,建议对妊娠期高血压的孕产妇进行分娩镇痛,同时持续监测其血压、心率、脉搏及氧饱和度。而对于妊娠合并糖尿病患者在自愿进食的同时每小时监测血糖。

制订镇痛方案并开具电子医嘱,打印镇痛治疗单;药房护士按照医嘱发药、核对,配制镇痛泵药物,药物使用应注意考虑产妇是否需要母乳喂养以及对新生儿的影响,调节镇痛泵参数,连接信息系统提取患者信息及医嘱并自动上传系统;护士与麻醉科医师核对、签字后安装镇痛泵,信息自动上传系统,实施 Ai-PCA。

三、智能化患者自控镇痛查房要求和流程

原则上 72h 内,每日至少查房一次,根据系统反馈信息,对于高危产妇增加查房次数(每日 3～4次)。对妊娠期合并心脏病、甲亢、高血压的产妇,持续监测其血压、心率、脉搏及氧饱和度,而对于妊娠合并糖尿病患者在自愿进食的同时每小时监测血糖。并在系统中做好相应治疗记录。

病区呼叫时应查房和查看系统,及时处理相关问题,特殊情况如子痫、高血糖危象、发热、心动过速、呼吸困难等情况应主动、及时向上级医师汇报并与产科医师沟通。次日晨会上汇报查房情况,对疑难疼痛病例作简要讨论,自动生成查房及 Ai-PCA 记录单。

四、查房内容

1. 观察　对于高危产妇无线自控镇痛智能化管理,查房应及时观察产妇生命体征,分析病情,查看镇痛泵运行情况及产妇镇痛需求。

2. 评估　查看产妇疼痛程度并结合产程进展情况,评估并调节镇痛泵参数。

3. 评价　是否出现呼吸抑制、镇静过度(嗜睡)、恶心呕吐、皮肤瘙痒、便秘、尿潴留、低血压、硬膜外血肿等相关不良反应,进行干预并再评价。

4. 评分　及时做好相应疼痛评分、恶心呕吐评分及镇静评分的记录,同时密切关注产妇的基础生命体征以及相应基础疾病的常规监测。

5. 处理　对有产后出血高危因素者(产后出血史、分娩次数≥5 次、双胎妊娠、羊水过多、巨大儿等),可在用缩宫素的同时用麦角新碱、卡前列素氨丁三醇 250μg 肌内注射或米索前列醇 200～600μg 舌下含服,缩宫素的总量控制在 60U/24h,并注意头晕、头痛、癫痫发作、血压波动、恶心、呕吐、过敏等副作用的监测和处理;此外还应关注产妇基础疾病和产后抑郁状态(情绪)的监测。鼓

励产妇在陪护人员的帮助下早下床活动。鼓励产妇早期接触婴儿、早哺乳；除常规查房评价外，出现"镇痛不足"报警（锁定时间内出现第3次无效按压时，系统报"镇痛不足"）、"镇痛欠佳"报警（1h内第4次触发有效单次剂量，系统报"镇痛欠佳"）和剧烈疼痛处理后1h内（系统自动提醒）应进行评价；对未列明情况记录于其他栏或备注中。

（王钟兴　黄文起）

参 考 文 献

[1] 张瑾，陈亮，姚淑萍，等.《中国产科麻醉专家共识（2017）》解读 [J]. 河北医科大学学报，2019，40（02）：128-132.

[2] 王强，佘守章. 术后智能化患者自控镇痛（Ai-PCA）管理专家解读 [J]. 广东医学，2020，41（11）：1085-1087.

[3] 王强，张加强，熊利泽. 智能化病人自控镇痛管理专家共识 [J]. 中华麻醉学杂志，2018，38（10）：1161-1165.

[4] 熊利泽，邓小明. 中国麻醉学指南与专家共识 - 分娩镇痛专家共识 [M]. 2017.

[5] 范建辉，张爱清. 新产程中母亲的产时监护及处理策略 [J]. 中华产科急救电子杂志，2017，6（04）：193-197.

[6] MENG ML, ARENDT KW. Obstetric Anesthesia and Heart Disease: Practical Clinical Considerations[J]. Anesthesiology. 2021, 135（1）: 164-183.

[7] ARENDT KW, LINDLEY KJ. Obstetric anesthesia management of the patient with cardiac disease[J]. Int J Obstet Anesth. 2019, 37（1）: 73-85.

[8] 陈烨，王迪，刘敏，等. 临床智能化疼痛管理的研究进展 [J]. 中华麻醉学杂志，2020，40（11）：1405-1408.

[9] 陈丽. 妊娠期糖尿病孕妇无痛分娩中腰 - 硬联合麻醉安全性探讨 [J]. 糖尿病新世界，2019，22（21）：5-7.

[10] STOUT KK, DANIELS CJ, ABOULHOSN JA, et al. 2018 AHA/ACC Guideline for the Management of Adults With Congenital Heart Disease: A Report of the American College of Cardiology/American Heart Association Task Force on Clinical Practice Guidelines. J Am Coll Cardiol. 2019, 14; 73（18）: 2361-2362.

[11] 张炜，徐先明. 妊娠期糖尿病酮症酸中毒的预测及预警 [J]. 中国实用妇科与产科杂志，2021，37（11）：1115-1118.

[12] 董欣，李雪兰. 妊娠期甲状腺功能亢进危象的预警 [J]. 中国实用妇科与产科杂志，2021，37（11）：1112-1115.

[13] 邓小明，姚尚龙，于布为，等. 现代麻醉学 [M]. 5 版. 北京：人民卫生出版社，2020.

第二十八章 癌性疼痛治疗方案与智能化

目录

2022 年 3 月 18 日在《中华肿瘤杂志》上发表赫捷院士团队的《癌症科学进展》论文,报道从全国 682 个癌症监测点中遴选 487 个高质量监测点,覆盖人口达 3.8 亿,阐述了 2016 年中国癌症疾病负担情况。

第一节　癌性疼痛诊疗方案

一、概述

疼痛是癌症患者最常见和最难以忍受的症状之一,严重地影响癌症患者的生活质量。有效的疼痛控制治疗已成为肿瘤治疗的重要组成部分。医师应对肿瘤患者开展疼痛常规筛查、规范评估和有效控制。强调对癌痛的全方位和全程管理,其中包括做好患者、家属和陪护人员的宣教。癌痛未能控制时,应请专业疼痛医师共同制定诊疗方案,为提高镇痛质量和效果,减少难治性癌痛及对药物的依赖和耐受,推荐采用多模式镇痛和及早微创治疗。

二、癌性疼痛病因、机制及分类

（一）癌痛病因

癌痛的原因复杂多样,可大致分为以下三类:

1. **肿瘤相关性疼痛**　肿瘤直接侵犯、压迫局部组织,或肿瘤转移累及骨骼、软组织等致痛。

2. **抗肿瘤治疗相关性疼痛**　针对肿瘤的手术、创伤性操作、放射治疗、其他物理治疗以及药物治疗过程中导致肿瘤周围细胞和组织水肿、炎症、粘连,或遗留的瘢痕致痛。

3. **非肿瘤因素性疼痛**　患者身体原有的其他疾病与肿瘤发生不直接或完全不相关的急慢性疼痛以及心理性因素、社会精神性因素等因素所致的疼痛。

（二）癌性疼痛机制

癌痛分类方法很多,可从以下方面考虑。

1. **按时间分类**　按疼痛出现的时间可分为急性和慢性两类。

（1）急性疼痛:是指因癌肿生长迅速,以组织炎症、渗出、伤害性刺激传入为主而突发的多性疼痛。有明确的开始时间,持续时间 1 个月以内。

（2）慢性疼痛:是指持续时间在 3 个月或 6 个月以上的疼痛,慢性痛是由于癌肿进展压脏器或脏器包膜膨大,压迫、侵犯神经而引起的疼痛。是组织损伤、破坏不断进展,或组织瘢痕形成、神经受压 3 个月以上发生了组织纤维化、神经脱髓鞘病变,同时产生外周敏化和中枢敏化的结果。

2. **按解剖学分类**　可分为躯体痛和内脏痛、神经痛等。

（1）躯体疼痛:因压迫润或转引起神经纤维绞窄,肿瘤细胞梗死实质内脏管系统及血管阻塞所致。这类患者占癌痛患者的大多数。疼痛特点是钝痛或锐痛,有明确定位。

（2）内脏疼痛:由骨盆腹部等脏器受癌肿浸润迫或牵拉所致,表现为胀痛、挤压痛和牵拉痛,定位模糊。

（3）神经疼痛:由癌肿浸润治疗引起神经末或中枢神经系统受损所致。常伴有某部位感觉或运动功能丧失。表现为阵发性钳夹样、烧灼样或触电样的疼痛。

3. **按病理生理学机制分类**　疼痛可以分为伤害感受性疼痛、神经病理性疼痛、两类的混合性疼痛、心因性疼痛。

（1）伤害感受性疼痛：肿瘤占位或治疗后继发的病变，刺激或损伤躯体或内脏局部感觉神经末梢导致疼痛，是癌痛的主要原因。表现为局部钝痛、酸胀痛、锐痛、烧灼痛或者紧压样疼痛。局部有压痛。

（2）神经病理性疼痛：肿瘤或瘢痕一旦刺激或压迫了感觉神经传导组织时产生异常电冲动，包括外周感觉神经纤维或细胞，脊髓以上的中枢神经组织损伤或混乱，常是难治性癌痛的原因。神经病理性疼痛常表现为局部自发性放电样痛、针刺痛、烧灼样痛、触诱发痛、麻木痛、幻觉痛及紧榨样、膨胀样痛等。局部一般无压痛。

（3）混合性疼痛：癌症致感觉神经末梢受刺激或损伤的基础上，神经传导组织发生了传导异常或调节紊乱，或伴有睡眠障碍。同时出现上述两种类型以上的疼痛时称为混合性疼痛。

（4）心因性疼痛：肿瘤会通过神经免疫系统刺激大脑皮质或皮质下调节系统，引起患者出现精神焦虑、抑郁状态，常表现为睡眠障碍、情绪异常、原有疼痛放大等，常规镇痛药物治疗往往效果不佳。

三、癌性疼痛评估

癌性疼痛评估是合理、有效进行镇痛治疗的前提，应当遵循"常规、量化、全面、动态"的原则。

（一）疼痛常规评估

是判断与制定个体化的疼痛治疗目标与计划的依据之一。医护人员主动询问癌症患者有无疼痛及程度，进行相应的病历记录并列入护理常规监测内容。评估时应当注意鉴别疼痛暴发性发作的原因，例如病理性骨折、骨转移、感染或肠梗阻等。

常规评估内容包括：①发生疼痛的部位、时间、性质、对生活的影响、加重或减轻的因素、其他相关症状。②既往的癌痛治疗史，特别是镇痛药物使用的情况。③识别急症相关痛，包括骨折或承重骨折先兆痛、骨转移痛、椎管内转移痛、内脏梗死或穿孔痛、感染相关痛。④与疼痛相关的社会心理因素，包括表达、信仰、期望值、经济背景等。⑤相关医疗史：包括肿瘤诊断与治疗，其他重大疾病与状况，慢性疼痛疾病。⑥相关实验室与影像检查数据。⑦体格检查结果。

（二）疼痛量化评估

癌痛量化评估是指采用疼痛强度评估量表等，记录患者感受的疼痛强度。重点评估最近24小时内最严重和最轻的疼痛强度，及平常情况的疼痛强度。量化评估应在患者入院后1小时内完成。推荐使用数字分级法（NRS）、面部表情评估法及视觉模拟疼痛强度分级法（VRS）。

1. **数字分级法（NRS）** 使用《疼痛强度数字评估量表》，由患者自评。将疼痛强度用0～10个数字依次表示，0表示无疼痛，10表示能够想象的最剧烈疼痛。由患者自己选择一个最能代表自身疼痛强度的数字，或由医护人员协助患者理解后选择相应的数字。按照疼痛对应的数字，将疼痛强度分为：轻度疼痛（1～3），中度疼痛（4～6），重度疼痛（7～10）。

2. **面部表情疼痛强度评分量法** 由医护人员根据患者疼痛时的面部表情状态，对照《面部表情疼痛评分量表》进行疼痛强度评估，只适用于语言表达困难的患者，如儿童、老年人、存在语言文化差异或其他交流障碍的患者。

3. **视觉模拟强度分级评分法（VRS）** 根据患者对疼痛的主诉，将疼痛强度分为轻度、中度、重度三类。

（1）轻度疼痛（1～3）：有疼痛，但可忍受，生活正常，睡眠未受到干扰。

（2）中度疼痛（4～6）：疼痛明显，不能忍受，要求服用镇痛药物，睡眠受到干扰。

（3）重度疼痛（7～10）：疼痛剧烈，不能忍受，需用镇痛药物，睡眠受到严重干扰，可伴有自主神经功能紊乱或被动体位。

（三）癌痛的全面评估

指对患者的疼痛相关功能进行全面评估,通常使用《简明疼痛评估量表(BPI)》,评估疼痛及其对患者情绪、睡眠、活动能力、食欲、日常生活、行走能力以及与他人交往等生活质量的影响。应当重视和鼓励患者表达对镇痛治疗的需求和顾虑,根据患者病情和意愿制定其功能和生活质量最优化目标,进行个体化的疼痛治疗。全面评估应当在患者入院后24h内进行,在治疗过程中应及时、动态评估,包括入院3天内、治疗期间每1～2个月内。

（四）癌痛的动态评估

癌痛动态评估是指持续性、动态地监测、评估癌痛患者的疼痛症状及变化情况,包括疼痛病因、部位、性质、强度变化及暴发性痛发作情况,疼痛减轻和加重因素,止痛治疗的效果以及不良反应等。动态评估对于药物镇痛治疗中的剂量滴定尤为重要,在镇痛治疗期间,应及时记录用药的种类、剂量滴定、疼痛强度及病情变化。

四、癌性疼痛患者与家属的管理

1. **患者** 癌痛患者永远需要给予鼓励性教育。包括:①疼痛会影响身体及治疗的效果,镇痛对肿瘤治疗及身体健康的重要性及意义。②一旦病情痊愈能逐渐停药,消除其对阿片类药镇痛"成瘾"的顾虑。③知晓疼痛程度的评估、规律服药的必要性、副作用的防治。④掌握出现暴发痛、突发呼吸、消化道副作用时的报告方式。

2. **家属** 癌痛患者家属对镇痛治疗的理解和配合至关重要。癌痛患者入院时推荐签署家属知情同意书,须知内容包括:①理解癌痛治疗的难点与现状。②正面鼓励患者面对疾病。③确保镇痛药物能按时服用,妥善放置。④发生任何异常生命体征主动向医护人员报告。⑤是否同意一旦出现心跳呼吸停止时施行药物等抢救。⑥要求不告知患者真实病情者须直系亲属办理保密签字手续。

3. **镇痛治疗的随访** 对接受镇痛治疗的所有癌痛患者需登记联系方式,建立健全随访制度。①进行定期电话随访记录,了解患者状况及镇痛药使用情况。②患者定期门诊复诊,及时调整药量,满足患者的镇痛需要。③推荐签约社区医师,定时上门会诊患者,协助调整镇痛药使用方案。

五、癌痛治疗

综合治疗是癌症镇痛原则,及早、持续、有效地控制疼痛,预防和控制药物的不良反应,降低疼痛和有关治疗带来的心理负担,提高患者生活质量。尽早、有效、充分镇痛,是肿瘤治疗以及癌症患者人文关怀的重要目标之一。要求疼痛平均评分≤3分,日暴发性疼痛次数≤2次,开始治疗后1天(24h)内达到上述镇痛标准,简称321方案。镇痛方法包括病因治疗、药物治疗和微创治疗。针对引起癌痛的病因进行缩小或消灭肿瘤治疗,是镇痛的首选。根据病情需要,积极给予癌痛的主要病因包括癌症本身和/或并发症针对性治疗,包括手术、放射治疗、化学治疗、分子靶向治疗、免疫治疗、射频微创及中医药治疗等,以有效减轻或解除癌症疼痛。

（一）癌性疼痛的药物治疗

必须遵循世界卫生组织(WHO)推荐的癌症疼痛三阶梯止痛指南。联合多模式镇痛对神经性疼痛治疗尤为有效,应首选副作用最小的药物,并尽可能低的剂量开始,逐步增加直到起效。姑息性放疗和/或化疗可用于减轻某些癌痛。

按照癌性疼痛治疗的五项基本原则进行：

1. **口服给药** 阿片类药物几乎可通过所有途径给药。口服是最方便也是最常用的给药途径，可能的情况下优选口服途径。其他途径包括舌下、静脉、皮下、直肠、经皮、吸入、鞘内、硬膜外腔给药等。

2. **按阶梯用药** 通过遵循 WHO 三阶梯止痛原则，约有 71% 到 100% 的患者可实现疼痛控制。阶梯方案的每一阶梯均可通过使用辅助止痛药来辅助和补充；对于持续疼痛应"口服给药、按时给药、按阶梯给药"；没有一种阿片类药物具有特别突出的镇痛效果，由于吗啡经常被应用于临床、低价以及药理研究得最多等原因，吗啡缓释片成为治疗中重度疼痛的首选药物。阿片类药物的常用方法是每四小时服用一次，在 24～48h 左右完成阿片类药物滴定，然后改为缓释阿片类药剂。根据癌痛患者疼痛强度与性质，有针对性地选用不同性质及作用强度的镇痛药物。

（1）非甾体抗炎药（NSAID）：是癌痛的基础镇痛药，需评估与防治长期使用的并发症。非甾体抗炎药可有效治疗由软组织炎症、肿瘤骨转移、浆膜炎引起的疼痛以及术后疼痛。

非甾体抗炎药常见不良反应包括：消化性溃疡、消化道出血、心脏毒性、血小板功能障碍、肾功能损伤、肝功能损伤等。这些不良反应的发生与患者自身疾病及用药剂量和持续时间使用相关。使用非甾体类抗炎镇痛药或对乙酰氨基酚类药物时，应评估患者的伴发病及用药后反应，日用剂量达该药上限时，疼痛未控制或有相对禁忌证时，应及时更换为阿片类止痛药或考虑联合用药。

（2）阿片类镇痛药：为癌痛的主要镇痛药，是中、重度癌痛治疗的首选药物。初次使用吗啡类药物，需重点关注心肺功能，采用滴定方式，摸索出个体给药剂量，主动防治其副作用。慢性癌痛治疗须用控释剂型的阿片受体激动剂类药物，首选口服给药途径，不能口服时可选用胃肠外给药方式，包括 PCA 给药，根据患者情况选用皮下、静脉、椎管内用药。病房急救药中常规备有纳洛酮针剂、气管插管套件等抢救设施，随时处理因患者对阿片类药物的异常反应或意外导致的紧急事件。

需要注意的是，阿片类药物达到峰值的时间约为口服后 1 小时，皮下给药后 30 分钟，静脉途径后 10 分钟，其安全的意义是第二次给药的间隔时间必须要大于该药物同样途径给药的达峰时间。大多数阿片类药物都主要是通过肾脏排泄的。吗啡的活性代谢产物，吗啡 -6- 葡萄糖苷酸，可积聚导致肾衰竭，随之出现过度镇静和呼吸抑制。肾衰竭患者可选择氢吗啡酮和芬太尼，二者更为安全。美沙酮因具有独特的药代动力学，跟常用阿片类药物差异极大，如果要其用来镇痛，就需要咨询专职药师。

1）阿片类药的初始剂量滴定法：阿片类止痛药的有效性和安全性存在较大的个体差异，初次使用者需要逐渐调整剂量，以获得最佳用药剂量，称为剂量滴定。滴定原则：使用吗啡即释剂型进行治疗，口服吗啡片根据疼痛强度：①初始剂量 5～15mg，q4h。用药后应于 1 小时评定后疼痛强度与调整用药，如果疼痛缓解不满意，增加滴定剂量（表 28-1）。密切观察疼痛强度、疗效及药物不良反应。②次日药物剂量 计算方式为：总固定量 = 前 24 小时总固定量 + 总滴定量，分 6 次口服，次日滴定量为前 24 小时总固定量的 10%～20%。也可将总固定量转换为控释剂型，滴定量用即释剂型。③逐步调整 当滴注阿片类药物时，轻到中度疼痛可增加 25%～50% 剂量，中到重度疼痛可增加 50%～100% 剂量（表 28-1）。对于缓释类制剂，应在一个剂量维持至少 48～72h 之后才能上调或增加剂量。阿片类药物的最佳剂量需要既能控制患者的疼痛，又能控制不良反应最少。

2）长效阿片类镇痛药：当阿片类用药剂量调整到理想镇痛及安全的剂量水平时，可考虑换用等效剂量的长效阿片类镇痛药。常用的长效阿片类药物有吗啡缓释片、羟考酮缓释片和芬太尼控释透皮贴剂等。考虑内容包括：①阿片类药物之间的剂量换算，可参照换算系数表（见表 28-1）。②换用另一种阿片类药或另一方式给药时，需要仔细观察病情变化，并且个体化滴定用药剂量。

③对于已经使用阿片类药物治疗疼痛的患者,可以根据患者的疗效和疼痛强度,参照表 28-1 的要求进行滴定。④阿片类药的解救剂量 疼痛病情相对稳定的患者,使用阿片类药物缓释剂作为背景镇痛。在此基础上备用短效阿片类药物,患者暴发性疼痛时使用。解救剂量为前 24h 用药总量的 10%～20%。当解救用药次数≥3 次时,将前 24 小时解救用药总量换算成长效阿片类药量,加入日常按时给药总量中。

表 28-1　剂量滴定增加幅度参考标准

疼痛强度(NRS)	剂量滴定增加幅度
7～10	50%～100%
4～6	25%～50%
2～3	≤25%

　　3)阿片类药的患者自控镇痛(PCA):推荐有条件的医疗单位使用患者自控镇痛的阿片类药物滴定方法,根据患者情况选择药物进入体内途径包括皮下、静脉、硬外、蛛网膜下腔。优点是当患者出现疼痛不足时,能更快速平稳地达到满意镇痛,节省了每次医师评估、开药、取药、给药的环节与时间。方法是:①持续输注镇痛药基础量;②单次的滴定量镇痛药量:患者在感觉疼痛时自我按压开关,即获增加的药量进入体内;③安全用药限制设定两次按压用药有效间隔时间与 1 和 24 小时内的药总量限制;④定时重设滴定量:医师观察患者的镇痛状况,每 4h、8h 或 24h 将已用的阿片类镇痛药总剂量折算为 24 小时平均每小时入量,重新设计 PCA 滴定量参数;⑤不同途径的吗啡量换算方式　根据药物进入体内的不同途径,计算 PCA 给药方式的阿片类镇痛药剂量(表 28-2)。

表 28-2　阿片类药物剂量换算表

药物	肠外	口服	等效剂量
吗啡	10mg	30mg	皮下或静脉:口服＝1:3 硬膜外:口服＝1:100 蛛网膜下腔:口服＝1:300
可待因	130mg	200mg	非肠道:口服＝1:1.2 吗啡(口服):可待因(口服)＝1:6.5
羟考酮	10mg	30mg	吗啡(口服):羟考酮(口服)＝1.5～2:1
芬太尼贴	25ug/h	(皮肤)	ug/h,q72h＝1/2×口服吗啡 mg/d

　　3. **按时用药**　按药物说明书上规定给药间隔时间规律性用药,有助于维持有效血药浓度与镇痛效果。当阿片类药物进行剂量滴定后,应以缓释剂型作为基础用药,仅在出现暴发痛时给予即释阿片类药物临时处理。

　　4. **个体化给药**　按照患者病情和缓解癌痛的药物剂量,制定个体化用药方案,调整用药剂量、给药频率,积极防治不良反应。由于患者存在个体差异,使用阿片类药物时并无标准的剂量,应当根据病情使用足够剂量,尽可能保障充分镇痛。

　　5. **阿片类药不良反应防治**　阿片类药物的常见不良反应,包括便秘、恶心、呕吐、嗜睡、瘙痒、头晕、尿潴留、谵妄、认知障碍以及呼吸抑制等,除了便秘之外,大多不良反应出现在未曾使用过阿片类药物患者用药的最初几天。因此,应把预防和处理阿片类止痛药不良反应作为镇痛治疗计划和患者宣教的重要组成部分。病房急救药中常规备有纳洛酮针剂、气管插管套件等抢救设施,随时处理因患者或家属误用药物或过量导致的紧急事件。

（1）主动防治恶心呕吐:阿片类药物所致呕吐通常需要3到7天的耐受期。滴定给药的同时,给予穴位刺激、针灸、甲氧氯普胺药物,预防恶心、呕吐,必要时可采用5-HT3受体拮抗剂类药物、小剂量(4~8mg)地塞米松等。

（2）常规防治便秘:大便秘结常发生于阿片类药物止痛治疗全过程,多数患者需要定期使用缓泻剂、润便食物来防治。

（3）小便困难或尿潴留:该症状通常能自行缓解,常发生在阿片类镇痛药早期的前列腺增生患者,1周后渐恢复,必要时间断行直接导尿术或临时使用导尿管。

（4）过度镇静、精神异常:对阿片类药物所致嗜睡通常需要3到7天的耐受期。出现过度镇静、浅昏迷等不良反应时,应当首先观察患者瞳孔,如果出现针尖样瞳孔且无活跃对光反射,则应立即停止阿片类药物持续给药,排除药物过量和药物中毒。注意判断其他影响因素,包括病情急变包括休克前期、肝肾功能不全、高血钙症、代谢异常以及合用精神类药物副作用等。精神兴奋药如盐酸哌甲酯,可治疗阿片类药物引起的持续性嗜睡。

（5）呼吸抑制:随着时间的推移会产生对呼吸抑制的耐受。轻度呼吸抑制病例仅需要暂停给药或减少阿片类药物剂量。一旦呼吸次数每分钟少于6~8次,予体表痛刺激无反应时,应考虑阿片类药过量,需立即暂停镇痛药,并给予纳洛酮拮抗。方法是:纳洛酮0.1~0.2mg/5ml静脉推注,0.4mg加入100ml盐水中静滴,维持呼吸频率8次/min以上,意识恢复后渐减量。

（6）瘙痒:低剂量抗组胺药可用于缓解阿片类药物所致瘙痒症。

（7）痛觉过敏和痛觉异常:阿片类药物所致痛觉过敏是指大剂量阿片类药物治疗,导致患者反常地对疼痛更加敏感的现象。阿片类药物所致痛觉异常指正常情况下不引发疼痛的刺激,如触摸或衣物接触,可引起剧烈疼痛,亦可见于使用高剂量或增加阿片类药物剂量治疗顽固性疼痛的患者中。痛觉过敏和痛觉异常的具体机制目前仍不清楚,但被认为与神经系统的神经适应性变化有关,可导致伤害性感受上调。一般通过阿片类药物轮换,或通过添加辅助止痛药物(联合用药)以减少阿片类药物剂量,可改善这些症状。

（8）谵妄:恶性肿瘤晚期谵妄发生率高,大剂量阿片类药物会大幅增加谵妄风险。处理方法包括阿片类药物轮换、添加辅助止痛药物(联合用药)以减少阿片类药物剂量,或按需给予的低剂量氟哌啶醇。

（9）肌阵挛:低剂量苯二氮䓬类药物可用于治疗阿片类药物所致肌阵挛。

（10）口干:良好的口腔卫生、无糖口香糖等可用来防治口干。

（11）抗拒阿片类药物:一些患者不愿意或抗拒使用阿片类药物,因为他们或他们的家人担心阿片类药物会加速死亡,或引起成瘾。

6．减少或停用阿片类药 当病情好转需减少镇痛药量时,采用逐渐减量法。

（1）一般情况下阿片剂量可按照10%~25%/d剂量减少,直到每天剂量相当于30mg口服吗啡的药量,再继续服用两天后即可停药。

（2）如患者浅昏迷时,可先停用镇痛药,待出现意识或有疼痛反应时再根据滴定原则调节镇痛药量。

7．联合用药 癌性疼痛绝大多数属于混合性疼痛,含有伤害感受性、神经病理性、炎性疼痛等组分,因此,常采用联合用药方式,需要根据癌症疼痛的性质、强度、正在接受的治疗和伴随疾病等情况,判断患者是否有神经病理性疼痛与混合性疼痛,合理地选择药物。其中神经病理性疼痛尤其需要联合用药。除纯阿片受体激动剂类药物、非甾类消炎药物外,还包括抗抑郁药、抗惊厥药、皮质类固醇和局部麻醉药等。加巴喷丁、普瑞巴林和 5- 羟色胺 - 去甲肾上腺素双通道再摄取抑制剂（SNRI）等是治疗神经性疼痛的一线药物。三环类抗抑郁剂（TCA）也是一线治疗选择，但应用由于不良作用受到限制，去甲替林和地昔帕明因其不良反应少而优于阿米替林。联合用药均应首选副作用最小的药物，并尽可能低的剂量开始，逐步增加直到起效。

（1）离子通道调节剂：肿瘤经常压迫神经出现闪电样痛、刀割样痛，此类疼痛对阿片类药镇痛不敏感，需加用钙离子通道或钠离子通道抑制剂，如普瑞巴林、加巴喷丁镇痛，严重者使用卡马西平、利多卡因等抗癫痫类药物，或加用糖皮质激素等。吗啡和加巴喷丁联用在治疗神经性疼痛时比单用两者更有效。度洛西汀可有效治疗化疗所致的周围神经病变。

（2）糖皮质激素：如地塞米松或甲泼尼龙，可有效治疗软组织炎症、内脏肿胀、神经受压、颅内压增高和骨转移引起的疼痛。

（3）抗抑郁类药：癌痛常有睡眠障碍或焦虑、抑郁，使疼痛放大，还伴有紧缩样、麻木样中枢痛，应同时选用抗抑郁类镇痛药，如苯二氮䓬类、阿米替林、度洛西汀、左洛复等药物。抗抑郁类药可协同与增强阿片类药物的镇痛效果，有助于改善情绪。

（4）其他药物：局部用药物和 A 型肉毒毒素仅用于治疗外周性神经性疼痛。癌痛患者可酌情加其他辅助药，如中药调解，精神萎靡食欲差者加用小量糖皮质激素，骨转移癌者用双膦酸盐类药，不能进食者使用静脉营养剂等。

（5）骨转移癌痛的联合用药：骨转移引起的疼痛可使用非甾体抗炎药、皮质类固醇、双磷酸盐和放疗以及放射性同位素锶 89 治疗。在放疗中加用锶 89 可改善疼痛控制已被证实。非甾体抗炎药、阿片类药物、放射性核素和放疗联合应用于癌性疼痛已存在有力证据。使用双磷酸盐类治疗骨癌疼痛的证据尚不一致。降钙素和普瑞巴林与安慰剂相比，均不能减少骨痛。

多次 30Gy 放疗和单次放疗的疼痛改善效果相似。为缓解骨转移的痛苦和 / 或预防骨转移，应考虑并建议将单次（8Gy）放疗作为治疗标准，而非多次放疗方案。预期寿命 3 个月的骨转移疼痛患者，姑息性放疗总体有效率不高，仅仅 45%，低于预期寿命更长的患者。

8. 注意细节　对使用镇痛药的患者要加强监护，密切观察其疼痛缓解强度和机体反映情况，注意药物联合应用时的相互作用，及时调整处理，提高患者生活质量。

（二）癌性疼痛的微创治疗

一般来说，执行 WHO 三阶梯镇痛指南可以让八成左右癌痛患者有效控制疼痛，而大约两成患者仍需要在药物镇痛基础上开展恰当的介入性治疗，才能更有效控制癌痛，同时还可以减少镇痛药物用量甚至停药。在综合评估患者的微创治疗适应证、潜在获益和风险，并与家属充分沟通后，可考虑选择微创治疗。本部分将讨论上述技术的适应证、禁忌证、不良反应以及临床推荐意见，临床应用不限于此：

1. **患者自控镇痛泵**　患者自控镇痛的适应证为：癌痛患者阿片类药物的剂量滴定、暴发痛频繁的癌痛患者、存在吞咽困难或胃肠道功能障碍的癌痛患者，和临终患者的镇痛治疗。禁忌证包括：年纪过大或过小缺乏沟通评估能力者、精神异常者、活动受限无法控制按钮为相对禁忌证，必要时可由医护人员或者家属操作。

推荐吗啡注射剂、氢吗啡酮注射剂、芬太尼注射剂、舒芬太尼注射剂、羟考酮注射剂等常用药物，不推荐 μ 受体部分激动剂或激动 - 拮抗剂。基于临床研究的结果，氢吗啡酮适合持续模式给药（静脉或皮下），镇痛效价优于吗啡；鉴于羟考酮注射剂缺乏临床研究，不推荐用于鞘内给药；临终患者的镇痛治疗方案中通常需要参考近期治疗方案，联合使用镇静药物，推荐咪达唑仑联合吗啡持续输注方案。

需要注意的是，传统的患者自控镇痛的管理较为繁杂，难以及时反馈处理，新近结合物联网和人工智能的新型镇痛系统,即智能化患者镇痛自控系统,在远程监控、智能报警、智能分析与评估等方面具有快速分析和决策助手优势,大幅地提高了镇痛医嘱反馈效率,不仅实现了癌痛控制过程的动态管理,而且可应用于晚期癌痛患者的居家镇痛管理。具体的智能化患者镇痛自控系统应用参见相关章节。

2. 神经毁损术　　神经毁损术是较常用的微创介入技术,根据毁损的方法不同分为物理性毁损和化学性毁损,按照毁损的部位不同分为躯体神经毁损和内脏神经毁损。需要指出的是,癌痛通常采用神经毁损技术,神经阻滞只适用于诊断性治疗,不建议长期、反复使用。

(1)物理性毁损:射频热凝治疗技术是常用的物理毁损技术,其通过射频电流阻断或改变神经传导,达到缓解疼痛的目的。射频热凝术的适应证为肿瘤浸润或治疗导致的神经病理性疼痛。射频热凝术的禁忌证包括:穿刺部位皮肤、软组织感染,全身严重感染,凝血功能异常、有严重出血倾向,合并精神疾病或严重心理异常,严重心肺功能异常,穿刺路径存在肿瘤侵袭,体位欠配合等。射频热凝术的不良反应常见为气胸、出血、感染等。临床推荐射频热凝术推荐用于胸部节段的神经,而颈部及腰骶部等涉及肢体运动功能应慎用,除非患者已经存在肢体运动功能障碍,在患者及家属充分知情同意的情况下可以选择。

(2)化学性毁损:化学性毁损常用的药物包括乙醇、苯酚,在酒精或苯酚毁损风险较大时也可考虑使用亚甲蓝。其中,苯酚具有神经选择性,首先阻断痛觉,随后为触觉和本体感觉,最后为运动障碍。在临床运用中,通常与甘油混合,使得其在机体中扩散有限,在局部组织作用效果大。苯酚的镇痛特点:浓度5%～6%时,产生破坏伤害性神经纤维作用,不良反应最小;可作用在鞘内、硬膜外、外周神经末梢及交感神经。苯酚的不良反应:不经意的血管内注射或吸收可导致暂时性的耳鸣和脸部发红;给药剂量如高于推荐的600～2 000mg可导致癫痫,中枢神经抑郁和心血管意外。临床推荐意见:建议苯酚不能用于在较多血管附近的腹腔神经丛的阻滞。乙醇主要作用在神经纤维节和髓磷脂鞘上,产生脱髓鞘,进而导致神经破坏。能产生满意的镇痛效果,而没有局部麻痹或瘫痪的乙醇最低浓度为33%。镇痛特点:48%～100%的乙醇可产生不完全暂时性进行性的或持久的运动麻痹。95%以上的乙醇能阻断交感神经和混合神经的感觉和运动成分;可以用于鞘内和内脏神经丛。不良反应:常见的不良反应有注射部位的疼痛、出血、水肿和酒精性神经炎等。乙醇存在导致神经及周围组织炎风险,用于外周躯体神经毁损时应慎重,避免注入参与脊髓血供的肋间及腰动脉,以防截瘫。

(3)躯体神经毁损:肋间神经毁损术常用于恶性肿瘤浸润或治疗引起的难治性神经病理性疼痛。适应证包括:肋骨转移破坏,恶性肿瘤椎体转移、椎旁转移、胸膜转移等侵犯肋间神经,开胸术后疼痛综合征。肋间神经毁损术的禁忌证与射频热凝术的禁忌证,详见上文。肋间神经毁损术的不良反应常见为气胸、出血、感染等。肋间神经毁损术用于肿瘤治疗导致疼痛的疗效优于肿瘤浸润导致的疼痛,对于胸壁疼痛的晚期肿瘤患者采用该技术可能获益。

(4)内脏神经毁损技术:包括①内脏大小神经或腹腔神经丛毁损术:适应证包括胰腺癌或胃癌、肝癌、食管癌等上腹部肿瘤所导致的疼痛,或其他恶性肿瘤腹膜后转移导致的疼痛。②上腹下神经丛毁损术:适应证包括盆腔原发肿瘤或转移瘤所致的下腹部及会阴内脏痛患者。③奇神经节毁损术:适应证包括直肠癌或其他恶性肿瘤导致的肛门会阴区局限性疼痛。

3. 放射性粒子植入术　　放射性粒子植入术的适应证包括:肿瘤浸润神经干/丛导致的疼痛或功能损伤,溶骨性骨转移导致疼痛,肌肉、软组织或淋巴结转移导致疼痛。

4. 鞘内药物输注系统植入术　　鞘内药物输注系统镇痛,与全身用药相比,药物用量小、不良反应更小且更为便利,可明显改善患者的生存质量。主要适应证包括:多模式镇痛效果欠佳者,难以耐受阿片类药物等不良反应者,自愿首选IDDS植入术治疗的癌痛患者。禁忌证包括:患者拒绝、穿刺部位感染、败血症、凝血功能异常,以及脑脊液循环不通畅者、椎管内转移等相对禁忌证。鞘内药物输注系统镇痛应以单一阿片类药物为主导,根据药物推荐表所示阶梯用药,如需混合用药,应该有临床评估结果为依据,并符合伦理学要求。

鞘内药物输注系统镇痛常见不良反应包括常见的与手术操作有关的可能并发症包括皮下淤血和血肿、低颅压头痛、脑脊液漏、脊神经损伤、脊髓损伤、硬膜外出血和血肿、蛛网膜下腔出血、术后感染或者长期使用后椎管内感染;呼吸抑制/停止、过敏反应,阿片类药物的不良反应较其他药物要常见;输注装置相关并发症与 IDDS 装置有关的并发症包括导管打折、断裂、脱开、完全性植入泵装置故障、泵移位、低电池电输出、泵再注药失败、泵自身故障等原因皆可导致撤药反应;完全性植入泵加药时可出现药物误注射、剂量过大而继发的不良反应。参数人为设计错误等导致药物剂量过大及其不良反应;导管尖端炎性肉芽肿,及其他罕见不良反应。

通过 IDDS 进行椎管内给药能有效缓解疼痛,减少药物不良反应,改善生存质量,文献支持 IDDS 有效镇痛后能延长患者生存期;选择合适的患者、IDDS 植入时机和药物是保证获得良好治疗效果的基础,而治疗、处理其潜在并发症及相应的质量保证措施是确保患者安全的保障。

5. **经皮椎体成形镇痛** 溶骨性骨癌或转移癌的患者活动时剧痛,药物控制有困难。经磁共振成像或核素成像证实的有症状的椎体微骨折和/或 CT 提示溶骨性病变且椎体高度明显变小后,在影像引导下穿刺固定骨破坏病灶后能快速减少因脊柱转移瘤或者椎体压缩性骨折导致的疼痛、改善脊柱稳定性、改善生活质量。

经皮椎体成形最常见不良反应是骨水泥泄露。如骨水泥泄露到椎旁、椎间隙、骨周围软组织,可能造成疼痛;如骨水泥泄露到椎管,可加重疼痛,严重者会造成脊髓压迫,需紧急行外科手术;如骨水泥泄露到椎旁静脉,有导致肺栓塞可能,严重者危及生命。

对于肿瘤导致的椎体压缩性骨折后出现的疼痛,经皮椎体成形是一种有价值的辅助治疗手段。建议有条件的医院尽可能使用椎体后凸成形术;对于混合型骨转移存在骨折风险者,可使用本技术;建议一次治疗的成型椎体不超过 3 个;个别患者在脊髓减压术前可以行经皮椎体成形,骨折碎片向后凸入椎引起重度椎管受累或硬膜外肿瘤明显侵犯椎管者属于相对禁忌证,操作需慎重。

6. **脊髓神经刺激器调控镇痛** 仅适合癌症治疗控制良好,有明确部位的神经病理痛或缺血性疼痛,致痛原因不能去除者。

(陈冬婷　阮祥才)

第二节　癌性疼痛治疗智能化镇痛

一、智能化患者自控镇痛癌痛治疗的优势

介入治疗技术在缓解癌痛方面具有临床意义,有研究表明其在疗效、安全性和成本效益等多方面的优势。根据癌性患者疼痛状态多样性介入治疗技术已成为临床医师的必修课,也成为多模式镇痛中必不可少的一环。同时介入治疗已不再是终末期癌痛患者或保守治疗失败患者的治疗方式,而是更多地延伸至癌痛治疗的全过程中,尽早对癌痛患者进行适当干预,有利于患者终末期的生存体验,体现了安宁治疗的理念,良好的镇痛也有利于恶性肿瘤的治疗,延长生存期。

传统患者自控镇痛(PCA)在癌性疼痛的介入性治疗中占有重要地位。各种途径的 PCA,包括椎管内输液港 PCA(PCA-via-catheter)和药物输注系统植入术(IDDS)等,都是智能化患者自控镇

痛(Ai-PCA)技术在难治性癌痛领域的应用,这些PCA应用虽然提高了难治性癌痛的个体化用药水平,但是仍然存在管理滞后、调药困难和暴发痛处理不足等问题,其主要原因是对术后镇痛过程的关键信息不能实时获取与反馈。

　　PCA技术已经在相关章节做了详尽介绍,本节着重介绍椎管内输液港和IDDS。二者都是将一种或多种药物输注到硬膜外腔或蛛网膜下腔的椎管内Ai-PCA给药方法。对于难治性癌痛或镇痛不耐受的患者,椎管内药物镇痛技术是一种非常有效的选择。硬膜外腔给药想要达到充分的镇痛作用,往往需要更大剂量,同时更容易出现药物不良反应。

　　一般来说,通过蛛网膜下腔或鞘内输注,合理的起始剂量约为每日吗啡消耗当量的百分之一,而通过硬膜外腔输注,则初始剂量约为每日吗啡等效剂量的十分之一。关于疗效方面,尚无随机对照试验比较硬膜外与鞘内输注药物治疗癌症疼痛患者的临床效果。但在不良反应方面,硬膜外腔技术相关并发症和导管周围组织纤维化的情况较多。因此,在临床上,我们建议,对于预期生存周期只有数周的难治性癌痛患者,可选择硬膜外腔技术,即硬膜外腔技术输液港PCA-via-catheter,这种情况下导管周围组织纤维化和导管堵塞问题就不会突出;对于较长预期生存周期的难治性癌痛患者,则优选蛛网膜下腔或鞘内技术,包括PCA-via-catheter和IDDS。

　　1. 蛛网膜下腔或鞘内药物输注技术　最早于1978年首次应用蛛网膜下腔或鞘内药物输注技术于癌痛治疗,两年后IDDS随即问世,它是通过皮下植入的程控给药系统,经由蛛网膜下腔放置的导管,将阿片类药物和辅助镇痛药物直接输注入中枢神经系统,而且患者可以自主控制一定比例的药物输注,用于补充镇痛和暴发性疼痛管理。与全身给药相比,鞘内给药具有良好疗效和充分自主性,较低的不良反应发生率以及较少的费用支出等多项优势,还不会影响患者的生活自由和肿瘤治疗。

　　多项研究支持IDDS用于治疗难治性癌痛,该治疗的安全性、医疗支出的减少及阿片类药物不良反应的下降都得到了一定程度的认可。但是,总体的证据数量不足、质量较低,仍需要进行大型的随机对照研究来支撑。

　　植入IDDS的适用人群是应用药物治疗、生物心理治疗和物理治疗后仍然出现无法控制的癌痛或无法忍受不良反应的癌痛患者。此外,心理评估也是很重要的一项因素,患者心理层面的问题,如适应行为不良等,肯定会影响IDDS的疗效。IDDS植入方法也会因患者的预期寿命而有所改变。例如预期寿命只有数日到数周的患者,可选择后文的PCA-via-catheter。IDDS的禁忌证包括但不限于脊髓、马尾神经受压或椎管内癌肿转移者,局部或全身的感染未控制、凝血功能明显异常者,以及不能耐受全身麻醉者。

　　IDDS可用药物不多,美国FDA批准的用药只有吗啡和齐可诺肽,可作为鞘内治疗的一线用药。国内很多中心会对特别病情患者采用复合低剂量局部麻醉药物、可乐定或右旋美托咪定等,希望获取更好的神经病理性疼痛控制效果,以产生更好的镇痛效果和较少的不良反应。但是,这些超适应证使用的IDDS辅助药物仍缺乏证据支持,对于程控的微量输注泵运转影响也有待明确。最近,有初步证据显示,IDDS吗啡可导致肉芽肿形成,尤其是在较高剂量输注的患者,因此为避免导管前段炎性肉芽肿的不良反应和堵塞效应,IDDS吗啡剂量应控制在15mg/d以内。对于控制这个IDDS限量仍难以达到吗啡耐受之后镇痛效果的患者,多模式镇痛是改善镇痛效果的必然选择。

　　IDDS的初期费用较高,是推行该适宜治疗的一个成本障碍,但是随着时间的推移整体的医疗费用可逐渐降低。在一项回顾性研究中发现,与内科治疗组相比,IDDS组在实验室检查、阿片类药物、抗焦虑药、激素类固醇药物和胃黏膜保护剂等费用明显减少;另外,在门急诊医疗服务、住院时长等方面也较内科治疗组减少。

IDDS 最严重的并发症是阿片类药物引起的呼吸抑制，因而在最初的 24h，患者必须接受观察是否有潜在危及生命的呼吸抑制、四肢无力及严重低血压。一般在初始给药量较低且仔细缓慢的调整剂量时，上述并发症极为少见。其他并发症包括脊髓损伤、脑脊液漏和感染加重等。为了避免并发症的发生，全身感染、血小板减少和凝血功能异常在 IDDS 植入前必须得到有效控制和改善，拟行穿刺和置管的椎管内无癌肿压迫也是基本要求。

2. PCA-via-catheter　将体内留置的椎管内导管通过皮下隧道引至皮下埋植的输液港，然后再通过无损伤针连接于 PCA 泵。癌痛治疗的 PCA 泵设置会区别于急性疼痛管理，主要在于背景剂量大。患者将主要通过背景剂量实现持续镇痛，而单次按压剂量主要用于应对暴发性疼痛，在暴发性疼痛时追加一次合理的冲击量即可获得有效镇痛。PCA-via-catheter 单次价格较低，只有 IDDS 价格的十分之一，在合理管控感染风险的前提下，具有较高的性价比，尤其是在结合应用 Ai-PCA 的时候，可把 Ai-PCA 应于椎管内。

作为椎管内 PCA，PCA-via-catheter 可引起包括 PCA 常见的不良反应和椎管内给药的不良反应，下面分别介绍这些常见不良反应及其对应处理。

（1）呼吸抑制：作为椎管内镇痛药物输注最为严重的并发症，表现为呼吸频率和幅度降低，即中枢性的呼吸抑制。一般来说，在呼吸抑制出现之前，患者会表现出过度镇静，因而，通过监测及时发现反应迟钝或过度镇静的患者，是预防这一最为严重的并发症的关键措施。一旦出现反应迟钝或过度镇静等表现，就应该暂停椎管内镇痛药物输注或把输注速度降到最低，并在诊断明确之后及时适用纳洛酮或纳曲酮等阿片药物拮抗剂。当然，椎管内镇痛药换算错误和配药错误则应通过双人核对来避免。

（2）恶心呕吐：无论从哪一种阿片类药物椎管内应用都可能引起恶心、呕吐。预防的关键在于从较低剂量开始输注和给予预防恶心呕吐的药物。从较低剂量开始输注可让机体逐渐耐受该药物的恶心呕吐不良反应。一旦发生，则尽快使用止吐药物，包括灭吐灵 10mg 静脉注射或肌内注射，或 5-HT3 受体拮抗剂如昂丹司琼、格雷司琼等，同时调低椎管内镇痛药物的输注剂量。

（3）瘙痒：相当多的患者会有不同程度的皮肤瘙痒，一般都会随着输注时间的延长逐渐耐受瘙痒反应，早期可通过适度的抗过敏治疗缓解症状。

（4）椎管内或中枢神经系统感染：本镇痛治疗通过外接镇痛泵直接往椎管内输注药物，严格的无菌操作和定时更换外接材料和药物都是预防椎管内感染的必须步骤。一般来说，要每周更换包括无损伤针、镇痛泵和连接管道。

Ai-PCA 是从信息化和人工智能角度为改进术后镇痛管理水平、提高镇痛品质提供了一个新模式，适用于开展基于移动互联网的虚拟无痛病房设备管理，具有无线综合疼痛评估、互动式患者疼痛教育、无线综合疼痛随访、个体化患者自控镇痛、无线实时 PCA 监测、镇痛设备维保、疼痛心理疏导、无线镇痛体征监护、疼痛信息管理分析、分院质控管理等功能模块和硬件等功能。Ai-PCA 依托的无线镇痛管理系统可以及时传递微电脑注药泵的运行数据和镇痛患者的相关数据，协助医护人员远程掌控患者疼痛相关医疗信息，提高镇痛质量，减少医疗差错，降低医护人员工作负荷，有望把难治性癌痛患者纳入居家医疗服务的范畴，实施居家有效镇痛，节约医疗资源。

二、智能化患者自控镇痛癌性镇痛的典型病例

病情简介：42 岁男性患者，两年前曾在当地行经腹经肛腹腔镜下直肠癌根治切除术 + 乙状结肠 - 肛管端端吻合术 + 回肠造瘘术，3 个月前以盆腔恶性肿瘤（直肠癌复发并多发转移）收入泌尿科，继而行盆腔恶性肿瘤扩大根治术，术后并发直肠瘘、盆腔脓肿和剧烈疼痛，在病房开展的多模

式镇痛效果欠佳,口服镇痛药物吸收困难,透皮贴剂无法耐受,平日不敢活动,夜间难以睡眠。

镇痛经过:经会诊,启动静脉氢吗啡酮 PCA 治疗,初始设置包括背景量 0.2mg/h、按压量 0.4mg/ 次和锁定时间 15min,当夜睡眠良好;在 24h 的镇痛药物滴定之后,分别调整为 0.4mg/h 和 0.8mg/ 次,锁定时间不变,患者活动范围扩大至整个病房,睡眠大有改善,暴发痛 1~3 次 / 天;然后在 5 天之后再次分别调整为 0.6mg/h 和 1.2mg/ 次,锁定时间不变。患者对于椎管内药物输注系统植入术费用顾虑较多,遂选择植入蛛网膜下腔输液港,外接 PCA-via-catheter,经过滴定的氢吗啡酮 PCA 设置是背景量 10μg/h、按压量 20μg/ 次和锁定时间 10min。患者在镇痛效果稳定之后出院,出院 1 月之内五次要求增加镇痛药物剂量,均通过 Ai-PCA 依托的无线镇痛管理系统实现。在出院 1 月 3 天之后患者出现嗜睡,遂紧急入院,经充分知情,患者家属接受患者进入临终期的判断,同意保持 Ai-PCA 的镇痛药物设置不变。再经过 4 天的临终期护理,患者平静离世。

总之,疼痛是癌性患者的生存终末期精神和肉体受折磨,椎管内镇痛药物输注 Ai-PCA 管理是利用智能化高科学技术为癌症患者解脱疼痛折磨的非常具有前景的工具,亟待完善和推广。我们也要充分认识到,癌痛控制只是癌症晚期姑息性医疗的重要组成部分,但绝非全部,而癌痛控制也不是完全依赖椎管内给药,有效的健康教育、心理支持、多种非药物治疗和辅助药物治疗在癌痛控制中具有极为重要的地位,不应受到忽视。

(陈冬婷 阮祥才)

第三节 智能化患者自控镇痛在癌痛居家中的应用

一、智能化患者自控镇痛在癌痛居家中应用背景

世界卫生组织(WHO)根据 32 篇已发表的资料综合分析指出:70% 的癌症患者伴有显著疼痛。癌症疼痛已经是全球面临的一个主要的卫生保健问题,并已被世界卫生组织定义为"世界医疗紧急情况"。根据国家癌症中心报道,我国每年新发癌症患者人数 429 万,原卫生部统计显示,我国癌痛的发生率为 61.6%,其中 50% 的疼痛级别为中度至重度,30% 为难以忍受的重度疼痛。2022 年在《中华肿瘤杂志》上发表赫捷院士团队的《癌症科学进展》论文,发布了 2016 年中国最新癌症数据,新发病例为 406.4 万人,世标发病率为 186.46/10 万,男性高于女性(207.03/10 万 vs. 168.14/10 万)。北京市调查数据表明,癌痛患者对既往疼痛治疗满意的比例仅 13.96%,如何提高癌痛患者镇痛满意度已经成为亟待解决的问题。鉴于以上问题,美国国立综合癌症网络(National Comprehensive Cancer Network,NCCN)成人癌痛诊疗指南提出癌痛四阶梯治疗方案,认为患者自控镇痛(Patient-controlled Intravenous Analgesia,PCA)技术可作为癌痛治疗第四阶梯的控制手段。PCA 是一种相对较新的技术,它允许患者通过直接激活肠外阿片类镇痛药的剂量来缓解疼痛。癌痛居家治疗技术是针对住院患者疼痛治疗不足而开发的。PCA 开始主要用于术后镇痛和分娩镇痛。许多对照研究已经证实了 PCA 作为术后镇痛和癌性疼痛治疗是安全有效的。

二、可用于癌痛居家使用智能化患者自控镇痛分类

1. PCA 癌性疼痛治疗的优点 PCA 在 20 世纪 80 年代开始应用于晚期癌痛的治疗,1986 年 Baumann TJ. 首次报道应用静脉 PCA 加入吗啡注射液治疗晚期癌痛患者,取得良好的疗效,并且解决了晚期癌痛患者疼痛时,只能被动给予口服药物的历史。并且在 20 世纪 90 年代开始在欧洲广

泛应用于晚期癌痛的治疗,与传统的口服、皮下或肌内注射镇痛药相比,PCA 因其个体化给药方式,PCA 癌症疼痛治疗的优点:①不经胃肠道吸收,减少了口服阿片类药物的首过效应;②快速和简单地进行剂量滴定,可迅速控制暴发痛;③个体化定制给药方案,可满足不同类型疼痛的镇痛所需。④在镇痛治疗期间,镇痛药物的血药浓度较低,血药浓度波动小,呼吸抑制发生率低,可大大减少镇痛治疗时过度镇静的不良反应;⑤可提高患者及其家属对治疗的满意度,减少医护人员的工作负担。

2. PCA 癌痛居家治疗的分类 静脉(PCIA)、硬膜外腔(PCEA)、皮下(PCSA)、蛛网膜下腔(S-PCA)、靶控输注(TCI-PCA)或超声引导下的外周神经阻滞(PCNA)。其中蛛网膜下腔穿刺留置导管行 S-PCA,分别采用低浓度的新型长效局部麻醉药罗哌卡因联合不同类型的阿片类药物进行 S-PCA 多模式镇痛,适合治疗下腹部与下肢肿瘤患者的顽固性癌痛。联合不同种类镇痛镇静药物的 PCA 多模式镇痛是目前镇痛的方向,临床最为常用。

3. PCA 癌痛居家治疗的适应证 目前 PCA 治疗癌痛主要用于由于吞咽受损、肠梗阻、吸收障碍或不受控制的恶心/呕吐,无法通过口服途经充分镇痛的患者。2017 年中国难治性癌痛专家共识提出 PCA 癌痛居家治疗的适应证:①癌痛患者阿片类药物的剂量滴定效果良好者;②暴发痛频繁的癌痛者;③存在吞咽困难或胃肠道功能障碍的癌痛者;④临终患者的镇痛治疗。

4. PCA 癌痛居家治疗的禁忌证 ①不愿意接受 PCA 技术镇痛的患者;②年龄过大或太小,缺乏沟通评估能力者;③精神异常者;④活动受限无法控制按钮为相对禁忌证,必要时可由医护人员或者家属操作者。

5. PCA 癌痛居家治疗的临床推荐意见 ① PCA 技术作为传统药物镇痛的补充措施,用于癌痛患者阿片类药物的剂量滴定,频繁暴发痛的控制、吞咽困难、胃肠道功能障碍以及临终患者的持续镇痛治疗;②推荐常用阿片类药物药物,不推荐 μ 受体部分激动剂或激动-拮抗剂。基于临床研究的结果,氢吗啡酮适合持续 PCA 模式给药(静脉或皮下),镇痛效价优于吗啡;③鉴于羟考酮注射剂缺乏临床研究,不推荐用于鞘内给药;④临终患者的镇痛治疗方案中通常需要联合镇静药物,并参考近期治疗方案。

6. 智能化患者自控镇痛居家癌痛治疗的可行性 我国全国肿瘤床位只有 15 万张,大部分患者需要在家中治疗,尤其是癌痛及临终患者。用智能化患者自控镇痛(Ai-PCA)技术,可以让患者将镇痛泵带回家中使用,通过互联网+技术可以将患者镇痛泵使用数据实时传送到科室镇痛泵工作站,以便及时处理可能出现的问题。居家 Ai-PCA 治疗不仅可以达到住院期间的镇痛效果,而且可以节省住院费用,且有家人更多的陪伴,可以提高生活质量。Ai-PCA 技术安全有效,将是癌痛患者居家镇痛重要治疗手段。

三、智能化患者自控镇痛癌痛居家镇痛阿片类药物选择

Ai-PCA 给药是依照镇痛药物的药代动力学原理的个体化给药方法,容易确定最低有效镇痛药浓度,做到及时、持久、动态给药,基本解决了患者对镇痛药需求的个体差异,有利于患者在任何时刻、不同疼痛强度下获得最佳镇痛效果。静脉 Ai-PCA 镇痛泵内镇痛药物种类、浓度、给药剂量可根据患者情况随时进行个体化调整。临床上一般推荐起效迅速、作用强度较高的强阿片类药物作为 PCA 镇痛药物,如吗啡、氢吗啡酮、舒芬太尼、芬太尼等。2012 年欧洲姑息治疗协会指南推荐氢吗啡酮等同于吗啡,可作为第三阶梯首选用于中重度癌痛的阿片类镇痛药物。美国国立综合癌症网络(NCCN)成人癌痛诊疗指南推荐用于癌症患者 PCA 镇痛药物包括吗啡注射液、氢吗啡酮注射液、羟考酮注射液和舒芬太尼注射液。几乎所有阿片类药物均可在鞘内发挥良好镇痛作

用,吗啡、氢吗啡酮、舒芬太尼、芬太尼等药物均可应用于鞘内镇痛,但如何根据患者的具体情况选用最佳鞘内药物,目前仍在进一步探讨。当单一药物疗效不佳时,则可考虑多种药物的联合应用。2016版多学科镇痛共识会议(PACC)对于癌症患者疼痛范围弥散的伤害性或神经病理性疼痛的鞘内镇痛一线用药,一般首选吗啡、齐考诺肽、氢吗啡酮、吗啡+布比卡因或氢吗啡酮+布比卡因,二线用药为氢吗啡酮+可乐定或吗啡+可乐定;而对于疼痛范围较为局限的伤害性或神经病理性疼痛,其一线用药为吗啡、齐考诺肽、芬太尼、吗啡+布比卡因或芬太尼+布比卡因,二线用药为氢吗啡酮、氢吗啡酮+可乐定、芬太尼+可乐定或吗啡+可乐定。2017年中国难治性癌痛专家共识推荐,对于癌痛患者鞘内用药,吗啡或氢吗啡酮作为一线选择,而二线选择为吗啡或氢吗啡酮+(布比卡因/罗哌卡因)。对于效果不佳或者不良反应明显的患者,以上指南均建议可选择三、四、五线药物,包括舒芬太尼、右美托咪定、氯胺酮等药物单独或联合应用。

1. Ai-PCA 吗啡居家治疗应用　吗啡是目前可用于治疗慢性严重疼痛尤其是癌性疼痛的最重要和最广泛使用的强阿片类镇痛化合物。吗啡是一种存在于罂粟花中的天然生物碱。1806年,德国药剂师弗里德里希·塞蒂尔纳从鸦片(罂粟植物未成熟种子荚的干汁)中分离出来,并以罗马神话中的梦之神莫菲斯的名字命名。由于吗啡是第一个被分离出来的生物碱,它的分离是有机药物化学方面的一个重大突破。血浆中吗啡的蛋白结合率约为45%,吗啡的平均清除率值为9.2～28.1ml/(kg·min),平均消除半衰期为1.4到3.4h,平均分布体积为2.1到4.0L/kg。口服给药后,吗啡几乎完全从胃肠道吸收;吗啡的代谢物,主要是葡萄糖醛酸结合物吗啡3-葡萄糖醛酸(M3G)(45%～55%)和吗啡-6-葡萄糖醛酸(M6G)(10%～15%),使用PCA静脉注射吗啡后需透过血脑屏障与中枢神经系统内 μ 受体结合才能发挥镇痛效应。由于血浆中吗啡80%～90%是与白蛋白结合加之其脂溶性低不易通过血脑屏障,因此当吗啡静脉注射镇痛时只有少量通过血脑屏障进入中枢神经系统。

吗啡是目前使用最广泛的应用智能化患者自控镇痛镇痛的药物,其应用于居家镇痛治疗优点是镇痛效果明确,起效快,价格低廉,缺点是容易耐受,需要居家使用PCA治疗癌痛过程中,和其他阿片类药物交替使用效果更理想。

2. Ai-PCA 氢吗啡酮居家治疗应用　氢吗啡酮是在1926年在德国被合成的阿片类镇痛药,在全球广泛用于术后镇痛,20世纪90年代首先在英国被用于PCA治疗癌痛。氢吗啡酮主要是 μ 受体,其分子结构不同于吗啡。氢吗啡酮有一个6-酮基的基团和在7～8位置上的氢化双键。与吗啡相比,氢吗啡酮的脂溶性高10倍,易穿透血脑屏障,快速作用于中枢神经系统。口服给药时氢吗啡酮的镇痛药效是吗啡的4～8倍,胃肠外途径给药时其镇痛药效是吗啡的7倍。在治疗血药浓度下,氢吗啡酮与血浆蛋白的结合率为8%～19%,在静脉注射一定剂量后,稳态分布容积均值为302.9L(32%),其消除半衰期为2.3h,全身清除率为1.96L/min。盐酸氢吗啡酮主要通过肝脏中的葡萄糖醛酸大量代谢,高于95%的剂量代谢为氢吗啡酮-3-葡萄甘酸,并伴随少量的6-羟基还原代谢产物,然后随尿液排出,只有少量以原形排出。与吗啡不同的是,氢吗啡酮不产生有活性的6-葡萄糖甘酸,这种代谢产物在本身存在肾功能不全的患者中会产生蓄积作用,加重肾功能的损害及其镇静和恶心等不良反应。

研究发现,吗啡镇痛效能与氢吗啡酮相当,其副作用发生率与氢吗啡酮基本一致,但与氢吗啡酮相比,吗啡发生阿片类药物耐受更快,临床上主要使用氢吗啡酮用于PCIA,氢吗啡酮是纯阿片受体激动剂,氢吗啡酮的脂溶性比吗啡大10倍,镇痛强度与吗啡相比5:1,与 pH 相同的药物具有相溶性,更适合静脉给药。静脉注射氢吗啡酮后迅速到达血药峰值,三分钟后的下降幅度高63%(10min后达90%)。这种特性使药物起效后的血浆浓度可以保持恒定,从而减轻随着给药剂量增加体内血药浓度过高而带来的不良反应,吗啡在血脑屏障消除半衰期166min而氢吗啡酮只有 28min,而半衰期缩短可以避免致命的呼吸抑制。氢吗啡酮静脉给药后 5min 内镇痛起效,8～20min 达最大镇痛效果,氢吗啡酮这种特性可以迅速控制暴发痛。Han 等研究发现氢吗啡酮在改善癌痛患者睡眠障碍方面优于其他阿片类药物,并且氢吗啡酮改善患者情绪方面优于吗啡。

氢吗啡酮是目前全球增长最快治疗癌痛的药物,其应用于居家难治性癌痛镇痛治疗优点是镇痛效果明确,起效快,而且相对于其他阿片类药物,更不容易耐受。所以,氢吗啡酮可以作为智能化患者自控镇痛癌痛居家治疗首选药物。

3. Ai-PCA 舒芬太尼居家治疗应用　舒芬太尼是一种高选择性的 μ- 受体激动剂,主要选择性作用于 μ1- 受体,是目前阿片类药物中安全范围最大、镇痛效果最强的镇痛药;其镇痛效应约为芬太尼的 5～10 倍,吗啡的 1 000～4 000 倍,其静脉用药和硬膜外用药镇痛效果分别为芬太尼的 10 倍及 4～6 倍。舒芬太尼自 1974 年面世以来,目前已广泛应用于临床,包括气管插管麻醉诱导和维持、无痛分娩、术后镇痛、癌性疼痛治疗等多个方面。因为舒芬太尼镇痛效能高,对癌痛暴发痛效果明确;但是,舒芬太尼因为其半衰期短,在长期居家癌痛 PCA 治疗中,血药浓度波动比较大,目前,已经很少使用舒芬太尼用于居家 PCA 癌痛治疗。

四、智能化患者自控镇痛癌痛居家镇痛辅助药物选择

1. 右美托咪定 Ai-PCA 居家治疗辅助镇痛　右美托咪定是一种高选择性 α2 受体激动剂,具有镇静、辅助镇痛、抑制机体炎性反应等多种作用,其作用机制包括:①通过内源性睡眠神经通路,调节睡眠节律;②与羟考酮等阿片类镇痛药物联用可增强阿片类药物镇痛效应,减少药物用量;③激动突触前膜 α2 肾上腺素能受体,抑制去甲肾上腺素释放,终止疼痛信号传导,减缓心率,降低血压;④激动突触后膜受体,抑制交感神经活性,并激动脑干蓝斑肾上腺素受体,降低神经兴奋性,减缓疼痛。目前,右美托咪定已成为术后镇痛最常用药物之一。盐酸右美托咪定注射液也被广泛应用癌痛辅助镇痛治疗,同时右美托咪定还有促进睡眠和治疗谵妄的作用。盐酸右美托咪定是一种 α2 肾上腺素受体激动剂具有镇静,抗焦虑和镇痛作用;右美托咪定通过激活中枢前和后的催眠作用蓝斑中突触后的 α2 受体,从而诱发类似于自然睡眠状态。盐酸右美托咪定在 1999 年被美国 FDA 批准用于气管插管和机械通气的短期镇静,2008 年其适应证已经扩展至围手术期镇静,以及局部镇痛治疗。癌症患者长时间使用 PCA 可能导致谵妄发生率增加,在 PCA 镇痛泵中加入盐酸右美托咪定可以预防及治疗谵妄。因为盐酸右美托咪定具有镇痛、促进睡眠、治疗谵妄的作用,目前,盐酸右美托咪定已经成为智能化患者自控镇痛居家镇痛治疗癌痛的首选辅助药物。

2. Ai-PCA 利多卡因居家治疗辅助镇痛　利多卡因于 1934 年由 Lofgren 首先合成,盐酸利多卡因注射液作为经典的酰胺类局部麻醉药,已广泛应用于临床。利多卡因主要被用作局部麻醉剂,50 年代开始用于治疗手术过程中出现的室性心律失常。近年来研究利多卡因具有预防炎症反应、治疗急性肺损伤、抗癌药物增敏效应、脑保护、减轻 COPD 发生率等作用。现研究发现静脉输注利多卡因对多种慢性疼痛,包括带状疱疹后遗神经痛(PHN)、三叉神经痛等神经病理性疼痛均有明显镇痛效应且无严重不良反应,同时还能减少阿片类药物的用量及其不良反应。2013 年中国神经病理性疼痛诊疗专家共识推荐利多卡因静脉输注治疗神经病理性疼痛。研究发现静脉缓慢输注2～5mg/kg 利多卡因无明显副作用,少数患者可出现嗜睡,头晕等反应,这些反应通常程度轻微且持续时间短暂。其他研究表明慢性疼痛(主要为神经病理性疼痛)患者静脉输注利多卡因一个疗程后,41% 的疼痛有较长时间的缓解,94% 的患者进行了第二疗程治疗,其中 60% 的患者疼痛得到缓解。对于合并神经病理性疼痛癌痛患者,推荐静脉泵入利多卡因治疗神经病理性疼痛,常规

使用配方 0.9% 氯化钠注射液 200ml + 利多卡因 1.0g 静脉泵入，具体治疗参数可按照阿片类药物治疗参数同步进行。

五、智能化患者自控镇痛癌痛居家阿片类药物滴定及参数设定

根据 2018 版癌症疼痛诊疗规范指出，阿片类止痛药的有效性和安全性存在较大的个体差异，需要逐渐调整剂量，以获得最佳用药剂量，称为剂量滴定。阿片类药物治疗的起始阶段（滴定）是获得患者支持、信任和依从性的同时实现最大效益的关键步骤。最终目标是能够提供最快的疼痛缓解，而不会引起不良反应的出现。

1. **阿片类药物剂量滴定目的**　①迅速进行疼痛控制；②确定药物的合理治疗剂量；③确保不同药物及剂型转换的平稳过渡；④全程掌握暴发痛的解救量；⑤减少药物的不良反应。

2. **需要滴定的阿片类药物**　根据 2007 年发表在欧洲疼痛学杂志上癌痛的阿片药物滴定的综述指出，以下情况需要阿片类药物的滴定：①需要阿片类药物治疗的未使用过阿片类药物的患者；②对较弱的药物不再有效，需要强阿片类药物治疗的患者；③疼痛强度增加或产生新的急性疼痛，已经接受强阿片类药物治疗而需要更高剂量的患者；④由于以往的持续治疗不充足，对那些遭受严重痛苦并需要加强和迅速干预的患者。然而，阿片类药物的起始剂量并非每个患者都相同，疼痛感觉和感知对于每个个体是不同的，是一个高度个性化的过程。

根据 NCCN（美国国立综合癌症网络）、ESMO（欧洲肿瘤内科学会）、EAPC（欧洲姑息治疗委员会）癌痛治疗相关指南均指出，对于需要快速缓解疼痛的患者，应胃肠外给予阿片类药物进行滴定治疗，通常采用静脉或皮下途径。胃肠道外给药技术的核心理念是在最低血药浓度水平快速缓解疼痛，降低了血药浓度的波动幅度，减少患者耐药的概率，不良反应轻微。其中患者静脉自控镇痛泵给药技术，相较传统医护静脉给药方式而言，患者控制疼痛更加自主，能加快速的控制疼痛，减少给药时间间隔。PCA 滴定后可以直接确定 PCA 泵的参数。

因为氢吗啡酮起效更快，通常建议使用氢吗啡酮作为阿片类滴定首选药物。滴定方案如下：未曾规律接受阿片类药物治疗的癌痛患者的滴定方案：给予氢吗啡酮 0.2～0.4mg，观察 30min，如疼痛缓解不满意，增加 20% 剂量，30min 后重新评估疼痛评分；如此反复直至患者认为疼痛缓解满意为止（通常疼痛评分降至 0～3 分）。如果使用吗啡或舒芬太尼，应先换算成等效能氢吗啡酮后再开始滴定。已经常规接受阿片类药物镇痛的癌痛患者，根据药物的种类、剂量和用药途径，先换算成静脉吗啡酮的剂量，第一个滴定剂量为此前相当吗啡酮 24h 使用剂量的 10%～20%，观察 30min 后评价疼痛缓解程度，如此反复直至换得满意镇痛。

根据滴定结果确定 PCA 泵参数：背景量：0.1（ml/h）其循证依据是到目前为止，没有证据表明背景输注可以提高镇痛效果，或减少患者对止痛药物的需求，相反它会使患者获得的止痛药物总量增加，会增加 PCA 使用的不良反应。负荷量：有效减轻疼痛的量；PCA（单次量）：首剂量的一半。锁定时间：5～10min 极限量：每小时极限量单次量的 5～6 倍。居家使用静脉 PCA 患者滴定完成后即可按照上述参数回家使用，本文作者建议，使用静脉 PCA 滴定的患者最好住院 24h，动态观察患者镇痛泵使用情况，24 小时后居家使用 PCA 镇痛泵。

六、智能化患者自控镇痛癌痛居家阿片类药物副作用处理

1. **耐药处理**　阿片类药物被广泛应用于 PCA 癌痛居家治疗，阿片类制剂可选择性地抑制痛觉，用于治疗躯体及内脏疼痛。但是此类药反复使用容易产生耐药，越来越多的证据表明阿片受

体激动剂可促进脊髓神经胶质的活化,引导促炎细胞因子与趋化因子的合成与释放,导致阿片耐受的产生。目前,对使用阿片类药物 PCA 治疗的癌痛患者,如果出现阿片类药物耐受的话,建议更换 PCA 泵内阿片类药物,研究发现,阿片类药物耐受患者,无论是更换药物的给药方式、剂型、还是更换药物的种类,均可提高阿片类药物敏感性。

2. 恶心呕吐处理 Ai-PCA 居家镇痛需要预防性常规加入预防恶心、呕吐药物,常规使用甲氧氯普胺注射液,托烷司琼注射液、昂丹司琼注射液,基本可以预防恶心、呕吐症状的发生。

3. 便秘处理 阿片类药物引起的便秘(opioid-induced constipation OIC)是阿片类药物最常见的副作用,在癌症患者使用阿片类药物便秘发生率51%~87%,在非癌症患者使用阿片类药物便秘发生率41%~57%。

(1)对 OIC 认识不足主要原因:①临床医师对患者的 OIC 缺乏认识;②在考虑便秘时,多数临床医师只询问有关排便频率的问题。腹胀,紧张,大便坚硬,肠道不全运动和腹部不适不够重视;③患者可能会感到羞耻,无法透露更多的症状给临床医师;④缺乏 OIC 的标准治疗方案。

(2)对居家 PCA 的 OIC 患者建议做以下治疗:①预防性使用泻药(聚乙二醇电解质散、番泻叶、比沙可啶、乳果糖75%的泻药出现副作用,主要表现腹胀和肠痉挛);②改变生活方式(比如增加运动);③增加液体摄入;④尽可能调整导致 OIC 药物,如:钙离子拮抗剂、利尿药、5-HT 受体抑制剂等;⑤改变阿片类药物剂型(由羟考酮改为复合制剂);⑥改变阿片类药物给药方式,由口服改为静脉或者透皮。

(3)顽固性便秘患者可以考虑以下治疗:①爱维莫潘:由于本品可选择性抑制胃肠道阿片受体,不会降低 U 形阿片受体激动药的中枢镇痛作用,不影响阿片类药物全身性用药的镇痛作用,安全性和耐受性良好,长期使用心血管疾病风险增加。②甲基纳曲酮:N- 甲基限制了它的能力因极性和极性而穿过血脑屏障脂质溶解度低,可防止中枢镇痛减少;优势:明显减轻腹胀、加速肠道运动;副作用:腹痛、腹泻、恶心、多汗。③ naloxegol:纳洛酮的聚乙二醇化衍生物,聚乙二醇化诱导 P- 糖蛋白转运蛋白 - 基质特性,从而增强生物利用度并阻止通过血脑屏障;优势:排便频率增加、粪便相对不干燥;副作用:腹痛,腹泻和恶心;临床研究每周排便次数可以增加44%。④ naldemedine:结构与纳曲酮相似。副作用:腹痛,腹泻和恶心;优势:两项研究均包括 12 周的安慰剂或 naldemedine 治疗,口服每日一次;12 周的治疗期间,至少有 9 周,最后 4 周至少有 3 周的时间每周增加一次自发性排便。⑤鲁比前列酮:局限性氯离子通道激活剂,可选择性活化位于胃肠道上皮尖端管腔细胞膜上的 2 型氯离子通道(CIC-2),增加肠液的分泌和肠道的运动性,从而增加排便,减轻慢性特发性便秘的症状,且不改变血浆中钠和钾的浓度;副作用:腹痛,腹泻、恶心、呕吐。⑥利那洛肽是鸟苷酸环化酶 C 受体激动剂;机制:调节环磷酸鸟苷(cGMP)肠细胞内导致腔内分泌水和氯化物,促进肠腔蠕动;优势:湿化粪便、促进肠蠕动;副作用:腹泻。⑦普卡必利是一种选择性 5-HT4 激动剂,可诱导其对肠蠕动促进作用;优势:促进肠蠕动副作用:无研究报告;特点:使用前两周症状明显改善。

(4)居家使用阿片类药物:Ai-PCA 癌痛治疗导致 OIC 的临床建议如下:①使用阿片类药物之前对患者进行宣教,告诉患者可能导致便秘;②在使用阿片类药物同时可以预防使用标准泻药;③阿片类药物使用过程中需要不断转换阿片药物种类和使用方式;④同时增加膳食纤维、运动、液体入量;⑤注意检查预防电解质紊乱;⑥注意同时使用其他药物是否有导致便秘,并进行调整;⑦如果便秘严重,应该评估阿片类药物使用的必要性,如果继续使用,应该增加使用阿片类药物拮抗剂;⑧如果患者症状改善不明显可以升级为更强烈的泻药治疗或加入鲁比前列酮,利那洛肽或普卡必利;⑨每周对患者便秘情况进行评估。

七、智能化患者自控镇痛居家诊疗管理方案

电子 PCA 设备是在 20 世纪 70 年代初开发出来的。按照今天的标准,这些设备都相当粗糙,它们由一个连接到一个定时设备上的注射器泵组成。患者通过按下一个连接到定时和锁定装置的手持按钮来启动注射器泵。目前市场上使用的智能化患者自控镇痛设备,并且可以直接连接互联网,进行远程的控制和操作。但是,自从 PCA 用于镇痛以来,几乎每年都有因为 PCA 程序错误,导致患者药物过量的报道。有研究指出,导致居家镇痛泵出现不安全因素的原因主要分为人为原因和设备原因。调查发现,医护人员经验不足、患者对镇痛泵相关知识掌握不够、患者术后监测和护理不到位是导致自控镇痛泵使用中发生错误的主要人为因素,而设备因素主要包括镇痛泵故障、导管堵塞、电池电量不足等。

根据我们的经验,家庭对疼痛控制干扰,导致了给癌痛患者过量使用阿片类药物。可能会导致 PCA 治疗的不良反应。PCA 控制设备的常规检测和良好维护是必要的,现在的智能化患者自控镇痛设备已经和互联网连接,可以随时通过中控系统了解设备的运行情况。为了保证 PCA 泵使用的安全性,在应用 PCA 前,需与患者和家属沟通,并签署知情同意书;为患者和家属培训该镇痛方法和正确操作仪器的知识;避免出现程序错误。解决方案:①严格控制患者及家属操作范围,仅可以按给药开关,其他设置均不可触碰;②设置开机密码,仅医务人员可以通过密码控制 PCA 设备;③设置不当触碰后,可直接触发自动报警装置。通过互联网技术居家监测患者基本生命体征。根据患者的疼痛程度,应用镇痛药物的剂量确定监测时间,定时、动态和全面评估镇痛效果,尤其在应用初期和剂量调整时,需要密切监测与评估,建议住院治疗。

总之,Ai-PCA 技术用于治疗难治性癌痛和暴发痛及居家癌痛治疗突出给药的独特优势,是由医护人员根据患者的个体情况和疼痛程度,预先设置给药参数,可维持稳定的血药浓度并有效镇痛,及时治疗癌痛,由患者"主动参与"和"自我管理"的镇痛,互联网连接,智能化信息数据整合与网络管理一种疼痛控制技术,其完成快速的剂量滴定,快速缓解疼痛,并能适应个体化的镇痛需求,是微创治疗居家癌痛的良好选择。

(王 永 钱晓焱 安建雄)

参 考 文 献

[1] ZHENG RS, ZHANG SW, Zeng HM, et al. Incidence and mortality in China. 2016[J]. JNCC, 2022, 2(1): 1-9.

[2] 中华人民共和国国家卫生健康委员会. 癌症疼痛诊疗规范(2018 年版)[J]. 临床肿瘤学杂志, 2018; 23(10): 937-944.

[3] SWARM RA, PAICE JA, ANGHELESCU DL, et al. Adult Cancer Pain, Version 3.2019, NCCN Clinical Practice Guidelines in Oncology[J]. J Natl Compr Canc Netw. 2019; 17(8): 977-1007.

[4] 中国抗癌协会癌症康复与姑息治疗专业委员会(CRPC)难治性癌痛学组. 难治性癌痛专家共识(2017 年版)[J]. 中国肿瘤临床, 2017; 44(16): 787-793.

[5] 中华医学会麻醉学分会智能化患者自控镇痛管理专家共识工作小组. 智能化患者自控镇痛管理专家共识[J]. 中华麻醉学杂志, 2018, 38(10): 1161-1165.

[6] 中国抗癌协会癌症康复与姑息治疗专业委员会难治性癌痛学组, 中华医学会疼痛学分会癌痛学组. 癌性暴发痛专家共识(2019 年版)[J]. 中国肿瘤临床, 2019; 46(6): 267-271.

[7] LEVY MJ, GLEESON FC, TOPAZIAN MD, et al. Combined Celiac Ganglia and Plexus Neurolysis Shortens Survival, Without Benefit, vs Plexus Neurolysis Alone[J]. Clin Gastroenterol Hepatol. 2019; 17(4): 728-738.

[8] ANDRES J D ASENSIO-SAMPER JM, FABREGAT-CID G. Advances in intrathecal drugdelivery. Curr Opin Anaesthesiol. 2013; 26(5): 594-599.

[9] DUPOIRON D. Intrathecal therapy for pain in cancer patients. CurrOpinSupport Palliat Care. 2019; 13(2): 75-80.

[10] CHEN W, ZHENG R, BAADE P D, et al. Cancer statistics in China, 2015[J]. CA: A Cancer Journal for Clinicians, 2016, 66(2): 115-132.

[11] 王薇, 曹邦伟, 宁晓红, 等. 北京市癌痛控制 20 年进步与挑战——北京市多中心癌痛状况调查(FENPAI4090)[J]. 中国疼痛医学杂志, 2014, 020(1): 5-12.

[12] 刘畅, 樊碧发, 谢广伦. 自控镇痛技术在癌痛治疗中的应用[J]. 中华医学杂志, 2020, 100(37): 2954-2957.

[13] 王昆, 金毅. 难治性癌痛专家共识(2017 年版)[J]. 中国肿瘤临床, 2017, 16(6): 787-793.

[14] 刘小立, 宛春甫, 马柯, 等. 皮下持续输注癌痛治疗中国专家共识(2020 版)[J]. 中华疼痛学杂志, 2020, 16(20): 85-91.

[15] MYERSJ, CHANV, JARVISV, et al. Intraspinal techniques for pain management in cancer patients: a systematic review[J]. Support CareCancer, 2010, 18(2): 137-149.

[16] DEERTR, POPEJE, HAYEKSM, et al. The polyanalgesic consensus conference(PACC): recommendations on intrathecal drug infusion systems best practices and guidelines[J]. Neuromodulation, 2017, 20(2): 96-132.

[17] 李琳, 冯智英. 鞘内药物输注治疗中重度癌痛的研究进展[J]. 中华医学杂志, 2021, 101(43): 3604-3608.

[18] 赵睿, 杨立强. 鞘内药物输注设备治疗癌痛的适应证及注意事项[J]. 中国全科医学, 2020, 23(23): 2975-2980.

[19] 陈浩飞, 田蜜, 朱红梅, 等. 吗啡联合右美托咪定静脉自控镇痛用于难治性癌痛的临床研究[J]. 中国疼痛医学杂志, 2019, 25(4)286-292.

[20] 黄美玲、唐秋月、钟小蓉, 等. 盐酸羟考酮缓释片联合右美托咪定静脉自控镇痛对肺癌难治性癌痛患者生活质量的影响[J]. 中国医学前沿杂志: 电子版, 2020, 12(12): 50-53.

[21] 马露琳, 曹嵩, 李瑛. 利多卡因静脉输注治疗神经病理性疼痛研究进展[J]. 遵义医学院学报, 2018, 41(6): 773-776.

[22] KAO SC, ZHAO X, LEE CY, et al. Absence of μ opioid receptor mRNA expression in astrocytes and microglia of rat spinal cord[J]. Neuroreport, 2012, 23(6): 378-384.

第二十九章　患者自控睡眠与智能化管理

目录

失眠障碍(insomnia disorder)是指尽管有合适的睡眠机会和环境,但依然对睡眠时间或睡眠质量感到不满,并伴有日间社会功能障碍的一种主观体验。中国睡眠研究会 2016 年公布的睡眠调查结果显示,中国成年人失眠障碍发生率高达 38.2%,明显高于发达国家,超过 2 亿中国人有失眠障碍。随着现代化进程的快速推进,社会竞争日益激烈,人们的生活和工作节奏加快,失眠障碍发病率不断升高,现在已经成为临床常见疾病。由于失眠障碍严重影响人们的生活、工作、学习及身心健康,以及由此导致的病假、意外伤害、事故、工作效率和生产力的下降等,给家庭与社会带来显著的负面影响。因此,失眠障碍既是医学问题,也是社会问题,关系到交通安全、工业安全、军事安全、航空航天安全等国民经济和国防建设的方方面面。根据有关报道,乌克兰切尔诺贝利核电站泄漏、美国挑战者号航天飞机失事等事故的调查结果,均证明与有关工作人员的睡眠异常密切相关,所以睡眠问题应该引起全社会的高度重视。

第一节 患者自控睡眠

一、失眠障碍背景及传统疗法治疗困境

1. **失眠定义和表现** 失眠(又称睡眠障碍)是一个概念性的说法,作为疾病的诊断,它往往含糊不清,但总的来说,失眠其实是指在睡眠和觉醒过程中,出现一切的功能障碍。失眠表现:①在睡眠过程中,睡眠的启动过程出现问题,最主要的是失眠,患者睡不着、入睡难,需要很长时间,这种就称之为入睡困难,就符合失眠的这种状态;还有在睡眠的过程中,也叫维持状态中出现问题,可能患者老容易醒,浅睡眠,维持不了深度的睡眠,这也属于失眠的状态;②属于睡眠和觉醒的过程,所谓生物钟被打乱,这种乱也可能是按点睡不着,但醒得还特别晚,发现好多从事脑力工作者或者年轻人,容易出现这种情况,夜里特别有精神,白天倒没精神,属于生物钟的紊乱。因为人的昼夜是非常分明,人体的卫气和营气运行是按照昼夜的阴阳来进行的,如果这种运行紊乱,那生物钟就被打乱,这时睡觉也会出现一些颠倒的情况;③老想睡、嗜睡,嗜睡这种状态也算睡眠障碍的一种,除了年纪特别大的人,有时候会出现老打瞌睡的情况,年轻人一定要注意排除疾病,如有的人代谢减退,出现甲状腺功能减退,这种人就会老想睡觉,低代谢状态。当然,其他的还有脑部的一些病变,神经的一些病变,或有的人全身的病变,有些病变会导致嗜睡这个症状,一定要排除一些疾病;④和睡眠有关的不正常的现象,比如有人梦游,夜里他出去活动,还能看见路,但是他又不能跟你沟通,所以叫梦游症;还有的夜里会磨牙,大脑可能有部分神经还在兴奋状态,咔咔地磨牙;⑤噩梦,属于睡眠过程中的不良表现,也属于睡眠障碍,因为它本身会导致睡眠质量的下降,甚至使睡眠成为一种比较可怕的情况。

2. **失眠障碍的病因** 失眠障碍是神经系统的一组疾病,而不是一个疾病。睡眠障碍主要是指睡眠的数量、质量、时间和节律的紊乱,所导致的一组疾病。它主要包括以下四种疾病:①是比较常见的失眠;②是呼吸睡眠暂停综合征;③是发作性睡病;④是不安腿综合征。根据不同的疾病,还有不同的临床表现;同时随着社会的发展,失眠症非常多,它可以由社会、心理、环境等多方面因素所造成。失眠障碍的病因:①神经生化(神经递质):神经内分泌异常;②心理社会因素:外界刺激,如感情或负性生活事件,家庭或工作压力过大,精神紧张。

3. **失眠障碍的药物治疗** 失眠障碍的治疗包括药物治疗。目前用于治疗失眠的药物根据药效基本分为 4 类:苯二氮䓬受体激动剂、褪黑激素受体激动剂、组胺受体拮抗剂和食欲素受体拮抗剂。药物治疗简便易行,但副作用是最大,如部分患者会出现严重过敏和过敏样反应,服用治疗

剂量后可能出现思维和行为异常，尤其是与遗忘关联的复杂行为，如驾驶、备餐和进食、打电话和不完全清醒时的性行为；长时间服用口服药物还会导致药物耐受、依赖、成瘾和戒断反应，国际上所有指南都不推荐长期服用催眠药物。

4. **失眠障碍的物理治疗** 物理疗法种类很多，包括声、光、电、磁等多种方法，其中电刺激（经颅直流和交流电刺激、电休克）和经颅磁刺激（transcranial magnetic stimulation，TMS）等无创神经调控技术被临床证实可有效增加失眠患者睡眠质量，且无明显副作用。物理疗法的缺点是治疗周期较长，患者坚持有一定困难。物理疗法副作用小是其突出优点，然而疗效个体差异较大。研究较多且比较热门的是重复经颅磁刺激治疗，但尚未在全世界专家中形成共识，因而也没有列入指南推荐，替代疗法包括针刺、气功和瑜伽等。

5. **失眠障碍的认知行为疗法** 认知行为疗法（cognitive-behavioral therapy for insomnia，CBTI）是迄今为止全世界多数睡眠指南推荐为治疗失眠一线疗法。其核心内容通过矫正人与床的关系来治疗失眠，简而言之就是床仅用于睡觉和性活动，目的是解决扰乱睡眠与觉醒周期的因素，消除影响睡眠心理过程及增加易感和维持失眠的认知歪曲。认知行为疗法可以在医师和患者面对面时进行，也可以通过电话或者互联网实施。一般认为，标准化CBTI是结构式的，每周2次团体或个体联系，通常进行6～8次。它比药物治疗更持久，适合于各年龄段人群。然而，由于CBTI需要较长的治疗周期且见效较慢，患者难以坚持，加之在我国从事相关治疗领域的医务人员相对缺乏，导致CBTI不尽如人意，单独使用仅使40%失眠患者症状缓解。

目前，对于失眠的治疗方法主要包括药物疗法、物理疗法、替代疗法和认知行为疗法等。但是，上述主流治疗方法对失眠障碍的疗效整体不尽如人意，探索效果更明确且副作用更小的治疗手段一直是多年来亟待解决的难题。临床采用患者自控睡眠（patient-controlled sleep，PCSL）为主线的多模式睡眠（multimodal sleep，MMS）临床实践中推荐使用CBTI，并建议终身使用，方案良好。PCSL和MMS就是在这种背景下应运而生。

二、麻醉镇静药治疗失眠障碍的理论基础

失眠障碍可以是生理现象，也可以是病理现象，可以是环境的因素导致的，也可以是自己的因素，也可以是合并有焦虑、抑郁共病导致的；睡眠药物临床主要是以安定为代表的苯二氮䓬类。近年来，有些医院也将抗抑郁药和抗精神病药用于失眠的治疗。药物疗法迄今是最普遍的失眠治疗手段。但长时间药物治疗或用药方法不当时，容易造成药物依赖和成瘾。此外，有研究显示，安眠类药物有引发摔倒、痴呆和肿瘤的风险。因此药物治疗失眠应尽量控制不超过两周，最多不超过四周。

右美托咪定（dexmedetomidine，Dex）有镇静效果；Dex诱导的睡眠状态与人类睡眠过程非常接近，因此又被称为仿生睡眠药。Dex药理作用：Dex是一种相对选择性α2-肾上腺素受体激动剂，具有镇静作用。动物缓慢静脉输注Dex 10～300mcg/kg时可见对α2-肾上腺素受体的选择性作用，但在较高剂量下（1 000mcg/kg）缓慢静脉输注或快速静脉注射给药时对α1和α2-受体均有作用；体内代谢过程：静脉内给药后，Dex药代动力学参数：快速分布阶段，分布半衰期（$t_{1/2}$）约为6min；最终消除半衰期（$t_{1/2}$）约为2h；约118L的稳态分配量（Vss）；表观分布容积估计约为39L/h；与清除率估计相关的平均体重为72kg，在身体主要经尿液排出。临床应用：① Dex用于行全身麻醉的手术患者气管插管和机械通气时的镇静；② Dex用于重病监护治疗期间开始插管和使用呼吸机患者的镇静；③ Dex用于急慢性疼痛镇痛治疗或失眠障碍镇静治疗。

传统麻醉主要包含三个要素：镇静、镇痛和肌肉松弛。疼痛医学已成为亚学科；而肌肉松弛

剂早已被应用于呼吸治疗,我们也成功地用于顽固性呃逆治疗;长期以来镇静术仅为手术和重症患者呼吸治疗提供舒适化医疗,虽然有一些关于用麻醉学原理和方法治疗失眠的报道,但由于器械和药物发展水平的局限性,在2010年前一直未取得突破性进展。PCSL的诞生是基于患者自控给药装置的发明和诱导自然睡眠的Dex临床应用,其中患者自控给药装置很好地解决了以往用药方式的药代动力学短板。事实上笔者研究团队在1999年曾经试图将患者自控技术用于围手术期焦虑和慢性失眠的治疗,但由于当时可获得的镇静类药物有呼吸抑制等并发症,长期使用还可能导致认知功能损害、药物依赖和成瘾等潜在危险,不仅不能治愈慢性失眠,而且可能会带来新的问题而作罢;另一方面,新型仿生睡眠药物Dex的临床应用为PCSL的实现提供了药物基础,Dex可诱导自然睡眠,且不产生依赖、耐受和成瘾,是具有巨大潜力的抗失眠药。

三、患者自控技术联合麻醉镇静治疗失眠障碍的可行性

20世纪70年代初提出的一种疼痛治疗技术——患者自控镇痛(patient controlled analgesia,PCA)的设计思路来自定时、定量肌内注射止痛法(IM)和持续静脉滴注止痛法(CI)的客观评议。为了解决上述问题Sechzer提出了按需(on demand)止痛的用药原则,即根据患者自身的疼痛程度和镇痛需求由医务人员设置并注射镇痛药物,借以解决盲目用药的问题;1976年随着第一台PCA的问世,PCA治疗才逐渐开展。随着计算机技术快速发展,在20世纪90年代初出现电子PCA泵,国内自1993年开始引进PCA的理念、1994年一些医疗机构采用推广PCA技术,1998年PCA技术逐渐广泛应用。

标准PCA是指患者感觉疼痛时按压启动键,通过由计算机控制的微量泵向体内注射设定剂量的药物,其特点是在医师设置的范围内,患者自己按需调控注射止痛药的时机和剂量,满足不同患者、不同时刻、不同疼痛强度下的镇痛要求。PCA最初主要用于术后镇痛,现已成为全世界术后疼痛治疗的常规手段。PCA属于一种计算机技术在疼痛治疗领域的应用,当患者感到疼痛时,按压一个给药装置的按钮开关,该装置就可以按照医师预先设定好的剂量将药物注入人体。与传统的肌肉和静脉注射镇痛药相比,PCA具有起效快,用药量小,患者自主性和参与度高,副作用小,不容易产生耐受、依赖和成瘾等优点。PCA广泛用于临床后,较满意地解决了大部分患者的术后疼痛,是疼痛治疗史上里程碑性的观念和技术突破。除了术后镇痛,PCA也被成功地用于其他类型的疼痛管理,如烧伤痛和分娩疼痛等,其中最成功的当属产妇自控分娩镇痛,使得忍受分娩疼痛的产妇,得以有尊严地享受产子的快乐。团队利用患者自控镇痛技术,开展居家癌痛控制和顽固性慢性疼痛治疗的理念和临床实践。当时在疼痛医学领域出现PCA是一个非常重要的发明和应用技术的进步。这是一种利用计算机控制原理,实现患者"自我控制、分时分次、立竿见影"的镇痛疗效。使用这种革命性技术卓有成效地控制了不同疼痛患者的术后疼痛,但同时发现手术引发的术前恐惧和失眠也是一个棘手的问题,于是考虑通过患者自控抗焦虑来缓解术前紧张。数据显示,睡眠关系到人的生命质量和生存质量。全世界睡眠医学专家都不推荐失眠障碍患者长期使用药物催眠。用患者自控给药手段治疗慢性顽固性失眠,经过艰苦的临床探索,在全球范围内率先提出并践行以"患者自控睡眠"为主线的多模式睡眠,大幅提高了顽固性失眠患者的临床疗效。最近的统计显示,我国有超过3亿人存在失眠障碍,理想的失眠治疗方法对提高我国人民健康水平和生活质量具有重要战略意义。

尽管当时这种设计因为缺少能够诱导出自然睡眠的药物而未能实现,但它使我们得到启发:可以尝试让患者自己控制自己的睡眠。随着自然睡眠诱导药物的广泛使用,以及患者自控给药技术的日臻完善,"患者自控睡眠"终于得以实现。经过多年的实践和探索,提出了"患者自控睡眠"

和"多模式睡眠"的全新概念,这是我国麻醉学界对国际睡眠医学的原创性贡献。"患者自控睡眠"是借助自控给药装置和药物,当失眠患者想睡觉的时候,自己按压机关就可以把适量的药物注入体内,从而诱导出自然睡眠或生理睡眠的一种方法,给人以"想睡就睡"的体验。"患者自控睡眠"的优点:①是将药物浓度控制在安全范围,既能让患者入睡,又不会引起过度镇静和呼吸抑制等副作用;②是"患者自控睡眠"可以诱导出自然睡眠,让患者大脑恢复适当比例的浅睡眠、深睡眠和快动眼睡眠,并恢复每个晚上约 5 个周期的睡眠节律。快动眼睡眠也就是做梦期,与深睡眠一起构成核心睡眠,核心睡眠是睡眠质量的关键。"患者自控睡眠"一开始主要疗效体现在纠正异常的睡眠节律,经过一段时间反复的睡眠结构调控,发现患者的焦虑和抑郁等共病逐渐消失,因失眠损伤的脑神经结构也得以修复。

笔者研究团队自本世纪初开始探索 PCSL,并于 2015 年获得初步成功,对完整资料患者的随访已经 7 年未见复发。临床实践证明,PCSL 为约半数顽固性失眠患者提供了良好的解决方案。

四、患者自控睡眠的临床实践

PCSL 是指当患者想要睡觉时,通过自行按压自控装置给药键,按医务人员预先设定参数注入药物,从而诱导和维持睡眠。PCSL 的临床实践过程主要包括 Dex 滴定、夜间管理和居家治疗等核心步骤。Dex 滴定主要在麻醉恢复室(Post-anesthesia care unit, PACU)或者睡眠重症监护室进行。患者禁食 6h 禁饮 2h 后入 PACU。开放静脉通道,监测无创血压、心电图、脉氧饱和度、脑电双频指数(bispectral index, BIS)和多导睡眠图(polysomnography, PSG)等。滴定前静脉滴注 0.9% 复方氯化钠 250～500ml, Dex 用生理盐水稀释成 4μg/ml(200μg 稀释到 50ml),微量泵注射速度为 60ml/h 泵注,患者进入Ⅲ期睡眠后停药。如果患者没有进入Ⅲ期睡眠, Dex 用量达到 1μg/kg 后停药。滴定过程中心率≤45 次/min,单次静脉注射山莨菪碱 2mg,直至心率 >45 次/min;血压下降大于基础血压的 20%,加快输液速度或者静脉单次注射去甲肾上腺素 4～8μg。滴定过程中出现脉搏氧饱和度小于 90%,给予氧气吸入或者将头偏向一侧/侧卧位。在临床滴定过程中同时鉴定患者是否伴有不宁腿综合征和呼吸睡眠暂停综合征。如果没有条件进行 PSG 监测,则需每次给药前根据改良警觉/镇静评分(The Modified Observer's Assessment of Alertness/Sedation Scale, MOAAS)评估患者的镇静程度。MOAAS 评估原则:① 1 级:完全清醒,对正常呼名的应答反应正常;② 2 级:对正常呼名的应答反应迟钝;③ 3 级:对正常呼名无应答反应,对反复大声呼名有应答反应;④ 4 级:对反复大声呼名无应答反应,对轻拍身体才有应答反应;⑤ 5 级:对拍身体无应答反应,但对伤害性刺激有应答反应。滴定的目的是确定适合患者的用药剂量和参数。由于个体差异,患者进入睡眠状态所需的右美托咪定剂量不同,我们可通过滴定环节明确患者由清醒状态进入睡眠状态以及进入深睡眠时 Dex 的用量,以便确保严格个体化治疗。

为了 PCSL 初期的安全,我们建立了睡眠监护治疗室,滴定后首夜自控睡眠可以在此进行。根据日间滴定结果,确定患者自控药物配比和参数,一般睡眠滴定时进入深睡眠的剂量设为负荷量,单次量不超过负荷量的一半,PCSL 的锁定时间与自控镇痛不同,可以设为 5～10 分钟,但临床实践发现,锁定时间设为零可能更有利于睡眠管理而风险几乎可以忽略。当患者想要睡觉时,或夜间醒来拟继续入睡,可自行按压患者自控装置的给药键,按预先设定的剂量经静脉注入。同时密切监测患者整夜脑电变化和血流动力学改变,以便在次日再次进行参数调整,旨在达到疗效最大化且风险最小化的治疗参数。如若单纯 Dex 不能诱导出理想的睡眠节律,则可以与羟基丁酸钠、东莨菪碱等药物配合使用,直至诱发出自然睡眠节律,患者感到满意睡眠,自控期间没有心率、血压和氧饱和度大幅波动,确认患者可以安全使用自控睡眠技术后,可以转为居家 PCSL

治疗。顽固性慢性失眠可能短期内难以痊愈,应考虑使用经浅静脉穿刺深静脉置管(peripherally inserted central venous catheters,PICC)。随着治疗时间的增加,患者的按压次数和需用的药物剂量逐渐减少,直至不用药物也能自然入睡,睡眠监测也显示紊乱的睡眠节律逐渐得以纠正。上述规律不仅表明 PCSL 不仅不会发生药物耐受、依赖和成瘾,通过反复的睡眠节律纠正可以缓慢修复损伤的脑神经细胞,最终获得痊愈。我们的动物实验已经初步证实了上述假设。

五、患者自控睡眠的安全性

现代医学一个重要原则就是首先不伤害,失眠治疗理应把医疗安全始终放在第一位。Dex 的输注速度过快或剂量过大会引起血流动力学带来的不利影响,包括短暂性高血压、心动过缓和低血压等,由于 PCSL 时药物泵注速度远低于滴定时注射速度,滴定后 PCSL 时血流动力学基本都非常稳定,临床数据显示,即使患者夜间进行 Dex 自控睡眠时血流动力学有改变也非常短暂,仅在注射即时心率轻度降低,注射结束后几分钟内心率会恢复到基础值。伴随 PCSL 时间的推移,血流动力学也越来越稳定,安全性进一步提高。DEx 的消除半衰期约为 2h,我们要求最后一次自控给药不要超过凌晨 4 点,一般患者起床后都不会有药物残留作用。近年的临床实践中,尚未发现因居家 PCSL 本身引起严重并发症。

第二节 自控睡眠智能化管理

一、智能化自控睡眠管理措施的优势

2012 年临床术后 PCA 疼痛治疗管理出现一些问题。当时 PCA 发展瓶颈,患者分散、效率低、PCA 泵信息反馈不全、镇痛管理缺失或欠规范、满意度不高;镇痛信息搜集不全、外科医师抱怨镇痛不全、镇痛管理缺失,甚至存在镇痛不良反应;随着信息技术和物联网技术的发展,2013—2017年在中国麻醉同仁的共同努力下,对传统 PCA 进行改革,结合物联网和人工智能实现了镇痛的信息化和智能化,形成了新型镇痛技术体系——智能化患者自控镇痛系统。

Ai-PCA 系统由具有无线通信功能智能输注装置和一次性专用储液药盒、无线传输设备、移动查房系统、中央管理系统等组成,Ai-PCA 智能化管理措施的优势:①具有远程监控智能报警、自控键按压、智能分析与评估等功能,实现了疼痛主观感受和镇痛需求在医护面前的即时客观表达,克服了 PCA 捕获与响应的技术缺陷;②可自动记录并保存医嘱参数、自控键按压频率和报警等信息,显著提高了医嘱执行情况的智能反馈水平;③实现了术后镇痛过程的动态管理和实时智能质控,对疼痛学研究具有重要意义。

人工智能(artificial intelligence,AI)引入麻醉学科领域,开创了大数据预防性镇痛的新时代,已成为医疗领域乃至全社会关注的热点问题。2018 年 10 月《中华麻醉学杂志》发布《术后智能化病人自控镇痛管理专家共识》。2019 年在国内镇痛治疗学界加大力度推广 Ai-PCA 理念、倡导围手术期 Ai-PCA 工作,进一步研究 Ai-PCA 有效的方案,解决 Ai-PCA 临床实践中的难题,加速术后 Ai-PCA 发展来满足人民群众的需求。由于 Ai-PCA 的优势,将 Ai-PCA 移植到患者自控睡眠(patient-controlled sleep,PCSL)工作中,取得智能化管理的效果。

临床实践发现,PCSL 不仅可有效缓解失眠障碍患者的痛苦表现,还可恢复患者正常睡眠节律,修复中枢神经结构损伤,最终达到痊愈目的。然而,由于医护人员对 PCSL 泵运行情况、自控键按压频率、报警信息、查房评价等关键信息不能实时获取与反馈,部分患者因此出现治疗效果不佳和治疗周期过长等,最终放弃治疗。根据智能化患者自控镇痛(AI-PCA)理念,针对 PCSL 的临床实践实施智能化管理,即智能化 PCSL(AI-PCSL)。与 AI-PCA 相似,AI-PCSL 具有远程监控、智能报警、智能分析与评估等功能,可自动记录并保存自控键按压频率和背景剂量等信息,特别是居家治疗的患者。AI-PCSL 可随时根据后台传输数据评估患者睡眠情况,若睡眠质量有所好转,则针对性地减少药物剂量,确保每一位患者每天的治疗均处于疗效最大化而风险最小化的状态。在 AI-PCSL 理念指导并实践下,患者舒适度及满意度会大大提升,也有助于失眠患者快速康复。

疼痛学科作为临床医学的母学科,特别是学科带头人主动支持和鼓励睡眠亚学科的形成和发展,一方面创新离不开母学科的支撑,另一方面亚学科的形成和发展并不意味着一定要从行政编制上从母学科分离出去。母学科和亚学科应尽可能地资源共享,互相促进,实现共同繁荣。

二、智能化自控睡眠的工作流程

治疗前常规进行患者宣教,包括 PCSL 泵使用方法和使用原则等。随后在 PCSL 泵使用过程中实施智能化管理,包括运行信息实时自动传输、患者睡眠质量评估、PCSL 泵使用数据分析等。根据患者夜间 PCSL 泵按压情况,如有效按压次数与总按压次数之比、总用药情况等,动态调节次日夜间患者 PCSL 泵使用情况。同时严格规范查房制度,每日查房,评估患者清晨精神状态、睡眠质量主观评价等。建立合理管理制度,通过连接医院信息化系统,自动完成患者信息导入及存取,夜间及居家使用 PCSL 时时系统自动记录并保存相关数据。生成的所有数据进行分析并打印镇痛治疗单,便于交接核对。而指控措施则需全员参与,每日查房及交班过程中明确交接患者 PCSL 泵使用情况、泵内药物情况以及剩余药物用量等。最后制定有效的不良事件的预防及处理体系,根据患者自身情况预估可能发生的不良事件,如血流动力学剧烈波动、出现不宁腿综合征、呼吸抑制、嗜睡等,并进行即时有效的针对措施。

三、多模式睡眠

PCSL 可以使 50% 失眠障碍患者病情得以显著改善,但仍有半数患者不满意,为此我们又引入治疗失眠障碍的新概念——多模式睡眠(multimodal sleep,MMS)。所谓 MMS,是指根据患者睡眠障碍特征以及病情发展的不同阶段,配合患者自控给药系统,在麻醉恢复室(post-anesthesia care unit,PACU)或睡眠监护治疗室中,麻醉重症、实时脑电及呼吸睡眠监测下,通过不同药物和治疗方法联合的一种个体化治疗手段,旨在恢复患者正常睡眠周期的同时,也治疗由失眠引发的一系列焦虑、抑郁、药物依赖和睡眠认知障碍等。MMS 分为 5 个主要步骤:多学科诊断评估、药物滴定、脱毒、居家 PCSL 和防止复发。相比于 PCSL,MMS 更加注重对失眠患者睡眠节律的修复,如夜间针对患者不同脑电改变个体化用药,及日间行经颅磁刺激(transcranial magnetic stimulation,TMS)和三氧治疗等。同时,MMS 还可帮助患者快速脱毒,在短时间内消除以往对于口服药物的成瘾性、药物依赖和药物戒断等反应,使患者彻底摆脱长期依赖的安眠药物。研究证明,MMS 可以大幅度提高以 PCSL 为主线的失眠治疗疗效。

关于创新疗法 MMS 的机制,笔者大量基础研究,结果发现中枢神经系统广泛结构损伤可能是失眠发生发展的重要机制之一,包括前额叶皮层、海马、丘脑、蓝斑、不同脊髓平面等。而足够时间的 MMS 治疗可以较好地修复睡眠剥夺引起的上述神经结构损伤,但口服药物如咪达唑仑对结构损伤无任何修复作用。无独有偶,我们在外周神经病理性疼痛相关研究中也发现疼痛可致中枢及外周神经系统（全神经）广泛结构损伤和功能障碍，推测其可能是疾病延年不愈难以治疗的基础，并将其总结为外周神经病理性疼痛的全神经损伤学说。因此我们认为慢性失眠同样符合全神经损伤学说。然而，其明确机制仍需进一步探索。

四、智能化自控睡眠的典型病例

1. **病历资料**　患者，男性，62岁，失眠5年，加重3年。5年前因照顾老人和家庭矛盾诱发睡眠障碍，主要表现为入睡困难和睡眠浅；患者需要1～2h才可入睡2～3h后常觉醒，自觉烦躁焦虑明显。口服阿普唑仑片后睡眠时间延长到4～5h。3年前患者入睡困难逐渐加重，不吃药时整夜难眠，并且药物的剂量与种类逐渐增加；在外院行物理治疗、高压氧舱治疗、口服疏肝解郁丸、帕罗西汀、状元丸、舍曲林、劳拉西泮片、奥氮平等药物后可睡6～7h，减少剂量与种类后睡眠质量变差。目前每日口服右佐匹克隆10mg、劳拉西泮0.5mg、舍曲林50mg，可间断睡4～5h，偶有头痛和头晕，无心慌、心悸、胸闷和盗汗等不适。乙肝病毒性肝炎携带者10年，目前口服恩替卡韦抗病毒药物。入院体格检查：体温36.4℃，HR 60次/min，呼吸18次/min，血压126/76mmHg，体重60kg；头颅磁共振未见异常；胸片示胸5椎体楔形变。匹兹堡睡眠指数量表（PSQI）评分13分，汉密尔顿抑郁量表（HAMA）评分10分，汉密尔顿焦虑量表（HAMD）评分6分。最终被诊断为失眠障碍和乙型肝炎。

2. **治疗过程**　既往口服安眠药物剂量大，患者担忧长期药物应用依赖，本次入院后主要接受患者自控睡眠（patient-controlled sleep，PCSL）。主要过程包括：日间麻醉恢复室中进行右美托咪定滴定、夜间睡眠监护治疗室睡眠管理以及居家PCSL。首先于麻醉恢复室进行盐酸右美托咪定注射液（Dex）滴定以确定适合患者的用药剂量和参数。方法：滴定前禁食6h，禁水2h；患者步入麻醉恢复室，平卧位，建立静脉通路，监测心电、血压、脉氧、呼吸及脑电双频指（bispectral index，BIS）；Dex 200μg（2.5ml）稀释到50ml注射器中，并安装到注射泵上，连接静脉通路；注射泵参数为背景剂量0.1ml/h，单次剂量10μg，给药间隔8min。每次给药前根据改良警觉/镇静评分（MOAAS）评估患者的镇静程度；密切观察生命体征，尤其是心率变化，当HR低于45次/min时，静脉推注山莨菪碱2mg。使用药物总量达到50μg时患者MOAAS评分为3分，BIS值为73，进入浅睡眠状态，药物剂量60μg时患者MOAAS评分为2分，BIS值为50，进入深睡眠，但可唤醒，唤醒后给予单次剂量10μg可再次入睡。药物使用过程中患者生命体征：心率46～57次/min，血压139～118/93～75mmHg，呼吸16～17次/min，血氧97%～99%。

根据滴定结果，确定PCA泵药物配比和参数：Dex浓度4μg/ml，山莨菪碱10μg/ml；单次剂量9.9ml（39.6μg），锁定时间为6min，背景剂量0.1ml/h，每1h限量40ml。当患者想要睡觉时，或夜间醒来拟继续入睡，可自行按压患者自控装置的给药键，按预先设定的剂量注入静脉。随后，在睡眠监护治疗室中对该患者进行夜间睡眠管理。晚上22∶00时将装有Dex（800μg Dex稀释至200mL，4μg/ml）的自控输注泵连接到患者右上肢外周静脉，同时监测患者血压、心率和血氧饱和度。口服安眠药物佐匹克隆5mg、劳拉西泮0.25mg、舍曲林50mg（约平时口服剂量的一半）。根据滴定结果，确定患者自控注射泵药物配比和参数右美托咪定浓度4μg/ml，山莨菪碱10μg/ml；单次剂量9.9ml（39.6μg），锁定时间为0min，背景剂量0.1ml/h，1h限量40ml。上述患者的生命体征在基线时分别为血压112/67mmHg、心率69次/min和血氧饱和度99%，为防止干扰患者睡眠，我们停止监测无创血压，整个睡眠期间仅对患者进行血氧饱和度和心率监测。当患者想要睡觉时，或夜间醒来拟继续入睡，可自行按压患者自控装置的给药键，按预先设定的剂量注入静脉。患者首夜所用Dex总剂量为680μg。次日，再根据患者当晚睡眠情况对PCSL泵参数进行调整，旨在达到疗效最好且风险最小的治疗参数。

在接下来的9天时间,该患者的睡眠模式有了很大改善,Dex的剂量逐渐减少,最低为450μg。直至治疗第10天,要求该患者再次减少口服药物用量,具体为口服佐匹克隆2.5mg、劳拉西泮0.25mg。为了防止药物戒断症状,暂时增加了集中其他镇静药物且增加了Dex以提高镇静水平。患者当晚22:00给予东莨菪碱0.3mg和Dex 40μg,患者逐渐进入睡眠状态,但始终未发现深睡眠状态。因此继续静脉推注60mg羟丁酸钠,试图诱导患者出现深睡眠。尽管数分钟后患者进入深睡眠,但持续时间较短。当晚患者Dex总用量为730μg,但主诉睡眠质量较差,且次日出现心悸、出汗过多、恶心等戒断症状。

住院观察数周后,患者一般情况良好,使用PCSL后生命体征平稳,确认无风险,亦无其他不适,告知注意事项,在签署知情同意书后回当地继续治疗。对接当地医院医师,并培训其操作过程。随访发现患者Dex使用剂量逐渐下降,直至治疗后90天左右彻底停药,同时睡眠质量、焦虑和抑郁状态也明显好转。

3.病情分析 睡眠如果不好就会导致整个人都没有精神,对健康的影响很大,睡眠障碍是指睡眠-觉醒过程中表现出来的各种功能障碍,包括各种原因导致的失眠、过度嗜睡、睡眠呼吸障碍以及睡眠行为异常,后者包括睡眠行走、睡眠惊恐、不宁腿综合征等。失眠的发病诱因有很多种,不同的发病诱因治疗的方案也不一样。治疗讲究对症治疗,具体的治疗方案需要结合每个患者的详细情况来选择对的治疗方案,才会有明显效果。PCSL所用的主要药物为Dex,能通过降低投射到蓝斑中的去甲肾上腺素浓度以发挥其镇静作用,而可产生去甲肾上腺素的神经元包括基底前脑、下丘脑视前区等。同时,Dex还可增加整个大脑、枕区和额叶区域的慢波δ、θ和纺锤波振荡,同时降低了整个大脑的β振荡,促进深睡眠发生。研究表明,Dex诱导的睡眠状态与人类睡眠过程非常接近,因此又被称为仿生睡眠药。基础研究中也发现,Dex在大脑中发挥着强大的神经保护作用,同时对失眠或其他疾病引起的中枢神经系统结构损伤也有一定的修复作用。再加上其副作用较小,无耐药性和成瘾性等优势,因此可以尝试作为失眠治疗的选择。

4.小结 通过本例患者发现,以PCSL为主线的失眠治疗不但能逐渐增加睡眠质量,同时还能恢复由失眠引起的其他神经系统并发症,如焦虑、抑郁等。更重要的是,Dex无药物依赖和戒断反应,随着治疗的进行其用量也逐渐减少,直至彻底停药。在患者停用口服药物的过程中,可选择加用其他药物,达到加深镇静程度以度过严重的戒断反应期,特别是停药当晚,包括氯胺酮、羟丁酸钠等。氯胺酮是一种谷氨酸能N-甲基-D-天冬氨酸受体激动剂,也是一种对慢波睡眠有一定促进作用的镇静药物。有学者认为氯胺酮有抑制清醒的作用,同时也可增加总睡眠、慢波睡眠和快动眼睡眠时间。此外,氯胺酮还可将紊乱的生物钟相关基因调整到正常表达水平。同时,由于氯胺酮强大的神经营养因子促进作用,因此现已用于重度抑郁症患者的治疗中。然而,由于氯胺酮有致幻、成瘾等精神系统并发症,因此不能作为失眠治疗的常规方法,可选择在失眠伴有抑郁的患者中使用。羟丁酸钠除了在手术室中全身麻醉应用外,也用于嗜睡症的治疗。但至今尚未发现在失眠治疗中应用的证据。仅有少量研究表明羟基丁酸可通过增加慢波睡眠影响睡眠-觉醒周期。因此理论上羟丁酸钠治疗失眠是可行的,可作为备选方案。

总之,无线智能化自控管理系统(Ai-PCA)的优势同样可以用于患者自控睡眠,PCSL是治疗顽固性失眠的一种创新疗法,操作简单,不良反应少,对失眠患者入睡有立竿见影的效果,保证正常的睡眠。Ai-PCA居家时,PCSL可以让远程的医务人员及时了解患者的基本情况,可以指导患者正确规范使用Ai-PCA泵系统,保障效果,提升质量。身体健康则是一个人的必要先备条件,今后进一步发展PCSL,医护人员可以运程遥控回答患者疑解惑释疑解难,患者得到更好地服务,让患者获得舒适感、安全感、幸福感,PCSL具有良好的应用发展前景。

(张建峰 赵倩男 安建雄)

参 考 文 献

[1] SECHZER P H, Study in pain with analgesic demand system[J]. AnesthAnalg, 1971, 50(1): 1-3.

[2] BOWER G H. Mood and memory[J]. Am Psychol, 1981, 36(1): 129-132.

[3] BOLLISH S J, COLLINS C L, KIRKING D M, et al. Efficacyofpatient-contronlledversns conventional analgesia for post-operative pain[J]. Clin Pharm, 1985, 4(1): 48-53.

[4] MEKENZIE RRKING D M, et al. Efficacyofpatient-contronlledversns conventional ana: 1027-1231.

[5] BROSE W A, Cohen S E. Oxyhemoglobin saturation fol-lowing cesarean seetion in patients receiving epiduralmorphine, PCA or IM meperidine analgesia[J]. Anesthesiology, 1989, 70(8): 948-953.

[6] CHAPMAN CR. Psychological aspects of postoperative paincontrol[J]. Acta Anesthesiologica Belgica, 1992, 43(1): 41-45.

[7] FERRANTE FM. Psychological aspects of pos: A conceptualframework for analgesic administrationIn: Ferrante FM, Vadeboneouer TR Postoperative pain management[M]. New York, 1993.

[8] SCOTT DA, CHARNLEYD, MOONEY P H, et ale pain management[M]. New York, 1993. esthesiologica Belgica, 1992, 43(1)ine, PCA or IM meperidine analgesia[J]. Anesthesiology, 1989, 70(8)需进: 982-988.

[9] ZHANG JF, WILLIAMS JP, ZHAO QN, et al. Multimodal sleep, an innovation for treating chronic insomnia: case report and literature review. J Clin Sleep Med. 2021; 17(8): 1737-1742.

[10] 方七五, 钱晓焱, 郑鑫, 等. 右美托咪定滴定判断不宁腿综合征的准确性 [J]. 中华麻醉学杂志, 2021, 41(7): 861-864.

[11] 中国失眠症诊断和治疗指南(一)[J]. 临床医学研究与实践, 2017, 2(27): 201.

[12] KRYSTAL AD, PRATHER AA, ASHBROOK LH. The assessment and management of insomnia: an update. World Psychiatry. 2019; 18(3): 337-352.

[13] SCAMMELL TE, ARRIGONI E, LIPTON JO. Neural Circuitry of Wakefulness and Sleep. Neuron. 2017; 93(4): 747-765.

[14] AKEJUO, HOBBSLE, GAOL, et al. Dexmedetomidine promotes biomimetic non- rapid eye movement stage 3 sleep in humans: a pilot study. ClinNeurophysiol. 2018; 129(1): 69-78.

[15] ANJX, WILLIAMSJP, FANGQW, et al. Feasibility of patient-controlled sleep with dexmedetomidine in treating chronic intractable insomnia. Nat Sci Sleep. 2020; 12: 1033-1042.

[16] 安建雄, 张建峰, 赵倩男, 等. 多模式睡眠: 慢性失眠的创新疗法 [J]. 中华麻醉学杂志, 2020, 40(5): 520-523.

第三十章　智能化信息数据整合与网络管理

目录

随着信息与网络技术的发展，科学研究过程中产生出了大量的原生数据。数据整合是指将这些不同数据源的数据进行收集、整理、清洗、转换后加载到一个新的数据源。通过数据集成的方式，达到各领域最新研究证据的最佳整合，对于实现科学数据共享与互操作具有重要的意义。

第一节　智能化信息数据整合

一、智能化信息数据整合简介

为了提高数据整合的质量和效率，在一些方面将数据整合技术和机器学习、深度学习等人工智能技术结合使用，这种应用了人工智能技术的新一代数据整合，我们将其称之为"智能化信息数据整合"。其中，智能化是手段，信息数据是载体，整合是过程。采用智能化信息数据整合，可以产生更高级别、更为可靠的证据，推动各领域、各学科临床研究资源的深度整合和有效利用，从而促进医学发展的新飞跃。

二、智能化信息数据整合的现状与困境

随着医学知识及临床研究指数级的增长态势，互联网、云计算等现代信息技术的不断更新，基于信息网络分析技术开展的智能化医学数据整合研究已成为必然趋势。但是，由于不同类型的研究流程各异，实施复杂，从而导致产生的临床数据杂乱，智能化信息数据整合面临困境。下面将从以下三个方面剖析智能化信息数据整合存在的现状以及所面临的困境。

1. **数据标准化**　数据标准化主要实现了数据格式、内容和语义的映射、转换，实现编码一致化、面向主题集成、数据聚合等功能。我国拥有大量的临床诊疗数据，积累了世界上最多的临床医疗数据，但多为分散的、不标准的、非结构化的，数据利用存在障碍。

2. **数据共享**　目前等级以上的医疗机构已使用信息化方式处理医疗信息。例如，以 IBM Watson 为代表的临床决策系统在开发之初只是用来进行分诊的工作。而如今，通过建立医疗文献及专家数据库，Watson 已经可以依据与疗效相关的临床、病理及基因等特征，为医师提出规范化临床路径及个体化治疗建议，可以提高工作效率和诊疗质量，也可以减少医疗差错及不良事件。

我国健康医疗数据共享应用场景包括：患者查询、电子病历共享、决策支持系统、公共卫生数据交换、HIS 与医保数据的共享、特殊人群健康管理等。但由于不同的医疗机构对应着不同的学科、不同的数据结构，且各个医疗机构之间的信息系统相互隔离，相互承认程度较低。这使得各个医疗机构在数据共享开放过程中面临以下障碍：医疗信息数据所有权不明确；个人隐私权保护在技术和管理制度层面存在挑战；缺乏统一的数据共享目录、标准和规范；信息安全风险的管控颇具难度；医疗信息共享开放建设中专业技术人才短缺和资金不足。从法律的角度剖析，有文献指出健康医疗数据共享的过程中亟待规范的问题有：数据共享过程中对个人信息权和隐私权的界定不够清晰；大数据存储、分析及应用的法律标准缺乏；健康医疗数据所有权的界定仍未明确等。

3. **数据挖掘困难**　数据挖掘是在各领域的数据库中挖掘、处理海量数据信息的过程，而这些数据信息通常已经过了预处理，具有结构化特点。国内麻醉和围手术期医疗方面已积累大量数据信息，但大数据驱动的临床管理和决策尚属空白。大多数医学机构以及人员对这些数据的利用只局限于简单的数据录入、查询、修改、删除等，其并没有对收集的数据进行系统的分析研究从而得出普遍性的规律，因此很难对实际病例的后继诊断提供有效的科学性决策辅助。

另外,虽然患者自控镇痛过程中产生了大量的数据,但是由于患者分散在各个病区,形成数据收集困难,人工评价质量不高,且没有对自控镇痛数据进行系统挖掘分析,数据利用度较低的局面产生。

三、数据整合的关键路径

1. **获取源数据**　通过数据共享交换对接和实施,获取医院各系统原始数据,并暂存在数据缓冲库中,这部分的数据结构和原始数据的数据结构相同。

2. **建立标准化数据库**　通过数据交换、采集,形成的基础数据,通过数据整合进一步的数据ETL(数据抽取、转换、加载),按照定制的标准信息规范进行匹配映射(match)、数据格式转换(transform),并对重复数据进行数据清洗(cleanse)、过滤(filtrate)、聚合(Aggregate),最后多维加载(Load)后形成标准化数据。采用数据同步工具和ETL工具完成数据抽取、同步等整合工作,并通过任务调度管理实现对整合工具的集中管理和执行。数据采集时可以按信息资源平台的要求将数据标准化。在采集抽取数据时没有按信息资源平台转换为标准数据的数据,需要按信息资源平台的要求转换成标准的数据。

3. **数据整合处理**　对缓冲库中存储的数据,基于数据标准,对原始的数据进行整合处理,包括自然语言处理(natural language processing,NLP)、字段标签分类和映射、数据聚类与标准化处理、多源信息整合与分析等后结构化提取等。通过整合处理,把非标准化的原始数据转换成标准化的数据。

在数据整合的过程中,临床医师要做的就是在数据的收集过程中,带着目的收集数据,参考国内外行业标准,同时结合自身实际情况,将采集数据标准和规范进行统一和完善。通过数据标准,对大数据技术和管理等方面进行规范化和标准化,有助于形成强大的信息整合和数据挖掘能力,实现数据在中心内部以及多中心之间的互联互通共享。

第二节　大数据融合与智能化网络管理

一、大数据融合

1. **大数据融合概述**　大数据也称作巨量资料,是指规模大到在获取、存储、管理、分析方面大大超出了传统数据库软件工具能力范围的数据集合,具有海量的数据规模、快速的数据流转、多样的数据类型和价值密度低四大特征。在各行各业均存在大数据,但是众多的信息和咨询是纷繁复杂的,我们需要搜索、处理、分析、归纳、总结其深层次的规律。同时,大数据被认为是人工智能的一部分,大数据也被称为"人工智能的基石"。

大数据融合是在大数据的基础上,将碎片化的数据相联系,将分散的大数据集中,形成表层知识,即知识资源;进而使隐性知识显性化,使表层知识上升为普适机制。从而在数据资源、知识资源与用户之间建立有效的联系,缓解数据的无限性、知识的零散性与用户需求无法满足之间的矛盾,最大限度地提升大数据的价值。

2. **围手术期镇痛大数据的融合**　围手术期镇痛数据涉及整个围手术期,包括术前、术中、术后资料。术前关注患者的入院诊断、各大系统合并症和功能状态、实验相关的检验结果、医学影像和超声检查结果、围手术期的手术治疗方法等。术中资料主要通过手术麻醉信息系统提取,并整合监护仪、麻醉机、血气分析仪和出凝血监测仪等实时采集得到的数据。术后数据资料覆盖病房医师开启医嘱、病程记录和护理相关记录、重症监护室的医护医嘱和病程记录资料及评分表格等。目前,这些围手术期镇痛数据分散在医院各类信息系统,包括电子病历系统、手术麻醉系统、实验室信息管理系统、医学影像存储与传输系统等。这些信息系统的设计初衷主要是为了满足医疗流程需要,不同医疗信息系统所遵循标准与协议各不相同,数据类型各异,结构化、半结构化与非结构化数据并存,造成程度不一的数据孤岛现象,严重影响数据分析与应用。

同时,由于镇痛诊疗周期长、环节多、影响因素多、信息不畅,使得医护人员无法实时动态地对患者围手术期的并发症进行有效预防和治疗。围手术期管理与并发症发生率、预后、住院时间及医疗费用密切相关。研究报道,住院外科手术患者围手术期死亡率在 0.4%~0.8%,主要的并发症发生率大约在 3%~17%。Gawande 等研究表明,术中患者心率、血压、失血量等与术后死亡密切相关,并确定了不同风险分级的临界值,为临床管理提供参考。Monk 等报道,术中麻醉过深及血压偏低与患者术后 1 年死亡有关。而大多数医疗机构在镇痛诊疗中,对围手术期风险预警、围手术期用药、容量管理、代谢调控策略、术后镇痛及康复等关键环节尚未实现支持大数据的融合的技术标准,无法形成高质量的可用的医疗数据。

3. **围手术期镇痛医疗大数据融合的意义** 我国正处于医疗信息化和人工智能发展时期,医疗信息化行业也进入大数据时代。随着 IT 产业与医疗的深度结合导致医疗数据呈指数级增长,医疗数据被广泛应用于临床决策支持、药物研发、远程患者数据分析、公共卫生领域等方面。我国在 2015 年相继出台《推进"互联网 +"行动指导意见》和《促进大数据发展行动纲要》,系统规划大数据研发工作。2016 年我国发布的《促进和规范健康医疗大数据应用发展的指导意见》,明确指出健康医疗大数据是国家重要的基础性战略资源,顺应新兴信息技术发展趋势,规范和推动健康医疗大数据融合共享、开放应用。

与欧美等发达国家相比,中国的围手术期专科数据库的建设和应用起步较晚,但麻醉相关的围手术期专科数据库的建设和应用仍是全球医疗业界的热点问题之一。针对围手术期镇痛的术前、术中、术后环节诊疗机制,开发出可以通用于临床以及可以复制的麻醉镇痛数据库,实现院内的电子病历、检验检查系统、影像系统和围手术期手术麻醉系统等各大系统的庞大数据共享,可以进一步规范和提高医疗数据采集的行业标准,提高医疗数据分析的有效性和预防性,对构建适宜中国人群的风险评估和预测标准,对分级诊疗和差异化干预具有重要意义。

二、智能化网络管理

1. **智能化网络管理概况** 智能化是指事物在计算机网络、大数据、物联网和人工智能等技术的支持下,所具有的能满足人的各种需求的属性。其中,人工智能(artificial intelligence, AI)是研究、开发用于模拟、延伸和扩展人的智能的理论、方法、技术及应用系统的一门新的技术科学,主要通过算法使机器能够推理问题和执行任务。大数据好比人的记忆系统,主要作用是提供海量数据和决策依据;AI 好比人的决策系统,根据以往的数据以及新的信息,做出决策。AI 技术包括学习方法(如机器学习和深度学习)、自然语言处理、语音和图像识别及专家系统等。随着"互联网 + 医疗"的蓬勃发展,在强调信息化运用的同时,我们还要看到大数据及人工智能应用的重要性。目前,大多数医疗机构都陆续构建了集大数据分析、人工智能预警等功能的医疗网络平台,实现以患者为核心,以电子病历为轴线的一整套围绕着患者的管控信息平台,从而实现对患者的智能化网络管理。

2. **围手术期镇痛智能化网络管理的价值** 由于历史和习惯等原因,导致我国医学"重临床、轻数据"的现象比较普遍,医疗数据呈现出数量大(因为人口基数大)、质量差的特征,缺乏统一标准,医疗机构间数据孤岛等问题,在很大程度上滞后了健康医疗大数据的发展。目前,围手术期镇痛的大数据往往混合了来自多个数据源(子系统)的多维度信息,包含电子病历、检验检查系统、影像系统和围手术期手术麻醉系统等各大系统信息,通过建立围手术期镇痛大数据平台,实现各项信息的互联互通,有利于大数据分析以及在分析基础上的数据挖掘和智能决策。

麻醉学科要实现从麻醉学到围手术期医学发展的目标,除了在医疗、教学和科研工作中需要信息化大数据支撑外,临床麻醉质量控制同样需要信息化、数字化、智能化精准管理。在围手术期镇痛领域,医疗系统中的电子病历、围手术期监测设备或患者穿戴的便携电子产品中可产生大量的医疗健康数据,而围手术期镇痛网络平台可以利用 AI 技术从日益庞大且复杂的数据中快速准确地提取分析数据,依据智能化管理手段,有效实现围手术期镇痛的高效管理。

三、网络化管控后的数据融合方案

1. 镇痛泵系统结构功能部署 基于网络化管控后的麻醉镇痛数据融合方案——以镇痛泵系统为例,镇痛泵系统的结构功能应包括底层硬件、应用逻辑层、表现层及外部接口,镇痛泵系统结构功能部署图(图 30-1)。

(1)底层硬件:由无线镇痛泵采集反馈输液信息到基站,由基站统一把镇痛泵的输液信息反馈到业务逻辑数据库中。

(2)应用逻辑层:ADO.Net 提供平台互用性和可伸缩的数据访问,负责与 SQL Server 数据库交互。

(3)Controller:为业务逻辑控制层,负责业务逻辑,规则处理。

(4)表现层:负责把用户所需要的数据统一展现出来,是用户进行数据交互的入口。

(5)外部接口:主要为医院手麻系统和 HIS,用以根据镇痛泵设定的患者住院号提取患者基本信息。

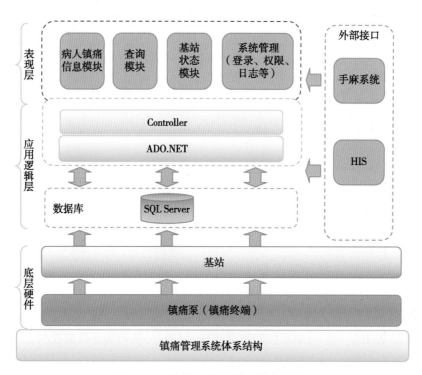

图 30-1 镇痛泵系统结构功能部署图

2. 多套镇痛泵院内布网

（1）数据配置：为保障数据独立，需将布网基站及配套使用的电子镇痛泵的"网络 ID"和"无线信道"进行区分配置。

（2）基站布网：楼层间基站布网设计（图30-2）：①建议相邻楼层病房基站交错分布，相隔楼层基站对称分布；②同一楼层若两侧均有病房则建议在走廊安装基站，若只有一侧有病房则可以在病房内安装病房基站；③信号屏蔽较强区域（例如手术室和 ICU）应适当增加病房基站密度；④基站安装位置应尽量避开强电磁干扰区域；⑤布网覆盖区域内应保障至少有两台病房基站信号覆盖；⑥建筑物间或跨楼层间通信链路应尽量保持至少 2 条以上，若只能铺设一条通路（例如两建筑物间只有一条走廊可供安装病房基站），则应适当加大该通路上病房基站密度（当个别病房基站故障时，其他病房基站仍能维持通信链路正常通信）。

（3）区域基站：若布网区域大部分重叠，则建议尽可能使用一套镇痛泵系统，通过其他方式（例如：病区）来区分。

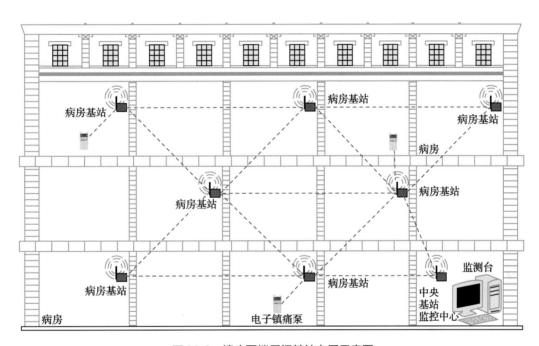

图 30-2　镇痛泵楼层间基站布网示意图

3. 患者自控镇痛大数据整合　患者自控镇痛大数据主要通过整合医院 HIS、镇痛泵系统、手麻系统信息，经过数据转换，包括数据过滤、类型转换和维度转换等形成以围手术期镇痛患者为中心的全结构化数据，在此基础上，针对原始的医疗文本数据，基于自然语言处理技术进行结构化的抽取，从而形成高质量的可用的医疗数据。

（1）镇痛泵系统与医院 HIS 的数据整合：镇痛泵系统通过接入医院 HIS，可以获取患者的基本信息、门诊信息、住院信息、用药信息及手术信息。在围手术期镇痛中，可以在术前充分了解患者的基本情况，制定最优镇痛诊疗方案。

（2）镇痛泵系统的数据收集整合：镇痛泵系统输注装置内置物联网模块，将分布在各个病房、手术室、产房、ICU 等中使用的镇痛泵中的数据传输至我们科室内的中央监测台上，监测的内容包含镇痛输注速度、时间及用药时间、患者镇痛效果等，实现医护人员终端实时监控管理全院的镇痛患者。

（3）镇痛泵系统与手麻系统的数据整合：镇痛泵系统通过接入手麻系统，可以获取术中患者的各项体征数据，包含各手术室、恢复室的处方数据、用药数据以及与麻醉机、呼吸机、血气分析仪等仪器对接的监测数据。由此实现了围手术期镇痛术中患者信息的自动采集与共享。

（4）镇痛泵整合数据应用：通过对镇痛泵系统中的自控键按压频次、评价率、各类报警发生率、重要报警的处理时间，以及通过其他渠道获取的患者信息完整性、患者用药不良反应等数据，综合评价医护人员镇痛技术水平、评估患者的细致度、下达医嘱的精准性、管理的规范性等方面。系统对上述信息在某区域（如某医院、某地区）任意时间段（如24h）的情况，按一定的权重智能打分（百分制），形成对医护人员的诊疗效果、患者围手术期恢复等情况的可参考数据分析。

4. 患者自控镇痛智能化网络管理 患者自控镇痛智能化管理主要为镇痛泵系统中的随访评价管理、镇痛泵堵塞自检、报警管理以及镇痛不足的自主反馈管理，进一步实现围手术期镇痛的术前、术中、术后的智能化网络化管理。

（1）随访评价管理：镇痛泵系统通过设置随访评价功能，使医护人员可以在床边对镇痛患者进行实时现场随访评价，提高随访评价的真实性和有效性；同时通过随访评价信息的无线上传以及监测台的随访评价数据处理和打印功能，有利于提高患者镇痛治疗的质量，提高医护人员的工作效率。

（2）报警管理：镇痛泵设置自检报警功能，在管路堵塞时，镇痛泵能及时进行报警并在设备停止运行的同时按照设置程序设定的时间间隔自动启动运行，若堵塞情况消失，则镇痛泵无需医护人员进行启动处理，若堵塞情况无法自行恢复，系统终端会报警提示医护人员及时处理。

（3）自主反馈管理：镇痛泵创设了锁定时间内出现第3次无效按压时，或者1h内第4次触发有效单次量，中央镇痛监控台会报警提示"镇痛不足"或"镇痛欠佳"的方法，医护人员根据患者个体反馈情况及时调整镇痛方案，有利于镇痛不足的自主反馈管理，有利于加快围手术期的恢复。

5. 展望 围手术期智能化信息数据整合与网络管理的发展是一项系统性工程，其难度可想而知，更不可能一蹴而就。围手术期镇痛领域的发展需要不断完善大数据平台，从临床的实际需求出发，对大量异构数据进行分析并提取具有临床可解释性的特性，同时融合医师的专业技能与经验，提升模型系统的泛化能力，以充分发挥AI技术在大数据分析和智能决策上的优势，进一步推动预判性医疗智能化管理，进而促进术后镇痛和加速康复外科的发展。

（贾 佳　张加强）

参 考 文 献

[1] 徐志祥，崔建民. 大数据时代我国区域医疗数据共享存在问题及对策 [J]. 现代医院管理，2017，15（3）：25-27.

[2] 王丽莎. 互联网医疗大数据的法律与伦理规制研究 [J]. 中国医学伦理学，2017，30（11）：1322-1325.

[3] 王丽丽. 大数据背景下数据挖掘技术的应用 [J]. 计算机与网络，2021，47（20）：3.

[4] GAWANDE AA, THOMAS EJ, ZINNER MJ, et al. The incidence and nature of surgical adverse events in Colorado and Utah in 1992. Surgery. 1999, 126（1）: 66-75.

[5] KABLE AK, GIBBERD RW, SPIGELMAN AD. Adverse events in surgical patients in Australia. Int J Qual Health Care. 2002, 14（4）: 269-276.

[6] STULBERG JJ, DELANEY CP, NEUHAUSER DV, et al. Adherence to surgical care improvement project measures and the association with postoperative infections. JAMA. 2010, 303（24）: 2479-2485.

[7] 章蔚，柴小青，谢言虎. 麻醉信息管理系统在围手术期质量控制中的作用 [J]. 麻醉安全与质控，2019，1（3）: 7-13.

第三十一章 智能化患者自控镇痛舒适指数的建立和临床价值

目录

第一节 智能化患者自控镇痛舒适化指数的建立

一、质量控制在围手术期镇痛管理中的意义

医疗质量主要是指医疗服务的及时性、有效性和安全性，直接关系到人民群众的健康权益和对医疗服务的切身感受。医疗质量控制是为提高患者对医疗技术、医疗服务、医疗效果和医疗价格的满意程度而进行的组织和控制活动，其主要目的是规范诊疗行为、提高医疗质量、保障医疗安全和增进效益绩效。随着医疗技术的发展和人们生活水平的提高，患者对于医疗服务水平和服务质量的要求也日益增长，医疗质量控制的重要性也逐渐凸显。因此，加强医疗质量安全管控，持续提升医疗质量安全管控科学化、精细化水平，构建优质高效的医疗质量管理与控制体系，是卫生事业改革和发展的重要内容和基础。

随着麻醉学向围手术期医学的转变及加速术后康复理念的迅速发展，围手术期疼痛管理作为加速术后康复的重要内容和核心要素备受关注。术后疼痛是机体受到手术创伤或手术创伤并发症的刺激所引起的一系列生理、心理和行为上的复杂应激反应，是临床上最常见和最需紧急处理的急性疼痛，不仅在精神上让患者备受折磨，还从多角度对机体造成不利影响，影响术后快速康复。虽然镇痛技术不断发展和完善，镇痛药物推陈出新，但仍有近 20% 患者在术后 24h 内会经历剧烈的疼痛，而且目前状况并未得到改善。2018 年和 2019 年的 2 项报告指出，48% 和 19% 患者术后 24h 内经历了中度或重度疼痛，Correll 等分析主要原因是未充分合理利用新型镇痛设备，且镇痛管理模式不系统，也不规范。国内也有研究认为造成这种局面是人员、设备、药物、管理制度等多种因素影响的结果。一方面，由于住院患者分散，急性疼痛服务（APS）小组成员术后随访消耗大量人力与时间，无法做到及时评估、动态调整镇痛药物剂量；另一方面，部分医院缺乏优良设备，未实现多学科协作，多种镇痛问题得不到及时响应和处理，镇痛管理过程中的关键数据得不到及时、准确记录，无法保证镇痛安全；而且，医患、医护、医医之间缺乏有效沟通，对医护、设备、管理等缺乏高效规范化的质量控制。因此建立健全围手术期疼痛管理规范，实现高效全面的质量控制是解决临床存在问题的有效手段。

建立有效的质量控制机构，并不断提高质量控制水平将为实施镇痛质量管理提供确实保证，改善围手术期镇痛质量，提高患者舒适度和满意度极为重要。在术后镇痛过程中，应用既往疼痛程度、不良反应的发生等结果性数据来进行回顾性的质量管理固然很重要，但是存在滞后性和效率低的问题。质量管理的关键核心是"三全"原则，即：①全员参与，围手术期相关全体医护人员尤其是麻醉科全体医护从主任到护士均要做到对质量控制意识和方法的严谨性高度认知，深刻理解围手术期镇痛对快速康复、对患者的人文关怀以及对麻醉学科发展的重要性和意义；②全程控制，从术前访视宣教到镇痛过程结束撤泵整个围手术期镇痛全程每个环节都要关注；③全面质控，从人、财、物、信息、管理等各个环节确保过程的可落实和可监管。依据上述原则制定工作流程及相关工作制度标准，并且要通过临床实践中记录的数据，认真全面分析，有针对性地再次解决存在的问题，以此反复，不断推进 PDCA 持续改进，因此，完善的质控对于围手术期镇痛管理有着极大的意义，不仅可以持续改善镇痛质量、减少镇痛相关副作用、提高患者满意度；同时提升了麻醉学科在整个围手术期镇痛的服务能力与水平；对加速患者康复、规范医疗行为、节约医疗资源、人才发展和麻醉学科的发展具有重要指导意义。

但不管从质控理论，还是质控实践来看，可以清楚地认识到，疼痛诊疗的周期长、环节多，其

质控的记录、分析等 PDCA 活动和过程是非常复杂和费时费力的,传统的质控工作效率和效能是相对低下。因此研究如何提升疼痛诊疗等质量控制的效率效能具有更加重要意义。

二、镇痛管理智能化与智能化患者自控镇痛舒适化指数

传统 PCA 虽然实现了患者自主参与疼痛调控,达到了个体化镇痛治疗,但存在周期长、用量多、分布广、环节多、影响因素复杂等管理问题,同时,镇痛泵运行情况、自控按压情况、报警信息等关键信息无法实时获取和反馈,麻醉科医护人员对镇痛泵使用过程中出现的情况处理严重滞后,造成医护服务效率效能低、中重度疼痛及不良反应发生率高、患者镇痛满意度低等。而且,随着社会的发展,患者对舒适化医疗的需求越来越高,对术后镇痛管理质量的要求也就越来越高。因此,为了更好地服务患者,中国麻醉同仁在 PCA 技术的基础上联合物联网和人工智能技术发展了新型镇痛技术体系,研发了智能患者自控镇痛系统(artificial intelligence patient controlled analgesia, Ai-PCA)。

Ai-PCA 基于无线镇痛管理系统(wireless analgesia management system, WAMS)自动录入实时、标准、客观的术后镇痛数据,同时具有远程监控、智能报警、智能分析与评估等功能,做到了疼痛主观感受的客观表述,克服了 PCA 捕获与响应的技术缺陷,实现了镇痛治疗过程连续动态管理和质控,是物联网与互联网技术在镇痛领域的一个具体应用,是实现镇痛大数据的标准化采集、融合和利用的有效手段。

健康医疗大数据是国家重要的基础性战略资源,临床大数据的标准化采集与建设是健康医疗领域的重要发展方向。在数据密集型医学的新时代,Ai-PCA 实现了 PCA 的信息化和智能化,实现了镇痛大数据的标准化采集,是对真实世界研究的初步探索。实践证明,围手术期镇痛管理是一项复杂的工作。仅仅实现对镇痛数据的智能化收集,不能在真正意义上实现镇痛的智能质控,还必须做好质量控制的 PDCA 循环、优化流程、提高效率、规范医疗行为,持续改进;而质量控制的核心是全员参与、全程控制及全面质控,所以它是一个需要整体医学观的系统工程,但其基础仍然是按规范做,并记录下所做的,然而记录不仅费时,而且其颗粒度是有限度的,物联网技术正是解决了记录的可行性,因此积极探索物联网、信息化、大数据背景下的智能高效质控具有了可行性,其意义深远。然而,如何分析利用围手术期数据,发现并挖掘数据价值,利用 Ai-PCA 镇痛数据开展真实世界的麻醉智能质控研究,实现对任意阶段镇痛诊疗质量的智能评测,成为现阶段质控需要努力的方向。目前,舒适化指数(AQI)可以依据 Ai-PCA 系统中的自控键按压频率、查房效果评价率、各类报警发生率、重要报警的处理时间、药液利用率、患者信息完整性等数据,在任意时间段对医护人员镇痛技术水平、评估患者的细致度、下达医嘱的精准性、管理规范化程度等方面进行综合打分评价及考核,实现质量控制 PDCA 的日常化、智能化,是提升质控效率效能创新的必然产物。

三、智能化患者自控镇痛舒适化指数的科学性

在 Ai-PCA 系统数据库中,所有数据自动、实时记录,保证了其客观性和真实性;而且自控键按压频次、评价率、镇痛不足处理时间、药液利用率、患者信息完整性、镇痛不足率、镇痛欠佳率、管路气泡率、管路堵塞率、撤泵后不关概率、离开服务区率等客观数据,可以综合反映质控的关键要素即医护人员质控意识、镇痛技术水平、评估患者的细致度、下达医嘱的精准性、管理的规范性等,因此,将以上信息作为计算舒适化指数(AQI)的主要指标,通过对 Ai-PCA 系统数据库中 500

多万患者的项目数据经 Ai 算法,按照质控理论规律生成算法模型,对某区域任意时间段的过程数据,按算法模型进行计算,自动生成的数据(百分制),即为舒适化指数,能够较为客观地反映镇痛管理能力和水平,AQI 具有高度的科学性。

术前对患者充分评估,才能精准下达医嘱,镇痛不足和镇痛欠佳的发生一方面可能反映了麻醉科医师对患者的评估不够充分,以及对镇痛药物的基本药代动力学及配伍后相互作用等基础知识掌握不够扎实,因此镇痛药物配方和参数设置不够精确,导致镇痛效果欠佳,同时,督促麻醉科医师在今后的工作中不断汲取经验,完善医嘱;另一方面,镇痛不足、镇痛欠佳的报警可以督促麻醉科负责质控的医护人员在术后管理过程中及时调整相关参数,比如调整背景量、单次给药量等,解除患者痛苦。药液的利用率也是精准医嘱的重要反应指标,避免了一味追求镇痛效果而盲目运用大剂量的镇痛药物,也避免了麻醉科医师机械应用相同的镇痛药物配方和镇痛泵参数,督促麻醉科医师减少不必要的浪费,减少患者的住院费用。自控按压键对于 PCA 来说是实现患者自控镇痛的重要组成部分,完全不按自控键一方面可能是镇痛药物剂量较大,患者的疼痛程度较轻,这可能增加其他不良反应的发生,例如过度镇静和低血压等,另一方面也可能是患者对自控键的作用尚未完全了解。因此自控键的按压频次不仅可以反映麻醉科医师下达医嘱的准确性,还可以反映术前针对疼痛以及镇痛泵使用的相关宣教的到位与否。WAMS 患者基本信息可以从 HIS、手麻系统等医院信息系统自动提取,不仅可以减少手动记录统计信息的工作量,提高工作积极性,还可以提高麻醉科医护人员对患者基本情况的重视程度,基本信息的空缺体现了医护人员及其团队质量控制的意识不强,对医疗质量控制的基本方法和原则的欠缺。

术后疼痛管理过程中,管路堵塞一方面是由于体位改变等原因导致打折,而镇痛泵系统"堵塞自检"功能的创设,对堵塞管路自检,畅通后自动恢复运行,提升了工作效率,提高了医护满意度;另一方面是因为术后恶心呕吐、过度镇静等不良反应,病区护士予以夹管,因此管路堵塞某种程度上可以反映不良反应的发生情况。镇痛不足处理时间主要反映了麻醉医护对报警情况的处理速度和解决能力,影响了患者围手术期的舒适度及对术后镇痛服务的满意度。术后查房评价是反映了麻醉科医护人员对自己医嘱、对患者的责任意识水平,也是对质量提升必须通过反馈机制的认识水平,是镇痛管理重要的环节,麻醉科医护对患者进行人文关怀的重要体现,促使患者、家属及社会对麻醉工作关注和重视的有效举措,因此,对术后查房率的评价项对麻醉医护人员规范性和质量管理水平的重要考核。在 Ai-PCA 系统中,患者端每 20min 会自动发送一条运行消息,如果有报警会立刻发送相关信息到终端,如果连续 40min 未收到患者端发送的消息,则定义为离开服务区。如果 Ai-PCA 终端无法正常接收消息,必会影响麻醉科的应答时间和主动服务效率,同时关键过程数据无法实时记录,影响后续工作的回顾和改进,系统的稳定性是保障质量管理工作的重要基础;出现离开服务区的提示后要分析是设备问题,还是由于患者术后康复活动走出了局域网覆盖范围,并及时反馈和解决问题。管路气泡的存在会增加麻醉医护的非预期服务,降低工作效率,该计分项可督促麻醉配泵护士提高工作细致度。撤泵后及时关机不仅节约资源,而且也是爱护设备的体现,撤泵后不关概率反映了撤泵医护人员的工作态度及认真程度。

四、智能化患者自控镇痛舒适化指数的创设

当前,人们对高质量数据的整合与分析愈发重视,2020 年 4 月初,国务院发布了《关于构建更加完善的要素市场化配置体制机制的意见》,从三方面阐述了加快培育数据要素市场的内容:①推进数据开放共享;②提升数据资源价值;③加强数据资源整合和安全保护。数字化和标准化数据收集是医学领域的新兴趋势,实时智能质控是医改的重要技术手段。基于物联网、信息化、大数

据背景下通过智能高效管理与质控提高患者围手术期舒适度，提升麻醉学科在整个围手术期镇痛的服务能力与水平进行了积极探索对加速患者康复、规范医疗行为、节约医疗资源和麻醉学科的发展具有重要指导意义。

AQI 的创设在前期 Ai-PCA 系统大数据分析的基础上，对特定地区特定时间的自控键按压频次、查房率、报警发生率等客观信息按照一定权重智能打分生产百分制数值，综合反映医护人员的质量意识、镇痛知识技术水平、评估患者的细致程度、下达医嘱的准确性、管理的规范性等质控关键要素。舒适化指数的应用基于物联网、信息化、大数据的发展背景下，对实时智能质控进行了敢为人先的探索，将传统管理模式向数字化管理模式转变，由经验管理、被动服务向科学管理、环节控制转变，对围手术期疼痛的管理进行主动全程控制，促进麻醉医疗质量持续改进，提高质控的效率效能，规范医疗行为，同时构建新型医疗考评机制，落实高质量发展战略，有利于提高麻醉学科发展以及国家竞争力。

五、智能化患者自控镇痛舒适化指数的应用

舒适化指数（AQI）在 Ai-PCA 自动实时记录保证数据真实性的基础上，不断进行临床经验总结和质控实践探索，将能综合反映质控关键要素的过程指标应用智能算法来计算舒适化指数，以来评估麻醉科医护人员平时的工作效率和质量，可以督促麻醉科不断改善自身工作，提高围手术期镇痛医嘱下达的准确性，提高工作效率，改善工作质量，达到从源头上改善围手术期镇痛质量，提高患者舒适度和满意度的效果。

舒适化指数可以针对某一科室的某一医护人员在某一时间段内的镇痛管理工作情况进行打分，或者可选择某时间段内不同医护人员、不同科室、不同医院的 AQI 指数进行分析比较，并作为医务人员工作绩效考核的重要指标，从而督促每一位麻醉科医务人员不断去学习巩固镇痛药物的相关知识，提高下达医嘱的准确性，改善自身工作，规范自身医疗行为，使质量控制的"三全"核心在潜移默化中深入人心。同时也可以督促麻醉科医务人员更加合理地配伍镇痛药物，减少不必要的浪费，节约医疗资源，减少了不必要的住院费用，为患者减轻了经济负担。有研究证明，在应用 AQI 指数后，提高了值班人员的工作积极性和工作效率，同时提升了患者对于麻醉镇痛诊疗的满意程度。同时，AQI 指数对镇痛工作情况进行综合的评价，可以促进麻醉人员及时准确地掌握工作过程中存在的问题和不足，用以指导科室更加高效和便利地施行质量控制的 PDCA 循环，进一步完善医患、医医、医护之间的宣教工作，不仅从结果性数据，更要从过程数据中寻找问题，改善工作质量，提高工作效率，提升了麻醉科的镇痛管理质量，满足了患者的舒适化医疗需求，改观了患者对麻醉学科的认识。通过实时智能数字管理和考核，更加有效培育了医护人员的系统分析问题水平及质量控制意识能力。但不管从质控理论，还是质控实践来看，可以清楚地认识到，疼痛诊疗的周期长、环节多，其质控的记录、分析等 PDCA 活动和过程是非常复杂和费时费力的，传统的质控工作效率和效能是相对低下。因此研究如何提升疼痛诊疗等质量控制的效率效能具有更加重要意义。

基于 Ai-PCA 系统建立的 AQI 指数，以一套客观、科学的综合评价标准，来评估麻醉科医护人员术前、术中、术后的镇痛工作效率和质量，以指导其从源头上改善围手术期镇痛质量，提高患者舒适度和满意度的效果。舒适化指数的应用则革新了镇痛管理模式，改善了疼痛管理局面，是镇痛治疗及管理的开创性进步，有利于促进整个麻醉学科的围手术期临床镇痛质量的均衡发展与持续改进。

随着基本医疗服务的不断完善，"无痛"和"舒适"开始成为新时代人们对麻醉学科发展的新

需求。大数据时代的到来为舒适医疗提供了难得的机遇，以 AI 技术为核心的舒适医疗服务已成为麻醉学发展的重要方向。Ai 技术实现了"互联网＋镇痛"，提供了新的镇痛工作方式，使镇痛查房随访评价得到了全面有效落实，飞速提高了麻醉科医师的工作效率，Ai-PCA 成为我国镇痛发展史上新的技术革命，不但实现了围手术期疼痛管理、还可以搭建分娩镇痛平台及癌痛远程居家管理平台，全方位落实了麻醉学科人文关怀。Ai-PCA 的 AQI 指数有助于高效收集患者镇痛大数据，便于麻醉科医师对麻醉真实世界的探索和研究，临床适用性强。

第二节 智能化患者自控镇痛舒适化指数的临床意义

一、智能化患者自控镇痛舒适化指数提高围手术期镇痛管理质量

Ai-PCA 是集镇痛、管理、质控、科研于一体的新型镇痛管理平台，融合了医学、工学、电子信息技术学等学科，从术前宣教、术中及术后镇痛管理、术后查房及随访评价、对医护工作人员培训和考核以及对科室综合管理与评价等方面，全方位实现数字化、智能化管控，促进了围手术期镇痛管理的信息化和智能化发展，使得管理过程中的关键数据变得可追溯、可分析，质量控制的 PDCA（plan-do-check-act, PDCA）循环更加高效可行，同时 Ai-PCA 系统就 AQI 还可以形成考核系统，智能计算各个麻醉科医师一段时间（如 1 个月）内所有服务的患者 AQI，代表某麻醉科医师的服务质量，与科内的平均 AQI 比较，高于或低于平均 AQI 的差值×（100 或 500）的系数，为该医师的奖励或扣除的绩效，此举为绩效分配（生产关系）促进镇痛服务（生产力）的进一步发展，形成智能质控与考核（数字管理），有利于不断促进麻醉科医师的诊疗水平及规范医疗水平，养成优秀的职业习惯。由此可以看出 Ai-PCA 是数字医疗（智慧技术、智慧服务、智慧管理三位一体）在麻醉科应用的典范，是医院高质量发展的方向。

研究表明，对于术后疼痛剧烈的胸科手术患者，Ai-PCA 用于术后镇痛管理能改善镇痛效果，有助于为患者实施个体化镇痛管理，提高了患者及医务人员对镇痛效果的满意度。西安交通大学第一附属医院对择期实施外科手术并自愿使用术后镇痛泵的 3 736 例患者实施不同的镇痛管理模式，结果表明，与传统 PCA 管理模式进行术后疼痛管理相比，采用 Ai-PCA 系统进行疼痛管理能够协助医护人员提高手术后急性疼痛管理质量，提高患者满意度，值得临床推广。研究显示，Ai-PCA 应用于剖宫产术后镇痛管理，不仅改善了镇痛效果，提高了患者满意度，而且促进产妇早期下床活动，缩短肛门排气时间。2019 年的一项研究结果表明，基于 Ai-PCA 智能管理平台创设的 AQI 监测并管理剖宫产术后镇痛，可通过对围手术期患者、智能镇痛监控系统、医务人员主动服务进行综合评价，起到监督、管理作用，促进了主动宣传、主动服务、主动监管等医疗行为，提高了围手术期疼痛管理效率和质量。如果在镇痛管理中建立真实的 AQI 团队指标，以统一的标准评估患者的镇痛质量和评价患者的舒适程度，这将是智能化镇痛向着智慧化监控系统前进的重大突破，我们期待共同努力而实现 AQI 团队评价指标。

二、麻醉科质控进入实时智能化时代

随着麻醉医学的应用领域不断拓展，Ai-PCA 的应用不仅仅局限于围手术期疼痛，被更广泛地应用于分娩镇痛、居家癌痛管控等。分娩疼痛剧烈、且持续较长时间，可产生的一系列应激反应，对产妇和新生儿产生不良影响。Ai-PCA 的应用提高了产妇分娩舒适度。癌痛患者则分散在各个

病区或居家,对镇痛药的需求和镇痛效果难以实时掌控,从而出现反馈处理延迟甚至失访等问题。Ai-PCA 为晚期癌痛患者提供个性化、智能化的管理,不仅可以提醒患者对自身疼痛进行自评,也可以直观观察患者的疼痛评分和副作用情况,在出现服务需求的时候提供主动服务,有利于居家癌痛管理的建设,有利于麻醉科质控进入实时智能化时代。

总之,舒适化指数通过对医护人员、科室、医院的镇痛质量综合评比、考核及改进,可以不断提升医疗质量管理的科学化、精细化水平,提高不同地区、不同层级、不同类别医疗机构间医疗服务同质化程度,有利于促进整个麻醉学科的镇痛质量的均衡发展与持续改进,可更好地保障广大人民群众的身体健康和生命安全,更加有利于新时代智慧化镇痛系统的实现。

（王 迪 杨 远 曹汉忠）

参 考 文 献

[1] CHEMALI ME, ESLICK GD. Meta-Analysis: postoperative pain management in colorectal surgical patients and the effects on length of stay in an enhanced recovery after surgery(ERAS)setting[J]. Clin J Pain, 2017, 33(1): 87-92.

[2] AMERICAN SOCIETY OF ANESTHESIOLOGISTS Task Force on Acute Pain Management. Practice guidelines for acute pain management in the perioperative setting: an updated report by the American Society of Anesthesiologists Task Force on Acute Pain Management[J]. Anesthesiology, 2012, 116(2): 248-273.

[3] SMALL C, LAYCOCK H. Acute postoperative pain management[J]. British Journal of Surgery, 2020, 107(2): e70-e80.

[4] NATIONAL INSTITUTE OF ACADEMIC ANAESTHESIA(NIAA). Health Services Research Centre. Perioperative Quality Improvement Programme Annual Report 2017-18. NIAA: London, 2018.

[5] NATIONAL INSTITUTE OF ACADEMIC ANAESTHESIA(NIAA). Health Services Research Centre. Perioperative Quality Improvement Programme Annual Report 2018-19. NIAA: London, 2019.

[6] CORRELL DJ, VLASSAKOV KV, KISSIN I. No evidence of real progress in treatment of acute pain, 1993-2012: scientometric analysis[J]. J Pain Res, 2014, 7: 199-210.

[7] 张庆芬,张冉,何苗,等. 我国围手术期疼痛治疗及管理现状调查 [J]. 中华麻醉学杂志, 2017, 37(12): 1409-1413.

[8] 陈佳佳,童莺歌,柴玲. 我国术后疼痛管理影响因素的研究进展 [J]. 中国实用护理杂志, 2017, 33(19): 1514-1517.

[9] 中华医学会麻醉学分会"智能化病人自控镇痛管理专家共识"工作小组. 智能化病人自控镇痛管理专家共识 [J]. 中华麻醉学杂志, 2018, 38(10): 1161-1165.

[10] 曹汉忠,门艳华,屠伟峰. 智能化技术是提升镇痛安全和质控的高效手段 [J]. 麻醉安全与质控, 2017(3).

[11] 曹汉忠,黄文起,彭书峤,等. 智能化 PCA 管理对患者术后镇痛质量的影响 [J]. 中华麻醉学杂志, 2018, 38(9): 1077-1081.

[12] 陈斌,陈伟,胡北,等. 无线远程镇痛泵监控系统结合自控镇痛宣教在胸科手术后镇痛中的应用 [J]. 国际麻醉学与复苏杂志, 2017, 38(10): 907-909, 937.

[13] 何苗,冯艺,陈杰,等. 无线远程镇痛泵监控系统用于术后患者镇痛管理的可行性及有效性研究 [J]. 中国疼痛医学杂志, 2014, 20(5): 308-313.

[14] 段娜,王韶双,董麦娟,等. 智能化患者自控镇痛改善术后急性疼痛的临床效果观察 [J]. 中国医刊, 2019, 54(9): 1011-1014.

[15] 陆文敏,郭训,曾玉珍,等. 无线镇痛泵系统对剖宫产患者术后镇痛满意度的影响 [J]. 深圳中西医结合杂志, 2019, 29(10): 84-85.

[16] 赵秀蓓. 无线镇痛系统在剖宫产术后产妇镇痛护理中的应用 [J]. 中国民康医学, 2019, 31(12): 171-172.

[17] 冯鹏玖,赵志钢,梁艳华,等. 基于智能平台的舒适化指数监测用于剖宫产术后镇痛管理的研究 [J]. 临床医药文献电子杂志, 2019, 6(76): 17-19.

[18] 钟俏梅,苏银青,叶小琴. 无创镇痛分娩在产科临床应用中的护理干预 [J]. 中国当代医药, 2016, 23(34): 89-91.

[19] 朱小红. 产科分娩镇痛对产妇及新生儿的影响 [J]. 中外医学研究, 2019, 17(29): 169-171.

[20] SCARBOROUGH B M, SMITH C B. Optimal pain management for patients with cancer in the modern era: Pain Management for Patients With Cancer[J]. CA: A Cancer Journal for Clinicians, 2018, 68(3): 182-196.

[21] CHEN W, MD, ZHENG R, et al. Cancer statistics in China, 2015[J]. CA: A Cancer Journal for Clinicians, 2016, 66(2): 115-132.

[22] 刘畅,樊碧发,谢广伦. 自控镇痛技术在癌痛治疗中的应用 [J]. 中华医学杂志, 2020, 100(37): 2954-2957.

[23] 罗秀英,万丽. 治疗重度癌痛时使用无线智能化程控镇痛泵系统的临床观察 [J]. 实用疼痛学杂志, 2018, 14(3): 191.

第三十二章 术后智能化患者自控镇痛管理专家共识解读

目录

传统患者自控镇痛(patient controlled analgesia,PCA)目前广泛用于术后镇痛,虽然提高了个体化用药水平,但是临床上仍有相当比例的患者术后疼痛没有得到有效缓解,其主要原因是对术后镇痛过程的关键信息不能实时获取与反馈。将传统 PCA 与物联网和人工智能结合的新型镇痛系统,称为智能化患者自控镇痛(Ai-PCA)。该系统实现了术后镇痛过程的动态管理,提高了镇痛品质。为进一步推广 Ai-PCA,中华医学会麻醉学分会组织专家制订了首部《智能化病人自控镇痛管理专家共识》,该共识介绍了 Ai-PCA 技术参考标准,提出了临床实施细则和质量控制的规范要求《术后智能化患者自控镇痛管理专家共识》(简称《共识》)自 2018 年发表以来,在业内引起广泛的反响,受到高度关注。此《共识》由于布为、刘进、熊利泽等 27 位专家经过多轮讨论修改达成,是国际上第一个关于术后智能化患者自控镇痛(Ai-PCA)管理的专家共识。本文旨在对《共识》结合临床进行解读。共识解读阐述术后 Ai-PCA 的管理与实施方法。

第一节　智能化患者自控镇痛的时代背景

1986 年国际疼痛研究协会(International Association for the Study of Pain,IASP)对“疼痛”(pain)进行了定义。2020 IASP 对疼痛定义进行了修改,认为“疼痛是一种与实际或潜在的组织损伤相关的不愉快的感觉和情绪情感体验,或与此相似的经历”。此前的 2001 年 WHO 就将疼痛列为第五生命体征。急性疼痛不仅会影响呼吸、循环、免疫系统的功能,还是一种生理创伤,是一种重要的心理应激源,会引起精神状态改变。2017 年 8 月的“榆林产妇跳楼事件”就是惨痛的教训。因此,如何优化围手术期镇痛管理,是人们关注与研究的热点。2016 年中华医学会麻醉学分会明确提出“围手术期医学是麻醉学发展方向”,麻醉科医师也应该关注患者的术后恢复。实际临床工作中随着加速康复外科(enhanced recovery after surgery,ERAS)的不断推进,术后镇痛作为 ERAS 的关键步骤和核心要素也备受重视。

一、患者自控镇痛的优势

疼痛是人们关注的热点。疼痛是一种自我感觉和情感体验,疼痛最大特点就是个体差异大。患者自控镇痛是 20 世纪 70 年代初由 Sechzer 和 Scott 提出的一种镇痛技术。1976 年随着第一台 PCA(cardiff palliator)的问世,PCA 治疗才逐渐开展。随着计算机技术快速发展,并与医学的紧密结合,在 20 世纪 90 年代初出现电子 PCA 泵。1993 年中国引进了 PCA 理念,1994 年引进电子镇痛泵,电子镇痛泵中有医师预先设置的各项参数:负荷剂量、持续剂量、追加量(Bolus)、锁定时间、单位时间里的安全限定剂量,还有安全保险锁盖,防止误按。术后镇痛的好坏直接影响着患者术后舒适度与康复质量,PCA 比传统镇痛方式有所进步。PCA 是患者自身参与,患者可利用根据自身疼痛程度,自己按压 PCA 追加键给予医师预设剂量的镇痛药物,以达到个体化镇痛治疗的目的。PCA 技术可解决不同患者、不同时刻、不同疼痛强度下的镇痛要求,PCA 是目前解决疼痛个体化差异大的有效手段。PCA 遵循了疼痛治疗的最低有效浓度原则,满足了患者自我参与的心理需求,又是实现连续预防性镇痛的有效手段。与传统的肌内注射、口服给药等镇痛方法相比,PCA 具有用药量小、血药浓度恒定、与剂量相关的药物副作用少、使用方便、镇痛及时、患者镇痛自主性强等特点,可降低不良反应发生率、提高患者满意度、缩短住院时间,降低总体医疗费用。在 PCA 临床研究中证实:硬膜外 PCA 镇痛效应优于静脉 PCA、腰麻与硬膜外联合麻醉后硬膜外 PCA 安全有效、术后硬膜外持续输注低浓度局部麻醉药＋硬膜外小剂量阿片类药物 Bolus 联合药用,可提高镇痛疗效。

二、患者自控镇痛的不足

PCA 是 1998 年来临床应用最普遍、满足患者自我参与的心理需求，解决疼痛个体化差异的有效手段，也是术后多模式镇痛方法之一。尽管 PCA 技术在不断改进，理论上说术后 PCA 有其优点，对改善术后镇痛效应有所提升，但国内外临床研究显示仍有部分患者术后疼痛没有得到有效缓解，也存在一些不足之处。van Boekel 等发现术后有 50%～70% 的患者经历过中、重度疼痛。针对中国西南地区的多中心调查研究显示：术后中、重度疼痛发生率在静息时为 28.8%，运动时为 45.1%。Correll 等通过对 1993—2012 年的文献分析后认为术后镇痛质量不高的原因并不是新技术或新药发展不足，而主要是由于对传统的药物和方法不能正确地应用和（或）管理不当所致。其中管理因素突出表现为：患者分散于各个病区而麻醉科人员相对不足、术后随访间隔时间长、PCA 泵信息反馈不全、不能及时评估患者状态并调整 PCA 参数、镇痛不全发生率高，使镇痛质量大打折扣，麻醉科医师不能实时了解镇痛泵报警，从而难以保证镇痛效果和安全。由于 PCA 存在上述问题，迫使临床医师想办法进行医学创新与转化。为解决临床实际需求，借助人工智能和无线网络新技术，经过我国麻醉同仁的共同努力，在传统 PCA 基础上，促进 PCA 转化，创新设计了新型 Ai-PCA，即全球首创的无线镇痛管理系统（wireless analgesia management system，WAMS）。新型智能化镇痛系统能够解决理念策略、流程策略、制度策略、医疗技术策略、设备策略等问题，有利于术后 WAMS 智能化、信息化、联网远程控制及云数据处理分析、PCA 药物配比、参数设置等优化处理措施，可提高镇痛质量，实现患者安全、舒适、精准的镇痛治疗效果。Ai-PCA 在多家医院实践，能够显著降低中重度疼痛的发生率，减少不良反应发生、提高患者满意度、缩短住院时间等。因此，制定本《共识》旨在进一步推动智能化 PCA 建设，提升围手术期镇痛的管理效率，促进麻醉学向围手术期医学转化。

第二节　智能化患者自控镇痛体系

一、智能化患者自控镇痛系统标准

1. **Ai-PCA 组成**　系统组成由智能输注装置和一次性专用储液药盒、无线传输设备、移动查房系统、中央站及其信息管理系统组成。

2. **参考标准**　Ai-PCA 系统的标准化依据、硬件标准、软件标准与安全标准，具体可参阅《共识》。

3. **Ai-PCA 临床实施细则**　本《共识》的最大亮点为非常详尽地描述了临床实施细则，包括了具体的工作流程（术前宣教和知情同意、Ai-PCA 镇痛泵药物配置流程图、Ai-PCA 查房要求和流程、查房内容等）和管理制度。

4. **工作流程**　为了方便一线医师的应用，本《共识》写作组分别设计了 Ai-PCA 的简明管理工作流程图、Ai-PCA 镇痛泵药物配置流图、Ai-PCA 查房要求和流程图。本《共识》强调了 PCA 作为麻醉科医师医嘱，理应做好相应的查房，还明确了每天至少 1 次的查房要求和查房内容。将常见问题列为查房评价主要项目，制定评价标准。此外，当出现"镇痛不足""镇痛欠佳"和剧烈疼痛处理后 1h 内应再次进行评价，以评估调整后的效果。本《共识》附录部分还对疼痛、恶心呕吐及镇静等相关评分提供了统一的标准。

二、智能化患者自控镇痛的质量控制

1. Ai-PCA 管理制度　提高术后镇痛质量的关键是充分合理利用镇痛设备和规范化镇痛管理。因此建立健全的管理制度至关重要。本《共识》推荐 Ai-PCA 的管理制度应包括：①数据管理制度：对接医院信息系统（hospital information system，HIS）或手术麻醉系统，存储患者信息、镇痛泵运行及报警信息、评价信息等，自动完成患者信息导入及存取，实施镇痛时系统自动记录并保存相关数据；②核对制度：系统使用统一制式的镇痛治疗单，急性疼痛服务（acute pain service，APS）成员按照治疗清单核对交接，保证镇痛治疗的连续性，系统自动生成并打印镇痛治疗单，也便于各值班组之间交接核对；③智能化查房制度：系统自动提示查房周期，规范记录查房内容、评价信息、不良事件和处理措施；④智能质量控制制度：镇痛记录单应包含患者信息、药物配方、镇痛方式等基本信息并符合病历书写标准，以方便定期整理数据制定质量改进方案；⑤智能考核制度：分析镇痛质量指数（AQI）数据，制定高效的考核方案。

2. Ai-PCA 质量控制　良好的镇痛管理必须以信息化为基础，质量控制为核心。Ai-PCA 系统的质量控制原则为全员参与、全程控制、全面质控，并充分利用质量控制循环（PDCA），即计划（plan）、执行（do）、检查（check）、行动（action），不断更新技术和设备，优化工作流程。为此，Ai-PCA 系统引入了"AQI"这一概念，进行实时智能质控，综合量化了镇痛泵的运行状态、报警及处理、患者使用情况、查房及评价信息等镇痛管理中的各类参数，能够反映医护人员镇痛技术水平和管理的规范性等内容，有助于针对性地改进工作流程。此外，AQI 也方便在多个质控中心进行推广，提升质控效能，进而提升整体医疗水平。

术后镇痛效果欠佳的一个重要原因就是术后镇痛不良事件的发生，Ai-PCA 系统能够通过输注管路"堵塞"报警和异常的自控键按压频率等各类报警，分析并提示相关不良事件，便于 APS 人员早期发现。因此，本《共识》特别强调医务人员应能够了解系统警报的意义，早期发现可能出现的各种不良事件，分析原因并有效处理，具体可参阅《共识》。

三、智能化患者自控镇痛挑战与发展

1. Ai-PCA 挑战　近年来人工智能（AI）算法使机器能够以监督或无监督的方式推理和作出决策并改变了医疗实践。AI 在部分医学领域已经超越人类，如基于医学或病理图像的疾病诊断，心房颤动和癫痫复发的疾病活动监测。AI 在麻醉学中的应用开创性工作已在麻醉深度监测、麻醉控制、风险预测和物流管理等几个方面进行。对于疼痛管理，AI 已被用于选择可能受益于术前疼痛咨询服务的患者。

实际上目前的 PCA 设备仍然不够智能，这些系统没有配备可以独立思考和作出决策的"大脑"。这些设备仍未突破传统意义上的"预定或要求"镇痛，提供挽救性镇痛而不是预防性镇痛。而预防性镇痛是一种更广泛的围手术期疼痛管理策略，旨在阻止中枢致敏的诱导，从而降低疼痛强度和减少镇痛药消耗。此外，临床上也缺乏可靠的参数来确定在疼痛发生之前触发小剂量镇痛药的最佳时间。

2. Ai-PCA 发展　AI 在疼痛管理中应用需要关注的还有伦理和安全问题，尽管 AI 在术后疼痛管理中的应用是一种不可逆转的趋势。伦理的争议可能集中在它是 Ai-PCA 还是 AI 控制镇痛。如何保护数据传输安全，最大限度地减少或避免因信息泄密、篡改等安全问题也是目前亟需妥善解决的重大课题。完整性 AI 应用程序需要输入和输出终端，而不仅仅是使用特定 AI 算法构建中心模型。实际上，Ai-PCA 系统不仅需要 AI 辅助 PCA 的终端来发送和接收信号，还需要能够提供更多先进的仪器来收集患者体征等更具体的参数并在服务器适配合适的 AI 模型。中国率先研发出无线智能化镇痛泵，为临床实现规范化、信息化、智能化镇痛打下了坚实基础，并在全球术后镇痛领域首先使用 Ai-PCA，具有里程碑意义。为了使 Ai-PCA 的人工智能工作进一步提升，由中国走向世界，选择或开发合适的智能化参数作为输入信号和植入性管理芯片是 Ai-PCA 未来创新的关键。所以，基础研究和应用研究科学家之间的合作对于成功的 Ai-PCA 开发是必要的。

将 AI 引入镇痛领域可能有望开创预防性镇痛新的时代，Ai-PCA 是创新镇痛策略的有意义的尝试和起步。麻醉学科是体现医疗机构综合能力的重要临床专科。麻醉学科日新月异的发展，有利于新的临床研究成果不断涌现，有利于促进麻醉学向围手术期医学转化，有利于提高患者舒适度与满意度，有利于麻醉学科为满足人民美好生活的需求作出更大的贡献。

（王 强 佘守章）

参 考 文 献

[1] 中华医学会麻醉学分会"智能化病人自控镇痛管理专家共识"工作小组. 术后智能化病人自控镇痛管理专家共识 [J]. 中华麻醉学杂志，2018，38（10）：1161-1165.

[2] 佘守章，刘继云，许立新，等. 硬膜外患者自控镇痛临床应用研究 [J]. 中华麻醉学杂志，1997，17（3）：308-311.

[3] 佘守章，许立新，刘继云，等. 不同配伍芬太尼术后硬膜外病人自控镇痛效应的比较 [J]. 中华麻醉学杂志，1997，17（4）：245-247.

[4] 佘守章，刘继云，刘睿，等. 蛛网膜下腔 - 硬膜外联合麻醉后 PCEA 的临床研究 [J]. 中华麻醉学杂志，1998，18（6）：378-379.

[5] 佘守章，刘继云，胡善监，等. 硬膜外吗啡不同 PCA 剂量临床效应及血药浓度的研究 [J]. 中华麻醉学杂志，1999，19（6）：708-711.

[6] 黄文起，佘守章. 让疼痛治疗朝着精准医疗的方向发展 [J]. 广东医学，2018，38（1）：1-5.

[7] 黄文起，黄宇光. 加速智能化术后病人自控镇痛和分娩镇痛的临床研究 [J]. 广东医学，2020，41（11）：1081-1084.

[8] 王强，曹汉忠，熊利泽. PCA 智能化与提升术后镇痛质量 [J]. 中华麻醉学杂志，2018，38（3）：257-258.

[9] SHE S，HUANG Y. Retrospectionofdevelopmentand and prospective clinical strategy of patient-controlled analgesia in China[J]. Transl Perioper Pain Med，2018，5（4）92-97.

[10] RAJA S N，CARR D B，COHEN M，et al. The revised International Association for the Study of Pain definition of pain：concepts，challenges，and compromises. Pain. 2020；161（9）：1976-1982.

[11] SCHUG S A，PALMER G M，SCOTT D A，et al. Acute pain management：scientific evidence，fourth edition[J]. Med J Aust，2016，204（8）：315-317.

[12] 刘杨，熊利泽. 围手术期医学是麻醉学的发展方向 [J]. 中华麻醉学杂志，2016，36（1）：3-4.

[13] CHEMALI M E，ESLICK G D. Meta-analysis：postoperative painmanagement in colorectal surgical patients and the effects onlength of stay in an ERAS setting[J]. Clin J Pain，2017，33（1）：87-92.

[14] VAN BOEKELR L，STEEGERS M A，VERBEEKVAN N I，et al. Acute painservices and postsurgical pain management in the netherlands：asurvey[J]. Pain Practice，2015，15（5）：447-454.

[15] WANG R，WANG S，DIAN N，et al. From patient - controlled analgesia to artificial intelligence - assisted patient - controlled analgesia：Practices and perspectives[J]. Fron Med，2020，7（4）：145-149.

[16] 王强，曹汉忠，熊利泽. PCA 智能化与提升术后镇痛质量 [J]. 中华麻醉学杂志，2018，38（3）：257-258.

[17] NIAZI MKK，PARWANI AV，GURCAN MN. Digital pathology and artificial intelligence[J]. Lancet Oncol，2019，20（5）：e253-e261.

[18] HOSNY A，PARMAR C，QUACKENBUSH J，et al. Artificial intelligencein radiology[J]. Nat Rev Cancer，

2018，18（8）：500-510.

[19] ATTIA Z I, NOSEWORTHY P A, LOPEZ - JIMENEZ F, et al. An artificialintelligence - enabled ECG algorithm for the identification of patients with atrial fibrillation during sinus rhythm：a retrospectiveanalysis of outcome prediction[J]. Lancet, 2019, 394（10201）：861-867.

[20] KEARNEY H, BYRNE S, CAVALLERI G L. Tackling epilepsy with high-definition precision medicine：a review[J]. JAMA Neurol, 2019, 76（9）：1109-1116.

[21] BRIGANTI G. Artificial intelligence in medicine：today and tomorrow[J]. Front Med（Lausanne）, 2020, 7（1）：27.

[22] HASHIMOTO DA, WITKOWSKI E, GAO L, et al. Artificial intelligencein anesthesiology：current techniques, clinical applications, and limitations[J]. Anesthesiology, 2020, 132（2）：379-394.

[23] TIGHE PJ, LUCAS SD, EDWARDS DA, et al. Use of machine-learning classifiers to predict requests for preoperative acute pain serviceconsultation[J]. Pain Med, 2012, 13（10）：1347-1357.

[24] KISSIN I. A call to reassess the clinical value of preventive（pre-emptive）analgesia[J]. AnesthAnalg, 2011, 113（5）：977-978.

[25] 佘守章, 黄文起, 王强, 等. 加速病人自控镇痛智能化临床应用研究的进程[J]. 中华麻醉学杂志, 2022, 42（4）：385-3389.

第三十三章　中山大学附属第一医院智能化患者自控镇痛的经验

目录

中山大学附属第一医院自 2017 年 4 月开始启用智能化患者自控镇痛（Ai-PCA）系统，截止到 2021 年 12 月，我院使用 Ai-PCA 智能镇痛系统的患者达 5.4 万例，其中包括了术后镇痛模块、无痛分娩模块，晚期癌痛模块等。在下文中，通过数据分析我院 2017 年 4 月至 2021 年 12 月术后智能镇痛系统的 Ai-PCA 运行状况。随着人们生活水平的提升，患者对疼痛管理的需求更大，要求更高，为患者谋得更舒适无痛的诊疗环境成为我们共同追寻目标。

第一节　智能化患者自控镇痛大数据

一、历年智能化患者自控镇痛大数据分析

2017 年 4 月至 2021 年 12 月，共计 55 个月期间共有 54 244 例患者使用了镇痛泵，其中，静脉镇痛 45 248 例，占比 83.42%，硬膜外镇痛 7 080 例，占比 13.05%，神经阻滞镇痛 1 916 例，占比 3.53%（图 33-1）。

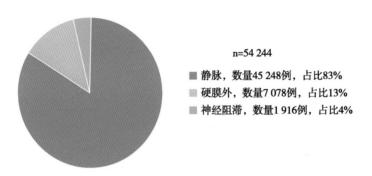

图 33-1　2017 年 4 月至 2021 年 12 月镇痛方式分析

依据患者基本信息数据分析，镇痛患者中，女性患者占比较多，达到 58.66%（图 33-2）。镇痛患者中，男性占比 39.27%。

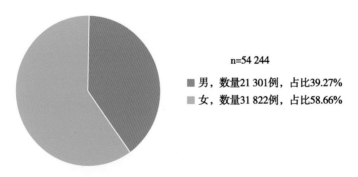

图 33-2　2017 年 4 月至 2021 年 12 月镇痛患者性别分析

二、智能化患者自控镇痛报警情况

依据镇痛报警分析图显示（图 33-3）镇痛过程中报警发生占比最高的是镇痛欠佳（定义：60min 自控有效≥4 次）16 179 例，占比 29.83%，其次镇痛不足（定义：锁定时间内 PCA 按压≥3 次）为 6 751

例,占比 12.45%。需要注意的是,有关镇痛不足与镇痛欠佳的报警,不排除有部分患者未能掌握清楚 PCA 的使用下误操作引起系统生成报警。

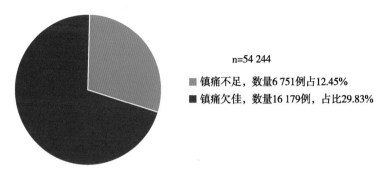

n=54 244

■ 镇痛不足,数量6 751例占12.45%
■ 镇痛欠佳,数量16 179例,占比29.83%

图 33-3　2017 年 4 月至 2021 年 12 月镇痛报警分析

第二节　科室年报智能化患者自控镇痛运行状况分析

一、患者基本情况分析

1. 性别分布情况　2021 年度总共 15 221 例,约占总手术量的 31.9%,其中女性患者有 9 363 例,占比 61.51%,男性患者有 5 792 例,占比 38.05%(图 33-4)。

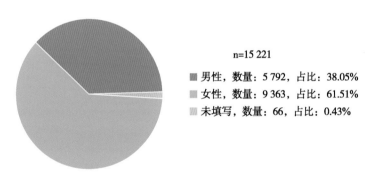

n=15 221

■ 男性,数量: 5 792,占比: 38.05%
■ 女性,数量: 9 363,占比: 61.51%
▨ 未填写,数量: 66,占比: 0.43%

图 33-4　2021 年镇痛患者性别比例分析

2. 年龄分布情况　依据患者年龄分布表(表 33-1)显示,14 岁以下儿童占比较少,青年、中年以及年轻的老人占比较大。

表 33-1　患者年龄分布表

年龄段 / 岁	数量	占比
≤3	182	1.20%
4～18	673	4.42%
19～60	10 230	67.21%
61～80	3 797	24.95%
81～100	252	1.66%
未填写	87	0.57%

二、智能化患者自控镇痛相关参数

1. Ai-PCA 输入量情况　根据患者总体输液水平，可看出患者最大已输入量为845ml，平均已输入量约88.82ml，最大输入量与平均输入量相差较大，建议麻醉科医师根据患者病情的调整合理的镇痛配方（图33-5）。

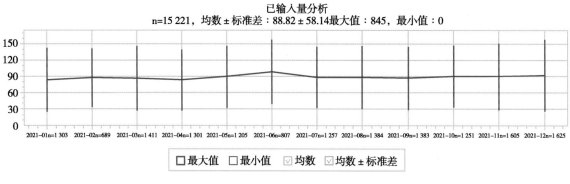

图 33-5　2021 年度 Ai-PCA 输入量分析

2. Ai-PCA 持续量情况　PCA 持续量均数1.54ml/h，最大值9.9ml/h，就目前持续量给药参数（图33-6）。

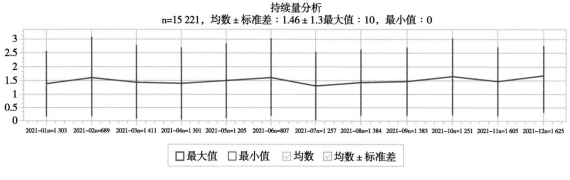

图 33-6　2021 年度 Ai-PCA 持续量分析

3. Ai-PCA 单次量情况　从13 114例患者中使用PCA镇痛，平均单次量（Bolus）2.69ml，单次量最大值9.9ml。可根据均数和标准差进一步合理规范单次量的输液参数，使患者自控镇痛按压有效，提高镇痛满意度（图33-7）。

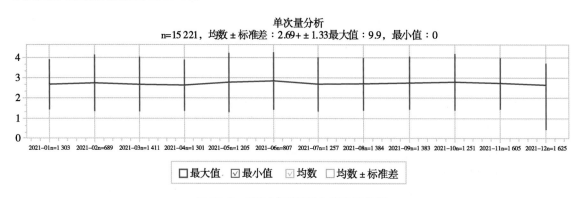

图 33-7　2021 年度 PCA 单次量分析

三、智能化患者自控镇痛方式分析

1. Ai-PCA 镇痛方式情况　通过镇痛方式分析图（图 33-8）可见，静脉镇痛占 81.38%，占比最多，硬膜外镇痛占 14.25%，其他（神经阻滞）占比 3.36%（备注：图中"未填写"即是数据缺失部分共计 154 例占比 1.01%，数据的完善度达 98.99%）。

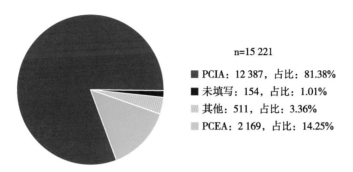

n=15 221

■ PCIA：12 387，占比：81.38%
■ 未填写：154，占比：1.01%
■ 其他：511，占比：3.36%
■ PCEA：2 169，占比：14.25%

图 33-8　2021 年度 PCA 镇痛方式分析

2. Ai-PCA 患者 ASA 等级情况　根据患者的 ASA 等级划分，不同 ASA 分级患者的比例和数量分析（表 33-2），ASA Ⅱ、Ⅲ 患者占比较多，约 77.79%，（注：其中未填写部分多数是产科患者）。

表 33-2　2021 年度 PCA 患者 ASA 分析

ASA 类别	数量	占比
Ⅰ	1 046	6.87%
Ⅱ	8 335	54.76%
Ⅲ	3 504	23.02%
Ⅳ	118	0.78%
Ⅴ	1	0.01%
未填写	2 214	14.55%

四、智能化患者自控镇痛相关分布

根据患者的科室划分，不同科室患者的比例和数量不同。我院 Ai-PCA 镇痛泵配置占比前五名分别为妇科、骨科、胃肠外科、产科、胸外科，共占 71.91%（表 33-3）。

表 33-3　2021 年度各科室 Ai-PCA 患者科室分析

科室	数量	占比
ICU	20	0.13%
神经外科	43	0.28%
甲状腺乳腺外科	48	0.31%
肿瘤介入科	49	0.32%

科室	数量	占比
整形外科	52	0.34%
烧伤外科	87	0.56%
血管外科	104	0.67%
口腔颌面外科	124	0.80%
耳鼻咽喉	125	0.81%
心脏外科	172	1.11%
器官移植科	282	1.82%
小儿外科	282	1.82%
特需医疗	323	2.08%
胆胰外科	490	3.16%
肝外科	696	4.48%
泌尿外科	1 382	8.90%
胸外科	1 455	9.37%
产科	1 860	11.98%
胃肠外科	1 933	12.45%
骨科	2 521	16.24%
妇科	3 188	20.54%

1. Ai-PCA 镇痛不良反应情况　如表 33-4 所示，n = 15 221，术后镇痛不足，恶心呕吐，头晕等不良反应是给患者带来不良镇痛体验的主要因素，当评估到患者有相关发生因素时，麻醉科医师需要更密切注意 PCA 参数设置的合理性，要实时监测患者疼痛变化，及时调整参数，以减少不良反应的发生。

表 33-4　镇痛不足数据分析表（n = 15 221）

疼痛情况	数量	占比
4≤静息疼痛≤10	1 014	5.12%
4≤活动疼痛≤10	2 718	13.73%
1≤恶心呕吐≤4	2 227	11.25%
1≤瘙痒≤3	43	0.22%
眩晕	1 216	6.14%

2. Ai-PCA 镇痛泵锁定时间以及自控情况　通过后台导出的数据得出：①自控总数为：175 234次，平均按压次数：（11.51±19.35）次，最大值 618 次；平均有效按压次数：（9.12±14.11）次，最大值516 次。②从平均按压次数来看，患者通过 PCA 自控键积极自我镇痛管理的意愿较为强烈，在病床可以在翻身、咳嗽及移动时提前主动按压，减轻术后镇痛的同时，有利于术后康复，同时也有利于减轻外科及麻醉科医师的工作量。

五、智能化患者自控镇痛泵报警原因分析

全年总报警次数为 64 067 次,堵塞、离开服务区、镇痛不足这几项是主要报警原因。堵塞报警分析结果:未填写有 21 265 次,占比约 59.45%,数据缺失率极高,其中管路打折共造成 13 811 次堵塞,占比 38.61%,需加强患者教育,叮嘱其在静卧或翻身活动时避免压到输液管路;少数是因为不良反应、不疼痛等原因进行医护夹管、撤泵等;离开服务区发生警报的原因很多,但仍有 99.7% 的数据未填写,是否信号覆盖不好等等原因都未写明清楚。其中有 3 次是通信基站有问题,需要定期查看,维护监测基站设备信号,维护病房基站信号覆盖,防止患者看电视或者其他原因拔掉。

六、智能化患者自控镇痛舒适化指数分析

舒适化指数综合了 PCA 使用中自控键按压频次、评价率、各类报警发生率、重要报警的处理时间、药液利用率、患者基本信息的完整性等客观数据,综合反映了医护人员的质量意识、镇痛知识技术水平、评估患者的细致度、下达医嘱的精准性、管理的规范性等,我院 2021 年平均舒适化指数为 73.4 分,分数并不高,提示麻醉医护人员仍然需要在镇痛泵评价率等方面继续加强,提高镇痛舒适度。

第三节　智能化患者自控镇痛管理经验分享

一、智能化患者自控镇痛管理经验

1. **查房工作流程**　①我院麻醉科成立了急性镇痛服务小组(acute pain services,APS),在镇痛泵的使用过程中,每日安排一名 APS 小组成员与麻醉科医师进行镇痛查房,将患者情况及时反馈到主麻医师并对镇痛泵做出相应的调整,麻醉科医师也可通过手机 APP 了解主管患者的相关使用情况;②针对查房问题,制定术后镇痛不足及不良反应处理流程,且每月查房医师总结并在科会进行汇报与反馈;同时配置专门的镇痛值班电话以方便院内科室针对性地处理患者镇痛相关问题,并建立了全院镇痛交流群,方便查房人员与病房进行快速的信息交互,提高查房效率。

2. **术后镇痛宣教问题**　我科联合工程人员制作双语(粤语及普通话版)动画宣教视频,详细讲解 Ai-PCA 智能镇痛系统使用方法,适应证,副作用,费用等相关问题,并在全院病房展开全面的全围手术期宣教,确保患者全面掌握 PCA 的使用,目前已经取得显著成效。

二、智能化患者自控镇痛管理合理性建议

1. **信息系统管理**　目前 Ai-PCA 镇痛泵系统与科室麻醉系统信息对接不完善,部分患者的基本信息无法自动连接,需要人工修改录入,造成人力浪费,其次,系统的数据导出功能不完善,无法一次导多年数据,数据利用度较低。最后,建议将患者的查房反馈内容能够实时推送到主麻医师的手机,方便主麻医师及时掌握术后镇痛的情况。

2. **优化患者使用体验**　依据镇痛泵患者年龄数据分析图显示,当下,我院多数患者为中老年

患者,通过查房医护人员反馈,有部分患者对于 PCA 具体的使用方法存在疑虑,例如夜间寻找按键不便,PCA 按键不够灵敏,按压后患者不知是否有效按压到位,造成患者反复按压引起镇痛不足报警,镇痛泵按压 PCA 后界面不够清晰,按压间隔时间显示不清楚等。

3. 镇痛泵使用培训管理 在镇痛泵的使用过程中,镇痛泵的运行维护问题工作需要病房医护人员共同参与,尤其要注意病房护理人员的培训,对于穿刺口的观察,管路的维护,常见并发症的观察预防,常见报警的处理,机器的回收消毒等方面都离不开护理人员的参与和配合,因此,安排有经验的麻醉科医护人员对其培训管理,既方便镇痛工作的开展,又能满足临床镇痛安全的管理需求。

4. 科室间协调合作问题 由于镇痛泵是在病房使用,当患者出现轻微的恶心时,外科医护人员对镇痛药物不了解,恶心呕吐发生的原因辨析不足,导致过早地夹闭镇痛泵,且对镇痛泵的相关使用方法不熟悉,导致镇痛泵未得到合理的利用,所以需要加强麻醉科与各个外科病房的沟通,采用授课,培训,交接班等多种形式加大镇痛泵使用的宣传,同时,也需要麻醉科医师及时关注患者病情变化,及时调整镇痛泵参数以适应患者当下情况。

5. 有关镇痛泵参数调节的问题 在镇痛泵的使用过程中,参数的调整会直接影响患者的安全,严禁非麻醉科人员调整镇痛泵相关参数,以免发生药物安全事件。

（杨 波 黄文起）

参 考 文 献

[1] 邓小明,姚尚龙,于布为,等. 主编. 现代麻醉学 [M]. 5 版. 北京:人民卫生出版社,2020.

[2] 黄文起,佘守章. 让疼痛治疗朝着精准医疗的方向发展 [J]. 广东医学,2018,38(1): 1-5.

[3] 曹汉忠,黄文起,彭书峻,等. 智能化 PCA 管理对患者术后镇痛质量的影响 [J]. 中华麻醉学杂志,2018,38(9): 1077-1081.

[4] 王强,张加强,熊利泽. 智能化病人自控镇痛管理专家共识 [J]. 中华麻醉学杂志,2018,38(10): 1161-1165.

[5] 沈月坤,陈晓翔,熊玮,等. 肾移植术前两种神经阻滞对术中及术后智能化病人自控镇痛药物用量的影响 [J]. 广东医学,2020,41(11): 1101-1105.

[6] SHE S, HUANG Y. Retrospectionofdevelopmentand and prospective clinical strategy of patient-controlled analgesia in China[J]. Transl Perioper Pain Med, 2018, 5(4)92-97.

[7] 黄文起,黄宇光. 加速智能化术后病人自控镇痛和分娩镇痛的临床研究 [J]. 广东医学,2020,41(11): 1081-1084.

[8] 曹汉忠,佘守章. 智能化镇痛泵的创新设计与标准化管理 [J]. 广东医学,2020,41(11): 1088-1091.

[9] 王天龙,黄宇光,熊利泽. 推动我国加速康复外科临床实践的创新与发展 [J]. 中华麻醉学杂志,2021,41(9): 1025-1029.

[10] 佘守章,黄文起,王强,等. 加速病人自控镇痛智能化临床应用研究的进程 [J]. 中华麻醉学杂志,2022,42(4): 385-3389.

第三十四章 中山大学孙逸仙纪念医院智能化患者自控镇痛的经验

目录

疾病本身带来的疼痛及手术治疗产生的疼痛都是一种主观的不良体验,对疼痛的评估及治疗贯穿了患者治疗的整个过程。麻醉科医师除了术中对疼痛的管理,术后续贯的疼痛治疗也是麻醉工作的重要组成部分。中山大学孙逸仙纪念医院麻醉科自 2019 年引入智能化患者自控镇痛(Ai-PCA)系统,步入智能化镇痛管理的时代,通过临床工作中不断总结分析患者术后镇痛情况并持续改进术后镇痛管理及不断深入了解及应用智能化镇痛体系。因中山大学孙逸仙纪念医院分为南北两个院区,病种及科室的分布有所不同,主要的外科系统及精准肿瘤治疗中心位于南院区,所以本章将介绍中山大学孙逸仙纪念医院南院区麻醉二科的智能化患者自控镇痛运行状况和 Ai-PCA 年报数据进行分析。

第一节　智能化患者自控镇痛大数据

一、智能化患者自控镇痛的走势及患者情况

中山大学孙逸仙纪念医院 2019 年引入智能化患者自控镇痛系统,2019—2021 年 Ai-PCA 的使用总量逐年提升,并逐渐替代传统术后镇痛(图 34-1)。

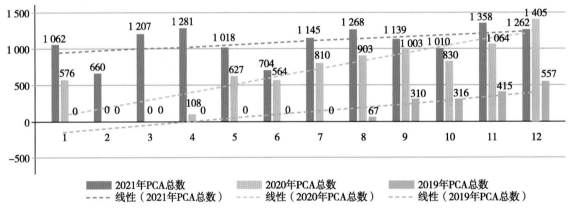

图 34-1　2019—2021 年 Ai-PCA 数据情况

2021 年度总共 13 114 例,静脉镇痛占 98.89% 左右,硬膜外镇痛方式占 0.23% 左右;未填写即是数据缺失部分共计 116 例,占比 0.88%,数据完善度较高。

分析 2021 年每月智能 PCA 用量走势(表 34-1),显示 PCA 每月用量较为平稳,其中 2 月份和 6 月份用量较少,2 月为中国农历新年,手术量下降,而 2021 年 6 月广州荔湾区新冠疫情影响导致手术量减少,其余月份用量相当。折线部分代表未填写数据的比例,表中显示未填写的数据每月较为平均,而数据缺失情况 4 月份发生率最高,因为 2021 年医院电子信息系统更新,麻醉系统与智能化患者自控镇痛系统对接,麻醉系统与 HIS 对接,过程中造成智能化患者自控镇痛系统数据缺失。

表 34-1　2021 年度 Ai-PCA 走势

月份	PCIA/ 例	PCEA/ 例	未填写 / 例
2021 年 1 月	1 054	2	6
2021 年 2 月	654	0	6

续表

月份	PCIA/例	PCEA/例	未填写/例
2021 年 3 月	1 204	1	0
2021 年 4 月	1 251	2	37
2021 年 5 月	1 001	2	15
2021 年 6 月	699	1	4
2021 年 7 月	1 132	7	6
2021 年 8 月	1 261	0	7
2021 年 9 月	1 126	5	8
2021 年 10 月	1 002	3	5
2021 年 11 月	1 344	3	11
2021 年 12 月	1 249	4	9

二、镇痛泵异常报警情况

2021 年度共发生 92 833 次报警,离开服务区和堵塞报警为主要报警原因,分别发生了 27 111 次和 60 684 次,分别占比约 29.2% 和 65.37%。其他的包括镇痛不足、气泡等原因;镇痛不足占比 2.31%,镇痛欠佳占比 0.42%。镇痛不足所占比例较高,医护人员应及时关注手机移动查房系统,如出现镇痛不足,主麻医师或者镇痛查房医师需要及时处理。气泡引起报警占 0.59%,无液约占 0.44%,气泡发生原因需要关注输液情况,医护人员应及时拔泵,检查排气通畅等原因。提示医师需要更加积极回复及响应患者的镇痛报警,及时处理以达到患者镇痛满意度(图 34-2)。

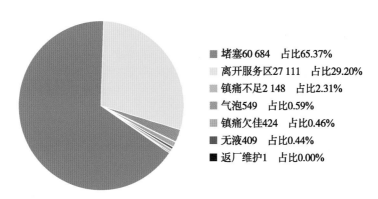

图 34-2　2021 年度 PCA 异常情况

堵塞报警和离开服务区为主要报警原因。报警因素缺失率较高,建议镇痛查房人员对报警原因及时填写上传。其中管路打折共造成 33 442 次堵塞,占比 55.11%,需加强患者宣教,叮嘱其在静卧或翻身活动时避免压到输液管路;少数是因为不良反应、不痛等原因进行医护夹管、撤泵等。需要与术科做好沟通,分析恶心呕吐副作用原因,打消患者及临床医师疑虑,提升术后镇痛质量。

三、智能化患者自控镇痛效果以及不良反应

Ai-PCI 系统会根据患者按压镇痛泵次数反馈报警提示麻醉镇痛查房医师。锁定时间内出现第 3 次无效按压时系统报"镇痛不足"，1h 内第 4 次触发有效单次剂量，系统报"镇痛欠佳"。2021 年度共计发生 2 146 次镇痛不足报警，其中 19.83% 的镇痛不足通过麻醉镇痛医师查看镇痛泵参数或调整参数消除了报警，78.35% 的镇痛不足报警未得到麻醉镇痛医师的响应处理。2021 年度共计发生 424 次镇痛欠佳报警，其中 10.61% 的镇痛欠佳得到了麻醉镇痛医师的处置，89.39% 的镇痛欠佳报警未得到响应。科室人力不足，镇痛查房人员紧缺，对实时镇痛报警的响应欠佳，需要统筹安排科内人力分配以更好地响应实时报警的镇痛问题。

PCA 患者自控数及锁定时间：自控总数为 66 435 次，人均按压次数为约为 5 次，其中自控有效率高达 72.77%。但是自控无效率为 27.23%。预示着患者自控镇痛效果良好。优化锁定时间和单次量给药浓度，麻醉科医师能够积极解决患者的一些不良反应问题。PCA 锁定时间均数值在 16.49 分钟，最大值是 121 分钟，最小值是 0 分钟，根据患者自控分析报告，无效按压率 27.23%，可适当调整锁定时间提高自控有效率。具体锁定时间参数，应根据患者疼痛情况适当调整，优化锁定时间，个性化制定，减少患者无效按压率。

总体上看，医护人员的术后镇痛管理评价信息较为完善，每月评价率分别为 99.25%、99.09%、99.67%、95.24%、98.43%、88.07%、98.86%、98.82%、70.42%、97.62%、98.60%。2021 年度术后镇痛评价率接近 100%，9 月中山大学孙逸仙纪念医院南院区麻醉科开始使用麻醉文书电子签名并与 HIS、病案系统对接进行无纸化管理，信息系统对接过程中造成 Ai-PCA 系统数据录入缺失。总体 2021 年镇痛评价信息反映对患者的术后评价工作到位，鼓励患者放松对活动痛的惧怕，促进下床活动和早日康复。

统计总体的 PCA 主要的不良反应有活动疼痛、眩晕、恶心呕吐等。3≤活动疼痛≤10 患者发生率是 27.74%；1≤眩晕≤3 患者发生率是 13.59%；1≤恶心呕吐≤4 患者发生率是 11.73%；提示患者需要镇痛程度进一步加强，有利于提高术后装镇痛泵患者的镇痛满意度及更早期的下床活动和快速康复；患者术后发生恶心呕吐原因较为复杂，有镇痛药、麻醉后反应或患者自身原因等，麻醉科医师需要更多关注降低泵速或调整麻醉配方是否有助于减少患者不良反应发生，在泵速、镇痛满意和不良反应中如何平衡是麻醉科医师参与术后镇痛管理工作的重要工作内容；其他的不良反应发生率较低，但仍需注意。其他的不良反应发生率低：3≤静息疼痛≤10 患者发生率是 2.64%；1≤镇静≤3 患者发生率是 0.38%；1≤瘙痒≤3 患者发生率是 0.02%；3≤咽喉痛≤10 患者发生率是 0.39%。

四、智能化患者自控镇痛相关参数

统计患者总体输液水平（表 34-2），患者最大已输入量为 250ml，平均已输入量约 71.46ml，整体每月已输入量比较平稳，说明麻醉科医师根据患者病情的开镇痛配方较合理。

PCA 持续量均数 1.93ml/h，最大值 4ml/h，就目前持续量给药参数，应考虑 39.45% 活动疼痛患者是否和持续量给药参数有关，如果持续量参数设置不合理，并且主要依赖单次量给药浓度，进而导致疼痛发生，不能给予患者全程无痛化、舒适化医疗服务。麻醉科医师应特别注意镇痛配方以及镇痛泵参数的设置。

从 13 114 例患者使用 PCA 镇痛泵的数据分析，平均单次量 1.71ml，单次量最大值 5ml。根据均数和标准差进一步合理规范单次量的输液参数，使患者自控镇痛按压有效，提高镇痛满意度。

表 34-2　2021 年度 Ai-PCA 输入量、持续量、单次量

月份	输入量 /ml	持续量 /ml/h	单次量 /ml
2021 年 1 月	68.69±57.73	1.88±0.32	1.68±0.46
2021 年 2 月	67.71±63.15	1.94±0.27	1.68±0.46
2021 年 3 月	70.31±61.70	1.94±0.27	1.71±0.45
2021 年 4 月	66.47±59.60	1.95±0.22	1.74±0.44
2021 年 5 月	70.16±62.59	1.94±0.22	1.71±0.42
2021 年 6 月	88.94±67.03	1.94±0.27	1.72±0.42
2021 年 7 月	76.60±62.25	1.96±0.20	1.73±0.40
2021 年 8 月	71.31±59.42	1.91±0.22	1.70±0.41
2021 年 9 月	76.30±66.14	1.94±0.25	1.73±0.39
2021 年 10 月	71.97±63.32	1.92±0.25	1.70±0.41
2021 年 11 月	79.50±62.90	1.94±0.23	1.72±0.46
2021 年 12 月	76.82±67.20	1.91±0.32	1.68±0.45

第二节　智能化患者自控镇痛大数据年报的分析

一、科室智能化患者自控镇痛走势及 ASA 分级分析

镇痛患者中，女性患者占比较多，达到 62.12%。镇痛患者中，各年龄层患者都有，但是数据缺失率很高，占比 55.75%，大量数据缺失影响数据分析的准确性，主要是 Ai-PCA 系统与医院 HIS 对接中数据提取不稳定，需要协调医院信息科与智能化患者自控镇痛系统对接工作，减少对接中产生的各种 BUG。

镇痛患者 ASA 麻醉评级当中，Ⅰ级 4.51%，Ⅱ级 68.30%，Ⅲ级 24.27%，Ⅳ级 1.47%，Ⅴ级 0.05%。ASA 评级信息基本完整，信息完善度较高。术前评估和 ASA 分级信息，有利于医护人员对患者的管控。

二、舒适化指数总体分析

Ai-PCA 对信息在某区域(如某医院、某地区)任意时间段(如 24h)的数据，通过前期 WAMS 大数据分析，各项目按一定范围某一权重智能打分生成的数值(百分制)，较客观反映镇痛管理能力与水平，即为镇痛质量指数(analgesia quality index, AQI)；Ai-PCA 中自控键按压频次、评价率、各类报警发生率、重要报警的处理时间、药液利用率、患者基本信息的完整性等客观数据综合反映了医护人员的质量意识、镇痛知识技术水平、评估患者的细致度、下达医嘱的精准性、管理的规范性等质控关键要素，这些质控要素又同时积极影响着 Ai-PCA 反馈的各项数据。

我院每月的平均舒适化指数为 66 分(表 34-3)，每月的舒适化指数分别为：1 月为 67.6 分；2 月为 67.4 分；3 月为 67.2 分；4 月为 63.9 分；5 月为 68.0 分；6 月为 65.1 分；7 月为 64.1 分；8 月为 63.6

分；9月为63.3分；10月为64.8分；11月为64.5分；12月为71.0分。总体的舒适化指数较低，提示麻醉科医师和护士更及时完善数据、完善评价率、加强镇痛不足处理时间等可提高患者舒适化指数。

表34-3　2021年度PCA患者舒适化评分

得分：66.0分		
平均按压次数	1.3	4.9/5.0
评价率	38.2%	5.7/15.0
镇痛欠佳率	0.2%	10.0/10.0
镇痛不足率	1.6%	9.9/10.0
镇痛不足处理时间/min	61 834.1	1.6/10.0
基本信息数量	8.5	9.3/10.0
撤泵后不关概率	0.0%	5.0/5.0
离开服务器率	20.4%	3.7/5.0
气泡率	0.9%	10.0/10.0
堵塞率	39.7%	2.7/10.0
药液利用率	54.2%	3.2/10.0

中山大学孙逸仙纪念医院南院区术后Ai-PCA镇痛系统使用量前十的科室主要有：妇科肿瘤专科17%；肝胆外科14%；乳腺肿瘤医学部9%；骨外科9%；泌尿外科9%；甲状腺外科8%；胸外科7%；胃肠外科6%；胆胰外科5%；耳鼻喉科3%。现将前二用量科室进行数据分析并总结经验。

三、妇科肿瘤科智能化患者自控镇痛运行分析

2021年该科室共有2 165例患者使用镇痛泵，月均用量为180例，其中用量最高在11月份，为233例，用量最低在6月份，为89例（图34-3）。

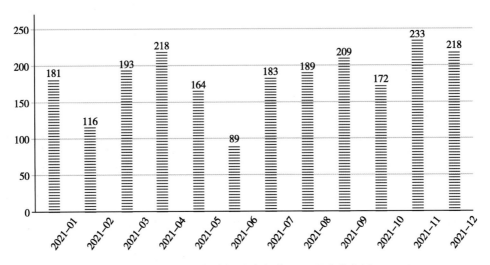

图34-3　2021年度妇科肿瘤科PCA月走势分析

妇科肿瘤科自控总数为 7 272 次，自控有效率为 69.54%，结合锁定时间分析来看，平均锁定时间是 16.6 分钟，超过了建议锁定时间的范围，一般建议锁定时间为 10～15 分钟，考虑女性恶心呕吐发生率高而主动延长了锁定时间避免频繁给药引起副作用。

该科室报警次数共 19 005 次，排名前三的报警原因分别是：堵塞、离开服务区、镇痛不足（表 34-4）。

表 34-4　妇科肿瘤科 PCA 报警分析

报警类型	全院报警率	报警率
堵塞率	65.36%	69.83%
离开服务区率	29.20%	27.16%
镇痛不足率	2.31%	1.62%
镇痛欠佳率	0.46%	0.15%
气泡率	0.59%	0.57%
无液率	0.44%	0.08%
请更换电池率	0.32%	0.18%
未装药盒率	1.22%	0.38%
未装到位或气泡率	0.08%	0.03%

妇科肿瘤科的舒适化指数为 70.0，说明患者的镇痛满意度良好。镇痛欠佳和镇痛不足率较低说明镇痛效果很好。数据完善程度较高，积极对患者的术后评价，鼓励患者放松对活动痛的惧怕，有助于促进下床活动和早日康复；但是堵塞率较高降低了舒适化指数，需加强患者宣教，叮嘱其在静卧或翻身活动时避免压到输液管路；超过 80 分即表示患者术后镇痛满意度较高，从撤泵后不关概率、气泡率等指标评分来看，说明对 PCA 镇痛泵的操作很规范，管控也比较严格。药物利用率较低，可适当调整参数避免药物资源的浪费（见表 34-5）。

表 34-5　妇科肿瘤科 PCA 舒适化分析

得分：70.0 分		
平均按压次数	0.8	3.9/5.0
评价率	39.3%	5.8/15.0
镇痛欠佳率	0.1%	10.0/10.0
镇痛不足率	1.3%	9.5/10.0
镇痛不足处理时间 /min	25 526.8	7.3/10.0
基本信息数量	8.5	9.5/10.0
撤泵后不关概率	0.0%	5.0/5.0
离开服务器率	22.0%	3.6/5.0
气泡率	1.0%	10.0/10.0
堵塞率	47.4%	2.2/10.0
药液利用率	50.2%	3.1/10.0

四、肝胆外科智能化患者自控镇痛运行分析

2021 年该科室共有 1 693 例患者使用镇痛泵,月均用量为 141 例,其中用量最高在 11 月份,为 182 例,用量最低在 2 月份,为 80 例(见图 34-4)。

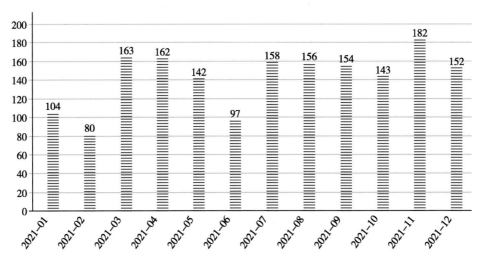

图 34-4　2021 年度肝胆外科 PCA 月走势

肝胆外科自控总数为 16 687 次,自控有效率为 72.49%,结合锁定时间分析来看,平均锁定时间是 16.4 分钟,超过了建议锁定时间的范围,一般建议锁定时间为 10～15 分钟,后续可以参照建议的锁定时间进行参数设定,可以帮助提高有效自控率。

该科室报警次数共 11 399 次,排名前三的报警原因分别是:堵塞、离开服务区、镇痛不足。报警率高于全院的报警类型需要多加关注(见表 34-6)。

表 34-6　肝胆外科 PCA 报警分析

报警类型	全院报警率	报警率
堵塞率	65.36%	54.04%
离开服务区率	29.20%	37.85%
镇痛不足率	2.31%	4.45%
镇痛欠佳率	0.46%	0.92%
气泡率	0.59%	0.58%
无液率	0.44%	0.98%
请更换电池率	0.32%	0.70%
未装药盒率	1.22%	0.46%
未装到位或气泡率	0.08%	0.02%

肝胆外科的舒适化指数为 73.8,说明患者的镇痛满意度良好。降低舒适化指数的因素为:镇痛不足发生率较高,以及镇痛不足处理时间较长,应加强对镇痛不足的处理。患者评价率较低,

积极对患者的术后评价，鼓励患者放松对活动痛的惧怕，有助于促进下床活动和早日康复；堵塞率较高也降低了舒适化指数，需加强患者宣教，叮嘱其在静卧或翻身活动时避免压到输液管路（见表 34-7）。

表 34-7　肝胆外科 PCA 舒适化分析

得分：73.8 分		
平均按压次数	2.1	4.7/5.0
评价率	35.4%	5.3/15.0
镇痛欠佳率	0.4%	9.9/10.0
镇痛不足率	2.5%	8.7/10.0
镇痛不足处理时间 /min	20 002.8	5.9/10.0
基本信息数量	8.4	9.4/10.0
撤泵后不关概率	0	5.0/5.0
离开服务器率	22.0%	3.6/5.0
气泡率	0.7%	10.0/10.0
堵塞率	33.3%	4.3/10.0
药液利用率	70.1%	6.9/10.0

第三节　智能化患者自控镇痛管理经验分享

一、智能化患者自控镇痛管理经验

Ai-PCA 系统将以往传统的麻醉科医师镇痛查房了解患者的单向途径，转为实时查看患者镇痛泵状态以间接了解并管理患者术后疼痛。并且在 Ai-PCA 系统中可以记录患者情况，对镇静、恶心呕吐、眩晕、疼痛进行评分并记录特别情况。这些数据都可以模块化的形式可以用以统计分析以改进对患者的术后疼痛管理。软件系统有无限的可能性，目前仍有很多不足：①我院目前版本的软件仅有医师工作平台，对患者的管理仍停留在医师主动上，患者的不适并不能第一时间与麻醉科医师沟通并处理，若有患者、医师双向平台则患者能随时提交病情状态、镇痛效果、并发症情况，并通过手机 APP 呼叫麻醉科医师即时处理；② Ai-PCA 系统作为第三方软件如何与麻醉系统、医院 HIS 完美对接，有赖于各个部门系统的通力合作，有强大的信息部门及时解决系统的问题；③患者的病情、术后的疼痛管理是无时无刻需要的，并不随着白天、夜晚、上班、下班改变，如何协调安排科室的人力资源，从手术室内外的繁重的工作中再安排足够的人员完成术后镇痛的查房管理也是一个需要解决的难题。

二、智能化患者自控镇痛管理合理性建议

对目前我院智能化镇痛系统的使用总结，提出一些总体舒适化指数及提高 PCA 镇痛效果的合理性建议：

1. 信息完整度　需要提供信息的完整度,如 PCIA 或 PCEA 等不同的镇痛方式可以提示医护人员对患者进行有针对性差异化地关注和处理患者的不良反应等情况;ASA 评级、性别、年龄及其他 HIS 数据需要协调医院信息科与智能化镇痛系统进行更好地数据对接以保障基本信息的完整度;加强镇痛查房人力,完善填写镇痛泵堵塞和离开服务区等等异常警报的原因,需要加强病房的管理和宣教;镇痛评价率和满意度可以评估医护人员管理和宣教工作,也可以加强患者对镇痛效果的信心。关注患者不良反应的发生,应定期在 PCA 系统填写评价,建议在患者术后 8 小时、术后24h、术后48h 评价一次,危急重症患者需要给予多次查房评估。

2. 镇痛泵参数　关注患者镇痛泵参数设置,为了用药安全和患者更好地镇痛服务,在使用镇痛泵流程中,应加强对镇痛泵参数设定的核对工作,减少人为失误。依据患者反馈的镇痛程度与舒适度进行镇痛泵参数的个体化调整以达到满意的术后镇痛的同时最小化镇痛药物的副作用。

3. 药物利用率　关注药物利用率,建议麻醉科医师根据患者病情合理开镇痛疗程单,避免使用过大的药盒;加强病区医护,患者及家属宣教,不痛时不等于就可以夹泵、撤泵,对外科医护要进行沟通和宣教,需要保持镇痛泵打开,稳定患者镇痛效果,避免过早撤泵后患者镇痛评分增高、舒适度下降。

三、智能化患者自控镇痛管理注意事项

对目前我院智能化镇痛系统的使用总结,提出一些 Ai-PCA 的管理注意事项:

1. 培训　兵马未动粮草先行,在全面使用 Ai-PCA 系统前进行系统的培训,包括决定镇痛泵配方的主麻医师、配泵人员、麻醉镇痛查房医师、术科医师与护士;在全面使用 Ai-PCA 系统后积极对患者及家属进行宣教。

2. 管理　严格质控管理科室术后镇痛,杜绝不合理镇痛配方与 Ai-PCA 参数,总结合理的镇痛药物配伍与止呕药物协同。

3. 协调　统筹协调安排足够的人员进行术后镇痛管理与查房,积极解决术后患者不适于 Ai-PCA 系统使用中产生的各种问题,完善系统数据的填写,协调各个系统相关科室联合解决使用中产生的各种 BUG。

4. 质评　定期召开术后镇痛质评会议,总结分析 Ai-PCA 系统中填写的各种参数,讨论分析更适合的镇痛配方、更适合的管理方案、更高效的镇痛查房、更实用的 Ai-PCA 系统功能更新,最终不断持续改进,以提高患者最好的舒适度与最低的不良反应。

总之,Ai-PCA 系统已经极大地帮助临床解决实际问题并大大的提高了工作效率,也仍有广阔的前景去解决我们面临的各种问题,这需要我们通过利用、总结手上的工具,并不断的去改进、打磨将工具变得更加强大、更加好用。

(陈羽青　曹　林)

参 考 文 献

[1] 曹汉忠,佘守章. 智能化镇痛泵的创新设计与标准化管理 [J]. 广东医学,2020,41(11):1088-1091.

[2] 王强,佘守章. 术后智能化患者自控镇痛(Ai-PCA)管理专家共识解读 [J]. 广东医学,2020,41(11):1085-1087.

[3] 罗旭珺,钟晓龙,郑彬,等. 右旋美托咪啶对舒芬太尼 Ai-PCA 于腹腔镜全子宫切除手术后镇痛效应的影响 [J]. 广东医学,2020,41(11):1128-1133.

[4] 王强,曹汉忠,熊利泽. PCA 智能化与提升术后镇痛质量 [J]. 中华麻醉学杂志,2018,38(3):257-258.

[5] 黄文起,佘守章. 让疼痛治疗朝着精准医疗的方向发展 [J]. 广东医学,2018,38(1):1-5.

[6] 熊利泽. 术后智能化病人自控镇痛管理专家共识 [J]. 中华麻醉学杂志,2018,38(10):1153-1157.

[7] 黄文起,黄宇光. 加速智能化术后病人自控镇痛和分娩镇痛的临床研究 [J]. 广东医学,2020,41(11):1081-1084.

[8] 曹汉忠,佘守章. 智能化镇痛泵的创新设计与标准化管理 [J]. 广东医学,2020,41(11):1088-1091.

[9] 王强,佘守章. 术后智能化患者自控镇痛(Ai-PCA)管理专家共识解读 [J]. 广东医学,2020,41(11):1085-1087.

[10] 邓小明,姚尚龙,于布为,等. 现代麻醉学 [M]. 第5版. 北京:人民卫生出版社,2020.

[11] 佘守章,黄文起,王强,等. 加速病人自控镇痛智能化临床应用研究的进程 [J]. 中华麻醉学杂志,2022,42(4):385-3389.

第三十五章　中国人民解放军南部战区总医院智能化患者自控镇痛的经验

目录

患者自控镇痛（patient-controlled analgesia，PCA）是当前缓解术后疼痛的最有效方式。随着人工智能技术（artificial intelligence，AI）的产生和不断发展，将AI成功应用于PCA后，可做到更为精确地镇痛，并可实时采集镇痛药物使用情况和患者术后不良反应等关键信息，一方面可大大降低术后访视人员工作强度；另一方面可将收集到的信息及时反馈给麻醉科医师，促使麻醉科医师在今后的麻醉过程中，根据患者个体情况，更好地调整镇痛药物配方、给药方式和给药剂量，从而提高患者满意度，降低药物使用量和相关不良反应发生率。本章中的数据来源于数据及相关经验分享。本章将介绍中国人民解放军南部战区总医院近3年（2019—2021）智能化患者自控镇痛（Ai-PCA）运行状况和Ai-PCA年报数据进行分析。

第一节　智能化患者自控镇痛大数据

一、医院2019—2021年智能化患者自控镇痛用量变化

南部战区总医院自2013年10月引入Ai-PCA系统至今，已经连续使用该系统9年，近3年来，Ai-PCA系统使用稳定，操作简单，广大麻醉科医护人员已经能较为熟练使用该系统，现就我院Ai-PCA用量情况汇报如下。与2019年Ai-PCA使用量相比，2020年Ai-PCA使用量有所下降的原因，主要考虑受新冠疫情影响，就诊手术患者出现一定程度下降所致，2021年新冠疫情控制后，Ai-PCA使用量又有所回升，甚至略高于疫情暴发前的2019年（图35-1）。

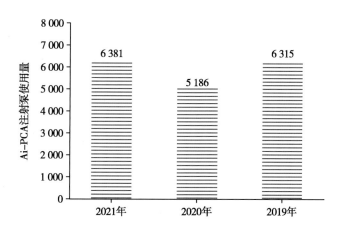

图35-1　2019—2021年南部战区总医院Ai-PCA使用量变化情况

在镇痛方式上，我院以静脉镇痛（PCIA）为主（6 286例，占比98.5%），硬膜外镇痛（PCEA）占比相对较小（95例，占比1.5%），这主要是由于我院全身麻醉手术占比相对较多所致。在手术组成上，骨科手术2021全年Ai-PCA使用量为3 686例（其中脊柱手术1 014例，创伤骨科手术1 606例，骨病关节手术1 066例），占比57.8%，泌尿外科Ai-PCA使用量为510例，占比8.0%，胸外科手术428例，占比6.7%，胃肠外科手术422例，占比6.6%，神经外科手术266例，占比4.2%，肝胆外科手术195例，占比3.1%，整形外科手术108例，占比1.7%，其他Ai-PCA使用量788例（包括各类住院患者慢性神经病理性痛和肿瘤科癌痛患者镇痛等），占比12.3%。由以上数据可知，我院手术Ai-PCA以骨科手术为主，其占比超过了全部Ai-PCA使用量的50%。

二、智能化患者自控镇痛泵异常报警情况

镇痛泵在使用过程中,也会遇到各类故障(如堵塞和离开服务区等),影响镇痛泵的正常使用和术后患者镇痛效果,并可能增加术后阵痛各类并发症或不良反应发生率,包括眩晕、恶心呕吐和皮肤瘙痒等,需要指出的是,注射泵异常工作可以是临时的(一段时间不工作,故障排除后继续工作),也可以是长期的(出故障后,到撤泵一直未能正常工作),常见的镇痛泵各类故障发生率占比分别为:堵塞(50.3%),离开服务区(42.41%),无液(3.62%),镇痛不足(2.48%),更换电池(0.50%),镇痛不佳(0.31%),未装药盒(0.19%),气泡(0.15%)和未装到位或气泡(0.03%)。

根据以上数据我们可以知道,影响镇痛泵使用的最重要原因是堵塞和离开服务区。由于堵塞的原因可以是由于静脉或硬膜外管堵塞,也可以是由于种种原因,患者本人或病房工作人员(医师或护士)人为夹住注射泵管路,引起注射泵堵塞,因此,在术后随访过程中,麻醉科医师要注意了解注射泵堵塞的原因,也有一部分外科医护人员,对术后镇痛认识不到位,认为术后恶心呕吐和瘙痒等不良反应是因为镇痛药物使用造成的,对此,麻醉科医师应加强教育和宣传,促使上述人员正确认识术后镇痛的作用,避免随意夹管导致镇痛泵不工作。Ai-PCA注射泵的信号有一定范围,超过该范围,总机就接收不到相应注射泵使用信号,因此,在确保医疗安全的前提下,尽量要在服务区内使用镇痛泵。南部战区总医院 Ai-PCA 镇痛泵常见原因及处理(表 35-1)。

表 35-1　南部战区总医院 Ai-PCA 镇痛泵常见原因及处理

序号	报警问题	原因及处理方法
1	堵塞	1. 未使用堵塞　①管夹未打开;②三通未打开;③延长管接反;④保护袋装反导致 2. 遇到堵塞可以观察一段时间,15分钟自检,检测管路通畅后自动恢复
2	离开服务区	根据剩余量的多少判断是否由于不正规(例如:未正常关机,未正常分离输出装置和药盒)操作造成离开服务区 解决建议:到相应床号处检测信号传输是否有异常,如有异常,补装基站
3	镇痛不足	患者在锁定时间内按压自控键 3 次以上,中央监测工作站报镇痛不足,及时提醒我们医护人员进行相应处理
4	镇痛欠佳	系统软件默认 90min 4 次镇痛不足(可按需求设置),判断镇痛欠佳
5	无液、气泡、未装到位或气泡	此时判断为使用中出现情况,建议老师临床进行处理。可能存在两种情况: 1. 泵使用过程中摔在地上,泵头与药盒分离 2. 排气未排干净,确实有气泡 原则:详细信息中显示实时更新,根据剩余量的多少,来判断是即将输液结束或不正规操作导致还是输入过程中出现的状况

三、智能化患者自控镇痛效果及不良反应情况

在我院 2021 年采用 Ai-PCA 进行术后镇痛的 6 381 例术后患者中,常见的不良反应包括静息痛(5.36%)、活动疼痛(23.25%)、恶心呕吐(1.93%)、瘙痒(0.06%)、眩晕(22.50%)和咽痛(0.09%),其中静息痛和活动疼痛的出现可被视为镇痛不足,此外,在锁定时间内(一般设定为 15~30min),出现 3 次无效按压,或在 1h 内触发 4 次有效按压时,也可认为镇痛欠佳。出现镇痛欠佳时,随访人员会第一时间通知麻醉科医师,告知其相应情况,麻醉科医师会及时加大麻醉药物用量,从而

降低镇痛不足发生率。此外,由于镇痛药物一般多为阿片类镇痛药和非甾体抗炎药配伍,因此,在使用过程中,还可能会出现瘙痒和恶心呕吐的发生,关于术后恶心呕吐(PONV)发生的机制非常复杂,一般认为是麻醉和手术因素共同作用的结果,一般会给注射泵内加入止吐药物(如托烷司琼或多拉司琼等止吐药),从而降低 PONV 发生率。2021 年南部战区总医院 Ai-PCA 常见疼痛不良反应占比(图 35-2)。

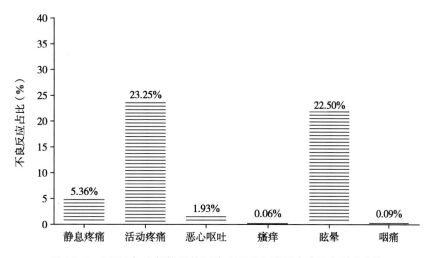

图 35-2 2021 年南部战区总医院 Ai-PCA 常见疼痛不良反应占比

由于部分病例是气管插管全身麻醉,气管插管操作力度不当或咽喉部手术,可使手术患者术后发生咽痛,究竟是何种原因导致的,需要具体问题具体分析,明确咽痛的原因。此外,插管操作不当,还会引起患者环杓关节脱位,如出现此类情况,患者应及时到耳鼻喉科就诊复位关节。麻醉科医师应避免该情况发生,一旦发生及时上报处理。

四、智能化患者自控镇痛相关参数

我院使用的 Ai-PCA 镇痛泵泵盒最大容量为 150ml,该款镇痛泵也有 250ml 规格,但我院暂未引进。如采用 PCIA 镇痛,常规将镇痛泵容量调节至 120ml,一般可设或不设背景计量(loading dose,即开始镇痛时泵注一定量镇痛药物,这样可避免麻醉镇痛药物镇痛效果消散后产生的痛觉过敏,提高患者舒适化),常规还可设置泵注药物速度,单位为 ml/h,一般设置范围为 1.5~5ml,不宜设置太小或太多,如设置太小,泵盒内药物残留过多,容易造成药物浪费,增加患者负担。如设置过多,药物迅速用尽,一般设置速度为可正常使用 72h 左右,因为一般术后疼痛持续时间为 24~48h,超过此时间,疼痛程度会减轻,患者会耐受疼痛。

此外,如患者感到疼痛,可通过按压止痛泵按钮,增加药物注射量从而减轻疼痛,一般设置为 1~5ml,太少起效不明显,太多会增加药物消耗。但为避免患者按压过度,还设置了最大泵注剂量,这样做是为了避免患者按压过多导致药物过量,从而引起毒副作用。由于按压止痛泵后,注射的药物起效需要一定时间,因此,需要设置时间间隔,从而给按压后增加的药物起效留出相应时间,从而避免药物过度消耗和药物过量,一般设置有效按压间隔时间为 10~15min。为避免药物泵注过量,还应该设置最大泵注药物容积,一般设置每小时最大泵注药物容积为 10~15ml。2021 年根据每月泵注药物容积分析,最小泵注药物体积约为 40ml,最大体积基本泵注完毕,为 120ml 左右,平均泵注体积为 80ml 左右(图 35-3)。

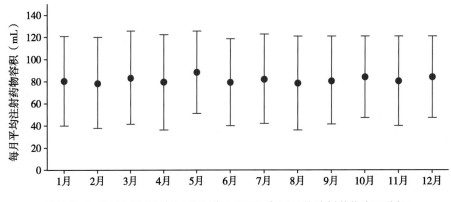

图 35-3　2021 年南部战区总医院 Ai-PCA 每月平均注射药物容积分析
结果：均数 ± 标准差。

而每小时主要速度大约为 2ml，最小主要剂量为 1ml/h，最大为 3ml/h 左右（图 35-4）。上述参数设计，一方面可保证有效地镇痛，另一方面可使药物尽量在 3 天内用完，避免不必要的药物浪费。

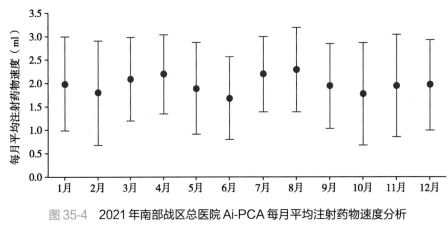

图 35-4　2021 年南部战区总医院 Ai-PCA 每月平均注射药物速度分析
结果：均数 ± 标准差。

第二节　Ai-PCA 大数据年报的分析

一、智能化患者自控镇痛患者信息走势

1. 患者性别占比信息数据分析　2021 年度 Ai-PCA 镇痛患者中，男性患者占比较多，总数为 4 054 人次，占全部患者 6 381 的 63.53%，这可能与本院为军队医院的身份有关（军人大部为男性）。

2. 患者年龄信息数据分析　镇痛患者中，各年龄层级都有，其中婴幼儿（0～3 岁）占比 0.90%，儿童（4～12 岁）占比 4.47%，少年（13～18 岁）占比 3.79%，青年（19～44 岁）占比 42.77%，中年（45～59 岁）占比 23.12%，青年老人（60～74 岁）占比 18.18%，老年人（75～89 岁）占比 5.46，长寿老人（90 岁以上）占比 0.45%，未填年龄占比 0.96%。

由我院使用 Ai-PCA 患者各年龄段占比分析显示，处于青年、中年和年轻老人三个年龄段的患者最多，三者合计达到总人数的 84.07%，表明南部战区总医院主要手术患者，以青壮年人群为主，这与该院军队医院性质有关。

降低镇痛不足发生率。此外,由于镇痛药物一般多为阿片类镇痛药和非甾体抗炎药配伍,因此,在使用过程中,还可能会出现瘙痒和恶心呕吐的发生,关于术后恶心呕吐(PONV)发生的机制非常复杂,一般认为是麻醉和手术因素共同作用的结果,一般会给注射泵内加入止吐药物(如托烷司琼或多拉司琼等止吐药),从而降低 PONV 发生率。2021 年南部战区总医院 Ai-PCA 常见疼痛不良反应占比(图 35-2)。

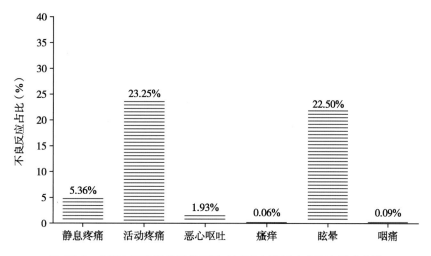

图 35-2 2021 年南部战区总医院 Ai-PCA 常见疼痛不良反应占比

由于部分病例是气管插管全身麻醉,气管插管操作力度不当或咽喉部手术,可使手术患者术后发生咽痛,究竟是何种原因导致的,需要具体问题具体分析,明确咽痛的原因。此外,插管操作不当,还会引起患者环杓关节脱位,如出现此类情况,患者应及时到耳鼻喉科就诊复位关节。麻醉科医师应避免该情况发生,一旦发生及时上报处理。

四、智能化患者自控镇痛相关参数

我院使用的 Ai-PCA 镇痛泵泵盒最大容量为 150ml,该款镇痛泵也有 250ml 规格,但我院暂未引进。如采用 PCIA 镇痛,常规将镇痛泵容量调节至 120ml,一般可设或不设背景计量(loading dose,即开始镇痛时泵注一定量镇痛药物,这样可避免麻醉镇痛药物镇痛效果消散后产生的痛觉过敏,提高患者舒适化),常规还可设置泵注药物速度,单位为 ml/h,一般设置范围为 1.5~5ml,不宜设置太小或太多,如设置太小,泵盒内药物残留过多,容易造成药物浪费,增加患者负担。如设置过多,药物迅速用尽,一般设置速度为可正常使用 72h 左右,因为一般术后疼痛持续时间为24~48h,超过此时间,疼痛程度会减轻,患者会耐受疼痛。

此外,如患者感到疼痛,可通过按压止痛泵按钮,增加药物注射量从而减轻疼痛,一般设置为 1~5ml,太少起效不明显,太多会增加药物消耗。但为避免患者按压过度,还设置了最大泵注剂量,这样做是为了避免患者按压过多导致药物过量,从而引起毒副作用。由于按压止痛泵后,注射的药物起效需要一定时间,因此,需要设置时间间隔,从而给按压后增加的药物起效留出相应时间,从而避免药物过度消耗和药物过量,一般设置有效按压间隔时间为 10~15min。为避免药物泵注过量,还应该设置最大泵注药物容积,一般设置每小时最大泵注药物容积为 10~15ml。2021 年根据每月泵注药物容积分析,最小泵注药物体积约为 40ml,最大体积基本泵注完毕,为120ml 左右,平均泵注体积为 80ml 左右(图 35-3)。

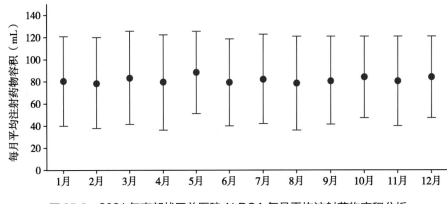

图 35-3　2021 年南部战区总医院 Ai-PCA 每月平均注射药物容积分析

结果：均数 ± 标准差。

而每小时主要速度大约为 2ml，最小主要剂量为 1ml/h，最大为 3ml/h 左右（图 35-4）。上述参数设计，一方面可保证有效地镇痛，另一方面可使药物尽量在 3 天内用完，避免不必要的药物浪费。

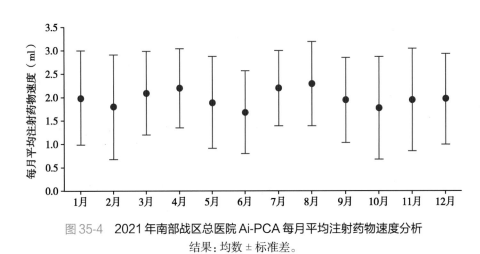

图 35-4　2021 年南部战区总医院 Ai-PCA 每月平均注射药物速度分析

结果：均数 ± 标准差。

第二节　Ai-PCA 大数据年报的分析

一、智能化患者自控镇痛患者信息走势

1. 患者性别占比信息数据分析　2021 年度 Ai-PCA 镇痛患者中，男性患者占比较多，总数为 4 054 人次，占全部患者 6 381 的 63.53%，这可能与本院为军队医院的身份有关（军人大部为男性）。

2. 患者年龄信息数据分析　镇痛患者中，各年龄层级都有，其中婴幼儿（0～3 岁）占比 0.90%，儿童（4～12 岁）占比 4.47%，少年（13～18 岁）占比 3.79%，青年（19～44 岁）占比 42.77%，中年（45～59 岁）占比 23.12%，青年老人（60～74 岁）占比 18.18%，老年人（75～89 岁）占比 5.46，长寿老人（90 岁以上）占比 0.45%，未填年龄占比 0.96%。

由我院使用 Ai-PCA 患者各年龄段占比分析显示，处于青年、中年和年轻老人三个年龄段的患者最多，三者合计达到总人数的 84.07%，表明南部战区总医院主要手术患者，以青壮年人群为主，这与该院军队医院性质有关。

二、患者 ASA 分级分析

在我院 2021 年接受 Ai-PCA 的患者中，ASA 分级 I 级占比 35.7%，II 级占比 60.3%，III 级占比 3.8%，IV 级占比 0.2%，没有 V 级和 VI 级患者接受手术。需要指出的是 ASA 分级是根据患者体质和手术大小，由麻醉对麻醉手术的危险程度进行的主观性评估，因此，不同麻醉科医师评价同一手术风险时，可能会存在差异，此外，由于不同手术医师水平也存在差异，即便同一手术，由于不同手术医师主刀，手术风险也会存在一定差异，因此，应根据患者病情，麻醉科医师水平和手术医师水平，甚至相关助手水平进行综合评估，同一患者经不同麻醉科医师评价，有不同 ASA 分级，属正常现象。根据我院 2021 年手术患者 ASA 分级占比，在我院就诊的患者 ASA 分级大多为 I 级和 II 级，说明我院手术患者麻醉手术风险相对较小，风险基本可控。虽有 III 级患者，但占比相对不大，或者 III 级或 III 级以上手术患者，外科医师出于谨慎考虑，并未首先考虑手术治疗，这需要具体问题具体分析。

美国麻醉科医师协会（ASA）于麻醉前根据患者体质状况和对手术危险性进行分类，共将患者分为六级。ASA 分级标准是：I 级：体格健康，发育营养良好，各器官功能正常。围手术期死亡率 0.06%～0.08%；II 级：除外科疾病外，有轻度并存病，功能代偿健全。围手术期死亡率 0.27%～0.40%；III 级：并存病情严重，体力活动受限，但尚能应付日常活动。围手术期死亡率 1.82%～4.30%；IV 级：并存病严重，丧失日常活动能力，经常面临生命威胁。围手术期死亡率 7.80%～23.0%；V 级：无论手术与否，生命难以维持 24h 的濒死患者。围手术期死亡率 9.40%～50.7%；VI 级：确证为脑死亡，其器官拟用于器官移植手术。I、II 级患者麻醉和手术耐受力良好，麻醉经过平稳。III 级患者麻醉有一定危险，麻醉前准备要充分，对麻醉期间可能发生的并发症要采取有效措施，积极预防。IV 级患者麻醉危险性极大，即使术前准备充分，围手术期死亡率仍很高。V 级为濒死患者，麻醉和手术都异常危险，不宜行择期手术。

第三节　智能化患者自控镇痛管理经验分享

关于 Ai-PCA 常规管理经验，各医院间基本大同小异，我们重点介绍一下，我院进行 Ai-PCA 管理中，是如何确定随访时间或时间点的。术后随访是麻醉科医师及时了解患者术后疼痛情况，合理调整镇痛策略的重要举措，但常规上，麻醉科医师术后次日往往会随访一次，由于精力和人力资源的限制，每天很难进行多次随访，但随访时机该如何选择，如何更好地发现 Ai-PCA 使用过程中的问题，并解决相关问题，我们针对此进行了相关临床研究。

一、剖宫产手术后智能化患者自控镇痛

1. 一般资料　2019 年 9 月至 2020 年 2 月行剖宫产手术，并采用 Ai-PCA 静脉镇痛的产妇 102 例，选为研究对象。纳入标准为①足月单胎妊娠：37～42 周；②美国麻醉医师协会（American Society of Anesthesiologists, ASA）分级：I～II 级；③无严重心、脑、肾和肝脏等重要脏器疾病；④无椎管内麻醉禁忌证。排除标准：①早产或过期产；② ASA 麻醉分级 III 级或以上；③心、脑、肾和肝脏等重要脏器功能处于失代偿期；④有椎管内麻醉禁忌证。排除标准：①早产或过期产；② ASA 麻醉分级 III 级或以上；③心、脑、肾和肝脏等重要脏器功能处于失代偿期；④有椎管内麻醉禁忌证。

2.**麻醉和术后镇痛方案** 麻醉采用椎管内麻醉(腰硬联合麻醉),给予布比卡因 10mg 和 10% 葡萄糖配成重比重液,蛛网膜下腔注射,硬膜外置管,根据麻醉和手术情况给予硬膜外注射罗哌卡因加强麻醉效果。静脉镇痛联用地佐辛(0.5mg/kg)、氟比洛芬酯(150mg)和多拉司琼(25mg),稀释至 120ml,选用无线镇痛泵,采用 LCP 模式,负荷剂量(loading dose, LD)为 5ml,持续量(continuous infusion, CI)为 2ml/h、产妇每次按压的单次注药量(Bolus)为 2ml,锁定时间 15min,最大注药量设定为 12ml/h,术后常规观察 3 天,即术后当天、次日和第 3 天。

3.**数据采集** 本院麻醉科的无线镇痛管理系统,可实时了解产妇的按压次数和按压时间点,并了解每次静脉镇痛的药物配方,并可长期保存上述数据至电脑上。此外,该系统还可人为设定检索条件,随时筛选出需要观察的病历资料,简单方便。

4.**随访观察** 静脉镇痛泵安装后,由专人每天进行至少一次随访,随访时,记录手术当日、次日和第 3 日的按压次数及每次按压的时间点,及产妇镇痛、镇静和恶心呕吐的情况,并及时反馈给麻醉科医师,麻醉科医师根据专人反馈和本人术后随访情况,及时调整用药。采用 NRS 评分法,观察产妇术后疼痛评分,0 分为无痛,1~3 分为轻度疼痛,4~6 分为中度疼痛,7~10 分为重度疼痛,轻度疼痛无需干预,中、重度疼痛需要干预。采用 Ramsay 评分法观察产妇术后镇静评分,1分:焦虑、激动或不安;2 分:合作、服从及安静;3 分:入睡,仅对命令有反应;4 分:入睡,对轻度摇晃或大的声音刺激有反应;5 分:对伤害性刺激,如用力压迫甲床有反应;6 分:对上述刺激无反应。并统计术后恶心呕吐发生率和严重程度评分,术后恶心呕吐(PONV)评分标准:以 10cm 的直尺为标尺,一端为 0 分,另一端为 10 分,0 分表示无恶心呕吐,10 分表示最为难以忍受的恶心呕吐(1~4 分为轻度,5~6 分为中度,7~10 分为重度)。

5.结果

(1)手术后按压止痛泵次数:剖宫产手术后次日产妇按压止痛泵次数显著高于手术当日和第 3 日。为观察产妇在术后按压止痛泵情况,我们观察了手术当日、次日和第 3 日产妇按压止痛泵的次数(图 35-5),我们发现,手术次日产妇平均按压止痛泵次数为 4.8±1.8 次,显著多于手术当日(1.5±1.1)和第 3 日(1.1±1.0)的次数(P<0.05),而手术当日和第 3 日按压次数之间,无显著统计学差异(P>0.05),以上结果提示,手术后次日产妇按压止痛泵数量最多,应加强随访观察。

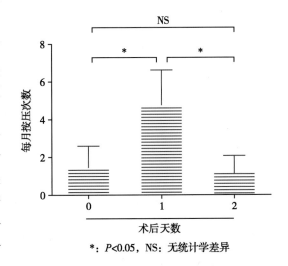

图 35-5 术后每日镇痛泵按压总次数

(2)疼痛评分:剖宫产术后次日疼痛评分高于手术当日和第 3 日,镇静评分低于上述两日。为对剖宫产妇术后镇痛和镇静水平进行观察,分别采用 NRS 疼痛评分和 Ramsay 镇静评分,分别评估产妇术后镇痛和镇静水平(图 35-6),结果显示,与手术当日(1.83±0.75)和第 3 日(1.67±0.82)相比,手术次日镇痛水平(3.83±1.17)显著增高(P<0.05);而与镇痛水平趋势相反,手术次日产妇镇静水平(1.33±0.52)显著低于手术当日(2.50±0.55)和第 3 日(2.50±0.83)的镇静水平(P<0.05),而手术当日和第 3 日的镇痛或镇静水平无显著统计学差异(P>0.05)。以上结果提示,手术次日产妇疼痛更为明显,应加强随访观察。

(3)恶心呕吐发生率:剖宫产手术后次日恶心呕吐发生率和严重程度也高于手术当日和第 3日。我们还对产妇手术当日、次日和第 3 日恶心呕吐发生情况进行了分析,我们发现,产妇手术

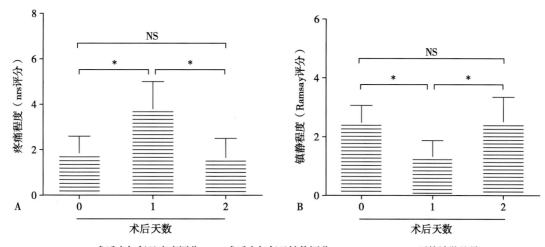

A：术后产妇每日疼痛评分；B：术后产妇每日镇静评分；*：*P*<0.05，NS：无统计学差异

图 35-6　术后产妇每日疼痛和镇静水平变化

当日发生恶心呕吐为 12 人次（11.8%），手术次日为 43 人次（42.2%），而手术后第 3 日为 14 人次（13.7%），手术后次日发生 PONV 的概率明显较另外两日高，此外，在 PONV 发生的严重程度方面（图 35-7），手术次日 PONV 的严重程度也显著高于第 3 日（*P*<0.05），而手术当日和次日间 PONV 发生的严重程度间无显著统计学差异（*P*>0.05）。因此，在手术随访时应加强对 PONV 的干预，从而改善产妇生活质量。术后疼痛是影响产妇生活质量的重要因素，疼痛程度较轻时，可能对产妇睡眠和活动产生影响，严重者，可引起产后抑郁甚至导致产妇自杀，需要高度重视。PONV 是术后最为常见的一种并发症，PONV 虽不能对产妇生命构成直接威胁，但能够大大降低产妇生活质量，并增加住院时间，及时随访可尽早发现产妇不适，在 PONV 发生早期或程度较轻微时作出处理，可显著提升产妇满意度，并可能降低切口裂开发生的可能性。在本研究中，我们选取了地佐辛、氟比洛芬酯和多拉司琼的组合，即阿片激动剂＋非甾体抗炎药＋止吐药的组合，这种组合属于多模式镇痛，可有效较低产妇术后切口疼痛，并降低恶心呕吐等的发生。然而，我们的研究还有一些不足之处，本研究样本量偏小，仅 102 例，因此在以后的研究中，我们将会观察更多剖宫产产妇，从而验证我们的发现是否合理；其次，本文并非随机对照研究，我们将设计前瞻性研究，从而更加科学地分析和评价我们的发现。我们的研究为更合理地调整术后随访时机提供了理论支持，也为更加合理地调配医疗资源提供了依据。

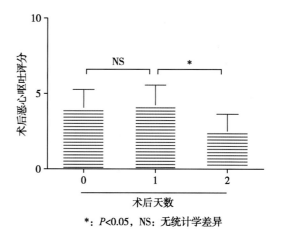

*：*P*<0.05，NS：无统计学差异

图 35-7　术后产妇每日恶心呕吐评分

（4）时间段按压次数：手术次日上午按压止痛泵次数较多。为进一步观察产妇在哪个时间段按压止痛泵对多和最需要随访观察，我们还对手术次日 0 点至 24 点的按压止痛泵时间点进行了统计分析（图 35-8），我们将全天 24h 分为 12 个时间段，每 2h 一个时间段，通过记录各时间段产妇按压止痛泵次数，发现按压止痛泵次数最多的两个时间段分别为 2～4 时（7.0±1.1）次和 8～10 时（7.0±1.2）次，但考虑到作息和工作时间等因素，我们认为最宜进行随访的时间段或者时间点为手术后次日 8 点前，因为此刻为产妇按压次数较多的时间段之前。

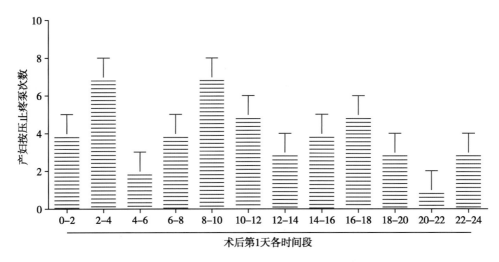

图 35-8 术后次日各时段产妇按压止痛泵次数

6. 临床意义 麻醉科医师平时工作强度很大,除术前访视患者外,还有大量手术要进行,此外还有很多科研和教学工作需要分散精力,因此,很难抽出大量时间对术后患者进行随访观察,确定适宜随访时机,在有限的时间内,尽量能够了解患者术后镇痛情况,及时处理患者出现的镇痛不足和恶心呕吐等问题,是一项值得探讨的学术问题。在本研究中我们发现手术次日产妇按压止痛泵次数和疼痛评分较手术当日和手术后第 3 日显著增加,同时,镇静水平明显降低,且手术次日恶心呕吐发生率和严重程度也较高。在手术后次日,产妇在 2～4 时和 8～10 时两个时间段,按压镇痛泵次数相对较多,考虑到工作人员作息因素,我们认为在手术后次日 8 时前随访观察最为合理。

7. 智能镇痛泵在剖宫产术后镇痛中的价值 与其他种类手术患者比较而言,剖宫产术后产妇自身的血栓发生风险较高。如果术后镇痛不足或者阿片类药物使用较多导致镇静过度,均会降低术后活动量,这会进一步增强产妇产后血栓发生率。因此,麻醉科医师有责任为剖宫产术后的产妇提供科学、高效的术后镇痛方案。在设计剖宫产术后镇痛方法的时候不仅要考虑到减弱产妇剖宫产术后腹部切口的躯体痛感,还要考虑能减弱因子宫收缩所引起的内脏痛感。因为接受剖宫产的产妇因子宫收缩以及腹部切口疼痛的影响。产妇会在术后出现持续性疼痛因此制定术后镇痛方案时不仅要考虑能减弱产妇术后短期的急性痛感,还要考虑能有效预防产妇可能引起的长期慢性痛感。因此,剖宫产术后镇痛要最大程度上实施以阿片类药为基础的多模式镇痛方法。可有效降低镇痛泵药液消耗量,减少不良反应的发生。分析其原因为,智能化自控镇痛模式下可通过实时智能监控及时调节给药剂量,在保证较好镇痛效果的同时,可有效降低镇痛泵药液消耗量,减少阿片类镇痛药物的使用,可在一定程度上减少镇痛后不良反应总发生率。

二、智能化患者自控镇痛管理的其他注意事项

1. Ai-PCA 处理剩余药液的监控 镇痛泵内的药液,多含有阿片类药物,因此,在处理剩余药液过程中,需要在视频监控的环境中进行,从而确保剩余药液不至于用于非法用途(如流入吸毒者手中)。

2. Ai-PCA 的泵回收 收泵时需要注意无菌原则和回收者的自我保护,手术患者病情多样,可能会携带大量传染病原体和细菌,因此,一方面为了避免不同患者间的交叉感染,也是为了保护回收泵盒的管理人员,在更换和回收泵盒时,要注意避免污染泵盒内部,并且也注意不让泵盒碰

到回收者自己,回收时应注意佩戴手套,并及时洗手和更换手套。

3. Ai-PCA 的登记　由于我国麻醉科医师紧缺,麻醉科医师劳动强度很大,尤其在手术紧张时,常常忘记及时记录操作,记录镇痛泵处方也是麻醉科医师必不可少的操作之一,为分析术后镇痛并发症和相关不良事件意义重大,因此,麻醉科医师应在手术麻醉中,及时记录相应的麻醉镇痛处方,包括药物名称、剂量、给药方式和注射泵设定参数等,一旦忘记,应在第一时间补充完善,并告知镇痛泵管理人员。

（贾 济　徐 波）

参 考 文 献

[1] GRIFFIN RS, ANTONIAK M, DINH MAC P, et al. Imagined Examples of Painful Experiences Provided by Chronic Low Back Pain Patients and Attributed a Pain Numerical Rating Score[J]. Front Neurosci, 2019, 13(9): 1331.

[2] NIES RJ, MÜLLER C, PFISTER R, et al. Monitoring of sedation depth in intensive care unit by therapeutic drug monitoring? A prospective observation study of medical intensive care patients[J]. J Intensive Care, 2018, 6(1): 62.

[3] ELMAN I, BORSOOK D, VOLKOW ND, et al. Pain and suicidality: Insights from reward and addiction neuroscience[J]. Prog Neurobiol, 2013, 109(1): 1-27.

[4] OLTMAN J, MILITSAKH O, D'AGOSTINO M, et al. Multimodal Analgesia in Outpatient Head and Neck Surgery: A Feasibility and Safety Study[J]. JAMA Otolaryngol Head Neck Surg, 2017, 143(12): 1207-1212.

[5] CARVALHO B, ZHENG M, HARTER S, et al. A Prospective Cohort Study Evaluating the Ability of Anticipated Pain, Perceived Analgesic Needs, and Psychological Traits to Predict Pain and Analgesic Usage following Cesarean Delivery[J]. Anesthesiol Res Pract, 2016, 2016: 7948412.

[6] HINES S, STEELS E, CHANG A, et al. Aromatherapy for treatment of postoperative nausea and vomiting[J]. Cochrane Database Syst Rev, 2018, 2018(3): CD007598.

[7] CHAMPION S, ZIEGER L, HEMERY C. Prophylaxis of Postoperative Nausea and Vomiting after Cardiac Surgery in High-risk Patients: A Randomized Controlled Study[J]. Ann Card Anaesth, 2018, 21(1): 8-14.

[8] CARLISLE J, AND STEVENSON C. Drugs for preventing postoperative nausea and vomiting[J]. Cochrane Database Syst Rev, 2017, 2017(7): CD004125.

[9] SOFFIN E, AND WU C. Regional and Multimodal Analgesia to Reduce Opioid Use After Total Joint Arthroplasty: A Narrative Review[J]. HSS J, 2019, 15(1): 57-65.

[10] 中华医学会麻醉学分会 "智能化病人自控镇痛管理专家共识" 工作小组. 智能化病人自控镇痛管理专家共识 [J]. 中华麻醉学杂志, 2018, 38(10): 1153-1157.

[11] 王强, 佘守章. 术后智能化患者自控镇痛(Ai-PCA)管理专家共识解读 [J]. 广东医学, 2020, 41(11): 1085-1087.

[12] 周芳, 张宝华, 顾湾. 智能化自控镇痛在剖宫产术后镇痛中的应用价值 [J]. 中国当代医药, 2021, 28(23): 169-172.

[13] 佘守章, 黄文起, 王强, 等. 加速病人自控镇痛智能化临床应用研究的进程 [J]. 中华麻醉学杂志, 2022, 42(4): 385-3389.

第三十六章 首都医科大学附属北京世纪坛医院智能化患者自控镇痛的经验

目录

自 2019 年以来,首都医科大学附属北京世纪坛医院麻醉科在临床中引入无线镇痛管理系统(WAMS),能够精准、实时、相对客观地评估患者术后镇痛的有效性及安全性。科室围绕镇痛管理,制定了相应的智能化患者自控镇痛(Ai-PCA)管理流程,急性疼痛服务小组(APS),定期对 Ai-PCA 运行数据进行汇总、评估及完善。现依据数据库资料,对 2021 年 12 月份术后 Ai-PCA 的运行状况和月报进行分析,为后续临床开展应用提供一定的依据。

第一节　智能化患者自控镇痛大数据

一、近三年智能化患者自控镇痛的应用情况

2019 年 Ai-PCA 使用数量为 2 280 例,2020 年 Ai-PCA 使用数量为 980 例,2021 年 Ai-PCA 使用数量为 2 357 例,除 2020 年由于疫情原因,手术量急剧减少,总体呈递增趋势。各年份每个季度分布相对一致,在第二季度及第四季度使用数量最高,与手术集中分布有关(图 36-1)。

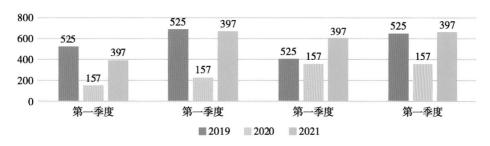

图 36-1　3 年 Ai-PCA 手术科室使用量分布情况

二、手术科室构成

近三年总体分析,Ai-PCA 使用相关科室分布如下表,包括关节外科、脊柱外科、胃肠外科、胸外科、肝胆外科、结直肠外科、腹膜癌病科、脑外科、耳鼻咽喉科、肿瘤内科等相关科室(表 36-1),其中产科无痛分娩使用 Ai-PCA 的比例最高(21.4%),其次为肿瘤相关科室及骨科手术。

表 36-1　3 年 Ai-PCA 使用手术科室情况

科室 / 病区	例数	比例 /%	科室 / 病区	例数	比例 /%
关节外科	802	14.3	整形外科	53	0.9
减重中心	98	1.7	胸外科	397	7.1
神经外科	59	1.1	泌尿外科	271	4.8
结直肠外科	327	5.8	耳鼻咽喉科	201	3.6
腹膜癌病科	408	7.3	妇科	655	11.7
胃肠外科二	102	1.8	产科	1 202	21.4
脊柱外科	227	4.0	肝胆外科	169	3.0
肿瘤内科	84	1.5	矫形外科	95	1.7
胃肠外科一	316	5.6	乳腺外科	151	2.7

三、患者基本信息分布情况

1. 患者 ASA 分级分布情况　总体显示, ASA Ⅱ级及Ⅲ级所占比重最高, 其次为Ⅰ级、Ⅳ级; 其中随着年份的增长, 急危重症及高龄患者手术的比例越来越多, 所以Ⅲ级与Ⅳ级所占的比例越来越高(图 36-2)。

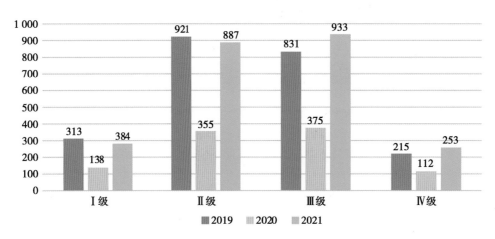

图 36-2　3 年 Ai-PCA 使用患者 ASA 分级分布情况

2. 患者的年龄分布情况　18～44 岁及 45～59 岁年龄段患者所占比例最高, 其次为 60～84 岁患者, 小于 18 岁患者所占比例最低。另外三年比较发现, 60～84 岁、高于 84 岁年龄段患者所占的比例越来越多, 提示高龄患者围手术期镇痛越来越多(图 36-3)。

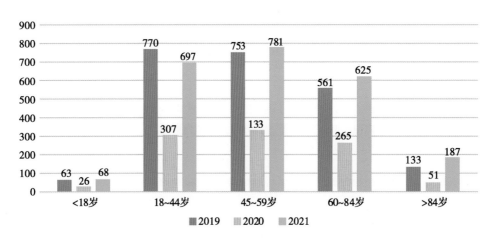

图 36-3　3 年 Ai-PCA 手术患者的年龄分布情况

四、智能化患者自控镇痛相关参数

分析智能 PCA 总体参数情况, 在骨科、耳鼻咽喉科、泌尿外科、减重外科、结直肠外科、脑外科等相关手术中, 参数设定如下: 镇痛泵总药量为 250ml, 背景剂量为 5ml/h, 术后单次 Bolus 量为 2ml, 锁定时间为 15～20min, 极限量 20～30ml, 基本实现有效镇痛, 而在腹膜癌病科、肝胆外科及胸外科手术中，术后疼痛强度较大，锁定时间为 10～15min，适当增加极限量，保证安全的情况下，提高镇痛效果。在无痛分娩自控镇痛中，采用脉冲式给药的方式，设定输注为 8～12ml/30min，单次自控量为 8～10ml，锁定时间为 30min。根部各科室不同手术镇痛需求，调整具体参数细节，达到较好的镇痛效果。

第二节　智能化患者自控镇痛大数据月报的分析

一、2021 年 12 月份镇痛泵使用的基本情况

1. 应用的科室及手术分布　2021 年 12 月总使用量为 389 例（图 36-4），其中肿瘤相关手术及科室所占比重最大，其次为骨科手术（图 36-5）。

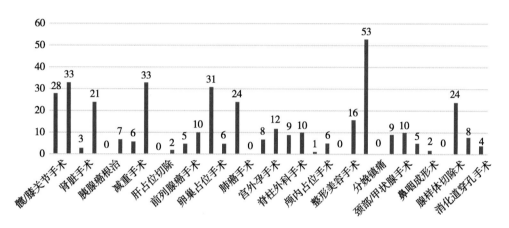

图 36-4　2021 年 12 月份 Ai-PCA 泵应用的手术分布情况

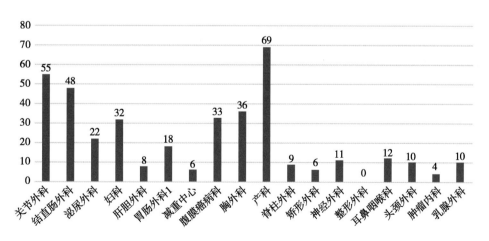

图 36-5　2021 年 12 月份 Ai-PCA 泵应用的手术科室分布情况

2. 患者基本信息情况　总体显示 ASA Ⅰ级患者 54 例，Ⅱ级患者 140 例，Ⅲ级患者 137 例，Ⅳ级患者 58 例，所占比例为 14.9%，Ⅲ级和Ⅳ级患者所占比例为 50.1%（表 36-2）。年龄分布显示，40% 患者年龄分布在 60 岁以上，56% 患者年龄分布 18～59 岁（表 36-3）。

表 36-2　2021 年 12 月份 Ai-PCA 患者 ASA 分级分布情况

ASA 分级	例数	比例 /%
Ⅰ级	54	13.88
Ⅱ级	140	35.35
Ⅲ级	137	35.21
Ⅳ级	58	14.91

表 36-3　2021 年 12 月份 Ai-PCA 患者年龄分布情况

年龄	例数	比例 /%
<18 岁	14	3.6
18～44 岁	101	26.0
45～59 岁	117	30.1
60～84 岁	125	32.1
>85 岁	32	8.2

二、智能化患者自控镇痛效果 - 有效性

1. **疼痛发生情况**　采用 NRS（numeric rating scales）评分评估疼痛。0～3 分属于轻度疼痛，4～7 分属于中度疼痛，8～10 分属于重度疼痛。静息痛分布情况，轻度疼痛患者 373 例，中度疼痛患者 12 例（3%），重度疼痛患者 4 例（1%）。运动痛分布情况：轻度疼痛患者 359 例，中度疼痛患者 23 例（5.5%），重度疼痛患者 7 例（1.8%），2021 年 12 月份 Ai-PCA 患者镇痛效果 - 有效性分布情况（表 36-4）。

表 36-4　2021 年 12 月份 Ai-PCA 患者镇痛效果 - 有效性分布情况

NRS 评分	0～3 分	4～7 分	8～10 分
静息状态	373（95.9%）	12（3.1%）	4（1.0）
运动状态	359（92.3%）	23（5.9%）	7（1.8%）

2. **Ai-PCA 患者按压次数分析**　12 月份自控总数为 2 170 次，人均按压次数为 5.58 次，其中自控有效次数为 1 765 次，占 81.7%，自控无效次数为 405 次，占 18.66%。整体数据分析显示，自控镇痛有效，效果良好。自控无效次数可能与患者按压规范与否，自控镇痛泵设定的参数（给药间隔、背景剂量及 Bolus 量）有关。

3. **镇痛不足情况分布**　12 月份共计发生 33 例镇痛不足报警，占总报警数的 8.57%，20 例（61%）的镇痛不足报警没有得到麻醉科医师的处理，其中包括 12 例（60%）的报警由于病房静脉输液操作，暂停镇痛泵使用导致的镇痛不足报警，病区自行处理；15% 镇痛不足报警（3 例）由于误按自控镇痛键所致，其余 5 例患者由于疼痛反复按自控键所致，由病区医师给予额外镇痛药物处理。13 例（39%）的镇痛不足报警通过麻醉科医师的处理调整，消除了镇痛报警。无镇痛欠佳情况出现。

三、智能化患者自控镇痛安全性

1. Ai-PCA 镇静评价　采用 Ramsay 镇静评分评估患者术后镇痛期间的镇静情况,具体分级如下,1 级清醒:患者焦虑、不安或烦躁;2 级清醒:患者合作、定向力良好或安静;3 级清醒:患者仅对命令有反应;4 级睡眠:患者对轻叩眉间或强声刺激反应敏捷;5 级睡眠:患者对轻叩眉间或者强声刺激反应迟钝;6 级睡眠:患者对轻叩眉间或者强声刺激无任何反应。术后第一天大多数患者保持清醒状态,1 例患者由于手术较大,术后恢复较慢,保持睡眠的状态(表 36-5)。

表 36-5　2021 年 12 月份 Ai-PCA 术后镇痛期间 Ramsay 镇静评分情况

Ramsay 评估	1级	2级	3级	4级	5级	6级
术后第一天	172	213	3	1	0	0
术后第二天	192	194	3	0	0	0

2. Ai-PCA 期间不良反应　12 月份观察发现,患者镇痛期间,26 例出现恶心呕吐,给予额外止吐治疗后可缓解;41 例咽喉疼痛,考虑与气管插管操作有关,可自行缓解;6 例出现头痛,8 例出现眩晕,暂停镇痛泵使用可缓解;2 例患者出现瘙痒症状,可耐受,无任何处理;低氧血症 1 例,手术创伤较大,给予辅助通气,术后第二天缓解;胃肠道蠕动减弱 2 例,给予理疗、鼓励下床活动后慢慢恢复。各不良反应发生率均比较低,提示镇痛泵药物的选择及配方是相对合理安全的(表 36-6)。

表 36-6　2021 年 12 月份 Ai-PCA 镇痛期间的不良反应情况

不良反应	例数	不良反应	例数	不良反应	例数
恶心呕吐	26	咽喉疼痛	41	低氧血症	1
头痛	6	瘙痒	2	心动过缓	0
眩晕	8	尿潴留	0	胃肠道蠕动弱	2

四、智能化患者自控镇痛使用的意外情况

1. 报警情况　12 月份镇痛泵报警次数共 696 次,其中排名前五的报警原因分别是:堵塞(401 次),气泡(103 次),离开服务区(86 次),无液体(34 次)以及镇痛不足(33 次)。2021 年 12 月份 Ai-PCA 患者镇痛期间泵报警次数情况(表 36-7)。

表 36-7　2021 年 9 月份 Ai-PCA 患者镇痛期间泵报警次数情况

报警原因	例数	报警原因	例数	报警原因	例数
气泡	103	机器故障	1	离开服务区	86
无液体	34	未装药盒	3	镇痛欠佳	0
堵塞	401	未装到位	15	镇痛不足	33
请更换电池	12	电量偏低	7	返厂维护	1

2．报警原因

（1）堵塞报警的原因：①患者由于出现恶心呕吐、眩晕等症状，护士暂停镇痛泵使用；②患者翻身、改变体位导致的输液管路出现打折；③护士更换液体，其他管路操作夹闭了管路；④分娩镇痛结束后，不再需要继续镇痛治疗，护士人为暂停了镇痛泵使用。

（2）气泡报警的原因：①配置镇痛泵时，注入气泡；②镇痛泵装置及管路中没有及时排空气体，出现气泡；③镇痛药液快用完时出现气泡。

（3）镇痛不足原因：主要是由于药物镇痛量不够或者镇痛间隔时间较长所致。离开服务区报警主要由于①电量低，断电，关机；②通信基站出现问题，网络不稳定等。

3．报警处理情况　12月份发生401次堵塞报警，其中处理了365次（91.0%）堵塞报警，通过麻醉科医师查看，解除堵塞，继续镇痛治疗。有36次报警未得到麻醉科医师的处理与调整。本月份共计103次气泡报警，有90次（87.3%）的气泡报警通知了麻醉科医师，并进行了响应处理，有13次（12.7%）报警未能及时处理。离开服务区报警主要由于关机，电池电量低下，麻醉科医师均进行了相应的处理与调整。另外更换电池，机器故障，无液体报警，麻醉科医师均进行了相应的随访、处理。共计发生33例（4.77%）镇痛不足报警，61%的镇痛不足报警没有得到麻醉科医师的处理（其中包括63%的患者由于病房静脉输液操作，暂停镇痛泵使用导致的镇痛不足报警；20%患者由于误按自控镇痛键所致），39%的镇痛不足通过麻醉科医师的处理调整，消除了镇痛报警。无镇痛欠佳情况出现。

4．药液利用率情况　对12月份各科室PCA药液利用情况进行分析，药液剩余率（剩余量/总量）在50%以上的患者有143例，占比36.8%，尤其是乳腺外科、产科、胸外科、关节外科、矫形外科及减重中心等科室或病区，药液剩余率在50%以上的比例较高（表36-8）。主要原因在于随着加速康复外科理念的推广，越来越多的手术术后住院日明显缩短，包括无痛分娩、剖宫产、膝关节手术、矫形手术、肺大泡及肺叶楔形切除等手术，患者术后快速康复及住院时间缩短，镇痛泵的使用时间也明显缩短，药液剩余率升高。因而临床中需根据手术特点不断优化用药方案及镇痛泵参数。

表36-8　各手术科室药液剩余率在50%以上的比例分布

科室/病区	剩余率>50%	总数	比例（%）	科室/病区	剩余率>50%	总数	比例（%）
关节外科	18	55	32.7	整形外科	0	0	0
减重中心	5	6	83.3	胸外科	11	36	30.6
神经外科	0	1	0	泌尿外科	5	22	22.7
结直肠外科	11	48	22.9	耳鼻咽喉科	3	12	25
腹膜癌病科	2	43	4.7	妇科	8	32	25
胃肠外科二	1	10	0.1	产科	42	69	60.9
脊柱外科	1	9	0.1	肝胆外科	1	8	12.5
肿瘤内科	0	4	0	矫形外科	4	6	66.7
胃肠外科一	4	18	2.2	乳腺外科	4	10	40

五、智能化患者自控镇痛舒适化评分

1. 舒适化指数　12月份总体舒适化指数指镇痛质量指数(AQI)评分为74.6分,各周得分比较稳定,结合具体事件,提示患者总体的镇痛效果相对完善,但部分存在气泡、堵塞、撤泵后不关机、离开服务区以及基本信息填写不完整等因素,影响了舒适化评分的高低。其在无痛分娩及肿瘤内科晚期癌痛患者中镇痛舒适化评分较其他手术患者较低,分别为68.4、63.5分,而在骨科、胸外科、结直肠外科等患者中术后舒适化评分较高,分别为78.8、81.4和80.6分。

2. 原因分析　无痛分娩患者,随着产程的进行,部分患者及医师担心镇痛对产程的影响,因而间断停用镇痛泵或者不规范按压自控键,导致镇痛不足报警,堵塞、气泡等原因发生率较高;另外部分患者停用镇痛泵后,未及时关机,仍处于开机或运行状态,出现报警。而肿瘤晚期癌痛患者,最常见原因为患者对镇痛药物的耐受性,单纯静脉自控镇痛效果欠佳,频发按压自控键,另外在输液操作时,频繁暂停导致堵塞,出现报警,导致舒适化评分较低。

综合分析,在操作方面需要认真、细致,减少气泡发生,避免电量低等风险;同时与病房做好交接,对患者及病房医护人员做好宣教,减少堵塞的发生率。

第三节　智能化患者自控镇痛管理经验分享

一、智能化患者自控镇痛管理经验

本科室围手术期实施患者静脉自控镇痛比例较高,2021年12月完成了389例Ai-PCA,完成率比较好,同时镇痛不足发生率相对低下,提示能够较好地实施精准镇痛。另外镇痛广泛应用于各种手术及各相关手术科室患者中,普及率比较好。患者基本信息显示,近年来,ASA分级Ⅲ级及以上患者所占的比例逐渐升高,高龄患者(>60岁)患者的围手术期镇痛越来越多,适用的群体及规模也越来越广。

二、智能化患者自控镇痛存在的一些问题

但是结合Ai-PCA运行状况,进行资料汇总分析,显示目前仍存在一些问题。

1. 信息填写　患者基本信息填写不完整,严重影响数据的分析及舒适化评分报告。因而需要进一步优化急性疼痛管理小组,进一步明确分工,实现专人专管,并制定相应规范,保证录入信息的及时、可靠。

2. 报警分析　镇痛泵使用方面,结合报警情况分析,提示本科室较为常见的报警因素包括管路堵塞,装置内有气泡,镇痛泵离开服务区,无液体及镇痛不足。管路堵塞多是由于患者改变体位导致管路打折,病房护士更换液体或者进行给药操作,暂停镇痛泵使用,未及时打开管路。减少不必要的暂停,规范输液操作,避免管路堵塞。

3. 镇痛宣教　提高配泵人员的主观意识,规范配泵操作,避免注射器、管路内残留有气泡;在镇痛泵应用前务必排空气泡,因而需要加强对患者的宣教,在改变体位时如何有效避免管路的打折,保证输液通畅;同时做好与病房主诊医师及护士的宣教与交接。

4. 跟踪随访　及时有效地进行跟踪随访。数据分析显示,镇痛泵报警后,都存在没有处理的

情况,因而需要加强督导的力度,与病房、手术科室的沟通,针对镇痛泵报警情况,及时有效地进行反馈。另外,完善急性管理小组人员配置,保证有充足的人员进行随访、跟踪;统筹协调安排足够的人员进行术后镇痛管理与查房,必要时可将不良事件发生情况与绩效挂钩。

三、智能化患者自控镇痛管理注意事项

随着智能化镇痛(Ai-PCA)的开展与普及,既大大提高了工作效率,又实现了真正意义上的个体化疼痛。但是镇痛系统及镇痛泵维护,镇痛远程监测及随访反馈等都离不开专科医师的参与。因而不断优化制度、流程,完善人员配置,规范镇痛泵使用,进而实现个体的精准与舒适化疼痛诊疗。

（刘鹏飞　李天佐）

参 考 文 献

[1] 张旭. 医院互联网＋医疗的应用研究 [J]. 中国医学装备, 2016, 13(3): 101-104.

[2] 田军章. "互联网＋医疗" 背景下的广东省网络医院建设 [J]. 中国数字医学, 2016, 11(1): 23-25.

[3] 贾宏彬, 宗健, 孙含哲, 等. 远程无线自控鞘内镇痛系统在晚期癌痛患者的疗效观察 [J]. 临床麻醉学杂志, 2013, 29(7): 672-674.

[4] 曹汉忠, 刘存明, 鲍红光, 等. 无线镇痛泵系统临床应用效果观察 [J]. 国际麻醉学与复苏杂志, 2010, 31(2): 127.130.

[5] 赖志权, 王军军, 陈小红, 等. 基于物联网的无线镇痛监控系统的研制和应用 [J]. 医疗卫生装备, 2016, 37(10): 26-28.

[6] LIU HJ, LI WY, CHEN H F, et al. Long-term intrathecal analgesia with a wireless analgesia pump system in the home care of patients with advanced cance[J]. Am J HospPalliat Care, 2015, 4(1): 1-6.

[7] 叶赟, 张兰凤. 术后疼痛管理影响因素及对策研究进展 [J]. 中国护理管理, 2012, 12(7): 77-79.

[8] 吕文艳, 王靖宇, 徐文强, 等. 无线镇痛泵系统在术后镇痛中的临床应用 [J]. 东南国防医药, 2014, 16(3): 281-283.

[9] 杨玲, 杨春艳. 无线智能镇痛系统用于术后镇痛的临床研究 [J]. 中国药物与临床, 2015, 15(6): 823-824.

[10] 王浩然, 曹汉忠. 无线镇痛泵系统的应用效果探讨 [J]. 中外医疗, 2015, 3(1): 52-54.

[11] 中华医学会麻醉学分会 "智能化病人自控镇痛管理专家共识" 工作小组. 智能化病人自控镇痛管理专家共识 [J]. 中华麻醉学杂志, 2018, 38(10): 1153-1157.

[12] 王强, 佘守章. 术后智能化患者自控镇痛(Ai-PCA)管理专家共识解读 [J]. 广东医学, 2020, 41(11): 1085-1087.

[13] 王强, 曹汉忠, 熊利泽. PCA 智能化与提升术后镇痛质量 [J]. 中华麻醉学杂志, 2018, 38(3): 257-258.

[14] 黄文起, 佘守章. 让疼痛治疗朝着精准医疗的方向发展 [J]. 广东医学, 2018, 38(1): 1-5.

[15] 曹汉忠, 佘守章. 智能化镇痛泵的创新设计与标准化管理 [J]. 广东医学, 2020, 41(11): 1088-1091.

[16] 佘守章, 黄文起, 王强, 等. 加速病人自控镇痛智能化临床应用研究的进程 [J]. 中华麻醉学杂志, 2022, 42(4): 385-3389.

第三十七章 上海交通大学医学院附属瑞金医院智能化患者自控镇痛的经验

目录

第一节　智能化患者自控镇痛大数据

一、智能化患者自控镇痛的形成与发展

随着麻醉学向围手术期医学的转变及加速康复外科(enhanced recovery after surgery, ERAS)理念的迅速发展,疼痛管理作为ERAS的重要内容和核心要素日益受到关注。既往临床镇痛管理手段比较单一、技术比较落后,镇痛质量并未达到质控要求。近年来,基于物联网和大数据时代日新月异的发展,新一代信息智能化产品——智能化患者自控镇痛系统(Ai-PCA)应运而生。Ai-PCA融合了医学、工学、电子信息技术学等多学科。从术前宣教、术中及术后镇痛管理、术后查房及随访评价,对医护工作人员培训和考核以及对科室综合管理与评价等方面,全方位实现数字化、智能化管控。Ai-PCA亦促进了围手术期镇痛管理的信息化和智能化发展,使得管理过程中的关键数据变得可追溯、可分析、质量可控制的PDCA(Plan-Do-Check-Act)循环更加高效可行。

二、智能化患者自控镇痛智能平台

以全智能镇痛泵与无线镇痛管理系统结合为基础,结合大数据及云计算技术,共同组成目前临床使用的智能镇痛平台。其具有以下优点。

1. **全智能镇痛泵**　临床麻醉科医师的"三头六臂",具有多重安全保障,可智能化运行;PCA运行、报警、自控数据自动上传,减少临床医护人员的无效跑动;高精度输注,输注调节精确至0.1ml/h;特有的镇痛不足报警提醒,可及时反馈麻醉科医师;特有的堵塞自检,畅通后自动恢复运行,避免干扰术后患者的休息;患者便捷自控镇痛,根据自我感觉(如恶心呕吐、嗜睡)夹闭管夹,需要镇痛时重新打开,全程无需通知医护人员处理,实现了患者主观感受的客观表述,克服了传统PCA捕获与响应的技术缺陷,使镇痛医疗过程实现了连续动态管理和质控,使镇痛管理安全、高效、有序,以确保患者安全、无痛、舒适地度过整个围手术期。

2. **无线镇痛管理系统**　麻醉信息化质控的"最强大脑",集远程传输、镇痛管理、镇痛管理、移动查房等一体的信息化系统,是全智能镇痛泵发挥效应的设备和技术基础。系统可对全院PCA进行智能监控;报警智能判断自动处理;自动生成PCA记录单;运行、报警、自控数据自动上传;建立庞大的PCA数据库,并可随时进行统计分析。

3. **患者自控镇痛数据云管理平台**　科研"超体"不是梦,医院PCA数据库可通过镇痛智能云平台进行管理,通过云平台大数据分析技术,解决数据存储、检索、使用及如何不被滥用等关键问题。在麻醉质控工作中,大数据统计及分析为麻醉质控工作提供有效依据,镇痛云平台将充分发挥PCA质控、科研及共享等重要功能。

三、质量控制进入智能化时代

在Ai-PCA智能云管理平台中选择显示24h或任意时段患者的镇痛质量指数(AQI)可直观反映镇痛质量,利用PDCA循环即可对AQI显示出的问题进行持续改进,使质控工作日常化、智能化。同时可对某时间段内不同麻醉医护人员不同手术科室、不同主刀医师的AQI进行分析比较,提高质控中心的管理效能,促进院内REAS质量持续改进,提高患者满意度。

第二节　智能化患者自控镇痛大数据月报的分析

统计我科 2021 年 12 月 Ai-PCA 使用情况，共计 809 例，其中肝胆外科 46 例，泌尿外科 108 例，胸外科 240 例，妇产科 117 例，胃肠外科 104 例，胰腺外科 194 例。

一、不良反应

术后镇痛主要不良反应为恶心呕吐和头晕。恶心呕吐的发生率肝胆外科术后第 1 天约 4.35%，第 2 天约 4.44%；泌尿外科术后第 1 天约 4.63%，第 2 天无；胸外科术后第 1 天约 10.83%，第 2 天约 1.25%；妇产科术后第 1 天约 2.69%，第 2 天无；胰腺外科术后第 1 天约 34.25%，第 2 天约 15.86%；胃肠外科术后第 1 天约 16.04%，第 2 天约 9.43%。头晕的发生率肝胆外科术后第 1 天约 2.17%，第 2 天约 2.22%；泌尿外科术后无头晕发生；胸外科术后第 1 天约 2.08%，第 2 天约 4.58%；妇产科术后第 1 天约 3.66%，第 2 天无；胰腺外科术后第 1 天约 18.94%，第 2 天约 10.6%；胃肠外科术后第 1 天约 16.04%，第 2 天约 13.20%。胰腺外科另有约 1.06% 的患者于术后第 1 天发生低血压（图 37-1）。均无术后谵妄、呼吸抑制、皮肤瘙痒等发生。

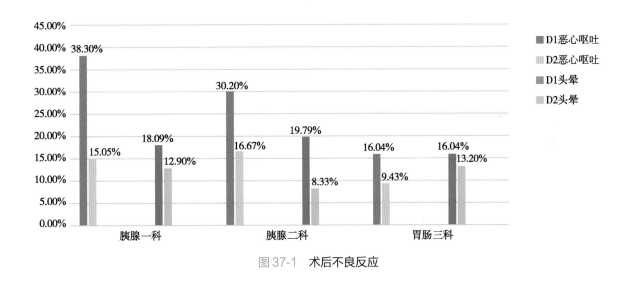

图 37-1　术后不良反应

二、满意度

肝胆外科、泌尿外科、胸外科、妇科、产科使用 Ai-PCA 的术后患者满意度均在 9.1～10 分（图 37-2）。胰腺一科、胰腺二科、胃肠外科第天约 15.86%；胃肠外科使用 Ai-PCA 的术后患者满意度均在 9.7～10 分（图 37-3）。

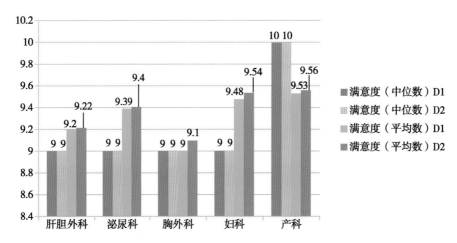

图 37-2 肝胆外科、泌尿外科、胸外科、妇科、产科术后满意度

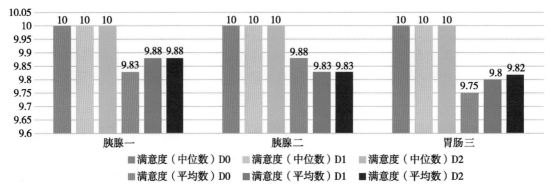

图 37-3 胰腺一科、胰腺二科、胃肠外科术后满意度

三、按压情况

 肝胆外科术后平均有效按压次数 2.83 次,总按压次数 3.24 次,总输注量 56.23ml;泌尿外科术后平均有效按压次数 0.56 次,总按压次数 0.61 次,总输注量 34.2ml;胸外科术后平均有效按压次数 2.48次,总按压次数 2.75 次,总输注量 44.19ml;妇产科术后平均有效按压次数 0.56 次,总按压次数 0.58次,总输注量 25.68ml;胰腺外科术后平均有效按压次数 7 次,总按压次数 9.7 次,总输注量 80.14ml;胃肠外科术后平均有效按压次数 9.07 次,总按压次数 10.71 次,总输注量 87.52ml(图 37-4,图 37-5)。

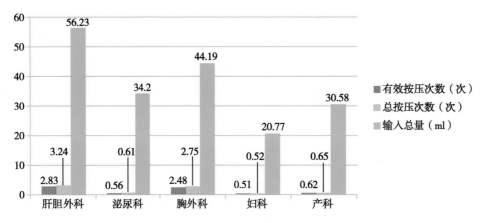

图 37-4 肝胆外科、泌尿外科、胸外科、妇科、产科按压情况

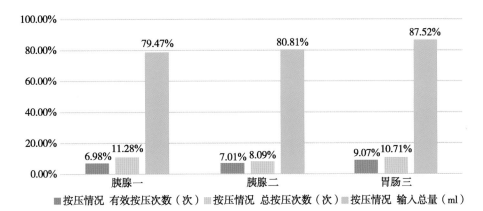

图 37-5 胰腺一科、胰腺二科、胃肠外科按压情况

四、总结

随着微创外科的飞速发展,目前我院泌外、胸外及妇产科大部分手术为腔镜辅助和机器人辅助下完成,术后患者创伤小、恢复快,术后第二天均基本可以下床活动,甚至出院休养,术后相应的不良反应可控,镇痛药物使用量相对较少。肝胆外科、胰腺外科、胃肠外科以传统开放性手术方式为主,术后镇痛药物需求量相对较大,但整体满意度佳。

第三节 智能化患者自控镇痛管理经验分享

一、传统患者自控镇痛的不足

传统患者自控镇痛(PCA)之前广泛用于术后患者镇痛,虽然是由主麻醉师或 APS 医师制定的个体化镇痛方案,但是临床上仍有相当比例的患者术后疼痛没有得到及时、有效的缓解,且不良反应发生率高。其主要原因是随着手术量的持续增长,麻醉相关医护人员紧缺,故对术后镇痛过程的关键信息,如镇痛泵运行情况、自控键按压频率、报警信息、查房评价等,往往不能实时获取与反馈。而 Ai-PCA 则可及时反馈并发出预警,提醒 APS 成员及早干预、处理。

二、智能化患者自控镇痛工作流程

APS 小组由麻醉科医师和麻醉护士组成团队,医师主要负责制定镇痛方案下达医嘱和智能化镇痛管理;护士负责术前宣教、访视,Ai-PCA 的实施,术后访视,监测数据的及时反馈。详见 Ai-PCA 管理工作流程(图 37-6)及 Ai-PCA 镇痛泵药物配置流程(图 37-7)。

1. 宣教 择期手术患者于手术日前一天由麻醉护士进行术前访视、宣教;急诊手术患者于手术日患者入室前由麻醉护士进行术前访视、宣教。

2. 查房 术后患者原则上 72h 内,每日至少查房 1 次,根据系统反馈信息,必要时增加查房次数,并在系统中做好相应治疗记录。病区呼叫时应查房和查看系统,及时处理相关问题,特殊情况应主动、及时向上级医师、住院总及科主任汇报。自动生成查房记录及 Ai-PCA 记录单。Ai-PCA 查房流程(图 37-8)。

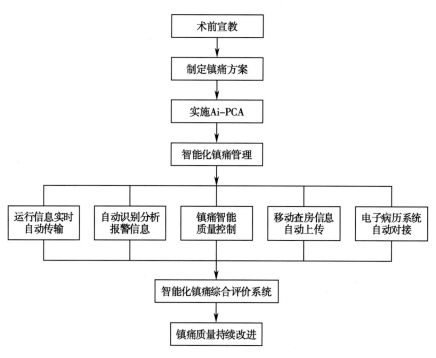

图 37-6　Ai-PCA 管理工作流程

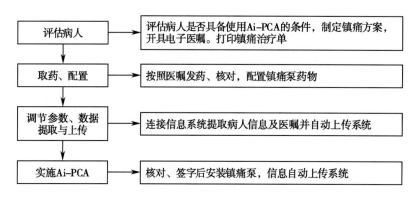

图 37-7　Ai-PCA 镇痛泵药物配置流程

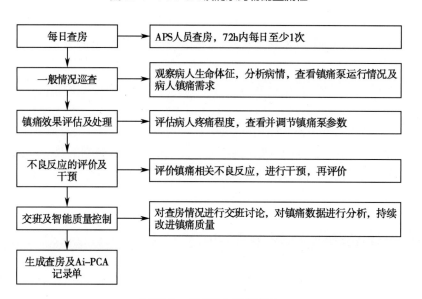

图 37-8　Ai-PCA 查房流程

三、管理制度

1. **管理制度**　建立数据管理制度，通过连接医院信息化系统，自动完成患者信息导入及存取，实施镇痛时系统自动记录并保存相关数据。

2. **核对制度**　建立核对制度，系统自动生成镇痛治疗单，便于交接核对。

3. **查房制度**　建立智能化查房制度，明确查房内容及评价项目、查房周期及人员，根据相关要求及评价标准进行处理及评价。

4. **质控制度**　建立智能质量控制制度，依据系统数据制定质量控制方案，患者基本信息、镇痛药配方、镇痛方式等信息须完整，特殊情况备注记录，须符合病历书写标准和质量管理的基本要求。

5. **考核制度**　建立智能考核制度，依据系统提供的 AQI 制定高效的考核方案。

四、质量控制

1. **质控原则**　全员参与、全程控制、全面质控。

2. **智能工具**　系统中的自控键按压频率、评价率、各类报警发生率、重要报警的处理时间、药液利用率、患者信息完整性等，综合反映了医护人员镇痛技术水平、评估患者的细致度、下达医嘱的精准性、管理的规范性等方面。

五、不良事件的预防及处理

Ai-PCA 系统能够通过输注管路"堵塞"报警和异常的自控键按压频率等各类报警，分析并提示相关不良事件，便于 APS 成员早期发现。麻醉医护人员应掌握镇痛过程中可能出现的各种不良事件，并且能够分析原因，及时有效处理。

六、工作改进

临床工作中发现，与传统 PCA 比较，Ai-PCA 可显著降低术后患者中、重度疼痛和相关不良反应的发生率，缩短术后住院时间，提高患者镇痛满意度等。同时也减少了麻醉科医护人员很多重复盲目的工作，提高了工作质量和工作效率。要继续推进细化和深化围手术期镇痛的技术和管理，更好地缓解患者术后疼痛，进一步推动舒适化医疗进程，促进麻醉学向围手术期医学转化还需要我们不断的努力。加强 APS 成员的定期培训，更好地执行术前访视和宣教，只有在患者和家属充分理解 Ai-PCA 的使用方法基础上，才能更好地将患者的主观感受客观地表达到我们的智能数据平台，及时反馈，合理调整镇痛方案。其次，依托智能大数据库，对近期某时间段内不同麻醉医护人员、不同手术科室、不同主刀医师的 AQI 进行分析比较，调整个体化镇痛方案，促进院内 REAS 质量持续改进，提高质控中心的管理效能。

七、工作展望

Ai-PCA 从信息化和人工智能角度为改进术后镇痛管理水平、提高镇痛品质提供了一个全新的模式。但它仅仅是麻醉科互联网＋，特别是人工智能的一个起步，仍需要从大数据和最新人工智能角度进一步研发。未来的 Ai-PCA 应用会更安全、更有效、更广泛和更智能。

1. 更安全　未来 Ai-PCA 可同步监测生命体征，如呼吸频率、通气与氧合、血压和心率等，实时反馈给医护终端，通过智能分析提前预警，提高镇痛的安全性。

2. 更有效　根据患者需求和 / 或监测评估参数，从医护终端能够调节镇痛泵参数，实现变量输注，使镇痛更为精准有效，提高舒适化医疗管理水平。

3. 更广泛　除了术后疼痛领域的应用，Ai-PCA 可逐步扩展到其他领域，如在分娩镇痛时接入胎心、宫缩等监测数据，经智能分析，可预测、预警、预防镇痛分娩过程中的严重不良事件，提升母婴安全性。对癌性疼痛、慢性疼痛等可形成远程网络化管控平台，实现居家有效镇痛，节约医疗资源。

4. 更智能　随着人工智能产业的发展，Ai-PCA 可形成术前评估、术后查房与处理一体的围手术期信息化管理平台，促进麻醉学向围手术期医学转化。

（包程蓉　罗　艳）

参 考 文 献

[1] 中华医学会麻醉学分会 "智能化病人自控镇痛管理专家共识" 工作小组. 术后智能化病人自控镇痛管理专家共识 [J]. 中华麻醉学杂志, 2018, 38(10): 1153-1157.

[2] 王强, 佘守章. 术后智能化患者自控镇痛（Ai-PCA）管理专家共识解读 [J]. 广东医学, 2020, 41(11): 1085-1087.

[3] 黄文起, 黄宇光. 加速智能化术后病人自控镇痛和分娩镇痛的临床研究 [J]. 广东医学, 2020, 41(11): 1081-1084.

[4] 邓小明, 姚尚龙, 于布为, 等. 现代麻醉学 [M]. 5 版. 北京：人民卫生出版社, 2020.

[5] 王强, 曹汉忠, 熊利泽. PCA 智能化与提升术后镇痛质量 [J]. 中华麻醉学杂志, 2018, 38(3): 257-258.

[6] 黄文起, 佘守章. 让疼痛治疗朝着精准医疗的方向发展 [J]. 广东医学, 2018, 38(1): 1-5.

[7] 曹汉忠, 佘守章. 智能化镇痛泵的创新设计与标准化管理 [J]. 广东医学, 2020, 41(11): 1088-1091.

[8] 佘守章, 黄宇光. 患者自控镇痛在我国发展的回顾与临床策略前瞻 [J]. 实用疼痛学杂志, 2018, 25(4): 247-249.

[9] 王天龙, 黄宇光, 熊利泽. 推动我国加速康复外科临床实践的创新与发展 [J]. 中华麻醉学杂志, 2021, 41(9): 1025-1029.

第三十八章　南昌大学第一附属医院智能化患者自控的镇痛经验

目录

术后疼痛是临床麻醉的重要组成部分,也是我科重点关注的临床问题。在临床工作中,我科术后镇痛方案不断完善,将多模式镇痛方案具体到每位患者中。随着我科超声引导下神经阻滞全覆盖理念的推行,加上2021年4月份开始引进智能化患者自控镇痛(Ai-PCA)系统,大大改善了术后镇痛质量,减少镇痛相关并发症,提高患者满意度,从而促进患者术后快速康复。现将我院2021年4月至12月Ai-PCA工作运行情况进行总结,为临床提供参考。

第一节　智能化患者自控镇痛大数据

一、术后镇痛评价数据情况

2021年4月至12月份PCA总数11 634例,本科室对术后镇痛患者评价总数为11 857次,评价率101.9%,每月的变化情况(图38-1)。

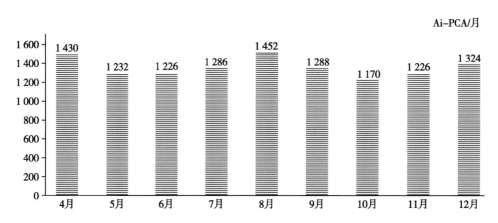

图 38-1　术后镇痛患者 Ai-PCA 总数及评价情况统计

二、Ai-PCA 患者情况及走势

1. 患者情况　对南昌大学第一附属医院麻醉科2021年4月至12月份镇痛泵系统里的数据梳理发现:①患者信息中配方、镇痛方式、麻醉科医师及ASA分级情况(图38-2)有少量缺失,其他重要数据均录入比较完善。②按照年龄分析,19~59岁的患者占66.67%,占了绝大数。③男女比率:男性患者4 594例,占39.49%;女性患者7 040例,占60.51%,女性患者偏多。④基站闲置情况,从2021年12月31日调取的数据看,目前基站运行状况良好,但由于基站信息是一个动态更新的数据,故对于2021年4月至12月份评价仅有参考意义。⑤患者评价率,达到了每人每天至少1次评价的要求(总PCA平均评价次数为1.019)。对2021年4月至6月份镇痛泵系统里11 634例(去除了因住院号输入错误没有患者信息的数据)患者的相关信息数据进行汇总分析发现,系统里ASA分级、麻醉科医师、配方、镇痛方式和手术名称等信息均存在缺失情况,系统数据缺失详细情况(表38-1)。

2. 基站闲置情况　2021年12月31日对本院的镇痛泵基站运行状态进行查看,基站闲置率为8.6%,运行状况良好。详细情况(见表38-2)。

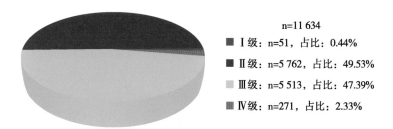

图 38-2　ASA 分级概况统计

表 38-1　数据缺失情况

数据类别	缺失例数	缺失率
年龄	0	0
ASA 分级	37	0.3%
麻醉科医师	52	0.44%
配方	67	0.57%
镇痛方式	19	0.16%
手术名称	0	0

表 38-2　基站闲置情况

院区	基站总数	闲置数量	闲置率
南昌大学第一附属医院	176	10	5.7%

第二节　Ai-PCA 大数据年报的分析

一、Ai-PCA 使用概况

1. **医院使用情况**　2021 年 4 月至 12 月份,本科室 PCA 取样量共计为 11 634 例,每月 PCA 使用量(见图 38-3)。分析发现:①普外科二病区是使用 PCA 数量最多的临床科室,占比 10.03%。②PCIA 镇痛方式是最常用的术后镇痛方案。③PCA 患者中 ASAⅢ级患者的数量最多,达 1 914 人,占比 49.23%。④4 月至 6 月份科室的镇痛管理舒适化指数为 65.1 分。各项指标评分中,"堵塞率"得分最低。

2. **各科室使用情况**　对每个临床科室 PCA 使用量分析,发现使用量排名前三的科室分别是:普外科二病区 1 133 人次,占比 10%;妇产科四病区 1 070 人次,占比 9%;普外科五病区 1 017 人次,占比 9%;妇产科三病区 965 人次,占比 8%;普外科六病区 759 人次,占比 7%;普外科四病区、泌外科一病区、泌外科二病区、妇产科二病区及胸外科病区均占比 6%。

3. **PCA 在各镇痛方式使用分布情况**　对 4 月至 12 月份 PCA 使用情况按照镇痛方式的维度进行分析发现:PCIA 使用量为 11 615 个,占比 99.84%,剩余为未填写。

4. **PCA 患者 ASA 分级情况**　对 PCA 患者 ASA 分级情况进行分析,发现 ASAⅡ~Ⅲ级的患者最多,分别为 5 762 例及 5 513 例,分别占比 49.53%、47.39%,其中 ASAⅠ级及 ASAⅣ分别占比 0.44% 及 2.33%。

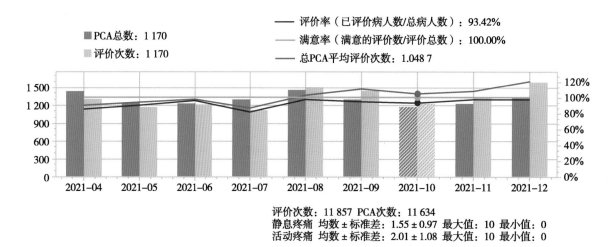

图 38-3　2021 年 4 月至 12 月份每月 Ai-PCA 使用量统计情况

5．舒适化指数　舒适化指数是指镇痛泵系统通过前期 WAMS 大数据分析,各项目按一定范围某一权重智能打分生成的数值(百分制),可较客观反映镇痛管理能力与水平。4月至12月份本科室舒适化指数平均得分为 64.1 分,其中得分最低的前三项分别为:"堵塞率",分值为 1.7 分(满分 10 分);"药液利用率",分值为 2.8 分(满分 10 分);"镇痛不足处理时间",分值为 3.3 分(满分 10 分),平均按压次数,分值为 3.9 分(满分 5 分);评价率,分值为 5.8 分(满分为 15 分);离开服务区率,分值为 1.7 分(满分为 5 分);而镇痛欠佳率、镇痛不足率、基本信息数量、撤泵后不关概率及气泡率均达满分。

二、报警情况分析

1．报警类型分析　4 月至 12 月份共发生 39 176 次报警,其中"堵塞"报警占比最高,达62.89%;其次为"离开服务区"的报警,占比 31.18%;"无液"占比 2.05%;"镇痛不足"占比 1.81%;"未装药盒"占比 1.09%;"气泡"占比 0.42%;"请更换电池"占比 0.35%;"未装到位"占比 0.15% 及"镇痛欠佳"占比 0.05%。

2．报警情况　4 月至 12 月份共计 11 634 个报警 PCA 案例:①发生堵塞的患者有 9 236 人,堵塞率为 79.38%,累计发生堵塞 24 638 次,占所有报警类型 62.89%;其中普外二病区报警率最高达93%(表 38-3)。②发生离开服务区的患者有 10 006 人,离开服务区率 86.01%,累计发生离开服务区 12 214 次,占所有报警类型 31.18%。③镇痛不足报警共计 262 例发生。其中妇产科一病区发生比率最高达 12%(表 38-4)。

3．堵塞报警原因及分析　对堵塞报警主要原因进行汇总分析,发生 25 834 次堵塞中有 17 060次未填写原因,占比 66.04%;管路打折(时间 <20 分钟,系统自动判定原因为"管路打折",主要由于患者在卧床或翻身活动时,压到输液管路造成的)造成 8 774 次堵塞,占比 33.96%。可能导致堵塞发生的原因有:①三通或夹管无意识关闭;②输液关闭;③误报;④恶心呕吐等夹管关闭。

4．镇痛不足和镇痛欠佳原因及分析　4 月至 12 月份 11 634 例患者,出现镇痛不足的患者有262 例,镇痛不足率为 2.16%,镇痛不足发生次数为 713 次;镇痛欠佳的患者 4 例,镇痛欠佳率为0.03%,镇痛欠佳发生次数为 20 次。其中,镇痛不足平均处理时间为 69 212.1min。镇痛不足或欠佳消除情况:出现镇痛不足共 713 次(还有 19 次为测试数据),其中有 194 次消除,其余未填写原因;出现镇痛欠佳共 20 次,其中一次消除。详细情况见表 38-5 及图 38-4。

表 38-3 各科室堵塞报警情况统计表

病区	堵塞 PCA	总 PCA	比率	病区	堵塞 PCA	总 PCA	比率
普外科二病区	1 051	1 133	93%	胸外科 ICU	380	480	79%
普外科一病区	355	397	89%	心脏大血管 ICU	166	226	73%
日间病房病区	126	141	89%	心脏大血管外科病区	146	200	73%
普外科四病区	568	636	89%	移植 TICU	43	59	73%
普外科六病区	672	759	89%	泌外科一病区	473	662	71%
妇产科三病区	831	965	86%	普外科三病区	206	300	69%
妇产科四病区	885	1 070	83%	妇产科二病区	440	725	61%
泌外科三病区	638	783	81%	重症医学科病区	15	26	58%
胸外科病区	584	718	81%	产科危重症监护室	29	60	48%
普外科五病区	819	1 017	81%	妇产科一病区	234	531	44%

表 38-4 各科室镇痛不足报警统计表

病区	镇痛不足 PCA	总 PCA	比率
妇产科一病区	64	531	12%
产科危重症监护室	4	60	7%
妇产科二病区	43	725	6%
移植 TICU	3	59	5%
普外科五病区	30	1 017	3%
普外科一病区	10	397	3%
普外科六病区	17	759	2%
妇产科四病区	21	1 070	2%
胸外科病区	12	718	2%
普外科二病区	16	1 133	1%
胸外科 ICU	6	480	1%
泌外科一病区	8	662	1%
普外科四病区	6	636	1%
泌外科二病区	5	690	1%
妇产科三病区	6	965	1%
泌外科三病区	4	783	1%

表 38-5 PCA 镇痛不足和欠佳报警处理情况

镇痛情况	镇痛不足（713 例）		镇痛欠佳（20 例）	
	消除	未填写	消除	未处理
次数	194	519	1	19
消除率	27%		5%	
报警率	2.16%		0.03%	

备注：镇痛不足是指患者在锁定时间累计按压 3 次以上 Ai-PCA 自控键；镇痛欠佳是指患者 1.5h 内累计按压 3 次以上 Ai-PCA 自控键。

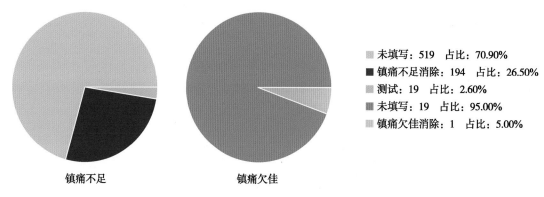

▨ 未填写：519	占比：70.90%
■ 镇痛不足消除：194	占比：26.50%
▨ 测试：19	占比：2.60%
▨ 未填写：19	占比：95.00%
▨ 镇痛欠佳消除：1	占比：5.00%

镇痛不足　　　　　　　　　　　镇痛欠佳

图 38-4　PCA 镇痛不足和欠佳报警原因统计图

5. **其他主要报警原因及分析**　本医院镇痛泵报警除堵塞、镇痛不足和镇痛欠佳外，主要还有离开服务区、气泡和无液等情况，相关报警详细信息见表 38-6。

表 38-6　其他报警情况信息

报警类型	系统原因填写	原因占比	出现报警可能的原因
离开服务区	未填写	100%	1. 患者外出病房，离开局域网区域
	撤泵	0	2. 主动取消电池
			3. 设备跌落断电
			4. 基站问题
气泡	未填写	91.43%	1. 误报
	确实	1.71%	2. 确实存在气泡
	误报	0	
无液	未填写	90.65%	1. 安装药盒不到位
	确实	9.35%	2. 误报
	撤泵	0	3. 确实无液
请更换电池	未填写	100%	电池电量不足以维持无线镇痛泵工作（可能从患者身上撤掉后未及时关机）
未装药盒	未填写	100%	运行状态，未装药盒或药盒脱落

备注：气泡或无液时，如果总量≤15，原因系统自动显示"确实"。

三、镇痛泵的设定参数分析

1. **镇痛泵参数设定情况**　对 4 月至 12 月份镇痛泵设定的参数进行分析，存在极端值（异常值）情况，应引起注意的有：①持续量为"10ml"，唯有一个住院号"00H0178376"的患者，持续量设置最大；②部分患者锁定时间设定不同，最长的锁定时间达 60 分钟，最短的锁定时间为 10 分钟。③极限量设置过小，21 位患者约 1.35% 的患者极限量设置偏小（按照极限量≥首次量＋持续量＋（1h 最多自控次数 X 单次量），极限量设置偏小容易引起每小时的到达极限量报警（下一个小时自动解除报警重新开始计算），科室可按需进行设定。从平均水平和极端值两个维度对镇痛泵主要设定的参数如已输入量、持续量、单次量（Bolus）、锁定时间进行分析（表 38-7）。

表 38-7 镇痛泵参数设定情况

参数类型	均值 ± 标准差	极端值	极端值患者数	备注
已输入量	42.82±28.81	0ml	121 例	有数据丢失,误操作重新更换住院号等因素
持续量	1.96±0.28	0ml	1 例	住院号 1292719 参数设置异常
单次量	1.95±0.27	0ml	1 例	住院号 1292719,参数设计异常
锁定时间	28.96±3.47	<15min	71 例	10min 68 次,11min 1 次,12min 2 次,14min 1 次
		>30min	39 例	60min 7 次,45min 11 次,40min 1 次,38min 1 次,35min 10 次,31min 9 次

2. 药液剩余量分析 对 4 月至 12 月份科室 PCA 药液利用情况进行分析,药液剩余率(剩余量 / 总量)在 50% 以上的患者有 8 906 例,占比 71%,浪费较严重;残余量在 31%~50% 的患者 1 203 例,占比 10%;残余量在 11%~30% 的患者 803 例,占比 6%;残余量在 0%~10% 的患者 1 680 例,占比 13%。

四、评价分析

1. 患者自控情况 4 月至 12 月份 11 634 例 Ai-PCA 患者中,其中 7 541 例患者没有自控,无痛自控的患者有 4 093 例。自控总数为 13 676 次,人均自控 1.17 次;其中自控有效次数 9 026 次,占比 66%,人均自控有效次数为 0.78 次。

2. 不良反应 4 月至 12 月份 11 634 例 PCA 患者,有 186 名患者参与了术后镇痛评价。评价覆盖率 60%,患者评价镇痛不良反应详细信息(表 38-8)。按照科室进行对比发现,恶心呕吐的以妇产科及普外科发生最多,妇产科四病区发生率达 23%,普外科二病区发生率达 22%。瘙痒情况以妇产科发生率最高,其次是普外科。术后眩晕的以普外二病区发生率最高,其次是妇产科病区。

表 38-8 患者术后镇痛不良反应情况

评价分类	评分	例数	发生率
静息疼痛	评分 = 0	1 513	12.76%
	1≤评分≤3	9 729	82.05%
	4≤评分≤6	609	5.14%
	7≤评分≤10	6	0.05%
活动疼痛	评分 = 0	1 513	12.76%
	1≤评分≤3	9 729	82.05%
	4≤评分≤6	609	5.14%
	7≤评分≤10	6	0.05%
恶心呕吐	评分 = 0	10 099	85.17%
	评分 = 1	854	7.2%
	评分 = 2	904	7.62%
镇静	评分 = 0	11 751	99.11%
	评分 = 1	43	0.36%
	评分 = 2	23	0.19%
	评分 = 3	40	0.34%

五、问题及建议

1. **存在的问题**　PCA 数据缺失：患者信息中体重、年龄缺失，其他重要数据如麻醉科医师、ASA 分级、配方、镇痛方式、手术名称等信息存在小部分缺失。可能的原因有：①手麻系统里未填写相关数据。②住院号输入错误，导致抓取不到数据。③镇痛不足处理时间较长，平均处理时间为 13 944.5min。镇痛泵药液浪费问题较为严重，有 75.07% 的患者药液剩余率在 40% 以上。④堵塞率过高，大部分堵塞原因未填写。可能导致堵塞发生的原因有：①三通或夹管无意识关闭；②输液关闭；③误报；④恶心呕吐等夹管关闭等。

2. **建议**　①PCA 数据完整性：首先保证住院号输入正确，住院号输入正确还是无患者数据的先在手麻系统或 HIS 查找镇痛泵系统里出现信息缺失的患者信息，如果镇痛泵系统与两个系统缺失情况相同，应提醒管理手麻系统的老师及时完善患者信息；如果手麻系统或 HIS 里患者的信息完整，那么就是镇痛泵系统与手麻系统或 HIS 未能对接成功，需联系工程师解决接口问题。②当出现镇痛不足时，应及时处理，缩短处理时间，根据患者情况调整镇痛泵参数，减少镇痛不足发生次数。③镇痛泵药液浪费问题：主麻医师可对在临床工作中对药液浪费较为严重的患者进行科室和手术类别归类分析，总结用药经验，增加药物使用率。④出现堵塞报警应及时了解原因并处理，并在系统上填写原因。

第三节　智能化患者自控镇痛管理经验分享

一、智能化患者自控镇痛管理经验

Ai-PCA 系统将以往传统的麻醉科医师镇痛查房了解患者的单向途径，转为实时查看患者镇痛泵状态以间接了解并管理患者术后疼痛。并且在 Ai-PCA 系统中可以记录患者情况，对镇静、恶心呕吐、眩晕、疼痛进行评分并记录特别情况。这些数据都可以模块化的形式进行统计分析以改进对患者的术后疼痛管理。软件系统有无限的可能性，目前仍有很多不足。

1. **平台**　我院目前版本的软件仅有医师工作平台，对患者的管理仍停留在医师主动上，患者的不适并不能第一时间与麻醉科医师沟通并处理，若有患者、医师双向平台则患者能随时提交病情状态、镇痛效果、并发症情况，并通过手机 App 呼叫麻醉科医师即时处理。

2. **管理**　Ai-PCA 系统作为第三方软件如何与麻醉系统、医院 HIS 完美对接，有赖于各个部门系统的通力合作，有强大的信息部门及时解决系统的问题；患者的病情，术后的疼痛管理是无时无刻需要的，并不随着白天、夜晚、上班、下班改变，如何协调安排科室的人力资源，从手术室内外的繁重的工作中再安排足够的人员完成术后镇痛的查房管理也是一个需要解决的难题。

二、智能化患者自控镇痛管理合理性建议

对目前我院智能化镇痛系统的使用总结，提出一些总体舒适化指数及提高 PCA 镇痛效果的合理性建议。

1. **信息**　信息完整度需要提供信息的完整度，如镇痛方式 PCIA 或 PCEA 等不同的镇痛方式可以提示医护人员对患者进行有针对性差异化的关注和处理病人的不良反应等情况；ASA 分级、

性别、年龄及其他 HIS 数据需要协调医院信息科与智能化镇痛系统进行更好地数据对接以保障基本信息的完整度；加强镇痛查房人力，完善填写镇痛泵堵塞和离开服务区等异常警报是什么原因造成，需要加强管理和宣教；镇痛评价率和满意度可以评估医护人员管理和宣教工作，也可以加强病人对镇痛效果的信心。关注患者不良反应的发生，应定期在 PCA 系统填写评价，建议在患者术后 8h、术后 24h、术后 48h 各评价 1 次，危急重症患者需要给予多次查房评估。

2．服务　镇痛泵参数患者镇痛泵参数设置，为了用药安全和患者更好地镇痛服务，在使用镇痛泵流程中，应加强对镇痛泵参数设定的核对工作，减少人为失误。

3．沟通　关注药物利用率，建议麻醉科医师根据病人病情合理开镇痛疗程单，避免使用过大的药盒；加强病区医护、患者及家属宣教，不痛时不等于就可以撤泵，对外科医护要进行沟通和宣教，需要保持镇痛泵打开，稳定患者镇痛效果，避免过早撤泵后患者镇痛评分增高。

三、智能化患者自控镇痛管理注意事项

我院麻醉科全面推行超声引导下神经阻滞全覆盖的多模式镇痛方案，加上 Ai-PCA 的引进，大大减少了患者术后疼痛，增加患者围手术期舒适度。现对我院 Ai-PCA 管理相关注意事项总结如下。

1．宣教　麻醉科医师、麻醉护士等相关医护人员对患者及家属进行术前宣教，告知他们 Ai-PCA 相关基础知识，以便术后及时与医护人员沟通，改善其术后舒适度。

2．培训　麻醉科医师及麻醉护士对病房的医护人员进行 Ai-PCA 相关知识培训，让其充分掌握该方面的知识，以便全面地对患者术后疼痛进行管理。

3．方案　我院麻醉科推行超声引导下神经阻滞全覆盖式的个体化多模式镇痛方案，对每位患者试行精准的术后镇痛方案，同时配合 Ai-PCA 后，大大提高了我院患者围手术期舒适度，促进其术后快速康复。

4．质控　反馈科室每个月定期召开术后镇痛质控会议，由麻醉科医师及麻醉护士就上个月术后镇痛相关问题进行探讨，对镇痛方案、模式等进行优化。

（章　扬　陈世彪）

参 考 文 献

[1] 曹汉忠，佘守章. 智能化镇痛泵的创新设计与标准化管理 [J]. 广东医学，2020，41（11）：1088-1091.

[2] 王强，佘守章. 术后智能化患者自控镇痛（Ai-PCA）管理专家共识解读 [J]. 广东医学，2020，41（11）：1085-1087.

[3] 罗旭珺，钟晓龙，郑彬，等. 右旋美托咪啶对舒芬太尼 Ai-PCA 于腹腔镜全子宫切除手术后镇痛效应的影响 [J]. 广东医学，2020，41（11）：1128-1133.

[4] 王强，曹汉忠，熊利泽. PCA 智能化与提升术后镇痛质量 [J]. 中华麻醉学杂志，2018，38（3）：257-258.

[5] 黄文起，佘守章. 让疼痛治疗朝着精准医疗的方向发展 [J]. 广东医学，2018，38（1）：1-5.

[6] 中华医学会麻醉学分会 "智能化病人自控镇痛管理专家共识" 工作小组. 术后智能化病人自控镇痛管理专家共识 [J]. 中华麻醉学杂志，2018，38（10）：1153-1157.

[7] 黄文起，黄宇光. 加速智能化术后病人自控镇痛和分娩镇痛的临床研究 [J]. 广东医学，2020，41（11）：1081-1084.

[8] 曹汉忠，佘守章. 智能化镇痛泵的创新设计与标准化管理 [J]. 广东医学，2020，41（11）：1088-1091.

[9] 王强，佘守章. 术后智能化患者自控镇痛（Ai-PCA）管理专家共识解读 [J]. 广东医学，2020，41（11）：1085-1087.

[10] 邓小明，姚尚龙，于布为，等. 现代麻醉学 [M]. 5 版. 北京：人民卫生出版社，2020.

[11] 佘守章，黄文起，王强，等. 加速病人自控镇痛智能化临床应用研究的进程 [J]. 中华麻醉学杂志，2022，42（4）：385-3389.

第三十九章　西安交通大学第一附属医院智能化患者自控镇痛的经验

目录

智能化患者自控镇痛（Ai-PCA）是目前应用最普遍、解决疼痛个体化差异的有效手段，具有药物用量少、患者自主性强等优点。围手术期 Ai-PCA 是加速康复外科（ERAS）方案的核心要素之一。基于 ERAS 和智能化术后镇痛管理平台提出围手术期目标导向全程镇痛（CGPA），具体包括 5 个环节：术前预防性镇痛、术中伤害性应激和损伤控制、苏醒前过渡期镇痛、术后镇痛和撤泵后镇痛。Ai-PCA 利用信息化手段和多模式镇痛技术持续提高围手术期镇痛个体化水平，有助于更好实现 ERAS 和舒适医疗的目标。本章将介绍西安交通大学第一附属医院 Ai-PCA 运行状况和大数据分析。

第一节　智能化患者自控镇痛大数据

一、历年智能化患者自控镇痛数量

Ai-PCA 镇痛平台（镇痛泵 + 基站 + 服务器 + 移动查房终端）能够与医院 HIS 或手术麻醉系统无缝对接，实时传输患者基本信息与镇痛管理信息，及时发现并处理已知问题或报警信息，实现术后疼痛管理的信息化与智能化。西安交通大学第一附属医院自 2017 年 6 月引入 Ai-PCA 和智能化镇痛平台，截至 2021 年 12 月 31 日，共 91 859 人次使用，基本上完全取代了传统的机械镇痛泵和电子镇痛泵（图 39-1）。

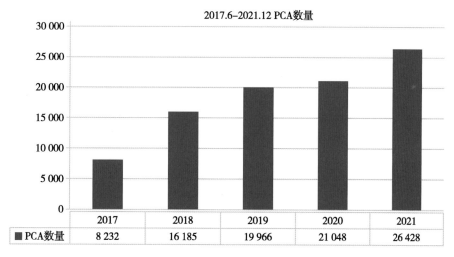

图 39-1　2017 年 6 月至 2021 年 12 月 PCA 数量

二、智能化患者自控镇痛业务范围

Ai-PCA 业务范围：Ai-PCA 的使用场景包含了各种类型外科手术患者（普外科、肝胆外科、骨科、妇产科、耳鼻喉科、心血管外科、肿瘤外科等）的术后镇痛、分娩镇痛、晚期肿瘤患者镇痛、急诊创伤患者的术前镇痛、内科病房会诊后的慢性疼痛等，基本能够满足全院患者的镇痛需求。

第二节 2021年数据分析

一、概况

2021年1月至12月共有26 428人次使用Ai-PCA镇痛泵,除了受2月份春节假期和12月份西安暴发严重的新型冠状病毒感染疫情影响外,各月份之间Ai-PCA数量无明显差别,能够向住院患者提供稳定的镇痛服务(图39-2)。此外,外科手术患者基本都使用Ai-PCA镇痛泵进行术后镇痛,如统计2021年10月镇痛数据显示约91.33%的手术室内麻醉患者使用了Ai-PCA镇痛泵。由于Ai-PCA镇痛泵的广泛覆盖,其中包含了绝大部分的术后可能只发生轻度疼痛的手术患者,因此Ai-PCA镇痛服务平台的数据也基本能较好地反应全院整体的镇痛服务水平。

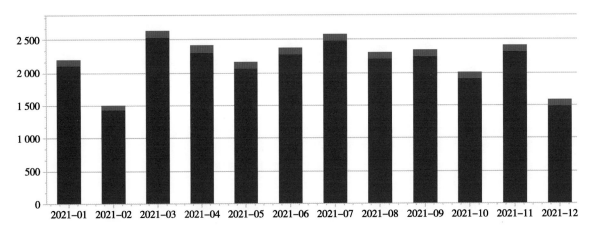

图39-2 2021年各月份PCA数量

二、数据分析报表

1. 镇痛方式 2021年26 428人次使用Ai-PCA镇痛泵的患者中约97.03%使用了静脉镇痛的方式(25 643人次),709人次(2.91%)使用了连续硬膜外镇痛的方式,未统计到连续外周神经阻滞等镇痛方式。此外,16人次未填写具体镇痛方式,信息缺失率为0.06%。

2. 科室分布 2021年使用Ai-PCA的患者主要为肝胆外科3 467人次(13.12%),泌尿外科3 362人次(12.72%),耳鼻喉科2 561人次(9.70%),妇科2 537人次(9.60%)和普外科2 224人次(8.42%)。其他科室包括乳腺外科、产科、骨科、日间手术中心、肿瘤外科、心血管外科、老年外科、神经外科、急诊外科、肾移植科、ICU和肿瘤内科等,均未超过2 000人次的使用量。其中139人次未正确填写住院号或信息丢失,从而科室信息缺失,仅占0.53%,患者基础信息较为完整。

3. 患者性别 女性占比较高,为14 469人(54.75%),男性为11 223人(42.47%)。性别信息缺失率为736人次(2.78%)。

4. 患者年龄 68%的患者年龄分布在34~66岁,95%的患者的年龄分布于18~82岁,超高龄(>90岁)和婴幼儿(<3岁)患者的患者较少,仅为0.15%。

5. 患者体重 16 758人(65.44%)的体重处于50~70kg,体重<50kg的患者为1 972人(7.7%),

体重>70kg 的患者为 6 878 人(26.86%)。这些患者中我们重点关注了减重手术的患者,因为此类患者多为病理性肥胖,更易产生呼吸抑制、低氧血症和过度镇静等镇痛的不良反应。

6. 运行参数 统计已输入量显示为(47.23±34.79)ml,药物利用率不高的主要原因为次日出院的手术患者较多,因此药物剩余也较多。输入最大值为 253ml,为肾癌患者终末期的关怀性镇痛治疗。持续量的设置通常为(1.02±0.58)ml/h。最小为 0ml/h,通常用于预计术后疼痛较轻和仅依靠自控剂量就能满足术后镇痛需求的患者。最大持续量为 10ml/h,为使用 PCEA 的无痛分娩产妇。单次量和锁定时间的设置主要依据患者是否会出现暴发性疼痛或剧烈的活动后疼痛的程度而决定,单次量一般为(1.09±0.79)ml,锁定时间一般为(15.29±6.49)min。

7. 自控数据 2021 年 26 428 人次使用 Ai-PCA 镇痛泵的患者共按压自控按键 147 751 次,其中有效自控为 105 238 次,占比为 71.23%,这也体现了镇痛宣教工作的重要性。此外,在临床应用过程中,关注超过 12h 未使用过自控按键的患者,这些患者可能需要减少镇痛药输注的速度或 APS 成员进行更加细致的宣教指导患者正确使用镇痛泵。

8. 评价信息 2021 年 26 428 人次使用 Ai-PCA 镇痛泵的患者评价了 21 865 次,1 月至 12 月评价率为波动在 71%~80% 之间,并未做到每人每天评价一次的要求。主要原因为患者住院时间缩短,次日早上离院患者较多,APS 医师白天通常主要处理各种类型的镇痛泵报警,而麻醉科随访护士通常于下午统一查房进行镇痛效果评价。2021 年 NRS 评价信息显示 7~10 分 2 人,4~6 分 32 人,其余均<4 分。结果显示中重度疼痛发生率较低,主要原因为疼痛剧烈的患者都在上午都得到了 APS 值班医师的及时处理,下午护士随访时患者的疼痛通常已经缓解,这主要得益于麻醉科 APS 小组与各科室之间紧密高效的协作。

三、报警及不良反应

1. 镇痛不足 锁定时间内出现第 3 次无效按压时,系统报"镇痛不足",2021 年发生率为 22.50%。最常见的原因为按压镇痛泵后反馈较慢或放置位置不当的误触发。此外,在患者出现暴发痛或进行咳嗽、下地活动等动作可能会出现剧烈疼痛而短时间多次按压自控按键,及时调整单次剂量,及时处理此类报警能够避免中重度疼痛的发生。镇痛不足报警中 61.91% 的患者未填写原因及过程,这需要加强 APS 值班医师的管理,及时处理完成此类报警后应跟进并评价。

2. 镇痛欠佳 1h 内第 4 次触发有效单次剂量,系统报"镇痛欠佳",2021 年发生率为 4.76%。通常出现在区域阻滞效果或镇痛药血药浓度逐步减退时,当患者感受到轻度疼痛时可通过按压自控按键来缓解疼痛,智能 PCA 通过分析按压频率提示"镇痛欠佳",可以提醒 APS 成员及时调整持续剂量。镇痛欠佳的消除率 34.05%,原因同"镇痛不足"。临床事件中发现"镇痛不足"或"镇痛欠佳"对预测术后患者发生中重度疼痛(NRS≥4)具有较高的敏感性和特异性,提示患者可能正在经历中重度疼痛或正处于不断加剧的疼痛之中。APS 小组在实际应用中应注意优先处理此类预警,通过早期干预,能够避免患者在麻醉或手术恢复早期轻度疼痛逐渐加重为中重度疼痛。

3. "堵塞"报警 恶心呕吐与"堵塞"报警"堵塞"报警在各类型报警中最为常见,约为 63.85%(22 463 次)。由于镇痛宣教时重点强调了"疼就按,吐先夹"的简易使用方法,因此,除输注管路不通畅以外,堵塞报警一定程度上与术后恶心呕吐后患者主动夹闭输注管路有关。这也需要更加智能的 PCA 设备能够分析输注管路压力上升的曲线,以便区分是设备端的主动夹闭还是患者端的留置导管堵塞。

4. 恶心呕吐 恶心呕吐是在各类型 PCA 中最为常见的不良反应,发生率约为 5%(1 161 人次),发生率较高的科室为妇科和乳腺外科。除了麻醉科常规给予预防措施外,已发生的恶心呕吐通常由病房医师处理。此外，根据外科病房术后止吐常规单一使用5-HT3受体拮抗剂的情况，麻醉科镇痛泵配方中会添加不同剂量的地塞米松，以达到48h内预防术后恶心呕吐的二联用药方案。

5．过度镇静 过度镇静通常发生于手术当天，在阿片类药物叠加镇静药时更易出现，2021年共20例患者镇静评分≥1。次日随访仍出现过度镇静（嗜睡）状态有5人，全部为恶性肿瘤患者，其中高龄（年龄＞75岁）4人，初始持续剂量相对较大2人。

四、镇痛质量指数

2018年中华医学会麻醉学分会《智能化病人自控镇痛管理专家共识》工作小组提出的镇痛质量指数（AQI）以不同权重统计了自控键按压频率、评价率、各类报警发生率、重要报警的处理时间、药液利用率、患者信息完整性等，更加全面地反映了影响镇痛质量的因素，有利于对薄弱环节和突出问题进行持续改进，提高医务人员的工作积极性和主动性。需要注意的是，AQI是对镇痛工作的整体评估，对具体患者镇痛效果的评估仍然需要综合考虑（图39-3）。

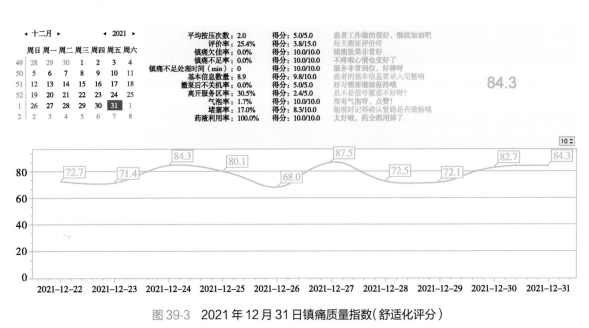

图39-3 2021年12月31日镇痛质量指数（舒适化评分）

第三节 智能化患者自控镇痛管理经验分享

为了降低我院手术患者术后中、重度疼痛的发生率，我院自2017年启动了"降低术后患者中重度疼痛发生率"改善项目，同年6月引入基于物联网技术的智能PCA镇痛平台（镇痛泵＋基站＋服务器＋移动查房终端），通过进行跨学科合作、预防性镇痛、多模式镇痛等综合镇痛管理措施，以降低术后患者中重度疼痛和不良反应的发生率，近年来逐步形成了以神经阻滞镇痛和"云病房"为特色的安全、高效的镇痛管理新模式。

一、经验分享

1．宣教工作 提高医护和患者对术后疼痛的认知。通过举办专题学术讲座，提升麻醉科医护人员的认识,从单纯的术后镇痛转变为围手术期镇痛,为患者提供全程规范化的镇痛服务;成立多学科诊疗组,通过与外科病房的医护人员的定期沟通和反馈,为手术患者提供无缝衔接的镇痛服务;定期在手术室外等候区举办专题科普讲座,在外科病房放置宣传手册,提高患者和家属对疼痛的认识水平,积极参与到术后的镇痛管理,正确评估疼痛程度,早期识别不良反应。充分调动医护人员、患者和家属的积极性,保障术后镇痛安全有效地进行。

2. 组建 APS 由科室主任牵头,副主任和护士长负责组建 APS 小组,组员包括 6 名主治医师和 12 名护师。APS 小组分工协作,APS 医师负责处理镇痛实施过程中的不良事件(剧烈疼痛、呼吸抑制和恶心呕吐等严重不良反应),麻醉护师负责配置镇痛泵,使用移动查房终端进行每日的随访工作,使用统一的标准评价镇痛效果(NRS 疼痛评分、恶心呕吐、镇静程度、眩晕、四肢肌力、尿潴留和患者满意度),调整镇痛泵参数,指导患者和家属正确使用镇痛泵,汇总病房护士的建议,及时与当日值班的镇痛医师沟通反馈患者情况。

3. "云病房"建立 运用物联网和即时通信技术,建立术后疼痛"云病房"。基于 ZigBee 的物联网技术,实时传输、记录镇痛泵运行的相关参数、报警类型和患者自控键按压等信息,监控智能化镇痛泵的运行状况;与医院信息系统(HIS 或手术麻醉系统等)无缝对接,及时将患者的基本信息和病房护士的疼痛评价同步到监控台和移动终端。充分利用微信等即时通信 APP,制作包含二维码和手机号码的桌卡和贴条,畅通医患和医护沟通渠道,在新冠疫情期间这也被证明是隔离病区唯一有效的沟通方式。建立麻醉科镇痛医师的 24 小时值班制度,通过物联网和即时通信技术实现对术后患者的信息化管理,保障术后疼痛"云病房"的有效运转。

4. 规范镇痛方案 形成科室制度文件。针对临床实践发现的问题,为提高术后患者尤其是胸腹部开放手术的镇痛效果,改善患者预后,制定《成人术中、术后镇痛管理制度》,根据不同手术类型统一了镇痛泵配置方案和使用流程,开放手术全部患者均实施区域阻滞以完善镇痛效果,腔镜等微创手术使用小持续剂量或"零"持续剂量。进行跨学科合作、预防性镇痛、多模式镇痛的综合镇痛管理措施,降低中重度疼痛的发生率。组织相关专题讲座,并督促方案的实施。具体措施涵盖以下内容:①术前预防性镇痛;②术中抑制伤害性刺激(抗炎、抗应激等);③苏醒前进行疼痛转换;④术后急性疼痛镇痛;⑤撤泵后镇痛。鼓励根据患者的生理和病理状况,实施个性化镇痛方案。

5. 质量控制 遵循质量控制的 PDCA 原则,不断优化镇痛方案。每月定期通过科室质控会议通报制度落实情况,分析当月数据,不断改进镇痛方案,打磨操作细节。

二、不足与改进

以智能化镇痛平台为依托,通过麻醉科和外科病房联动,有效降低了术后患者中重度疼痛和镇痛相关不良反应的发生率,但临床使用过程中也存在需要继续改进的地方。

1. 智能系统的改进 静脉输注模式由恒速输注转变为自动变速输注,在患者长时间未按压自控按键后逐步减少输注速度,以符合术后急性疼痛前重后轻的特点并节约药物。根据不同镇痛方法显示镇痛卡,方便药物输注完毕后及时拔除硬膜外或外周神经阻滞导管,避免过长时间留置。使用不同小标识标明不同的不良反应,方便镇痛护士区分不同的优先级,提升镇痛质量。

2. 信息管理的改进 需要打通镇痛相关信息系统,开放各医疗数据(监护仪数据、体温单、疼痛评分记录等)采集端口,实现镇痛数据的互联互通,为进行数据分析及日常质量控制提供良好的数据平台。

3. 镇痛方案的改进 通过制定相应奖励政策,鼓励实施神经阻滞镇痛和个性化 PCA 镇痛方案。发挥区域神经阻滞镇痛和智能化患者自控镇痛等专业特色,需要强调多学科综合诊疗组对术后疼痛的规范化管理的推动作用,积极推进成立院级镇痛专家小组,进一步拓展多学科协作平台。

(王韶双　王　强)

参 考 文 献

[1] SHE S, HUANG Y. Retrospectionofdevelopmentand and prospective clinical strategy of patient-controlled,2018,38(3): 257-258.

[2] 王韶双,段娜,李小刚,等. 智能化病人自控镇痛对术后镇痛不良反应与满意度的影响 [J]. 广东医学,2020,41(11): 1097-1100.

[3] 曹汉忠,佘守章. 智能化镇痛泵的创新设计与标准化管理 [J]. 广东医学,2020,41(11): 1088-1091.

[4] 佘守章,黄文起,王强,等. 加速病人自控镇痛智能化临床应用研究的进程 [J]. 中华麻醉学杂志,2022,42(4): 385-3389.

第四十章　江苏省肿瘤医院智能化患者自控镇痛的经验

目录

患者自控镇痛（patient-controlled analgesia，PCA）是麻醉科术后镇痛的一项重要工作，随着麻醉学向围手术期医学的转变，人工智能（artificial intelligence，AI）技术不断发展，术后 Ai-PCA 系统工作日益得到患者、外科医师和麻醉科医师的重视。良好的术后 Ai-PCA 可以降低患者围手术期的应激反应，促进患者早期康复。以往的非智能化的镇痛系统不能全面收集患者术后镇痛的相关数据，给临床工作带来了一定弊端，也增加了麻醉科医师和护士的工作量。随着 Ai-PCA 的使用，科室通过电脑程序或者手机上的 APP 可以直接查询并收集到所有术后镇痛泵的使用情况，第一时间对镇痛泵的相关参数进行调整，从而最大程度提高术后镇痛的效果，减少并发症的发生，使舒适化医疗得到真正体现。本章为江苏省肿瘤医院 2021 年 4 月至 12 月 Ai-PCA 使用数据情况及相关经验分享。

第一节 智能化患者自控镇痛大数据基本情况

一、术后镇痛数据的基本情况

江苏省肿瘤医院 2021 年 4 月至 12 月使用 Ai-PCA 患者共 5 929 例，其中 xx% 为术后使用，xx% 为化疗内科及放疗科使用。手术科中胸外科（110 病区）、结直肠外科（111 病区）以及胸外科（106 病区）占比分别为 16.80%、15.03% 和 14.52%，位列前三位。

二、术后镇痛患者的基本情况

1. 患者的年龄　60～75 岁 Ai-PCA 患者为 44.12%；45～60 岁为 36.65%；45 岁以下为 11.12%。
2. 患者的性别　Ai-PCA 男性患者为 47.31%；女性占 52.69%。
3. 患者的 ASA 分级　在术后 Ai-PCA 患者中，ASA Ⅱ级为 65.31% 和 ASA Ⅲ级为 32.36%（图 40-1）。

概况统计
样本数：n=5 929

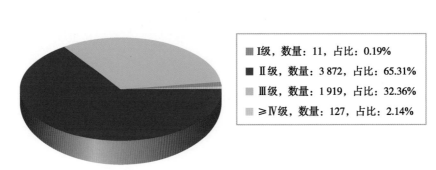

- Ⅰ级，数量：11，占比：0.19%
- Ⅱ级，数量：3 872，占比：65.31%
- Ⅲ级，数量：1 919，占比：32.36%
- ≥Ⅳ级，数量：127，占比：2.14%

图 40-1　江苏省肿瘤医院 2021 年 4 月至 12 月使用 Ai-PCA 患者的 ASA 分级情况

第二节　智能化患者自控镇痛大数据月报的分析

一、镇痛泵的使用概况

目前在我们医院,除了头颈外科、乳腺外科、脑外科以外,绝大多数手术患者都会使用 Ai-PCA 泵用于术后镇痛。麻醉科努力做好患者围手术期自控镇痛,促进患者围手术期早期康复,切实将舒适化医疗的理念落实到临床工作,受到广大患者的好评。

二、镇痛泵参数设置情况

目前医院的术后镇痛主要以静脉镇痛为主。镇痛泵的配方根据不同的患者情况,一般选用阿片类药物 + 非甾体类药物 + 止吐药进行联合镇痛。常用的配方有地佐辛 + 氟比洛芬酯 + 托烷司琼 / 多拉司琼;舒芬太尼 + 氟比洛芬酯 + 托烷司琼 / 多拉司琼;地佐辛 + 右美托咪定 + 托烷司琼 / 多拉司琼;舒芬太尼 + 右美托咪定 + 托烷司琼 / 多拉司琼等。根据手术以及患者的情况选择采用 LCP 模式,负荷(滴定)剂量 0～2ml/ 次,持续 / 背景剂量 0～2ml/h,PCA 追加量 1～2ml,锁定时间 10～20min,安全限定剂量 10～14ml/h。由于使用 Ai-PCA 系统,能在科室电脑或手机 APP 第一时间就能接收到镇痛泵运行情况的信息,方便第一时间对患者进行镇痛情况随访,并能够第一时间进行调整。Ai-PCA 系统可以对所设置的背景剂量、单次剂量、锁定时间、总使用剂量进行统计分析(图 40-2)。

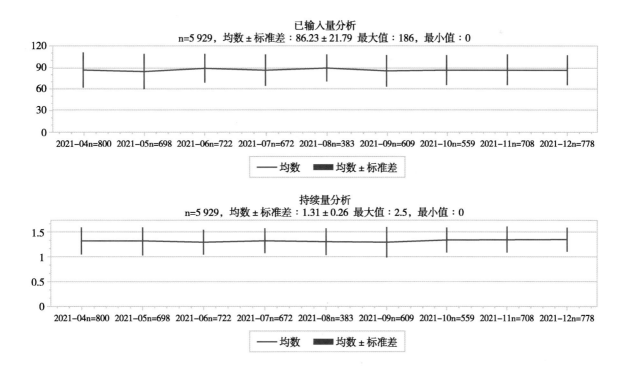

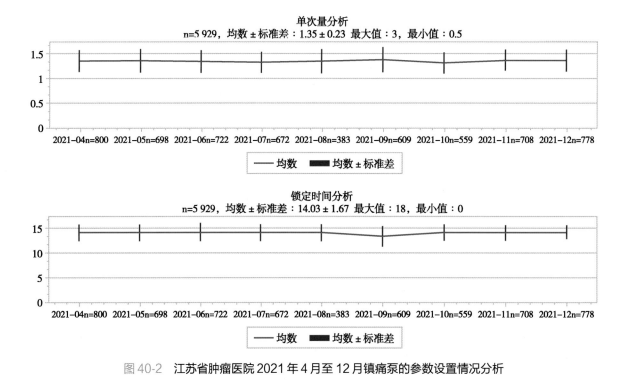

图 40-2　江苏省肿瘤医院 2021 年 4 月至 12 月镇痛泵的参数设置情况分析

对 Ai-PCA 自控情况进行分析，以帮助我们进一步提高术后镇痛的效果和患者满意度。尽管在术前和术后都对镇痛泵的使用进行了宣教，尤其是如何进行镇痛泵的自控按压，但在实际使用中仍然会有相当一部分的按压是无效的（表 40-1）。自控镇痛有效性分析统计显示有 15.76% 的按压是无效按压，提示 Ai-PCA 需要及时对这一部分患者的镇痛泵参数进行调整，调整锁定时间或者单次 PCA 按压剂量，以保证患者享有满意的舒适化医疗。

表 40-1　江苏省肿瘤医院 2021 年 4 月至 12 月 Ai-PCA 镇痛泵自控按压的情况

时间	PCA 总数	自控总数	自控有效数	自控无效数	自控有效数	自控无效数	标准差
2021 年 4 月	800	5 697	4 752	945	5.94	1.18	6.46
2021 年 5 月	698	5 225	4 340	885	6.22	1.27	6.74
2021 年 6 月	722	5 686	4 749	937	6.58	1.30	6.82
2021 年 7 月	672	5 094	4 296	798	6.39	1.19	6.59
2021 年 8 月	383	3 458	2 879	579	7.52	1.51	7.47
2021 年 9 月	609	4 981	4 254	727	6.99	1.19	7.92
2021 年 10 月	559	4 531	3 809	722	6.81	1.29	7.19
2021 年 11 月	708	5 637	4 734	903	6.69	1.28	7.19
2021 年 12 月	778	5 578	4 801	777	6.17	1.00	6.52

三、镇痛效果评价

镇痛效果是最重要的,不管设定的参数多么理想化,最终患者的镇痛效果评价才是最有价值的。我们在医院每间病房的墙上都张贴了脸谱评分以及数字模拟评分的样图,帮助患者了解如何正确地进行疼痛评分。同时镇痛医师及护士也会每天进行巡视查房,采用 NRS 评分对术后镇痛的效果进行评估,同时评估镇痛相关不良反应的发生情况,及时发现及时处理。静息状态和运动状态 NRS 评分在 0~3 分的情况,NRS 评分静息状态均小于 3 分,占 99.27%。运动状态 NRS 评分在 0~3 分占 97.01%。患者静息疼痛评分在 4~7 分 0.32%,需要医师和护士及时进行随访,并进行调整,但运动疼痛评分在 4~7 分的患者占 13.35%,需要进一步加强术前和术后镇痛泵的使用宣教,在患者咳嗽或活动之前进行 PCA 按压,从而改善运动评分,提高镇痛满意度。

四、不良反应评价

镇痛满意度的提升取决于两个方面,一个是镇痛效果要好,另一个是不良反应要少。以 2021 年 12 月份的数据为例,结果显示镇痛泵的主要不良反应有恶心、呕吐、头晕、低血压等,总体发生率为 10%,其中妇科患者发生率高达 16%。提示对于女性妇科手术患者来说,术后镇痛的配方和参数设置尤为重要,而且要更加重视术后随访,根据患者反馈情况及时进行调整,尽量降低不良反应,提高镇痛满意度(表 40-2)。从表 40-2 中可以看出有少部分患者会在镇痛泵使用过程中出现弃泵的情况,提示在术后镇痛方案中要做到个体化、精准化、多样化,这样才能更好地降低不良反应,提升患者满意度。

表 40-2 2021 年 12 月 Ai-PCA 不良反应情况分析

科室	镇痛泵总数	不良反应		恶心		呕吐		头晕		低血压		弃泵例数
		例数	比率	例数	比率	例数	比率	例数	比率	例数	比率	
胸外科	339	35	10.32%	14	4.1%	9	2.6%	8	2.4%	4	1.1%	13
普外科	233	22	9.44%	9	3.8%	3	1.3%	3	1.3%	7	3.0%	5
泌尿外科	38	2	5.26%	2	5.26%	0	0%	0	0%	0	0%	2
妇科	110	18	16.36%	4	3.6%	2	1.8%	4	3.6%	8	7.3%	1
合计	720	77	10.69%	29	4.0%	14	1.9%	15	2.1%	19	2.6%	21

表头:2021 年 12 月镇痛泵使用及回访情况统计

五、镇痛泵报警情况分析

智能化镇痛系统可以自动收集各种使用过程中出现的报警信息,包括堵塞、气泡、无液、药盒未安装到位、更换电池、离开服务区、镇痛不足或镇痛欠佳等信息。提示报警因素中出现最多的堵塞,随访中我们发现其中最大的原因是病房在进行其他输液治疗或者出现一些恶心呕吐等不良反应时可能会暂时夹闭镇痛泵,导致了镇痛系统提示堵塞。第二位报警原因是离开服务区,主要因为部分区域网络信号不够稳定或者镇痛泵取下后暂时未关闭导致镇痛系统提示离开服务区。

第三节　智能化患者自控镇痛管理经验分享

一、智能化患者自控镇痛的管理经验

智能化镇痛系统的使用给临床镇痛工作带来了极大的方便，提高了工作效率，提高了患者的镇痛满意度。

1. 科普宣教工作　在当今大数据的智能化时代，智能化镇痛系统将术后镇痛的管理带入了大数据时代。患者的基本信息、镇痛泵的使用情况（包括镇痛泵的使用参数、按压次数等）都可以直接通过软件系统进行统计，方便广大医师或护士进行临床研究；提高医护和患者对术后疼痛的认知。术后镇痛需要患者的配合，对于术后疼痛的危害和如何正确使用镇痛泵，都需要进行认真仔细的宣教科普，这样才更有利于术后镇痛满意度的提升。特别拍摄了镇痛泵使用的视频宣传短片，并制作成二维码供患者及家属扫码观看，大大提升了患者及家属对于术后镇痛的认知，也提高了病房医师和护士对术后镇痛的配合和认可。

2. 规范镇痛方案　不同种类镇痛镇静药物的选择或组合，如舒芬太尼、瑞芬太尼、氢吗啡酮、地佐辛、羟考酮、布托啡诺、丁丙诺啡、纳布啡、右旋美托咪啶、艾司氯氨酮和非甾体抗炎药（nonsteroidal antiinflammatorydrugs，NSAIDs），更加丰富了 Ai-PCA 多模式镇痛的内容。智能化系统可以整合术后随访中采集到的数据，包括 NRS 镇痛评分、不良反应发生情况等情况，可以在智能系统中进行分析和统计，帮助临床医师更好地进行总结和分析，更好促进术后镇痛工作的开展和完善形成科室制度文件。针对临床实践发现的问题，为提高术后患者手术后的镇痛效果，制定《成人术后镇痛管理制度》，规范镇痛方案。镇痛泵使用过程中出现的各种故障报警等信息都可以通过智能化镇痛系统发现并采集，可以帮助第一时间发现镇痛泵是否运行正常、提示可能的故障原因，极大地提高了术后镇痛管理的效率，提高了患者的镇痛满意度。

二、智能化患者自控镇痛的改进与建议

智能化镇痛系统尽管给临床工作带来了很多便利，有效降低了术后患者中重度疼痛和镇痛相关不良反应的发生率，但在使用过程中也发现了一些不足和有待于改进的地方。

1. 智能系统的改进　智能镇痛系统缺乏足够的双向互动性，改进智能镇痛平台硬件和软件系统。在镇痛泵使用过程中出现一些譬如恶心呕吐等不良反应，都需要我们的医师护士在随访时才能发现。如果能通过某种方式增加一些患者使用过程中反馈信息收集，智能系统能在第一时间采集到信息，我们的医师和护士就可以第一时间进行处理，就可以进一步提高智能化镇痛系统的使用满意度。

2. 报警管理的改进　由于基站设置的问题，存在一些信号盲区，导致频繁报警显示镇痛泵离开服务区，可能患者只是在医院内散步，需要进一步优化基站的设置报警管理系统有时会出现错报，尽量避免这种情况发生。另外，还有出现堵塞的问题，在临床工作中可能是出于静脉输液或治疗需要，或者患者外出检查等情况暂时夹闭镇痛泵，一旦超过 5min，系统就会出现镇痛泵堵塞报警，导致报警事件偏多。这些报警事件从某种程度上增加了术后镇痛管理的难度，建议可以将这个时间窗口适当延长，以减少一些没有意义报警事件的发生，为进行数据分析及日常质量控制提供良好的数据平台。

3. **数据收集的改进** 智能镇痛系统中的数据收集以及分析功能可以进一步完善,目前数据形式较为单一,希望可以将收集到的各种数据按照要求转换成表格和图的形式,研究者根据不同要求进行相关术后镇痛的比较,进一步优化智能镇痛系统的功能,进一步拓展多学科协作平台,提升临床应用的价值。

(顾连兵 刘 辉)

参 考 文 献

[1] 邓小明,姚尚龙,于布为,等. 现代麻醉学 [M]. 5 版. 北京: 人民卫生出版社,2020.

[2] 中华医学会麻醉学分会《智能化病人自控镇痛管理专家共识》工作小组. 智能化病人自控镇痛管理专家共识 [J]. 中华麻醉学杂志,2018,38(10):1161-1165.

[3] 王韶双,段娜,李小刚,等. 智能化病人自控镇痛对术后镇痛患者不良反应与满意度的影响 [J]. 广东医学,2020,41(11):1097-1100.

[4] 王强,佘守章. 术后智能化患者自控镇痛(Ai-PCA)管理专家共识解读 [J]. 广东医学,2020,41(11):1085-1087.

[5] 陈烨,王迪,刘敏,等. 临床智能化疼痛管理的研究进展 [J]. 中华麻醉学杂志,2020,40(11):1405-1408.

[6] 黄文起,黄宇光. 加速智能化术后病人自控镇痛和分娩镇痛的临床研究 [J]. 广东医学,2020,41(11):1081-1084.

[7] 佘守章,黄文起,王强,等. 加速病人自控镇痛智能化临床应用研究的进程 [J]. 中华麻醉学杂志,2022,42(4):385-3389.

第四十一章 河南省人民医院智能化患者自控镇痛的经验

目录

随着麻醉学向围手术期医学的转变及加速康复外科理念的迅速发展,疼痛管理作为加速康复外科的重要内容和核心要素备受关注。然而现阶段临床信息化镇痛管理技术落后,镇痛质量并未得到明显改善。基于物联网和大数据时代的到来,新一代信息智能化产品——智能化患者自控镇痛(Ai-PCA)系统应运而生。河南省人民医院麻醉与围手术期医学科自 2017 年引入 Ai-PCA 系统,正式步入智能化镇痛管理的时代,本章为河南省人民医院 2021 年 3 月份 Ai-PCA 使用数据情况及相关管理经验。

第一节　智能化患者自控镇痛大数据

一、智能化患者自控镇痛走势及科室分布

1. Ai-PCA 用量情况　2021 年 3 月份 Ai-PCA 用量为 2 670 例(图 41-1),根据每天的智能 PCA 用量走势图可以看出每周的周末两天用量明显减少,跟周末手术量减少有关,3 月 28 日智能 PCA 用量为 0 例。静脉镇痛(PCIA)为 98.05%,未填写数据为 1.95%。全身麻醉 1 568 例(58.73%),全身麻醉复合神经阻滞 865 例(32.40%),椎管内麻醉 26 例(0.97%),椎管内麻醉复合神经阻滞

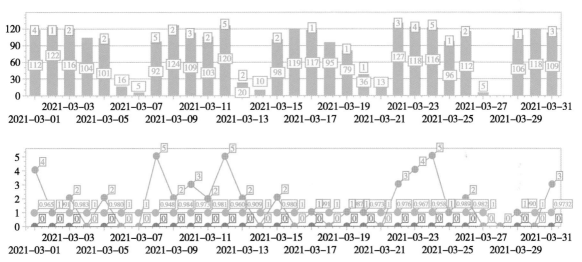

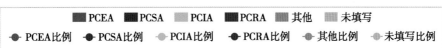

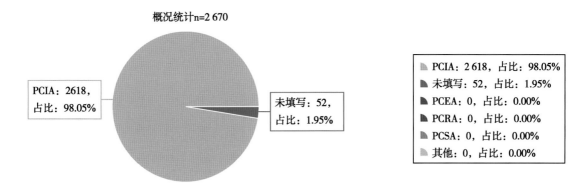

图 41-1　2021 年 3 月份河南省人民医院 Ai-PCA 走势情况

144 例（5.39%），基础麻醉复合神经阻滞 5 例（0.19%），神经阻滞麻醉 4 例（0.15%），局部麻醉 7 例（0.26%），未填写 53 例（2%），提示医护人员应及时完善患者信息。

镇痛量各科室的病例以及比例，提示医院各科室患者都会有自控镇痛的需求，其中肝胆胰腺外科使用量最多 416 例（15.58%），胃肠外科使用量为 315 例（11.80%）；胸外科、神经外科和骨科使用智能化患者自控镇痛泵数据未记录，完善自控镇痛数据，可更好监测科室使用情况。

2. Ai-PCA 患者 ASA 分级分析 2021 年 3 月份对 PCA 患者 ASA 分级情况进行分析（图 41-2），发现 ASA Ⅱ级的患者为 1 882 例（70.41%）；ASA Ⅰ级的患者为 395 例（14.78%）；ASA Ⅲ级的患者为 303 例（11.4%）；ASA Ⅳ级的患者为 34 例（1.27%），未填写 59 例（2.21%）。

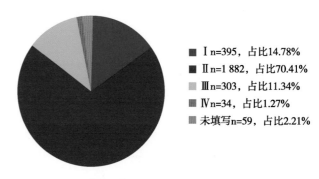

Ⅰ n=395，占比14.78%
Ⅱ n=1 882，占比70.41%
Ⅲ n=303，占比11.34%
Ⅳ n=34，占比1.27%
未填写 n=59，占比2.21%

图 41-2 2021 年 3 月份 Ai-PCA 患者 ASA 分级

二、智能化患者自控镇痛异常报警情况

1. 报警情况 2021 年 3 月份共发生 25 405 次报警，离开服务区和堵塞报警为主要报警原因，分别发生了 7 496 次（29.543%）和 15 902 次（62.663%）；其他的包括镇痛不足、镇痛欠佳、未装药盒、气泡和无液等原因；镇痛欠佳引起报警为 3.01%；未装药盒为 2.69%；未安装到位或气泡为 0.24%；气泡 0.22%；无液 0.89%（图 41-3）。

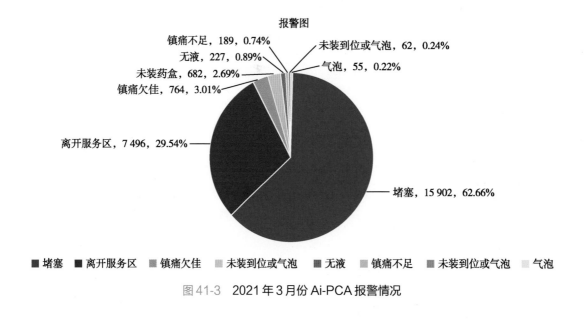

报警图

镇痛不足，189，0.74%
无液，227，0.89%
未装药盒，682，2.69%
镇痛欠佳，764，3.01%
离开服务区，7 496，29.54%
未装到位或气泡，62，0.24%
气泡，55，0.22%
堵塞，15 902，62.66%

■ 堵塞 ■ 离开服务区 ■ 镇痛欠佳 ■ 未装到位或气泡 ■ 无液 ■ 镇痛不足 ■ 未装到位或气泡 ■ 气泡

图 41-3 2021 年 3 月份 Ai-PCA 报警情况

2. 报警原因分析

（1）离开服务区报警原因分析：①患者镇痛效果良好，离开病区活动，说明监测基站设备信号未做到全院覆盖；②基站设备断电，提醒镇痛查房人员应定期维护病房里的监测基站设备信号。

（2）堵塞报警原因分析：管路打折（时间＜20min，系统自动判定原因为"管路打折"）共造成 8 800 次堵塞（55.34%）。从堵塞报警科室分布情况看出泌尿外科二病区和耳鼻咽喉头颈外科堵塞率最高，主要原因是外科医师查房时担心镇痛药物副作用而关闭三通，造成镇痛泵输液堵塞。妇科造成堵塞的主要原因是患者发生镇痛不良反应,病房护士夹闭镇痛泵;乳腺外科及日间病房是因为患者术后第二天出院率较高,病房护士未正常关机而是直接夹闭镇痛泵造成堵塞;肝胆外科、胃肠外科、手足显微外科和骨科是病房医师开立镇痛医嘱,病房护士担心药物不良反应叠加而暂时夹闭镇痛泵;甲状腺外科、口腔颌面外科和小儿外科是患者未感到疼痛暂时夹闭镇痛泵;产房是因产妇担心使用镇痛药物会影响母乳喂养,自行夹闭镇痛泵。

第二节　智能化患者自控镇痛大数据月报的分析

一、智能化患者自控镇痛效果以及不良反应情况分析

1. Ai-PCA 镇痛效果　Ai-PCA 会根据患者按压镇痛泵次数反馈报警提示麻醉镇痛查房人员。锁定时间内累计按压 3 次以上 Ai-PCA 自控键系统报"镇痛不足",1h 内第 4 次触发有效单次剂量,系统报"镇痛欠佳"。3 月份共计发生 189 次镇痛不足报警,其中 19.58% 的镇痛不足通过镇痛查房人员查看镇痛泵参数或调整参数消除了报警,80.42% 的镇痛不足报警未得到查房人员的积极处理。镇痛欠佳报警共发生 764 次,其中 6.15% 的镇痛欠佳得到了查房人员的积极处理,93.85% 的镇痛欠佳报警未得到处理,建议镇痛查房人员加强对镇痛泵的实时管控,及时对患者进行疼痛评估,根据患者的疼痛强度选择合适的镇痛方案。

2. 不良反应情况　2021 年 3 月份 2 670 例患者中有 64 例发生了不良反应。其中镇痛不足 15 例(0.56%);恶心呕吐 20 例(0.75%);头晕 10 例(0.37%);头晕伴恶心呕吐 7 例(0.26%),谵妄 2 例(0.07%),嗜睡 2 例(0.07%),认知障碍 2 例(0.07%),记忆力减退、咽喉痛、视物模糊、声音嘶哑、尿潴留各 1 例(0.03%)。

二、智能化患者自控镇痛相关参数

1. 镇痛泵已输入量分析　2021 年 3 月份镇痛泵总体输液情况,患者最大已输入量为 518ml,唯有一个住院号为"000231**14";3 例患者的总体输液量为 300ml 分别为肝胆胰腺外科、骨科和泌尿外科,53 例患者总体输入量 160~200ml,共有 57 例患者总体输液量大于镇痛泵单次输注量 100ml,考虑患者撤泵后出现疼痛,追加使用镇痛泵 2.13%。平均已输入量 76.87ml,平均弃液量为 23.13ml,药物利用率待提高(图 41-4)。

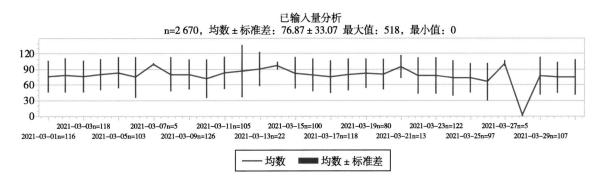

图 41-4　2021 年 3 月份 Ai-PCA 已输入量情况

2.镇痛泵参数设定情况分析　2021年3月份镇痛泵设定参数,持续量均数1.91ml/h,最大值4ml/h,最小值0ml/h,存在极端异常情况:①持续量为"0",唯有一个住院号为"000231**61",持续量设置最小,经原因分析患者既往有手术麻醉史,术后恶心呕吐较严重,患者手术创伤大,存在疼痛焦虑,经沟通后采取的无背景量输注镇痛药物,只在患者感到疼痛时按压PCA按键,患者的术后随访情况是镇痛效果满意,未出现中重度疼痛,无其他严重不良反应;②持续量为"4"的患者全部分布在乳腺外科共4例,经分析发现麻醉科医师根据患者病情配置镇痛药物,设置特殊的参数,术后随访无不良反应,患者镇痛效果满意;③持续量为"3"的患者共13例,经分析是术后镇痛查房人员根据患者疼痛强度上调镇痛泵参数,调整后患者镇痛效果佳且无其他不良反应;④持续量小于"1"的患者共40例,经分析是术后镇痛查房人员发现患者有轻度不良反应而下调镇痛泵参数,调整后患者不良反应情况好转且无中重度疼痛。单次量最大值为5ml,唯有一个住院号为"000231**14";单次量最小值为0ml,唯有一个住院号为"000231**61",平均单次量为1.92ml。经原因分析单次量为0的患者是参数设置错误,单次量为5的是癌痛患者,根据患者实际疼痛情况设置特殊参数。镇痛泵锁定时间最长为20min,最短为10min;极限量设置最小值为5,最大值为16(图41-5)。

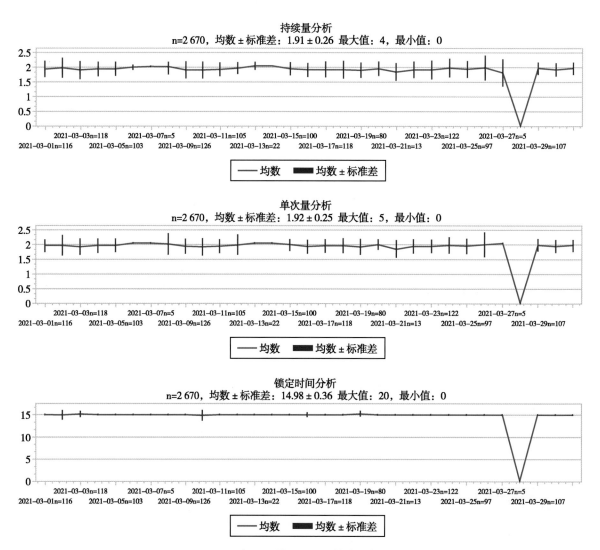

图41-5　2021年3月份Ai-PCA镇痛泵参数设置情况

3. **药液剩余量分析** 2021 年 3 月份 PCA 药液利用情况（表 41-1），药液剩余率（剩余量/总量）在 50% 以上的患者共 494 例（23.9%），乳腺外科和日间病房药液利用率最低，经分析患者手术后第二天出院率较高，麻醉科医师可根据患者病情调整镇痛泵的使用时间，避免浪费；口腔颌面外科比率为 30.9%，主要原因是患者感觉疼痛不明显，要求病房护士撤泵，造成浪费；耳鼻咽喉头颈外科和泌尿外科是外科医师术后第二天查房时主动关泵，造成浪费，需要加强和外科医师的沟通，实现多学科术后镇痛管理；妇科和甲状腺外科是患者出现了头晕或者恶心呕吐等不良反应，病房护士撤泵，提示麻醉科医师根据患者既往使用镇痛泵史或者是否是恶心呕吐高危人群选择合适的镇痛配方，同时积极和外科医师沟通，加强多学科多模式术后镇痛管理；肝胆胰腺外科剩余量较多的镇痛泵集中在行腹腔镜胆囊切除的患者，外科医师认为手术创伤小、镇痛需求小，查房时嘱患者关泵，但部分患者仍会感到中度疼痛；手足显微外科和胃肠外科是患者发生不良反应，病房医护人员遇到不良反应时通常会归因于 PCA 泵并立即关闭。

表 41-1 2021 年 3 月份镇痛泵剩余量科室分布情况

科室	PCA（总量）	剩余量（50～100ml）例数	比率
乳腺外科	222	125	56.3%
日间病房	58	27	46.6%
颌面外科	94	29	30.9%
头颈外科	296	91	30.7%
泌尿外科	296	58	19.6%
妇科	298	73	24.7%
甲状腺科	83	18	21.7%
肝胆外科	416	40	9.6%
显微外科	116	11	9.5%
胃肠外科	315	22	7.0%
总计	2 094	494	23.9%

三、智能化患者自控镇痛自控按压情况分析

2021 年 3 月份 2 670 例 Ai-PCA 患者中，其中 1 007 例患者没有按压，无痛自控按压的患者有 1 663 例（62.3%）。自控按压总次数为 7 103 次，有效按压次数为 5 879 次（82.9%），人均自控按压为 4.24 次，其中科室信息缺失患者为 19 例，自控按压总次数为 132 次，有效按压次数为 103 次。自控按压次数可以很大程度上直观地反应患者的疼痛情况，但少数情况下由于医护人员对镇痛泵 PCA 按压键的宣教不规范，患者对自身的疼痛管理理念不一致等导致按压次数较多的患者并不全是出现了中重度疼痛，而按压次数较少的患者也不是没有疼痛，所以需要加强患者镇痛泵自控键的使用及镇痛知识宣教。

四、智能化患者自控镇痛舒适化指数总体分析

Ai-PCA 对信息在某区域（如某医院、某地区）任意时间段（如 24h）的数据，通过前期 WAMS 数据分析，各项目按一定范围某一权重智能打分生成的数值（百分制），较客观反映镇痛管理能力与

水平,即为镇痛质量指数(analgesia quality index, AQI); Ai-PCA 中自控键按压频次、评价率、各类报警发生率、重要报警的处理时间、药液利用率、患者基本信息的完整性等客观数据综合反映了医护人员的质量意识、镇痛知识技术水平、评估患者的细致度、下达医嘱的精准性、管理的规范性等质控关键要素,这些质控要素又同时积极影响了 Ai-PCA 反馈的各项数据。

河南省人民医院 2021 年 3 月份的平均舒适化指数为 68 分,总体的舒适化指数较低,其中得分最低的前三项分别为:评价率分值为 0 分(满分为 15 分);镇痛不足处理时间分值为 2 分(满分为 10 分);堵塞率分值为 4.7 分(满分为 10 分),提示麻醉科医师和护士应积极对患者进行术后评价,加强镇痛不足的处理时间,为病房医护人员提供更多的 PCA 相关知识培训,降低堵塞率的发生等可提高患者舒适化指数。

五、存在的问题及建议

1. **镇痛评价率极低**　可能的原因是镇痛系统未与 DoCare 访视系统对接成功,造成镇痛系统未能获取评价信息。建议:联系工程师解决接口问题。

2. **镇痛不足处理时间较长**　镇痛不足处理时间为 125 249.8min,可能的原因是术后随访人员是按点查房制度不能及时处理患者疼痛。建议:术后随访人员定时查看镇痛报警情况并及时处理。

3. **堵塞率过高原因**　堵塞率过高且大部分原因为填写可能的原因是:①病房医护人员遇到不良反应时通常会归因于 PCA 泵并立即关闭。②患者对疼痛管理依从性低,随意关泵。建议:为病房医护人员提供更多 PCA 相关知识培训,提高病房医护人员疼痛管理意识;加强对患者及家属的围手术期疼痛管理健康教育,提高患者疼痛管理依从性;术后随访人员及时了解堵塞原因并在系统上填写。

4. **离开服务区报警原因**　离开服务区报警较多可能原因是:①患者外出离开局域网区域。②设备断电。③基站问题。④镇痛泵使用结束后未正常关机,而是直接扣镇痛泵电池导致与基站通信中断。建议:查房人员需定期查看维护监测基站设备信号,维护基站信号覆盖,规范撤泵操作,避免系统误判镇痛泵运行状态。

第三节　智能化患者自控镇痛管理经验分享

一、智能化患者自控镇痛管理经验

Ai-PCA 在实现 PCA 信息化的基础上,根据患者、临床实际工作及质量控制需要,进行了智能化创设。具有远程监控、智能报警、智能分析与评估等功能,可自动记录并保存自控键按压频率和背景剂量等信息,显著延长了医嘱执行时间,实现了术后镇痛过程的动态管理和实时的智能质控,尽管该软件系统有无限的可能性,目前仍有很多不足。

1. **软件不足**　我院目前版本的软件并没有实现医患共同参与,仅有麻醉科医师工作平台,没有患者自评反馈接口,当患者发生不良反应时并不能第一时间联系麻醉科医师做出相应的处理。目前 Ai-PCA 质控软件仅统计了使用镇痛泵患者发生的报警类型和次数,需要增加归纳总结报警分布的病区和疾病诊断等功能来帮助麻醉科医师更好地进行后期的质控分析。

2. **质控不足**　Ai-PCA 质控系统目前可以实时记录镇痛泵的参数设置,但不能筛选出镇痛查房时调整参数的镇痛泵信息。Ai-PCA 并不能记录未手术患者使用镇痛泵情况以及手术患者追加镇痛泵情况。

二、智能化患者自控镇痛管理合理性建议

对目前我院智能化镇痛系统的使用总结,提出一些总体舒适化指数及提高 PCA 镇痛效果的合理性建议。

1. **增加患者评价** 当患者出现不良反应后能积极与麻醉科医师沟通解决;出现疼痛需按压 PCA 自控按钮时能增加疼痛评分选项,像门诊满意度评价窗口一样,可实时疼痛评分。

2. **增加绘制疼痛曲线** Ai-PCA 质控系统根据患者的疼痛评分记录情况,自动生成患者不同时间段的疼痛程度波动曲线图(曲线横坐标为时间,纵坐标为疼痛评分)从而做到全面的、动态的、常规的、量化的记录患者的疼痛情况。

3. **增加病区质控** Ai-PCA 质控系统可增加病区质控选项,智能化分析该病区出现报警类型、自控按压情况、药物利用率、追加镇痛泵情况、舒适化指数等,更好地协助麻醉科医师做好围手术期的疼痛管理。

4. **增加信息管理** 完善患者基本信息有利于制定出针对患者具体病情的有效个体化镇痛方案,也是疼痛管理成功的基础。智能化镇痛系统需要与医院 HIS、手麻系统以及术后访视 DoCare 系统对接以保障基本信息的完整度;增加镇痛查房人员,完善填写镇痛泵堵塞和离开服务区等异常警报的原因,及时处理发生镇痛不全或镇痛欠佳引发的报警,加强智能化镇痛系统的管理和镇痛宣教。

三、智能化患者自控镇痛管理注意事项

Ai-PCA 实现了疼痛主观感受的即时客观表述,克服了传统 PCA 捕获与响应的技术缺陷,使镇痛医疗过程能够连续动态管理和质控等。现对我院 Ai-PCA 管理相关注意事项。

1. **管理** 为保障术后疼痛质量,开展了由麻醉科护士每日镇痛回访(疼痛一级质控)、麻醉科医师异常情况床旁查询处理(疼痛二级质控)以及科主任、护士长每周查房与每月数据分析(疼痛三级质控)的三级质控模式。

2. **制度** 制定镇痛回访制度、宣教制度、质控管理制度等,内容包括标准化的术后回访流程和人员培训方案;宣教形式多样,贯穿全程,实现高效的患者自控镇痛;明确了疼痛管理的三级质控,实现疼痛管理质量的持续改进。

3. **质控** 根据 Ai-PCA 质控系统,2021 年 3 月份质控数据显示,肝胆胰腺外科存在疼痛发生率高的问题,神经阻滞实施率应全面覆盖;妇科恶心呕吐较高,需持续优化镇痛方案;耳鼻咽喉头颈外科一病区和泌尿外科二病区弃泵率较高,需跟外科医师做好沟通,实现多学科参与的镇痛管理模式。我科室每个月定期召开术后镇痛质控会议,针对术后镇痛相关问题进行探讨,对镇痛方案、模式进行优化。

应用信息化、智能化、移动医疗等手段对疼痛管理是一种趋势。Ai-PCA 管理系统实现了镇痛泵信息化管理,使用移动终端进行监控、查房、随访评价和记录等,可减少医务工作人员工作量,收集积累形成术后镇痛大数据,有利于质量控制和术后并发症的减少、镇痛满意度的提升,并促进镇痛管理规范化。

(宋丽霞 张加强)

参 考 文 献

[1] 邓小明,姚尚龙,于布为,等. 现代麻醉学 [M]. 5 版. 北京：人民卫生出版社,2020.

[2] 曹汉忠,刘敏,佘守章. 智能化病人自控镇痛系统创新及其遵从的法规与标准 [J]. 广东医学,2020,41(11)：1088-1091.

[3] 中华医学会麻醉学分会 "智能化病人自控镇痛管理专家共识" 工作小组. 智能化病人自控镇痛管理专家共识 [J]. 中华麻醉学杂志,2018,38(10)：1153-1157.

[4] 王强,佘守章. 术后智能化患者自控镇痛(Ai-PCA)管理专家共识解读 [J]. 广东医学,2020,41(11)：1085-1087.

[5] 张晓光,郯文斌,屠伟峰,等. 围手术期目标导向全程镇痛管理中国专家共识(2021 版)[J]. 中华疼痛学杂志,2021,17(2)：119-125.

[6] 段娜,郑雪梅,王强,等. 麻醉科疼痛 "云病房" 管理模式构建与实施 [J]. 中国卫生质量管理,2019,26(5)：30-33.

[7] 陈烨,王迪,刘敏,等. 临床智能化疼痛管理的研究进展 [J]. 中华麻醉学杂志,2020,40(11)：1405-1408.

[8] 黄文起,黄宇光. 加速智能化术后病人自控镇痛和分娩镇痛的临床研究 [J]. 广东医学,2020,41(11)：1081-1084.

[9] 佘守章,黄文起,王强,等. 加速病人自控镇痛智能化临床应用研究的进程 [J]. 中华麻醉学杂志,2022,42(4)：385-3389.

第四十二章　南通大学附属肿瘤医院智能化患者自控镇痛的经验

目录

术后疼痛是机体受到手术创伤后的一种反应,作为围手术期医学的重要部分,如果没有得到良好的控制,不仅会引起患者生理和心理上的舒适度降低,还会影响患者的快速康复,因此,提高术后镇痛质量至关重要。智能化患者自控镇痛(Ai-PCA)系统的应用,实现了远程监控镇痛管理、移动查房、智能质控,优化工作流程,大大提高了巡诊效率,从而进一步改善镇痛质量、减少镇痛相关副作用、提高患者满意度,是"以患者为中心"的医学理念在术后疼痛治疗的具体尝试。南通大学附属肿瘤医院麻醉科自 2011 年 6 月正式引进了 Ai-PCA。Ai-PCA 系统由具有无线通信功能智能输注装置和一次性专用储液药盒、无线传输设备、移动查房系统、中央管理系统等组成。具有远程监控智能报警、智能分析与评估等功能,该技术实现了疼痛主观感受和镇痛需求在医护面前的即时客观表达,克服了 PCA 捕获与响应的技术缺陷,可自动记录并保存医嘱参数、自控键按压频率和报警等信息,显著提高了医嘱执行情况的智能反馈水平,实现了术后镇痛过程的动态管理和实时智能质控,做到管理相关的关键数据可回溯、可探索、可分析,有利于医护人员及时了解镇痛效果并做出处理,实现了人力物力的效率最大化,提高了医疗工作的效率和质量;有利于持续的质量改进,使得质量管理的 PDCA 循环日常化、智能化,对疼痛学相关研究也具有重要意义。南通大学附属肿瘤医院分为南北两个院区,通过 Ai-PCA 临床工作总结,并持续改进术后镇痛管理体系,做到更为精准、安全镇痛。本章将介绍南通大学附属肿瘤医院北院区 2019—2021 年 Ai-PCA 运行状况和 Ai-PCA 三年年报数据分析。

第一节 智能化患者自控镇痛总体使用情况及患者情况分析

一、智能化患者自控镇痛使用数量分析

南通大学附属肿瘤医院北院区 2019—2021 年 3 年 Ai-PCA 使用总量为 6 848 例,静脉镇痛约占 98.45%,PCSA 约占 0.70%;未填写即是数据缺失部分共计 30 例,占比 0.44%,数据完善度较高。其中,2019 年共 2 288 例,2020 年共 2 313 例,2021 年共 2 247 例,平均每年用量 2 282.7 例,三年用量基本相当。其中 2020 年 1 月和 2 月受疫情影响导致手术量下降,用量相对较少(图 42-1)。

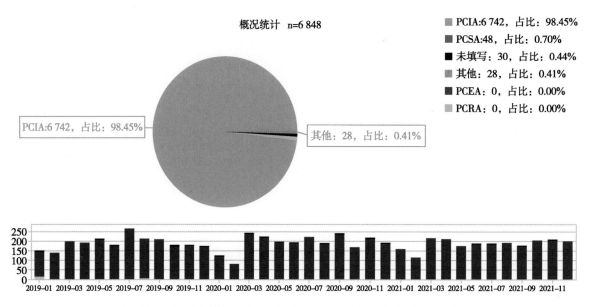

图 42-1 南通大学附属肿瘤医院北院区三年 Ai-PCA 使用数量分析

二、患者一般情况(年龄、ASA)分布

1. 智能化患者自控镇痛患者年龄分布　在 2019—2021 年的 6 848 名患者中,中老年人占据比重大。其中 43.38% 的患者分布在 60～74 岁,32.65% 的患者分布在 45～59 岁,13.60% 的患者分布在 75～98 岁,6.79% 的患者分布在 19～44 岁(表 42-1)。

表 42-1　南通大学附属肿瘤医院北院区三年 Ai-PCA 患者年龄情况分析

年龄	人数	比率
0～3 岁	15	0.22%
4～12 岁	0	0.00%
13～18 岁	3	0.04%
19～44 岁	465	6.79%
45～59 岁	2 236	32.65%
60～74 岁	3 176	46.38%
75～89 岁	931	13.60%
90 岁以上	8	0.12%

2. 智能化患者自控镇痛患者 ASA 分级分布　2019—2021 年 Ai-PCA 患者麻醉评级,Ⅱ级和Ⅲ级的患者分别占比 95.98% 和 1.66%(表 42-2)。患者 ASA 评级信息基本完整,信息完善度较高。术前评估这一医疗行为有利于辅助麻醉科医师针对不同患者情况选择最佳的麻醉方案。

表 42-2　南通大学附属肿瘤医院北院区三年 Ai-PCA 患者 ASA 分级情况

ASA 分级	人数	比率
Ⅰ	34	0.50%
Ⅱ	6 573	95.98%
Ⅲ	114	1.66%
Ⅵ	5	0.07%
Ⅴ	1	0.01%

三、手术类型(病种)分布

2019—2021 年使用 Ai-PCA 最多的手术类型分别是胃肠外科手术(29.14%)、妇科手术(27.46%)和胸外科手术(25.69%)。腔镜手术占该时间段 PCA 使用总数的 43.79%(表 42-3)。

表 42-3　南通大学附属肿瘤医院北院区三年 Ai-PCA 手术类型情况分析表

手术类型	人数	比率
肝胆胰外科开放手术	531	7.78%
肝胆胰外科腔镜手术	108	1.58%

续表

手术类型	人数	比率
胃肠外科开放手术	1 078	15.80%
胃肠外科腔镜手术	910	13.34%
泌尿外科开放手术	147	2.16%
泌尿外科腔镜手术	377	5.53%
胸外科开放手术	195	2.86%
胸外科腔镜手术	1 557	22.83%
妇科开放手术	1 826	26.77%
妇科腔镜手术	47	0.69%
头颈外科手术	18	0.26%
骨科	27	0.40%

第二节 智能化患者自控镇痛使用过程情况分析

一、镇痛泵报警情况分析

报警次数共 8 902 次,排名前三的报警原因分别是堵塞、镇痛不足、离开服务区,分别发生 13 801 次、2 960 次和 2 500 次,各占比 64.73%、13.88% 和 11.73%。其他原因还包括镇痛欠佳、未装药盒、气泡和无液等。

二、引起镇痛泵报警的主要原因

堵塞为镇痛泵报警的主要原因。从 2019—2021 年因堵塞报警次数逐年上升(图 42-2)。

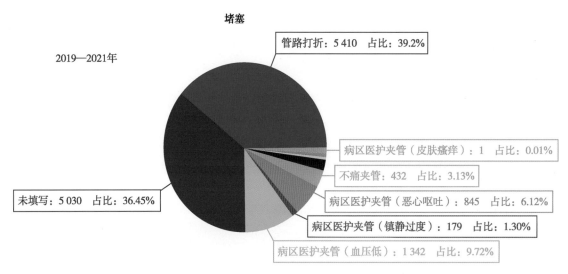

图 42-2 南通大学附属肿瘤医院北院区 2019—2021 三年堵塞报警分析

三、报警处理情况

报警原因未填写即缺失率较高，占比 36.45%，镇痛查房人员需及时了解报警原因并填写上报。其中管路打折报警 5 410 次，占比 39.20%，少部分因血压低、镇静过度或恶心呕吐等不良反应由医护进行夹管。报警原因缺失率较高是因为病房医护人员在患者报警呼叫时已经第一时间处理，所以在麻醉科医师查房时患者情况已经得到了解决；管路打折引起的报警 15 分钟内机器会自检恢复并且自动填报，进行智能化记录，但医护人员仍需加强宣教，叮嘱患者注意在翻身时小心输液管路等，同时注意改进管路固定方式；为了减少术后谵妄的发生镇痛泵中通常会加入右美托咪定，这会导致低血压的发生。Ai-PCA 系统的自动报警功能指导了医护工作的改善，有利于比较出最优的药物配方和相关参数，医护人员要更加及时地回复并处理镇痛报警，以提高患者的镇痛满意度。

四、评价率

我院 Ai-PCA 的三年总评价率为 99.16%；2020 年为 98.97%；2021 年为 99.40%。总满意率为 99.97%，在严格工作流程与考核制度下，三年持续保持较高水平（表 42-4）。

表 42-4　南通大学附属肿瘤医院北院区三年 Ai-PCA 评价率及满意率分析

年份	Ai-PCA 总数	评价总数	评价率	满意率
2019 年	2 288	9 421	99.11%	99.97%
2020 年	2 313	9 387	98.97%	99.97%
2021 年	2 247	9 061	99.40%	99.98%
2019—2021 年	6 848	27 869	99.16%	99.97%

第三节　智能化患者自控镇痛使用效果以及不良反应分析

一、智能化患者自控镇痛效果分析

1. **中重度疼痛发生率**　对 2019—2021 年疼痛评分数据进行分析，静息状态下中度疼痛（4≤静息疼痛≤7）的患者占比 0.39%，重度疼痛（7≤疼痛评分≤10）的患者占比 0.06%；活动后中度疼痛（4≤活动疼痛≤7）的患者占比 18.91%，重度疼痛（7≤疼痛评分≤10）的患者占比 0.18%。其中 2020 年的中重度疼痛发生率较低，2019 年的发生率最高，整体镇痛效果良好（表 42-5）。

表 42-5　南通大学附属肿瘤医院北院区三年 Ai-PCA 中重度疼痛发生率分析

疼痛评分	2019 年	2020 年	2021 年	2019～2021 年
4≤静息疼痛≤7	0.83%	0.13%	0.22%	0.39%
7≤静息疼痛≤10	0.13%	0.00%	0.04%	0.06%
4≤活动疼痛≤7	21.98%	16.86%	17.89%	18.91%
7≤活动疼痛≤10	0.31%	0.09%	0.13%	0.18%

2．Ai-PCA 患者按压次数分析　三年自控按压总数为 53 297 次，人均按压次数为 7.78，其中自控有效率高达 86.97%，自控按压无效率为 13.03%，这表明患者自控镇痛效果良好（表 42-6）。麻醉科医师要优化单次量、输注速率和锁定时间等参数，以便在达到最佳镇痛效果的同时一定程度上减轻副作用，自控有效率从一定程度上反映了患者的镇痛情况，其临床意义有待深入分析。

表 42-6　南通大学附属肿瘤医院北院区三年 Ai-PCA 自控按压有效率及无效率比较分析

	2019 年	2020 年	2021 年	2019～2021 年
Ai-PCA 总数	2 288	2 313	2 247	6 848
自控按压总数	21 062	14 889	17 346	53 297
自控按压有效数	16 862	13 883	15 610	46 355
按压无效数	4 200	1 006	1 736	6 942
人均自控按压数	9.21	6.44	7.72	7.78
人均按压有效数	7.37	6.00	6.95	6.77
人均按压无效数	1.84	0.43	0.77	1.01
自控按压有效率	80.06%	93.24%	89.99%	86.97%
自控按压无效率	19.94%	6.76%	10.01%	13.03%

3．镇痛不足以及镇痛欠佳情况分析　Ai-PCA 系统根据患者按压镇痛泵次数，将锁定时间内出现第 3 次无效按压时系统提示"镇痛不足"；1 小时内第 4 次触发有效按压时系统提示"镇痛欠佳"（图 42-3）。

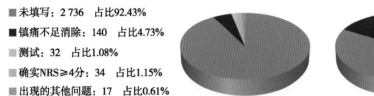
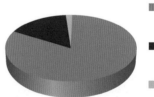

- 未填写：2 736　占比92.43%
- 镇痛不足消除：140　占比4.73%
- 测试：32　占比1.08%
- 确实NRS≥4分：34　占比1.15%
- 出现的其他问题：17　占比0.61%

镇痛不足

- 未填写：1 078　占比83.18%
- 镇痛欠佳消除：203　占比15.66%
- 镇痛欠佳：15　占比1.16%

镇痛欠佳

图 42-3　南通大学附属肿瘤医院北院区 2019—2021 三年镇痛不足、镇痛欠佳分析

三年共计发生 2 959 例镇痛不足报警，其中 4.73% 的镇痛不足通过麻醉科医师查看镇痛泵参数或调整参数消除了报警，92.43% 的镇痛不足报警未得到麻醉科医师的响应处理。

三年共计发生 1 296 例镇痛欠佳报警，其中 15.66% 的镇痛欠佳通过麻醉科医师查看镇痛泵参数或调整参数消除了报警，83.18% 的镇痛欠佳报警未得到麻醉科医师的响应处理。

由于科室人力不足导致对实时镇痛报警不能做出及时处理，科室应当加强医护人员对警报的处理意识优化人员安排，以便及时对报警做出处理。

二、智能化患者自控镇痛不良反应发生情况分析

麻醉科使用镇静反应程度评分标准(level of sedation, LOS)来评估接受阿片类药物镇痛疗法患者的镇静程度,0 分:清醒,反应敏捷;1 分:有些昏昏欲睡,但容易唤醒;2:频繁发生昏昏欲睡,但容易唤醒,不能持续处于觉醒状态(如在与患者交谈过程中入睡);3 分:难以唤醒,不能处于觉醒状态。

南通大学附属肿瘤医院北院区 2019—2021 三年,1≤镇静评分≤3 的患者占比 3.56%,其中镇静评分 1 分的患者 241 人,占比 0.86%,2 分的患者 17 人,占比 0.06%,3 分的患者 11 人,占比 0.04%;发生的其他不良反应有恶心呕吐,瘙痒,眩晕,1≤恶心呕吐≤4 的患者发生率为 12.31%,1≤瘙痒程度≤3 的患者发生率为 0.31%,1≤眩晕≤3 的患者发生率为 5.36%(表 42-7)。患者不良反应发生率较文献报道低,可见药物配伍和输注速度设定得当。发生率最高的为恶心呕吐,其发生原因复杂,受手术类型、手术持续的时间、麻醉药物和方法及术前焦虑等多种因素的影响,故麻醉科医师要综合考虑各种因素,识别高危人群,同时结合个体情况优化泵速和药物配方。

表 42-7　南通大学附属肿瘤医院北院区 2019—2021 三年不良反应发生情况比较

	2019 年	2020 年	2021 年	2019—2021 年
1≤镇静评分≤3	4.68%	3.63%	2.36%	3.56%
1≤恶心呕吐≤4	12.85%	14.83%	9.17%	12.31%
1≤瘙痒程度≤3	0.17%	0.30%	0.45%	0.31%
1≤眩晕≤3	4.50%	5.92%	5.65%	5.36%

三、智能化患者自控镇痛药液利用率分析

南通大学附属肿瘤医院北院区三年(2019—2021 年)患者药物利用率在 61.62%～62.21% 之间,平均药物利用率为 61.95%。2019 年 62.03%,2020 年 61.62%,2021 年 62.21%,其中 2020 年药物利用率最低,其余两年高于平均水平,三年利用率均高于 60%,未出现药液明显不足及浪费现象。通过对不同手术类型药业利用率进行分析课件,胸外科手术利用率最高,妇科利用率最低,麻醉科医师应根据手术特点调整镇痛配方与参数,实现药物利用最优化(表 42-8)。

表 42-8　南通大学附属肿瘤医院北院区 2019—2021 三年不同类型手术药物利用率

手术类型	药物利用率
骨科	56.22%
肝胆胰外科	66.76%
胃肠外科	64.35%
泌尿外科	58.79%
胸外科	67.03%
妇科	53.99%
头颈外科	56.32%

四、智能化患者自控镇痛管理舒适化评分应用分析

（一）智能化患者自控镇痛管理舒适化评分

在 Ai-PCA 系统数据库中，自控键按压频次、评价率、各类报警发生率、重要报警的处理时间、药液利用率、患者信息完整性等客观数据，可以综合反映医护人员质控意识、镇痛技术水平、评估患者的细致度、下达医嘱的精准性、管理的规范性等方面，对以上信息在某区域（如某医院、某地区）任意时间段（如 24h）的情况，按一定的权重智能打分（百分制），生成的数据即为镇痛质量指数（Analgesia Quality Index, AQI），也称为舒适化指数。选择显示 24h 或任意时段的 AQI 可直观反映镇痛质量，利用 PDCA 循环对 AQI 显示出的问题持续改进，使质控工作日常化、智能化。可对某时间段内不同医护人员、不同科室、不同医院的 AQI 进行分析比较，提高质控中心的管理效率效能，促进区域质量持续改进，提高患者满意度（表 42-9）。

表 42-9　南通大学附属肿瘤医院北院区三年 Ai-PCA 系统 AQI（n＝6 848）

	得分		得分
平均按压次数	3.5/5.0	撤泵后不关概率	4.9/5.0
评价率	14.4/15.0	离开服务区率	4.8/5.0
镇痛欠佳率	9.4/10.0	气泡率	10.0/10.0
镇痛不足率	9.7/10.0	堵塞率	6.3/10.0
镇痛不足处理时间 /min	7.8/10.0	药物利用率	7.1/10.0
基本信息数量	10.0/10.0		

Ai-PCA 系统就舒适化评分还可以形成考核系统，智能计算各个麻醉科医师一段时间（如 1 个月）内所有服务的患者 AQI，代表某麻醉科医师的服务质量，与科内的平均 AQI 比较，高于或低于平均 AQI 的差值 ×（100 或 500）的系数，为该医师的奖励或扣除的绩效，此举为绩效分配（生产关系）促进镇痛服务（生产力）的进一步发展，形成智能质控与考核（数字管理），有利于不断促进麻醉科医师的诊疗水平及规范医疗水平，养成优秀的职业习惯。2019 年舒适化评分 89.9 分，2020 年89.8 分，2021 年 88.9 分，三年平均舒适化指数为 89.4 分，总体舒适化指数较高（表 42-10）。未来在镇痛不足处理时间、评价率、堵塞率、药物利用率这四个方面需要持续改进。

表 42-10　南通大学附属肿瘤医院北院区三年 Ai-PCA 各月份舒适化评分（n＝6 848）

月份	评分	月份	评分	月份	评分
2019 年 1 月	92.0	2020 年 1 月	87.2	2021 年 1 月	86.3
2019 年 3 月	91.5	2020 年 3 月	89.8	2021 年 3 月	88.4
2019 年 5 月	91.8	2020 年 5 月	89.1	2021 年 5 月	88.6
2019 年 7 月	90.8	2020 年 7 月	91.4	2021 年 7 月	90.4
2019 年 9 月	91.1	2020 年 9 月	92.9	2021 年 9 月	85.4
2019 年 11 月	85.7	2020 年 11 月	88.5	2021 年 11 月	91.9

（二）智能化患者自控镇痛运行管理经验

我院麻醉科在临床工作中，基于无线镇痛管理系统（WAMS）自动录入实时、标准、客观的术

后镇痛数据，形成了规范的 Ai-PCA 管理流程。通过调取并分析数据库内 2019～2021 年行术后 Ai-PCA 的 6 848 名患者使用信息，对术后镇痛工作质量进行了系统评价总结，南通大学附属肿瘤医院北院麻醉科三年（2019—2021 年）的术后镇痛管理工作基本稳定，坚持每日查房，严格考核工作质量并实施奖惩制度，定期分析存在的问题并积极改进。我院在信息完整度、评价率等方面完成度高；镇痛效果继续保持良好，中重度疼痛发生率低；创新性提出舒适化指数（AQI），对医务人员的工作及服务患者的质量进行综合评价，并作为绩效考核依据之一，有效促进了主动宣传、规范查房、特殊情况的精准服务等医疗行为。在 Ai-PCA 出现报警后，由于 Ai-PCA 系统具有智能处理功能及规范地每天查房，中央监测台才有声音报警，医护人员可以根据报警时间、类别等综合判断，适时处理、精准处置，所以尽管系统中显示对有些报警没有及时处理，但患者满意度 99.8% 以上，没有患者家属投诉现象，但对"镇痛不足""镇痛欠佳"报警还是要高度重视，及时服务患者，以此对患者及其家属可以做到感动服务，同时实现对麻醉学科的品牌宣传。

通过 WAMS 及术后查房，实时监测，确保镇痛质量及安全，实现了镇痛管理被动服务向有的放矢精准的主动服务模式转变，同时实现了实时智能质控和考核，是数字医疗（智慧技术、智慧服务、智慧管理三位一体）在麻醉科应用的典范，更好更及时高效服务患者，同时使患者在心理层面感受到麻醉科的关心、有尊严及受尊重，提升患者满意度和麻醉科医务人员的成就感，有效培育了医护人员的系统分析问题水平及质量控制意识能力，充分彰显了麻醉科的人文关怀，同时还减低了麻醉科医护人员的工作量，这些表明了术后智能化管理模式这一围手术期镇痛管理的实践符合医疗质量控制的本质要求，又探索了针对麻醉科人员不足条件下的围手术期镇痛临床工作及质量控制高效落实的具体方法。

今后麻醉科全体医护将坚持以维护患者生命健康与舒适度为宗旨，不断提升医疗技术和规范科室管理来提高工作质量，规范精准服务，提高麻醉学的围手术期管理及服务质量水平，这对于麻醉学科品牌建设具有重要意义。

（陈小红　吴沛燕　曹汉忠）

参 考 文 献

[1] SHE S, HUANG Y. Retrospectionofdevelopmentand and prospective clinical strategy of patient-controlled analgesia in China[J]. Transl Perioper Pain Med, 2018, 5(4): 92-97.

[2] 曹汉忠, 黄文起, 彭书峻, 等. 智能化 PCA 管理对患者术后镇痛质量的影响 [J]. 中华麻醉学杂志, 2018, 38(9): 1077-1081.

[3] 黄文起, 佘守章. 让疼痛治疗朝着精准医疗的方向发展 [J]. 广东医学, 2018, 38(1): 1-5.

[4] 王强, 张加强, 熊利泽. 智能化病人自控镇痛管理专家共识 [J]. 中华麻醉学杂志, 2018, 38(10): 1161-1165.

[5] 邓小明, 姚尚龙, 于布为, 等. 现代麻醉学 [M]. 5 版. 北京: 人民卫生出版社, 2020.

[6] 中华医学会麻醉学分会 "智能化病人自控镇痛管理专家共识" 工作小组. 智能化病人自控镇痛管理专家共识 [J]. 中华麻醉学杂志, 2018, 38(10): 1153-1157.

[7] 黄文起, 黄宇光. 加速智能化术后病人自控镇痛和分娩镇痛的临床研究 [J]. 广东医学, 2020, 41(11): 1081-1084.

[8] 曹汉忠, 佘守章. 智能化镇痛泵的创新设计与标准化管理 [J]. 广东医学, 2020, 41(11): 1088-1091.

[9] 王天龙, 黄宇光, 熊利泽. 推动我国加速康复外科临床实践的创新与发展 [J]. 中华麻醉学杂志, 2021, 41(9): 1025-102.

[10] 佘守章, 黄文起, 王强, 等. 加速病人自控镇痛智能化临床应用研究的进程 [J]. 中华麻醉学杂志, 2022, 42(4): 385-3389.

第四十三章　手术后智能化患者自控镇痛临床实践

目录

第一节 围手术期肺移植手术后智能化患者自控镇痛的临床经验

一、肺移植围手术期疼痛管理

胸骨切开术，尤其是胸廓切开所造成的切口疼痛是开胸术后疼痛最常见的原因。除了切口表面皮肤疼痛之外，胸骨肋骨骨折及肋椎关节疼痛均会导致术后疼痛。50% 开胸术后的慢性疼痛源于肋间神经损伤，其中有 5% 的患者会恶化，疼痛引发的局部和系统性病理生理反应包括因膈肌功能紊乱导致的呼吸系统并发症，以及心肌缺血、肠梗阻、尿潴留和少尿、血栓栓塞及免疫系统损伤等。迄今为止，尚未见任何开胸手术技术能够降低开胸术后疼痛的发生率。手术创伤程度和位置，尤其是涉及到手术的皮肤切口及进入胸腔骨性路径的创伤，是开胸术后是否需要镇痛的重要依据。即使是外科创伤较小的微创外科手术方式，并不会减轻术后疼痛，因为微创操作可能会经过痛觉更为敏感的部位。疼痛治疗应遵循个体化的原则，尤其是对于那些高危患者。如今快速康复处理原则常规要求术前对患者进行宣教，内容包括如何主诉疼痛、进行镇痛操作，术后给予合适的镇痛方式，以及患者从术后镇痛逐步过渡到口服镇痛药。

二、肺移植围手术期疼痛治疗的解剖学基础

熟知人体解剖学和疼痛通路的生理学机制有助于对心胸手术后镇痛策略的合理应用，多模式镇痛可以在最大优化疼痛控制的同时尽可能地减少副作用。在胸部区域，疼痛信号通过外周肋间神经的有髓鞘神经纤维 Aδ 和无髓鞘神经纤维 C 传递，肋间神经的腹侧支、背侧支、内脏支分别支配前胸壁、后胸壁及胸腔脏器组织，这些分支汇合后从椎旁前端进入，继而穿过椎间孔进入脊髓腔。感觉肋间神经纤维形成脊髓背根，融合于脊髓背角后进入中枢神经系统。躯体痛主要是由来自腹侧和背侧的有髓鞘纤维 Aδ 传导，交感神经痛（内脏痛）主要由无髓鞘神经纤维 C 传导。从肋间神经分支发出的交感神经痛觉信号经交感神经干传入，之后传回外周神经进入 T_1 到 L_2 的中枢神经系统。此外，迷走神经是支配胸腔内脏的副交感神经，这支颅神经经由延髓髓质进入中枢神经系统，因此不受硬膜外镇痛或椎管内镇痛方式的影响。

由于脊髓和髓腔在胚胎生长发育过程中生长速度具有差异，脊髓节段与椎间孔并非一一对应，因此，熟知脊髓解剖学对于成功进行区域阻滞的操作非常重要，尤其适用于硬膜外注入脂溶性的阿片类药物，因为其目标靶向的脊髓背角位于与之相对应椎间孔和神经的头侧。大多数脊髓背角发出的疼痛信号，经过对侧脊髓传导束，如脊髓丘脑束，之后传导到大脑。疼痛信号发布于大脑内的大量区域，可以使机体产生对有害刺激的认知、情感应答及自主性应答。

对于疼痛信号引发的内源性改变始于组织创伤的部位，包括炎症反应导致的痛觉过敏，以及其他中枢神经系统介导的上扬现象等。脊髓背角的胶状质区是疼痛信号调控的一个重要位点，包括对阿片类受体、肾上腺素能受体以及 N- 甲基 -D- 天冬氨酸（N-Methyl-D-Aspartate，NMDA）受体功能作用的调控。

患者满意度是衡量是否有效控制疼痛的首要指标，患者的临床预后，包括围手术期并发症的发生率，似乎与围手术期镇痛的应用高度相关，特别是与阻断创伤应激反应和伤害性脊髓反射的有效性明确相关。就这一点而言，轴索及区域阻滞镇痛应是最为有效的镇痛方式。在 Lui 等人的文章中对区域阻滞镇痛带来的临床益处进行了很好的总结。一般而言，这些临床获益避免了上述

列举的疼痛引发的不良后果。另外,手术前给予有效镇痛治疗,在某些情况下似乎可以提供超前镇痛的好处,并预防术后出现慢性疼痛综合征。

三、肺移植围手术期疼痛治疗的药理学基础

1. **阿片类镇痛药** 阿片类受体广泛分布,但较集中地分布于脊髓背角胶状质区,以及大脑中的延髓腹侧区、蓝斑核、中脑导水管周围灰质等区域。阿片类受体激动后,可以激活腺苷酸环化酶,钙离子依赖性通道关闭减少钙离子内流,钾离子通道开放,钾离子内流使神经元超极化及兴奋性降低,从而产生抑制作用。

阿片类药物通常会在整个肺移植围手术期普遍使用。术前可以口服、肌内注射或是静脉注射,以达到转运期间或穿刺操作期间减轻患者焦虑以及镇痛的作用;在外科手术中,静脉内给予阿片类药物既可以作为基础麻醉药,更多地作为复合于强效吸入麻醉药、苯二氮䓬类药物或其他药物的辅助静脉麻醉药。最后,阿片类药物也可以采取直接注入椎管内或硬膜外腔的方式,提供术中和术后的镇痛作用。根据硬膜外导管所在位置与疼痛对应神经节段,以及药物脂溶性等特征,选择最佳的硬膜外阿片药物。脂溶性高的药物,如芬太尼,适用于硬膜外置管靠近疼痛对应神经节段部位;而水溶性的药物,如吗啡,则适用于硬膜外置管位置相对神经节段较远的部位。那些中度亲脂性的药物,如氢吗啡酮,其硬膜外扩散更为平衡。

阿片类药物的不良反应包括:①呼吸抑制,在以下情况风险更高:大剂量给药、与其他镇静剂合用、阿片类药物不能耐受的患者、高龄患者、水溶性阿片类药物经中枢神经系统给药等;②皮肤瘙痒;③恶心呕吐(PONV);④尿潴留,尤其是男性患者接受椎管内给药发生率更高;⑤便秘或肠蠕动功能抑制;⑥中枢神经系统亢奋或肌张力增加,在快速静脉注射亲脂性阿片类药物时发生概率较大;⑦瞳孔缩小;⑧胆囊痉挛。所有上述不良反应均可由阿片类药物拮抗剂(如纳洛酮)进行逆转。

2. **非甾体抗炎药**(nonsteroidal antiinflammatory drugs,NSAIDs) NSAIDs通过抑制中枢及外周环氧合酶而发挥作用,从而使得前列腺素的生成减少。尤其是前列腺素 E2,是一种机体在创伤和炎症刺激下大量产生的花生四烯酸类,该物质是一种重要的疼痛介质。NSAIDs 是非常有效的术后镇痛药,有口服、经直肠、肌内注射、静脉注射等各种剂型,在肺移植经常作为神经阻滞技术的辅助用药。其最大的优势体现在不产生呼吸抑制及不会发生其他阿片类药物副作用。NSAIDs 药物的副作用包括:①肾血流的减少/肾实质缺血;②胃肠黏膜损伤;③凝血功能障碍。

3. **环氧合酶 -2**(Cyclooxygenase-2,COX-2)**抑制剂** 与非选择性的 NSAIDs 药物相比,高选择性的 COX-2 抑制剂,如塞来昔布,在保留镇痛和抗炎性能的同时,减少了因为抑制 COX-1 产生的众多不良反应。然而,在某些 COX-2 抑制剂(罗非昔布)被批准上市之后,有临床试验数据显示其引发严重的心脏病发作和中风等风险。此外,Scott Reuben 参与的许多有关 COX-2 抑制剂术后镇痛的研究结果被发现存在造假的情况。因此,目前认为 COX-2 抑制剂的镇痛作用并不是非常确切。导致心血管副作用的最可能原因是该类药物降低了血管中前列环素的生成,前列环素具有阻止血小板凝集和血管收缩的作用,因此抑制前列环素生成会导致额外的血栓形成以及血压升高。与传统的 NSAIDs 相比,COX-2 抑制剂对肾脏损伤的副作用较轻,但有病例报告在 COX-2 抑制剂的使用过程中,可引起可逆的容量超负荷及肾衰竭。因此,对于充血性心力衰竭、肝脏疾病或合并肾脏功能不全基础病的患者,要慎用 COX-2 抑制剂。

4. **局部麻醉药** 局部麻醉药可以阻断神经传导,通过阻滞电压门控型钠离子通道从而阻断疼痛信号的传递和其他神经元的神经冲动传导。局部麻醉药在整个围手术期都可以使用,有外用、浸润麻醉、外周神经及中枢神经系统阻滞等各种不同使用途径。它的优势在于提供了一种安

全有效的镇痛方式而不具有阿片类药物和 NSAIDs 药物所带来的副作用。有效的区域阻滞是减轻疼痛引发的神经体液应激反应的最好措施；对于缺血性冠心病患者，胸段硬膜外阻滞可以非常有效的减轻该类患者的疼痛反应，包括躯体痛和内脏痛。

局部麻醉药副作用主要有误入血管内导致的中毒反应，表现为中枢神经系统毒性的抽搐、昏迷，以及心脏毒性的负性肌力、传导异常和心律失常等心血管反应。常见局部麻醉药浸润麻醉时的最大剂量（表 43-1）。对于正在或者拟行抗凝或溶栓处理的患者，施行任何有创性区域阻滞都应该非常谨慎。局部麻醉药过敏反应也有发生，特别是酯类局部麻醉药的代谢产物对氨甲苯甲酸以及一些上市局部麻醉药剂型中所含防腐剂都是致敏的可能原因，不含防腐剂的酰胺类局部麻醉药如利多卡因引起真正的过敏反应非常少见，一些疑似病例也认为是含有肾上腺素的局部麻醉药误入血管内以后引起的。

表 43-1　局部麻醉药浸润麻醉时推荐的最大剂量

药物	最大剂量（70kg 成人）不含肾上腺素（mg）	最大剂量（70kg 成人）加入肾上腺素剂量（1∶200 000，mg）
利多卡因	300	500
甲哌卡因	300	500
布比卡因	175	225
罗哌卡因	200	250

5. 镇痛辅助药

（1）α_2 肾上腺素能受体激动剂：这种药物是通过激动脊髓胶状质区的 α_2 肾上腺素能受体发挥镇痛作用的，也可以通过作用于交感神经末梢上的外周 α_2 肾上腺素能受体，减少突触前膜去甲肾上腺素的释放来调节疼痛。这些药物与阿片类药物联合使用可达到明显的协同作用。低血压、过度镇静及口干是这类药物常见的不良反应。

（2）对乙酰氨基酚：尽管对乙酰氨基酚不是一种非常强效的镇痛剂，但在术后早期口服或直肠给药可作为其他镇痛方式的辅助手段，尤其适用于那些对 NSAIDs 药物有禁忌的患者。

（3）氯胺酮：氯胺酮与众多受体都存在复杂的相互作用，不过一般认为它主要的作用机制是抑制兴奋性神经递质（谷氨酸）与中枢神经系统的 NMDA 受体结合。口服或胃肠外给药便能达到强有力的镇静、镇痛以及"分离麻醉"的效果。氯胺酮的主要优势在于它的拟交感特性并且不会产生呼吸抑制，但需要警惕氯胺酮会导致分泌物增多以及谵妄的发生。

四、患者自控镇痛技术

患者自控镇痛（Patient Control Analgesia，PCA）的应用，使得清醒患者根据自身疼痛程度自控静脉注射阿片类药物，从而得到广泛使用。PCA 镇痛泵既可以持续背景输注，也可以单次追加阿片类药物，同时有锁定时间限定给药间隔保证患者安全。PCA 有多种类型，但根据患者实际情况选择。

1. **静脉患者自控镇痛**　由于硬膜外、神经丛患者自控镇痛均需要术前变动并保持体位进行术前穿刺操作，而肺移植患者多为呼吸循环功能衰竭，对体位要求较高，难以配合穿刺操作，因此 PCIA 仍为肺移植术后主要静脉患者自控镇痛（patient controlled intravenous analgesia，PCIA）PCA 方案。PCIA 并无固定的配伍方案，PCIA 主要以麻醉性镇痛药为主，常用吗啡、芬太尼或曲马多等，而此类药物都有呼吸抑制的作用，应当注意多种药物的联合应用，以避免不良事件的发生。

2. **硬膜外患者自控镇痛**　硬膜外患者自控镇痛（patient controlled epidural analgesia, PCEA）是开胸手术理想的镇痛方式之一，也是区域阻滞镇痛中被研究和应用最多的镇痛方法。胸科手术患者行胸段硬膜外置管时，选择 T_4 到 T_{10} 的椎间隙比腰段硬膜外镇痛效果更为合适。支持者认为，胸段硬膜外置管可以减少局部麻醉药需要量，更接近于相对应的胸段脊髓背角节段，以及减少术后硬膜外导管脱出的发生率。而另外一些人则担心，相对腰段硬膜外置管，胸段硬膜外置管有可能导致脊髓损伤的概率增加。胸段硬膜外间隙的选择应该根据手术切口的位置来决定，置管深度约为进入硬膜外腔 3～5cm，并需要切实固定。

开胸手术中应用硬膜外置管进行区域阻滞可以增加患者获益，因为可以提供浅全身麻醉的效果而同时减少呼吸抑制。切皮前先给予试验剂量的含肾上腺素局部麻醉药，可以排除导管置入血管内或蛛网膜下腔的可能性，同时也启动局部麻醉药的硬膜外阻滞作用。切皮前硬膜外注入阿片类药物可达到超前镇痛的效果，但如果不能确保给药 24h 后具有监护患者的条件，不应该采取这种治疗策略。为了减少术后嗜睡和呼吸抑制的风险，术中应避免静脉输注强效的镇静药物和阿片类药物，并且尽量采用可控性好的全身麻醉药物如挥发性麻醉药等。监测吸入麻醉药浓度或使用 BIS 监护可以用来评估患者的意识状态，避免镇静药物的过量使用。术后硬膜外镇痛的常用配比是用中度溶解性的阿片类药物（如 50μg/ml 的氢吗啡酮）与低浓度局部麻醉药（如 0.125% 布比卡因）相混合，持续输注速率为 3～5ml/h，最好在手术结束 15min 前开始输注。硬膜外药物一般应提前输注，而且患者在苏醒过程中并不能非常准确地记录其疼痛状况，因此在患者离室前应给予一定的初始镇痛剂量，如 3ml 2% 不含防腐剂的利多卡因。必要的时候，可以同时静脉注射酮咯酸。

3. **神经丛患者自控镇痛**

（1）肋间神经阻滞：肺移植后给予序贯神经丛患者自控镇痛（patient controlled nerve analgesia, PCNA），如连续阻滞 T_4 到 T_{10} 的肋间神经可以达到单侧胸壁镇痛的良好效果。ICB 是从相应肋骨下缘进针，在接近肋间神经近端的地方注入局部麻醉药，如每节神经给予 4ml 0.5% 的布比卡因。ICB 通常在术前经皮进行操作并留置导管进行术后 PCNA，或者由外科医师术中打开胸腔直视下进行单次阻滞，其效果可持续 12h。但 ICB 不能阻滞肋间神经的背侧和内脏分支，因此，ICB 进行 PCNA 常联合使用 NSAIDs 药物或其他静脉镇痛药才能达到有效的镇痛效果。与 PCEA 相比，ICB 的优势在于可以避免阿片类药物的副作用，不会引发脊髓血肿的风险，以及避免双侧交感神经阻滞导致低血压的发生等。

（2）椎旁神经阻滞（paravertebral block, PVB）：椎旁间隙是外周神经从脊髓腔离开的地方，上下受到肋骨的限制，前侧有壁层胸膜，后侧有肋横突韧带。PVB 能提供开胸术后单侧胸壁的镇痛。连续的 PVB，如在 T_{4-10} 的每个节段各注入 0.5% 罗哌卡因 4ml，可以为开胸手术提供类似"浅"全身麻醉及术后 18～24h 的镇痛效果，通常选择 T_{6-8} 间隙留置导管进行 PCNA，具有较好的术后镇痛效果，研究表明，PVB 行 PCNA 的镇痛效果与 PCEA 无明显差异。胸壁引流管置管位置所对应的神经水平通常是进行 PVB 所需最低节段。尽管 PVB 可以显著降低开胸手术术中阿片类药物的需要量，但为了获得更好的舒适性，一般术后仍需要辅于 NSAIDs 药物或静脉注射小剂量阿片类药物来完善镇痛效果。PVB 和 ICB 具有类似的优点，但是这两种阻滞技术均有可能出现局部麻醉药向硬膜外腔扩散的并发症。不过相比 PVB，ICB 不能阻滞肋间神经支配的背侧和内脏神经分支，而且单次 ICB 作用消失更快，通常为 6～12h。

（3）胸膜间阻滞：胸膜间镇痛需要在脏层胸膜和壁层胸膜之间置入导管，以方便在胸膜腔内持续输注局部麻醉药；该方式被认为是通过阻滞肋间神经以及直接作用于胸膜而起效，这种技术的缺点包括局部麻醉药用量过大、镇痛效果差以及有可能导致同侧膈肌功能损伤。由于以上原因,肺移植患者使用胸膜腔内镇痛的比例已经非常少。

4. 蛛网膜下腔患者自控镇痛(subarachnoid-patient controlled nerve analgesia, S-PCA) S-PCA 是正中胸骨切开术和开胸手术后切口疼痛的合适的镇痛模式,实施蛛网膜下腔阻滞之前首先应对患者可能的获益和风险加以权衡,尤其是对于凝血功能异常的患者,有可能导致脊髓血肿的风险。通常选择非斜面的细针如 27G Whitacre 腰穿针,进行腰段蛛网膜下腔穿刺注入吗啡,选择 S-PCA 进行术后镇痛的可留置导管。成人椎管内吗啡的用量与年龄相关,而不是与体重相关;大部分成人肺移植术前腰麻给予吗啡 0.7～1.0mg。75 岁以上的患者给予 0.3～0.5mg 小剂量的吗啡,可以减轻可能发生的呼吸抑制作用;85 岁以上的老年患者应该尽量避免蛛网膜下注入吗啡,因为有过少数患者发生严重的延迟性呼吸抑制。给药 18～24h 之内必须定时监测患者的呼吸频率和意识状态,复合全身麻醉时应该减少镇静药和麻醉药的剂量,以防止术后过度嗜睡的发生。单次给药 1h 后便可出现胸部镇痛的效果,通常可持续到 24h;S-PCA 的同时,可以复合 NSAIDs 从而避免患者出现蛛网膜下阻滞用量过大。由于肺移植患者肺功能和循环功能较差,通常选择 S-PCA 时仅在术前留置导管,并不进行术前蛛网膜下腔持续镇痛,仅在手术完毕后进行 S-PCA。肺移植患者肺功能和循环功能较差,S-PCA 可能引起呼吸抑制、循环抑制导致患者死亡,因此已较少使用。

5. 智能化患者自控镇痛 智能化患者自控镇痛(artificial intelligence patientcontrolled analgesia, Ai-PCA)是在 PCA 技术的基础上增加物联网和人工智能技术发展的新型镇痛技术体系,实现了疼痛主观感受的即时客观表述,克服了 PCA 捕获与响应的技术缺陷,使镇痛医疗过程能够连续动态管理和质控。它通过电脑自动记录某区域(如某医院、某地区)任意时间段(如 24h)自控键按压频率、评价率、各类报警发生率、重要报警的处理时间、药液利用率、患者基本信息的完整性等客观数据,较客观反映镇痛管理能力与水平,获得镇痛质量指数。目前研究显示 Ai-PCA 可显著降低中、重度疼痛,缩短术后住院时间,提高患者满意度,是践行舒适化医疗,提升医务人员及患者获得感的有效途径。

五、其他多模式镇痛方案

1. 口服 常规肺移植术后很少发生胃肠道梗阻,而且胃肠道给药是镇痛治疗非常有效的途径,因此,术后应尽快启动口服镇痛药的方式。

2. 皮下或肌内注射 皮下或肌内注射比静脉注射起效更缓和,因此更适用于按时给药的治疗方案,如间隔 3～6h 给药,而不是按需给药。

六、术后镇痛与抗凝治疗

围手术期患者抗凝治疗的方式有许多种,特别是肺移植患者,是否给予患者实施 PCEA、PCNA 主要取决于患者的具体情况。对于凝血功能受损患者如何选择合适的镇痛方案,根据现在已经形成了相应的指南。这些指南相关要点如下(见表43-2):

1. 普通肝素 对于皮下注射普通肝素(Unfractionated Heparin, UFH)的患者,如果一日两次且总剂量小于 10 000U,可以实施区域阻滞。如果预期有操作上的困难时,应在完成穿刺后延迟使用肝素的时间。但是如果患者每天输注的 UFH 大于 10 000U 或一天多于两次,在这些患者上进行阻滞的安全性尚未被证实。

对于使用静脉 UFH 的患者,至少应在阻滞操作 1h 之后才可以静脉输注 UFH。接受系统肝素化治疗的患者需要在肝素代谢 2～4h 之后才能拔除导管,而且实施操作之前需要对患者凝血功能进行评估,同时移除导管12h之内需要对患者评估下肢感觉和运动功能。在移除导管1h之后,方可重新进行肝素治疗。

对于需要术中全量肝素化(如术中体外循环支持)的患者,如果阻滞引起了创伤,这些患者的手术应在操作24h后进行。硬膜外导管应该在患者凝血功能恢复以后才能移除,并且术后必须严密监测,观察任何有关血肿形成的可能性。肝素化期间有可能发生肝素诱导血小板减少症,因此,建议对于肝素治疗超过4天的患者,神经阻滞和导管移除之前必须对患者的血小板数量进行测定。

2. 低分子肝素 低分子肝素(low molecular weight heparin, LMWH)的血浆半衰期是UFH的2~4倍,LMWH对Xa因子活性的影响缺乏常规凝血监测技术,而且LMWH的推荐剂量并没有根据患者体重而调整,导致使用LMWH的患者进行神经阻滞后脊髓出血可能性增高。因此,需要注意以下几点:①应用LMWH同时服用其他抗血小板药物或抗凝药物的患者应避免接受神经阻滞操作。②在进行穿刺和置管的过程中出现出血不必要手术延期,但是建议在这种情况下,LMWH治疗应该被延迟到术后24h才开始,并且需要与外科医师进行沟通。

其他的建议如下:术前使用LMWH预防血栓的患者,其凝血功能已经发生改变,这些患者进行神经阻滞穿刺或置管应在肝素化10~12h之后。接受较大剂量LMWH的患者,如1mg/kg每12h、或1.5mg/kg每天的依诺肝素,或120U/kg每12h、200U/kg每天的达替肝素,或175U/kg每天的亭扎肝素,必须在给药24h以后才能进行穿刺,以保证凝血功能恢复正常。

术后给予LMWH治疗的患者,一般可以安全进行单次神经阻滞或持续神经阻滞置管操作,不过这种情况需要根据每日总剂量、术后首次给药时间以及剂量方案等来决定。术后首次LMWH应该在手术充分止血的基础上,而且在术后24h才能给予。留置的神经阻滞导管应该在LMWH治疗之前移除。如果置管时间可能超过一个晚上,则必须在使用首剂LMWH之前移除导管,并且在移除导管2h之后才能给予LMWH。术后首剂LMWH应该在术后6~8h之后给予,第二次剂量不要早于首剂后24h,神经阻滞导管是可以安全留置的。不过,必须在低分子肝素给药至少10~12h之后才能拔除阻滞导管。后续的肝素需要在导管拔除至少2h之后才能继续进行。由于叠加效应,在此期间不应该给予其他可能改变凝血功能的药物。

3. 非甾体抗炎药物 虽然没有证据表明会增加血肿的风险,但是服用NSAIDs的患者进行神经阻滞等操作应谨慎。

4. 华法林 对于长期服用华法林抗凝的患者,如果近期刚停药,进行神经阻滞应十分谨慎;因为停药1~3天内患者的国际标准化比值(International Normalized Ratio, INR)虽然降低(Ⅶ因子的活性恢复),但是Ⅱ和X因子起主导作用的凝血功能恢复并不充分。只有等到INR恢复到参考范围之内,凝血因子Ⅱ、Ⅶ、Ⅸ和X的水平才能恢复正常。因此建议最好在神经阻滞之前4~5天停止华法林抗凝,且进行操作之前必须保证INR值恢复正常。

对于术前给予初始剂量华法林的患者,如果首剂是术前24h给予的,而且已经给了第二剂口服抗凝药的,建议进行神经阻滞的操作之前都应该再次检查一下INR的情况。使用低剂量华法林治疗的患者在接受硬膜外镇痛期间,建议每日进行INR值的检测。华法林的患者使用硬膜外镇痛期间,应常规检查患者的感觉和运动神经功能状况。

对于使用华法林预防血栓的患者,建议在INR小于1.5时移除神经阻滞的导管;如果INR值大于1.5但小于3,建议必须在非常谨慎的情况下拔除留置的导管,同时查阅患者的病史,看看是否使用了其他的不影响INR的抗凝药物。我们也建议导管移除前以及拔除后,均需要对患者进行神经系统功能的评估,直到INR值稳定在预期抗凝水平。对于INR超过3且留置神经阻滞导管的患者,建议停药或减低华法林剂量。如果是神经阻滞持续输注,对于接受治疗水平抗凝药的患者,目前没有任何定性的建议来决定如何进行导管的拔除。

表 43-2　应用抗凝药物患者接受神经阻滞的建议

药物	抗凝药最后一次给药时间 & 椎管穿刺或置管的最短时间间隔 *慢性肾功能不全/急性肾损伤患者所需时间更长	留置神经阻滞导管期间抗凝药的应用	椎管穿刺或拔除导管以后进行抗凝治疗的最短时间间隔
传统抗凝药			
华法林	INR＜1.5	禁忌证	INR＜1.5
静脉全量肝素	aPTT＜40 或停药 2h 之后检测	可以留置导管	2～4h
小剂量肝素（5 000U/m² bid）	没有禁忌证		
小剂量肝素（5 000U/m² tid）	aPTT＜40 或停药 6h 之后		
全量肝素（＞5 000Ubid/tid）	aPTT＜40 或停药 6h 之后		
磺达肝素（Arixtra）＜2.5mg/m² qd（预防用药）	36～42h	禁忌证	6～12h
磺达肝素（Arixtra）5～10mg/m² qd（全量）	禁忌		
依诺肝素（Lovenox）1mg/（kg·m²）bid；1.5mg/（kg·m²）qd（足量）	24h		24h
依诺肝素（Lovenox）40mg/m² qd（预防剂量）	12h		6～8h
直接凝血酶原抑制剂			
阿加曲班	不推荐		
比伐卢定			
重组水蛭素			
Desrudin			
口服抗血小板药			
阿司匹林/NSAIDs	可以使用，没有时间限制		
氯吡格雷（Plavix）普拉格雷（Effient）	7 天	置管期间不应使用	2h
噻氯吡啶（Ticlid）	14 天		
GPⅡB/ⅢA 抑制剂			
阿昔单抗（Reopro）	48h	置管期间不应使用	不确定
依替巴肽（Integrilin）	8h		
替罗非班（Aggrastat）	8h		
溶栓药			
阿替普酶（TPA）全量治疗中风、心肌梗死等	不推荐	置管期间不应使用	不确定
阿替普酶（TPA）2mg 导管冲洗	可以使用，没有时间限制（最大剂量为 4mg/24h）		

5. 抗血小板药物　建议在噻氯吡啶停药 14 天、氯吡格雷停药 7 天以后才能进行神经阻滞的操作。如果氯吡格雷停药 5～7 天内需要进行神经阻滞,必须进行血小板功能的检查。血小板 GPⅡb/Ⅲa 抑制剂对血小板凝集功能有很大的影响,阿昔单抗给药 24～48h 后,依替巴肽和替罗非班后给药 4～8h 之后,血小板凝集功能才能恢复正常。因此在血小板功能恢复正常之前都应该避免进行神经阻滞的操作。尽管手术后 4 周之内不应该使用 GPⅡb/Ⅲa 抑制剂,但假如神经阻滞术后期间患者使用了这类药物,建议必须严密监测患者的神经功能状况。

6. 溶栓药物　对于接受纤溶以及溶栓药物的患者,除非在非常特殊的情况下,否则是不建议进行腰麻或硬膜外穿刺的。没有足够的证据说明停药后多久可以进行神经阻滞的穿刺。对于正在使用或近期拟应用纤溶或溶栓药物的患者,如果进行了神经阻滞,建议必须定期持续监测患者的神经功能,而且间隔不能超过 2h。对于 PCNA 和 PCEA 期间发生意外应用纤溶或溶栓药物的患者,不能给出确切的建议何时拔除导管。建议应测定纤维蛋白原水平来评估可能存在的残余溶栓作用以及决定合适的导管移除时间。

（王志萍　贾梦醒）

第二节　围手术期胸腔镜手术后智能化患者自控镇痛的临床经验分享

自 1992 年 Roviaro 等首次报道完全胸腔镜下解剖性肺叶切除术以来,胸腔镜手术(videoassisted-thoracoscopic surgery, VATS)逐渐得以普及。目前利用胸腔镜可以完成绝大多数胸外科手术,包括肺大泡切除术、交感神经切除术、解剖性肺亚段、段和肺叶切除术及纵隔淋巴结清扫术、肺减容术、全肺切除术和纵隔肿物切除术等,并可以与腹腔镜联合完成三野食管癌根治手术。近 10 年来,随着腔镜技术和器械的日益进步和发展,越来越多的胸外科专家可以通过“单孔”胸腔镜完成既往传统三孔或者两孔胸腔镜下完成的复杂手术,使胸腔镜手术进一步向着微创的方向发展。本节将介绍胸腔镜手术后智能化患者自控镇痛(Ai-PCA)的临床操作与管理的经验。

一、手术和患者疼痛特点

1. 胸腔镜手术特点　胸外科患者多为老年,器官功能下降,生理储备降低,基础状况差,往往合并呼吸系统疾病的症状,如咳嗽、咳痰、咯血、呼吸困难和胸痛等,各种呼吸循环系统疾病如肺癌、肺结核、支气管扩张、气胸、肺炎和冠心病等,也常伴有不同类型和程度的胸痛。年龄相关性的药代动力学和药效学改变,老年患者定向力、理解力、记忆力下降以及并存的神经精神疾病,在使用药物治疗疼痛时又常会引起血压下降、呼吸抑制和谵妄等严重影响康复质量的并发症,使得老年胸腔镜手术患者的疼痛评估、用药和管理成为难题。

VATS 与传统开胸手术相比切口显著减少,减少了肋骨撑开器的应用,随着技术的进步,胸腔引流管的数量和留置时间都有所减少,一定程度上降低了创伤的应激反应,减少了创伤所导致的炎性介质的释放,较好地保护了免疫反应,对肺功能影响较小,为实现患者术后加速康复提供了良好条件。

2. 胸腔镜手术患者围手术期疼痛特点　VATS 中常规应用双腔支气管导管、纤维支气管镜、腔镜穿刺器、胸腔镜器械、胸腔引流管和肋骨撑开器等,均会引起不同程度的机械性损伤和疼痛。手术操作对胸腔和纵隔内组织器官的牵拉、游离、压迫和分离等,导致炎性因子释放、神经损伤和缺血再灌注损伤等,是形成内脏痛、炎性痛、急性神经病理性疼痛和进展为慢性疼痛的原因。因此,VATS围手术期疼痛的来源既包括术前合并的急慢性疼痛,也包括手术所导致的切口痛、内脏痛、炎性痛和神经病理性痛。

胸科术后慢性疼痛(post-thoracotomy pain syndrome,PTPS)指胸科术后3个月以上,手术切口已经愈合,但切口部位的疼痛症状持续存在,患者对疼痛性质的描述为"电击样"或"烧灼样",常会伴有手术同侧肩部疼痛。根据研究方法定义的不同,PTPS发生率差异较大,严重发生率大于10%。其产生机制非常复杂,但与伤害性刺激产生的炎性反应和神经损伤密切相关。VATS患者的疼痛管理在重视围手术期急性疼痛管理的同时,也应当关注和预防PTPS的发生。

二、镇痛方案

针对VATS所涉及的切口痛、内脏痛、炎性痛和神经病理性痛,多学科协作,联合应用作用机制不同的镇痛技术和镇痛药物,以多模式、低阿片、重预防为原则,确定最低有效剂量和患者自主按需镇痛的方案。重视局部浸润、胸膜浸润、肋间神经阻滞、胸椎旁阻滞、前锯肌阻滞和胸段硬膜外阻滞等局部阻滞和区域阻滞技术的应用,推荐在伤害性刺激产生前即应用局部或区域阻滞,发挥预防性镇痛的作用。阿片类药物和非甾体抗炎药物是目前应用最广泛的围手术期镇痛药物,应当注重药物的药理学特点、起效和持续时间,合理配伍,发挥药物的协同作用,减少每种药物的剂量,降低不良反应的发生率。推荐联合应用阿片类药物和右美托咪定实施"零"或低背景输注剂量的患者自控镇痛,辅以按需使用非甾体抗炎药物。注意预防神经病理性疼痛和慢性疼痛的发生,提高围手术期镇痛质量的满意度。胸腔镜手术围手术期多学科多模式镇痛方案(表43-3)。

表43-3 胸腔镜手术围手术期多学科多模式镇痛方案

方法	内容
术前宣教	教会患者认识和评估疼痛,学会使用镇痛泵自控按键,了解按需使用和预防性镇痛,知道紧急呼叫程序
局部浸润和阻滞	局部麻醉药喷喉、环甲膜穿刺、切口浸润、胸膜浸润、胸椎旁阻滞、竖脊肌阻滞、前锯肌阻滞、胸段硬膜外阻滞
患者自控硬膜外镇痛(PCEA)	局部麻醉药,局部麻醉药复合阿片类药物
患者静脉自控镇痛(PCIA)	阿片类药物联合右美托咪定"零"或低背景输注剂量PCIA
防治炎性痛	口服或者静脉非甾体抗炎药物(NSAIDs)
防治急性神经病理性痛和慢性疼痛	局部阻滞,普瑞巴林、加巴喷丁、氯胺酮、利多卡因
护理人文	镇痛泵维护、心理疏导、危险识别等
防治并发症	对症处理,包括:给氧、激素、止吐、血管活性药物等
物理疗法	穴位电刺激、针灸、按摩和热疗

(一)最低有效浓度局部麻醉药的应用

1. 局部浸润 VATS常使用双腔支气管导管和行纤维支气管镜检查,插管应激反应、咽喉痛和声嘶较一般手术常见,建议麻醉科医师在插管前对导管充分润滑,同时对咽喉腔、会厌、声门及声门下常规实施表麻,可以使用喷喉装置给药,也可以进行环甲膜穿刺给药。对于所有VATS均推荐由外科医师配合实施局部切口浸润,建议在切皮前完成,操作简单,效果可靠,可以有效降低伤害性刺激的传入,在4～6h可以起到手术切口部位镇痛的效果。建议使用0.25%～0.375%罗哌卡因或 0.25%～0.375% 布比卡因或 1%～2% 甲哌卡因 10～15ml 等药物。可同时嘱外科医师在胸腔镜探查时先用 3～5ml 的上述局部麻醉药实施胸膜浸润和 / 或相应节段的肋间神经阻滞，对于内脏痛和牵涉痛有预防性镇痛作用。如果同时使用硬膜外阻滞或者神经阻滞等技术，需要严格控制局部麻醉药总量，避免局部麻醉药中毒。

2. **超声引导下阻滞技术**　超声引导下的阻滞技术是有效的多模式镇痛的重要组成部分，椎旁阻滞（paravertebral block，PVB）、前锯肌平面阻滞（serratus anterior plane block，SAP）和竖脊肌平面阻滞（erector spinate plane block，ESP）均可以安全有效的应用于 VATS 的围手术期镇痛。若超声引导的阻滞在已实施全身麻醉安置体位后进行，将更加有助于提高患者的舒适度。单次阻滞或者连续阻滞均可以应用于 VATS，可以减少术中阿片类药物的用量，提供良好的镇痛效果。与胸段硬膜外阻滞相比，降低了低血压和呼吸抑制的发生率，但对于内脏痛、牵涉痛和神经病理性痛的防治效果理论上弱于胸段硬膜外阻滞，且实施连续阻滞的导管较硬膜外导管容易移位和脱落，不易护理，在一定程度上限制了连续外周神经阻滞在 VATS 术后镇痛中的应用，局部麻醉药中毒的风险也比硬膜外阻滞高。笔者单位多于术前采用单次法进行超声引导下胸椎旁神经阻滞或竖脊肌阻滞，常用药物为 0.375% 罗哌卡因、0.25% 布比卡因或 1% 甲哌卡因，一般给予 15～20ml，注意控制局部麻醉药总量，避免局部麻醉药中毒。手术结束前 30min 给予非甾体抗炎药物静脉注射，并实施"零"或低背景输注剂量的患者静脉自控镇痛（PCIA）。

3. **胸段硬膜外阻滞**　胸段硬膜外阻滞可以获得持续的镇痛效果，减少术中阿片类药物和肌松药的用量，减少术后恶心呕吐的发生率，尤其适合于多孔复杂胸腔镜手术以及中转开胸手术患者的术后镇痛。对于 VATS 而言，笔者单位推荐的胸段硬膜外穿刺间隙依次为 $T_{7/8}$、$T_{6/7}$ 和 $T_{5/6}$。对于有口服抗凝药、凝血功能障碍、脊柱畸形、肥胖和沟通困难等危险因素的患者，不宜进行硬膜外阻滞，可以考虑实施超声引导下神经阻滞。在胸段硬膜外阻滞的麻醉管理上，合理使用局部麻醉药的最低有效浓度是获得良好镇痛效果、保证循环稳定和避免呼吸抑制的关键。首先给予 3ml 的 1% 利多卡因试验剂量，观察 5min 后，分次给予 0.05～0.1ml/kg 的 0.1%～0.15% 罗哌卡因、0.075%～0.125% 布比卡因、或 0.25%～0.5% 甲哌卡因，给药后 5～10min 测定感觉减退平面，高龄或合并心血管疾病的患者宜使用较低浓度，如果阻滞平面过宽，可不必等待血压降低，立即持续泵注小量血管活性药物处理，保证循环系统稳定。术中每隔 1.5～2h 可以追加首次剂量的 1/2～2/3。术毕可以直接利用硬膜外导管实施患者自控硬膜外镇痛（PCEA）。为了避免脱管、移位和渗液，利于患者早期下地活动，也可以拔除硬膜外导管后实施"零"或低背景输注剂量的患者静脉自控镇痛（PCIA）。

（二）联合应用阿片类药物和右美托咪定的使用

阿片类药物是最常用于 VATS 术后 PCIA 的药物，也可以和局部麻醉药配伍用于 PCEA。目前临床上常用于镇痛泵的阿片类药物包括吗啡、芬太尼、舒芬太尼、氢吗啡酮、羟考酮、丁丙诺啡、地佐辛、布托啡诺和喷他佐辛等，均可应用于中、重度疼痛的治疗。对于 VATS 尤其是老年患者，宜选择水溶性强、代谢产物无活性和对内脏痛有效（可激动 κ 受体）的药物，且半衰期不宜过长。阿片类药物使用时应注意滴定的原则，自最小量开始调节至最低有效浓度，可以最大程度的减少并发症。大量应用阿片类药物可以增加术后恶心、呕吐和呼吸抑制的风险，因此提倡结合局部浸润、神经阻滞、胸段硬膜外阻滞，实施"零"或低背景输注剂量的术后 PCIA 镇痛模式，并推荐常规在诱导时即给予 6～8mg 地塞米松来预防恶心呕吐。应当认识到，"零"或低背景输注剂量的术后 PCIA 镇痛模式并不是等到中重度疼痛出现甚至难以忍受时才按压自控键，而是强调术前宣教，与患者充分沟通，使患者充分理解预先镇痛和按需镇痛，让患者真正参与到疼痛管理中来，患者在进行咳嗽排痰、调整引流管、下地活动和功能康复等关键时点前 5～10min 即预先按压自控键，将疼痛的控制和治疗康复手段同步有序地结合起来。

右美托咪定为高选择性 α₂ 肾上腺素能受体激动剂，有抗焦虑、降低应激反应、稳定血流动力学和辅助镇痛的作用。在 VATS 麻醉中可以作为全身麻醉的重要辅助组成部分，首先在插管前 10～15min 给予 0.5～1μg/kg 右美托咪定，可以有效预防双腔支气管导管及其纤维支气管镜检查及定位引起的应激反应。其后以 0.3～0.6μg/（kg·h）恒速泵注，在手术结束前 30～60min 停药。镇痛泵中可以和阿片类药物联合配伍应用，镇痛泵中右美托咪定的常用浓度为 2～4μg/ml，可以减少阿片类用量、PCA 按压次数和补救性镇痛药物使用频次，改善术后患者睡眠，降低术后谵妄发生，但严重心动过缓和心脏传导阻滞患者应当慎用或者禁用。

常用阿片类药物联合右美托咪定"零"背景输注剂量 PCIA 镇痛泵配方见下表（表中所示镇痛泵配方为泵内含 2～4μg/ml 右美托咪定的溶液），表 43-4。

表 43-4 阿片类药物联合右美托咪定零背景输注剂量 PCIA 配方

药物	负荷剂量	自控剂量	入泵剂量（总量100ml）	锁定时间（min）
芬太尼	25～50μg	10～25μg	300～500μg	5～10min
舒芬太尼	5～10μg	2～5μg	0.10～0.25mg	5～10min
羟考酮	2.5～5mg	1.25g～5mg	40～60mg	5～10min
地佐辛	2.5～5mg	2.5～5mg	30～50mg	15min
布托啡诺	0.5～1.0mg	0.25～0.5mg	8.0～12mg	15min
氢吗啡酮	0.2～0.4mg	0.1～0.3mg	4～6mg	10min
丁丙诺啡	75～150μg	25～50μg	400～600μg	15min

（三）按需规范合理应用非甾体抗炎药物（NSAIDs）

NSAIDs 的使用可以减轻术后疼痛强度，抑制炎性痛的发生，减少阿片类药物不良反应的发生率。根据药物作用机制，建议 NSAIDs 应采取按需单次缓慢静脉注射（具体速度应根据药物说明书推荐时间）的给药方式。NSAIDs 在切皮前给予有助于减轻炎性痛的发生；在手术结束前 30min 给予可以有效缓解苏醒期疼痛，利于衔接 PCIA；术后患者出现暴发痛时可以给予 NSAIDs 进行对症处理。目前临床上常用于静脉注射的 NSAIDs 有：氟比洛芬酯，50mg/次，静脉注射，日剂量不超过 200mg；帕瑞昔布钠，40mg/次，静脉注射，日剂量不超过 80mg；酮咯酸氨丁三醇，15～30mg/次，静脉注射，日剂量不超过 120mg。对于中小类型的 VATS 手术，如肺大泡切除、交感神经切断、肺结节活检等，可以按需使用对乙酰氨基酚、塞来昔布等口服药物。对于已经恢复进食的 VATS 患者，也可以将口服 NSAIDs 药物作为多模式镇痛的基础用药。但对 NSAIDs 可能诱发的出血和心血管风险应加以关注，不建议在合并动脉粥样硬化、卒中、心肌梗死和肾功能不全等病史的患者中应用。NSAIDs 血浆蛋白结合率高，故不能同时应用两种 NSAIDs 药物。已经使用了阿司匹林、糖皮质激素、抗凝药物、抗血小板药物的患者应该避免使用 NSAIDs。

（四）慢性神经病理性疼痛的认识

加巴喷丁（600～1 200mg）和普瑞巴林（150～300mg）于术前 1～2h 口服可以降低疼痛强度，预防急性神经病理性疼痛和慢性疼痛的发生，但同时也可能增加镇静、头晕和视力损害的风险，目前的循证医学证据并不推荐常规使用，可用于部分开胸手术患者或者阿片类药物高度耐受性患者。

诱导时或切皮前静脉给予 0.25～0.5mg/kg 氯胺酮，或者在术中持续泵注较低剂量的氯胺酮或利多卡因也可能降低术后急性神经病理性疼痛和慢性疼痛的发生,但必须注意可能导致的神经精神障碍、心血管毒性、幻觉和噩梦等不良反应,可以作为术前阿片类药物成瘾和难以耐受阿片类药物不良反应患者的镇痛备选方案。

在围手术期可以辅助应用穴位电刺激、针灸、按摩和热疗等物理治疗手段,提高患者的恢复质量和镇痛满意度。此外,在重视治疗手段的同时,应该提高对认知行为模式干预措施的认识,比如音乐、冥想、催眠、心理疏导等。

三、智能化患者自控镇痛管理及注意事项

1. **个体化镇痛和评价方案** VATS 患者多为老年人,常并存心肺系统疾病,手术会进一步对呼吸循环功能产生影响。术前应认真评估患者的一般情况、呼吸循环功能、合并疾病、用药史、药物滥用史、有无急性或慢性疼痛和既往疼痛管理方案等,同时不应忽视对特殊患者的视听觉障碍、语言交流能力、认知能力和焦虑抑郁状态进行全面评估,以便识别危险因素,合理制定个体化麻醉镇痛方案,有针对性地选择心理量表和行为学工具提高疼痛评价的准确性。

对于疼痛治疗效果的评估,应当同时评估静息和活动时的疼痛强度。活动时的疼痛减轻才能保证患者术后机体功能的快速康复。咳嗽排痰对于 VATS 患者术后肺部感染的防治具有重要意义,所以要重视患者用力咳嗽时疼痛的评估和控制。在疼痛评估时,要注意同一类型手术出现需要干预的疼痛的发生规律,重点评估按压 Bolus 剂量后患者疼痛何时缓解以及疼痛的缓解程度,关注无效按压次数产生的原因,同时加强对于过度镇静、恶心呕吐、谵妄、低血压和呼吸抑制等不良反应的量表式评估,针对性地给予镇痛泵参数调整和对症治疗。

2. **患者自控为主按需预先镇痛的疼痛管理** 重视术前宣教工作,建议在术前与患者本人进行沟通,并签署同意书。可以通过现场镇痛泵模拟示教、情景演示视频、扫描二维码登录科普网站链接或与智能设备人机对话等方式,使患者及家属了解 VATS 术后疼痛的自我评估和管理相关知识,真正使患者成为 VATS 术后疼痛管理的核心要素。向患者解释"零"或低背景剂量输注自控镇痛模式的优点和安全性,打消患者按压镇痛泵的顾虑。告知患者进行咳嗽排痰、处理引流管、下地活动和功能康复时得到充分镇痛的益处,鼓励患者有意识地在这些关键时间点之前 5~10min 预先按压自控键。向患者解释多模式镇痛管理团队的简要工作流程和镇痛泵参数动态调整的必要性,使患者了解镇痛泵报警和发生不良反应后的快速反馈流程,预先告知患者镇痛效果具有一定的不确定性,尤其是硬膜外导管和连续阻滞导管存在移位、脱落、渗液以及其他相关护理问题,提前向患者明确出现情况时的呼叫流程和补救方案,增强患者对于 VATS 围手术期实施有效镇痛的信心,提高患者的参与度,真正实现"患者自控""按需镇痛"的镇痛管理理念。

3. **成立多模式镇痛管理团队** 良好的 VATS 术后急性疼痛管理需要多学科共同参与,成立以患者快速康复为共同理念的多模式镇痛管理团队(APS),APS 人员包括麻醉科医师、胸外科医师、麻醉护士、胸外科监护室护士和病房护士。尤其应当加强护理学科队伍的培养,提升护理团队在围手术期疼痛评估和管理中的作用和地位,尤其是镇痛泵管路的通畅维护、感染控制和不良反应的早期预警识别更需要胸外科护理团队的参与和配合。多学科协作处置可以避免诊疗思维单一,要注重分析疼痛产生的原因,如胸腔引流管位置欠佳时常对胸膜产生刺激,引发持续疼痛不适,难以缓解,此时应当通过改变体位、调整或拔除引流管作为疼痛治疗的手段,而非单纯增加镇痛药物用量。VATS 术后使用的化疗药物和抗生素也会引起恶心呕吐,并非单纯由术后镇痛引起,不宜盲目中断术后镇痛的实施。注重团队中人员的分工与协作,确保在患者疼痛全程管理的不同阶段都能得到充分的疼痛评估,准确的疼痛评分和处置记录,迅速进行镇痛方案的完善和调整,及

时处置不良反应及镇痛泵的报警和故障。

4. 重视机器反馈和智能分析 Ai-PCA 在传统 PCA 的基础之上，结合了互联网和人工智能技术，具有远程监控、智能报警、智能分析与评估功能，在实现术后镇痛全程、远程、动态监管的同时，实现原始镇痛数据的动态记录并按需生成统计报表。科室负责监视无线镇痛管理系统的人员应当及时将自控键按压频率、无效按压率、按压时间、药液利用率和报警时间、类型和处置情况等及时汇总整理，并反馈给负责 VATS 麻醉的医师。在管理过程中，需要重视对单个患者进行连续实时动态跟踪和个性化处置，也需要利用月、季和年报表及时归纳各类 VATS 疼痛发生发展和处置的特点和规律。如对多孔和单孔手术、肺叶和肺段手术、肺和纵隔手术、中转开胸手术、胸腹腔镜联合等手术的资料进行分类查询、汇总归纳、统计分析和评价，定期滚动完善兼具一般规律和个性特点的最佳 VATS 患者自控镇痛方案，推动 VATS 围手术期疼痛管理水平不断持续改进。

四、推荐的镇痛治疗方案

1. 单孔胸腔镜解剖性肺段切除术的镇痛治疗方案 单孔胸腔镜较多孔胸腔镜手术切口数量更少，解剖性肺段切除最大限度保留了肺功能，但对术者技术要求较高，手术时间可能长于三孔胸腔镜。患者入室建立监护和吸氧后，在 15min 内泵注 1μg/kg 右美托咪定，其后右美托咪定以 0.6μg/(kg·h) 持续静脉泵注，在超声引导下实施单次胸椎旁阻滞，注入 0.375% 罗哌卡因 10ml，常规诱导后可给予帕瑞昔布 40mg，由外科医师实施局部切口浸润和胸腔镜直视下胸膜浸润，手术结束前 30min 停止右美托咪定泵注，接镇痛泵，实施零背景剂量输注的 PCIA。常用镇痛泵配方为：地佐辛 0.5mg/kg + 右美托咪定 5μg/kg；或羟考酮 1mg/kg + 右美托咪定 5μg/kg。镇痛泵总量 100ml，采用 LP 模式，负荷剂量（Loading Dose，LD）为 5ml，PCA 每次按压的单次注药量（Bolus）为 2.5ml，持续背景输注为 0ml/h、锁定时间 10min。

2. 三孔胸腔镜肺癌根治术 + 纵隔淋巴结清扫术的镇痛治疗方案 三孔胸腔镜手术的镇痛管理与单孔手术类似。但目前采取三孔胸腔镜实施的肺癌根治术往往比较复杂，切除难度大，中转开胸手术的可能性较大。与单孔胸腔镜手术相比，建议如无禁忌证，在 $T_{7/8}$ 或 $T_{6/7}$ 实施胸段硬膜外穿刺并留置硬膜外导管，首先给予 3ml 的 1% 利多卡因试验剂量，观察 5min 后，分次给予 0.05～0.1ml/kg 的 0.1% 罗哌卡因，术中间隔 1.5～2h 可以追加首次总量的 1/2。手术结束前 30min 停止右美托咪定泵注，切皮前和手术结束前 30min 可分别给予酮咯酸氨丁三醇 15～30mg，接镇痛泵实施"零"或低背景输注剂量（0～0.5ml/h）的 PCIA，术毕可以拔除硬膜外导管。推荐的镇痛泵配方同单孔胸腔镜手术。

3. 剑突下单孔胸腔镜胸腺瘤切除术的镇痛治疗方案 胸腺瘤患者往往合并重症肌无力，对阿片类药物和肌肉松弛剂均高度敏感，故应实施以局部麻醉药为主的镇痛管理方案。因为操作孔在剑突下，胸段硬膜外的穿刺间隙可以较肺部手术低 2～3 个节段，局部麻醉药宜选择较低浓度，避免呼吸抑制。术中可以采用 0.125% 罗哌卡因复合全身麻醉，术后利用硬膜外导管实施 PCEA。常用镇痛泵配方为：0.075%～0.1% 罗哌卡因，不配伍阿片类药物。镇痛泵总量 150ml，采用 LCP 模式，负荷剂量（loading dose，LD）为 3ml，持续量（continuous infusion，CI）为 3ml/h、每次按压的单次注药量（Bolus）为 3ml，锁定时间 20min。术后的运动痛可以通过给予 NSAIDs 进行处理。

4. 胸腔镜中转开胸肺癌根治术的镇痛治疗方案 胸腔镜中转开胸手术的手术切口明显扩大，由于肋骨撑开器的应用对胸廓有一定损伤，在外科医师实施局部切口浸润和胸膜浸润的基础上，可以在直视下进行相应节段的肋间神经阻滞。此类手术更适合应用胸段硬膜外导管实施 PCEA。常用镇痛泵配方为：0.075%～0.1% 罗哌卡因 + 舒芬太尼 3μg/kg；或 0.075%～0.1% 罗哌卡因 + 吗啡 0.15mg/kg。镇痛泵总量 150ml，采用 CP 模式，持续量（CI）为 3ml/h、按压的单次注药量（Bolus）为 3ml，锁定时间 20min。术后的运动痛可以通过给予 NSAIDs 进行处理。

5. 胸腔镜联合腹腔镜三野食管癌根治术的镇痛治疗方案　胸腔镜联合腹腔镜三野食管癌根治手术范围牵涉胸、腹和颈，切口多，手术时间长，肌松要求高，术后并发症多，必须综合应用多种镇痛手段和药物。患者入室建立监护和吸氧后，在 15min 内泵注 1μg/kg 右美托咪定，其后右美托咪定以 0.6μg/（kg·h）持续静脉泵注，如无禁忌证，在 $T_{8/9}$ 或 $T_{9/10}$ 实施胸段硬膜外穿刺并留置硬膜外导管，给予 3ml 的 1% 利多卡因试验剂量，观察 5min 后，可以给予 0.05～0.1ml/kg 的 0.2%～0.25% 罗哌卡因，术中间隔 1.5～2h 可以追加首次总量的 1/2。常规诱导后可给予酮咯酸氨丁三醇 30mg，所有切口均由外科医师实施局部浸润和胸腔镜直视下胸膜浸润。胸腔镜手术结束后患者平卧，在超声引导下实施腹横筋膜阻滞（覆盖 T_8～T_{12} 脊神经支配区域），给予 0.2%～0.25% 罗哌卡因 10ml。手术结束前 30min 停止右美托咪定泵注，再次给予酮咯酸氨丁三醇 30mg，接镇痛泵实施 PCIA。常用镇痛泵配方为：舒芬太尼 2.5μg/kg + 右美托咪定 5μg/kg；或羟考酮 1mg/kg + 右美托咪定 5μg/kg；或氢吗啡酮 0.1mg/kg + 右美托咪定 5μg/kg。镇痛泵总量 100ml，采用 LCP 模式，负荷剂量（LD）为 5ml，持续量（CI）为 0～0.5ml/h、每次按压的单次注药量（Bolus）为 2.5ml，锁定时间 10min。

（胡　渤　徐　波）

参 考 文 献

[1] FARQUHAR JM, SMITH PJ, SNYDER L, et al. Patterns and predictors of pain following lung transplantation[J]. General hospital psychiatry. 2018, 50：125-130.

[2] LIU S, CARPENTER RL, NEAL JM. Epidural anesthesia and analgesia. Their role in postoperative outcome[J]. Anesthesiology. 1995, 82（6）：1474-1506.

[3] DOWELL D, HAEGERICH TM, CHOU R. CDC Guideline for Prescribing Opioids for Chronic Pain-United States, 2016[J]. Jama. 2016, 315（15）：1624-1645.

[4] MANION SC, BRENNAN TJ. Thoracic epidural analgesia and acute pain management[J]. Anesthesiology. 2011, 115（1）：181-188.

[5] BEALES ILP. Selective COX-2 inhibitors are safe and effective[J]. Bmj. 2020, 368（1）：m311.

[6] ARORA M, CHOUDHARY S, SINGH PK, et al. Structural investigation on the selective COX-2 inhibitors mediated cardiotoxicity：A review[J]. Life sciences. 2020, 251（117631）：1-13.

[7] ZHOU Y, HUANG JX, LU XH, et al. Patient-controlled intravenous analgesia for non-small cell lung cancer patient after thoracotomy[J]. Journal of cancer research and therapeutics. 2015, 11（Suppl 1）：C128-130.

[8] KLOTZ R, LARMANN J, KLOSE C, et al. Gastrointestinal Complications After Pancreatoduodenectomy With Epidural vs Patient-Controlled Intravenous Analgesia：A Randomized Clinical Trial[J]. JAMA surgery. 2020, 155（7）：e200794.

[9] SHEETS NW, DAVIS JW, DIRKS RC, et al. Intercostal Nerve Block with Liposomal Bupivacaine vs Epidural Analgesia for the Treatment of Traumatic Rib Fracture[J]. Journal of the American College of Surgeons. 2020, 231（1）：150-154.

[10] TAKETA Y, IRISAWA Y, FUJITANI T. Comparison of ultrasound-guided erector spinae plane block and thoracic paravertebral block for postoperative analgesia after video-assisted thoracic surgery：a randomized controlled non-inferiority clinical trial[J]. Regional anesthesia and pain medicine. 2019, 11（8）：1-6.

[11] WANG R, WANG S, DUAN N, et al. From Patient-Controlled Analgesia to Artificial Intelligence-Assisted Patient-Controlled Analgesia：Practices and Perspectives[J]. Frontiers in medicine. 2020, 7：145-149.

[12] COLÒ F, MARTINEZ LÓPEZ DE, ARROYABE B, et al. Neuraxial blocks and anticoagulant therapy[J]. Minerva Anestesiol. 2003, 69（10）：785-799.

[13] TYAGI A, BHATTACHARYA A. Central neuraxial blocks and anticoagulation: a review of current trends[J]. European journal of anaesthesiology. 2002, 19(5): 317-329.

[14] 刘成武, 梅建东, 刘伦旭. 中国胸腔镜肺叶切除临床实践指南. 中华医学杂志, 2018, 98(47): 3832-3841.

[15] 梅伟, 王天龙, 陈向东. 老年患者围手术期多模式镇痛低阿片方案中国专家共识(2021 版). 中华医学杂志, 2021, 101(03): 170-184.

[16] 孙莉, 王国年, 缪长虹. 中国肿瘤患者围手术期疼痛管理专家共识(2020 版). 中国肿瘤临床, 2020, 47(14): 703-710.

[17] 曹汉忠, 佘守章. 智能化镇痛泵的创新设计与标准化管理 [J]. 广东医学, 2020, 41(11): 1088-1091.

[18] 王强, 佘守章. 术后智能化患者自控镇痛(Ai-PCA)管理专家共识解读 [J]. 广东医学, 2020, 41(11): 1085-1087.

[19] 黄文起, 黄宇光. 加速智能化术后病人自控镇痛和分娩镇痛的临床研究 [J]. 广东医学, 2020, 41(11): 1081-1084.

[20] 黄文起, 佘守章. 让疼痛治疗朝着精准医疗的方向发展 [J]. 广东医学, 2018, 38(1): 1-5.

[21] LEDERMAN D, EASWAR J, FELDMAN J, et al. Anesthetic considerations for lung resection: preoperative assessment, intraoperative challenges and postoperative analgesia. Ann Transl Med. 2019, 7(15): 356.

[22] ABD-ELSHAFY SK, ABDALLAL F, KAMEL EZ, et al. Paravertebral Dexmedetomidine in Video-Assisted Thoracic Surgeries for Acute and Chronic Pain Prevention. Pain Physician. 2019, 22(3): 271-280.

第四十四章 结直肠/肛肠外科手术后智能化患者自控镇痛的临床实践

目录

第一节　腹部结直肠癌腔镜手术后智能化患者自控镇痛的临床实践

一、手术和患者疼痛特点

结直肠癌是一种恶性肿瘤，随着生活质量的提高，结直肠癌的发生率逐年增高，且发病年龄趋于年轻化。手术切除是治疗结直肠癌最有效的方法和手段，开腹结直肠癌根治术由于切口大、出血多现已被微创手术（腹腔镜辅助下进行）取代。腹腔镜的特点主要有：①切口小，术后疼痛较轻；②康复时间短，术后开始活动更早；③术后切口感染发生率低，围手术期发病率低，总住院时间短。

尽管腹腔镜手术很大程度上解决了结直肠癌患者围手术期腹壁切口痛，但作为结直肠术后主要疼痛来源的内脏疼痛及腔镜手术气腹引起的肩痛仍会增加术后应激反应，进而延缓患者术后康复进程。术后疼痛控制不理想将延迟伤口愈合，延长肛门排气时间，减慢肠道功能恢复，减少日常和离床活动；未得到有效控制的严重疼痛可导致患者心肌缺血、术后认知功能障碍、精神抑郁甚至造成慢性疼痛；长期慢性的疼痛得不到有效的控制则会诱导机体其他疾病的发生。因此，结直肠癌腔镜手术术后最佳镇痛是麻醉科医师最为关切的问题。应用PCA技术对结直肠癌患者进行多模式的术后镇痛将加快患者的恢复和提高治疗满意度。

二、手术后镇痛方案

目前硬膜外自控镇痛（PCEA）特别是胸椎硬膜外镇痛（TEA）仍是开放性结直肠手术镇痛的金标准。可于术前对结直肠癌腔镜手术患者实施硬膜外置管，右侧结肠切除的手术选择$T_{7\sim9}$水平穿刺，左侧结肠或直肠切除的手术选择$T_{9\sim10}$水平穿刺，采用0.2%罗哌卡因复合小剂量阿片类药物施行PCEA。研究发现PCEA镇痛模式可显著降低结直肠癌腔镜手术患者术后疼痛评分、早期恢复患者术后肠道功能及减少围手术期心肺并发症发生率及病死率；但同时有发生体位性低血压、硬膜外特异性并发症的风险。

静脉患者自控镇痛（PCIA）因其有效便捷而广泛应用于结直肠癌腔镜手术患者术后镇痛中。PCIA能克服镇痛药药代动力学和药效动力学的个体差异，做到按需给药，在减少用药剂量和不良反应发生的同时减少患者疼痛时等待处理的时间。阿片类药物因具有强效镇痛作用，能够缓解腹部大手术术后产生的中重度疼痛，并且镇痛效果呈剂量依赖性，而成为PCIA的主流药物。然而，滥用阿片类药物镇痛可带来一系列的不良反应，例如恶心呕吐、胃肠功能紊乱、呼吸抑制、尿潴留等，甚至可能导致患者死亡。因此建议使用PCIA镇痛时，采用两种或多种镇痛镇静药物联合使用多模式镇痛，减少阿片类镇痛药物使用的同时可以最大限度地避免每种药物的副作用。

除PCA外，手术切口局部麻醉浸润和神经阻滞（双侧腹横筋膜阻滞TAP或腰方肌阻滞）也可以显著缓解术后腹壁痛，且其镇痛对机体的影响小，对于凝血功能的要求低。推荐对结直肠癌腔镜手术患者使用多模式镇痛策略，即联合使用镇痛药物（如小剂量阿片类药物联合非甾体抗炎药）、联合使用镇痛模式（如TAP联合PCIA）。实施多模式镇痛策略能够促进结直肠癌腔镜手术患者术后恢复，将控制术后疼痛的镇痛优势最大化。

三、手术后智能化患者自控镇痛管理及注意事项

术前由负责麻醉的医师对患者进行常规宣教,让患者了解镇痛相关知识并签署知情同意书,个体化制定镇痛方案并进行镇痛泵的配置,术后核对患者后安装镇痛泵,告知患者 PCA 电子镇痛泵的使用方法和注意事项,麻醉科 APS 医师和护士在术后每 24h 对患者进行至少一次随访,同时根据中央控制站对 Ai-PCA 镇痛泵实施实时监控,根据患者疼痛评分、不良反应(如恶心呕吐)和系统报警(如镇痛不足、管路堵塞、无液)等调节镇痛泵输注参数,并将随访结果和处理措施记录于移动查房终端,信息自动上传至中央监控站。APS 小组成员应掌握镇痛过程中可能出现的各种不良事件,并且能够分析原因,及时有效的进行处理。

四、手术后智能化患者自控镇痛典型病例

典型病例:某 56 岁患者,术前诊断为横结肠腺癌,于我院行全身麻醉下腹腔镜根治性左半结肠切除术,全身麻醉诱导平稳,可视喉镜下气管内插管顺利,右颈内静脉穿刺置管顺利。超声引导下双侧腹横肌平面阻滞。术程顺利,术后配 PCA 镇痛泵:氢吗啡酮 10mg/150ml,采用 LCP 模式,负荷剂量(loading dose, LD)为 7ml,持续量(continuous infusion, CI)为 1ml/h、PCA 每次按压的单次追加量(Bolus)为 2ml,锁定时间 8min,极量 15ml/h。患者入 PACU 后生命体征平稳,VAS 疼痛评分 0 分。患者安返病房后,术后 24h、48h、72h VAS 评分分别为 3 分、2 分、1 分。患者在术后 10h 于小程序上反应疼痛情况,麻醉科医师评估后调整镇痛泵参数,改善镇痛质量,精准了解患者术后疼痛需求,提高术后镇痛满意度,促进术后胃肠功能恢复。

(王钟兴 黄文起)

第二节 肛肠外科手术后智能化患者自控镇痛的临床实践

一、肛肠外科手术后患者疼痛特点

1. **手术与创伤** 肛肠疾病是人类特有的常见病、多发病。从广义说,发生在肛门、大肠上的各种疾病都可以称为肛肠病,常见病有 100 多种。从狭义说,仅包括发生在肛门与直肠上的各种疾病,常见的有 30 多种,如:内痔、外痔、混合痔、肛周脓肿、肛瘘、肛裂、直肠炎、直肠溃疡、直肠脱垂、直肠黏膜内脱垂、肛门直肠狭窄、肛门失禁、肛管癌、直肠癌、肛乳头瘤、直肠息肉、肛门神经症、尖锐湿疣、肛门直肠先天性畸形、肛门直肠外伤等。中山大学附属第六医院是以胃肠肛门专科特色突出的综合性医院,经统计,2021 年我院肛肠手术分类统计的情况如下:肛瘘切除术1 826 例,占 34%;痔切除术 1 550 例,占 29%;直肠癌根治术 1 310 例,占 25%;肛周脓肿切开引流术 117 例,占 2%;直肠肿物切除术,116 例,占 2%;其他手术占 6%。

2. **肛肠手术后疼痛特点** 由于肛门局部神经丰富,痛觉敏感,且肛肠手术难以保证绝对无菌,多采用开放性术式,术后肛括约肌、皱皮肌易活动或痉挛,术后患者需要排便等原因,肛肠疾病术后往往需要较长时间的镇痛。与一般外科手术后疼痛相比,肛肠手术后的疼痛特点为:除了因为外科手术创伤导致的疼痛外,还可因为术后排便、换药、炎症等因素引起外周和中枢痛觉敏化导致剧烈疼痛。因此,在术前、术中、术后到创口愈合的整个阶段都需要施行镇痛,才能达到

理想的止痛效果。

3.肛肠手术后疼痛主要有以下几个原因 ①齿状线以下的肛管组织由脊神经支配,感觉敏锐,局部组织受到手术刺激和损伤可产生剧痛;②创面暴露,神经受外界理化因素反复刺激;③术后肛周水肿;④局部感染,炎性渗出;⑤排便时肛门扩张,肛门括约肌痉挛性收缩,引起局部血液循环障碍,进一步加重疼痛。

二、肛肠外科手术后镇痛方案

肛肠外科手术围手术期的镇痛方案包括静脉镇痛、硬膜外镇痛、局部神经阻滞等方法,我院目前使用的肛肠手术后镇痛以静脉 PCA 为主,硬膜外 PCA 和局部神经阻滞为辅。以下所提到的药物及配方是根据我院目前可用的药物以及临床实践而确定,仅限于成人患者,仅代表我院肛肠手术术后镇痛的现状。根据循证医学的原则,肛肠手术术后镇痛的标准化方案,有待更多的研究(包括多中心大样本的研究)来进一步确定。

1.肛肠外科手术后静脉智能化患者自控镇痛的配方 常用药物包括阿片类的吗啡、氢吗啡酮、地佐辛,非阿片类的氟比洛芬酯、帕瑞昔布钠等。

(1)直肠癌根治术:常用的配方,术前 30～60min 给予镇痛首量,吗啡 6～10mg 或氢吗啡酮 1～2mg + 氟比洛芬酯 50mg + 地佐辛 5mg + 帕洛诺司琼 0.25mg;术后镇痛泵配方为吗啡 21～30mg/氢吗啡酮 4.5～6mg + 氟比洛芬酯 300mg + 帕洛诺司琼 0.5mg 配制 100ml,持续背景输注为 1ml/h,PCA 1.5ml/ 次,锁定时间 15min。其中,传统开腹直肠癌手术后疼痛程度最高,腹会阴联合腔镜直肠癌手术、腹腔镜直肠癌根治术次之,我院开展的特色手术—经肛腔镜直肠癌根治术后患者,理论上它的疼痛程度较小,此类手术患者的手术伤口仅限于肛门部,一般不需要配术后镇痛泵,仅需给予首量吗啡 3～5mg/ 氢吗啡酮 0.6～1mg + 氟比洛芬酯 50mg + 地佐辛 5mg + 帕洛诺司琼 0.25mg。因为术后没有配置镇痛泵,所以术后访视中也没有疼痛评分等记录,至于这类手术是否真的无需配置术后镇痛泵,尚需研究观察。

(2)肛门手术:根据良性疾病的手术、复杂性痔切除术、肛瘘切除术等手术后的疼痛程度,患者情况给予首量:氟比洛芬酯 50mg 或辅以地佐辛 5mg/ 吗啡 3～5mg/ 氢吗啡酮 0.6～1mg,镇痛泵配方为氟比洛芬酯 200mg + 地佐辛 20mg/ 吗啡 10～15mg/ 氢吗啡酮 2.5～3.5mg + 帕洛诺司琼 0.25mg 配制 100ml,持续背景输注为 1ml/h,PCA 1.5ml/ 次,锁定时间 15min。而简单的痔切除术、肛瘘切除术等,通常给予氟比洛芬酯 50mg 作为首量,镇痛泵配方为氟比洛芬酯 200mg + 地佐辛 10～20mg + 帕洛诺司琼 0.25mg 配至 100ml,持续背景输注为 1ml/h,PCA 1.5ml/ 次,锁定时间 15min。

2.肛肠外科手术后硬膜外智能化患者自控镇痛的配方 常用药物是吗啡和罗哌卡因。

(1)直肠癌根治术:一般在全身麻醉前选择腰 L_{1-2} 椎间隙(根据患者情况可上下移动一个椎间隙)穿刺向头端置入加强型硬膜外导管 3～4cm,作为硬膜外镇痛使用。常用的配方是:术前 30～60min 给予镇痛首量,吗啡 2～2.5mg + 0.075%～0.1% 罗哌卡因 6ml;术后镇痛泵配方为吗啡 6～12mg + 0.05%～0.1% 罗哌卡因配制 100ml,持续背景输注为 1ml/h,PCA 1.5ml/ 次,锁定时间 15min。

(2)肛门手术:根据良性疾病的手术、复杂性痔切除术、肛瘘切除术等手术的疼痛程度,使用腰硬联合麻醉,选择腰 3- 腰 4 椎间隙穿刺,腰麻后向头端置入硬膜外导管 3cm 左右用作术后镇痛。因其术后的疼痛程度较高,根据患者情况给予首量:吗啡 2mg + 0.075%～0.1% 罗哌卡因 6ml,术后镇痛泵配方为吗啡 6～8mg + 0.05%～0.1% 罗哌卡因配制 100ml,持续背景输注为 1ml/h,PCA 1.5ml/ 次,锁定时间 15min。但留置硬膜外镇痛泵期间,会影响患者排尿,可能需要留置尿管,术前要跟患者沟通、权衡利弊后再做决定。

3.肛肠外科围手术期局部神经阻滞的配方设置 常用的药物为罗哌卡因。

（1）腹部切口的局部神经阻滞：对于直肠癌手术的腹部切口，可以在超声引导下进行腹横肌平面和腹直肌鞘阻滞，效果尚可；也可以进行切口局部的浸润麻醉，亦能达到更加优化的镇痛效果。具体配方为：腹横肌筋膜和腹直肌鞘阻滞使用 0.2%～0.5% 罗哌卡因 20～30ml，切口局部浸润使用 0.5% 罗哌卡因 10～20ml。

（2）肛门部切口的局部神经阻滞：对于肛门部的手术切口，可以进行阴部神经阻滞和伤口的局部浸润。具体配方为：阴部神经阻滞使用 0.2%～0.5% 罗哌卡因 20ml，切口局部浸润使用 0.5% 罗哌卡因 10～20ml。

三、肛肠手术后智能化患者自控镇痛管理及注意事项

1.肛肠手术后 Ai-PCA 管理

（1）成立 APS 管理小组：成立由副主任、麻醉科医师、麻醉护士组成的 APS 管理小组，学习 Ai-PCA 管理指南和相关注意事项，提高业务能力等，采用每天巡访＋反馈处理的方式，加强术后疼痛的管理。Ai-PCA 管理小组成员每天至少进行 1 次随访，记录疼痛评分和不良反应，调节镇痛泵参数，做到个体化镇痛。除常规随访外，随时关注镇痛泵的智能反馈和分析，及时处理。

（2）加强宣教：术前麻醉科医师访视患者时，完成有关术后镇痛的宣教工作，由患者自主决定是否进行术后镇痛，并签署术后镇痛知情同意书。同时告知患者正确评估疼痛程度（NRS 评分，总分 10 分，0 分：无痛；1～3 分：轻度疼痛；4～6 分：中度疼痛；7～10 分：重度疼痛）。患者术毕返回病房前再次叮嘱患者出现轻度疼痛时即可按压自控按键缓解疼痛。

（3）个体化镇痛方案：肛肠手术类型多样，患者的个体情况各异，需要根据患者的手术方式、个体情况等指定个体化的镇痛配方，着眼于术前、术中、术后多个维度，优化围手术期的镇痛效果。

2.肛肠手术后智能化患者自控镇痛的注意事项

（1）Ai-PCA 管理：急性疼痛管理（acute pain services，APS）小组成员应掌握镇痛过程中可能出现的各种不良事件，并且能够分析原因，及时有效处理，才能优化肛肠手术后的疼痛管理，才能体现 Ai-PCA 较传统 PCA 的优势。例如恶心呕吐是最常见的不良反应，在术前访视时，APS 医师应当教会患者什么情况下可以通过系统反馈告知。当患者出现恶心呕吐时主动通过系统反馈告知，APS 值班医师首先应当注意患者的血压及 SpO_2，排除低血压及缺氧引起的恶心呕吐，尤其应用硬膜外 PCA 的患者。轻中度的恶心呕吐，可能需要调整输注参数；对于应用硬膜外 PCA 出现低血压的患者，可考虑降低局部麻醉药浓度和泵注速度，酌情补充血容量，同时注意排除有无术后出血等异常情况。上述措施无效，或者出现严重恶心呕吐患者，应给予止吐药物。

（2）观察和反馈：临床的肛肠手术后患者的疼痛可能持续较长一段时间，远比常规留置 PCA 的时间（2～3d）长，尤其痔疮手术和复杂性肛瘘挂线等手术的伤口往往根据需要十余天甚至一个月的恢复。对于镇痛泵药液已输注完毕仍有镇痛需求的患者，可以考虑续药。对于准备出院但仍有镇痛需求的患者，可以考虑过渡为口服止痛药治疗。

四、肛肠手术后智能化患者自控镇痛典型病例

1.直肠癌根治术后 Ai-PCA

典型病例：患者，女性，67 岁。主诉"大便习惯改变、便血 2 个月余"入院，中山大学附属第六医院腹部 CT 提示：直肠癌，CT 分期：$T_{4a}N_{1b}$，腹主动脉旁多个稍大淋巴结，性质待定。肠镜提示：

距肛缘 10cm 见环腔 3/4 周肿物,质脆易出血,多点活检。病理显示:直肠黏膜内癌,明确诊断为"直肠癌"。2022 年 1 月 12 日,于我院行"腹腔镜直肠癌根治术(Dixon)+回肠末端造口术",全身麻醉诱导平稳,可视喉镜下气管内插管顺利,动静脉穿刺置管顺利,手术过程顺利,术中生命体征平稳。

围手术期镇痛方案:术前超声引导下双侧腹横肌平面阻滞、双侧腹直肌鞘阻滞(0.33% 罗哌卡因 30ml),氟比洛芬酯 50mg 静脉注射,手术结束前 30min 静脉注射吗啡 6mg、地佐辛 5mg,腹部切口进行局部浸润麻醉(0.5% 罗哌卡因 15ml)。术后配备静脉 Ai-PCA 泵,含吗啡 24mg + 氟比洛芬酯 300mg,配生理盐水至总量 100ml,持续背景输注为 1ml/h,PCA 1.5ml/ 次,锁时 15min。

患者手术结束进入 PACU 后生命体征平稳,NRS 疼痛评分 0 分。但患者返回病房后,术后 12h 起开始出现镇痛不足。次日上午麻醉科医师访视患者时,患者反应疼痛情况,报告静息 NRS 疼痛评分为 4 分,提示患者出现中度镇痛不全。麻醉科医师根据患者的疼痛情况,将背景剂量调整至 1.5ml/h,并嘱家属间隔 10 分钟追加两次冲击量,次日下午(术后 20h)再次访视患者,NRS 降为 2 分。术后 48h、72h 的 NRS 疼痛评分为 2 分、1 分,术后 72h 撤泵时患者满意度评分为 5 分(最差至最好:0~5 分)。

2.肛瘘切除术后智能化患者自控镇痛

典型病例:患者,男性,28 岁。主诉"高位肛瘘挂线术后 1 个月"入院,拟行肛瘘二期手术。中山大学附属第六医院肛管 MR 平扫 + 增强提示:原肛管右侧高位复杂经括约肌型肛瘘挂线术后改变,原分支瘘管范围较前局限,新发一分支瘘管走行如上述,瘘管内少量积脓。肠镜检查提示:所见回肠末段及结直肠黏膜未见异常。2022 年 1 月 7 日,于我院行"高位复杂性肛瘘挂线引流术",腰硬联合麻醉顺利,手术过程顺利,术中生命体征平稳。

围手术期镇痛方案:术前超声引导下行阴部神经阻滞(0.33% 罗哌卡因 20ml),氟比洛芬酯 50mg 静脉注射,手术结束前 30 分钟静脉注射氢吗啡酮 0.5mg、手术切口进行局部浸润麻醉(0.5% 罗哌卡因 20ml)。术后配备 Ai-PCIA 泵,含氢吗啡酮 4.5mg + 氟比洛芬酯 300mg,配生理盐水至总量 100ml,持续背景输注为 1ml/h,PCA 1.5ml/ 次,锁时 15min。

患者手术结束返回病房后生命体征平稳,NRS 疼痛评分 0 分。但术后 24 小时换药时患者疼痛明显,病房反馈至 APS 值班医师。患者报告运动 NRS 疼痛评分为 5 分,提示患者出现中度镇痛不全。APS 值班医师根据患者的疼痛情况,给予氢吗啡酮 0.6mg 静脉注射,并将背景剂量调整至 1.5ml/h,并嘱家属间隔 10 分钟追加两次冲击量,次日下午(术后 30h)再次访视患者,NRS 降为 2 分。术后 48h、72h 的 NRS 疼痛评分为 3 分、2 分,术后 72 小时撤泵时患者满意度评分为 4 分(最差至最好:0~5 分)。

(张南荣　靳三庆)

参 考 文 献

[1] 刘婷婷,覃兆军. 腹腔镜术后镇痛方法的研究现状及进展 [J]. 国际麻醉学与复苏杂志,2018,39(05):505-508+512.

[2] 安洋,王奕智,陈晓光. 加速康复外科理念下腹腔镜结直肠手术镇痛方式的研究进展 [J]. 中国医师进修杂志,2019(2):185-189.

[3] 中国医师协会结直肠肿瘤专业委员会. 中国老年结直肠肿瘤患者围手术期管理专家共识(2020 版)[J/CD]. 中华结直肠疾病电子杂志,2020,9(4):325-334.

[4] 佘守章,刘继云,刘睿,等. 蛛网膜下腔 - 硬膜外联合麻醉后 PCEA 的临床研究 [J]. 中华麻醉学杂志,1998,18(6):378-379.

[5] RATNALIKAR V, WILLIAMS C, MOSES T. Perioperative pain management in colorectal surgery. INTESTINAL SURGERY(II). SURGERY 2017, 35(1): 8.

[6] U.O. GUSTAFSSON, M.J. SCOTT, M. HUBNER, et al. Guidelines for Perioperative Care in Elective Colorectal Surgery: Enhanced Recovery After Surgery(ERAS)Society Recommendations: 2018[J]. World J Surg 2019, 43(5): 659-695.

[7] COUGHLIN SM, KARANICOLAS PJ, HEATHER M, et al. Better late than never? Impact of local analgesia timing on postoperative pain in laparoscopic surgery: a systematic review and metaanalysis. Surg Endosc Actions Search. 2010, 24(12): 3167-3176.

[8] 江维, 张虹玺, 隋楠, 等. 中国城市居民常见肛肠疾病流行病学调查. 中国公共卫生, 2016, 32(10): 1293-1296.

[9] 俞德洪. 现代肛肠外科学 [M]. 北京: 人民军医出版社, 1997.

[10] 中华医学会麻醉学分会 "智能化病人自控镇痛管理专家共识" 工作小组. 智能化病人自控镇痛管理专家共识 [J]. 中华麻醉学杂志, 2018, 38(10): 1153-1157.

[11] WANG R, WANG S, DUAN N, et al. From Patient-Controlled Analgesia to Artificial Intelligence-Assisted Patient-Controlled Analgesia: Practices and Perspectives[J]. Front Med(Lausanne). 2020, 7(1): 145.

第四十五章 泌尿外科手术后智能化患者自控镇痛的临床实践

目录

第一节　围手术期肾移植手术后智能化患者自控镇痛的临床实践

一、手术和患者疼痛特点

肾脏移植是终末期肾功能衰竭患者的有效治疗手段,而肾移植术后镇痛一直是移植麻醉团队面临的重要挑战之一。充分的镇痛不仅提升患者的舒适度和满意度,也促进移植肾功能的恢复。大部分成人肾移植手术切口采用右下腹弧形切口,位置位于 T_{10}～L_1 水平,平脐水平沿腹直肌外缘切开皮肤及皮下组织,至髂前上棘水平横向内侧止于耻骨连合上缘。术后疼痛通常至少为中等强度,由于移植肾具有去神经化的特点,肾移植术后内脏痛较其他类型手术轻微。

与接受其他传统下腹部切口手术患者相比,肾移植患者需避免 NASIDs 类药物的使用,同时肾衰竭相关的血小板功能障碍及长期透析过程中可能的抗凝治疗也限制了椎管内镇痛的应用。因此肾移植患者围手术期对阿片类镇痛药物和区域镇痛的依赖较强。终末期肾功能衰竭患者可能存在心肺功能不全等常见并发症,术后移植肾功能恢复也有不足可能,因此需警惕阿片类药物的副作用。

二、智能化患者自控镇痛方案

患者自控静脉注射阿片类药物仍是最常用的术后镇痛方案。考虑到移植肾功能恢复程度不一,排泄功能尚可能存在不足,肾移植术后镇痛药物应选择无活性代谢物的合成类阿片药物,如芬太尼、舒芬太尼、吗啡、羟考酮及哌替啶的代谢产物具有活性或肾毒性且依赖肾代谢,因此不推荐用于肾移植患者。

除全身镇痛外,辅以局部区域镇痛(伤口局部浸润、神经阻滞或椎管内麻醉)有助于加强围手术期的疼痛控制。硬膜外镇痛效果确切,但由于上述限制,多用于存在严重肺部并发症及合并其他腹部器官手术时。近年来围手术期区域镇痛成为肾移植手术镇痛的优选,许多中心采用术前或术后行筋膜间神经阻滞,如腹横肌平面神经阻滞(transversus abdominis plane,TAP),髂腹股沟髂腹下神经阻滞(ilioinguinal-iliohypogastric nerve,IIIH)以及腰方肌神经阻滞(quadratus lumborum block,QLB),复合术后静脉阿片类药物进行多模式镇痛,均可观察到镇痛效果的优化及术后静脉阿片药物应用的减少。

三、智能化患者自控镇痛管理及注意事项

肾移植术后患者静脉 Ai-PCA 管理较为简单。基于肾移植手术术后内脏痛较轻,主要疼痛为切口及周围组织痛的特点,术前或术后行区域阻滞辅助镇痛的患者,术后早期疼痛程度可能并不严重。Ai-PCA 参数设置上,不建议采用较大的负荷剂量和持续输注剂量,以免造成术后早期呼吸抑制及低血压,进而影响移植肾功能的恢复。

四、智能化患者自控镇痛典型病例

患者,女性,31 岁,158cm,55kg;因"肌酐升高 4 年余,行腹膜透析 1 年余"入院,诊断为:慢

性肾功能不全尿毒症期,肾性高血压,肾性贫血。既往高血压病史,无其他并存疾病;术前 CREA 884umol/L,余肝功能、电解质、血常规、出凝血等检查未见明显异常。ASA Ⅲ 级,运动耐量约 5METs。

患者入室行 ASA 标准监测及 Narcotrend 麻醉深度监测;全身麻醉诱导使用丙泊酚 + 瑞芬太尼靶控输注,顺阿曲库铵静脉推注。气管插管后,行右侧 TAP 阻滞:取仰卧位在腋中线上髂嵴与肋缘间超声辨认腹壁结构,平面内入路,针尖到达腹横筋膜平面后,注射 0.3% 罗哌卡因 30ml,使药液沿腹横平面扩散。行中心静脉置管监测中心静脉压。手术开始时予舒芬太尼 10μg,术中丙泊酚 + 瑞芬太尼靶控输注维持 NI 指数小于 64,术中未使用其他镇痛药物。麻醉时长 3h 55min,手术时长 3h 5min,术程平稳,术毕清醒拔除气管导管。拔管后患者诉除轻度尿路刺激感外无疼痛。将 Ai-PCA 泵接入中心静脉通道并开启。

Ai-PCA 泵配方为舒芬太尼 150μg + 0.9% 氯化钠至 100ml,无负荷剂量,持续输注剂量 0.4ml/h,单次剂量 2.5ml/ 次,锁定时间 12min,极量 12ml/h。

患者术后安返病房。术后前 5h 内未行自控镇痛,第一次自控镇痛在术后 5h15min。术后使用 Ai-PCA 期间共行自控镇痛 13 次,未出现"镇痛不足"(锁定时间内出现第 3 次无效按压)及"镇痛欠佳"(1h 内出现第 4 次触发有效按压)报警,未使用其他非阿片类镇痛药物。术后第一天及第二天静息及活动 VAS 评分均小于 3 分,未诉明显不良反应。

(沈月坤 黄文起)

第二节 前列腺癌手术后智能化患者自控镇痛的临床实践

2000 年 da Vinci 机器人系统被美国 FDA 批准使用,同年 Guy Vallancien 首次报道了机器人辅助腹腔镜下前列腺切除术(robotic-assisted laparoscopic prostatectomy,RALP)。中山大学孙逸仙纪念医院南院区自 2016 年起泌尿外科机器人辅助腹腔镜下前列腺癌根治术(radical prostatectomy),手术量逐年增长,从 2016 年的 95 例已增至 2021 年的 400 例。泌尿外科专家可通过机器人完成之前需通过腹腔镜辅助完成的手术,比如前列腺手术、肾上腺手术、肾和输尿管手术、尿流改道手术等。目前机器人手术系统克服了传统腹腔镜手术的镜头不稳定性、二维视野、直器械自由度小、不符合术者人体工程学标准等缺点,使一些高难度手术操作变得比较简单,提高了手术精确度和可操作性,极大地拓展了腹腔镜手术的适应证,目前 RALP 已成为前列腺癌手术的主要手术方式。本节将介绍机器人辅助腹腔镜下前列腺癌根治术术后智能化患者自控镇痛(Ai-PCA)的临床操作与管理经验。

一、手术和疼痛特点

1. 机器人辅助前列腺癌手术特点 前列腺癌患者多为老年患者,2021 年我院完成的 125 例机器人辅助前列腺癌手术中,60~70 岁占比 53%,70 岁以上占比 36%。常合并心、肺、血管、内分泌等系统疾病。70 岁以上随年龄增长,手术并发症及死亡率将会增加。

前列腺位于盆腔深处,膀胱和尿道之间,前方为耻骨联合,后方为直肠壶腹,两侧有丰富的神经血管包绕,神经走形较为分散,变异也较大。前列腺癌手术切除范围包括前列腺、精囊和输精管,必要时还需行盆腔淋巴结清扫。盆腔深处的操作空间狭窄,前列腺的解剖特点可能会导致术中损伤患者的尿控功能和性功能。手术时需要精细分离,保护重要结构,因此腹腔镜前列腺癌根治术在泌尿外科一直是公认的最难的手术之一。我院引进 da Vinci 以来,术者端坐操作台,具有高清三维、10倍放大的手术视野,清楚地呈现前列腺周围的血管和神经。术者能够控制所有摄像头移动和机器人的机械臂,手术可在较小的切口下进行,机械臂能够帮助准确缝合以保证吻合的高质量。与腹腔镜或开放前列腺手术相比,RALP能达到相同的治疗效果,手术时间2～3h,住院时间短,围手术期出血风险低,术后尿控功能和勃起功能恢复更有优势。RALP全身麻醉后,Trendelenburg体位,双腿分开,机器人置于双腿之间。脐周放置一个12mm套管以置入腹腔镜摄像头,机器人手臂通过3个8mm金属套管完成牵引、吸引和冲洗,右下腹12mm和5mm套管完成传递针剪和缝合。气腹压一般调为15mmHg,术毕前放置盆腔引流管和导尿管,导尿管一般留置1周。外科医师和麻醉科医师都必须了解长时间建立气腹和Trendelenburg体位对患者的生理影响,包括高碳酸血症和酸中毒、角膜水肿和神经失用,并采取措施预防此类并发症。

2.**机器人辅助前列腺癌手术后疼痛特点**　机器人辅助前列腺癌手术的疼痛主要包括切口痛(incisionalpain)、内脏痛(visceral pain)及导管相关膀胱不适(catheter-related bladder discomfort,CRBD)。切口痛定位明确,是一种躯体痛(somatalgia),多与腹腔镜和机器人机械臂套管放置有关,由于机器人为微创手术,切口痛显著降低。内脏痛常由手术部位创伤缺血、相关脏器痉挛和炎症刺激所致,RALP所致的内脏痛主要包括:①气腹形成过程中的膈神经牵拉;②术中25°～30°的Trendelenburg体位使腹腔内冲洗液和血液积聚在上腹部,刺激膈肌和膈神经;③术毕后腹腔残留的二氧化碳(CO_2)对腹腔器官的刺激;④手术中前列腺分离、膀胱颈口和尿道吻合等手术操作引起手术部位创伤和炎症刺激,可能导致膀胱痉挛痛;⑤手术部位炎性反应痛等。对此,术中使用较低的气腹压力、及时吸引腹腔内积血积液、术毕排尽腹腔内气体、使用解痉药和非甾体抗炎药等或许可降低内脏痛。CRBD为术后尿管引起的膀胱不适,类似于过度活跃的膀胱症状,除耻骨上疼痛外,还包括尿急、尿频伴排尿困难等。研究表明,麻醉后插入导尿管、男性和碘伏润滑剂被确定为中重度CRBD的独立危险因素。这种不适感可造成术后患者在麻醉恢复期躁动而导致不良事件的发生,在临床操作中把握导尿的正确时机和合理使用润滑剂可以减少CRBD的发生。

二、智能化患者自控镇痛方案

针对RALP所涉及的切口痛、内脏痛及CRBD,麻醉科医师应联合应用作用机制不同的镇痛技术和镇痛药物,采用多模式镇痛方法,获得相加或协同的镇痛效果,优化围手术期疼痛管理。行RALP的多为老年患者,老年人器官功能下降,生理储备降低,年龄相关的痛觉感知改变及药物半衰期的延长,视听力下降及并存的多种疾病和多重用药,在使用镇痛药物时或许会引起心动过缓、血压下降、呼吸抑制、肠梗阻和术后认知功能下降等不良反应,因此尽量不使用或减少阿片类镇痛药物,积极采用多模式、预防性、个体化镇痛方案。手术切皮前腹横肌平面阻滞尤其是腰方肌阻滞技术的应用,发挥了很好的预防性镇痛作用,手术开始瞬间生命体征平稳,术中阿片类药物大幅减少。目前应用最广泛的围手术期镇痛药物有阿片类药物和非甾体抗炎药,如无禁忌,推荐RALP患者使用非甾体抗炎药作为基础,联用阿片类药物和右旋美托咪定,减少药物剂量,降低不良反应,达到最好的患者满意度。主要的镇痛方案有:

(一)区域镇痛

1.**局部浸润(local infiltration)**　术毕时在手术切口周围浸润局部麻醉药进行辅助镇痛,选择0.25%～0.5%罗哌卡因,疼痛即刻减轻,但是患者在离开恢复室后数小时就会重现疼痛,作用时间和镇痛效果有限。RALP患者切口疼痛降低,局部浸润效果短暂,且依赖于外科医师配合,因此切口局部浸润使用较少。另外,在膀胱和尿道周围注射0.25%罗哌卡因有助于缓解CRBD。

2.**硬膜外镇痛(patient-controlled epidural analgesia,PCEA)**　PCEA镇痛效果确切,常用于

开放性的大手术。硬膜外阻滞是一种侵入性操作,需患者侧卧、低头、屈膝,全程依赖患者配合,且前列腺癌大多为老年患者,合并基础病、口服抗凝药、脊柱韧带钙化以及视听语言障碍,在操作时可能会难以沟通,穿刺困难;术后 PCEA 可能会引起下肢运动阻滞、尿潴留等,影响患者早期下地行走;机器人手术量日见增多,硬膜外穿刺较为耗时,影响手术周转效率。因此本院 RALP 患者较少行 PCEA。

3. 超声引导下神经阻滞(ultrasound-guided nerve block) 超声引导下腹横肌平面阻滞(TAP)和腰方肌阻滞(QLB)是适用于腹部手术麻醉和镇痛的常见神经阻滞方式,通过局部麻醉药在肌肉筋膜平面内扩散阻滞多支小神经或神经丛实现区域麻醉和镇痛,为多模式镇痛的主要组成部分。腹横肌平面平面阻滞根据局部麻醉药注射位置的不同,不仅阻滞范围不同,阻滞效果也有差异。腰方肌阻滞是腹横肌平面阻滞的一种改良方法,可阻滞 $T_7 \sim L_1$ 脊神经支配区域,适用于全腹部手术。一项针对膀胱癌根治术的研究显示,腰方肌阻滞可获得与椎旁阻滞等同的镇痛效果,因此我院使用腰方肌阻滞较多。患者全身麻醉后,采用单次法进行超声引导下双侧腰方肌阻滞,常用药物为 0.33% 罗哌卡因,每侧 30ml,镇痛作用时间可达 24~48 小时。加入局部麻醉药佐剂肾上腺素,可延长镇痛作用时间 6~8 小时,而且降低了局部麻醉药全身毒性作用。其他局部麻醉药佐剂还有右旋美托咪定和地塞米松。与局部浸润相比,腰方肌阻滞作用更持久有效。与硬膜外阻滞相比较,腰方肌阻滞阻滞平面广且低血压发生率低,对内脏痛的止痛效果稍弱。因此腹横肌平面阻滞是推荐用于 RALP 患者的一线镇痛方法,与膀胱和尿道周围局部浸润罗哌卡因联合使用降低了CRBD 的发生。

(二)多模式镇痛

1. 阿片类药物(opioids) RALP 多为老年患者,对阿片类药物需求个体差异大,可采用滴定原则,缓慢给药以达到最低有效镇痛浓度。临床上常用的阿片类药物有舒芬太尼、吗啡、地佐辛、布托啡诺、纳布啡,大量使用时可引起恶心呕吐、呼吸抑制、瘙痒、认知功能障碍、便秘等不良反应。地佐辛为 μ 受体和 κ 受体部分激动药,与吗啡的临床效应相似,但呼吸抑制、心动过缓、便秘等不良反应轻于吗啡,具有封顶效应(0.3~0.4mg/kg 时呼吸抑制效应最大);布托啡诺和纳布啡激动 κ 受体,拮抗 μ 受体,可减少 μ 受体激动的副作用,包括呼吸抑制,镇静、恶心呕吐、便秘、尿潴留、心动过缓和依赖成瘾作用;术前或术中给予小剂量的地佐辛、布托啡诺和纳布啡可起到预先镇痛对作用,并且对内脏痛效果良好。对 RALP 术后患者使用阿片类药物时,建议采用 PCIA 方式,联合非甾体抗炎药和止呕药,低背景剂量持续输注,使用期间吸氧并持续监护。

2. 非甾体抗炎药(nonsteroidal anti-inflammatory drugs, NSAIDs) NSAIDs 抗炎、镇痛效果好,且减少阿片类药物剂量,如无禁忌,推荐将其作为一线镇痛用药。目前临床常用的 NSAIDs 有环氧合酶抑制剂氟比洛芬酯和酮咯酸氨丁三醇、选择性环氧合酶 -2 抑制剂帕瑞昔布钠。氟比洛芬酯,手术结束前 15 分钟静脉缓慢推注,单次剂量 50mg,日剂量 3~4 次,日总剂量不超过 200mg,注意禁止与洛美沙星、诺氟沙星、依诺沙星合用,有导致抽搐发生的可能。对 RALP 术后患者使用阿片类药物时,建议采用 PCIA 方式,联合 NSAIDs 和止呕药,低背景剂量持续输注,使用期间吸氧并持续监护。酮咯酸氨丁三醇,单次静脉推注剂量 65 岁以上 15mg,65 岁以下 30mg,之后 15~30mg/6h,日剂量不超过 60~120mg;帕瑞昔布钠,单次静脉推注剂量 40mg,间隔 12h 可重复给药,日总剂量不超过 80mg。氟比洛芬酯和酮咯酸氨丁三醇可联合阿片类药物加入 Ai-PCA 中行术后镇痛治疗。已知有胃肠道出血和心血管风险因素的患者,应禁用或使用最低剂量 NSAIDs。

3. 右旋美托咪定(dexmedetomidine) 右旋美托咪定与 NSAIDs 联合使用时具有良好的协同效应,显著减少 NSAIDs 使用剂量,还可用于老年患者术后谵妄的预防。对于有轻度认知功能障碍的患者术中持续静脉泵注右旋美托咪定 $0.2 \sim 0.4\mu g/(kg \cdot h)$ 可防止其认知功能恶化;对于认知功能正常的患者术后应用右旋美托咪定 0.1μg/（kg·h）于静脉自控镇痛泵（PCIA）中，血流动力学稳定，睡眠质量显著提高。

三、智能化患者自控镇痛的管理及注意事项

1. **医师方面**　麻醉科医师往往会忽略患者术后的疼痛情况，最主要的原因还是人员不充足，现如今 Ai-PCA 在临床广泛应用，通过无线镇痛管理系统远程监控、智能报警、智能分析与评估，自动记录并保存自控键按压频率和维持剂量等信息，反馈给麻醉科医师，在某些方面解决了人员不足的问题。在 Ai-PCA 管理过程中，需注意：

（1）重视术前沟通：使用简单易懂的图画形式呈现给患者，轻松愉快的氛围下进行术前沟通，减轻患者术前焦虑。

（2）重视无痛衔接：术中即开始实施 PCA，确保术后镇痛和术中镇痛无缝衔接，同时也是对 PCA 的安全验证，在麻醉复苏期间可进行一定的评估调整。

（3）重视机器反馈：根据 PCA 反馈的无效按压率、镇痛泵报警情况分析、药物利用率和总体评价分析，合理镇痛配方和参数设定，优化锁定时间和单次量，个性化定制，减少患者无效按压率，避免药物资源浪费，提高患者舒适化指数，积极解决患者的不良反应问题。实现了术后及时评估患者状态并调整 PCA 参数，规范了镇痛管理。

（4）重视数据完整度：要注意患者基本信息包括年龄、ASA 分级等数据的填写补充，需协调医院信息科与智能化自控镇痛系统进行更好地数据对接以保障基本信息完整度，便于统计分析。

2. **患者方面**　患者也应重视医护人员 PCA 宣教工作，建议术前可以现场演示镇痛泵使用，通过简单通俗的语言使患者及家属了解疼痛的自我评估及智能化自控镇痛的重要性，让患者及家属掌握镇痛泵的使用，真正实现"患者智能化自控镇痛"的目的。术后也应及时进行镇痛查房，加强患者实现智能化自控镇痛的实际操作：术后康复治疗，比如咳嗽排痰、清洁擦身、下床活动等是患者疼痛加重的关键点，可提前 5min 按压自控键达到预先镇痛的目的；需要与医护人员配合，提高评价率，便于医师的下一步疼痛管理；注意在静卧或翻身活动时避免压到输液管路。

3. **护理方面**　麻醉护士根据医嘱取药、配制，设定参数，做好标签，PCA 开始时护士要与麻醉科医师核对信息；病房护士术后规范查房，对患者进行 VAS 评分，及时发现患者的不良反应以及对镇痛泵管路的维护；及时与麻醉科医师沟通，处理镇痛泵报警和故障以及患者的不良反应；建立麻醉科与病房护士的镇痛沟通，及时反馈镇痛方面的问题，不宜盲目中断术后镇痛的实施。

四、推荐镇痛方案

充分的镇痛已被证明与改善预后相关，我们应优化围手术期疼痛管理，控制恶心呕吐等并发症，争取实现早期行走和早日出院。

1. **术前镇痛**　患者入室建立监护和外周输液通道后，常规诱导，气管插管前给予 2% 利多卡因喷喉，避免气管插管刺激；患者取平卧位，在超声引导下实施双侧腰方肌阻滞，每侧给予 0.33% 罗哌卡因 30ml＋局部麻醉药佐剂地塞米松 5mg，腰方肌阻滞的扩散范围与注射部位有关，注射部位包括腰方肌前侧、外侧、后侧和肌肉内，我院一般采用腰方肌外侧注射，药物主要向腹横肌平面及深层肌肉扩散，向椎旁间隙扩散较少，因此较少阻断交感神经，切口痛效果良好，内脏痛效果一般；外科医师切皮前给予非甾体抗炎药和地佐辛或纳布啡，提前预防内脏痛，提高良好的镇痛效果。

2. 术中镇痛　如神经阻滞效果良好,术中瑞芬太尼及丙泊酚用量将减少,避免了瑞芬太尼所导致的术后反跳痛;术中外科医师插入导尿管时使用利多卡因乳膏润滑,预防 CRBD。术中的处理为术后良好的镇痛和控制并发症做好铺垫,使患者术后更加舒适。

3. 术后镇痛　手术结束前 30min 给予甲磺酸多拉司琼注射液 12.5mg 或盐酸托烷司琼注射液 5mg 防止术后恶心呕吐;术中泵注右旋美托咪定降低应激辅助镇痛、预防术后认知功能障碍,手术结束前 30min 停止泵注,并给予非甾体抗炎药,接镇痛泵,实施零首次量的 PCIA。

硬膜外镇痛的患者,PCEA 镇痛效果确切,但术后下肢功能恢复较慢,不利于早期下地行走,且微创手术疼痛较少,PCEA 或许更适用于开放性的大手术。接受神经阻滞的患者,疼痛控制良好,几乎所有患者在手术当天可下地行走,肠道功能恢复快。因此 RALP 患者的镇痛,我院以腹横肌平面阻滞镇痛为主,辅以 Ai-PCA,药物以非甾体抗炎药为主,辅以少量阿片类镇痛药。2021年我院 RALP 患者的舒适化指数为 83.6,远超开放性手术的舒适化指数 66,说明患者镇痛满意度良好。

4. 智能化自控镇痛的临床方案推荐　综合国内相关文献,中山大学孙逸仙纪念医院南院麻醉科推荐 Ai-PCA 方案供选择。

(1) 静脉 Ai-PCA 方案:采用术前或术后超声引导下行筋膜间神经阻滞,如腹横肌平面(TAP)阻滞,髂腹股沟髂腹下神经(IIIH)阻滞以及腰方肌阻滞(QLB),复合术后静脉阿片类药物进行多模式镇痛;配方:舒芬太尼 100μg + 氟比洛芬酯 200mg + 托烷司琼 10mg + 0.9% 生理盐水总量 100ml;PCIA 采用 CP 设置模式,背景剂量 2ml/h,单次剂量 1.5ml,锁定时间 15min,1h 安全限定剂量 10ml。

(2) 硬膜外 Ai-PCA 方案:吗啡 5mg + 0.1% 罗哌卡因,总量 100ml;术中给予首剂硬膜外单次注射吗啡 2mg;PCEA 采用 CP 设置模式,背景剂量 2ml/h,单次剂量 1.5ml,锁定时间 15min,1h 安全限定剂量 10ml。

(周毛　曹林)

参 考 文 献

[1] TAWFIC QA, BELLINGHAM G. Postoperative pain management in patients with chronic kidney disease[J]. J Anaesthesiol Clin Pharmacol, 2015, 31: 6-13.

[2] DEAN M. Opioids in renal failure and dialysis patients[J]. J Pain Symptom Manage, 2004, 28(4): 497-504.

[3] WILLIAMS M, MILNERQ J W. Postoperative analgesia following renal transplantation - current practice in the UK[J]. Anaesthesia, 2003, 58(7): 712-713.

[4] SINDWANI G, SAHU S, SURI A, et al. Efficacy of ultrasound guided quadratus lumborum block as postoperativeanalgesia in renal transplantation recipients: A randomised double blind clinical study[J]. Indian J Anaesth, 2020, 64(7): 605-610.

[5] 沈月坤, 陈晓翔, 黄文起. 肾移植术前两种神经阻滞对术中及术后 AI-PCA 镇痛药物用量的影响 [J]. 广东医学, 2020, 6, 41(11): 1101-1105.

[6] FREIR N, MURPHY C, MUGAWAR M, et al. Transversus abdominis plane block for analgesia in renal transplantation: a randomized controlled trial[J]. AnesthAnalg, 2012, 115(8): 953-957.

[7] SOLTANIMOHAMMADI S, DABIR A, SHOEIBI G. Efficacy of transversus abdominis plane block for acute postoperative pain relief in kidney recipients: a double-blinded clinical trial[J]. Pain Med, 2014, 15(4): 460-464.

[8] FARAG E, GUIRGUIS MN, HELOU M, et al. Continuous transversus abdominis plane block catheter analgesia for postoperative pain control in renal transplant[J]. J Anesth, 2015, 29(1): 4-8.

[9]　BAI JOHNNY WEI, ANDONG, PERLASANAHI, et al. Adjuncts to local anesthetic wound infiltration for postoperative analgesia：a systematic review[J]. RegAnesth Pain Med, 2020, 45（5）：645-655.

[10] ELSHARKAWY H, AHUJAS, SESSLER DI, et al. Subcostal Anterior Quadratus Lumborum Block Versus Epidural Block for Analgesia in Open Nephrectomy：A Randomized Clinical Trial[J]. AnesthAnalg, 2021, 132（4）：1138-1145.

[11] 王强, 佘守章. 术后智能化患者自控镇痛（Ai-PCA）管理专家共识解读 [J]. 广东医学, 2020, 41（11）：1085-1087.

[12] BRUNEK, PATRIGNANI P. New insights into the use of currently available non-steroidal anti-inflammatory drugs[J]. Journal of Pain Research, 2015, 8（1）105-118.

[13] INOUES, MIYOSHI H, OGAWA Y, et al. Postoperative around-the-clock administration of intravenous acetaminophen for pain control following robot-assisted radical prostatectomy[J]. Scientific Reports, 2021, 11（3）：5174.

[14] 冯艺, 米卫东, 王东信. ERAS 中国专家共识暨路径管理指南（2018）: 前列腺根治手术部分 [J]. 临床麻醉学杂志, 2018, 23（1）：6-24.

[15] LEMOINE A, WITDOUCK A, BELOEILH, et al. Prospect guidelines update for evidenceShogo Inoue1, Hirotsugu Miyoshi2-based pain management after prostatectomy for cancer. AnaesthCrit Care Pain Med, 2021, 8, 40（4）：100922.

[16] CHENGLUANX, WEN Y, DANW, et al. The Facilitatory Effects of Adjuvant Pharmaceutics to Prolong the Duration of Local Anesthetic for Peripheral Nerve Block：A Systematic Review and Network Meta-analysis.[J]. AnesthAnalg, 2021, 133（4）：620-629.

[17] LEE A J, YABES J G, HALE N, et al. The comparative effectiveness of quadratus lumborum blocks and paravertebral blocks in radical cystectomy patients. Can J Urol, 2018, 25（2）：9255-9261.

[18] 李纯青. 腰方肌阻滞的临床应用进展 [J]. 临床麻醉学杂志, 2018,（6）：616-619.

[19] 中华医学会麻醉学分会 "智能化病人自控镇痛管理专家共识" 工作小组. 智能化病人自控镇痛管理专家共识 [J]. 中华麻醉学杂志, 2018,（10）：1153-1157.

[20] 张旭. 泌尿外科腹腔镜与机器人手术学 [M]. 2 版, 北京：人民卫生出版社, 2018.

[21] 黄健. 腹腔镜前列腺癌手术规范专家共识 [J]. 微创泌尿外科杂志, 2020,（9）：145-154.

第四十六章　骨科手术后智能化患者自控镇痛临床实践

目录

第一节 骨科脊柱手术后智能化患者自控镇痛的临床实践

一、脊柱手术和术后疼痛的特点

1. **脊柱手术的特点** 脊柱外科一般多为择期手术，根据切口大小可分为开放性手术和微创内镜手术：前者包括椎板切除术、椎间盘切除术、脊柱减压及内固定术、脊柱侧弯矫正、脊柱肿瘤切除术等；后者包括椎间孔镜手术、椎间盘镜及脊神经根射频介入手术等。传统的开放性脊柱手术创伤往往会较大范围的皮肤、皮下组织，切除和剥离局部的椎板、小关节及韧带，导致严重损伤，较长时间的术后疼痛。许多接受脊柱外科手术患者术前常合并慢性疼痛，术前长期使用各类镇痛药也会增加术后疼痛管理的难度。良好的术后疼痛管理有助于患者术后尽早进行康复锻炼和提前出院。

2. **术后疼痛管理的特点** 脊柱外科手术术后疼痛是各种疼痛机制共同激活的结果，疼痛类型包括伤害性疼痛、神经性疼痛和炎症性疼痛，疼痛主要来自手术操作引起的脊椎骨、椎间盘、韧带、硬脑膜、神经根袖、小关节囊、筋膜和肌肉损伤所致，脊神经后支支配这些组织，并与交感和副交感神经系统相联结，由于神经之间存在广泛的联结，常发生牵涉性疼痛，在术前合并长期慢性疼痛患者中，牵涉痛尤为常见。脊柱外科手术术后疼痛多为中到重度疼痛，术后疼痛持续时间一般都超过术后3~4日，术后疼痛严重程度与手术所涉及的椎体数目和所采取的何种手术方式有关，中枢或外周神经痛觉过敏会加剧术后疼痛程度。颈椎、胸椎、腰椎不同部位的术后疼痛程度和持续时间似乎并无区别。采取微创手术方式可以明显减少脊柱手术术后疼痛。

二、术后智能化患者自控镇痛的管理

1. **脊柱手术后 Ai-PCA 的设置** 目前阿片类药物仍然是控制脊柱外科术后疼痛的主要药物，然而肠道外给予阿片类药物存在恶心、呕吐、镇静过度、便秘、呼吸抑制和皮肤瘙痒等不良反应。且根据脊柱手术术后疼痛管理复杂的特点，我们不可能只用一种镇痛药物和镇痛方法就能达到完美控制术后疼痛的目标，近些年来，少阿片甚至无阿片药物术后多模式镇痛已经成为脊柱手术术后镇痛的主流。因此我们建议：

（1）神经阻滞镇痛：如果患者条件允许，脊柱手术后推荐手术开始前即在手术部位局部神经阻滞，包括切口局部浸润以及近年来发展起来的超声引导下外周神经阻滞等镇痛技术为脊柱外科手术患者提供超前镇痛，可明显减少脊柱手术术后阿片类药物总消耗量，提高术后镇痛效果。尤其是术前合并多种器官功能障碍的患者，局部神经阻滞镇痛技术可为其提供安全、有效的术后镇痛，甚至可单独为某些微创脊柱手术提供良好的术后镇痛。局部神经阻滞镇痛也存在局部麻醉药误入血管、蛛网膜下腔、局部麻醉药毒性及短暂或永久性神经损伤等罕见并发症，且可能干扰脊柱手术术后神经功能评估。可视化阻滞技术、选择性脊神经根阻滞及新型局部麻醉药使用可以最大程度减少这类不良反应发生。

（2）围手术期镇痛：如果患者没有药物禁忌证，强烈推荐患者围手术期从术前和术中就应选择性复合使用对乙酰氨基酚、NSAID 类药物或选择性 COX-2 抑制剂，并应在术后继续使用。单独使用此类药物并不能为脊柱外科提供足够的术后镇痛，但与阿片类镇痛药物联合使用，有助于降低脊柱外科术后疼痛评分，减少围手术期阿片类药物使用量。早期的一些研究担心脊柱外科手术围手术期使用 NSAID 类药物可能会影响术后骨生长增加骨不连的风险,但越来越多的研究证明 NSAID 类消炎镇痛药对术后骨生长的影响取决于使用的剂量和时间,术后短时间(<2 周)低剂量地使用 NSAID 类药物并不会干扰骨生长并增加术后骨不连的风险,同时也未增加围手术期出血的风险。在合并凝血功能障碍的患者,推荐使用选择性 COX-2 抑制剂与阿片类药物联合使用,可以明显降低脊柱手术术后疼痛评分,并减少阿片类药物使用剂量。

(3)患者自控镇痛:术后按时给予镇痛药物的镇痛效果优于患者感觉疼痛时再追加镇痛药物的镇痛效果。传统术后镇痛模式是患者感觉疼痛无法忍受后才告知医护人员,医护人员通过肌肉或静脉注射给予患者镇痛药物,这种镇痛模式患者体内镇痛药物血浆浓度不能保持稳定,且不能及时缓解患者疼痛。患者自控镇痛模式(Patient-Controlled Analgesia,PCA)除了为患者提供持续的镇痛输注背景剂量,还允许患者根据自身的额外需求在设定的安全范围内追加镇痛药物。

(4)多模式镇痛:脊柱手术术后强烈建议患者接受多模式镇痛。蛛网膜下腔给药也可以作为一种镇痛方法用于脊柱手术术后镇痛,然而蛛网膜下腔给予局部麻醉药可能干扰脊柱手术术后神经功能评估,因此一般并不建议作为术后多模式镇痛的常规镇痛方式。蛛网膜下腔单次给予吗啡可为脊柱手术术后提供长达 24h 的镇痛,明显减少术后阿片类药物的需求,但必须防范术后 24h 患者出现延迟性呼吸抑制,应在严密监控下使用该镇痛技术。

硬膜外腔给药也被应用于脊柱手术后镇痛。一项 Meta 分析发现在成人脊柱侧弯矫正手术后使用硬膜外镇痛患者术后 72h 疼痛评分更低。但硬膜外镇痛和蛛网膜下腔镇痛一样可能影响脊柱手术术后神经功能评估,因此建议使用低浓度的局部麻醉药物,以减少对患者术后运动功能的影响。推荐使用阿片药物作为脊柱外科术后镇痛不足时的追加药物。

推荐术中复合使用小剂量氯胺酮,有助于降低脊柱外科术后疼痛评分、减少术后阿片药物使用量,延长患者首次需要镇痛药物的时间,尤其是对于术前合并慢性疼痛而长期服用镇痛药物已经产生药物耐受的患者更为有利。但氯胺酮的不良反应也不能忽视,尤其在 60 岁以上老年患者中,必须注意随着氯胺酮使用剂量的增加,术后幻觉及噩梦的发生概率也会增加。推荐先单次静脉注射氯胺酮 0.2~0.5mg/kg,并在术中持续静脉输注 $2\mu g/(kg \cdot min)$ 可以改善围手术期镇痛效果,但术后并不主张继续使用氯胺酮,因为可能导致增加氯胺酮相关的风险,如谵妄等。

2. 脊柱手术后智能化患者自控镇痛的管理

(1)组成 APS 管理团队:脊柱手术术后 Ai-PCA 管理团队组成。麻醉科主任、脊柱外科主任总负责,成员包括麻醉科 APS 医师、APS 护士、脊柱外科护士长、病房责任护士、病房医师,Ai-PCA 技术服务人员、质控科、信息科、护理部督导人员。根据我院使用的经验,为了保障 Ai-PCA 镇痛数据的及时、完整和可靠,首先要在各个使用病区布建无死角的信号接收器,我们前期由于没有考虑到患者术后有可能在病区活动,导致经常出现患者不在服务区,无数据传输情况出现;其次是必须经常性地培训科室使用人员和病房护理人员,在使用 Ai-PCA 初期,经常出现由于镇痛泵设置、安装错误导致无法通过无线镇痛系统收集相关数据,而且使用 Ai-PCA 初期病房护理人员常常按照既往操作方法,导致数据丢失率一度高达 80%;最后,术后前三天的床旁访视是不可缺少的,除了可以尽早发现并处理镇痛相关并发症,还可以就使用过程中出现的问题与病房护理人员进行沟通。

(2)Ai-PCA 运行流程:脊柱手术后 Ai-PCA 运行流程。麻醉科 APS 医师、护理人员负责 Ai-PCA 数据的监控、收集、分析,术后三天每日查房最少一次,及时处理镇痛不足或欠佳、恶心、呕吐、呼吸抑制、皮肤瘙痒等不良反应。

(3)Ai-PCA 质量控制流程:脊柱手术术后 Ai-PCA 质量控制流程。利用 Ai-PCA 数据挖掘功能,每周形成镇痛质量指数(AQI),对不同镇痛模式、镇痛药物配方进行分析比较,促进质量改进。

（4）评估与监测：脊柱手术术后 Ai-PCA 特殊关注点。脊柱手术围手术期非常重视脊柱神经功能监测与保护。术后早期对脊髓及脊神经根功能进行评估，以便尽早发现神经功能异常。因此，术后 Ai-PCA 术后评估应与脊柱外科医师充分沟通，除评估镇痛效果，也应对手术相应节段的感觉和运动功能进行评估，以排除异常。

三、脊柱手术后智能化患者自控镇痛典型病例推荐的治疗方案

1. **颈椎手术后 Ai-PCA 推荐的治疗方案** 患者女性，65 岁。因走路不稳伴四肢麻木、乏力 20 年，加重 2 年。术前影像学检查：C_{4-6} 椎管内占位，相应水平脊髓明显受压。本次择期行颈部椎管内肿瘤切除＋内固定。本例患者镇痛方案需要充分考虑患者手术范围涉及下颈段脊髓，术后可能由于颈部脊髓水肿导致术后出现严重的呼吸抑制。本例患者围手术期镇痛方案采取超声引导下颈部脊上韧带阻滞＋术后静脉镇痛，本例患者术后静脉镇痛用药选择了谷氨酸 N- 甲基 D- 天冬氨酸（NMDA）受体激动剂（艾司氯胺酮）＋NSAID 类镇痛药＋κ 受体激动 -μ 受体拮抗药物（地佐辛）复合用药，未使用强效阿片类药物，最大程度减少了强效阿片类药物产生的术后呼吸抑制。艾司氯胺酮是氯胺酮的右旋单体，药理作用与氯胺酮相似，与 NMDA 受体、阿片受体、M 胆碱受体、单胺受体、腺苷受体和其他嘌呤受体相互作用，产生催眠、镇痛、镇静作用。艾司氯胺酮的给药剂量是氯胺酮的一半，因此艾司氯胺酮的副作用较小，镇痛作用更强。麻醉诱导时给予艾司氯胺酮 0.1mg/kg，术中持续静脉泵注艾司氯胺酮 1μg/kg·min 至手术结束前 15min。术后镇痛泵配方：艾司氯胺酮 50mg＋地佐辛 30mg＋氟比洛芬酯 300mg＋托烷司琼 15mg＋生理盐水稀释到 150ml。Ai-PCA 模式采取 LCP 模式，负荷剂量（LD）5ml，持续剂量（CI）1ml，单次自控按压（Bolus）剂量 2ml/ 次，锁定时间 15min，术后镇痛 72h。Ai-PCA 出现"镇痛不足"（锁定时间内出现第 3 次无效按压）、"镇痛欠佳"（1h 内出现第 4 次触发有效按压）智能无线系统信息传输为报警时，给予静脉注射塞来昔布 40mg。术后镇痛回访：术后 24h、48h、72h 回访镇痛效果良好，VAS 评分均小于 3 分，Ai-PCA 未出现"镇痛不足"和"镇痛欠佳"，未出现严重低氧血症、下肢运动障碍、呼吸抑制、恶心、呕吐及术后精神障碍等并发症。

2. **胸椎手术后智能化患者自控镇痛推荐的治疗方案** 患者男性，57 岁，因半年前无明显诱因出现胸背部疼痛、近 10 天出现胸背部疼痛加剧，双下肢麻木、肌力下降明显。术前影响学检查：胸 3 椎体压缩性骨折，胸 3 椎体及其双侧附件病变，淋巴瘤？既往有胸主动脉夹层（已行介入处理），三月前发现髂总动脉夹层（暂未做处理）。长期服用波立维，术前停用一周，患者自述有冠脉血管堵塞 60%，暂未做处理。本次择期行 T_{1-5} 内固定＋减压术。本例患者镇痛方案考虑到患者有心血管严重疾病，围手术期未使用 NSAID 类药物；同时该患者手术部位高达 T_1，为最大减少阿片类药物对术后呼吸功能的影响，本例患者术后镇痛方案复合艾司氯胺酮，减少舒芬太尼的用量。围手术期镇痛从麻醉诱导时给予艾司氯胺酮 0.1mg/kg，术中持续静脉泵注艾司氯胺酮 1μg/（kg·min）至手术结束前 15min。术后镇痛配方为艾司氯胺酮 50mg＋舒芬太尼 100μg＋托烷司琼 15mg＋生理盐水稀释到 150ml，采取 LCP 模式，负荷剂量（LD）5ml，持续剂量（CI）2ml，单次自控按压剂量 2ml，锁定时间 15min，术后镇痛 72h。Ai-PCA 出现"镇痛不足"（锁定时间内出现第 3 次无效按压）、"镇痛欠佳"（1h 内出现第 4 次触发有效按压）智能无线系统信息传输为报警时，给予静脉注射舒芬太尼 5μg。术后镇痛回访：患者术后拔除气管导管后在 ICU 观察一日后转回普通病房。术后 24h、48h、72h VAS 评分均小于 3 分，Ai-PCA 未出现"镇痛不足"和"镇痛欠佳"，未出现下肢运动障碍、呼吸抑制、恶心、呕吐及术后精神障碍等并发症。72h 拔除镇痛泵后，随访发现患者第 4、5 天感觉疼痛可达 4～5 分，给予口服镇痛药后可减低到 3 分以下。

3. 腰椎手术后智能化患者自控镇痛推荐的治疗方案　患者女性，68 岁。因腰背部胀痛伴左下肢疼痛麻木，无下肢乏力、间歇性跛行。影像学检查提示：腰椎椎管狭窄，腰椎不稳。既往有高血压及冠心病病史多年，目前药物控制尚可，20 年前曾因腰椎间盘突出行椎间盘单纯摘除手术。本次择期接受 L$_{1-5}$ 节段椎管减压＋内固定手术。本例患者术后镇痛主要考虑患者手术切口较大，术前曾口服 NSAID 类药物进行镇痛，术后需要立刻评估双下肢感觉和运动功能。为了尽量减少术后镇痛强效阿片类药物的使用量，并避免干扰双下肢感觉和运动功能评估，我们采取了术前在超声引导下双侧腰部竖脊肌阻滞＋术后静脉 Ai-PCA 镇痛的方案，静脉镇痛复合使用 NSAID 类镇痛药＋κ受体激动 -μ 受体拮抗药物（地佐辛），减少术后阿片类药物使用。围手术期镇痛从麻醉诱导是给予艾司氯胺酮 0.1mg/kg，术中持续静脉泵注艾司氯胺酮 1μg/(kg·min)至手术结束前 15min。术后 Ai-PCA 配方为地佐辛 30mg＋舒芬太尼 100μg＋托烷司琼 15mg＋氟比洛芬酯 300mg＋生理盐水稀释到 150ml，采取 LCP 模式，负荷剂量（LD）5ml，持续输注剂量（CI）2ml，单次自控按压剂量 2ml，锁定时间 15min，术后镇痛 72h。Ai-PCA 出现"镇痛不足"（锁定时间内出现第 3 次无效按压）、"镇痛欠佳"（1h 内出现第 4 次触发有效按压）智能无线系统信息传输为报警时，给予静脉注射舒芬太尼 5μg。术后镇痛回访：患者术后三天访视，术后 24h、48h、72h VAS 评分均为 1 分，Ai-PCA 未出现"镇痛不足"和"镇痛欠佳"，未出现下肢运动障碍、恶心、呕吐及术后精神障碍等并发症。

（赵　昭　刘志恒）

第二节　骨关节置换手术后智能化患者自控镇痛的临床实践

一、骨关节置换手术和患者疼痛特点

骨关节置换术适应证主要包括骨性关节炎、类风湿性关节炎、创伤、肿瘤等，主要临床表现为关节疼痛或伴活动障碍，以中老年患者居多。骨关节置换术是减轻疼痛、矫正畸形和提高生活质量最有效的治疗方案，其中髋、膝关节置换更为常见。

骨关节置换术后急性疼痛的发生率及程度差异较大。有报道称，髋关节置换术后 24h，60% 以上的患者静息状态下存在中至重度疼痛，80% 以上患者在运动时存在中至重度疼痛；膝关节置换术后中至重度疼痛患者的比例与髋关节置换术后相似。这类手术急性疼痛控制不佳容易转换成慢性疼痛，主要表现为隐痛、触痛、疲劳样不适，少数患者的疼痛伴有感觉异常，部分患者甚至可出现远离手术部位的疼痛，如髋关节置换术后出现膝前部疼痛。慢性疼痛的治疗效果欠佳可引起关节功能受限，部分甚至致残，严重影响患者术后生活质量。因此，有效控制骨关节置换术后急性疼痛是防止转化为慢性痛的重要手段，是保障术后康复锻炼的重要环节。Ai-PCA 管理模式在其中将发挥关键作用。

二、骨关节置换手术后镇痛方案

目前骨关节置换术后常用的 Ai-PCA 镇痛方案有患者静脉自控镇痛（patient-controlled intravenous analgesia，PCIA），患者自控硬膜外镇痛（patient-controlled epidural analgesia，PCEA）和连续神经阻滞镇痛。PCIA 操作简便、起效快、效果可靠，适用于各大、小骨关节置换手术，但可能出现药物副作用如头晕、恶心、呕吐等。PCEA 适用于所有下肢骨关节置换手术，常见副作用有低血压、尿潴留、瘙痒等。与 PCIA 和 PCEA 不同，连续神经阻滞镇痛常根据手术部位选择不同的阻滞方式，其中膝关节置换术可选择股神经阻滞、坐骨神经阻滞或收肌管阻滞,而髋关节置换术可选择腰丛神经阻滞、髂筋膜阻滞或股神经阻滞。连续神经阻滞镇痛常见的问题是导管脱出和药液外渗。总之,无论采用何种镇痛方案,每种方案的实施以及不良事件发生均是 Ai-PCA 的管理要点。

三、智能化患者自控镇痛的管理及注意事项

与其他专科手术不同,骨关节置换术中老年患者居多,并且术前常合并不同程度的疼痛,这增加了 Ai-PCA 的管理难度,体现在以下几方面:①评估困难,难以通过患者本人开展疼痛评估;②宣教困难,难以及时处理镇痛泵使用过程中出现的报警问题,难以实施 PCA 补救镇痛;③容易对镇痛药物产生不良反应,难以准确控制药物输注量;④术后进行功能锻炼时,容易发生导管脱落或药物外渗。

针对上述管理难点,实施 Ai-PCA 过程中需注意以下事项:①加强对陪护人员宣教,主要包括疼痛评估,报警问题的简单处理及 PCA 的使用时机;②严格执行泵与患者住院号绑定,个体化设置输注参数,并确保信号发射器处于运行状态;③对不同方案镇痛泵给予不同标识,防止接错管路,对采用 PCEA 或连续神经阻滞镇痛的患者,需妥善固定导管,一旦发生管路错接或脱落,Ai-PCA 管理系统能及时发出报警,同时能及时通知急性疼痛服务小组成员。

四、骨关节置换智能化患者自控镇痛的典型病例

我院从实施 Ai-PCA 管理模式以来,骨关节置换术后疼痛静息状态下急性中重度疼痛的发生率约为 7%,运动状态下约为 21%,达到了良好的镇痛效果及满意度,现分享 1 个典型病例。

典型病例:患者,女性,83 岁,因"不慎跌倒致右髋关节疼痛伴活动受限 4h 余"入院,诊断为:①右股骨粗隆间骨折;②骨质疏松;③右肺结节;④痴呆。术前检验示 HB 117g/L↓,WBC 13.72×10^9/L↑,D-二聚体 17.81μg/ml↓;实验室检查 ECG 示偶发室性早搏伴室内差异性传导,T 波异常,Qc 间期延长;X 胸片示右侧第 2、3、4 前肋、左侧第 6 后肋陈旧性骨折可能;心脏彩超示:左室壁节段性运动异常。术前评估患者配合度差,ASA Ⅲ 级,静息 NRS 评分 5 分,运动 NRS 评分 10 分,拟择期在椎管内麻醉下行"右侧人工股骨头置换术"。患者入手术室后心电监护下给予其静脉滴注右美托咪定 30μg 镇静,左侧卧位下行 L$_{3-4}$ 蛛网膜下腔注射 0.33% 罗派卡因(灭菌注射用水 2ml+1% 罗派卡因 1ml)2.7ml,麻醉达 T$_{10}$ 平面,效果良好。手术历时 1.5h,术程顺利,术中出血 50ml,尿量 200ml,输入晶体及胶体液各 500ml。采用"氢吗啡酮 6mg+0.125% 罗哌卡因+0.9% 生理盐水"共 150ml 配置 Ai-PCA 泵,设置首次剂量 2ml,背景剂量 1.5ml/h,PCA 剂量 2ml/次,极限量 10ml/h,锁定时间 15min。手术后送复苏室观察,给予患者口服电解质配方饮料加速康复。术后 2h、24h、48h 和 72h 静息 NRA 评分分别为 0 分、0 分、1 分和 1 分,运动 NRS 评分分别为 0 分、1 分、2 分和 2 分;Ai-PCA 管理系统提示总按压次数 2 次,均为有效按压,无报警提示。术后第 2 天患者下床进行功能锻炼,未发生导管脱落,术后第 3 天拔除硬膜外镇痛导管,术后 10d 患者康复出院。

总结该病例特点:患者高龄,交流困难,心肺代偿功能差,术中麻醉及术后镇痛管理难度增加。麻醉科医师在术前及术后与患者家属进行良好沟通与宣教,采取充分对患者镇静前提下行单侧(右侧)蛛网膜下腔阻滞麻醉,并实施硬膜外 Ai-PCA 管理,使其安全度过了围手术期,达到了良好的镇痛效果,满意的镇痛服务。

(王益敏 张 辉)

参 考 文 献

[1] LOFTUS R W, YEAGER M P, CLARK J A, et al. Intraoperative ketamine reduces perioperative opiate consumption in Opiate-dependent patients with chronic back pain undergoing back surgery[J]. Anesthesiol, 2010, 113(3): 639-646.

[2] BIANCONI M, FERRARO L, RICCI R, et al. The pharmacokinetics and efficacy of ropivacaine continuous wound instillation after spine fusion surgery[J]. AnesthAnalg, 2004, 98(1): 166-172.

[3] KURD M F, KREITZ T, SCHROEDER G, et al. The Role of Multimodal Analgesia in Spine Surgery[J]. J Am AcadOrthopSurg, 2017, 25(4): 260-268.

[4] CHAHAR P, CUMMINGS K C III. Liposomal bupivacaine: A review of a new bupivacaine formulation[J]. J Pain Res, 2012, 5: 257-264.

[5] REYNOLDS R AK, LEGAKIS J E, TWEEDIE J, et al. Postoperative pain management after spinal fusion surgery: an analysis of the efficacy of continuous infusion of local anesthetics[J/OL]. Global Spine J, 2013, 3(1): 7-14.

[6] LI J, AJIBOYE R, ORDEN M H, et al. The effect of ketorolac on thoracolumbar posterolateral fusion: a systematic review and meat-analysis[J]. Clin Spine Surg, 2018, 31(2): 65-72.

[7] TAENZER A H, CLARK C. Efficacy of postoperative epidural analgesia in adolescent scoliosis surgery: A meta-analysis[J]. PaediatrAnaesth, 2010, 20(2): 135-143.

[8] KLATT J W, MICKELSON J, HUNG M, et al. A randomized prospective evaluation of 3 techniques of postoperative pain management after posterior spinal instrumentation and fusion[J]. Spine, 2013, 38(19): 1626-1631.

[9] SIVAGANESAN A, CHOTAI S, WHITE-DZURO G, et al. The effect of NSAIDs on spinal fusion: a cross-disciplinary review of biochemical, animal, and human studies[J]. Eur Spine J, 2017, 26: 2719-2728.

[10] DODWELL E R, LATORRE J G, PARISINI E, et al. NSAID exposure and risk of nonunion: a meta-analysis of case-control and cohort studies[J]. Calcif Tissue Int, 2010, 87(3): 193-202.

[11] MATHIESEN O, DAHL B, THOMSEN B A, et al. A comprehensive multimodal pain treatment reduces opioid consumption after multilevel spine surgery[J]. Eur Spine J, 2013, 22(9): 2089-2096.

[12] ATKINSON H C, STANESCU I, FRAMPTON C, et al. Pharmacokinetics and bioavailability of a fixed-dose combination of ibuprofen and paracetamol after intravenous and oral administration[J]. Clin Drug Invest, 2015, 35(10): 625-632.

[13] YEFET E, TAHA H, SALIM R, et al. Fixed time interval compared with on-demand oral analgesia protocols for post-caesarean pain: a randomize controlled trial[J]. BJOG, 2017, 124(7): 1063-1070.

[14] LOFTUS R W, YEAGER M P, CLARK J A, et al. Intraoperative ketamine reduces perioperative opiate consumption in opiate-dependent patients with chronic back pain undergoing back surgery[J]. Anesthesiology, 2010, 113(3): 639-646.

[15] PACREU S, CANDIL J F, MOLTO L, et al. The perioperative combination of methadone and ketamine reduces postoperative opioid usage compared with methadone alone[J]. ActaAnaesthesiolScand, 2012, 56(10): 1250-1256.

[16] AVIDAN M S, MAYBRIER H R, ABDALLAH A B, et al. Intraoperative ketamine for prevention of postoperative delirium or pain after major surgery in older adults: an international, multicenter, double-blind, randomized clinical trial[J]. Lancet, 2017, 390(10091): 267-275.

[17] STOKER A D, ROSENFELD D M, BURAS M R, et al. Evaluation of clinical factors associated with adverse drug events in patients receiving sub-anesthetic ketamine infusions[J]. J Pain Res, 2019, 12: 3413-3421.

[18] SCHWENK E S, GOLDBERG S F, PATEL R D, et al. Adverse drug effects and preoperative medication factors related to perioperative low-dose ketamine infusions[J]. RegAnesth Pain Med, 2016, 41(4): 482-487.

[19] 王强,佘守章.《术后智能化病人自控镇痛管理专家共识》解读 [J]. 广东医学,2020,41(11): 1085-1087.

[20] 曹汉忠,门艳华,屠伟峰. 智能化技术是提升镇痛安全和质控的高效手段 [J]. 麻醉安全与质控,2017,1(3): 111-116.

[21] 曹汉忠,刘敏,佘守章. 智能化病人自控镇痛系统创新及其遵从的法规与标准 [J]. 广东医学,2020,41(11): 1088-1091.

[22] 邓小明,姚尚龙,于布为,等. 现代麻醉学 [M]. 5 版. 北京:人民卫生出版社,2020.

[23] 中华医学会麻醉学分会 "智能化病人自控镇痛管理专家共识" 工作小组. 术后智能化病人自控镇痛管理专家共识 [J]. 中华麻醉学杂志,2018,38(10): 1153-1157.

[24] 周宗科,翁习生,曲铁兵,等. 中国髋、膝关节置换术加速康复 -- 围手术期管理策略专家共识 [J]. 中华骨与关节外科杂志,2016,9(1): 1-9.

[25] Neogi, T. The epidemiology and impact of pain in osteoarthritis[J]. Osteoarthritis Cartilage, 2013. 21(9): 1145-1153.

[26] Liu SS, Buvanendran A, Rathmell JP, et al. Predictors for moderate to severe acute postoperative pain after total hip and knee replacement[J]. IntOrthop, 2012 36(11): 2261-7.

[27] Meissner, W. and R. Zaslansky. A survey of postoperative pain treatments and unmet needs[J]. Best Pract Res ClinAnaesthesiol, 2019, 33(3): 269-286.

[28] George SZ, Bolognesi MP, BhavsarNA, et al. Chronic Pain Prevalence and Factors Associated With High Impact Chronic Pain following Total Joint Arthroplasty: An Observational Study[J]. J Pain, 2021, 20: S1526-5900(21)00347-3.

[29] Wylde V, Hewlett S, Learmonth ID, et al. Persistent pain after joint replacement: prevalence, sensory qualities, and postoperative determinants[J]. Pain, 2011, 152(3): 566-572.

[30] Huang Z, Shen B, Ma J, et al. Mini-midvastus versus medial parapatellar approach in TKA: muscle damage and inflammation markers[J]. Orthopedics, 2012, 35(7): e1038-1045.

第四十七章　老年患者手术后智能化患者自控镇痛的临床实践

目录

第一节 老年患者手术后智能化患者自控镇痛的临床实践

随着人口老龄化，接受手术的老年人数量增加，尽管很多研究显示老年患者的围手术期疼痛评分较低，但因为患者的疼痛可能与营养、认知功能下降、药效学改变以及多种合并症共存而变得复杂，也因此增加了治疗失败和药物不良事件的风险，对临床医师来说是一个巨大的挑战。

一、老年患者术后疼痛特点

疼痛随着年龄的增长而变化。老年患者因器官功能下降，药代动力学和药效学呈现与年龄相关的改变，药物治疗安全窗窄，对药物的治疗反应个体差异大，药物不良反应增多。疼痛治疗，特别是阿片类药物治疗，往往与健康风险有关。例如，使用阿片类药物的老年患者更有可能经历便秘、认知障碍和呼吸抑制；而且老年患者因合并症常使用多种处方药，导致更复杂的药物与阿片类药物相互作用；其他类型的镇痛药，如非甾体抗炎药，也会增加胃肠道、心血管和血液系统不良反应的风险；加之老年患者视力、听力下降及并存神经精神疾病使得疼痛的客观评估变得异常困难，因此，老年人的疼痛治疗用药需要十分谨慎。

对于临床医师来讲，老年人的疼痛管理是一个具有挑战性的领域，应成立专门的急性疼痛服务小组负责老年人围手术期疼痛管理。急性疼痛管理医师应了解年龄相关的痛觉感知改变，能根据年龄相关的心、肺、肝、肾、胃肠生理及病理生理改变，结合既往用药史，以及与围手术期镇痛药物的相互作用等因素，动态评估老年患者疼痛的变化，并确定哪些治疗是适当的，做到对老年患者急性疼痛的精准个体化管理。

老年患者术后疼痛的总体管理目标是：有效缓解疼痛，减少药物不良反应，加速术后功能恢复，全面提升患者的生活质量和满意度。有效的围手术期急性疼痛管理将促进老年人术后康复，缩短住院时间，减少医疗费用，甚至降低并发症率和死亡率。

二、老年患者术后常用镇痛方案

老年人的镇痛方案应尽可能选择对生理功能影响较小的方式，强调个体化镇痛方法的联合使用，强调不同作用机制镇痛药物的联合使用，尽量减少因镇痛引起的不良反应。根据《老年患者围手术期多模式镇痛低阿片方案中国专家共识（2021版）》，目前推荐的老年人围手术期镇痛方案主要包括以下几种：

（一）静脉自控镇痛

对于有一定认知能力且配合度高的老年患者，术后镇痛需要静脉给药时，静脉自控镇痛（patient controlled intravenous analgesia，PCIA）可提供持续镇痛，明显减少术后谵妄、肺部并发症等发生率。对于严重衰弱或认知障碍老年患者不推荐使用PCIA。对于肾功能障碍的老年患者，应选择代谢产物无活性的阿片类药物。不推荐使用背景剂量持续输注阿片类药物，建议PCIA期间吸氧并持续监护。

（二）区域阻滞镇痛

局部麻醉药物的区域阻滞镇痛（regional block analgesia）是低阿片多模式镇痛的基础和前提。良好的区域阻滞能够有效减轻老年患者手术应激反应，降低阿片类药物用量，加速患者术后康复。

常用的方法包括伤口局部麻醉药浸润镇痛、患者自控硬膜外镇痛（PCEA）、周围神经阻滞镇痛或者患者自控周围神经阻滞镇痛（PCNB）。

1. **局部浸润镇痛** 伤口局部麻醉药浸润或胸膜腔浸润镇痛皮下或关节腔注射长效局部麻醉药，作为多模式镇痛的组成部分，常用于全膝关节置换术、膝关节镜手术、剖宫产手术、腹腔镜手术和痔疮手术等。

2. **硬膜外镇痛** 在胸腹部大手术，特别是心肺并发症风险高、术后预期肠麻痹时间长者，建议将椎管内镇痛技术作为多模式镇痛的一线方案。建议硬膜外镇痛局部麻醉药中常规添加舒芬太尼。建议椎管内镇痛期间对患者进行严密监护和随访。

3. **周围神经阻滞** 周围神经阻滞与硬膜外镇痛疗效相当，但不良反应发生率更低。无明显禁忌者，建议将周围神经阻滞作为多模式镇痛的一线方案，特别是上下肢手术和胸腹部手术。单次阻滞不能满足镇痛需要时，可考虑采用连续周围神经阻滞技术。

三、智能化患者自控镇痛在老年患者术后应用的注意事项

传统的患者自控镇痛（PCA）需要患者有良好的认知能力、能正确使用PCA泵；同时也需要临床医师实时主动地关注镇痛泵运行情况、自控键按压频率、报警信息等关键信息。在多年的临床实践中，我们发现传统的术后疼痛评估管理模式缺乏充分的实效性和准确性。从患者角度看，对于受教育程度不高、对PCA使用有困难的患者，PCA的应用可能会降低镇痛满意度，他们可能更容易感到无法控制疼痛，但是他们对镇痛满意度和疼痛程度的自我报告能力并未受影响。Patak Lance S, et al 报道显示有49%的使用PCA患者认为当他们按下PCA按钮时，并不知道自己是否会接受药物治疗，其中22%的人认为这种不确定性使他们的疼痛加剧，可见患者对PCA泵的应用感受可能会影响他们的疼痛程度。另一方面，从APS评估医师的角度，老年患者PCA镇痛质量的保证极其依赖充分的术前宣教、良好的家庭陪护、频繁的镇痛随访和及时的参数调整。然而，在当前专人负责、定时定点评估模式的现状下，仍无法"第一时间"解决患者的疼痛诉求。因此，我们认为Ai-PCA的疼痛管理应该向患者主导型模式转变。Ai-PCA系统应该不仅能通过输注管路"堵塞"报警和异常的自控键按压频率等各类报警，分析并提示相关不良事件，便于疼痛管理成员早期发现；也应该实现患者的疼痛自我反馈，通过更简单的按键或语音输入，随时向医师报告疼痛情况和不良反应，使镇痛医疗过程实现及时的、动态的管理和质控；另外，Ai-PCA还应设置生命体征、疼痛体征监护端口，使后台APS值班医师可远程监控PCA下老年患者的呼吸、循环模式变化，使镇痛管理更为安全、高效、有序，以确保患者安全、无痛、舒适地度过整个医疗期。

在Ai-PCA管理上，医务人员应掌握镇痛过程中可能出现的各种不良事件，并且能够分析原因，及时有效处理。例如最为危险的呼吸抑制，通过系统连接监护仪，可以在镇痛同时监控呼吸频率和SpO$_2$，出现异常值时，能在患者端和医护端同时显示报警，以便值班人员或家属早期提醒呼吸、夹闭镇痛管路和吸氧等处理，症状缓解后可依据患者情况减慢输注速率或去除镇痛泵中的阿片类药物。对于出现恶心呕吐的患者，患者在出现恶心不适时主动通过系统反馈告知，值班医师可嘱病房护士暂时夹闭输注管路，调整输注参数，对于顽固性恶心呕吐患者，酌情给予止呕药物。对于应用硬膜外PCA出现低血压的患者，可考虑降低局部麻醉药浓度和泵注速度，APS医师可根据监护提示患者的血压、心率变化幅度及速度，考虑或排除术后出血等其他原因引起的血压下降，必要时及时联系外科处理。

四、智能化患者自控镇痛在老年患者术后应用的典型病例

典型病例：患者 73 岁，2010 年于中山大学附属第一医院 CT 影像提示肝 S5/6 单个结节，考虑诊断肝细胞癌，遂行全身麻醉"肝部分切除 - 胆囊切除术"，患者术中平稳，术后安返病房，术后恢复顺利。2011 年于我院行 2 次"消融术"。2021 年 12 月复查腹部 CT 提示：肝右后叶包膜下占位，约 28cm × 19cm，考虑诊断肝细胞癌综合治疗后复发。2021 年 12 月 21 日，于我院行"肝癌切除术"，全身麻醉诱导平稳，可视喉镜下气管内插管顺利，动静脉穿刺置管顺利，手术过程顺利，术中生命体征平稳。

围手术期镇痛方案：术前超声引导双侧腹横肌平面阻滞、双侧腹直肌鞘阻滞，手术结束前 30 分钟静脉注射艾司氯胺酮 0.25mg/kg。术后配备 Ai-PCA 泵，氢吗啡酮 10mg + 0.9% 生理盐水至总量 150ml，PCIA 采 CP 模式，持续静脉泵注量（continuous infusion，CI）为 1ml/h、PCA 每次按压的单次追加量（Bolus）为 2ml，锁定时间 10min，极量 16ml/h。

患者手术结束进入 PACU 后生命体征平稳，NRS 疼痛评分 0 分。但是，患者安返病房后，术后 12h（夜间）出现镇痛不足。此时，患者陪护人通过手机端小程序上向麻醉科医师反应疼痛情况，报告静息 NRS 疼痛评分为 5 分，提示患者出现中度镇痛不全。APS 值班医师根据患者报警信息以及镇痛泵客观数据对患者的镇痛情况进行分析反馈和相应调整，将背景剂量调整至 2ml/h，并嘱家属间隔 10 分钟追加两次冲击量，次日清晨（术后 20h）再次访视患者，NRS 降为 2 分。术后 48h、72h 的 NRS 疼痛评分为 3 分、1 分，术后 72 小时撤泵时患者满意度评分为 5 分（最差至最好：0～5 分）。

五、智能化患者自控镇痛在老年患者术后应用的展望

通过多年对老年患者 Ai-PCA 的云管理应用，我们认识到，老年由于自身病理生理特点及沟通、认知能力变化，对药物敏感性个体化差异增加，对 PCA 的自控能力下降，需要更为耐心的宣教，更仔细的评估和更频繁的调整。联合患者自我反馈程序和生命体征实时监护的 Ai-PCA 智能化云管理，可帮助患者及家属更直接有效地反映疼痛变化和不良反应，可帮助主麻醉师和 APS 医师随时监控镇痛泵累计按压次数和输注量，直观获悉患者的镇痛质量，精准了解每一位患者的疼痛需求，并最终与手术医师、病房护理、家属陪护形成闭环反馈，提供标准化老年主动镇痛服务。进而可对全院疼痛患者治疗进行高效管控，使质控工作日常化、智能化，促进了术后镇痛质量持续改进，提高了患者满意度。

老年 Ai-PCA 的未来方向，应着眼于建设网络化全域老年疼痛控制中心。针对退化性疼痛、癌痛、神经病理性疼痛等老年高发疼痛，依据应用场景配装治疗技术，实施适宜化改造，持续性改进，进行相关人员专业培训。需要针对全国不同地区老年人群人口学特征，在全国建立全域老年疼痛规范化诊疗与指导中心，明确老年各类常见疼痛风险分级管控节点，并行差异化实施方案。同时，进一步着眼于老年疼痛技术的有效推广，构建老年疼痛智能管控一体化共享云平台，开发老年疼痛人工智能辅助诊疗终端设备，研发老年患者居家疼痛诊疗的基本生命体征集成监护设备。

（贺秋兰　黄文起）

第二节　下肢动脉硬化性闭塞症介入手术后智能化患者自控镇痛临床实践

下肢动脉硬化性闭塞症(arteriosclerotic obliterans,ASO)是由诸多原因导致的动脉粥样硬化,致使动脉管腔狭窄、闭塞,形成以肢体慢性缺血、坏死为结局的周围血管疾病。导致 ASO 的原因主要有吸烟、高血糖、高血压、高血脂等。随着人们生活水平的提高、生活方式的改变、寿命的延长,疾病谱也有相当大的变化,ASO 的发病率也呈逐年上升的趋势。近年来社会经济的发展、相关技术的进步,针对下肢动脉硬化性闭塞症的研究逐步深入,ASO 的疼痛治疗也有了更多的选择方式,治疗效果也有了显著的提升。

一、下肢动脉硬化性闭塞症患者疼痛特点

ASO 为血管外科的常见病。本病多见于 50 岁以上的中老年人,男性多见。腹主动脉远端及髂 - 股 - 腘动脉等大动脉、中动脉最易受累,后期可累及腘动脉远端的主干动脉。动脉硬化闭塞是一个缓慢的演变过程,动脉狭窄或者闭塞后,侧支循环的建立程度直接影响远端肢体的血流灌注。越是近端的大动脉狭窄,侧支循环越容易建立;远端的膝下小腿动脉闭塞后则侧支形成很少。因此,越是远端的部位其疾病的临床表现越严重,疾病引起的严重疼痛多发生在膝下的小腿、踝部、足部及足趾等部位。疼痛的性质多为组织缺血性疼痛;当合并溃疡或坏疽时,亦有创面的疼痛。

临床上按 Fontaine 分期分为四个临床时期:Ⅰ期(轻微症状期),发病早期,多数患者仅有轻微症状,如患肢怕冷,行走易疲劳;Ⅱ期(间歇性跛行期),病变动脉仅能满足下肢静息状态血供时,即出现特征性的间歇性跛行症状,其特点为患者在行走一段距离后出现患肢疼痛,休息片刻后症状可完全缓解,继续行走大致相同距离可再次出现相同症状;Ⅲ期(静息痛期),病变动脉不能满足下肢静息状态下血供时即出现静息痛,是患肢趋于坏疽的前兆;Ⅳ期(溃疡和坏死期),在疾病后期病变动脉血供连最基本的新陈代谢都无法满足时,出现患肢皮肤溃疡与坏疽。

二、下肢动脉硬化性闭塞症介入手术围手术期常用镇痛方案

1. 科普宣教　手术重建血供是挽救濒危肢体有效的手段。严重的 Fontaine Ⅱ期以及Ⅲ～Ⅳ期需考虑手术。随着疾病诊断水平的提高及介入手术技术的发展,目前相当多的下肢 ASO 患者在介入手术治疗后获得较好的近远期疗效。介入手术因而是目前手术治疗下肢 ASO 的首选方案。其主要包括经皮腔内血管成形术及支架术等。

由于介入手术创伤极小,患者在围手术期经历的疼痛主要来源于疾病本身,而非手术创伤。轻度疼痛可考虑外科病房给予弱阿片类药物(如曲马多)等处理;而中重度疼痛则需考虑请麻醉科协助行区域阻滞镇痛(regional block analgesia)治疗。

积极治疗中重度疼痛是下肢 ASO 介入手术围手术期管理的重要环节,其原因有以下几方面:①下肢 ASO 是全身动脉病变的局部表现,多见于中老年人,因此患者常合并有冠心病、高血压病等多种内科疾病,疼痛可通过多种途径加剧这些合并症,恶化患者整体状况,增加围手术期管理难度;②介入手术一般在局部麻醉下进行,在精细度高、难度较大、时间较长的手术中,严重的疼痛可使患者无法保持静卧于手术床上,进一步增加手术的难度,降低手术成功率;③严重的疼痛

可极度影响患者的生活质量，Ⅲ～Ⅳ期患者多有数周乃至数月的夜间痛醒导致的睡眠剥夺。

2. **镇痛方案** 全身性（静脉或口服）阿片类药物因患者年老多病、镇痛效果欠佳、不良反应多等多种因素，并非治疗下肢ASO严重疼痛的合理选择。连续区域阻滞联合智能化患者自控镇痛（Ai-PCA）因其效果确切、不良反应小等优势，可成为下肢ASO中重度疼痛围手术期镇痛行之有效的方案。

在患者入院后、介入手术前即可通过麻醉科协作干预患者的疼痛。连续区域阻滞联合Ai-PCA时，应根据疼痛部位的神经支配制定相应的治疗策略。由于下肢ASO的严重疼痛多为膝以下的缺血性疼痛，而此区域绝大部分感觉由坐骨神经支配，因此多数患者在接受坐骨神经阻滞后便能获得完善的疼痛缓解。腘窝水平的坐骨神经相对表浅，阻滞及埋管操作相对简单，可作为操作的首选点；对于因腘窝处皮肤溃烂或膝关节长期屈曲僵硬等原因不宜行腘窝坐骨神经阻滞的患者，可选择更高的位点进行操作。部分患者在股神经支配区域（如小腿及足踝部内侧皮肤）存在溃疡或坏疽时，当接受坐骨神经阻滞后仍残存该区域的明显疼痛时，可考虑联合股神经阻滞。

Ai-PCA常用配方及参数：0.1%～0.2%罗哌卡因，采用LCP模式（即负荷剂量-持续量-PCA追加量），负荷剂量0.1%～0.2%罗哌卡因20～30ml，持续剂量3～5ml/h，单次自控量7～10ml，单次自控锁定间隔时间20～60min，单次自控锁定1～2次/h。应根据患者的年龄、合并症及阻滞位点个数等综合调整药物剂量。

3. **注意事项** 不良反应及禁忌证同一般的外周神经阻滞。需注意的是，在连续阻滞埋管后，由于此类患者多为高龄、理解能力及配合度较差，脱管风险相对较高，应对管道加强固定，并对患者及其陪护人员加强护理宣教。麻醉科医师可通过Ai-PCA的远程监控系统及时发现堵管、脱管、镇痛不足等不良事件，并做出相应处理。在恰当的护理下，连续阻滞管道可留置较长的时间，直至外科手术解除病因及疼痛根源后方可撤管。

三、智能化患者自控镇痛应用的典型病例

典型病例：患者女性，77岁，因"左足背皮肤发黑、破溃伴疼痛1个月余"入中山大学附属第一医院血管外科住院。诊断为双下肢动脉硬化性闭塞症。1个月余来左足疼痛剧烈，呈持续性针扎样痛，夜间加重，严重影响睡眠。既往有高血压病、糖尿病史。体格检查：左下肢脚趾色稍发绀，左侧足背可见一直径约1.5cm溃疡，底部干燥；双足皮温凉；双侧股动脉搏动均减弱，双侧腘动脉、足背动脉搏动未扪及。CTA示左侧腘动脉远端闭塞；右侧胫前动脉、腓动脉闭塞。

患者拟行左下肢动脉造影及球囊扩张术。入院当天血管外科即请麻醉科协助疼痛治疗。

麻醉科拟定镇痛方案为左侧腘窝坐骨神经连续阻滞联合Ai-PCA（LCP模式）。操作前VAS 7分；超声引导下行左侧腘窝坐骨神经阻滞，给予负荷剂量0.2%罗哌卡因20ml，埋管。注入0.2%罗哌卡因20ml负荷剂量约10min后VAS降至0分。Ai-PCA设置：0.2%罗哌卡因；持续剂量5ml/h，单次自控量10ml，单次自控锁定间隔时间20min，1h极量25ml。之后患者再未出现明显疼痛，夜间睡眠得到极大改善。介入手术顺利完成，术后第1天拔除连续阻滞管，术后第2天VAS 1～2分，患者顺利康复出院。

连续区域阻滞联合Ai-PCA是下肢动脉硬化闭塞症患者在介入手术围手术期可靠而安全的镇痛方案，改善患者围手术期整体状态及生活质量，提高患者术中配合度，优化围手术期多维度管理，体现了以麻醉医学为核心的多学科协作的精准疼痛治疗的发展方向。

（李颖源　冯霞　黄文起）

参 考 文 献

[1] EGGERMONT LH, LEVEILLE SG, SHI L, et al. Pain characteristics associated with the onset of disability in older adults: the maintenance of balance, independent living, intellect, and zest in the Elderly Boston Study[J]. J Am GeriatrSoc 2014; 62(6): 1007-16.

[2] VAN DIJK, JACQUELINE F M, ZASLANSKY RUTH, et al. Postoperative Pain and Age: A Retrospective Cohort Association Study[J]. Anesthesiology, 2021, 135(8): 1104-1119.

[3] 邓小明, 姚尚龙, 于布为, 等. 现代麻醉学 [M]. 5 版. 北京: 人民卫生出版社, 2020.

[4] ZHENG HUA, DUANGUANGYOU, SHENSHIQIAN, et al. Association of Nutritional Risk Index With Postoperative Pain Outcomes in Elderly Patients Undergoing Gastrointestinal Surgeries: A Retrospective Cohort Study[J]. Front Med(Lausanne), 2021, 8: 535627.

[5] AUBRUN F, MARMION F. The elderly patient and postoperative pain treatment[J]. Best Pract Res ClinAnaesthesiol 2007; 21(1): 109-127.

[6] KAYE AD, BALUCH A, SCOTT JT. Pain management in the elderly population: a review[J]. Ochsner J 2010; 10(3): 179-187.

[7] RAMACHANDRAN S, SALKAR M, BENTLEY JP, et al. Patterns of Long-Term Prescription Opioid Use Among Older Adults in the United States: A Study of Medicare Administrative Claims Data[J]. Pain Physician 2021; 24(1): 31-40.

[8] 中华医学会麻醉学分会. 老年患者围手术期多模式镇痛低阿片方案中国专家共识(2021 版)[J]. 中华医学杂志, 2021, 101(3): 170-184.

[9] CANITEZAHMET, KOZANHANBETUL, AKSOYNERGIS, et al. Effect of erector spinae plane block on the postoperative quality of recovery after laparoscopic cholecystectomy: a prospective double-blind study.[J]. Br J Anaesth, 2021, 127: 629-635.

第四十八章　智能化镇痛服务新模式

目录

第一节　扫码智能化镇痛服务系统

一、扫码申请手术后镇痛背景

为深入贯彻落实 2018 年 8 月国家七部委颁布《加强和完善麻醉医疗服务的意见》（国医卫发 2018-21 号），2019 年 12 月国家颁布《麻醉科医疗服务能力建设指南（试行）的通知》（国卫办医函 2019-884 号）和广东省卫生健康委等 7 部门《关于印发广东省加强麻醉医疗服务实施方案的通知》（粤卫函〔2018〕1820 号）精神，实现麻醉与镇痛服务领域不断拓展，人民群众享有更高质量、更加舒适的医疗服务目标，扫码镇痛——智能化镇痛服务预约和管理系统应运而生。该系统旨在尊重和满足人民群众的自主选择镇痛服务的需求的同时，也提升医院和医师对镇痛患者的服务效率。

二、镇痛服务管理系统内容

（一）互联网时代下的"码"上预约镇痛服务内容

国家大力支持互联网在医疗领域的创新和发展，2015 年 7 月国务院发布《关于积极推进"互联网 +"行动的指导意见》，文中对"互联网 + 医疗"作出明确说明，提出推广医疗卫生在线的新模式，并对移动医疗、远程医疗、互联网健康服务、医疗数据共享和医疗大数据平台等给出具体指导意见，指出"发展基于互联网的医疗卫生服务，鼓励第三方机构成立信息共享信息平台"。

互联网工具的接入让患者获取镇痛相关知识更加便捷，同时，患者也可通过互联网工具向医师提出更多的服务需求，为更好解决患者的需求和提高医师对患者的服务，我院开通了"码"上预约镇痛服务，即手术患者通过用手机扫二维码，识别后即可到达预约界面，该界面不仅提供预约信息填写功能，还提供了镇痛科普宣传教育相关知识，可以让患者充分了解镇痛服务后再根据实际情况进行预约。患者填写个人基本信息和预约镇痛服务需求，提交成功后，医师在系统后台即能收到患者的预约信息并做好跟进服务安排。镇痛服务预约页面主要提供两大模块的内容，分别为镇痛知识宣教和患者镇痛服务预约，在同一个页面满足患者的需求。患者需要填写的信息内容（图 48-1）。

1. 患者需要填写的信息内容
- 患者姓名（必填）
- 所在病区（必填）
- 病床号（必填）
- 诊断（选填）
- 手术日期（选填）
- 陪同人姓名（必填）
- 陪同人电话（必填）
- 是否立即申请术后镇痛服务（必填）
- 预约签定镇痛知情同意书时间（选填）

2. 患者镇痛服务预约流程

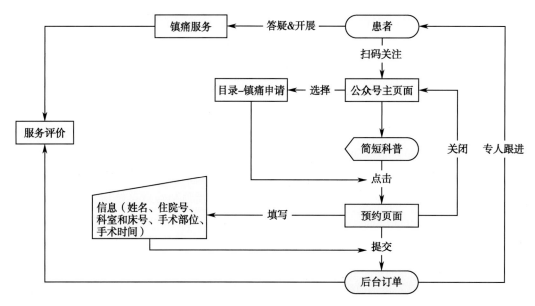

图48-1　患者需要填写的信息内容

3. 流程提醒

● 填写信息→预约成功→医护联系→使用镇痛服务→效果跟进→满意度评价

● 预约提交成功后,我们的医师或护士会尽快与您联系,请耐心等待!

　　患者在该预约界面提交预约需求成功后,如需获得更多健康科普知识,包括术后康复建议,营养饮食指导等,还可以关注医院公众号。

(二)院内镇痛服务管理系统

　　智能服务管理系统1.0版是一个相对简单但是能满足目前患者镇痛服务预约的一个系统,分为前端和后台两大部分。前端呈现为患者的镇痛预约科普和填写页面,填写信息和预约流程如上文《互联网时代下的"码"上预约镇痛服务内容》中所描述。后台主要为医师或护士提供患者预约订单管理功能,主要分为预约订单总量一览表,订单详情和订单跟进情况等。预约订单总量一览表方便医师快捷获取当天预约订单情况并做服务预估,订单详情可以详细看到预约的患者的个人信息和住院情况,订单跟进情况可以根据订单的实际情况进行标注和填写,以便交班其他医师继续跟进服务。系统的前端和后台功能(表48-1)。预约扫码申请手术后镇痛海报(图48-2A、B)。

表48-1　系统的前端和后台功能

编号	分类	模块	版块	功能
1	设计	微信前端及后台		界面设计
2	开发	微信前端	服务预约	患者科普视频播放
				镇痛服务预约信息填写
				引导患者关注公众号
			我的	我的预约:查看预约记录和预约进度
				关于我们
				联系我们

续表

编号	分类	模块	版块	功能
2		管理后台（PC端和手机端）	系统首页	线索统计数据服务预约的统计数据
			线索管理	查看服务预约列表
				可以根据预约时间和状态，以及预约人快速搜索预约
				查看预约详情，包括预约人填写的全部信息
				预约跟进处理，包括修改预约状态，填写跟进备注
				预约处理消息通知，超时未处理提醒
			公众号管理	公众号自定义菜单管理
				公众号自动回复消息管理，关键字回复管理
15			账户管理	管理后台账户的增删改查
				管理后台个人账户设置
				账户的登录/退出

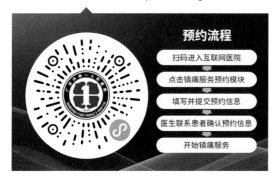

图48-2A　广州市第一人民医院预约扫码申请手术后镇痛

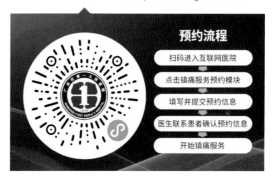

图48-2B　中山大学附属肿瘤医院预约扫码申请手术后镇痛

三、扫码申请手术后镇痛管理系统前景

"扫码镇痛"预约系统，经医院信息部门的领导审批，通过统一信息管理和三级等保安全检查，可保障医院大数据不被泄露；并在医院整体服务栏中增加"镇痛预约"链接，为患者提供服务访问及信息登录端口；同时，"扫码镇痛"预约二维码可张贴在医院相关区域或病房床头，患者或家属可以扫码进行预约服务申请和信息登录，其资料即可直接接入医院的HIS，科室定时根据申请作出相应回应。

该系统在开发和测试完成后正式投入使用，后台可以根据医院和科室人员情况增减登录账号。同时该系统可以在电脑端和手机端登录，作为移动查房工具协助医师和护士随时随地更好知道镇痛服务订单和跟进情况。

智能化镇痛服务预约和管理系统，是以一个依托互联网手段的协助医师更好为患者提供镇痛服务的预约系统。患者有自主选择镇痛服务的权利，医师如何在繁忙的工作中如何高效管理有镇痛需求的患者，这将是麻醉领域持续需要探索并创新的内容。我辈将继续为实现人民群众享有更高质量、更加舒适的医疗服务目标而奋斗。

（苏 健 谢敬敦）

第二节 术后镇痛科普："解锁"你所不知道的术后镇痛泵

一、疼痛产生的相关机制

手术后创伤不可避免地对机体产生不同程度的应激反应和疼痛。疼痛应激一般持续几天到几个星期，可能会造成呼吸、循环、内分泌和代谢等功能出现一系列紊乱和失调，从而影响手术效果及术后康复。

阻断手术后的疼痛反射弧，确保外科治疗患者围手术期舒适无痛苦，抑制手术创伤引起的应激反应和炎性反应，维持器官功能正常极为重要。通过硬膜外留置导管给予局部麻醉药或 / 和镇痛药（或常包括其他辅助用药）实施镇痛是胸腹部、会阴部、下肢手术后安全有效的术后镇痛方式之一。

智能化患者自控镇痛（artificial intelligent PCA，Ai-PCA）能减轻或消除外科手术后的生理性应激反应，提供完善的术后镇痛，在减少术后并发症和改善患者的转归方面可起到重要的作用。

随着加速康复外科（enhanced recoveryafter surgery，ERAS）的不断推进，术后镇痛作为 ERAS的关键步骤和核心要素也备受重视，本章对术后疼痛对机体的伤害和 Ai-PCA 加速术后患者的康复进行介绍。

1. **手术后疼痛来源** ①术中手术切割皮肤、肌肉、神经、骨骼以及伤口牵拉、组织缺血等引起的伤害性刺激；②术后伤害性刺激的传入，包括继发炎症反应和术中神经损伤后的异位神经活动。疼痛产生的机制包括外周神经和中枢神经两个方面：

（1）神经末梢疼痛：手术或创伤等组织损伤会导致炎性介质释放。当局部组织损伤和炎症激活伤害性感受器，导致疼痛阈值降低，反应性增强（痛觉过敏）。损伤组织产生疼痛性介质聚集，致痛物质包括前列腺素、缓激肽、5- 羟色胺、氢和钾离子、P 物质、一氧化氮（NO）和其他一些细胞因子，这些化学介质作用于外周伤害性感受器，产生外周痛觉过敏。外周痛觉过敏可分为原发性和继发性，原发性痛觉过敏产生在损伤组织局部，而继发性痛觉过敏产生在损伤组织周围未受损伤的皮肤。

（2）中枢痛觉过敏：组织损伤和炎症反应时，脊髓神经元敏感性增高，可产生中枢痛觉过敏，主要表现在以下三个方面：①兴奋性感受野扩大，以至于脊髓神经元对伤害性区域之外的刺激发生反应；②对阈上刺激反应性增强，持续时间延长；③神经元兴奋阈值降低，致使正常时无伤害性的刺激也可激活传递伤害性信息的神经元。

二、术后急性疼痛对机体的影响

疼痛对患者病理生理的影响是多方面的，总体对病情恢复不利。

1. **中枢神经系统** 术后急性疼痛对中枢神经系统产生兴奋或抑制，可加重术后脑功能障碍患者的谵妄、躁动、抑郁等精神障碍症状。长期慢性疼痛可致患者精神抑郁。

2. **心血管系统** 术后疼痛可使心率加快，心肌耗氧量、心脏做功增加以及外周阻力增加，因此，可导致患者血压升高、心动过速和心律失常，在某些患者甚至可能引起心肌缺血；心电图出现T波及ST段的变化，尤以冠心病患者更应予以注意。脉搏增快常见于浅表疼痛，深部疼痛则表现为脉搏徐缓，高血压患者因疼痛而使血压骤升，脉搏增快，反之，强烈的深部疼痛可使血压下降甚至发生休克。

3. **呼吸系统** 一般通气量无变化，疼痛强时呼吸快而浅。对于胸腹部手术的患者，疼痛引起的肌张力增加可造成患者总肺顺应性下降，通气功能下降，这些改变又可能引起患者术后发生肺不张，导致患者缺氧和二氧化碳蓄积。由此可见，术后疼痛可延缓术后患者呼吸功能的恢复，某些患者由于长时间低通气状态而导致肺不张和肺部炎症等并发症。

4. **内分泌系统术** 后急性疼痛引起机体释放内源性物质包括：①自交感神经末梢和肾上腺髓质释放儿茶酚胺；②肾上腺皮质释放醛固酮和皮质醇；③下丘脑释放抗利尿激素；④激活肾素—血管紧张素系统，促肾上腺皮质激素（ACTH）、生长激素（GH）和高血糖素分泌也增加。这些激素将直接作用于心肌和血管平滑肌，并且通过使体内水钠潴留间接增加心血管系统的负担。另外，这些内分泌系统改变还可促进血糖升高，而过高血糖可引起酮症酸中毒和伤口愈合延迟。

5. **胃肠道及泌尿系统** 疼痛引起的交感神经兴奋可能反射性地抑制胃肠道的功能，平滑肌张力降低，而括约肌张力增高，临床上患者表现为术后胃肠绞痛、腹胀、恶心、呕吐等不良反应；膀胱平滑肌张力下降导致术后患者尿潴留，增加了泌尿系统感染的发生率；经尿道或耻骨上前列腺切除术后疼痛可导致膀胱痉挛，从而导致术后血尿发生率明显增加。

6. **免疫功能** 疼痛的应激反应可使机体淋巴细胞减少，白细胞增多和网状内皮系统处于抑制状态。此外，麻醉恢复期患者体内的中性白细胞的趋化性减弱，从而抑制了单核细胞的活性。这些因素使得术后患者对病原体的抵抗力减弱，术后感染和其他并发症的发生率增高。

7. **对凝血功能的影响** 疼痛的应激反应对凝血功能的影响包括使血小板黏附功能增强，纤溶活性降低，使机体处于一种高凝状态。

8. **其他的影响** 疼痛可使手术部位的肌张力增加，不利于术后患者早期下床活动。疼痛刺激还能使患者出现失眠、焦虑，甚至产生一种无援的感觉，这种心理因素再加之上述疼痛的种种不利影响，无疑会延缓患者术后的康复过程。

智能化患者自控镇痛（artificial intelligent PCA，Ai-PCA）能减轻或消除外科手术后的生理性应激反应，提供完善的术后镇痛。

三、"镇痛棒"是个什么棒？

作为一名麻醉科医师，患者提得最多的要求之一应该就是"医师，手术后我要用个'镇痛棒'！"那么，"镇痛棒"究竟是个什么棒呢？

简单来说，"镇痛棒"就是"镇痛很棒"的药物输注泵——镇痛泵。

就像麻醉科医师在手术中默默守护着患者的生命，"镇痛棒"则在术后默默地为患者"无痛体验"保驾护航，因此被誉为术后的"疼痛卫士"。

根据麻醉科医师预先设置好的指令，它从上岗的那一刻开始，每隔一定的时间向患者体内输注一定量的止痛药，以减轻手术创伤带来的疼痛。

它见证了患者术后第一次睁眼、第一次说话，甚至与妈妈一起听到了小天使来到这个世界上的第一声啼哭，即使是患者睡觉休息时，它仍孜孜不倦地工作着。只要患者有需要，它就在术后的48h一刻不停歇地工作着，有时候工作时间可以延长到72h。

它的工作场所很多样,有的像挂吊瓶一样把止痛药打进静脉里;有的被麻醉科医师安插在患者的脊髓里,镇痛分娩的妈妈们应该比较熟悉;对于一些手术部位局限在单个上肢或者下肢的患者,有些镇痛泵则寄居在外周神经周围发挥作用。

如果你以为它只听命于麻醉科医师,那就错啦。由于每个人对疼痛的感知程度不同,麻醉科医师预设的药物剂量可能不会满足所有患者的需求,所以当患者感到疼痛时,患者自己就可以通过手控装置对它下达额外的工作指令,它将再次输注止痛药物,为患者术后第一次下床、第一次用受伤的手拥抱家人摇旗呐喊:"加油! 你真的很棒!"

可是,有的时候它并不是那么听从使唤,临时叫它加个班它就会不依不饶地罢工,这时候,可千万不要误解它在偷懒。如果把它所承载的止痛药在短时间内大量输注到人体内,可能会引起恶心、呕吐等不适,甚至是呼吸抑制等威胁患者生命的并发症。因此,机智的麻醉科医师为了患者的舒适感和生命安全考虑,允许它拒绝在一定的时间段内重复的工作,等过了这个预先设置好的"安全时间",它就又默默地工作起来了。

然而,每种药物都会有副作用,比如使用青霉素时会有部分患者出现过敏,尽管是小概率事件,镇痛泵药物亦如此。为了最大化镇痛效果且最小化不良反应,麻醉科医师在镇痛泵里添加了不同类型的"炮弹":可能是几种止痛药的集合以及抗呕吐药物。

有些止痛药有恶心呕吐的副作用,即使已经添加了抗呕吐药物,对于高敏患者可能还是会引起不适。因此,患者对麻醉科医师提出雇佣"镇痛棒"作为术后疼痛卫士的要求时,也要向医师说明既往药物过敏史;有些晕车晕船、吸烟的女性患者可能更容易发生恶心呕吐,所以手术前也要告诉麻醉科医师。

那么是不是所有手术在术后都需要"镇痛棒"参与术后镇痛工作呢?

答案是否定的。

一些在人体天然管腔完成的手术,比如:经输尿管镜碎石术、胃镜检查、内镜下声带息肉摘除术等,还有一些手术创伤比较小的手术,比如:甲状腺手术、腹腔镜胆囊切除术、骨折内固定取出术等;这些手术后疼痛程度比较轻,可以通过单次注射止痛药完成止痛工作,有些患者甚至感觉不到疼痛,如果这时使用"镇痛棒",未免有些"杀鸡用牛刀"之嫌,万一再发生不良反应的话,就更得不偿失了。

世界上任何一个个体都有其两面性,"镇痛棒"也有"不棒"的时候。比如一些脑外科手术,医师非常关注患者术后恢复的情况,其中重要的观察指标就是患者的瞳孔和呼吸,而"镇痛棒"药物会引起瞳孔、呼吸改变,此时如果误导了医师做出错误的判断,将导致严重的后果。因此对于这类手术,麻醉科医师会建议尽量不使用"镇痛棒",而选择其他的止痛方式。

疼痛本质上是一种主观感受,伤口、内脏的组织修复需要时间,疼痛还会导致心理上的变化。因此"镇痛棒"并不能保证百分百无痛,也无法完全做到立竿见影的效果。但我们麻醉科的围手术期急性疼痛治疗团队会在手术后密切随访,积极听取患者诉求,调整"镇痛棒"参数或使用其他镇痛方案,向着舒适化医疗的目标不断前进。科医师说了这么多,总结下来一句话,只要麻醉科医师和患者积极沟通,合理使用,"镇痛棒"它真的很"棒"!

＊上海市科学技术委员会"科技创新行动计划"科普专项项目
健康科普项目(项目编号:21DZ2315300)

(俞卫锋)

第三节 分娩镇痛科普—生孩子还可以不痛？只因有智能化镇痛技术

一、生孩子还可以不痛？

生孩子有多痛呢？来看看一位顺产妈妈对整个产程的回忆：刚开始能感受到的宫缩痛，就像严重的经痛，子宫在抽搐一样，然后腰也有感觉了，拉扯着痛，阵痛来时，由浅入深，一股一股地涌上。接着，感觉连呼吸都困难；由里及表，逐层拧紧整个下腹部和腰部，下面胀得好难受。但小孩出来后，全身都轻松了。其实，最痛的是侧切后缝针的过程，真是分分钟要命的节奏！

那么，要"人命"的产痛是怎么来的呢？

产痛，来源于宫缩，不只是局限在下腹部，还会放射至腰骶部，盆腔，甚至大腿根部。最开始，一般是隐隐的痉挛性疼痛，随着宫缩越来越强，疼痛也会越来越强。不过，子宫收缩常会有一个短暂的停顿，让你稍微休息一下为下一轮宫缩做准备。

如果是第一次生产，在产程初期就会感到剧痛难忍，而经产妇（已有顺产经验），就会在宫口未开全和胎儿娩出的时候才会有这种感觉。因为如果是生过孩子的妈妈，胎儿在第一产程，下降速度会比初产妇快很多，所以痛的时间也就相对缩短了。

随着产程的进展，产妇开始屏气用力，胎儿会从产道下降、阴道壁扩展，然后，会被挤压推送到会阴区（阴道和直肠之间的区域）。

这个时候，医务人员会提醒说，快要出来啦！产妇自己也会有急着要"解大便"的感觉，很多产妇会描述说，会感受到一种强烈的撕裂样刺痛。这个过程的疼痛，就好像火山爆发……

当然，不是每一个产妇会有同样的感受的，一些产妇需要修补胎儿娩出造成的阴道撕裂，可能还需要做会阴侧切，就会产生额外的疼痛。

因为害怕产痛，很多准妈妈，怀孕开始就各种犯愁要顺还是要剖。

面对产痛怎么办呢？这种疼痛能不能被解决呢？答案是肯定的。因为我们有智能化镇痛技术，也就是我们常说的"分娩镇痛"。

二、智能化技术——分娩镇痛

关于分娩镇痛，我们遇到最多的疑问就是—分娩镇痛是在哪里打药啊？是什么麻醉啊？有没有副作用啊？是不是会腰痛啊？对小孩有没有影响啊？

甚至，还有因为担心"可能会对小孩有影响"，或者是"以后会落下腰痛的毛病"拒绝分娩镇痛…然后特别悲壮和严肃的自我麻醉"不经历疼痛的分娩，就是不完整的妈妈！"，就这些问题，来给大家一一解答一下。

1. 什么是分娩镇痛？

分娩镇痛，就是在你分娩的过程中，痛得撕心裂肺的时候，给你镇个痛！目前，我国大部分的三甲医院，都已经开展了智能化的镇痛技术。产妇在分娩前，就可以预约这个镇痛服务。在宫口开到 1～2 指，且宫缩正常的情况下，就可以启动"分娩镇痛"啦！然后，麻醉科医师就会闪亮登场！

操作前谈话签名后，麻醉科医师会在产妇背上打个针，放一条细细的管子，接上镇痛泵（顺利的话整个过程为 10～15min）。

镇痛泵里面有镇痛药物,这个药物浓度很低,不会影响产妇活动,却可以大大地减少疼痛。所以,分娩镇痛早期也被称为可行走分娩镇痛,有些产妇可以一边走路一边进行第一产程。

2. 分娩镇痛会对我的宝宝有影响吗?

很多妈妈都会有这个误区,但是其实分娩镇痛对于宝宝的影响,只有好处没有坏处,因为疼痛会导致产妇体内儿茶酚胺分泌增多,从而影响新生儿血液和氧气供应。所以,在产妇宫缩良好的情况下,分娩镇痛不但对宝宝没有害处,反而是有益的。

3. 腰上打个针我会落下腰痛的病根吗?

生孩子腰痛这件事,首先,产妇生产时,腰椎和椎体上附着的肌肉以及韧带都会受到巨大的牵拉,有可能会造成急性的劳损。

另外,产妇在孕期随着肚子和自身体重逐渐增加,腰肌和椎体承受的压力也越来越大,所以各位准妈妈一定要注意控制体重喔!

麻醉穿刺是有创的,如果麻醉顺利的话,麻醉后并没有什么特别不适,如果不顺利,确实会腰痛一段时间。大部分产妇因为孕期体重增长太多,或者肚子太大,可能会造成穿刺困难,那么麻醉后也不可避免的,造成一定程度的韧带和肌肉损伤,但这都是可以慢慢恢复的。而如果是产伤或孕期中,因为负重累积引起的腰肌劳损,就需要恢复比较长一段时间了。

4. "无痛分娩"真的一点儿也不痛吗?

前面我们说到,分娩镇痛就是,在你疼得撕心裂肺的时候,给你镇个痛,当然不能让生孩子这件事情像母鸡下一个蛋那么简单。镇痛过后,产妇依然会感到腹部有挤压感,有经验人士的原话是,就像……超级厉害的便秘一样……

所以,对于准妈妈来说,面对没有尊严的产痛,"分娩镇痛"真的是一个安全且有效的选择。

(应彦璐)

参 考 文 献

[1] 邓小明,姚尚龙,于布为,等. 现代麻醉学[M]. 5版. 北京:人民卫生出版社,2020.

[2] 王强,曹汉忠,熊利泽. PCA智能化与提升术后镇痛质量[J]. 中华麻醉学杂志,2018,38(3):257-258.

[3] 黄文起,佘守章. 让疼痛治疗朝着精准医疗的方向发展[J]. 广东医学,2018,38(1):1-5.

[4] 中华医学会麻醉学分会"智能化病人自控镇痛管理专家共识"工作小组. 智能化病人自控镇痛管理专家共识[J]. 中华麻醉学杂志,2018,38(10):1153-1157.

[5] 黄文起,黄宇光. 加速智能化术后病人自控镇痛和分娩镇痛的临床研究[J]. 广东医学,2020,41(11):1081-1084.

[6] 曹汉忠,佘守章. 智能化镇痛泵的创新设计与标准化管理[J]. 广东医学,2020,41(11):1088-1091.

[7] 王强,佘守章. 术后智能化患者自控镇痛(Ai-PCA)管理专家共识解读[J]. 广东医学,2020,41(11):1085-1087.

[8] 佘守章,黄宇光. 患者自控镇痛在我国发展的回顾与临床策略前瞻[J]. 实用疼痛学杂志,2018,25(4):247-249.

[9] 王天龙,黄宇光,熊利泽. 推动我国加速康复外科临床实践的创新与发展[J]. 中华麻醉学杂志,2021,41(9):1025-1029.

[10] 佘守章,黄文起,王强,等. 加速病人自控镇痛智能化临床应用研究的进程[J]. 中华麻醉学杂志,2022,42(4):385-3389.

[11] 佘守章. 创新引领智能化患者自控镇痛的临床应用研究[J]. 广东医学,2018,44(3):265-270.

编 后 语

2022年2月4日，第24届冬季奥运会开幕了。当奥林匹克新格言："更快、更高、更强、更团结"在耳边响起，北京冬奥会简洁而有力的主题口号"一起向未来"闪现眼前。中华医学会麻醉分学会提出的口号"一起强大"同时在我的脑海里出现，两个口号展现了一个共同的目标，理念切合而富有寓意。

有的节点，注定要载入史册。有些场景，注定会铭刻心间。农历新年、时节立春，2022年北京冬奥会在国家体育场鸟巢隆重开幕，全球首个"双奥之城"的北京再一次惊艳世界。从2008北京奥运会到2022北京冬奥会，14个寒暑更替，14载冬去春来，变化的是无与伦比的精彩，不变的是世界瞩目的中国。

正当我们观看中央电视总台转播：中国人第一次拥抱奥林匹克冰雪圣火在鸟巢举行盛大冬奥会开幕式之时，22时08分，在火炬手即将进场前夕，我的好友黄宇光在朋友圈中发出一条微信"一起强大"，这是黄宇光主任委员在2018年为中华医学会麻醉学分会的题词，却与2022年冬奥运主题不谋而合。手写版个性化的题词，像一只飞翔的大雁，带着艺术的气息，令人遐想无限。冬奥会"一起向未来"，展现出中国人的宽阔胸襟，那就是不仅这边风景独好，更是与世界共享美好。麻醉界"一起强大"，则展现了中国麻醉人的着力担当，不仅是全国医院麻醉专业杰出非凡，更重要的是呼唤全国麻醉专业队伍整体出彩。正值《智能化患者自控镇痛》专著完稿之际，有幸把这幅"一起强大"题词作为一种激励，收藏其中。

苍生大医，医者仁心，重在换位思考，唯有患者至上，才能医患如亲。朋友，你一定会问：为什么你对"患者自控镇痛"如此地感兴趣？如此地执着？在回答你的问题之前，我要先给你讲一个小故事。

那是70年前，一个只有5岁多的小男孩，在群玩中，站在1米多高的隔离墙堤面上，勇敢地往下跳，左脚（胫骨前缘）被挂掉一大块皮，伤口流血加疼痛，尤其是到了晚上，疼痛难眠，30多天忍受的痛苦难受极了，真希望有人给予帮助解决一下疼痛。从小在男孩心中埋下了对疼痛惧怕的种子。疼痛是魔鬼，此事一直影响着我。当大学毕业当了医师，就对疼痛有了特别的关注，尤其是对疼痛的患者，具有同情心，经过自己麻醉的患者总是想方设法给予镇痛治疗。潜心研究，筛选出临床更好的治疗方法，于1988—1989年在《中华麻醉学杂志》上发表了两篇论著，运用超声心动图技术研究术后不同方式的疼痛治疗对患者镇痛效果及心脏功能的影响，编辑部很快同意接受，当时的主编是谢荣教授，并亲自修改，对此鼓励极大。有电子PCA泵时，自己的团队热衷于镇痛研究，解决了临床许多疑难又鲜为人知的科学问题，研究证实：硬膜外PCA镇痛效应优于静脉PCA、腰麻与硬膜外联合麻醉后硬膜外PCA安全有效、术后硬膜外持续输注低浓度局部麻醉药＋小剂量硬膜外阿片类药物Bolus联合用药可提高镇痛疗效，减少阿片类药物的用量，降低不良反应，患者满意率更高。后来获得创新的智能化患者自控镇痛泵，临床使用就更方便了。我们期望更多更好地服务患者，让更多的人享受科学带来的舒适医疗，更快地加速康复。说到这里，正好回答了你前面提出的问题。

如今，由黄宇光、佘守章主审，黄文起、王强主编的专著《智能化患者自控镇痛》先后邀请了全国 80 余名专家参与编写，大家在百忙之中贡献出自己的聪明才智和专业能力，结合自己的临床经验体会，传承创新，倾心投入，使得这本专著内涵丰富，得以引领未来。

目前，Ai-PCA 是全球领先的医疗科技创新，我们希望更多的人应用，深入研究、不断提升、使之更加完美，推广到全国，推荐到全球，展示中国人的智慧。祖国的强大，极为自豪。期望在临床实践中有更多的优化创新，为患者提供更有品质、更加温馨人文的医疗呵护。2022 年"一起向未来"，让梦想激情绽放，2022 年"一起强大"，让我们心手相牵，一同奏响"一起向未来、一起强大"的交响曲，为了"人民至上、生命至上"的理念，切实提升人民群众"获得感、幸福感、舒适感、安全感"，贡献我们一份微博的专业力量。

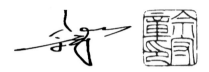

2022 年 2 月 4 日

索　引

493

55检